LECTURE BOOK

HUMAN PHYSIOLOGY

인체 생리학

한종만 · 구현모 · 김현애 · 이효정 지음

사이플러스
Science plus

LECTURE BOOK

HUMAN PHYSIOLOGY

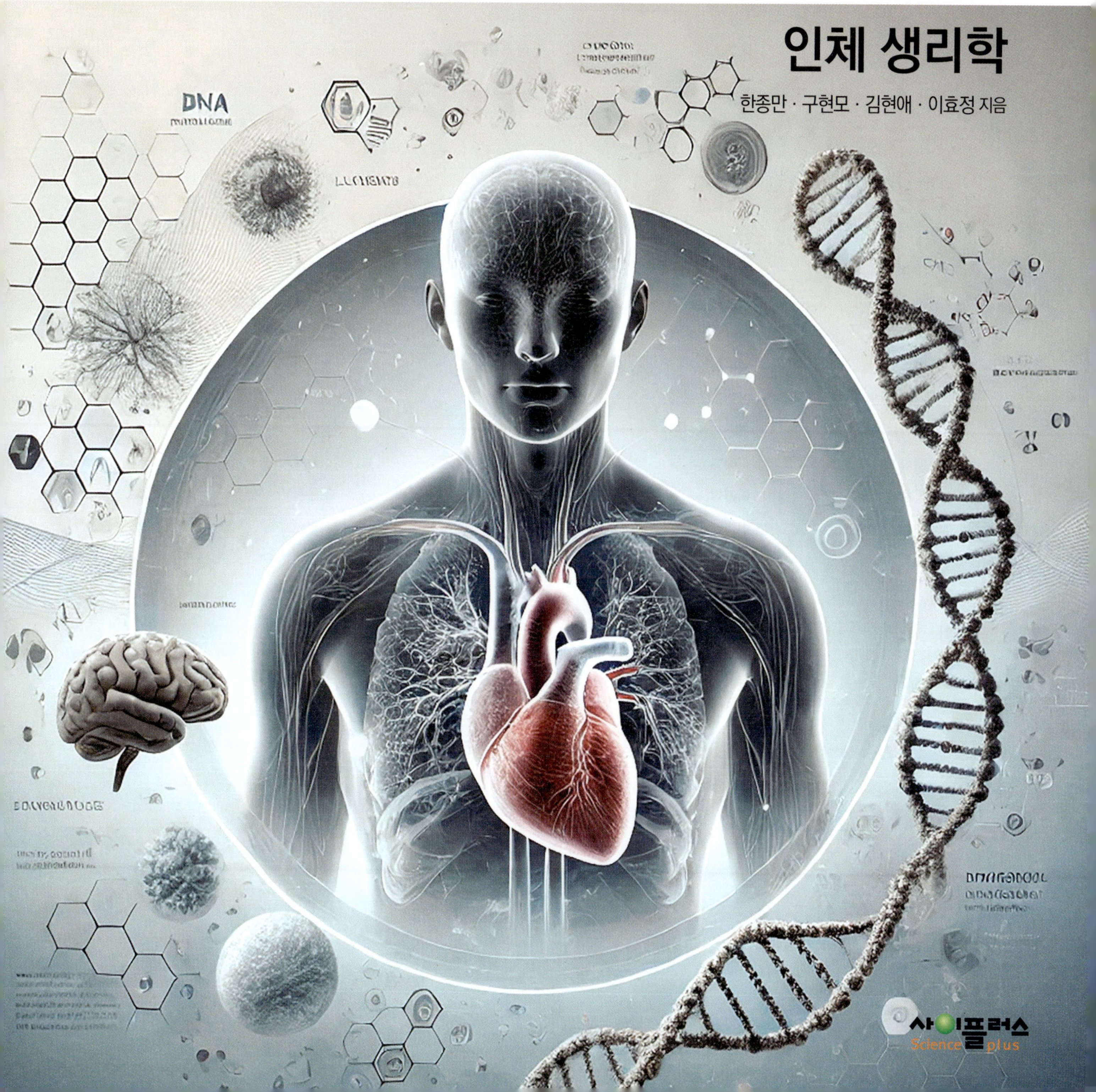

인체 생리학

한종만 · 구현모 · 김현애 · 이효정 지음

사이플러스
Science plus

집필진 소개

대표 저자

대구보건대학교	한종만	포항대학교	김현애
경성대학교	구현모	한국교통대학교	이효정

집필진

배재대학교	김윤정	한서대학교	이정은
군장대학교	김윤환	단국대학교	임미수
경운대학교	김현영	대전과학기술대학교	임은정
경동대학교	박상남	대진대학교	장경민
구미대학교	박준혁	전남과학대학교	전경희
부산가톨릭대학교	반민경	대원대학교	전필현
신성대학교	백민자	김해대학교	정다은
경동대학교	양해철	전북과학대학교	정종희
경남정보대학교	이건철	경남대학교	조은진
백석대학교	이명렬	대전과학기술대학교	주명민
대구대학교	이선민		

저자 서문

생리학은 해부학을 바탕으로 한 기능과 이치를 아는 학문으로, 자연현상에 유기적인 이해가 필요하다. 생리학을 처음 접하는 학생은 무엇부터 어떻게 접근해야 하는지 모를 때가 많아 접근성이 떨어지고 흥미를 잃어버리기 쉽다. 또한 의학용어의 혼란은 생리학을 더욱더 등한시하게 만드는 요인이 되고 있다. 그렇다하더라도 인체해부학과 더불어 생리학은 사람의 몸을 다루는 모든 사람에게 기본적인 학문으로 어떻게든 해쳐나가야만 하는 노정과 같다.

본 저자는 지난 10여 년 간 어떻게 하면 생리학에 대한 접근성을 높여 스스로 공부할 수 있도록 하고 다른 학문과의 연계성을 높일까 연구를 거듭한 끝에 본서를 출간하게 되었다.

본서는 생리학의 깊이를 중급 정도로 집필하였으며, 특히 연역법과 귀납법으로 결론을 유추하고 도출할 수 있도록 응용하는 생리학으로 집필하였으며, 의학용어의 혼란을 피하기 위해 '대한의사협회 의학용어위원회'에서 편찬한 의학용어사전 6판을 참고하여 주 용어(동의어, 영어) 순서로 학습할 수 있게 하였다.

많은 생리학 저서 중 본서의 유별난 특징이 있다.

첫째, 한 페이지에 하나의 학습목표를 제시하여(one page-one point 방식) 학습목표를 달성하면 목표를 이루게 유도하여 학습자가 무엇을 학습해야 하는지 뚜렷이 제시하였다.

둘째, 본문과 일치하는 그림이나 사진 등은 해당 페이지에서 바로 확인하고 학습할 수 있게 하였다.

셋째, 용어의 어려움을 조금이라도 해소하기 위해 용어설명을 해당 페이지 아래 칸에 따로 설명하였다.

넷째, 자연현상에 대한 연계성 높이기 위해 이해상자를 통해 이치를 설명하고, 연관질환을 확인할 수 있게 하였다.

다섯째, 단원별 핵심내용을 요약정리와 문제를 통해 스스로 정리할 수 있게 하였다.

인공지능(AI)의 출현은 지식과 정보를 얻는 데 많은 변화를 가져올 수는 있으나 문명의 이기를 활용하여 스쳐 지나가거나 흥미 위주의 지식이 아닌 나의 지식을 만들어 활용하는 것은 중요하다고 생각된다. 그런 면에서 뜻을 함께 해주시고 애써주신 ㈜사이플러스 박종성 사장님, 권승하 부장님과 사이플러스 관계자들께 감사드리며, 바쁘신 중에도 함께 집필해주신 경성대학교 구현모 교수님, 포항대학교 김현애 교수님, 충북대학교 이효정 교수님께 감사드리며, 함께 편집해주신 많은 교수님께도 심심한 감사의 말씀을 올린다.

2025년 3월

대표 저자 한종만

차례

PART 1 생리학의 기초

제1장 생리학의 기본개념

PART 2 세포생리

제2장 세포와 세포대사

PART 3 혈관 및 혈액을 통한 항상성 조절

제3장 심장과 순환생리

제4장 혈액생리와 면역

제5장 호흡생리

제6장 비뇨생리

제7장 체액과 산-염기 평형 조절

제8장 소화생리와 대사 및 에너지

PART 4 유무선 항상성 조절

제9장 신경생리

제10장 중추신경계

차례

PART 1
생리학의 기초

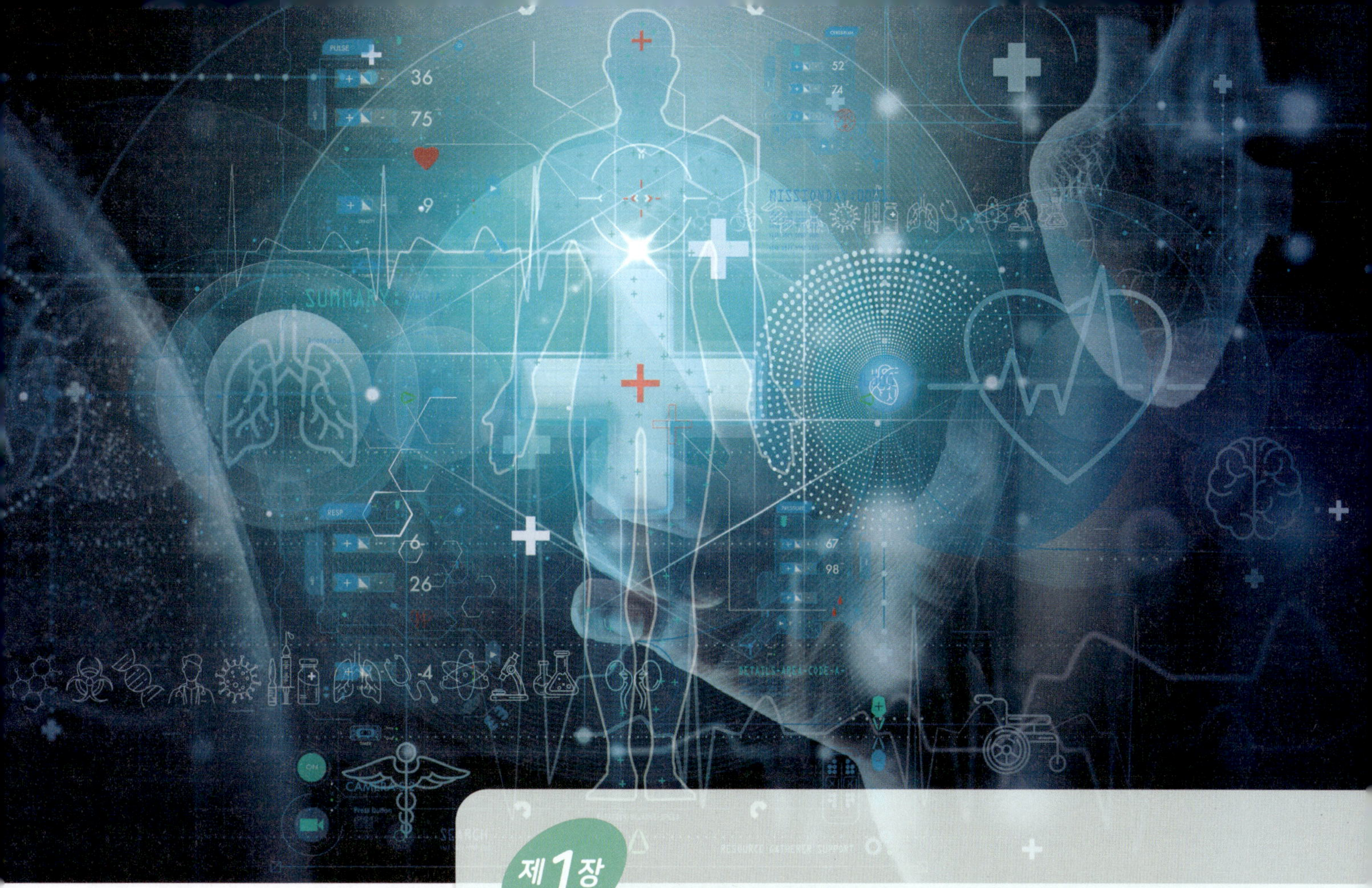

PHYSIOLOGY

제 1 장

생리학의 기본개념

1.1 생리학이란 무엇인가?

학습목표 생리학의 개념에 대해 이해할 수 있다

생리학은 인체의 기능을 연구하는 학문이다.

생리학(physiology)은 인체의 구조(structure)를 다루는 해부학(anatomy)과는 다르게 살아있는 인체의 기능(function)을 연구하는 과학적 학문이라 할 수 있다.

인체는 정교한 기계가 구성되는 과정과 동일하게 조직되어지는데, 이를테면, 가장 작은 기본적인 부품들이 모여 조직적인 구조물을 만들고 이러한 구조물을 기반으로 특정한 기능을 수행하는 고도의 정교한 기계가 만들어지듯이 우리 인체의 구성도 동일한 과정을 수반한다. 즉, 가장 작은 세포들이 재료가 되어 조직적인 구조를 형성하고 두 가지 이상의 같은 역할의 조직이 모여 기관을 이루게 된다. 또한 유사한 역할의 기관들이 모여 10여 가지의 기관계통을 이루게 되고 마침내 우리 인체는 잘 작동하는 정교한 기계와 같이 필수적인 기능을 위해 협력하여 건강하게 기능하는 유기체(organism)를 이루게 된다.

그러므로 생리학은 인체의 구조에 대한 이해를 위해 각 부분을 구분하고, 분석하는 학문으로서 존재하는 해부학에 중요한 의미를 부여하고, 기능과 작용원리를 통합하여 기전(mechanism)으로 그 해답을 제시하는 통합적 학문으로서 중요한 역할을 담당한다고 볼 수 있다. 생리학의 목적은 인간의 생명현상의 기전을 명확히 규명 짓는데 있다.

인체의 정상기능(normal function)을 유지하기 위해서 다양한 생명활동이 수행되고 있는데, 이런 과정에는 에너지대사, 성장, 발생, 생식, 호흡, 순환 등 복잡한 작용들이 있다. 인체의 각 부분은 효율적으로 작용하여 생명을 유지한다는 공통적인 목표를 위해 움직인다.

우리가 생리학을 공부하게 되면 인체가 건강한 생명활동을 영위하기 위해 변화되는 각각의 환경에서 어떻게 반응하는지 그 기전을 예측하게 되며 우리 인체가 보이는 반응의 인과관계(cause & effect)를 합리적으로 설명할 수 있게 된다. 따라서 해부학을 기초로 생리학을 공부하고 생리학을 기초로 병리학을 이해하는 단계적 과정은 인체 질병을 치료하는 의료 · 보건인들의 필수적 과정이라 할 수 있다.

이해상자

생리학을 잘 하려면 어떻게 공부하면 좋을까?

생리학을 공부하기위해서는 해부학적 구조에 대한 기본지식위에 생리적인 기능이나 작용을 머릿속에 지도를 그리듯이 연결성을 찾아가야 한다. 단편적으로 생각하고 요약하려고 하기 때문에 늘 어렵고 포기하는 학문이 되기 쉽다.

용어설명

- 생리학(physiology): 어원은 라틴어에서 유래되었는데, physio는 자연(nature)을 뜻하고, logy는 학문(science)을 의미한다. 그리스인들은 생리학을 모든 자연과학적 현상을 연구하는 포괄학문으로 정의하였으나, 현재에는 생명의 기능을 연구하는 학문을 말한다.
- 인과관계(cause & effect): 특정한 원인이 있으면 반드시 결과가 동반된다는 의미이며, 원인을 분석하여 기능을 유추하고 연구해나가는 생리학의 과정이다.
- 질병(disease): 인체가 정상에서 벗어난 상태(abnormal), 즉 건강한 기능을 상실한 것을 의미한다.

1.1 생리학이란 무엇인가?

학습목표 생리학의 개념에 대해 이해할 수 있다

인체생리학은 일반적으로 정상생리학을 의미

생리학의 종류는 다양하지만, 일반적으로 정상생리학(normal physiology)은 인체생리학(human physiology)을 의미하고, 병태생리학(pathological physiology)은 특정 장애를 초래하게 되는 질병의 진행과정을 연구하는 학문으로 두 학문은 상호보완적인 관계라 할 수 있다. 정상 기능의 이해를 통해 정상에서 벗어난 상태, 즉 질병(disease)을 일으키는 병리적 기전을 쉽게 이해할 수 있으며 비정상적인 생리현상이 나타날 때 정상범위에서 얼마나 벗어났는지 범위를 예측할 수 있게 된다.

생리학은 과학적 방법의 결과

생리학은 생물학을 기초로 화학, 해부학, 물리학 등 인체에 나타나는 현상을 과학적으로 분석하고 규명한다. 오랜 세월 많은 생리학자들이 인과관계를 찾기 위해 관찰(observation), 가설(hypothesis), 실험(experiment), 결과(outcome), 재현(representation), 학설(theory) 등의 과학적 과정(scientific process)을 통해 원리를 이해하고자 했다. 이때 조건은 늘 누군가가 반복적으로 재현해도 동일한 결과가 나와야 한다는 것인데, 이것을 일반화(generalization)라 부르고, 과학적 방법(scientific method)으로 학설이 증명되었다고 표현하게 된다(그림 1-1).

이를테면 한 연구자가 '운동하는 사람이 운동하지 않은 사람보다 더 건강하다'는 가정을 세운 후 연구방법에 따라 50명의 운동하는 사람(실험군), 50명의 운동하지 않은 사람(대조군)을 설정하고 고정형 자전거로 한 달간 매일 30분씩 운동을 시킨다고 가정해보자. 나이, 기본적 건강상태, 운동기계 및 저항 등을 동일한 조건으로 주고 정량적 측정을 해보았을 때 이 실험을 통해 도출된 결과는 가설을 검증하고 타당성을 입증하면 하나의 학설로 성립된다. 이런 학설은 누군가가 같은 조건으로 검사했을 때 언제나 동일한 결과가 나와야 하는 일반화를 충족해야하고, 이때 과학적 학설로 인정할 수 있다.

그러나 과학적 방법은 언제나 완전한 것이 아니며, 한계가 실험과정에서 나타난다. 그러므로 실험방법을 정확히 통제하지 못한다면 변수가 나타나 동일하게 재현되기는 어렵다.

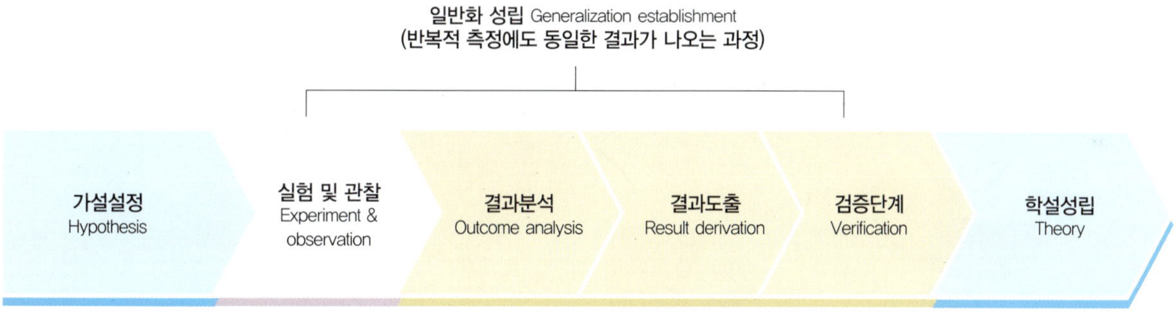

그림 1.1 **기전성립을 위한 과학적 방법.** 현상을 연구하고 새로운 지식을 도출하는 과정에서 사용되는 기법으로, 증거를 사용하여 원리를 밝히는 기법이다. 17세기 이후 자연과학에 의해 정형화된 계획으로 1021년 아랍의 수학자겸 과학자였던 알하이삼(ibn al-Haytham)에 의해 알려졌다.

이해상자

비교생리학(comparative physiology)이란 무엇인가?

동물의 연구로 인간의 생리 현상과 기전을 정립하고 인체의 병리적 상태에 대한 환경을 임의로 만들어 연구함으로 질병의 기전을 이해하고 그 과정을 정립하는 과정이며, 인간과 동물의 유사점을 이용하여 약품이나 수술방법의 개발 등에 활용되고 있다.

1.2 생리학이란 무엇인가?

학습목표 인체의 구조적 단계를 이해할 수 있다

인체 대부분 구조는 그 기능을 위해 디자인되고 조직화되어 있다.

인체의 대부분의 구조는 그 기능을 위해 디자인되어 있고, 조직화되어 있다. 이를테면 폐포는 호흡가스를 교환하기 최적화된 구조이다. 폐포의 단면적을 펼치면 60~80m^2 정도로, 테니스장 하나 정도의 넓은 표면적을 가지기 때문에 생명을 유지하기 위해 산소부족을 전혀 걱정할 필요는 없다.

이처럼 뼈대계의 구조, 장기들의 형태, 혈관의 형태 등 인체의 해부학적 구조들이 그 기능을 위해 최적화된 모양과 각 부위가 연계성을 가지고 조직화되어 있기 때문에, 인체의 조직화 단계를 이해할 필요가 있다.

인체의 구조적 단계

지구상에 존재하는 모든 물질처럼 인체도 다양한 원자와 분자들이 모여 형성하는 화학물질들의 조합이라는 화학적 단계가 최초로 일어난다. 특정한 배열방식에 의해 조합된 화학물질들은 그다음 단계인 세포 단계를 이룬다. 세포(cell)는 생명의 가장 기본단위이며 생명현상을 유지하는 반응들을 일으키는 최소단위가 된다.

동일한 기능을 하는 세포들이 모이면 조직(tissue)이 되고, 두 종류 이상의 조직들이 모여 특수한 기능(special function)을 수행하는 기관(organ)이 되고, 여러 기관이 공통의 역할을 위해 통합적 연계성(integrated collection)을 이루면 계통(system)이 된다. 마지막으로 이 계통들이 연합해 총체적으로 작동하여 생명 활동을 독립적으로 유지하는 유기체(organism)가 만들어진다(그림 1-2).

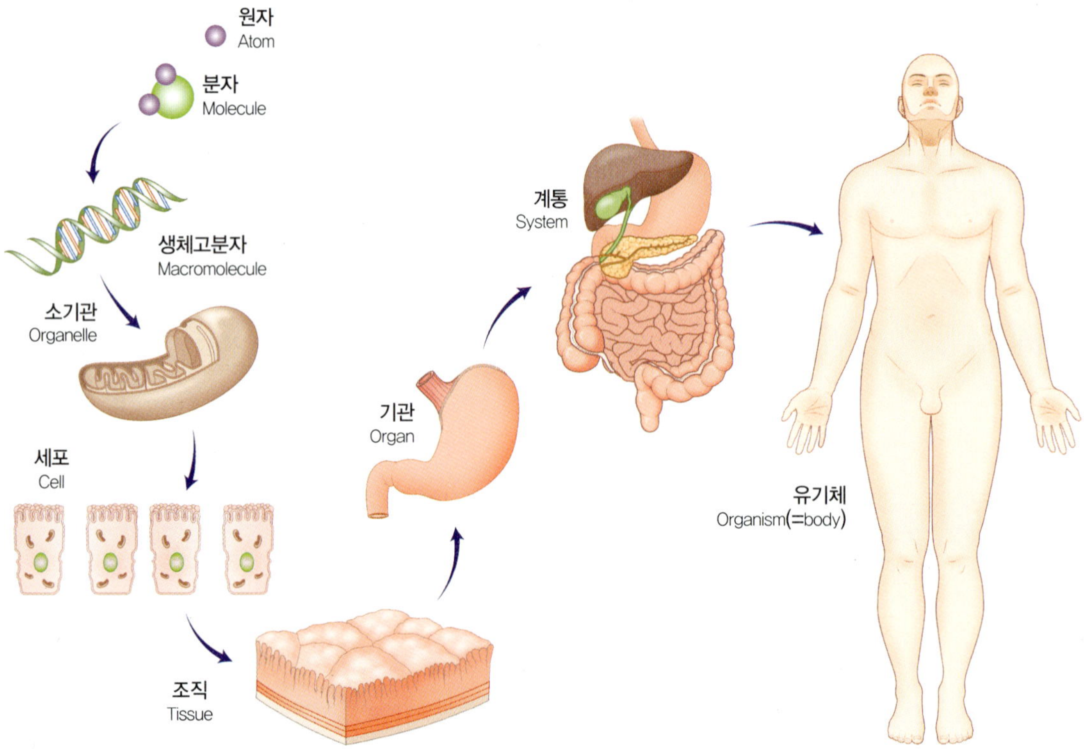

그림 1.2 인체의 통합적 구성

1.2 생명유지를 위해 필요한 항상성 조절

학습목표 생리학의 주제인 항상성의 개념을 이해할 수 있다

생존을 위한 끊임없는 노력이 '항상성'이다.

각 세포들이 생명을 유지하기 위한 기본 활동을 수행하더라도 독립적으로 살 수 없고, 개체를 구성하여 다른 세포들과 함께 기능해야 살아갈 수 있다(그림 1-3). 그 이유가 무엇일까? 그 답은 환경(environment)에서 찾을 수 있다. 일반적으로 환경은 살아있는 유기체에 영향을 주는 모든 상황을 말하는데, 생명의 기본단위인 세포가 접하고 있는 환경을 내적 환경(internal environment)이라 하고, 그 외에 신체외부의 환경을 외적 환경(external environment)이라 한다.

세포를 둘러싸고 있는 세포 외부의 모든 액상물질을 세포외액(extracellular fluid, ECF)이라 하고 혈액의 혈장(plasma)과 세포사이질액(interstitial fluid) 두 가지 성분으로 구성되는데, 세포들의 중요한 내적 환경은 이 두 가지 세포외액(ECF)을 의미한다(그림 1-4).

인간의 생존을 위해서는 외적 환경에 존재하는 물질이 내적 환경으로 이동하고, 이것이 다시 세포 안으로 이동하는 물질 교환이 일어나야 한다. 이를테면 호흡을 통해 이동한 산소는 혈관을 통해 조직의 사이질액으로 이동해서 세포 안으로 들어오게 된다. 반대로 세포가 만들어내는 노폐물은 역 과정을 통해 외부 환경으로 다시 배출되는데, 이처럼 세포는 내적 환경과 접해서 소통하고 조절된다.

항상성(homeostasis)이란 인체가 생명유지를 위해 내적 환경을 언제나 일정하게 유지하려는 노력을 말하며, 이것은 인체가 각각의 기능을 유지하는 목적이자 생존의 필수조건이라 할 수 있다.

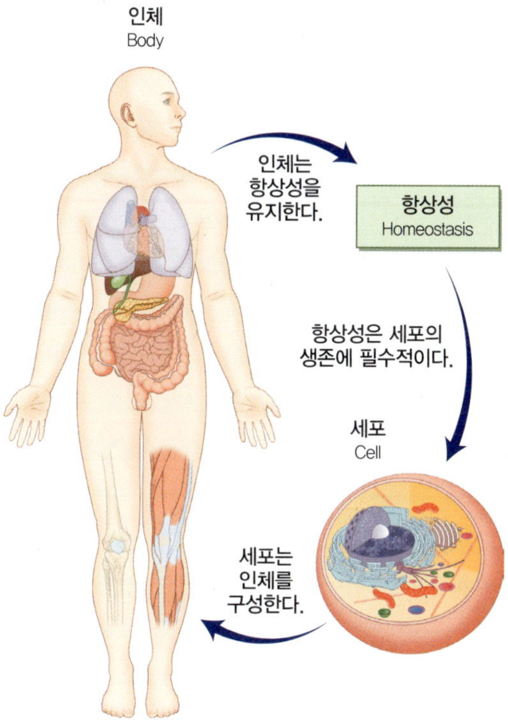

그림 1.3 항상성의 유기성

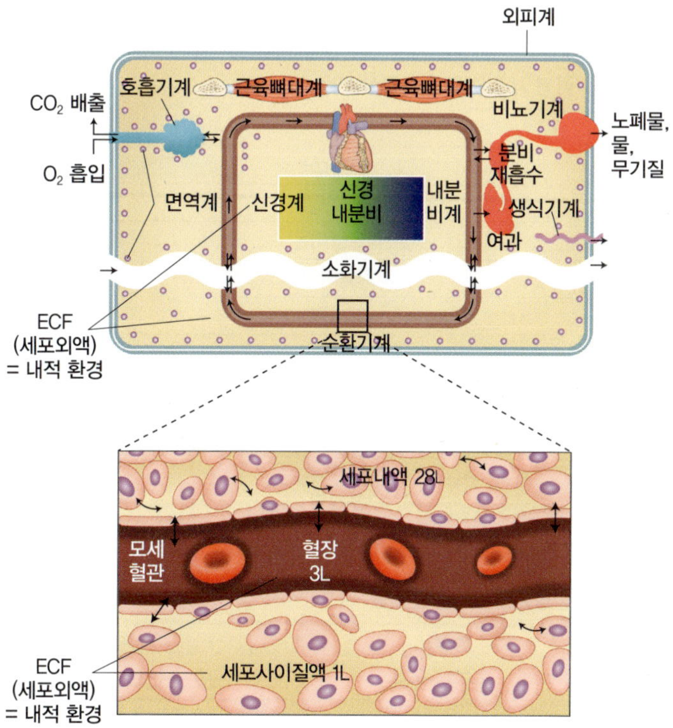

그림 1.4 세포와 내적 환경

1.2 생명유지를 위해 필요한 항상성 조절

학습목표 역동적 안정성의 개념을 이해할 수 있다

역동적 안정성 유지는 '항상성' 조절이다.

항상성(homeostasis)은 외부 환경이 변하더라도 내부 환경의 구성이 철저히 조절되는 상태로 외부의 자극(stimulation)을 받아들이고 반응(response)하지만 체내의 상태는 언제나 일정하게 유지하려고 한다. 내부 환경이 일정하게 유지된다는 것은 단순히 절대 변하지 않는다는 불변성(constancy)을 의미하는 것은 아니다. 오히려 끊임없이 변화되어 정상범위 안에서 내부 환경을 안정적으로 유지하려는 상대적이고 역동적인 안정성을 의미한다. 그러므로 인체 대부분의 항상성의 기전은 정상범위 또는 표준범위 안에서 조절되며, 변동에 대한 보상기전을 통해 생명체의 상태를 감시하고 정상적으로 조절한다(그림 1-5).

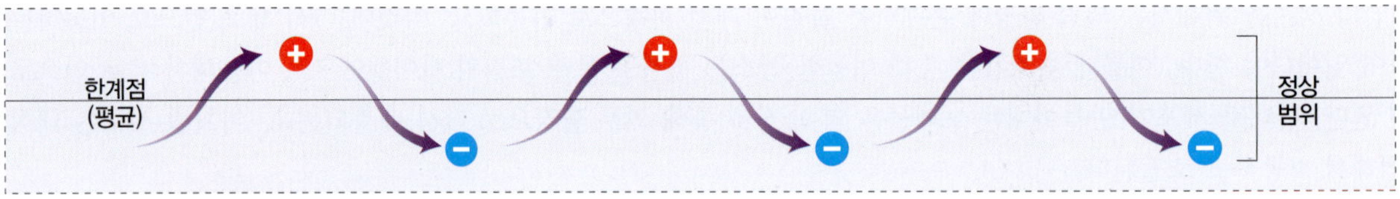

그림 1.5 **역동적 안정성.** 정상범위를 유지하기 위한 상대적이고 역동적인 조절과정이 일어난다.

인체의 항상성과 관련있는 많은 인자들이 내적 환경을 구성하고 있으며, 외부 환경 변화에 따라 이상적 범위에서 조절된다.

표 1.1 공복 시 혈액 성분의 정상범위

측정	정상범위
동맥 pH	7.34~7.45
중탄산염	24~28mEq/L
나트륨이온	135~145mEq/L
칼슘이온	4.5~5.5mEq/L
산소량	17.2~22.0mL/100mL
요소	12~35mg/100mL
아미노산	3.3~5.1mg/100mL
단백질	6.5~8.0g/100mL
총 지질	400~800mg/100mL
포도당	75~110mg/100mL

표 1.2 항상성과 관련된 인자들

종류	역할
영양소 농도	세포의 에너지 생산을 위해 일정하게 공급되어짐
온도	세포활동에 최적화된 환경을 제공
H^+ 농도	신경세포의 기능 및 모든 세포의 효소 반응에 장애를 야기시킴
CO_2 농도	화학반응의 노폐물인 이산화탄소는 내적환경의 산성화의 원인
수분, 염분 농도	세포의 부피유지 및 생명반응에 필수요소
O_2 농도	ATP 생산에 필요
부피와 압력	외부환경과 세포내의 환경의 구획화 및 보호

1.3 인체의 조절기관에 의한 항상성 조절

학습목표 항상성 조절기전을 이해할 수 있다

항상성 조절기전은 내적 조절과 외적 조절로 나눌 수 있다.

우리 몸의 항상성 조절은 크게 내적 조절(intrinsic control)과 외적 조절(extrinsic control)로 나눌 수 있다. 내적 조절은 해당 기관(organ) 안에 내재되어 있는 감각기(sensor)에 의해 조절되며, 주로 국소적으로 그 해당 기관에서만 효과를 나타낸다. 외적 조절은 기관 외부에서 발생되어 여러 기관의 공동조절에 의해 효과가 나타나며, 주로 신경계와 내분비계의 작용에 의해 조절된다.

내적 조절은 되먹임 조절기전(feedback control system)에 의해서만 일어나며, 외적 조절은 되먹임 조절 기전 및 미리먹임 조절기전(feedforward control system) 둘 다에 의해 발생한다.

미리먹임 조절기전 Feedforward control system

변화를 예상하고 일어나는 반응을 말하는데, 어떤 일의 실행 전에 결함을 예측하고 일어날 일을 미리 준비하는 현상이다. 일예로 인체에서 발목관절(ankle joint)의 염좌(sprain)가 발생했을 때 걸음(gait) 시 손상이 온 다리로 체중지지기(midstance phace)를 짧게 유지하면서 반대편 체중지지를 길게 유지하며 걷는 보상성 보행(compensatory gait)이 대표적인 예이다. 이는 체중지지를 통해 손상이 가속화되는 것을 막는 보호작용이며 미리먹임 조절기전의 대표적인 과정이라 볼 수 있다.

되먹임 조절기전 Feedback control system

변화가 감지된 후 일어나는 일련의 과정을 되먹임(feedback)이라 하고, 피드백, 즉 환류되는 모든 현상을 말한다. 어떤 상황이 진행되어 결과가 발생하면 출발점에서 다시 결과를 조절하여 균형을 유지하는 현상이 나타난다. 사실 인체의 모든 대사과정이 몸안의 되먹임 조절을 통해 조절된다고 볼 수 있으며, 항상성 조절에 주된 기전이다.

되먹임 조절기전에는 음성되먹임기전(negative feedback mechanism)과 양성되먹임기전(positive feedback mechanism)이 있는데, 정상적인 생리현상과 관련된 항상성의 대부분은 음성되먹임기전에 의해 유지된다고 볼 수 있다.

음성되먹임기전은 자극을 감지하는 수용체, 자극정보를 분석 · 통합하는 조절중추, 명령을 실행하는 효과기, 들신경 및 날신경섬유로 구성된다.

이해상자

미리먹임(피드포워드)은 어떤 기전으로 일어나는가?

일반적으로 움직임(movement)과 관련해서 인간의 동적 자세조절(dynamic trunk stability)을 위해 중추신경계는 몇 가지 전략(strategies)을 사용한다. 자세 예측(postural preparation), 선행적 자세조절(anticipatory postural adjustments), 반응적 자세조절(reactive postural adjustment)이 사용되는데, 자세 예측은 계단을 오르거나 자세를 변화시킬 때 한쪽 면으로 체중이 지지될 때 안정성을 높이기 위해 핸드레일(handrail)을 잡는 등의 자연스런 현상이다.

선행적 자세조절은 대개 섬세한 동작을 하기 전에 인체의 몸통의 균형을 유지하도록 자세를 미리 조절해서 자발운동(수의운동, voluntary movement)이 쉽게 나타날 수 있도록 한다. 또한 반응적 자세조절은 인간의 보행(walking)과정 중 주로 균형을 조절하기 위해 몸쪽근육과 먼쪽근육 활동들의 상호조절 시 볼 수 있다. 한쪽 다리의 굽힘이 있으면 반대쪽 관절을 펴서 지지하며, 같은 쪽 하지에서도 무릎과 골반근육의 상호조절도 동시에 나타난다.

1.3 인체의 조절기관에 의한 항상성 조절

학습목표 음성되먹임기전을 이해할 수 있다

음성되먹임기전은 인체 대부분의 항상성 조절과 관련 있다.

어떤 변화가 발생했을 때 변화에 반대되는 방향으로 변화인자를 조절해서 정상 범위 안으로 조절하는 기전을 음성되먹임기전(negative feedback mechanism)이라 한다. 음성(negative)이란 뜻은 정상범위에서 벗어난 변동 값을 줄인다는 의미이다. 일반적으로 인체의 대부분의 생리현상, 체온조절, 혈압조절, 혈당조절 등이 여기에 해당된다.

자세변화에 따른 혈압조절

혈압(blood pressure)은 혈액을 온 몸의 조직에 보내주기 위한 원동력이 되는데, 자세 변화에 의해 일어나는 일시적인 혈압변화는 대동맥활(aortic arch)과 목동맥(carotid artery)에 위치한 압력수용기(pressure receptor)에 의해 혈압의 변화가 감지되면 즉시 자동 조절된다(그림 1-6).

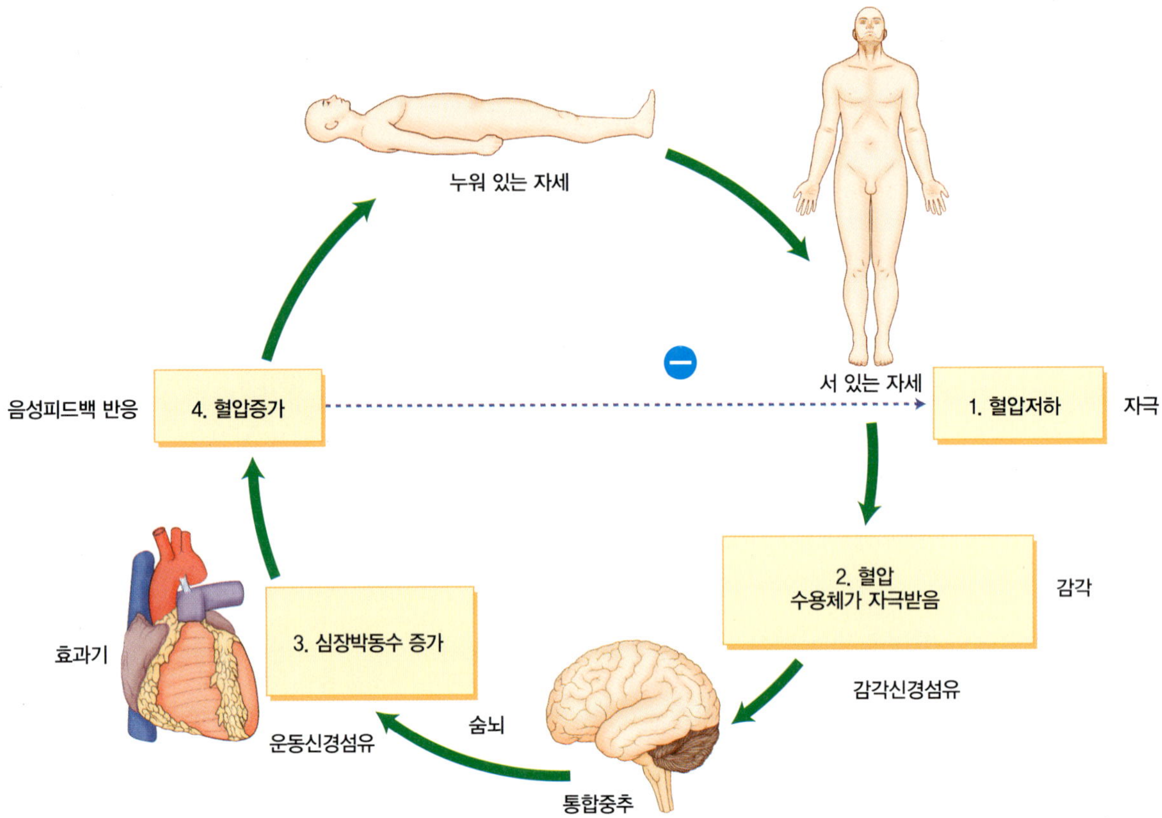

그림 1.6 **자세변화에 따른 혈압조절.** 혈압이 상승하면, 압력수용기에서 혈압변화를 감지하여 오름신경을 통해 심장혈관중추(숨뇌)에 자극을 전달하게 되는데, 심장혈관중추는 내림신경을 통해 교감신경 억제, 부교감신경을 자극하여 혈압을 하강시킨다. 혈압이 하강했을 때는 반대작용이 발생한다.

관련질환

기립저혈압(orthostatic hypotension)

기립저혈압은 자율신경반사가 손상되거나 혈관 내 부피가 크게 감소하면, 휴식을 취하며 누워있을 때의 혈압과 일어설 때의 혈압의 차이가 나타나는 질환이다. 정상인의 경우 갑자기 일어나더라도 몸의 자율신경계가 적절한 반응을 통해 중력에 의해 혈액이 밑으로 쏠리지 않도록 혈관이 수축되어 혈압이 저하되지 않고 유지되어 증상이 나타나지 않지만, 대사에 장애가 있는 환자의 경우나 장기간 누워있는 환자의 경우 혈관이 수축되지 못하고 이완된 상태가 되어 혈압이 일시적으로 낮아지면서 뇌로 충분한 혈액이 공급되지 못하여 메스껍고 식은땀이 나고 의식을 잃는 등의 증상이 나타날 수 있다.

1.3 인체의 조절기관에 의한 항상성 조절

학습목표 음성되먹임기전을 이해할 수 있다

식사 후 혈당조절

식사 후 혈당이 갑자기 올라가면 췌장(이자, pancreas)의 내분비샘(endocrine gland)에서 혈당 수치의 조절을 위 해 인슐린(insulin)이 유리된다. 인슐린은 포도당을 세포 안으로 유입시키고, 당원(glycogen)으로 저장시킨다. 이를 통해 혈중 혈당은 감소하게 되는데, 이를 감지하면 이자는 인슐린 분비를 억제시킨다(그림 1-7A). 반면에 식사 후 오랜 시간이 지나면 혈중 혈당 수치가 감소하게 되는데, 췌장의 내분비샘에서는 인슐린의 유리는 감소하고 글루카곤(glucagon)은 증가되어 세포내 포도당의 흡수는 낮추고, 간과 당원에 저장된 포도당을 분비하게 된다. 따라서 혈중 포도당 수치의 증가를 가져온다(그림 1-7B).

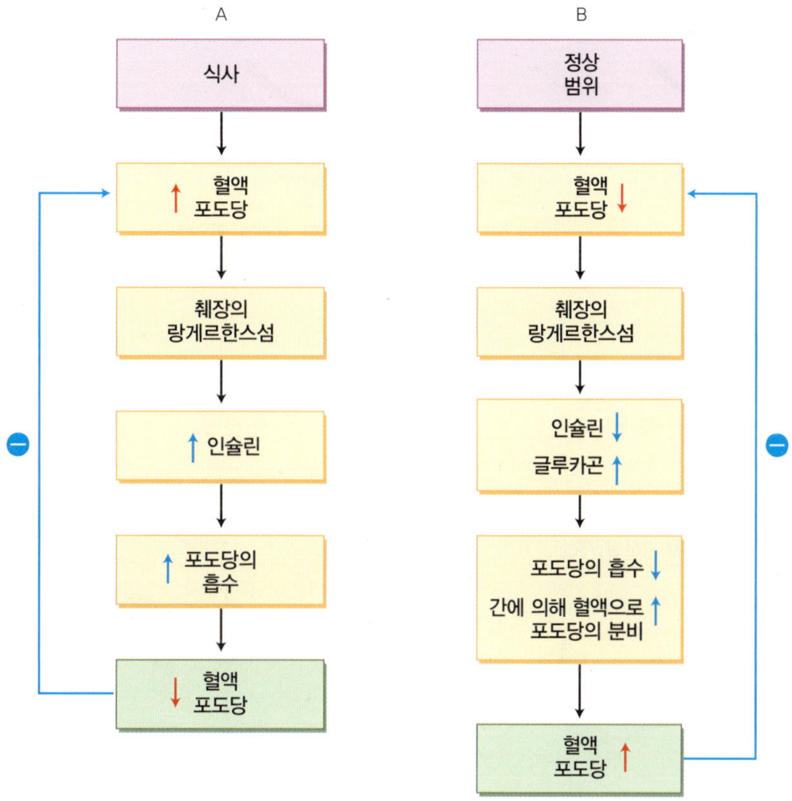

그림 1.7 **혈중 혈당수치에 따른 음성되먹임기전.** A: 식사 후 혈중 혈당 상승 시 인슐린의 작용. B: 혈당 감소 시 글루카곤의 유리로 혈중 농도 증가

관련질환

당뇨병(diabetes mellitus, DM)

당뇨병은 혈당조절이 정상적으로 이루어지지 않은 대사 장애(metabolic disorder)로 식사 후 분비되는 인슐린의 분비량이 부족하거나 정상조절기전이 깨어지면 고혈당상태로 여러 증상 및 징후를 일으키는 질환이다.

1.3 인체의 조절기관에 의한 항상성 조절

학습목표 음성되먹임기전을 이해할 수 있다

체온조절

음성되먹임기전을 가장 명확하게 볼 수 있는 것은 인체의 체온조절기전(thermoregulation mechanism)이다(그림 1-8). 체온이 감소하면 피부 등의 온도수용기(thermoreceptor)가 전달한 체온변화를 체온조절중추인 시상하부(hypothalamus)가 감지한 후 피부의 혈관수축으로 혈류량을 감소시켜 열손실을 막고, 근육의 떨림을 유발하여 발열을 촉진함으로 체온을 상승시킨다(그림 1-9A). 반대로 체온이 상승하면 피부의 혈관을 이완시켜 발한작용을 유발하고 떨림은 멈추면서 정상체온으로 회복시킨다(그림 1-9B).

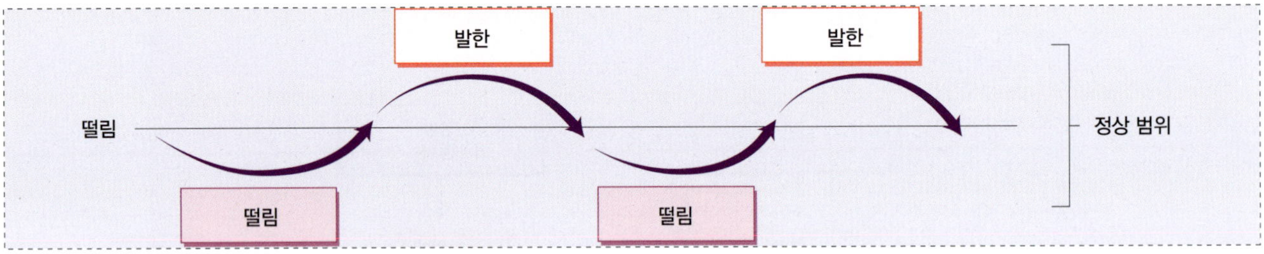

그림 1.8 정상 체온 유지를 위한 음성되먹임기전

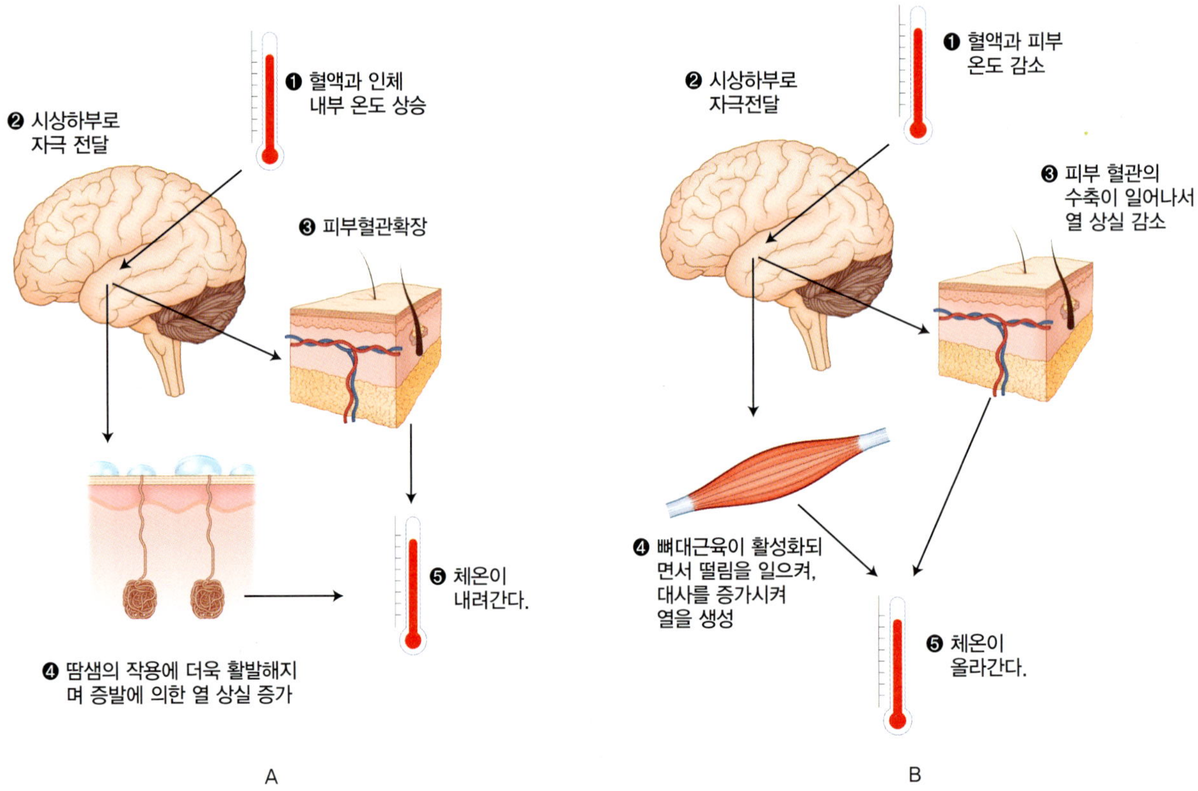

그림 1.9 **체온조절과정.** A: 고 체온 시 항상성 조절, B: 저 체온 시 항상성 조절

1.3 인체의 조절기관에 의한 항상성 조절

학습목표 양성되먹임기전을 이해할 수 있다

양성되먹임기전은 최초의 자극이 추가적인 반응으로 증폭되는 현상이다.

양성되먹임기전(positive feedback mechanism)은 처음 자극을 통해 변화된 방향으로 계속해서 변화가 진행되는 현상을 보이며, 항상성에 위배되는 현상으로 보이나 분만(delivery)이나 지혈(hemostasis) 등 인체에서 매우 특수한 경우를 위해 작동된다.

예를 들어 분만과정에서 옥시토신(oxytocin)은 자궁(uterus)수축을 일으키는 호르몬인데, 자궁이 수축하면서 태아를 자궁경부(cervix) 쪽으로 밀어내게 되면 태아의 머리가 자궁경부를 압박하면서 더 많은 옥시토신 분비가 촉진되며 이는 다시 자궁의 수축을 더 강하게 유발시킨다. 이렇게 최초의 자극이 다음 자극을 더 유발하여 분만이 완료되는 시기까지 증폭되는 현상을 양성되먹임이라 한다(그림 1-10).

마찬가지로 혈관이 손상되면 손상부위에서 화학물질이 유리되면서 일시적으로 혈관이 수축하고 혈류가 느려지면서 혈액이 응고되는 등 지혈과정이 단계적으로 나타난다. 원활한 혈류의 흐름을 위해 혈액응고는 항상성에 위배되는 현상이나 혈관이 손상되는 등의 특수한 상황에서는 양성되먹임기전을 통해 혈액의 응고를 촉진시켜 핏덩이(피떡, blood clot)를 만들어 손상부위의 지혈과정을 유도하고 혈액소실(blood loss)을 막아 생명을 보존한다(그림 1-11).

그러므로 인체가 건강하게 기능하기 위해서 항상성 유지를 위한 조절기계(control system)들이 작동되고 있는데, 여러 구성요소가 기능적으로 연결되어져 복잡하게 일어나며, 인체의 변화를 감지하고 통합하여 정상으로 되돌리는 변화(효과)로 이어지는 일련의 과정이라 할 수 있다.

그러므로 신경계와 내분비계 그리고 각각의 기관들이 협력(cooperation)하여 일하고 상호작용하여 인체를 조절하고 있기 때문에 이런 상호작용이 원활하지 못하면 이상적인 내적 환경이 깨어져서 심각한 질병이나 사망에 이르는 항상성 파괴를 가져오게 된다.

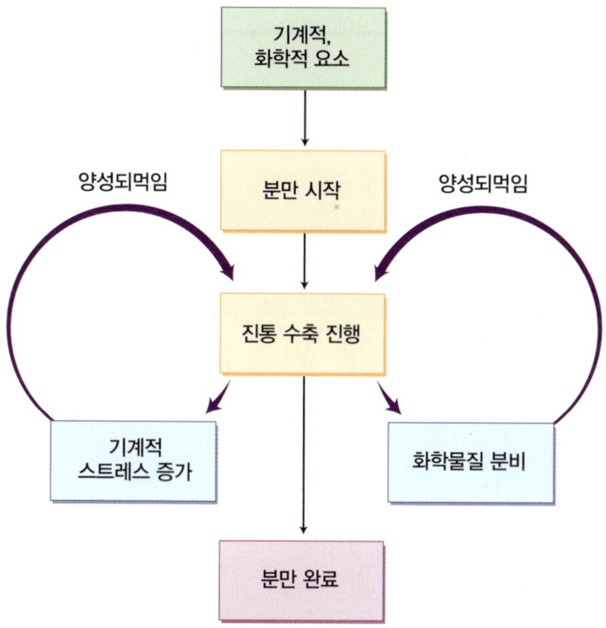

그림 1.10 분만 과정

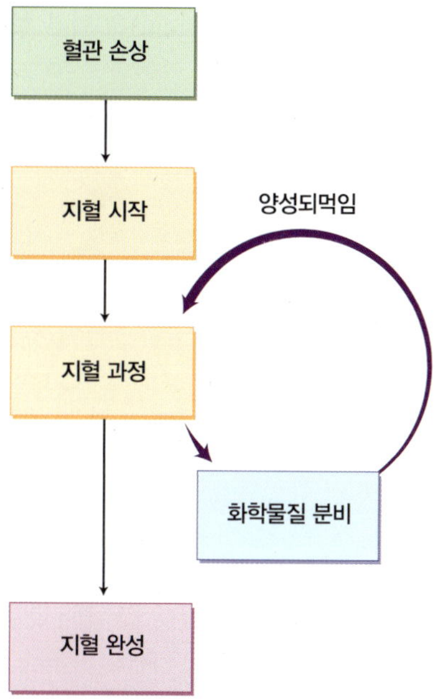

그림 1.11 지혈 과정

심화학습 Advanced Learning

항상성을 위한 인체 각 기관계의 역할은 무엇인가?

11개의 계통(system)은 인체의 항상성 조절을 위해 각각의 기능을 담당한다(그림 1-12, 그림 1-13).

1. 뼈대계통(skeleton system)은 인체의 내부기관을 보호하며 몸의 지지를 제공한다. 혈액세포를 생산하고, 인체의 움직임을 만든다. 또한 칼슘이온의 저장장소를 비롯한 무기질 저장 역할을 담당한다.
2. 순환계통(circulation system)은 인체에 필요한 산소, 영양분, 호르몬 등 물질을 공급하고 대사과정 중에 발생한 노폐물을 제거하는 기능을 하며, 인체의 혈압, 혈류 조절 등 내적 환경 유지에 필요한 기능들을 담당한다.
3. 근육계통(muscular system)은 화학적 에너지를 기계적 에너지로 변환하여 동작을 유발하며, 체온생성에 기여한다.
4. 호흡계통(respiratory system)은 가스교환으로 체내에 산소를 공급하고 이산화탄소를 제거하는 역할을 담당하며 혈액의 pH 조절에 중요한 역할을 한다.
5. 소화계통(digestive system)은 섭취한 음식의 기계적 · 화학적 소화를 통한 영양분 흡수 및 노폐물 배출을 담당한다.
6. 외피계통(integumentary system)은 외부자극에 대한 보호작용, 체온조절, 비타민 D의 생성 등의 역할을 담당한다.
7. 신경계통(nervous system)은 외부환경에서 받은 정보를 감각형태로 전달하고 움직임을 조절하며, 기억, 판단 같은 고위 기능을 조절한다.
8. 내분비계통(endocrine system)은 대사작용, 몸의 생식, 염류 조절 등 인체의 지속되는 조절활동에 대한 항상성에 관여한다.
9. 비뇨계통(urinary system)은 혈액으로부터 요를 생산하여 노폐물을 제거하며, 혈액의 pH 조절, 이온 균형 및 수분량 조절을 통한 혈액량 조절에 기여한다.
10. 생식계통(reproductive system)은 생산, 수정, 성기능과 행동에 필요한 호르몬 생산에 관여한다.
11. 면역계통(immune system)은 외부 항원(antigen)에서 인체를 방어하고, 질병의 원인에 대한 내적 대응을 담당한다.

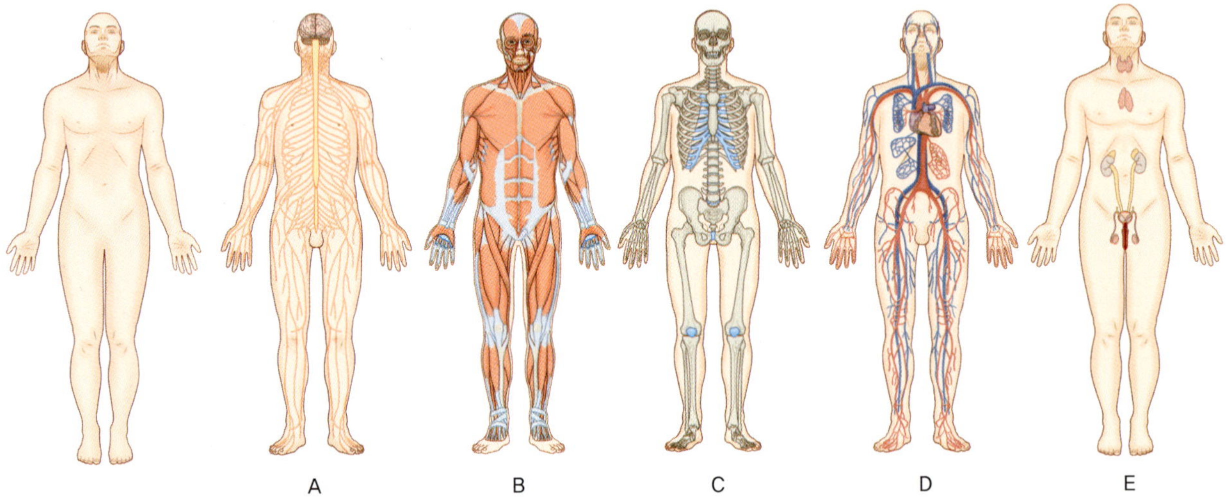

그림 1.12 **인체의 계통.** A: 신경계, B: 근육계, C: 뼈대계, D: 심장-혈관계, E: 내분비계

요약정리 및 문제 Summing-up & Test

1. 해부학은 인체의 구조를 다루는 학문이고, 생리학은 살아있는 인체의 (　　　)을 연구하는 과학적 학문이다.
2. 인체의 구조적 단계는 화학적 단계가 최초로 발생하며, 그 이후에 (　　　) 단계, (　　　) 단계, 두 종류 이상의 조직들이 모여 특수한 기능을 수행하면 기관이 되고, 여러 기관들이 공통기능을 위해 통합적으로 연계하면 계통이 된다. 마지막으로 이 계통들이 연합해 독립적으로 생명을 유지하는 개체가 된다.
3. 인체가 생명유지를 위해 내적 환경을 언제나 일정하게 유지하려는 노력을 항상성이라고 한다.
4. 일반적으로 항상성은 절대적 불변성을 의미하는 것이 아니라 정상범위 안에서 내부 환경을 유지하기 위해 상대적이고 역동적 안정성을 의미한다.
5. 항상성을 조절하는 인체의 조절기전 중 변화가 감지된 후 일어나는 조절기전을 (　　　) 조절기전이라 한다.
6. 되먹임기전의 대표적인 인체의 조절로서 인체의 체온이 떨어졌을 때 체온을 다시 상승시켜 정상체온 범위로 유지하는 기전을 (　　　)이라 한다.
7. 되먹임기전의 중 최초의 자극이 추가적인 반응의 연속으로 증폭되는 현상을 (　　　) 되먹임기전이라 하고 대표적인 예 두 가지는 (　　　), (　　　) 이다.

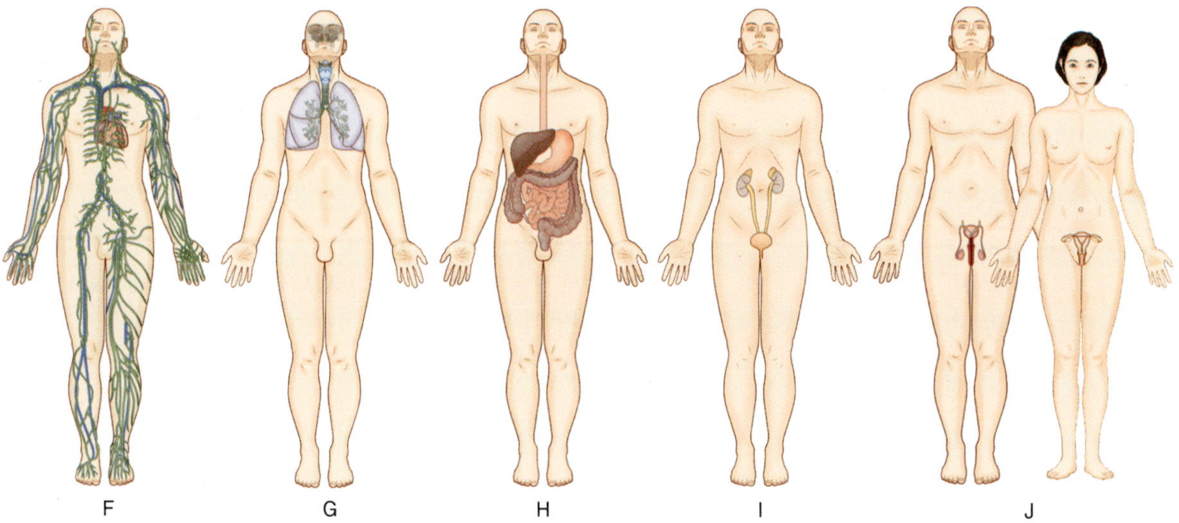

그림 1.13 **인체의 계통(계속).** F: 림프계, G: 호흡계, H: 소화계, I: 비뇨계, J: 생식계

해답

1. 기능 2. 세포, 조직 5. 되먹임 6. 음성되먹임 7. 양성, 출산, 지혈

1.4 생리학 공부를 위한 기초 화학개념

학습목표 원소와 원자의 화학원리를 이해할 수 있다

모든 생명체의 구조와 기능의 특성을 결정하는 것은 화학구조이다.

인체는 다양한 화학물질의 결합으로 이루어진다. 그러므로 인체를 이해하기 위해 일반적인 화학원리를 이해하는 것은 당연한 일이다. 인체는 원자들의 구조들이 서로 상호작용한 결과로 이루어지는데, 원자들이 분자를 이루고, 분자는 생체고분자(biopolymer)를 구성하며, 마지막으로 생체고분자들의 결합은 기능적 단위인 세포(cell)를 만들게 된다.

원소 Element

지구상에 존재하는 모든 물질을 구성하는 기본 성분을 원소라고 하고, 한 종류의 원자로 구성된 순수한 물질이다. 특히 우리 인간은 산소, 탄소, 수소, 질소가 체중의 96%를 차지한다. 이 4가지에 질소, 칼슘, 인, 칼륨, 황, 염소, 나트륨, 마그네슘 8가지를 더해서 주요 필수원소(major essential elements)라 하고, 그 외 요오드, 철, 셀레늄, 크롬, 망간, 올리브덴을 부수적인 필수원소(minor essential elements)라고 부른다. 원소들의 특성은 표 1-3과 같다.

표 1.3 인체를 구성하는 주요원소(체중비 %)

원소	%	특성
산소(O)	65	물 및 기타화합물의 구성성분, 호흡
탄소(C)	18.5	모든 유기분자 구성, 공유결합
수소(H)	9.5	물 및 체내 대부분 화합물의 구성성분
질소(N)	3.2	단백질, 핵산 등 유기화합물의 구성성분
칼슘(Ca)	1.5	뼈, 치아의 구성성분, 근수축 및 신경전도에 관여
인(P)	1	뼈, 치아, 핵산 및 ATP 구성성분
칼륨(K)	0.4	세포막의 기능, 신경충동 등 관여
황(S)	0.3	단백질 구성성분
염소(Cl)	0.2	세포막기능과 물의 흡수에 관여
나트륨(Na)	0.1	막기능, 신경충동, 근수축과정에 관여
마그네슘(Mg)	〈 0.1	천연 진정제, 탄수화물 대사에 관여, 에너지 생성과정에 중요한 역할 담당
요오드(I)	〈 0.1	갑상샘 호르몬의 주요성분
철(Fe)	〈 0.1	산소 수송과 에너지 포화에 관여

이해상자

종합비타민, 복합무기질 약통에 붙은 성분표는 무엇인가?

영양제 겉면에 크롬, 아연, 구리, 철 등의 용어를 본 적 있을 것이다. 바로 이것이 원소이다. 우수한 영양제에는 주요성분에 더해 음식으로 부족하기 쉬운 미세 영양소들이 포함되어 있다. 각 원소들 간의 구조적 특성을 잘 이해해서 서로 균형을 이루도록 결합된 영양제를 고르는 것이 좋은데, 이를테면 대항작용(상반되는 2가지 요인이 서로 작용하여 효과를 상쇄시키는 현상)이 발생하는 칼슘과 마그네슘, 칼륨과 나트륨, 아연과 구리 등은 균형을 고려해야 한다.

지구상에 존재하는 원소의 종류는 얼마인가?

현재까지 밝혀진 원소는 약 110여 종인데, 정확한 숫자는 알 수 없다. 현재에도 계속 원소가 인위적으로 만들어지고 있기 때문인데, 이는 자연계에 존재하는 92종의 원소와 실험실에서 만들어진 원소를 합친 수이며, 계속 연구로 만들어지고 있다. 원소기호에 따라 이를 정리한 표가 달력처럼 정리되어진 주기율표이다.

1.4 생리학 공부를 위한 기초 화학개념

학습목표 원소와 원자의 화학원리를 이해할 수 있다

원자 Atoms

화학물질 구성요소 중 가장 작은 단위로 원소의 물리화학적 특성을 지니고 있는 원소의 최소단위를 원자라고 한다. 원자는 화학반응에 관여하는 최소한의 단위이다. 원자의 atom이란 이름은 더 이상 자를 수 없는 즉, indivisible을 뜻하는 atomos에서 유래된 말이지만, 용어의 뜻과 다르게 사실 세 가지의 좀 더 작은 입자로 구성되어 있다. 전기적 양전하를 띄는 양성자(protons), 중성상태의 중성자(neutrons), 음전하(electrons)를 띄는 전자로 구성되는데, 한 원자에는 동일한 수의 양성자와 전자가 존재하기 때문에 전체적인 전하를 '0', 즉 전기적 성질이 없는 상태로 만든다.

그림 1-14처럼 파란색과 보라색은 양성자와 중성자이고 둘이 단단하게 서로 뭉쳐져서 핵(nucleus)을 형성하여 질량을 이루고 있고, 핵의 주변에는 빠른 속도로 움직이는 작은 질량의 음전하를 띤 전자들이 양성자의 인력에 의해 전자껍질(shell)을 이루고 그 궤도(orbit) 안에서 움직이고 있다.

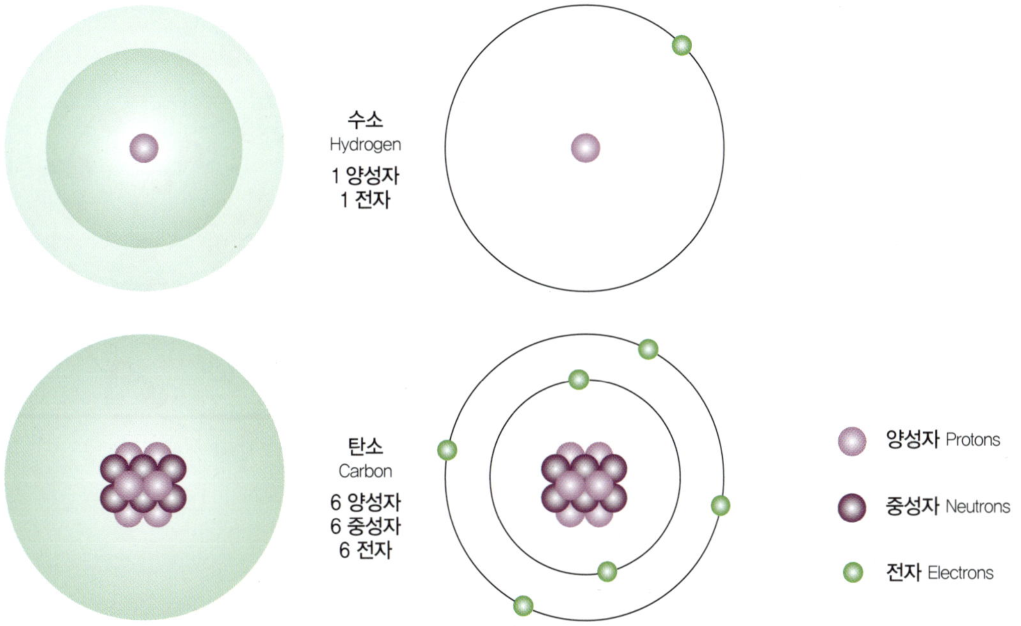

그림 1.14 원자의 구성

각 원자마다 핵 안의 양성자의 수가 원소를 결정하기 때문에 원자번호(atoms number)는 그 원자의 핵에 있는 양성자의 수이다. 즉, 수소(H)원자는 핵에 양성자 1, 그러므로 원자번호 1이다. 이처럼 원자의 원소가 무엇인가를 결정하는 것이 원자번호이다.

> **이해상자**
>
> **원자의 무게를 구할 수 있나?**
>
> 원자의 크기를 보통 축구장으로 비유하자면 축구장 중간의 사과 한 알 정도의 크기가 핵의 크기, 전자는 콩알 하나 정도의 크기로 비유될 수 있다. 이처럼 전자는 너무나 작아서 보통 1,836개 정도의 전자가 모여야 1개의 중성자의 질량과 같아진다. 한 원자의 무게를 원자질량(atoms mass)이라 하고 중성자는 양성자의 질량과 동일하기 때문에, 전자의 무게를 무시한 양성자와 중성자를 더한 값을, 즉 핵의 무게를 원자의 무게라고 볼 수 있다.

1.4 생리학 공부를 위한 기초 화학개념

학습목표 이온(양이온, 음이온, 전해질)과 이온화의 개념을 이해할 수 있다

전기적 전하의 변화를 가져오는 원소를 이온이라고 한다.

전기적 전하의 변화를 가지고 오는 원소를 이온이라 하고, 중성의 원자가 전자를 얻거나 잃으면 전기를 띠게 되는데, 양전하를 띠면 양이온(+), 음전하를 띠면 음이온(−)이라 부른다. 일반적으로 전해질(electrolyte)은 물에 이온이 용해될 때 형성되는 물질로 전기의 흐름을 조절할 수 있는 능력이 있다.

일반적으로 전해질이 용액에서 분리되면 전해질이 해리되었다고 표현한다. 실온에서 고체상태의 소금(염화나트륨, NaCl)은 물에 들어가면 나트륨(Na)원자와 염소(Cl)를 묶는 이온결합이 약해져서 바깥 껍질의 전자를 잃거나 얻어 이온을 형성하게 되는데, 이를테면 나트륨 원자는 11개의 양성자와 11개의 음전하를 가지고 있어서 마지막 바깥쪽 껍질의 전자를 하나 잃고 나트륨이온(Na^+, 양이온)이 되고, 염소 원자는 17개의 양성자와 17개의 음전하를 가지고 있어 마지막 바깥쪽 껍질의 전자를 하나 얻어서 염소이온(Cl^-, 음이온)이 된다. 이처럼 전해질의 해리과정을 이온화(ionization)라고 한다(그림 1-15).

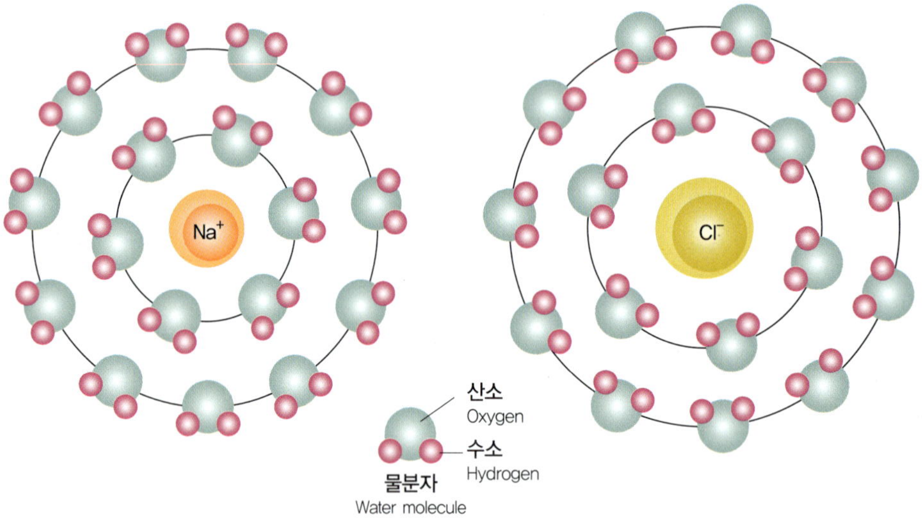

그림 1.15 NaCl의 이온화

용어설명

- 해리(dissociation): 화합물이 각각의 분자나 이온으로 나뉘는 현상을 말한다. 염산(HCl)이 물에 녹아서 H^+와 Cl^-로 나뉘는 것이 그 예이다.
- 전해질(electrolyte): 물처럼 극성을 띤 용매에 녹아서 이온을 형성한 후, 전기를 통하는 물질을 의미한다.
- 전하(electric charge): 전기현상을 일으키는 물질의 물리적인 성질이다.

1.4 생리학 공부를 위한 기초 화학개념

학습목표 화학결합에 대해 이해할 수 있다

모든 원자의 가장 바깥쪽 껍질의 전자는 화학반응에 참여하여 화학결합을 형성한다.

원자의 핵 주위를 둘러싸는 여러 개의 껍질들은 원자의 수에 따라 껍질의 수가 결정되는데, 원자껍질이 핵에서 멀어질수록 불안정해진다. 가장 바깥쪽 껍질의 전자를 원자가 전자(valence electron)라 하고, 원자는 불안정한 바깥쪽 전자껍질을 안정화시키기 위해 서로 끌어당기는데, 바깥쪽 전자껍질을 채우거나 비우기 위해 서로 결합하는 과정을 화학결합(chemical bond)이라 한다.

화학결합의 세 가지 유형은 이온결합, 공유결합, 수소결합

- **이온결합** Ionic bond

  전자의 이동에 의해 발생하는 데 전자가 서로 이동하여 원자를 안정화시키는 경우를 말한다. 두 원자가 서로 전자를 주고받아 이온이 되어 결합하는 것을 이온결합이라고 한다. 소금(염화나트륨, NaCl)은 이온결합으로 만들어진 대표적인 물질로 고체 상태에서 각 이온들이 서로 잡아당기는 전기적 인력에 의해 강하게 결합되어 있어서 쉽게 움직일 수 없고 단단하다(그림 1-16). Na과 Cl 둘 다 세 번째 전자껍질에 8개의 전자로 채워져야 안정화되는데, 이러기 위해서는 원자번호 11번 Na은 마지막 껍질에 하나를 떼어내서 내어주고, 원자번호 17번 Cl는 전자 7개를 모두 떼어내는 이온화에너지를 사용하기보다 전자 1개를 다른 원자에서 얻어내서 채워 넣는다. 이러한 두 원자가 만나 서로를 보충하여 이온결합을 이루어 소금이 형성된다.

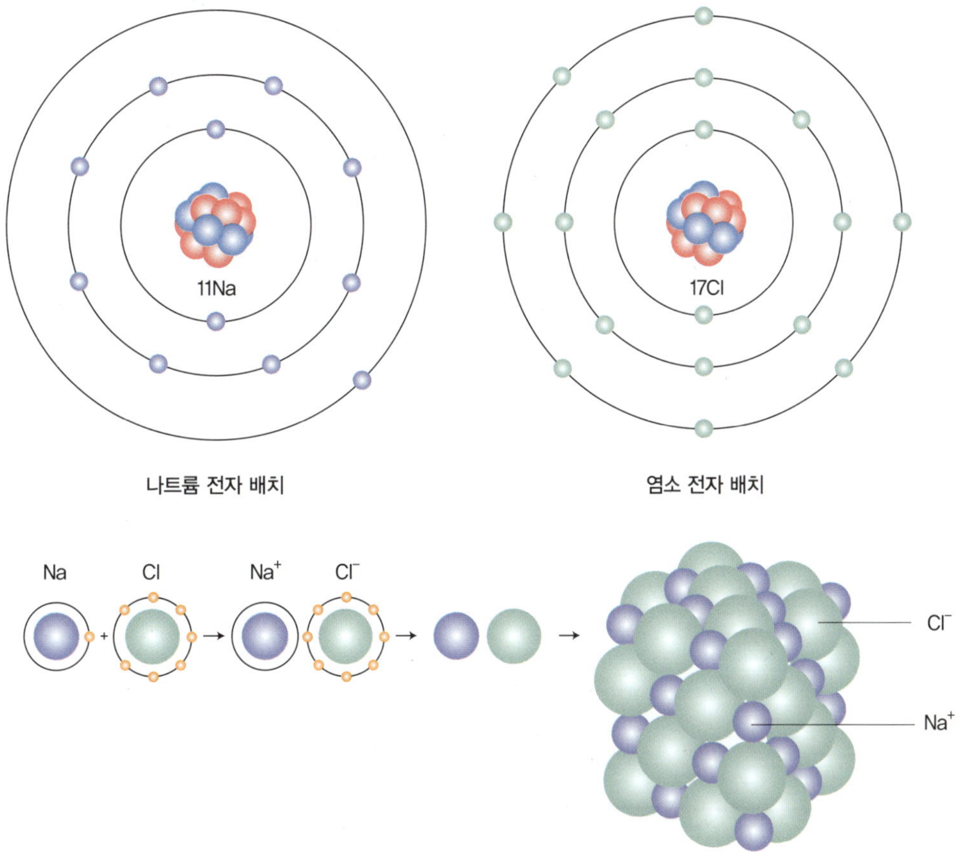

그림 1.16 NaCl의 이온결합

1.4 생리학 공부를 위한 기초 화학개념

학습목표 화학 결합에 대해 이해할 수 있다

• **공유결합** Covalent bond

원자 사이에 타협하는 방법으로 전자를 함께 공유하는 방법이며, 원자의 바깥 껍질에 8개의 전자를 채워서 안정화를 위해 전자를 함께 공유하는 방법으로 결합하는 과정을 공유결합이라 한다. 공유결합을 하는 원자의 전자들은 원래의 속한 원자의 핵과 또 다른 원자의 핵 모두에 전기적 인력이 작용하여 끌어당겨져 한 덩어리처럼 공유된다.

탄소원자는 수소, 다른 탄소, 질소, 산소 4가지와 결합 가능하여 항상 공유결합을 유지하는데, 이런 공유결합을 통해 탄수화물, 단백질, 지질 같은 체내의 복잡한 분자를 형성하여 매우 강한 힘으로 결합되어 물에 해리되지 않고 보존된다. 탄소원자의 공유결합은 생체 유지에 매우 중요한데, 에너지원들, 몸을 구성하는 단백질, 호르몬, 효소 등 생명을 유지시키는 물질들이 몸 안에 풍부한 물에 녹지 않는 강한 공유결합으로 형성된 것은 생명에 유리한 형태라 할 수 있다.

수소와 산소 원자로 된 물 한분자의 구조는 공유결합의 대표적인 예라고 할 수 있다(그림 1-17, 그림 1-18).

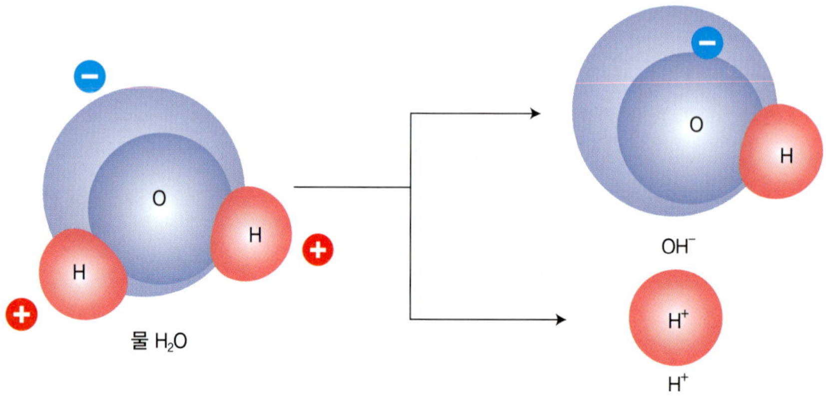

그림 1.17 **물 한분자의 공유결합.** 양성자의 수가 많은 원자 쪽이 그렇지 않은 원자보다 전자를 더 강하게 끌어당긴다. 수소의 양성자수(1), 산소의 양성자수(8)

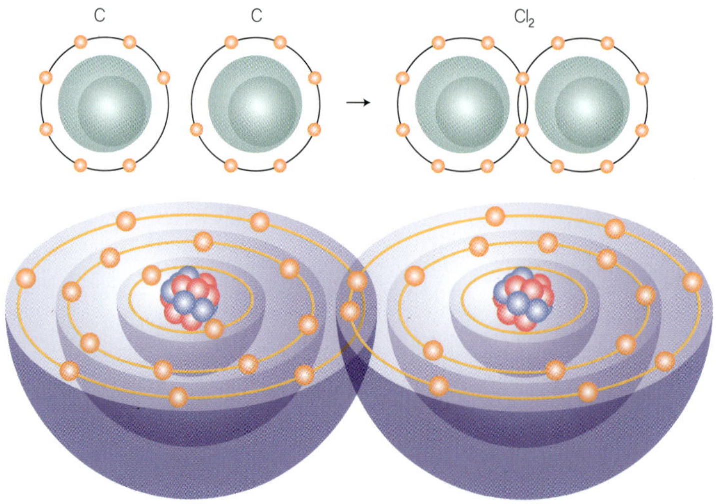

그림 1.18 **염소(Cl_2)의 공유결합.** 2개의 염소 원자는 자신의 전자를 하나씩 내어놓아 전자쌍을 공유하여 안정화를 이룬다.

1.4 생리학 공부를 위한 기초 화학개념

학습목표 화학결합에 대해 이해할 수 있다

• **수소결합** Hydrogen bond

2개의 분자들이 극성 공유결합을 형성할 때 각 원자는 부분적으로 전하를 띄게 되는데, 2개의 분자들의 정반대의 전하들이 서로 당겨져서 수소결합을 형성한다.

인체에서 가장 많은 물이 형성되기 위해서는 공유결합을 이루고 있는 물 분자(H_2O)들끼리의 결합이 일어나야 한다. 1개의 물 분자는 최대 4개의 물 분자와 결합이 가능한데, 그림 1-18을 보면, 한 분자 안에 부분적인 양전하를 띤 수소가 다른 분자의 부분적 음전하를 잡아당기는 현상이 발생한다.

수소결합의 인력은 공유결합이나 이온결합에 비해 결합력이 약하지만 DNA의 모양을 결정하고 대부분의 물질을 물에 용해시키는 등의 물의 특징을 결정하는 중요한 역할을 담당한다.

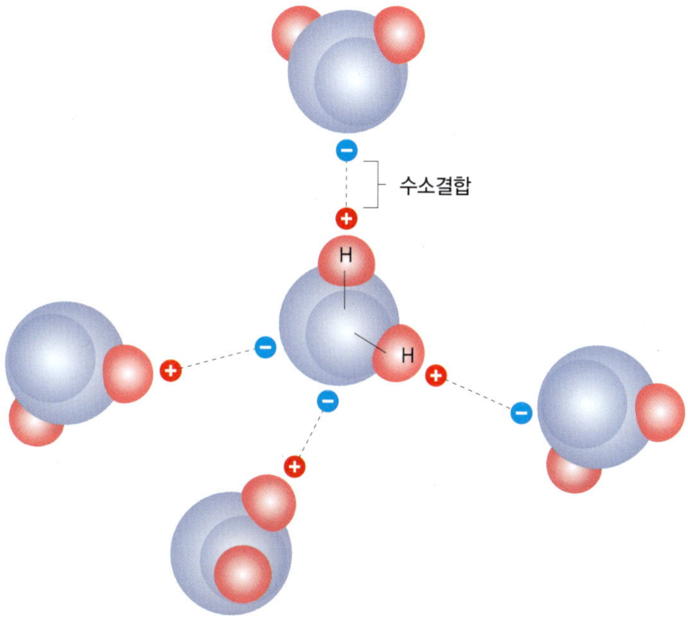

그림 1.19 물 분자간의 수소결합 형성

이해상자

물의 화학결합이 왜 중요한가?

물분자의 형성은 수소와 산소원자 사이의 극성공유 결합 때문인데, 물분자끼리 분자 간에 수소결합을 형성하여 결합한다. 초당 한 개의 물분자와 인접한 물분자 사이에서는 5,000억 번이나 되는 수소결합이 형성될 수 있다.

유동적인 물분자의 수소결합은 떨어지고 다시 재결합하는 반복적인 과정을 통해 물은 많은 다른 분자들과 용이하게 수소결합을 하는데 이러한 성질을 부착(adhesion)이라고 한다. 부착의 성질 때문에 물은 용질과 결합하여 용해시키는 현상을 일으키고 이는 세포의 화학반응에 이용되어 생명활동에 사용된다.

순수한 물이 가진 화학적 특성 중 가장 중요한 것은 다양한 물질을 용해하는 성질인데, 다른 극성 물 분자 또는 다른 극성 분자 간의 수소결합을 통해 친수성 물질을, 비극성인 화합물이나 전하를 띠지 않은 물질들은 물과 결합하지 못해서 소수성 물질을 이루며, 이러한 성질은 다양한 극성물질을 녹일 수 있는 용매로 작용하여 생명활동에서 물은 용질의 균형을 유지하는 데 큰 역할을 한다.

1.4 생리학 공부를 위한 기초 화학개념

학습목표 분자와 화합물 및 용액에 대해 이해할 수 있다

원자의 결합은 분자와 화합물을 형성하며, 물질의 혼합물을 용액이라한다.

원자가 두 개 또는 더 많이 결합하면 분자(molecule)이고, 자연에서 독립된 입자로 존재할 수 있는 결합체이다. 또한 서로 다른 원자가 두 개 또는 더 많이 결합하면 화합물(compound)이라 한다. 대표적인 분자와 화합물에는 물과 산소, 이산화탄소 등이 있다(그림 1-20).

분자와 화합물

- **물** 인체에서 가장 많은 부분을 차지하는 분자와 화합물이다. 물(H_2O)은 만능 용매제의 역할을 담당하며 온도조절기로 자체 온도는 높이지 않고 대량의 열을 흡수하는 특징이 있다. 또한 섭취한 영양분의 소화를 위해 발생하는 물의 가수분해와 탈수합성 등 화학반응에 사용된다. 이 외에도 생명을 유지하기 위해 물은 절대 없어서는 안 되는 분자와 화합물이다.
- **산소** 대기 중에 기체 상태로 존재하면서 반응성이 커서 거의 모든 원자들과 반응하여 화합물을 만들 수 있다. 또한 호흡을 통해 몸속으로 유입된 산소(O_2)는 인간이 음식을 섭취한 후 세포대사를 위해 ATP를 생산할 때 영양분을 태워 에너지를 얻을 수 있도록 혈액에 녹아 몸 전체에 공급된다.
- **이산화탄소** 이산화탄소(CO_2)는 하나의 탄소원자와 두 개의 산소원자로 구성되며, 인체의 대사 노폐물로 제거되어야 한다. 탄소나 화합물이 연소되거나 인간의 호흡과정에서 내보내진다.

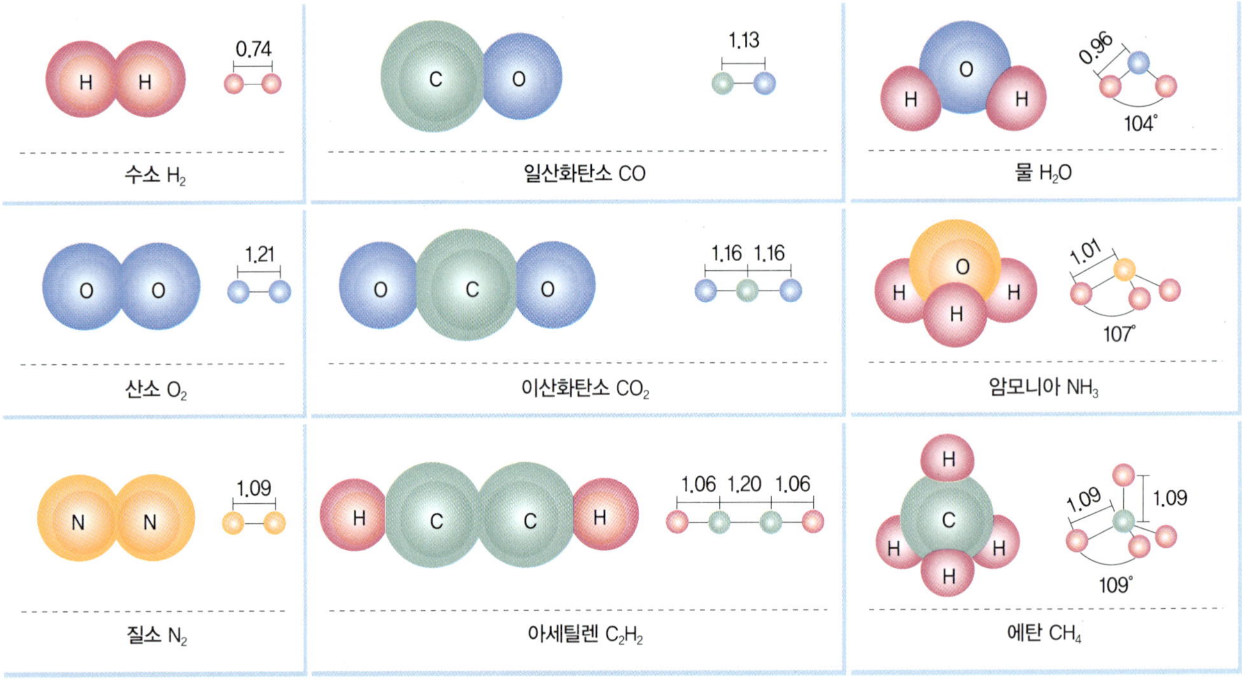

그림 1.20 분자의 여러 형태

용액

용액(solution)은 두 종류 이상의 물질이 고르게 섞여있는 혼합물을 의미하고, 용매(solvent)와 용질(solute)이 포함된 물질이다. 일반적으로 혼합물 중 한 가지 물질이 다른 물질에 녹으면 용해(dissolution)라 하고, 이렇게 녹아서 만들어진 것을 용액이라고 한다. 수용액에서는 물이 용매이고 용매에 용해된 원자나 분자, 이온은 용질이라 부른다.

1.4 생리학 공부를 위한 기초 화학개념

학습목표 화학반응에서 촉매와 효소의 기능에 대해 이해할 수 있다

촉매와 효소는 화학반응을 조절한다.

일반적으로 화학반응에서 반응속도(reaction rate)를 증가시키고 반응이 끝난 후에도 원래의 상태로 변함없이 존재하는 물질을 촉매(catalyst)라 하고(그림 1-21), 특별히 인체에 생화학적 반응을 촉진하는 물질을 효소(enzyme)라 한다. 효소 끝에는 -ase라고 접미사가 붙는데, 일반적으로 자신은 변화되지 않으면서 반응속도를 빠르게 하는 단백질을 말한다. 효소는 열쇠와 자물쇠처럼 아무나 촉매하지 않고 선택적으로 꼭 들어맞는 것과 결합하여 화학반응을 일으킨다. 또한 온도나 수소이온농도(pH) 등 환경에 영향을 받기 때문에 항상성 변화에 민감하다. 효소 가운데 소화효소(digestive enzyme) 등은 잘 알려져 있는데, 효소가 반응속도를 빠르게 할 수 있는 이유는 반응에 필요한 최소한의 에너지인 활성화 에너지(activation energy)를 낮추기 때문이다(그림 1-22).

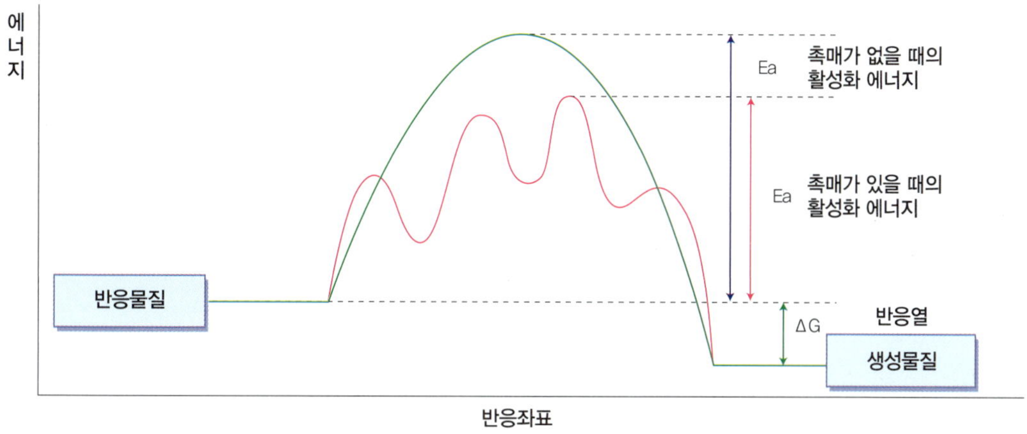

그림 1.21 **촉매의 특성.** 화학반응에서 반응속도를 조절한다.

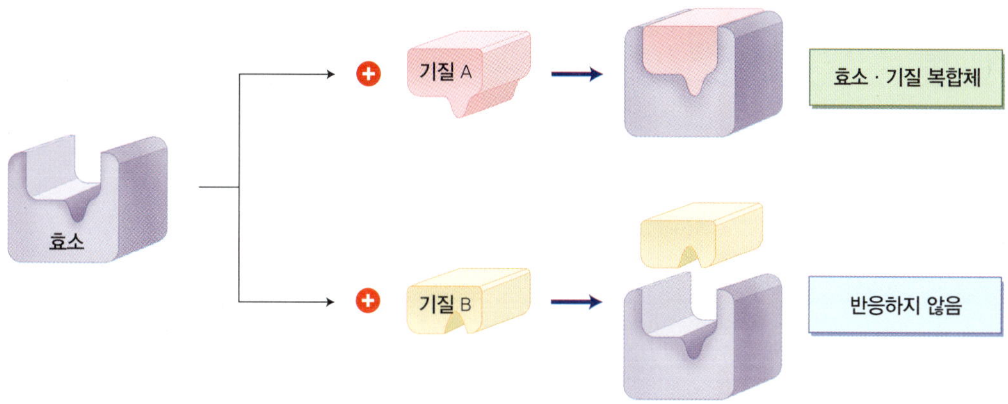

그림 1.22 **효소의 기질특이성.** 효소가 원하는 특정화학반응과 기질만 인식하여 선택적으로 촉매하는 성질을 말하며, 열쇠와 자물쇠의 원리처럼 효소단백질의 입체적 3차 구조에 딱 맞는 기질과 결합한다.

1.4 생리학 공부를 위한 기초 화학개념

학습목표 산과 염기의 개념에 대해 이해할 수 있다

산과 염기의 평형조절은 항상성유지에 필수적이다.

건강한 인체는 산과 염기로 분류되는 물질들 사이의 균형이 필요한데, 산과 염기의 불균형은 삶에 위협적인 문제들을 일으키고 심하면 생명을 잃게 만든다. 안정 시 뿐만 아니라 운동 시 뼈대근의 지속적인 수축작용을 위한 에너지의 대사과정은 pH가 항상성을 유지할 때 가능하게 된다. 그러므로 산과 염기에 대한 정의와 기초 화학개념을 이해할 필요가 있다.

산과 염기

산(acid)은 수소이온(H^+)이 용해된 전해질로 수소이온을 쉽게 방출하는 분자를 총칭하는 용어인데, 용액 내의 수소이온의 양으로 산성이 결정된다. 산은 흔히 모두가 알고 있는 주스의 신맛을 내는 물질인데, 위장의 염산(HCl)은 강산, 식초나 신맛이 나는 주스 등은 약산이다. 염기(base)는 수소이온과 결합하면서 수소이온을 제거하는 이온 또는 분자로 정의 내려지며, 주로 수소이온과 반응하는 수산화이온(OH^-)을 방출하는데, 비누처럼 미끄럽고 쓴맛을 내며 중탄산이온(HCO_3^-)이 대표적이다.

pH 지수

수소이온농도(pH, potential hydrogen)란 수소이온이 얼마나 많이 용해되어 있는지 가리키는 측정단위로 1~14까지의 범위로 나뉘는데, pH 7은 중성으로 순수한 물의 산도이다. 7보다 낮으면 산성(acidic), 7보다 높으면 염기성(basic)이라고 하는데, 각 pH 단위는 수소농도의 10배의 변화를 가져온다. 즉 pH가 6에서 5로 변했다면 수소이온 농도는 10배 증가한 것을 의미한다. 혈액의 정상 pH는 7.35~7.45인데, 7.35보다 낮은 사람을 산증(acidosis), 7.45보다 높은 사람은 알칼리증(alkalosis)이라 한다. 일반적으로 혈액의 pH는 완충작용, 호흡계, 신장에 의해 일정하게 조절되어 유지된다(그림 1-23).

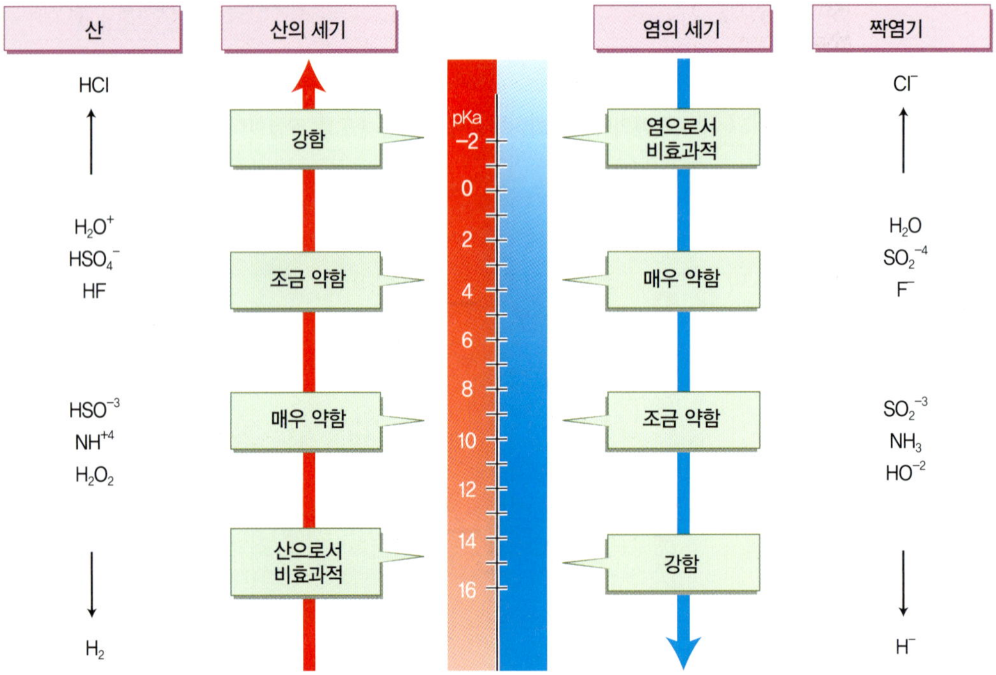

그림 1.23 산- 염기의 범위

1.4 생리학 공부를 위한 기초 화학개념

학습목표 물질대사의 개념에 대해 이해할 수 있다

생명을 유지하기 위해 진행되는 모든 과정을 '물질대사'라 한다.

생명체는 생존을 위해 환경에서 필요한 물질을 얻고, 다양한 형태로 섭취된 음식물을 분해시키면서 인체에 적합한 물질로 바꾸거나 생명유지에 필요한 에너지를 만들고, 이 과정에서 생성된 불필요한 물질을 간이나 신장을 통해 배출시키는데, 이러한 필수불가결한 과정을 물질대사(metabolism)라 한다. 크게 분해대사와 합성대사로 나눌 수 있는데, 이 두 과정 역시 음성되먹임기전에 의해 균형과 효율성을 유지하면서 조절되고 있다(그림 1-24).

분해대사

분해대사(catabolism)는 고분자를 저분자로 분해하여 에너지를 얻는 과정으로, 인체에서 섭취한 음식물인 탄수화물, 지방, 단백질 같은 복잡한 분자들에서 세포가 흡수할 수 있는 형태의 단순한 분자로 분해되는 소화(digestion) 과정, 사립체(mitochondria) 내부에서 일어나는 산화인산화(oxidative phosphorylation)가 대표적인 현상이다.

합성대사

합성대사(동화, anabolism)는 단순분자에서 복잡한 분자로 합성되는 과정으로 에너지원을 사용해서 세포나 세포의 구성성분을 만들어내는 현상을 말하는데, 하나의 과정이 단독으로 일어나기보다 연속하는 작용이 계속 연결되어 일련의 다른 반응과 연결되는 과정이다. 합성대사의 가장 대표적인 예는 식물의 광합성(photosynthesis)과 인체의 포도당신생성(gluconeogenesis)이 대표적이다.

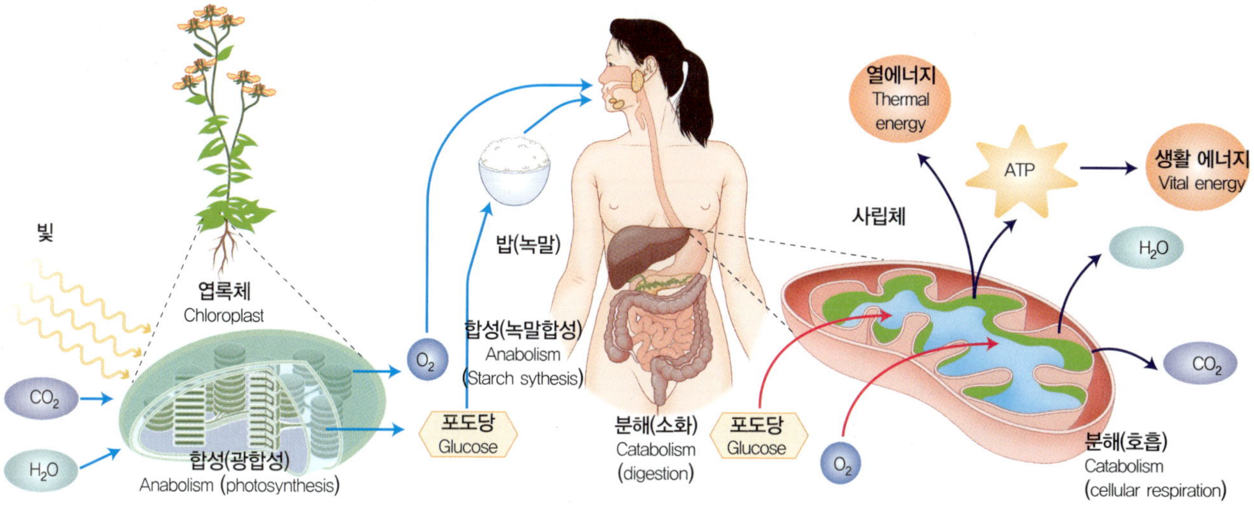

그림 1.24 분해대사와 합성대사

용어설명

- 산화인산화(oxidative phosphorylation): 세포의 에너지원인 ATP를 만들기 위해 세포질에서 해당과정(glycolysis)을 거친 후 만들어진 파이루브산(pyruvic acid)이 산소와 만나면, 사립체 내부로 들어가 연속되는 과정들을 거치게 되는데, 시트르산 회로(citric acid cycle)를 통하여 에너지 전달체(energy carrier)인 NADH를 생산하고, 산소를 전자 수용체로 하여 대량의 ATP로 변환하는 산화인산화과정을 거치게 된다.
- 포도당신생성(gluconeogenesis): 포도당과 같은 당류가 아닌 탄소원, 즉 파이루브산, 글리세롤, 아미노산을 통해 포도당을 합성하는 과정이며, 해당과정의 역반응이다. 인체의 신속하고 원활한 포도당 공급을 위해 존재하며, 간에서 생성된 포도당은 조직의 대사에 이용된다.

1.4 생리학 공부를 위한 기초 화학개념

학습목표 에너지의 개념을 이해할 수 있다

인간이 활동하는 근원이 되는 힘은 '에너지'이다.

인체는 다양한 형태의 음식물을 분해시켜서 생명유지에 필요한 에너지인 ATP(Adenosine Tri-Phosphate, 삼인산아데노신)를 만들어낸다. 에너지는 여러 음식물에 의해 얻어져서, 체내에서 화학적 형태로 저장되는데, 자동차의 연료를 주입하듯이 지속적으로 에너지를 공급받아야 생존할 수 있다. 생명체를 움직이는 ATP는 자동차 연료인 가솔린(gasoline)의 5배 정도의 무게를 가진 분자인데, 가솔린이 완전 연소해 내는 열에너지(thermal energy)를 자동차를 움직이는 운동에너지(kinetic energy)로 전환하듯이 화학에너지(chemical energy)인 ATP를 이용하여 인체를 가동시킨다(그림 1-25).

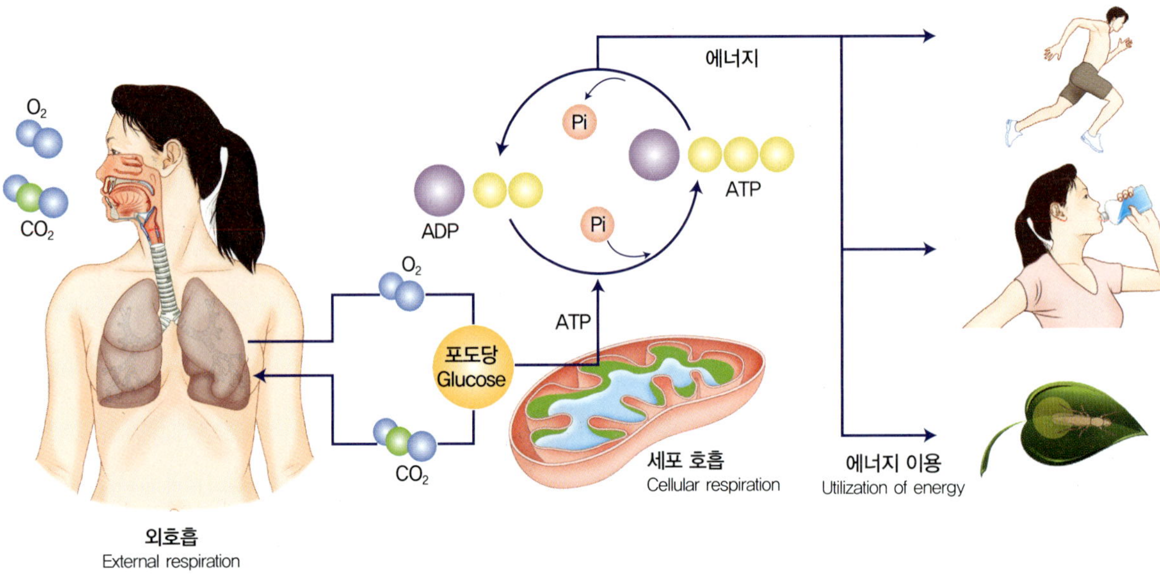

그림 1.25 에너지 대사과정

근수축의 에너지원 ATP

인체는 생명을 유지하기 위해 탄수화물, 지질, 단백질 등의 영양소의 대사작용을 통해 ATP를 만들어낸다. 이 에너지 공급이 충분히 안 되면 세포의 괴사(necrosis)가 발생한다. ATP는 에너지의 기증자로 음식물의 분해에 따른 에너지와 결합하여 모든 세포에 필요한 에너지로 전환시키는 역할을 한다. 아데닌(adenine), 리보스(ribose), 인산 3고리로 구성되어 있는데, 아데닌 염기와 오탄당인 리보스가 결합한 아데노신(adenosine)과 고에너지인산결합으로 이루어져 ATP가 분해되면서 방출되는 에너지는 세포의 활동에 쓰인다(그림 1-26).

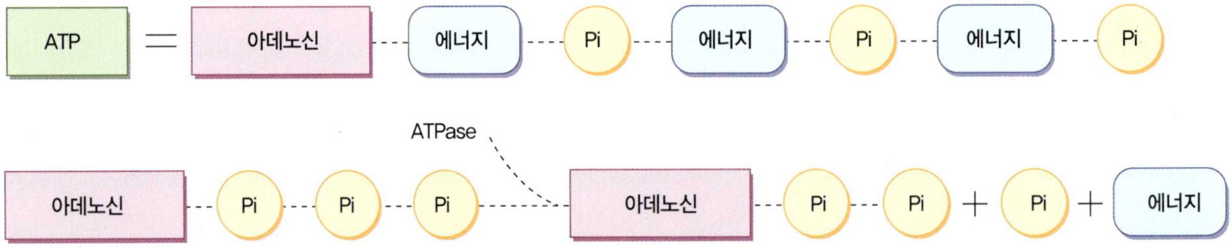

그림 1.26 ATP 구조

1.4 생리학 공부를 위한 기초 화학개념

학습목표 산화 - 환원 반응의 개념을 이해할 수 있다

산소와 수소의 결합(산화)과 분리(환원) 반응을 이해한다.

에너지 대사과정 역시 효율적인 음성되먹임기전을 사용하는데, 필요한 만큼 영양분을 합성하여 쓰고, 잉여된 것은 저장해서 다시 활용한다. 에너지를 만들어내는 과정은 유기물을 산화하여 화학적 에너지로 만들어내는 과정이다. 그러므로 산화(oxidation)와 환원(reduction)이란 과정을 이해해야 한다.

산화와 환원

세포의 연속적인 화학반응의 결과를 말하며, 산화와 환원은 연결과정이다.

산화는 원자나 분자로부터 전자를 제거하는 과정으로 산소를 얻고 소모하거나 수소를 잃어버리면서 분해되는 과정인데 산화와 환원 연결반응에서는 수소의 이동이 매우 중요하다. 수소는 하나의 전자를 가지고 있어서 전자 하나를 잃으면 산화, 얻으면 환원이 되는 화학반응이 매우 쉽게 유발되기 때문이다.

사실 산화와 환원은 자연스럽게 연결되는 반응인데, 다른 분자가 전자를 내어주지 않으면 산화가 발생할 수 없고, 받아들이지 않으면 환원이 발생할 수 없기 때문에 둘은 조화롭게 일어나며 연결된 과정이라 할 수 있다.

이해상자

고에너지 인산결합(high energy phosphate bond)으로 이루어진 이유는 무엇인가?

생명체가 ATP를 이용해서 에너지를 얻는 방법은 ATP-ADP 순환을 이용하는 것이다. 생물체 속에 존재하는 인산화합물 가운데 인산기와의 결합 부분이 가수분해로 인해 유리될 때 다량의 에너지가 방출되는 인산결합을 말하는데, 해당작용 · 호흡 · 광합성 등으로 얻은 에너지는 우선 ADP에 새로운 고에너지 인산결합을 덧붙여서 ATP를 합성하기 위해 이용된다.

이런 과정으로 ATP에 저장되면 유효하게 이용될 수 있는 상태가 되는데, 생물체가 직접 에너지를 활용하는 대부분의 방법이 ATP의 인산결합의 분해 시에 방출되는 에너지원의 이용이 대부분이기 때문에, 고에너지 인산결합이 인체의 에너지대사에 가장 중요하게 다루어지는 부분이다. 인체의 ATP는 ATP분해효소에 의해 ATP가 ADP로 분해되면 대략 8kcal의 에너지가 방출되고, AMP로 분해될 때 3.4kcal가 방출된다(그림 1-27).

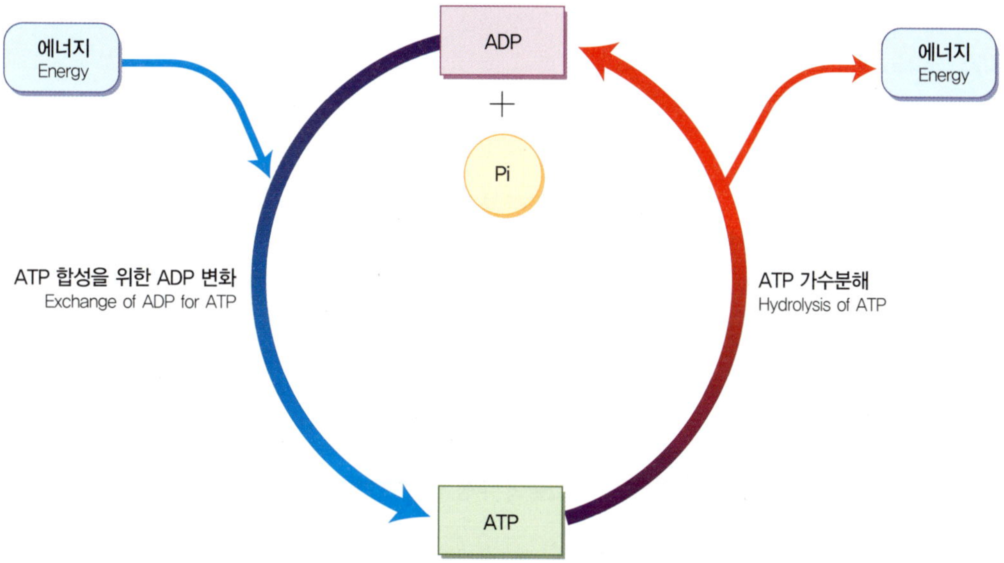

그림 1.27 ATP-ADP 순환

1.5 인체의 유기화합물

학습목표 인체의 에너지원인 탄수화물에 대해 이해할 수 있다

세포활동의 가장 중요한 에너지원은 '탄수화물'이다.

탄수화물의 종류와 구조

탄소(C), 수소(H), 산소(O)로 구성되어 신체에 가장 빠르게 에너지를 제공하며, C:H:O=1:2:1의 비율을 이룬다. 탄수화물(carbohydrate)의 기본단위는 단당류(monosaccharide)인데, 탄소가 3개 있는 3탄당(triose), 4개 있는 4탄당(tetrose), 5개 있는 5탄당(pentose), 6개 있는 6탄당(hexose)으로 나뉜다. 가장 대표적인 단당류는 포도당(glucose)인데, 탄소의 개수가 6개인 $C_6H_{12}O_6$의 분자식을 가진다.

단당류 2분자가 모여 이당류(disaccharide)를 이루고, 그 이상이 결합하면 다당류(polysaccharide)가 된다(그림 1-28). 탄수화물은 인체에서 세포막에서 생체반응을 유지하는 인식분자 혹은 신호분자로 작용하며, 단백질 절약작용, 혈당구성, 신경조직의 에너지원 등으로 사용된다.

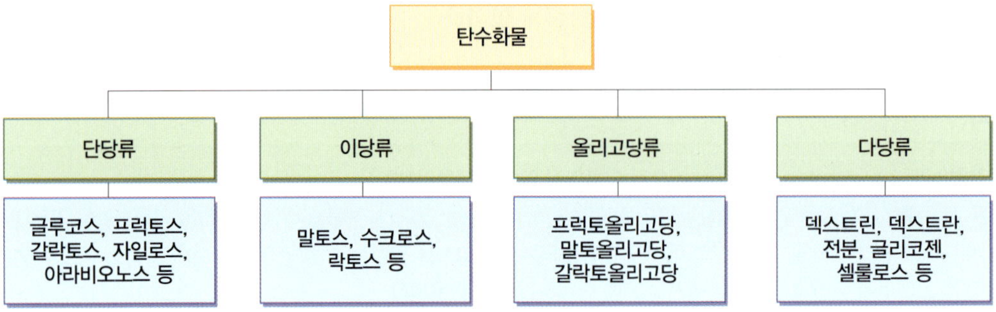

그림 1.28 탄수화물의 종류

가수분해와 탈수합성

가수분해(hydrolysis)란 여러 개의 단위체가 반복되어 공유결합을 이루고 있는 유기화합물들을 물 분자를 이용해 분해하는 과정을 말한다. 그림 1-28에서 물 분자가 분해되면서 형성된 수소원자(H^+)는 유리된 과당으로, 수산기(-OH)는 포도당에 첨가된다. 반대로 작은 분자를 거대분자로 합성하는 과정에서 물의 탈수현상이 나타나는 데, 이를 탈수합성(dehydration synthesis)이라 하고, 이 반응에서 수소 원자는 과당에서, 수산기는 포도당에서 제거되면서 물 분자가 만들어지고 공유결합이 형성되어 이당류인 자당이 형성된다(그림 1-29).

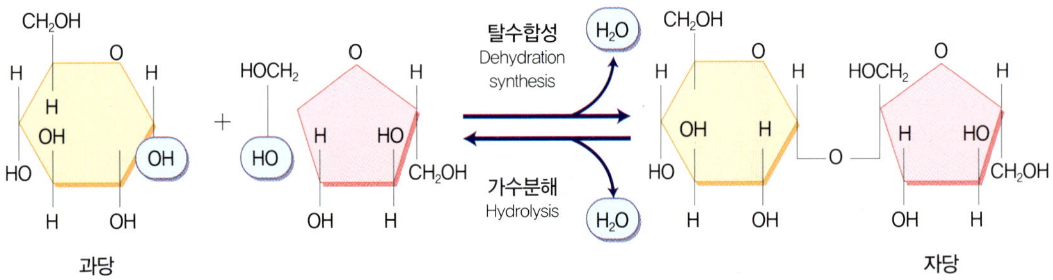

그림 1.29 탄수화물의 구성 및 분해와 합성과정

1.5 인체의 유기화합물

학습목표 다량의 저장 에너지원인 지질에 대해 이해할 수 있다

생체막의 구성성분으로 체내에 다량으로 저장할 수 있는 풍부한 연료는 '지질'이다.

지질의 종류와 구조

탄소(C), 수소(H), 산소(O) 원자로 이루어져 있지만, 산소양이 다소 적다. 지질(lipid)의 모든 분자는 물에 녹지 않는 성질을 가진다. 지질은 크게 지방산(fatty acid), 글리세롤(glycerol)을 포함하지 않은 지질, 글리 세롤 포함한 지질 3가지로 나뉜다.

지방산 Fatty acid

한쪽 끝에 1개의 카르복실기(carboxylic acid; $-COOH$)가 붙어있는 탄화수소 사슬을 의미하고, 인체에서 단독으로 지방산(fatty acid)으로 존재하는 양은 극히 적으며 대개 글리세롤과 결합하여 지방(fats) 형태로 존재한다. 포화지방(saturated fat)과 불포화지방(unsaturated fat)으로 나뉘는데, 그림 1-30A의 팔미트산(palmitic acid)은 동물세포에 가장 풍부한 지방산인데, 탄소원자들이 단일 공유결합으로 결합되어 있다. 각 탄소원자 양 끝에 두 개의 수소원자로 결합되는 지방산은 포화(saturated)되었다라고 한다, 포화라는 말은 수소를 더 받아들일 수 없음을 말한다. 이런 포화지방산을 함유한 중성지방(triglyceride)을 포화지방이라고 한다. 그림 1-30B의 그림처럼 탄화수소가 이중결합으로 연결된 리놀렌산(linolenic acid), 올리브유 같은 주로 식물성 지질은 실온에서 액체 상태이며, 불포화지방이라 한다.

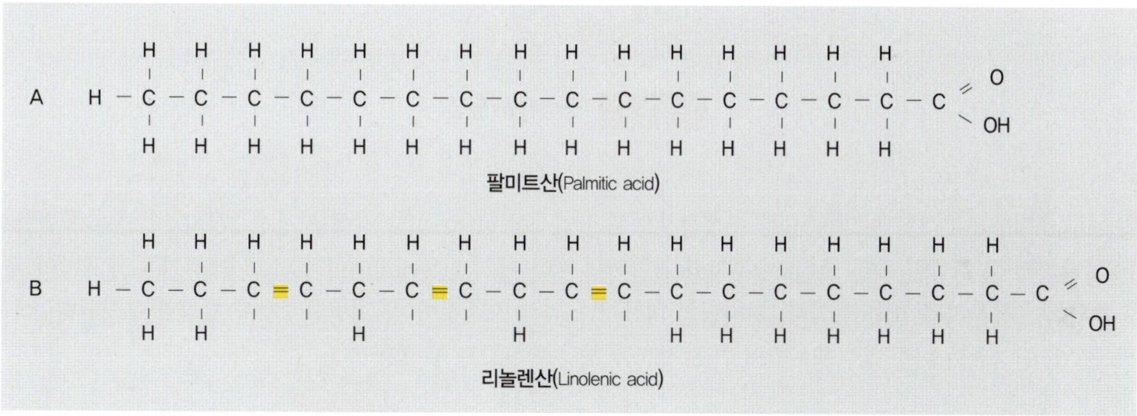

그림 1.30 **지방산의 종류.** A: 포화지방산, B: 불포화지방산

관련질환

케톤증(ketosis)

당뇨나 단식, 급격한 다이어트로 음식을 섭취하지 못할 때 축적된 지방의 급속한 분해가 나타나 혈액에 케톤체(ketone body)가 증가하는 현상이 나타난다. 몸에 0.5mM 이상의 케톤 혈청농도가 특징적인 상태(고케톤혈증, hyperketonemia)이며, 간에 저장된 당원이 고갈될 때 케톤체가 형성되는데, 평상시에는 인슐린과 글루카곤에 의해 조절되어 에너지원으로 사용된다. 그러나 지나친 케톤체의 축적은 산성상태로 혈액을 만들어 pH가 감소되는 케토산증(ketoacidosis)이 되어 위험한 상황을 일으킨다.

1.5 인체의 유기화합물

학습목표 다량의 저장 에너지원인 지질에 대해 이해할 수 있다

글리세롤 함유 지질

• 중성지방

글리세롤(glycerol)은 수산기(−OH)를 3개 갖는 분자이며, 대표적으로 중성지방(triacylglycerol, 트리아실글리세롤)이 가장 풍부하다. 세포에 과잉 섭취된 탄수화물, 단백질을 지방산으로 전환하여 중성지방상태로 저장하는데, 이를 통해 비만(obesity)이 유발된다(그림 1-31).

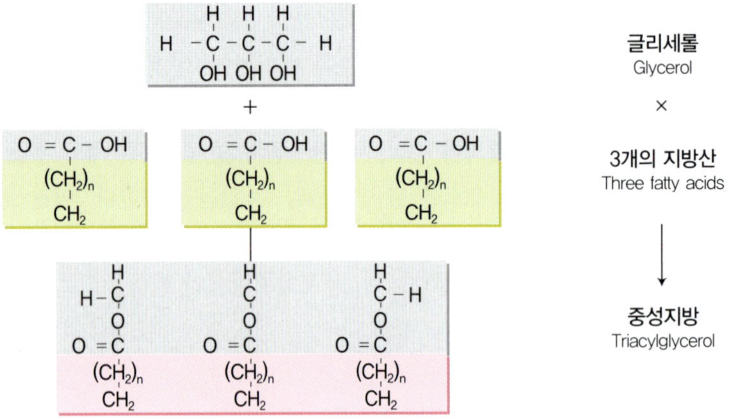

그림 1.31 중성지방 형성

• 인지질

인지질(phospholipid)은 세포막의 중요한 구성성분으로 글리세롤(glycerol)분자에 지방산 2분자, 인산기가 결합되어 있다. 인산기가 질소를 포함한 콜린(choline)분자와 결합하면 이를 레시틴(lecithin)이라 하고, 레시틴은 세포막의 극성이자 친수성 부위이며 물분자와 접하고 있다. 인지질의 비극성 부위는 소수성이며, 지방산 2개의 꼬리로 구성된다. 이러한 극성과 비극성의 인지질의 이중성은 세포막의 기초 성질을 제공한다(그림 1-32).

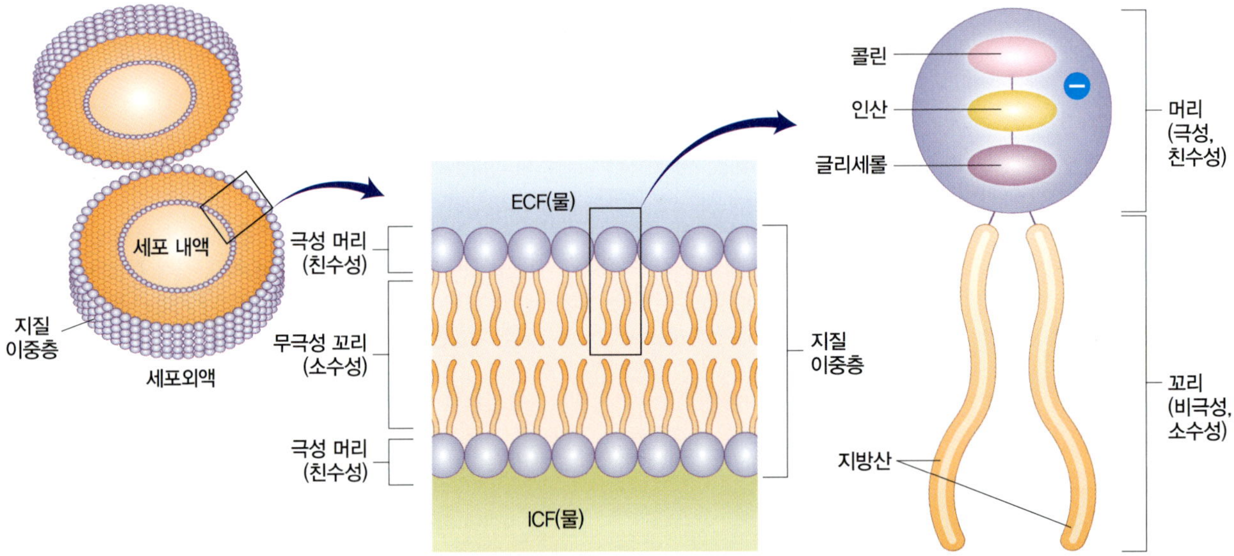

그림 1.32 세포막의 인지질 구조

1.5 인체의 유기화합물

학습목표 다량의 저장 에너지원인 지질에 대해 이해할 수 있다

글리세롤 함유하지 않은 지질

- **스테로이드**

글리세롤(glycerol)을 함유하지 않은 지질 중 가장 중요한 지질은 스테로이드(steroid)이다. 기본구조는 3개의 6탄소 환상구조가 1개의 5탄소 환상구조와 결합된 상태로 인체에서 부신피질호르몬과 성호르몬이 여기에 해당한다.

- **콜레스테롤**

콜레스테롤(cholesterol)은 스테로이드호르몬의 합성을 위한 전구체 역할을 하며, 세포막의 주요성분으로 물질이동에 대한 유동성을 조절하는 중요한 역할을 한다.

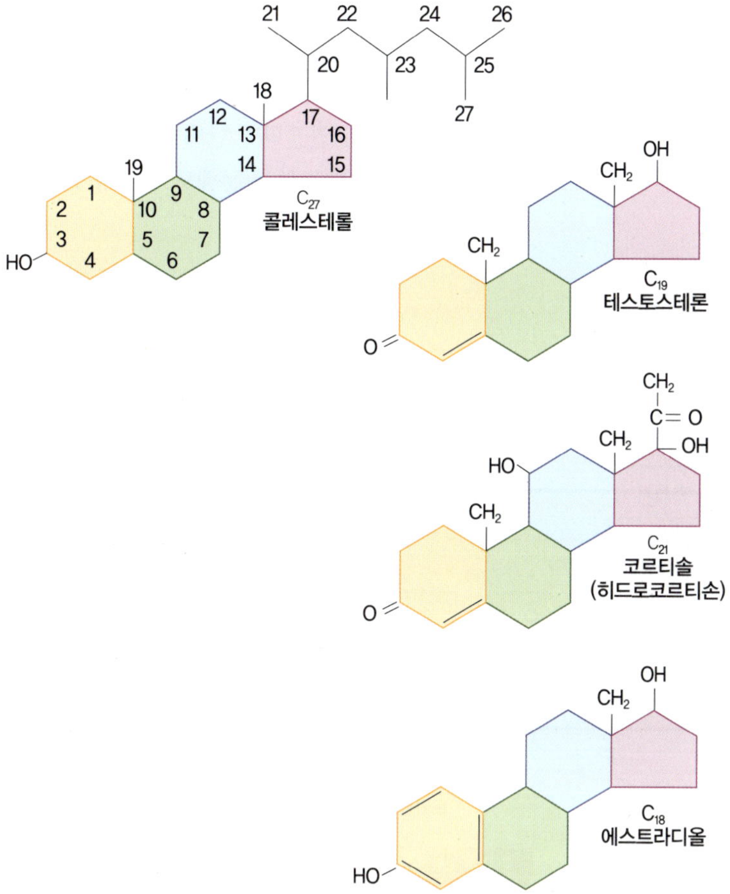

그림 1.33 스테로이드 유도체

용어설명

- 스테로이드(steroid): 20세기 초부터 계통적으로 화학연구가 진행되었으며 스테로이드핵이라는 특유의 화학 구조를 갖는 화합물을 말한다. 보통 생체 내에서 중요한 작용을 하는 콜레스테롤, 담즙산, 호르몬 등이 포함된다. 스테로이드호르몬의 종류로는 부신피질호르몬인 코티솔(cortisol), 알도스테론(aldosterone), 안드로젠(androgen), 성호르몬인 테스토스테론(testosterone), 에스트로젠(estrogen), 프로제스테론(progesterone) 등이 있으며, 빠르게 세포막을 통과하여 핵으로 이동하여 빠른 반응을 유도한다.
- 전구체(precursor): 어떤 물질대사나 화학반응에서 최종적으로 얻어지는 특정 물질이 되기 전 단계의 물질을 말하는데, 카로텐(carotene)은 비타민 A의 전구체이고, 펩시노겐(pepsinogen)은 펩신(pepsin)의 전구체이다.

1.5 인체의 유기화합물

학습목표 단백질에 대해 이해할 수 있다

단백질은 에너지원보다 우리 몸의 구성성분으로 사용된다.

단백질의 구성

단백질(protein)은 탄소(C), 수소(H), 산소(O), 질소(N)를 함유하고 있는 복잡한 유기화합물로서 수많은 아미노산(amino acid)의 연결체이며, 약 20개의 아미노산이 존재한다. 단백질은 아미노산의 결합으로 형성된 신체의 주요 분자로 단백질 분자는 크기, 모양, 화학적 구성요소, 기능에 있어 매우 다양하다.

단백질은 에너지원이라기보다 다양한 기관, 인체의 2,200여 종류의 효소, 호르몬 등 신체의 구성성분을 이루며, 물 다음에 인체에서 많은 양을 차지한다. 심한 기아나 장기간 운동 시에만 에너지원으로 이용된다. 그러나 신체의 단백질 균형을 이루고 남은 단백질은 대사과정으로 유입되어야 하며, 아미노산이 에너지원으로 이용되기 위해 아민기(NH_2)가 제거되는 과정을 거친다.

펩타이드 결합

최소한의 단위인 아미노산들이 화학결합을 통해 서로 연결되는 펩타이드 결합(peptide bond)을 형성하여 2, 3, 4, 다수가 결합하면 di, tri, tetra, poly를 형성하고 100개 이상의 사슬이 연결되면 단백질(protein)이 된다. 이들이 입체적 구조를 형성하여 고유한 기능을 수행하는 구조적 특징을 만든다. 이들의 결합과 분해도 동일하게 탈수합성과 가수분해 과정을 통해 이루어진다(그림 1-34).

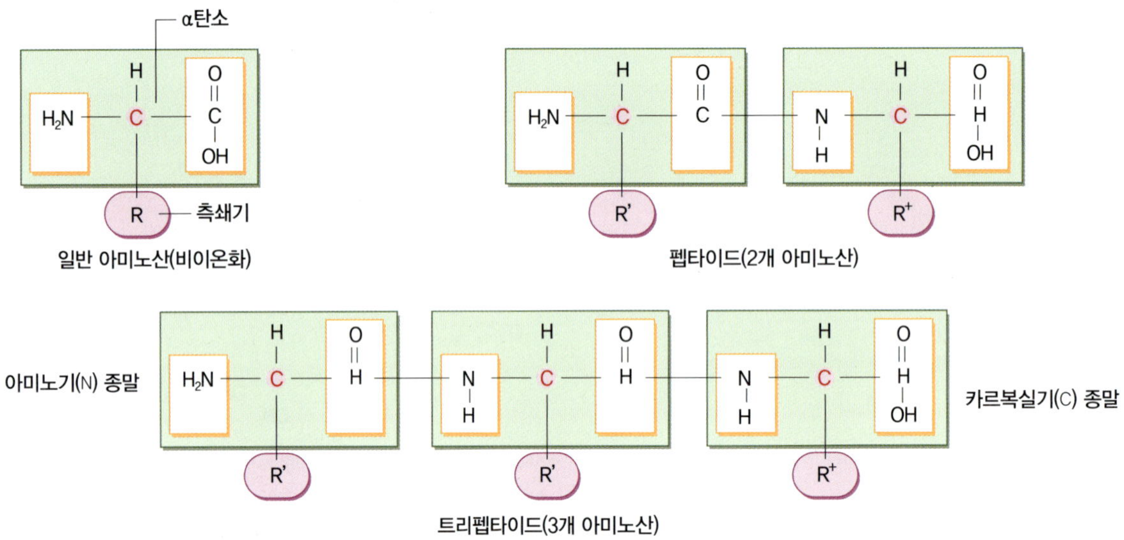

그림 1.34 아미노산의 펩타이드 결합

이해상자

아미노산의 종류는 무엇인가?

아미노산은 체내에서 생성되는 비 필수 아미노산(non-essential amino acid)과 체내에서 전혀 합성이 안 되거나 근소한 양만 합성되어 반드시 음식으로 섭취해야 하는 필수 아미노산(essential amino acid)으로 나뉜다.

비 필수 아미노산에는 성인의 경우 글라이신(glycine), 알라닌(alanine), 아르지닌(arginine), 아스파라진(asparagine), 아스파트산(aspartate), 시스테인(cysteine), 글루타메이트(gultamate), 프롤린(proline), 글루타민(glutamine), 타이로신(tyrosine), 세린(serine) 11종류가 있다. 성인의 필수아미노산은 8가지인데, 트레오닌(threonine), 라이신(lysine), 트립토판(tryptophan), 발린(valine), 메싸이오닌(methionine), 페닐알라닌(phenylalanine), 아이소류신(isoleucine), 류신(leucine)이며 소아의 경우 히스티딘(histidine)을 포함한 9종이다. 한 종류가 빠지더라도 성장, 발육에 영향을 주어 몸의 항상성에 위협을 줄 수 있다.

1.5 인체의 유기화합물

학습목표 단백질에 대해 이해할 수 있다

단백질의 분자 구조

단백질을 구성하는 20종의 아미노산이 몇 개 혹은 수천 개에서 수억 개 어떤 순서로 연결되어졌는지에 따라 단백질의 종류는 달라지며, 사람의 몸은 10만 종이 넘는 단백질로 이루어져 있다. 단백질의 구조는 1차, 2차, 3차, 4차 구조로 나눌 수 있다.

- **1차 구조**

  1차 구조(primary structure)는 단순하게 아미노산이 배열순서대로 연결되어 펩티드 결합을 이룬 상태를 말한다.

- **2차 구조**

  2차 구조(secondary structure)는 1차 구조로 형성된 분자들이 감기거나 꺾여서 특이한 입체구조를 형성한 경우인데, 1951년 미국의 폴링(Linus Pauling)이 처음 제안했다. 그 종류는 다양하며, 규칙적인 구조인 알파, 베타 구조 외에 전혀 규칙성 없이 아무렇게나 꼬여 있는 경우도 있다. 대표적인 2차 구조는 사람의 모발이나 손톱을 구성하는 각질(keratin) 등의 구조인 알파-나선구조(α-helix)와 병풍을 반쯤 접어놓은 모양인 베타-병풍구조(β-sheet)로 분류된다.

  알파-나선구조(α-helix)는 원통형 코일을 형성한 모양인데, 3.6개의 아미노산 분자가 나선의 한 바퀴를 돌아서 10바퀴는 36개 아미노산으로 구성된다. 이렇게 꼬이면서 하나의 아미노산은 4개 아래의 아미노산과 수소결합으로 결합되어 대단히 안정된 구조를 띤다. 또 베타-병풍구조는 사슬처럼 긴 단백질 분자가 종이를 접은 듯이 직렬로 서있고, 이런 사슬이 평행하여 늘어서서 수소결합을 형성한 경우인데, 이도 안정된 결합을 띤다(그림 1-35).

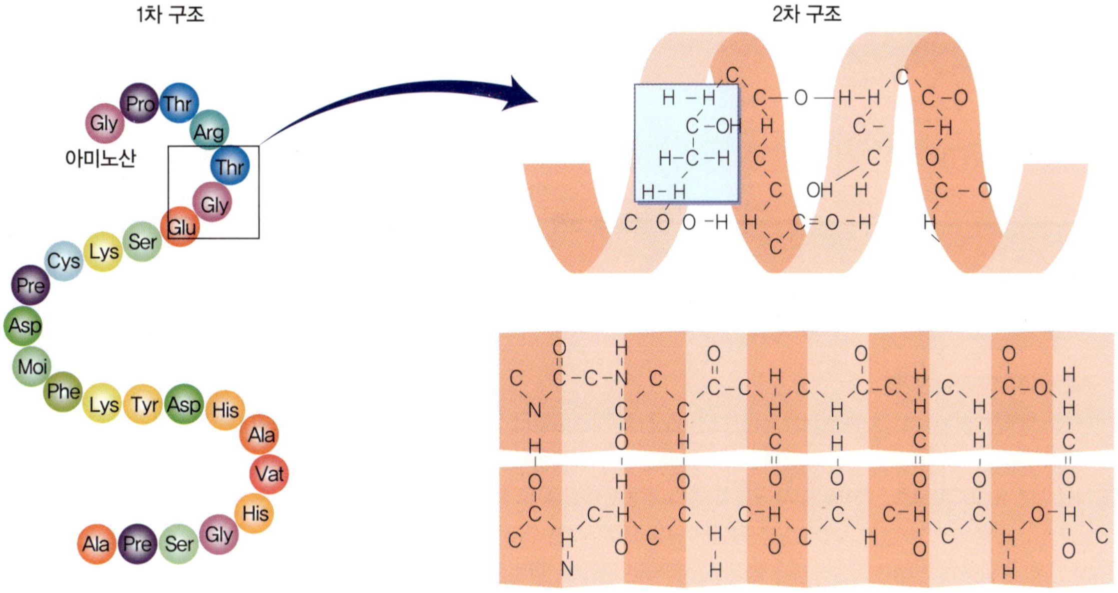

그림 1.35 단백질의 1차 구조와 2차 구조 형성

이해상자

단백질 구조는 무엇이 결정하는가?

단백질에 포함된 아미노산의 유형(type)과 수(number)에 따라 구조가 결정되며, 그 형태는 단백질의 인체에서 수행하는 역할을 결정한다고 할 수 있다. 단백질이 어떤 2차 구조를 가질지는 전적으로 구성 단백질의 배열 순서에 의해 즉, 1차 구조에 의해 결정된다. 아미노산이 서열 순서로 펩타이드 결합되어 연결될 때 구성 아미노산에 따라 분자구조는 다르며, 분자구조의 형태에 따라 일정각도로 구부러지고 꼬여 특정 형태가 만들어진다. 즉, 20가지 아미노산이 어떻게 비틀어지고, 구부러져 서로 연결되는지는 아미노산의 결합구조와 개수에 따라 달라진다.

1.5 인체의 유기화합물

학습목표 단백질에 대해 이해할 수 있다

• **3차 구조**

3차 구조(third structure)는 2차 구조가 다시 공간적으로 구부러지고 접혀 특정한 입체구조를 가지게 될 때를 말하며, 폴리펩타이드 사슬(polypeptide chain)이 접히는 과정을 단백질의 접힘(protein folding)이라 한다.

세포의 대부분의 효소들이 3차 구조를 갖는다. 소수성결합, 수소결합, 정전기적 인력, 이황화(−S−S)결합에 의해 2차 구조들이 일정한 배치를 형성하여 접혀 안정적인 구형을 형성한다.

• **4차 구조**

4차 구조(fourth structure)는 3차 구조를 가진 단백질 분자가 둘 이상이 모여 만든 구조이며, 집합체는 그 자체의 생물학적 기능을 담당할 수 있다. 이를테면 혈색소(hemoglobin)가 대표적인데, 산소운반이란 역할을 담당한다(그림 1−36).

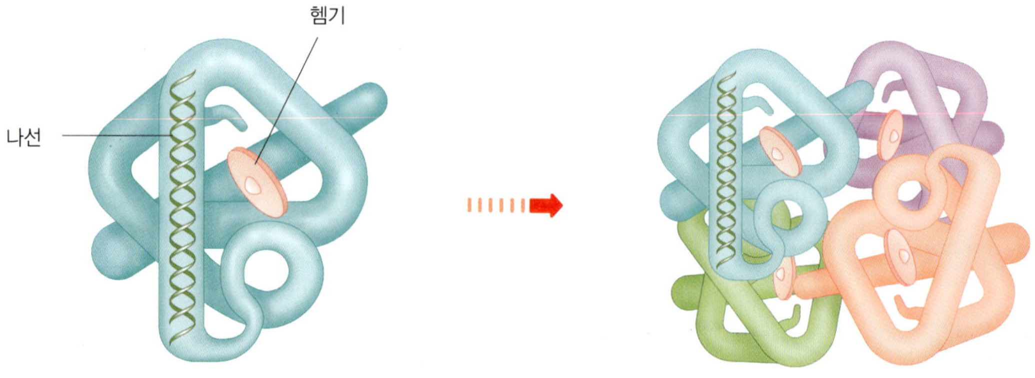

그림 1.36 단백질의 3차 구조와 4차 구조 형성

이해상자

단백질 구조는 예측이 가능한가?

단백질의 구조 예측(protein structure prediction)은 아미노산의 서열로부터 단백질의 입체구조를 예측해내는 분석방법으로 다양한 단백질 구조 예측프로그램들이 있다. 대표적으로 딥마인드(DeepMind)는 알파폴드(AlphaFold)시스템을 연구해왔는데, 이는 유전체지도(genome map)를 사용하여 유전자서열로 단백질의 3차 구조를 예측하는 프로그램이다.

이러한 연구가 진행되는 목적은 질병의 발병 원인을 규명하고자 하는 노력의 일환인데, 단백질이 에너지를 효율적으로 이용할 수 있는 구조형태를 띠지만 잘못된 형태로 결합하거나 접혀서 변형되면 당뇨병, 파킨슨병, 알츠하이머병 등 다양한 질병을 초래하게 된다. 그러므로 단백질의 화학 조성을 보고 그 서열구조로 그 형태를 예측하고자 하며, 단백질이 잘못 접혀 기능적 장애를 초래하는 것을 예방하고 장기적으로 단백질의 디자인을 통해 전 세계의 수백만 환자들의 삶의 근본적 질을 향상시키려는 목적을 가지고 있다.

1.5 인체의 유기화합물

학습목표 인체의 핵산에 대해 이해할 수 있다

핵산은 유전정보를 저장하거나 전달하는 역할을 한다.

핵산(nucleic acid)은 탄소(C), 수소(H), 산소(O), 질소(N), 인(P)으로 구성되어진 유기화합물로서 인체에서 유전정보를 전달하거나 저장하는 역할을 한다.

핵산의 기본단위는 인산(phosphate group), 5탄당(five carbon sugar), 1개의 염기(base)로 이루어진 뉴클레오타이드(nucleotide)인데, 이것이 모여서 데옥시리보핵산(deoxyribo nucleic acid, DNA), 리보핵산(ribonucleic acid, RNA)을 이룬다.

DNA는 일명 유전자(gene)라고 하며, 인산기, 5탄당이 데옥시리보오스(deoxyribose, $C_5H_{10}O_4$)로 구성되며, 염기는 퓨린염기(purine base)로 아데닌(adenine), 구아닌(guanine)을, 피리미딘염기(pyrimidine base)로 티민(thymine)과 시토신(cytosine)을 가지고 있다. 두 가닥의 폴리뉴클레오타이드 사슬에서 뼈대는 당과 인산으로 연결되고, 두 사슬 사이는 수소결합으로 약하게 연결되어 있다. RNA는 DNA의 정보를 복제한 형태로 단일 사슬인데, 몇 가지 차이점을 보인다. 먼저 5탄당이 리보오스(ribose, $C_5H_{10}O_5$)로 구성되며, 피리미딘염기 중 티민(thymine)이 유라실(uracil)로 대체되어져 있다(그림 1-37).

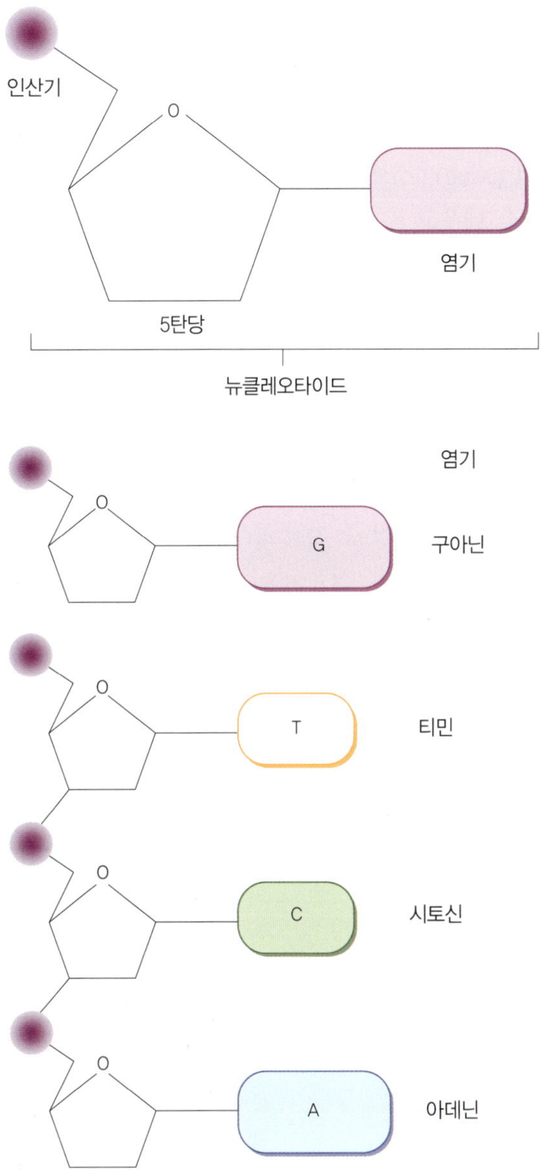

그림 1.37 핵산의 구성

1.5 인체의 4대 조직

학습목표 4대 조직의 종류와 항상성과 관련된 역할을 이해할 수 있다

조직은 구조와 기능이 비슷한 세포들의 집단이다.

하나하나의 부품들이 조합되어 기계가 가동되듯이 신체의 세포들은 각기 항상성을 유지하는 개별단위(unit)이지만, 인체(body)가 구성되기 위해 유사한 구조와 기능별로 모여 서로 연결되고, 조직화되어 조직(tissue)을 형성시킨다.

인체는 4대 조직으로 구성되어 있는데, 인체 표면과 장기를 덮어 보호 및 흡수, 여과 등의 기능을 담당하는 상피조직(epithelial tissue), 정보의 전달을 담당하는 신경조직(nervous tissue), 움직임을 담당하는 근육조직(muscular tissue), 다른 조직들을 메우고 지지, 보호, 물질운반 등을 담당하는 결합조직(connective tissue)으로 구성된다. 각 조직들의 구조와 기능에 대한 지식은 조직이 만드는 기관(organ)에 대한 이해를 높여주며, 조직이 항상성에 어떻게 체계적으로 기여하는지 이해할 수 있다(그림 1-38).

- **상피조직** Epithelial tissue

  바닥막(기저막, basement membrane)이란 얇은 판 위에 연속적인 세포층으로 연결되는데, 겉 표면을 덮어 인체를 보호하며, 세포와 주위 환경 간의 물질 교환을 통해 영양분을 공급받고 노폐물을 제거하는 물질의 흡수 · 분비역할을 담당한다.

- **결합조직** Connective tissue

  인체에서 4대 조직 중 가장 풍부한 조직으로, 혈액을 제외하고는 결합조직을 구성하는 세포에서 세포외 공간에 특정 물질을 분비해내는데, 섬유(fiber)인 탄력소(elastin)를 주로 가진 조직이다. 세포나 기관 사이에서 지지와 결합을 담당하고 세포외 바탕질(matrix)에 풍부히 존재하며, 그 종류도 다양하고 많다.

- **신경조직** Nervous tissue

  인체에 전기 자극을 형성하고, 이를 전달하는 세포들로 구성된다. 외부환경변화에 따른 반응, 내부의 상태에 따른 체내 항상성 유지에 관여한다.

- **근육조직** Muscular tissue

  수축을 통한 움직임을 조절하는데, 뼈대근(skeletal muscle), 민무늬근(smooth muscle), 심장근(cardiac muscle) 세 가지 종류가 있다.

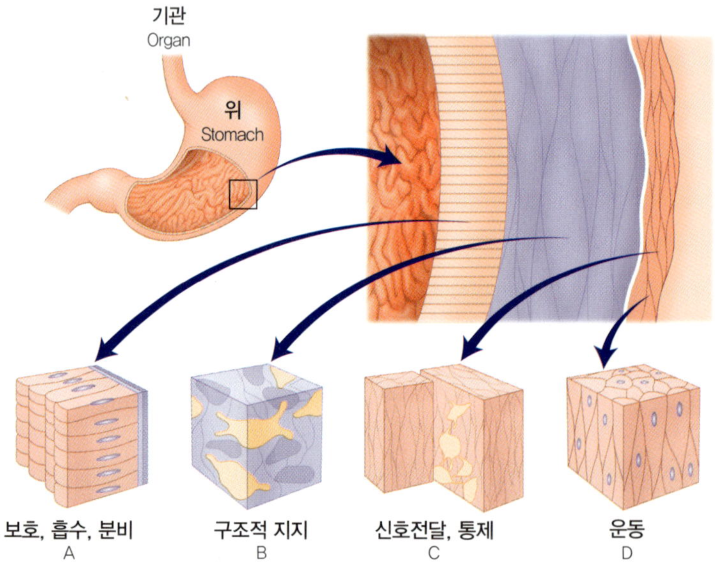

그림 1.38 **인체의 4대 조직.** A: 상피조직, B: 결합조직, C: 신경조직, D: 근육조직

심화학습 Advanced Learning

유전자 가위를 통해 돌연변위를 교정할 수 있나?

인체에는 60조 개의 세포가 있으며, 각 세포내에는 46개의 염색체가 있다. 염색체마다 약 30억 쌍의 염기서열이 존재하는데, 이 염기쌍이 어떻게 나열되는지에 따라 유전정보가 달라진다.

이 유전정보를 인위적으로 바꾸는 과정을 유전자편집(genome editing) 기술이라고 하는데, 특정유전자를 찾아서 제거하는 데 필요한 도구가 유전자 가위이다. 특정유전자의 염기서열을 찾아서 그 위치를 절단한 후 정상 유전자와 재조합하거나 복구, 변형시켜 새로운 유전정보를 구성하게 한다.

일반적으로 우리 세포는 바이러스나 환경변화에 적응하는 과정에서도 이런 변이가 나타나는데, 돌연변이 세포는 계속 분열되고 복제된 후 유전될 수 있다. 유전자 가위를 통해 유전자편집을 하면 돌연변위의 유전을 막거나 암세포 같은 돌연변이 세포의 증식을 조기 차단하는데 획기적이다. 우리나라의 경우 학술연구 위주로 활발히 진행되고 있으나, 치료기술이 개발되어야 한다는 지적이 강하다.

최근 3세대 유전자 가위인 크리스퍼 캐스9(CRISPR-Cas9)라고 불리는 크리스퍼가 개발되었다. 이는 2012년 발표된 혁신적인 기술로 잘라낼 DNA의 상보적 염기를 지니는 RNA를 지닌 크리스퍼가 표적 유전자를 찾아가 '카스9'라는 효소를 이용하여 DNA 염기서열을 잘라낸다. 이처럼 캐스9은 단백질과 안내 역할을 하는 RNA로 구성되어 있는데, 임무를 완성하면 자연 소멸하고, 유전자는 세포가 가지는 재생능력에 따라 복구되기 때문에 부작용도 거의 없다. 유전자 가위 기술의 핵심은 정확성과 속도에 있다. 유전자가 원하는 부위에 정확히 결합 후 빠르게 제거해야 한다.

이를테면 혈우병 환자는 제 8번 혈액응고인자 유전자에 부분적 변형이나 소실, 중첩 등의 돌연변이가 발생되는데, 주로 혈우병 유전자가 중간에 뒤집어진 경우가 많다는 것을 알아냈다. 유전자 가위를 통해서 원상 복구하는 기술이 개발되었다. 기존의 유전자 가위들이 상용화 단계에 어려움을 겪고 있지만 에이즈, 암, 혈우병 등 마땅한 치료법이 없는 질병에 최초의 대안이 될 것으로 보이는 혁신기술이다.

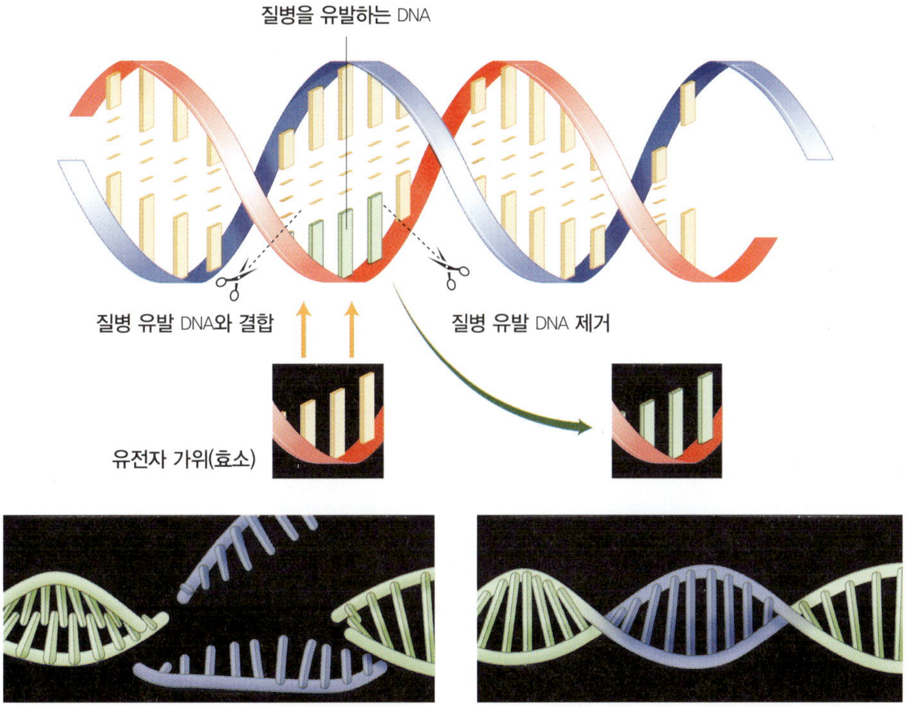

그림 1.39 유전자 가위 기술 개념도

요약정리 및 문제 Summing-up & Test

1. 모든 생명체의 구조와 기능의 특성을 결정하는 것은 화학물질의 상호작용의 결과이다.
2. 화학물질 구성요소 중 가장 작은 단위로 원소의 물리화학적 특성을 지니는 최소한의 단위를 (   )라 한다.
3. 전기적 전하의 변화를 가져오는 원소를 (   )이라 한다.
4. 모든 원자의 원자가전자의 특성에 따라 화학결합이 일어나는데. 세 가지 유형으로 이온결합, 공유결합, 수소결합이 있다.
5. 원자가 상호작용할 때 형성되는 것 중 동일한 원자가 두 개 또는 그 이상 결합하면 분자가 되고, 서로 다른 원자가 두 개 또는 그 이상 결합하면 (   )이 된다.
6. 생명을 유지하는 모든 과정을 물질대사라 하는데, 크게 (   ), (   )(으)로 나눌 수 있다.
7. 인체가 필요한 형태의 음식물을 섭취한 후 체내에 화학적 형태로 저장되어 인체를 가동시키는 에너지원을 (   )(이)라고 하고, 탄수화물, 지질, 단백질 등의 영양소의 대사작용을 통해 만들어낸다.
8. 산소와 수소의 결합과 분리 반응을 통해 필요한 만큼 에너지를 만들어내는데 연속적인 화학반응의 결과로 원자나 분자로부터 전자를 제거하는 과정으로 산소를 얻고 소모하거나 수소를 잃어버리면서 분해되는 과정을 산화라 하고, 전자를 얻으면 환원 과정이 일어난다.
9. 세포활동의 가장 중요한 에너지원은 (   )이다.
10. 지질은 생체막의 구성성분이며, 체내에 저장에너지원이다.
11. 우리 몸의 구성성분으로 사용되며, 에너지원으로 사용하기 적합하지 않은 성분은 (   )이다.
12. 유전정보를 저장하거나 전달하는 역할을 하는 가장 기본단위를 핵산이라 하고, 인체에 DNA와 RNA가 있다.
13. 인체의 4대 조직으로 근육조직, 신경조직, (   ), (   )이 있다.

해답

2. 원자 3. 이온 5. 화합물 6. 분해대사, 합성대사 7. ATP 9. 탄수화물 11. 단백질 13. 상피조직, 결합조직

PART 2
세포생리

CHAPTER 2 세포와 세포대사

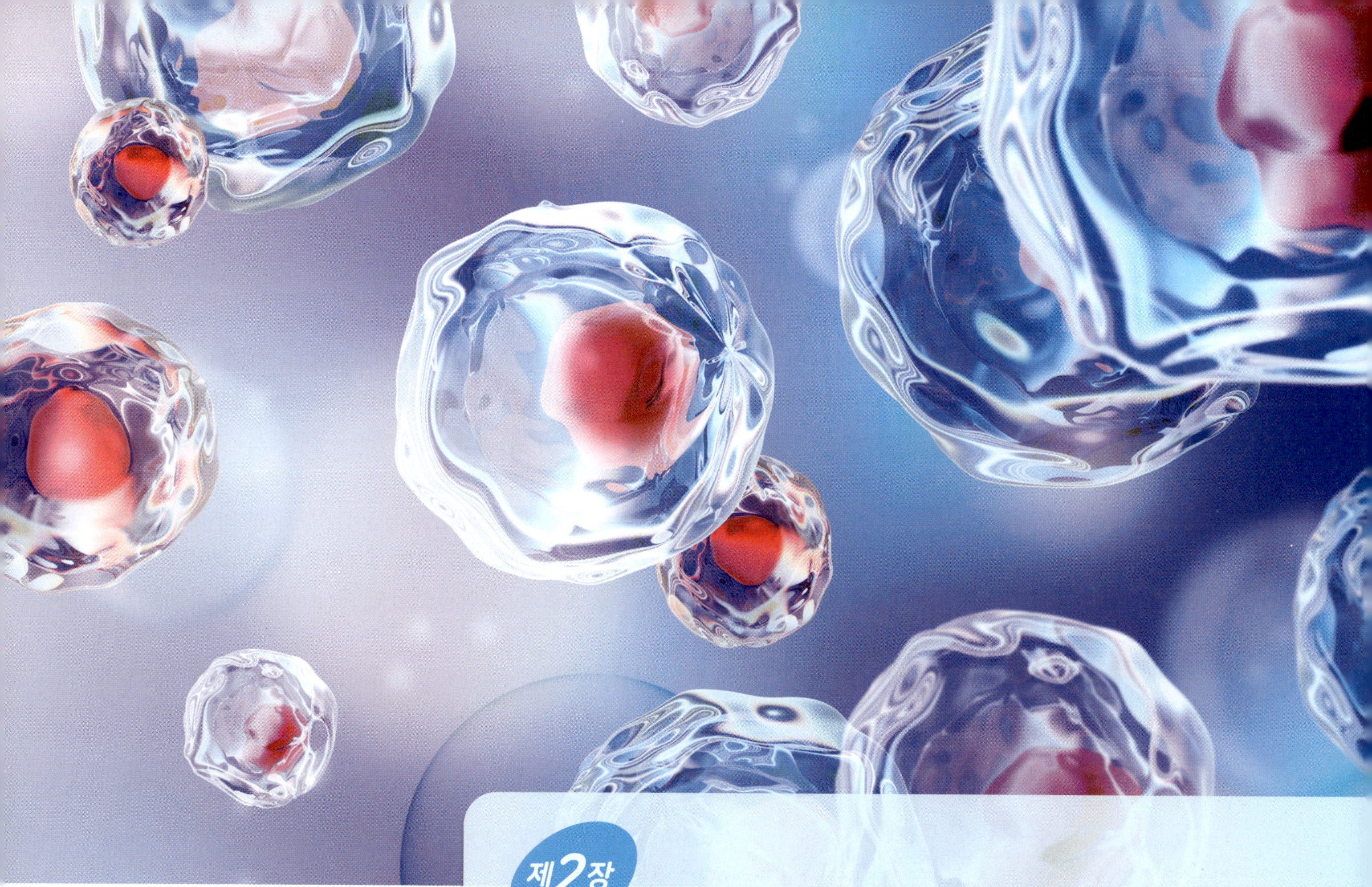

PHYSIOLOGY

제2장

세포와 세포대사

2.1 세포의 개요

학습목표 세포를 나누고 내 · 외부적 역할에 대해 알 수 있다

세포는 원핵세포와 진핵세포로 나누고 세포내부와 외부의 환경변화에 대처한다.

세포(cell)는 거의 모든 생명체의 구조적 · 기능적 단위로 조직(tissue), 기관(organ) 및 계통(system)을 이루는 기본단위이다.

세포의 종류는 핵막이나 세포소기관이 없는 세균 등은 원핵세포(prokaryote)에 속하고 대부분의 동 · 식물은 핵막에 의해 핵과 세포질 및 세포막으로 구분되는 진핵세포(eukaryote)이다. 식물세포는 엽록체와 액포가 있으며, 세포막 주변으로 세포벽의 성분인 셀룰로오스로 둘러싸여 있어 모양이 비교적 고정적인 다면체 구조이다. 그러나 동물세포는 엽록체, 액포가 없고, 세포벽이 없어 모양이 매우 유동적이다(그림 2-1).

세포는 환경변화에 대처하기 위해 세포 내부의 환경을 유지하기 위한 항상성(homeostasis)이 있다. 세포의 내부를 구성하는 물질들은 생명을 유지하기 위하여 세포막을 통한 물질이동을 하며 자기유지를 위해 에너지를 생산하고 유전물질로 DNA를 포함하고 있어 자기복제를 가능하게 하며 끊임없이 운동하고 물리적 · 화학적 반응인 대사(metabolism)작용과 분화 · 성장 · 증식을 한다.

혈장(plasma)과 조직액(interstitial fluid), 림프(lymph)로 구성된 세포외액(extracellular fluid, ECF)은 세포의 외부환경을 형성하며, 영양소를 공급하고 노폐물을 제거하는 기능을 한다. 이렇듯 세포는 생존하기 위해 세포내 · 외부의 환경에 적극적으로 대처한다.

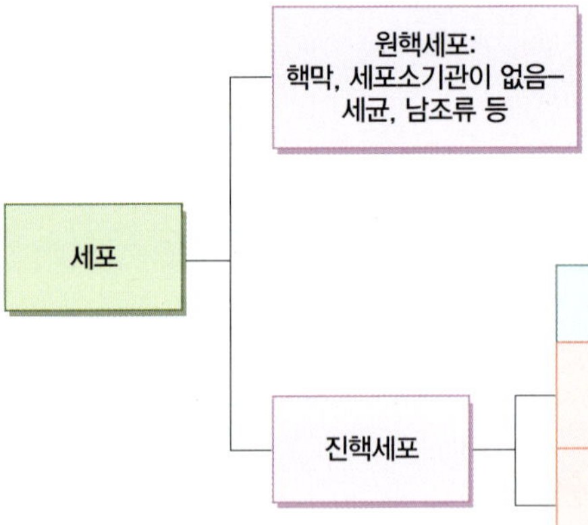

구분	핵	세포막	세포질	엽록체	세포벽	중심체	모양
동물세포	○	○	○	×	×	○	유동적
식물세포	○	○	○	○	○	×	고정적

그림 2.1 **세포의 구분.** 진핵세포는 동물세포와 식물세포로 나뉜다.

용어설명

- 항상성(homeostasis): 외부환경이 변하더라도 내부 환경을 일정하게 유지하려는 성질이다. 항상성 기전에는 변화를 감지하고 일어나는 반응으로 음성되먹임(negative feedback)과 최초 자극이 다음 자극을 더욱더 강화하는 반응인 양성되먹임(positive feedback)이 있다. 체온조절, 호르몬분비 등 대부분 음성되먹임 기전에 의해 항상성이 조절되며, 양성되먹임에는 지혈과 분만이 있다.
- 대사(metabolism): 영양 물질을 몸 안에서 분해하고 합성하여 생명활동에 필요한 물질이나 에너지를 생성하고 배출하는 작용으로 작은 유기분자를 거대분자로 축척/합성하는 합성대사(동화, anabolism)와 유기분자를 분해하는 분해대사(catabolism)가 있다.

2.2 세포의 구분

학습목표 세포의 구조를 알 수 있다

세포는 일반적으로 세포막, 세포질, 핵의 세 부분으로 나뉜다.

생명체의 기본단위인 세포의 구조는 일반적으로 세 부분으로 나뉜다(그림 2-2, 2-3).

- **세포막** Cell membrane 또는 원형질막 Plasma membrane 구조적으로 세포 맨 바깥을 싸고 있어 세포내의 물질을 다른 환경으로부터 분리하나, 이웃 세포와 치밀하거나 느슨하게 붙어 있으며, 생리학적으로는 물질이동 및 교환과 세포사이 통신(intercellular communication) 역할을 한다.
- **세포질** Cytoplasm 구조적으로 세포막 안쪽과 핵막의 바깥쪽 사이에 해당하는 물질인 세포소기관(organelle)과 소기관을 제외한 액성 매질인 세포질액(cytosol)이 있다. 이들은 세포대사 활동에 의한 자체적으로 에너지를 생산하거나 세포의 성장과 분열에 관여한다.
- **핵** Nucleus 구조적으로 거의 모든 세포에서 맨 안쪽에 1개가 있으며, 생리학적으로는 유전물질을 함유하고 있어 세포분열과 증식 및 효소, 단백질 합성에 관여한다.

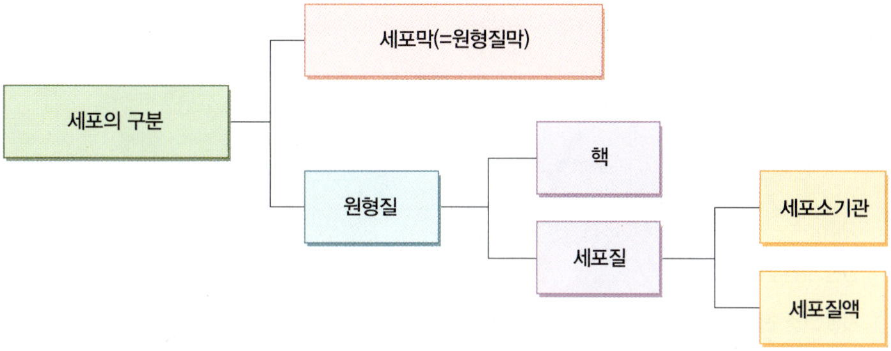

그림 2.2 **세포의 구분**. 원형질은 세포를 구성하는 생명력 있는 물질의 총칭이다.

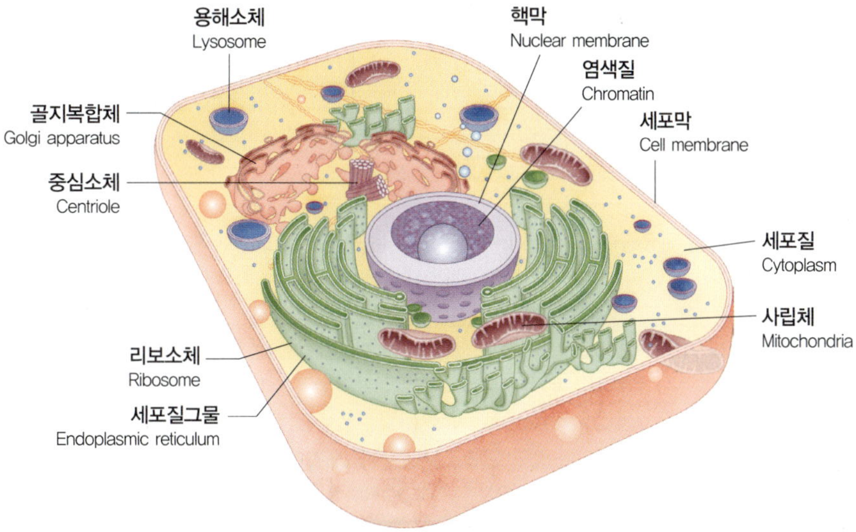

그림 2.3 **세포**. 맨 바깥쪽의 세포막과 가운데 핵, 핵과 세포막사이의 세포질로 되어 있다.

2.3 세포막의 구조

학습목표 세포막의 구조에 대해 알 수 있다

세포막은 지질 이중층에 단백질이 끼어있는 유동모자이크모형이다.

세포막(cell membrane)은 각 세포의 맨 바깥을 싸고 있어 세포와 세포사이를 분리하고, 세포내액(intracellular fluid, ICF)과 조직액과 혈장과 같은 세포외액(extracellular fluid, ECF)이 섞이는 것을 막고 세포와 세포사이의 물질이동의 통로로써 작용하기도 한다.

동물세포의 세포막은 일명 단위막(unit membrane) 또는 유동모자이크모형(fluid mosaic model)이라고 한다(그림 2-4). 유동모자이크모형은 1972년 싱거(S. Singer)와 니콜슨(C. Nicolson)이 주창한 것으로 세포를 둘러싸는 세포막의 구조를 설명하는 모델로 이중막의 인지질(phospholipid) 위에 유동성이 있는 내재단백질(protein)분자가 모자이크 무늬처럼 박혀있는 것처럼 보인다고 해서 유래된 말이며 단백질의 위치가 바뀌기 때문에 모자이크의 패턴도 계속 변하게 된다.

세포막의 구성 비율은 막의 성질에 따라 매우 다르나 대개 막단백질 60%, 막지질 35%, 한쪽에 붙어있는 막탄수화물(carbohydrate)은 5% 정도를 차지한다.

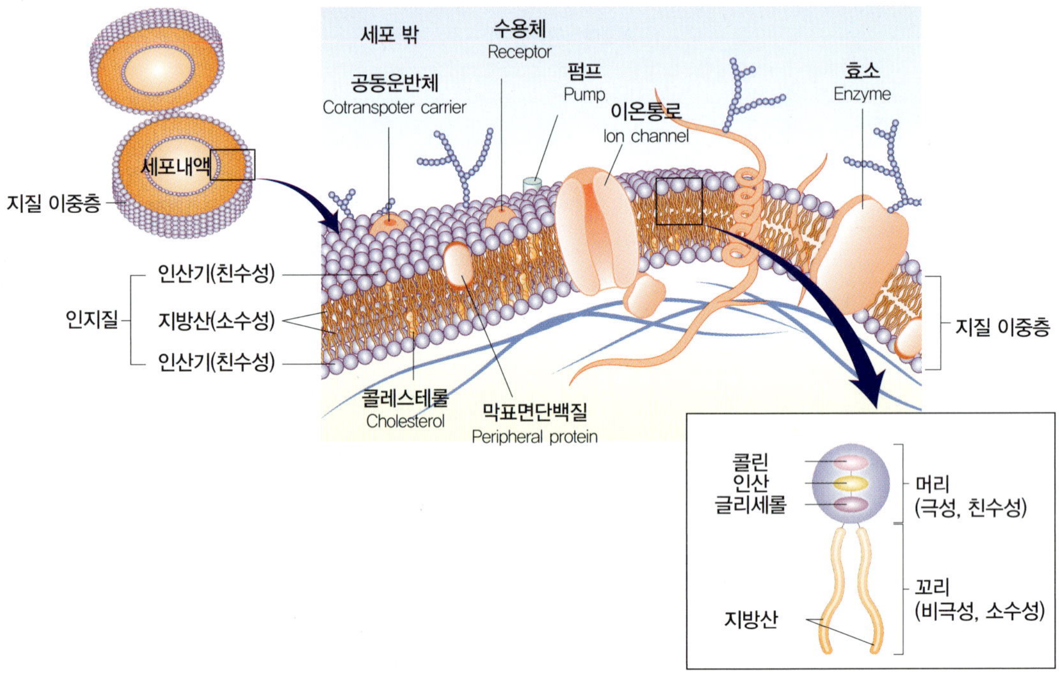

그림 2.4 **세포막.** 세포막은 지질 이중층에 단백질이 끼어 있는 유동모자이크모형이며, 한쪽에 탄수화물이 붙어있다.

이해상자

세포막은 어떤 전기장치에 비유할 수 있는가?

세포막을 축전기(condenser)에 비유하기도 한다. 축전기는 비 전도체로 분리된 두 개의 전도면으로 구성되어 전하(electric charge)를 축적할 수 있는 장치로, 세포막은 두 겹의 막으로 세포막 안쪽의 음이온들을 가두어 전하를 모을 수 있기 때문이다.

2.3 세포막의 구조

학습목표 막지질의 구조와 기능에 대해 알 수 있다

막지질에는 인지질, 콜레스테롤, 당지질이 있다.

지질(lipid)은 탄소, 수소, 산소로 구성된 물질로 중성지방, 인지질, 스테로이드(steroid)가 속한다. 막지질(membrane lipid)은 인지질이 대부분(약 70~75%)을 차지하고, 콜레스테롤과 당지질의 양은 적다.

- **인지질** Phospholipid 세포막의 기본 구조를 이루며, 친수성('물을 좋아하는') 머리부(극성부, polar)와 소수성('물을 싫어하는') 꼬리부(비극성부, nonpolar)로 나뉘고 세포내외의 안정성을 유지한다. 머리부는 물을 좋아하므로 세포내액(ICF)과 세포외액(ECF)으로 배열되고, 세포의 안과 밖의 농도를 유지하게 한다. 물을 싫어하는 꼬리부분은 자연적으로 물과 상관없는 중앙부로 모이게 되어 막지질은 이중층으로 자동 배열되는 것이다(그림 2-5). 인지질은 분자량이 큰 물질이나 이온에 대해서는 장벽 역할을 하지만 산소나 이산화탄소 같은 가스는 비교적 자유롭게 이동하며, 수용성물질은 통과하지 못하나, 지용성이 높을수록 쉽게 통과한다. 분자량이 비교적 작은 물 분자는 장벽을 뚫고 나갈 만큼 크기가 작아 인지질을 통해 세포막 안팎으로 이동할 수 있다.
- **콜레스테롤** Cholesterol 담석(biliary stone)에서 처음 분리되었는데 그리스어로 chole는 담즙, steroes는 고체라는 의미가 있어 콜레스테롤이라는 이름이 붙었으며, 인지질 사이에 끼어 있어 인지질의 지방산 꼬리가 서로 붙는 것을 막아주어 막의 유동성 조절에 관여한다.

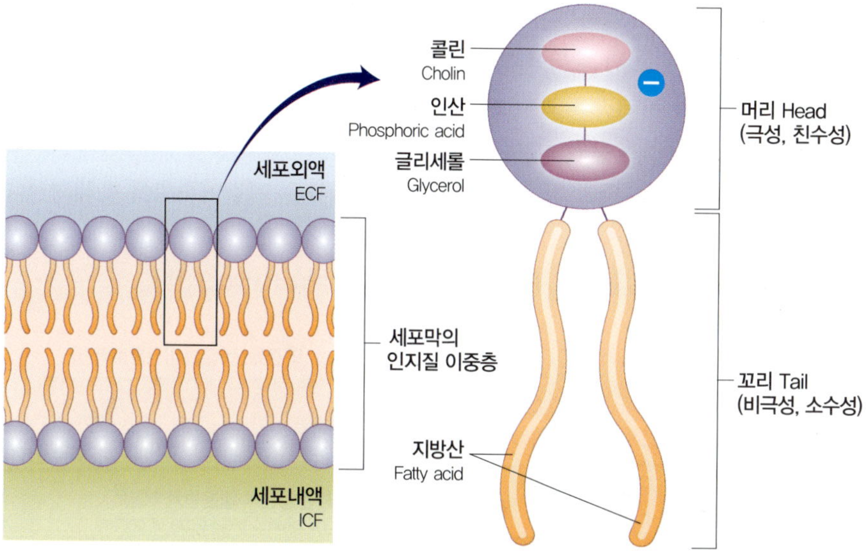

그림 2.5 **인지질**. 머리부인 친수성과 두 가닥의 꼬리부인 소수성으로 이중막 구조이다.

이해상자

인지질의 지방산 두 가닥 중 한 가닥이 구부러진 이유는 무엇인가?

소수성 꼬리부분인 지방산 두 가닥 중 한 가닥은 불포화지방산으로 탄소 이중결합으로 구부러져 있다. 불포화지방산의 함량이 높으면 막지질의 유동성이 높아 막투과도가 높아진다.

용어설명

- 친수성(hydrophilia)과 소수성(hydrophobic): 친수성은 어떤 물질이 극성을 띠면서 물 분자와 쉽게 결합하는 성질을 말하며, 물과 강한 친화력을 가지고 있으면서 물에 잘 용해되는 물질을 말한다. 반대로 물과 친화력이 약한 성질을 소수성이라고 한다.
- 극성(polar)과 비극성(nonpolar): 전기적으로 전하(물체가 띠고 있는 정전기의 양)를 띠는 성질을 극성이라고 하며, 알코올 · 암모니아 · 물 등이 속한다. 전기적으로 편향되지 않고 중성을 띠면 비극성이라고 하며. 메탄 · 벤젠 · 이산화탄소가 속한다. 동일한 원자의 경우 전기음성도(원자가 전자를 끌어당기는 능력)가 같으므로 이들 사이의 결합에서 전자는 어느 특정 원자에 편중되게 이끌리지 않으므로 이들 결합은 무극성이다. 전하는 음전하와 양전하가 있고 전하가 이동하는 것이 전류이다.

2.3 세포막의 구조

학습목표 막단백질의 구조와 기능에 대해 알 수 있다

막단백질은 막관통단백질과 막표면단백질로 나눌 수 있다.

막단백질(membrane protein)의 대부분을 차지하는 막관통단백질(내재단백질, transmembrane protein, 70%)은 막지질로 구성된 세포막의 안쪽과 바깥쪽을 걸쳐서 연결되어 있다. 막표면에 붙어 있는 단백질을 막표면단백질(외재단백질, peripheral protein)이라고 하며, 막단백질과 지질이중층 또는 막관통단백질과 공유결합이나 비 공유결합을 통해서 세포막과 연계된다(그림 2-6).

막단백질의 기능 Function of membrane protein

1. 물질수송(transport): 대부분의 물질들은 전하(electric charge)를 띠고 있어 지질 이중층을 통과할 수 없으므로 막단백질을 이용하는데, 분자량이 0.8nm 이하인 이온이나 분자량이 크거나 지질용해성이 떨어지는 물질은 운반체(carrier)를 통해 운반된다.
2. 수용체(receptor): 막단백질은 외부인자와 반응하여 세포기능의 변화를 일으킨다. 수용체는 물질 특정 구조의 단백질(receptorprotein)을 가리키며, 세포의 신호전달을 위해 리간드와 결합하는 수용체를 리간드수용체(ligand receptor)라고 한다.
3. 이온통로(ion channel) 또는 이온펌프(ion pump): 막단백질의 이온통로의 크기가 0.8nm이므로 이보다 작은 물질이라 하더라도 고도의 선택적 투과(selective perforating)만 가능하다. 이온통로는 신호 전달을 위해 나트륨(Na^+), 칼륨(K^+), 칼슘(Ca^{2+}), 염소(Cl^-) 등의 이온을 수송한다.
4. 운반체(carrier): 포도당과 같은 분자량이 큰 물질들은 지질이중층에 용해되거나 이온통로를 통과할 수 없기 때문에 운반체를 이용한다.
5. 효소(enzyme): 세포내액과 세포외액의 반응을 촉매(catalytic)한다.

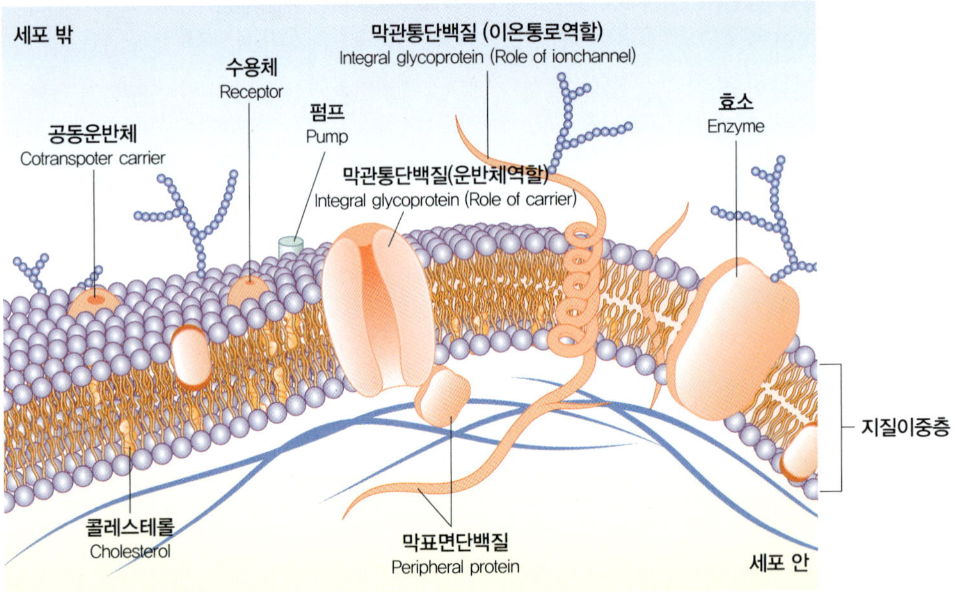

그림 2.6 **막단백질.** 막관통단백질은 단일 또는 여러 개의 막관통 나선형과 여러 개의 막관통 베타 병풍형이다.

이해상자

막단백질의 선택적 투과는 왜 필요한가?

선택적 투과는 음이온과 양이온의 전기적신호에 의해 작동되며, 이는 물질마다 확산계수가 다르고, 특정운반체가 특정물질만 수송하기 때문이다. 만일, 특정물질을 받아들이고 억제하는 선택적 투과가 일어나지 않는다면 세포반응에 있어 항상성 교란이 일어나게 될 것이다.

2.4 세포막의 생리: 물질이동

학습목표 세포막을 통한 물질이동에 대해 알 수 있다

세포막을 통한 물질이동은 수동수송과 능동수송이 있다.

세포막(cell membrane)을 통해 운반되는 물질은 앞에서 살펴보았듯이, 막지질을 통해서는 산소나 이산화탄소 같은 가스와 물은 비교적 자유롭게 이동하며, 지용성이 높을수록 쉽게 통과한다. 막단백질을 통해서는 수용성인 0.8nm 이하의 이온은 이온통로(ion channel)를 통해 선택적으로 투과되며, 0.8nm 이상이거나 지질용해도가 떨어지는 물질은 운반체(carrier)를 통해 이동한다. 이런 물질들이 세포막을 통과하는 기전은 크게 수동수송과 능동수송으로 나눌 수 있다(그림 2-7).

수동수송 Passive or spontaneous transport

수동수송(자발수송)은 에너지를 사용하지 않고 농도기울기(concentraction gradient)나 전기기울기(electric gradient)에 의해 물질을 수송하는 것으로 확산(diffusion), 삼투(osmosis), 여과(filtration) 등이 있다.

능동수송 Active or energy requiring transport

능동수송(비자발수송)은 농도경사에 역행하여 운반되기 때문에 에너지를 이용하여 수송하는 것으로 일차능동수송(primary transport), 이차능동수송(secondary transport), 집단운반 방식인 세포내섭취(endocytosis)와 세포외배출(exocytosis)이 있다.

산소나 이산화탄소 같은 가스 등은 막지질을 통해 에너지를 사용하지 않고 단순확산되며, 이외의 대부분 물질들은 막단백질을 통해 에너지를 사용하지 않거나 사용하여 수송되는 것을 알 수 있다.

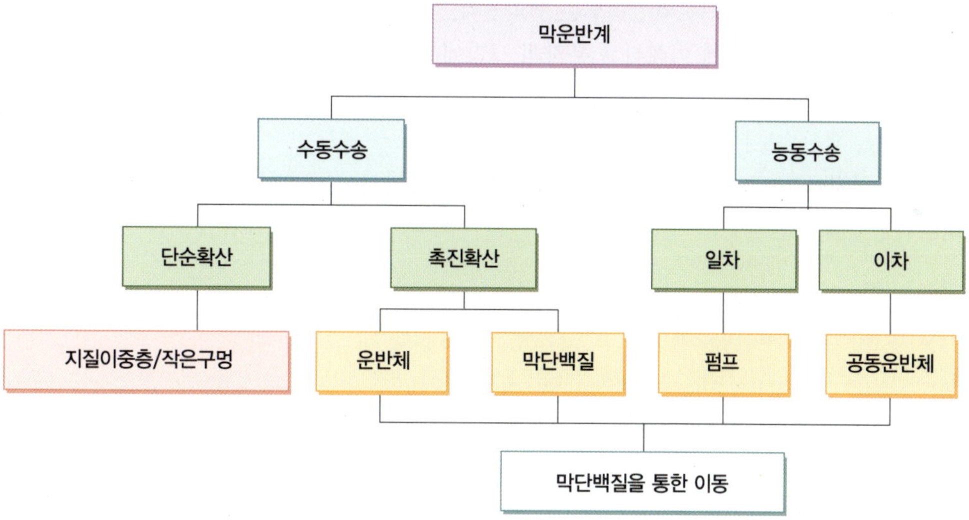

그림 2.7 **막운반계.** 에너지가 필요 없는 수동수송과 에너지를 필요로 하는 능동수송으로 나눌 수 있다.

이해상자

이온통로(ion channel)란 무엇인가?

이온통로는 이온채널이라고도 하며, 세포막 바깥은 대표적으로 Na^+, Cl^-이온이, 세포막 안쪽은 K^+이온이 상대적으로 많이 존재하는데, Na^+이온통로의 문(gate)은 이중자물쇠 모양으로 되어 있어 쉽게 열리지 않으나 빠르게 열리고 빠르게 닫혀 Na^+이온이 한꺼번에 세포막 밖에서 안으로 들어와 막 전위변화를 일으키는 반면, K^+이온통로는 문이 느슨한 형태로의 단일 문으로 되어 있고, Na^+이온통로가 열린 뒤 느리게 열리고 느리게 닫히는 성질로 인해 세포막 안쪽에 과분극(hyperpolarization)이 생긴다.

2.4 세포막의 생리: 물질이동

학습목표 확산의 원리에 대해 알 수 있다

확산은 '퍼져나간다'라는 의미이다.

확산(퍼짐, diffusion)은 불규칙적 운동에 의해 분자가 균일하게 퍼져나가는 현상을 의미하며, 농도차이(농도기울기)에 의해 농도가 낮은 곳으로 이동하거나 전기량의 차이(전기기울기)에 의해 낮은 곳으로 이동한다.

순 확산(net diffusion)은 물질이 서로 반대방향으로의 이동에서 그 차이를 나타낸 것으로 순 확산이 0일 때 평형에 도달하는데 이를 평형상태(steady state)라고 한다.

확산이 일어나는 인체의 예를 살펴보면 모든 세포의 산소와 지용성 영양소의 혈액유입, 허파와 혈관사이의 기체이동, 소화관에서의 물과 지방산, 지용성비타민의 흡수, 지용성호르몬의 세포 유입 등이다. 그러면 어떤 원리에 의해 확산되는지 알아보기로 하자.

픽스의 확산법칙

농도기울기에 의해 막을 통과하는 중요한 확산 요인을 나타내는 법칙이다. 따라서 확산속도는 다음과 같은 주요 요인에 의해 결정된다.

$$\text{확산속도} \quad \frac{\text{농도경사} \cdot \text{표면적} \cdot \text{막투과성}}{\text{거리(막의두께)}}$$

1. 농도기울기의 크기. 농도차이가 클수록 순 확산의 속도는 빨라진다.
2. 막의 표면적. 세포막의 표면적이 넓을수록 확산속도는 빨라진다.
3. 세포막투과성. 막투과성은 지질용해성에 비례하고 분자의 크기에 반비례한다.
4. 막의 두께. 세포막의 두께가 두꺼울수록 확산속도는 느려진다.
5. 확산 거리. 거리가 멀수록 확산속도는 감소한다.
6. 물질의 분자량. 가벼운 분자들은 무거운 분자들에 비해 세포막의 투과성이 빠르다(분자량이 가벼운 산소나 이산화탄소는 확산속도가 빠르다).

이해상자

담배의 성분이 폐의 기체 확산속도에 어떤 영향을 미칠까?

정상적인 폐의 표면적은 90m²이다. 폐포는 폐 내부의 표면적을 넓게 하여 공기와 접촉할 수 있는 면적을 넓혀 준다. 담배에는 좋지 못한 내용물이 3,000가지 이상이라고 하며 그 중 타르 성분은 폐포 사이사이에 끼여서 표면적을 감소시킨다. 담배의 원인으로 인해 만성 기관지염 등과 함께 만성폐쇄폐질환(COPD)에 속하는 폐기종(emphysema)이 발생하기도 하는데, 폐기종으로 인해 폐포가 풍선처럼 부풀어 인접한 다른 폐포와 합쳐지면서 큰 공기주머니(기종)를 만들어 확산 가능한 표면적이 감소하여 공기와 혈액 간의 산소와 이산화탄소의 교환 속도(0.7초)가 감소하기 때문에 가쁜 숨을 쉬게 된다.

용어설명

- 농도(concentration): 일정량의 용액 안에 녹아있는 용질(용해된 물질)의 밀도

2.4 세포막의 생리: 물질이동

학습목표 단순확산에 대해 알 수 있다

단순확산은 농도기울기, 전기기울기, 이온통로를 통해 일어난다.

단순확산은 운반체(carrier) 없이 농도가 높은 곳에서 낮은 곳으로 용질의 이동을 의미한다.

농도기울기에 의한 단순확산(세포막을 통한 확산)

세포막을 수동적으로 투과할 수 있는 입자는 농도기울기에 의해 확산된다. 예를 들어, 비커에 분리 막을 설치해 놓고 A지역은 농도가 높은 먹물을 채우고, B지역은 농도가 낮은 먹물을 채운 뒤 분리 막을 제거한다면 어떤 일이 일어날까? A지역이 B지역 쪽으로 더 많은 분자들이 이동하기도 하지만 농도가 낮은 B지역의 분자도 농도가 높은 A지역 쪽으로도 이동된다. 이는 한쪽의 농도가 크면 클수록(농도경사가 클수록) 분자 간의 충돌도 커진다. 이런 현상은 시간이 지나면 양쪽의 농도는 균일하게 분포하려는 경향이 있다. 이때 두 지역의 물질분자의 농도 차이를 **농도기울기**(concentraction gradient) 또는 **화학기울기**(chemical gradient)라고 하고, 물질의 분자가 퍼져나가는 현상을 확산(diffusion)이라고 한다. 농도가 높은 A지역이 B지역보다 분자 간 충돌이 크기 때문에 A지역에서 B지역으로 튕겨져 나가는 분자 수가 B지역에서 A지역으로 튕겨 분자 수보다 많을 것이다. 이때 순 확산(net diffusion)은 반대방향으로 이동되는 차이를 나타낸다(그림 2-8).

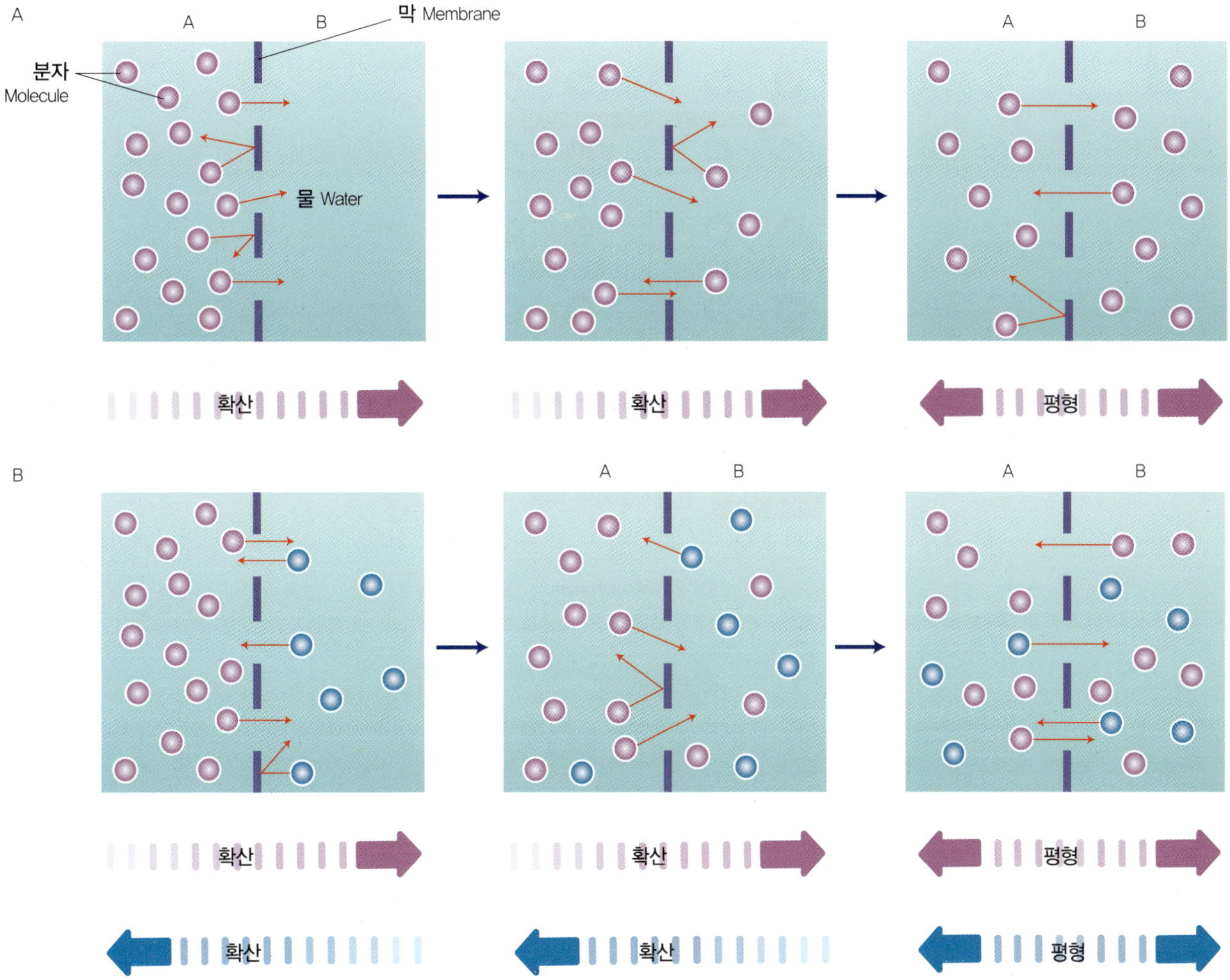

그림 2.8 농도기울기에 의한 확산 A: 하나의 용액에 의한 확산. B: 두 용액의 확산 용액의 확산은 농도기울기가 같아질 때까지 계속된다.

2.4 세포막의 생리: 물질이동

학습목표 단순확산에 대해 알 수 있다

전기기울기에 의한 단순확산

전기기울기(electrical gradient)에 의해 막을 투과할 수 있는 이온의 확산 역시 인지질 이중층이나 세포내액과 세포외액에서 일어날 수 있는 확산방법이다. 이온의 이동은 전기적인 전하의 영향을 받아 수동적으로 이동하게 되어 에너지를 필요로 하지 않는다. 같은 전하들은 반발하여 서로 밀어내고, 반대 전하들은 서로 끌어당기려고 한다. 양이온은 음이온으로, 음이온은 양이온으로 이동하려는 경향을 보이는데 반대 전하로 대전된 곳으로 이동을 활성화시키는 전기기울기를 만든다(그림 2-9). 세포내액(ICF)과 세포외액(ECF) 사이에 전기기울기가 존재할 때, 세포막을 투과할 수 있는 이온만이 이동할 할 수 있다. 농도경사와 전기기울기는 두 가지가 동시에 특정 이온에 작용할 수 있다. 예를 들어, 칼륨이온(K^+)은 농도기울기에 의해 세포 밖으로 확산되고, 전기기울기에 의해 세포 안으로 확산되어 평형전위(equilibrium potential)를 형성한다(그림 2-10). 이와 같이 동시에 작용하는 농도기울기와 전기기울기의 효과를 전기화학기울기(electrochemical gradient)라고 한다.

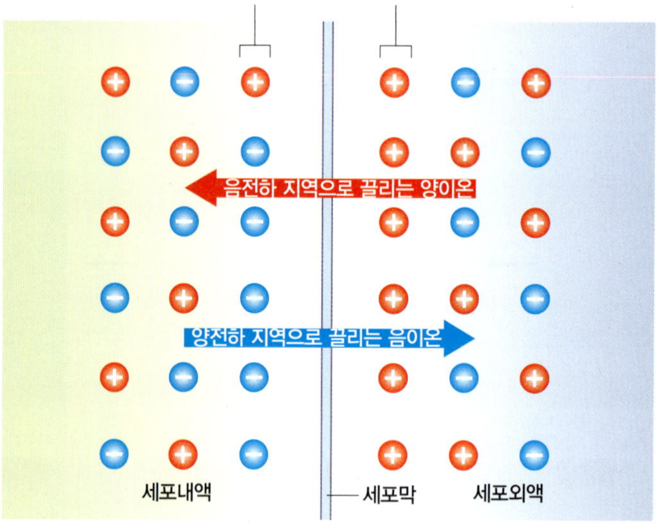

그림 2.9 전기기울기에 따른 이동

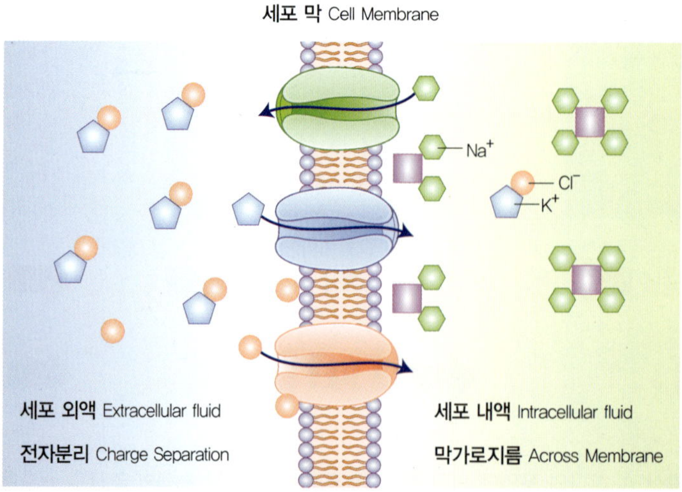

그림 2.10 이온의 이동

2.4 세포막의 생리: 물질이동

학습목표 촉진확산에 대해 알 수 있다

촉진확산은 운반체에 의해 일어나는 대량수송의 확산형태이다.

운반체에 의한 촉진확산(운반단백질에 의한 확산)

지질용해성이 작거나 분자량이 큰 물질들(포도당, 아미노산, 핵산 등)은 세포막에 있는 인지질 이중층뿐만 아니라 이온통로로도 쉽게 이동되기 어렵다. 이러한 화합물을 세포 안으로 운반하기 위한 운반단백질에는 통로단백질 및 운반단백질인 운반체(carrier)에 의해 운반되는데, 에너지를 사용하지 않고 자발적으로 세포막을 통과한다. 이런 과정을 촉진확산(facilitated diffusion)이라고 한다(그림 2-11).

촉진확산이 일어나는 인체의 가장 대표적인 예는 포도당이 세포 안으로 이동하는 것이다. 포도당은 세포 내에서 에너지의 원천인 삼인산아데노신(ATP)을 생성하는데 중요한 에너지원으로 사용되며 다른 장기와는 달리 뇌는 포도당만 주요 에너지원으로 사용한다. 포도당은 지질용해성이 없고, 분자량이 커서 단백질 이온 통로를 통과할 수 없으므로 운반체를 사용하여 세포 안으로 이동된다. 운반체는 농도기울기가 높은 곳에서 운반물질과 더 잘 결합하므로 농도가 높은 곳에서 낮은 곳으로 에너지 사용 없이 농도기울기에 따라 이루어진다. 췌장(pancreas)에서 생성되는 인슐린(insulin)은 세포막으로 포도당 운반체를 이동시켜 운동 중 인슐린 감수성을 증가시켜 포도당 촉진 수송을 증가시키므로 당뇨병 환자에게 적당한 운동은 좋은 요법이 된다.

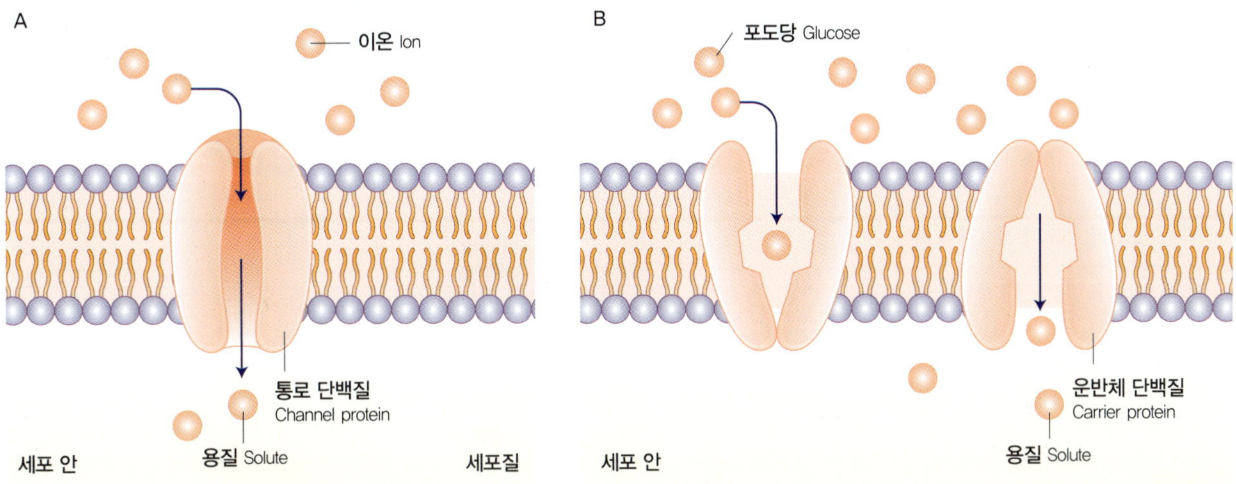

그림 2.11 **촉진확산.** A: 통로단백질에 의한 촉진확산, B: 운반체에 의한 촉진확산

용어설명

- 이온(ion): 원자핵 주위의 전자들은 다른 원자로 서로 이동하기 쉬운 것이 있는데, 원자가 전자를 잃으면 양전하(+)를 띠고, 전자를 얻으면 음전하(−)를 띤다. 이렇게 전자를 잃거나 얻어서 전기적으로 대전된 입자(하전 된)를 이온이라 하고, (+)전하를 띤 이온을 양이온, (−)전하를 띤 이온을 음이온이라고 한다.
- 전하(electric charge): 물체가 띠고 있는 정전기의 양으로 양전하와 음전하가 있으며 전하가 이동하는 것이 전류(electric current)이다. 전류의 방향은 양전하의 이동방향이므로 전류의 흐름과 전자의 이동방향은 서로 반대이다. 전기적 경사에 따른 이동은 음전하지역으로 양이온, 양전하지역으로는 음이온이 이동한다.

2.4 세포막의 생리: 물질이동

학습목표 삼투에 대해 알 수 있다

삼투는 고농도의 물 분자가 저농도로 확산되는 현상이다.

물 분자는 특별한 채널(아쿠아포린, aquaporin)을 통하거나 인지질 이중층을 통해 세포막 사이를 통과하여 세포막 안으로 들어갈 수 있다. 물 분자가 농도기울기에 의해 농도가 낮은 곳(물 농도가 높은 곳, 낮은 용질의 농도)에서 농도가 높은 곳(물 농도가 낮은 곳, 높은 용질의 농도)으로 확산되는 물의 순 확산을 **삼투(osmosis)**라고 한다. 즉, 반투막을 통해 용매(solvent)가 이동하는 현상이다, 삼투현상에 저항하는 반대되는 힘이 반투막에 미치는데 이 압력을 삼투압(osmotic pressure)이라고 한다. 즉, 선택적 투과막을 가로지르는 물의 이동을 방해하는데 필요한 힘이다. 삼투압은 용질이 물을 끌어당기는 힘의 크기이며, 용질의 농도가 클수록 삼투압은 커진다(그림 2-12).

세포내액(ICF)과 세포외액(ECF)과의 물의 이동은 세포막을 통해 일어나고 조직액과 혈장 사이의 물의 이동은 혈관에 의해 일어난다. 생체에서는 세포내액과 세포외액 사이에 삼투질 농도는 항상 평형상태를 이루고 있다. 다시 말해서 세포 내외의 비 투과성 용질의 농도가 일정하게 유지되어 세포내액의 삼투압과 세포외액의 삼투압은 같아서 세포의 부피가 늘어나거나 줄어들지 않고 일정하게 유지된다.

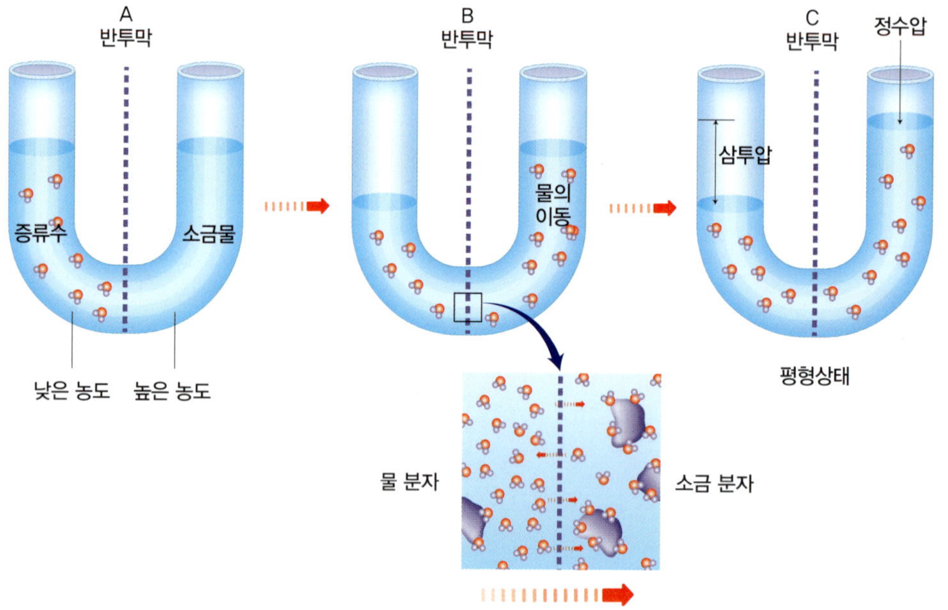

그림 2.12 **삼투와 삼투압의 원리.** A: 반투막 사이에 한쪽은 증류수를 넣고 한쪽은 소금물을 넣는다. B: 시간이 흐를수록 소금분자는 반투막을 통과하지 못하고 물 분자만 반투막을 통과하여 이동되고 소금의 농도는 낮아진다. C: 물 분자의 이동은 소금의 농도가 높을수록 삼투압은 커지고 물이 이동된 쪽의 정수압 때문에 더 이상 물은 이동하지 못하고 평행상태가 된다.

이해상자

부종은 삼투와 어떤 연관성이 있을까?

부종(edema)은 조직 내 림프액이나 조직의 삼출물 등 액체가 고여 과잉 존재하는 상태를 말하는데, 용매의 이동(주로 물의 이동)이 비정상적인 경우 세포와 세포사이의 수분이 비정상적으로 축적이 된다.

용어설명

- 용해(dissolution): 용질이 용매와 고르게 섞이는 현상(용질이 용매에 녹는 현상)
- 용매(solvent): 용질을 녹여 용액을 만드는 물질(생체에서 대부분 물은 용매로써 작용)

2.4 세포막의 생리: 물질이동

학습목표 삼투현상에 대해 알 수 있다

용액의 장성은 세포의 부피변화를 가져온다.

삼투(osmosis)는 물에 대한 용질(solute)의 비율이 중요하기 때문에 몰랄농도(molality)에 대한 이해가 필요하다. 긴장성(tonicity)이란, 세포내의 양과 압력에 미치는 용질의 능력으로 물의 삼투 이동에 영향을 미친다. 세포외액의 불투과성 용질의 농도변화는 세포막 안과 밖의 농도변화를 일으키며, 농도변화로 인한 물의 이동은 세포의 부피변화를 가져온다. 다시 말해 장성은 어떤 농도를 가진 용액이 세포주위를 둘러쌀 때, 용액이 세포의 부피변화를 가져올 수 있는 능력을 말한다. 임상에서는 5%의 포도당(5g의 포도당/100mL, 0.3 M)과 0.9NaCl(생리적 식염수)를 쓰는데 이는 혈장과 동일한 삼투 모랄농도를 가지고 있다. 이를 등삼투성(isomotic)이라 하고, 이때 용액은 **등장액(isotonic solution)**이 된다.

그림 2-13에서 보는 바와 같이 적혈구를 다양한 농도의 용액에 넣어 보았을 때 적혈구의 부피가 일정하게 유지되는지, 부푸는지, 쭈그러드는지 알 수 있다. 등장액은 적혈구의 세포내액과 세포막을 통한 적혈구 밖의 세포외액이 빠른 속도의 용질이동으로 삼투 차이에 영향을 미치지 않기 때문에 등장액이라고 한다(그림 2-13B). 이로써 적혈구를 0.9NaCl(생리적 식염수)에 넣었을 때 부피 변화가 없었다면 적혈구의 세포내 농도도 알 수 있게 된다. 적혈구의 농도보다 더 낮은 농도(높은 농도의 물), 즉 **저장액(hypotonic solution)**에 넣었을 때 삼투로 인해 물이 세포내로 들어가 부풀게 되어 결국 터지게 되어 용혈(hemolysis)을 일으키게 된다(그림 2-13A). 반대로 더 높은 농도(낮은 농도의 물)인 **고장액(hypertonic solution)**에 넣었을 때 적혈구의 세포내액(상대적 높은 농도의 물)이 밖으로 빠져나와 적혈구는 쭈글쭈글하게 되는 탈수(dehydration)가 발생한다(그림 2-13C).

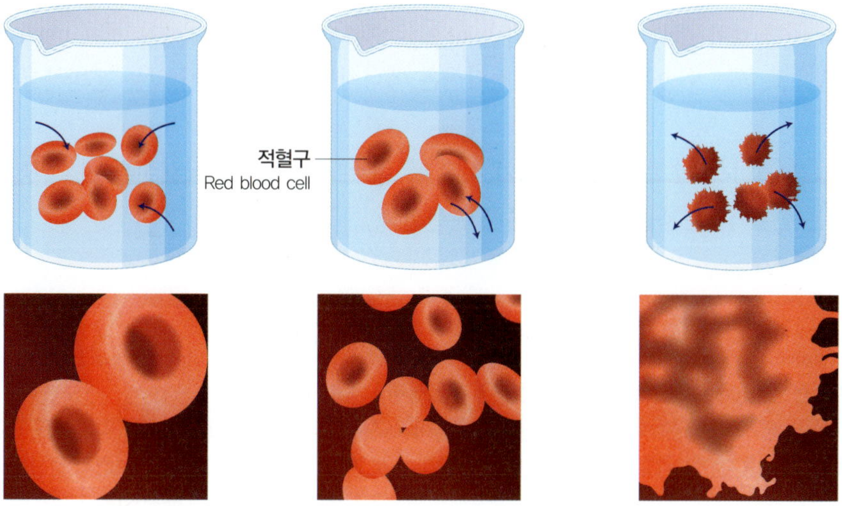

그림 2.13 **다양한 용액의 장성.** A:저장액 . B: 등장액. C: 고장액

용어설명

- 몰농도와 몰랄농도(molality): 물질의 양은 분자량으로 그램, 그램분자량 또는 몰(mole)로 나타낸다. 몰은 물질의 분자량과 같은 질량을 말하며, 1 mole은 6.02×1023(아보가드로의 수) 분자를 갖고 있다. 몰농도는 용액 1L에 녹아있는 용질의 몰 개수로 나타내는 것으로 전체 용액의 부피가 1L일 때, 이 용액 속에 녹아있는 용질의 입자 수가 1몰인 6.02×1023개 녹아있으면 1몰농도(M)라고 한다. 단위는 M 또는 mol/L로 쓴다. 소금물의 농도가 1M이라면, 소금물 1L 속에 소금 분자가 1몰, 즉 6.02×1023개 녹아있다는 뜻이다. 1 모랄(molal)은 1몰의 용질이 1kg 물에 녹아있는 농도이다.
- 용혈(hemolysis): 적혈구가 파괴되어 혈색소(hemoglobin)가 밖으로 빠져나오는 현상
- 탈수(dehydration): 세포내의 수분과 전해질이 밖으로 빠져나가는 현상

2.4 세포막의 생리: 물질이동

학습목표 능동수송의 특징에 대해 알 수 있다

능동수송의 네 가지 특징은 특이성, 포화, 경쟁, 에너지이용이다.

지금까지 세포막을 경계로 세포내 · 외의 물질이동은 인지질 이중층을 통한 농도차이나 전위차이에 의한 확산, 막단백질의 운반체 의한 이온의 이동, 물 분자의 이동인 삼투에 대해 살펴보았다.

그렇다면 지질용해성이 작거나 입자가 큰 물질인 단백질(효소, 호르몬 등), 에너지를 생성하기 위한 포도당, 단백질을 합성하기 위한 아미노산 등은 어떻게 세포막을 통과할 수 있을까? 또한 호르몬이나 박테리아 같은 복합 분자나 거대분자들은 어떻게 세포막을 통과할 수 있을까? 크기가 큰 물질이나 극성을 띠는 물질은 단순확산을 통해 세포막을 통과하기에는 역부족이므로 수송단백질인 운반체를 사용하거나 집단수송 방법인 소포수송(소낭수송, vesicular transport)을 통해 선택적 수송이 이루어진다. 운반체는 세포막을 가로지르며, 운반체에 따라 운반체 모양이 변하는 가역적 구조이다.

운반체를 매개로 한 세포막 이동의 특징

- **특이성** Specificity 세포마다 운반할 수 있는 특정 운반체를 가지고 있어 특정 물질이나 몇 개의 매우 유사한 물질을 수송한다. 즉, 선택적 운반체를 가진다.
- **포화** Saturation 모든 운반체가 결합되어 포화상태에 이르면 운반체가 운반할 수 있는 최대수송치(transport maximum)에 이르게 되어 수송할 수 있는 물질의 한계에 이르게 되며 이동속도는 빨라지지 않는다. 이러한 포화현상은 요 생성 시 신장의 세포막 투과나 음식물이 장에서 흡수될 때 투과 속도를 제한하는 요인이 된다.
- **경쟁** Competition 유사물질(예: 포도당, 과당)은 동일한 운반체를 이용하여 운반되기 때문에 운반체와 결합하기 위해 경쟁한다. 만일 운반체가 두 가지 물질을 수송할 수 있을 때 두 가지 물질이 동시에 존재한다면 이동속도는 감소될 것이다.
- **에너지 이용** Energy use 농도기울기를 거슬러 분자나 이온을 운반할 때는 사립체에서 주로 만든 ATP를 사용한다. 능동수송은 에너지를 필요로 하는 수송을 말한다. 촉진확산은 에너지를 필요로 하지 않는 운반체를 이용한 대량 수동확산을 말한다.

이와 같이 능동수송은 특이성, 포화, 경쟁, 에너지 이용 등 네 가지 특징으로 에너지를 직 · 간접적으로 사용하여 운반체 또는 소포를 통해 큰분자나 거대분자를 세포막을 통해 운반한다.

이해상자

운반체의 포화와 경쟁은 당뇨(diabetes mellitus)와 어떤 관계가 있을까?

인슐린(insulin)은 췌장의 랑게르한스섬(island of Langerhans) β-세포에서 분비되는 호르몬으로 세포막의 포도당 운반체의 수를 증가시켜 포도당이 세포 내로 많이 이동시키는 역할을 한다. 인슐린을 생성하는 세포가 파괴되어 인슐린을 생성하지 못하거나 부족하게 되면 포도당을 세포내로 운반시키는 운반체 수가 감소하여 포도당이 세포내로 들어가지 못하고 혈액 내에 축척되어 고혈당 상태가 되고 에너지를 생성할 수 없게 된다. 혈액 내 포도당이 기준 수치 이상이 되면 신장을 통해 소변으로 빠져 나가게 된다.

2.4 세포막의 생리: 물질이동

학습목표 일차능동수송에 대해 알 수 있다

일차능동수송은 직접에너지 산출반응과 연관된 펌프에 의한 이동이다.

일차능동수송(primary active transport)은 지질용해성이 작거나 입자가 큰 물질인 단백질(효소, 호르몬 등), 에너지를 생성하기 위한 포도당, 단백질을 합성하기 위한 아미노산 등을 ATP를 소모해서 운반체가 직접 에너지 산출반응과 연관되어 물질의 농도기울기에 역행하여 운반하는 체계이다. ATP는 운반체 결합 부위의 기질 친화력(끌어당김)을 변화시켜 농도가 낮은 곳에서부터 농도가 높은 쪽으로 물질 이동에 필요한 에너지이다. 이와 같이 일차능동수송은 농도기울기에 거슬러 수송하고 대사에너지를 이용하기 때문에 일차능동수송 운반체를 펌프(pump)라고 한다.

- **프로톤 펌프** K^+-H^+ pump 위벽세포에서 염산(Hcl)과 함께 H^+를 위샘 관내로 운반한다.
- **칼슘펌프** Ca^{2+} pump 세포의 세포막이나 근세포질그물(SR)에 위치하며, Ca^{2+}는 운반단백질에 결합하고 ATP는 가수분해되어 떨어져나간 인산이 운반단백질에 붙어 운반단백질이 인산화(phosphorylation)되어 나타나는 반응으로 운반단백질이 움직여 Ca^{2+}는 이동할 수 있게 된다.
- **나트륨-칼륨** Na^+-K^+ pump 한 가지 물질을 운반하는 H^+ 펌프나 Ca^{2+} 펌프와 달리 동시에 두 물질을 같은 방향 혹은 서로 다른 방향으로 운반하는 복잡한 방법으로 세포막에서 일어나는 항상성을 위한 능동수송이다. ATPase의 활성을 통해 ATP가 분해되고 세포 내의 인산화로 인해 3개의 Na^+를 세포 밖으로 이동시키고, 2개의 K^+를 안으로 이동하게 한다(그림 2-14). Na^+와 K^+의 농도기울기로 인한 펌프의 작동은 항상성을 위해 다음과 같은 작용을 한다. 첫째, 신경과 근육세포의 전기적 신호발생에 중요한 역할을 하며, 둘째, 세포내 용질의 농도를 조절함으로(Na⁺를 밖으로 퍼냄) 세포내 물의 삼투유입을 막아 세포 부피를 조절할 수 있다. 셋째, 펌프활동의 간접 에너지를 통해 포도당, 아미노산 등의 연관수송을 위한 에너지를 제공할 수 있다(이차능동수송).

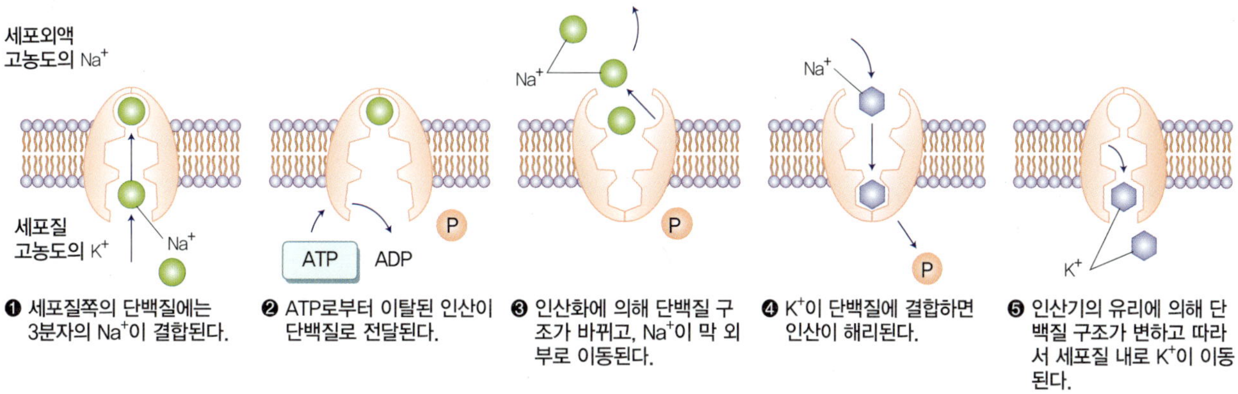

그림 2.14 **Na^+-K^+ 펌프.** ATP분해에 의한 인산화로 3개의 Na^+를 세포 밖으로, 2개의 K^+를 안으로 이동하게 한다.

2.4 세포막의 생리: 물질이동

학습목표 이차능동수송에 대해 알 수 있다

이차능동수송은 간접에너지를 이용한 공동수송체에 의한 이동이다.

운반체 단백질은 이동시킬 물질과 결합할 수 있는 특이한 형태의 결합 부위를 갖으며 선택적으로 수송하는 막 단백질을 말한다. 한 번에 한 종류의 물질을 이동시키는 단일수송 운반체와 한 번에 두 종류 이상을 운반하는 **공동수송체**(cotransporter)가 있으며, 공동수송체는 두 종류의 물질을 같은 방향으로 운반하는 경우와 서로 반대 방향으로 운반하는 경우도 있다. 촉진확산에서의 운반체 단백질은 농도기울기에 따라 물질을 수송하는 반면, 능동수송의 운반체 단백질은 농도기울기와 관계없이 에너지를 사용하여 물질을 운반한다. 이차능동수송은 간, 창자, 신장에서는 펌프활동의 간접 에너지를 통해 포도당, 아미노산이 낮은 농도에서 높은 농도로 농도차이에 역행하여 능동수송 된다. 이렇게 포도당이 농도에 역행하여 운반하는 운반체를 포도당 촉진수송 운반체라고 하며 이들은 Na^+와 영양소분자(포도당)에 결합하는 결합 부위를 갖는 2개의 용질 운반이 연관되어 있어 공동수송체라고 한다.

창자의 세포막 안쪽은 일차적으로 Na^+–K^+ 펌프의 작동에 의해 세포내 농도기울기가 생겨 Na^+ 농도가 낮아진 상태이므로 이차적으로 세포막 안의 항상성을 유지하려고 공동수송 운반체에는 더 많은 Na^+가 붙게 되고 Na^+는 포도당이 공동수송체에 붙게 되는 친화력을 증가시켜 포도당이 농도차이에 역행하여 세포막 안으로 이동되는 Na^+–포도당 공동수송체가 작동하게 된다. 결과적으로, 이차능동수송(Secondary active transport)은 직접에너지를 사용하는 Na^+–K^+ 펌프의 작동으로 말미암아 세포 내 Na^+ 농도를 보상하기 위해 농도기울기에 의한 간접에너지를 이용하여 공동수송체가 작동하게 되는 원리이다. 포도당은 농도기울기에 의해 세포 안 또는 세포 밖으로 운반된다. 세포 안으로 들어온 포도당(높은 농도의 포도당)은 바닥막의 운반체를 이용하여 촉진확산에 의해 포도당 농도가 낮은 혈관으로 이동한다(그림 2–15).

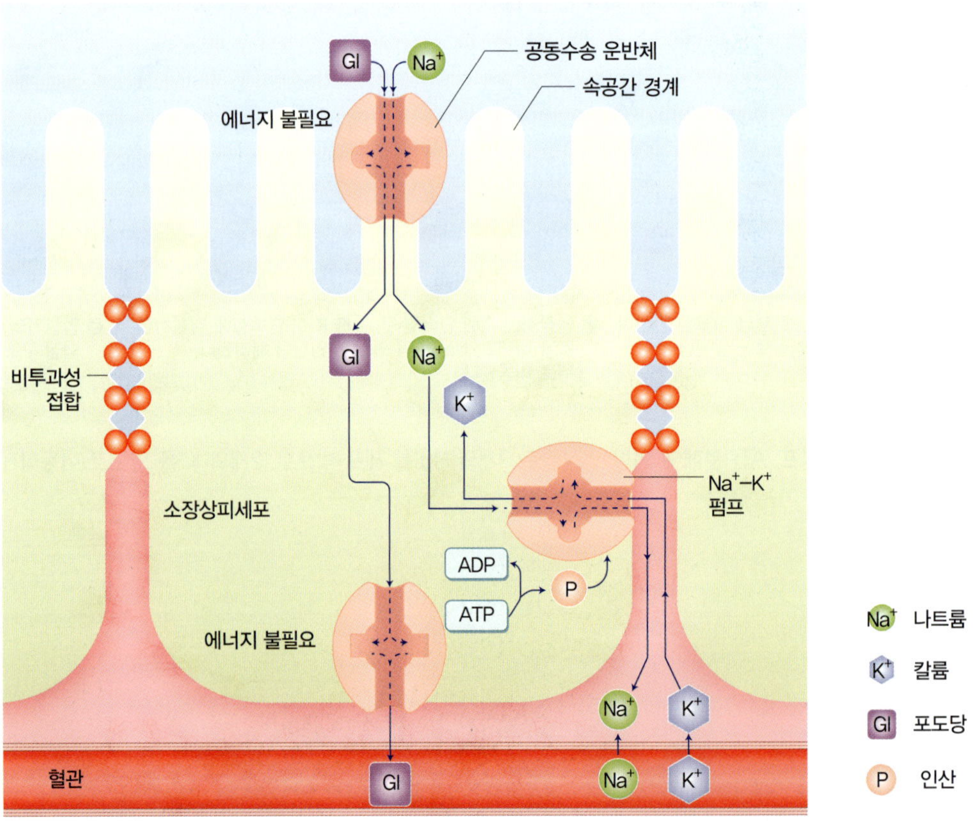

그림 2.15 **이차능동수송.** 소장의 융모에서 간접에너지를 사용한 포도당 이동은 공동수송체에 의해 이루어진다.

2.4 세포막의 생리: 물질이동

학습목표 집단수송에 대해 알 수 있다

거대분자들은 세포내섭취나 세포외배출과 같은 집단수송에 의한다.

호르몬이나 박테리아, 단백질 같은 복합분자나 거대분자들은 일차능동수송이나 이차능동수송과 같이 에너지를 사용하더라도 막을 통과할 수 없다. 이런 분자들은 세포막을 통과하는 것이 아니고 집단수송 방법인 **소포수송(소낭수송, vesicular transport)** 또는 **용적수송(bulk transport)**을 통해 운반된다. 집단수송은 소포 이동에 필요한 에너지를 이용하므로 능동운반의 한 형태이며, 세포내로 물질이 수송되는 되는 세포내섭취(endocytosis)와 세포외배출(exocytosis)이 있다.

세포내이입

세포내이입(endocytosis)은 백혈구, 단핵구가 변한 대식세포, 모세혈관내피세포, 난황주머니 등에서 볼 수 있으며, 선택적으로 받아들이는 포식(phagocytosis)과 수용체-매개 세포내섭취(receptor mediated endocytosis)가 있고 비 선택적으로 받아들이는 포음작용(pinocytosis)이 있다(그림 2-16).

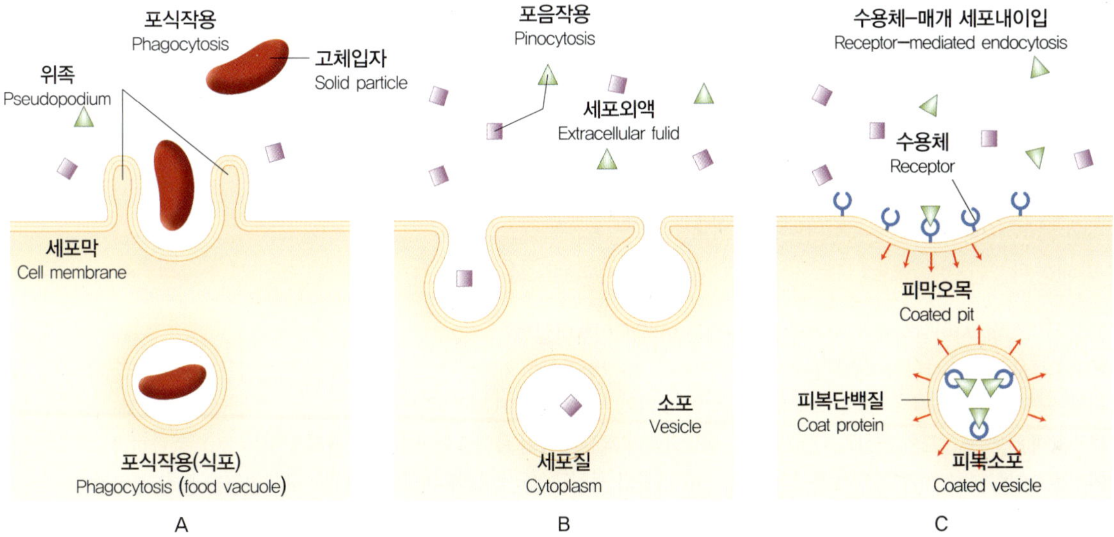

그림 2.16 **세포내섭취의 3가지 형태.** A: 포식, B: 포음작용, C: 수용체-매개 세포내섭취

세포외배출

세포외배출(exocytosis)은 세포내섭취의 반대작용으로 보면 된다. 호르몬 분비작용 및 효소분비, 노폐물 분비 등으로 소포이 세포막과 융합되면 소포의 일부가 밖을 향해 열려 소포 안의 내용물이 세포외액으로 방출된다(그림 2-17).

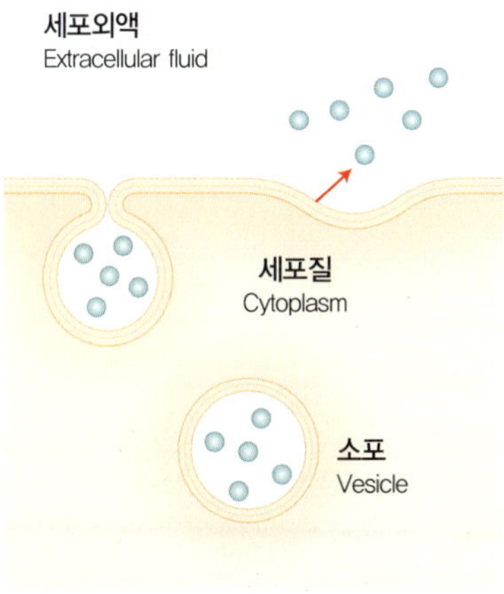

그림 2.17 **세포외배출.** 세포내섭취의 역과정이라고 할 수 있다.

2.4 세포막의 생리: 물질이동

학습목표 물질이동에 대해 요약할 수 있다

표 2.1 막수송의 특징

운반생리	세포막의 구성요소	관련물질	이동방법	ATP소비	주요이동대상
확산	지질이중층	비극성물질	농도경사(고농도 → 저농도)	없음	산소, 이산화탄소 등
	단백질 이온통로	특정 작은 이온	전기 · 화학적경사(고농도 → 저농도)	없음	Na^+, K^+, Cl^- 등
	지질이중층	물(용매)	삼투(저농도 → 고농도)	없음	물
운반–매개이동	단백질 운반체	선택적 극성분자	촉진확산(고농도 → 저농도)	없음	포도당
	단백질 운반체	선택적 이온/극성분자	일차능동수송(저농도 → 고농도)	있음	Na^+, K^+, 아미노산 등
	단백질 공동운반체	선택적 극성분자	이차능동수송(저농도 → 고농도)	있음	포도당, 아미노산, 이온
집단수송	소낭	고분자입자	포식작용	있음	박테리아, 거대분자
	소낭	세포외액의 소량	포음작용	있음	체액
	소낭	선택적 큰극성분자	수용체–매개	있음	단백질
	소낭	고분자물질	세포외유출	있음	호르몬, 효소, 체액

이해상자

세포내액–사이질액, 사이질액–혈장사이의 물질교환은 어떻게 이루어질까?

세포내액은 세포외액인 사이질액과의 물질교환은 앞에서 배운 바와 같이 세포를 보호하는 장벽인 세포막을 반드시 거쳐야 한다. 세포막의 성분(지질, 단백질, 탄수화물 등)을 고려할 때 분자량이 크기와 지질용해성에 의존한다. 영양분과 산소가 혈액을 통해 세포로 들어가기 위해서는 세포외액 간의 물질교환(혈장과 사이질액)과 세포외액과 세포내액의 물질교환의 기본적 생리를 아는 것이 중요하다.

그렇다면 사이질액(interstitial fluid)과 혈장(plasma) 사이의 물질교환은 어떻게 이루어지는가? 모세혈관을 통한 사이질액과의 물질이동은 액압, 혈장교질삼투압, 조직압, 조직교질삼투압 등 네 가지 방식에 의해 이루어진다. 여기서는 물질이동의 흐름을 이해하고 자세한 내용은 체액의 이동에서 학습하게 될 것이다.

2.5 세포막의 생리: 막전위

학습목표 막전위의 개념을 알 수 있다

막전위는 세포막을 경계로 전하들이 분리되어 있어 발생하는 전위차이다.

막전위(membrane potential, mV)는 막을 사이에 두고 양전하와 음전하로 분극되어 있고, 전하 양의 차이가 있음을 나타낸다.

세포막 안쪽이 전기적 음성을 띠는 이유는 크게 세 가지로 분류된다.

- **양전하와 음전하의 세포막의 투과성 정도**

  세포막 안쪽의 K^+이온은 바깥쪽에 비해 30배 높은 농도를 가지며, Na^+ 농도는 안쪽에 비해 바깥쪽이 10배 높다. 그러나 K^+의 투과도는 Na^+에 비해 100배 높은 투과도를 가지며 K^+의 누출통로(leak channel)를 통해 밖으로 빠져나간다. 결과적으로 세포안의 K^+의 이동이 많으므로 세포안의 전기적 음성을 띠게 되는데 K^+의 순 확산은 전기적인 경사와 농도경사가 같을 때까지 계속 일어나고 이 두 가지 힘이 평형에 도달하면 더 이상 K^+의 순 이동은 일어나지 않는다. 이것을 **K^+의 평형전위(K^+ equilibrium potential, EK^+)**라고 한다. 이와 같이 세포막 내의 전위가 대체로 −70mV에 이르면 세포는 안정막전압(resting potential)에 이르게 되는데 안정막전압의 가장 큰 요인은 K^+에 의해 결정된다(그림 2−18).

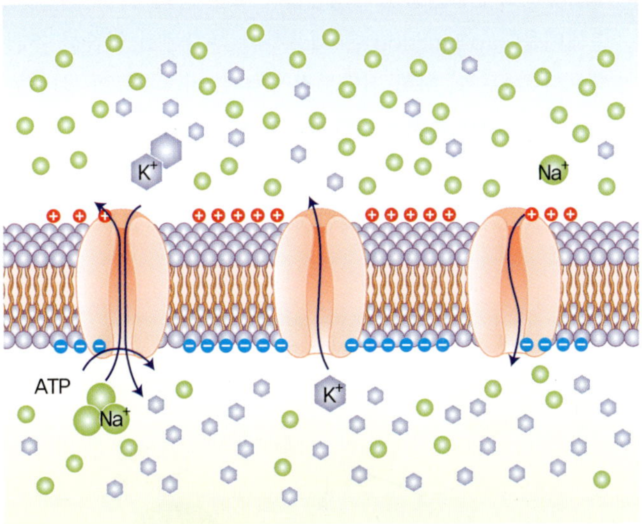

그림 2.18 이온의 세포막 투과도

- **세포내에서 세포 밖으로 확산되지 못하고 남아있는 음전하의 양**
- **세포막의 항상성 펌프인 Na^+-K^+펌프**

  Na^+−K^+펌프에 의해 2분자의 K^+를 세포 안으로 유입시킬 때마다 3분자의 Na^+를 세포 밖으로 퍼내어 이온의 농도 차이를 만들지만 막전위를 형성하는데 Na^+−K^+펌프는 직접적으로 기여한다(그림 2−19).

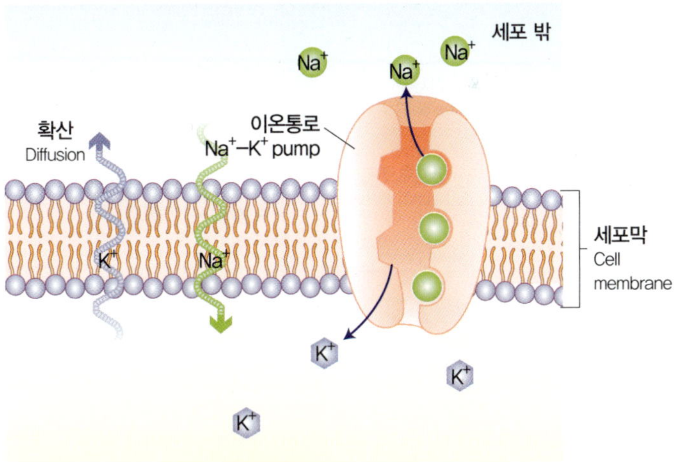

그림 2.19 Na^+-K^+펌프

용어설명

- 양전하(positive electric charge): 양전하는 양의 전기적 성질을 띠는 전하이며 대표적으로 양성자가 있으며, 양성자가 나타내는 특성을 나타내는 (+)전하를 말하며, 원자가 전자를 잃은 상태를 나타내는 기호로 원자가 양전하를 띠고 있음을 의미한다. 예를 들어 칼륨원자는 K^+로 표시되는 양이온을 형성한다.
- 음전하(negative electric charge): 음전하는 양전하와 반대이며 대표적으로 전자가 있다. 그러므로 음전하는 전자가 가진 특성을 나타내는 (−)전하를 말하며, 원자가 전자를 얻은 상태를 나타내는 기호로 원자가 음전하를 띠고 있음을 의미한다. 예를 들어, 염소원자는 Cl^-로 표시되는 음이온을 형성한다.

2.6 세포막의 생리: 세포막을 통한 통신과 신호전달

학습목표 세포 사이 통신의 형태에 대해 알 수 있다

세포 사이 통신 방법에는 크게 두 가지 기전에 의해 이루어진다.

세포 사이 통신 방법

인체 방어기전에 관여하는 대식세포(큰포식세포, macrophage)의 불필요한 세포를 인식하여 제거하는 것 이외에 두 가지로 나누어 볼 수 있다.

- **세포외 화학 전달물질 없이 통신할 수 있는 방법(틈새이음을 통한 방법)**

  틈새이음(gap junction)은 세포사이 부착에서 언급한 것과 같이 특정 종류의 신경세포나 심장근, 민무늬근 등에서 볼 수 있으며, 세포 외 화학 전달물질 없이도 이온전류의 양방향 전도가 가능하다.

- **세포외 화학 전달물질에 의한 통신 방법**

  세포외 화학 전달물질 방법에는 주변분비(paracrine)물질, 호르몬(hormone), 신경호르몬(neurohormone), 신경전달물질(neurotransmitter)에 의한 방법 등이 있다(그림 2-20).

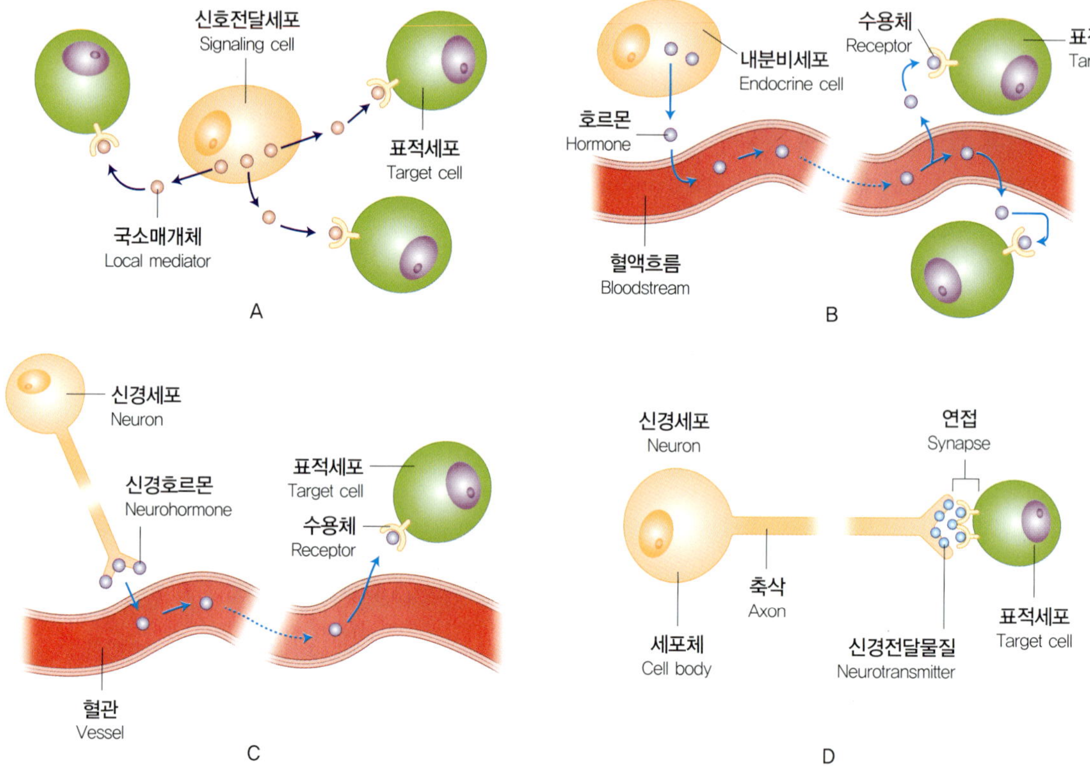

그림 2.20 **세포 사이 통신형태.** 화학적 전달자에 의한 직접방법과 간접방법이 있다. A: 주변분비, B: 호르몬분비, C: 신경호르몬분비, D: 신경전달물질분비

용어설명

- 주변분비(paracrine): 분비세포로부터 방출된 분비물이 근처의 표적세포에 작용하는 화학물질
- 호르몬(hormone): 내분비샘에 의해 혈관내로 분비되어 표적기관에 운반되는 화학물질
- 신경호르몬(neurohormone): 신경세포가 분비하는 호르몬으로 혈액내로 분비되어 표적기관에 운반되는 화학물질
- 신경전달물질(neurotransmitter): 신경세포에서 방출되어 신경세포 등에 정보를 전달하는 화학물질

2.6 세포막의 생리: 세포막을 통한 통신과 신호전달

학습목표 세포 사이 통신 방법에 대해 알 수 있다

세포외 화학 전달물질에 의한 통신 방법은 다음 두 가지 기전에 의해 이루어진다.

이온통로형 수용체

이온통로형 수용체(iontropic receptor, 직접적인 채널을 통한 신호전달–빠른 반응)를 열 수 있는 특정 화학물질이 이온통로(ion channel)의 수용체(receptor)에 결합하면 (열쇠와 자물쇠 원리, lock and key principle) 이온통로가 열려 이온들(Na^+, K^+)이 세포막을 통해 안으로 들어가 전기신호를 발생시킨다(그림 2–21). 이는 신경이나 근육 세포에서 화학 전달물질에 의해 직접채널에 의해 열리는 방식이다.

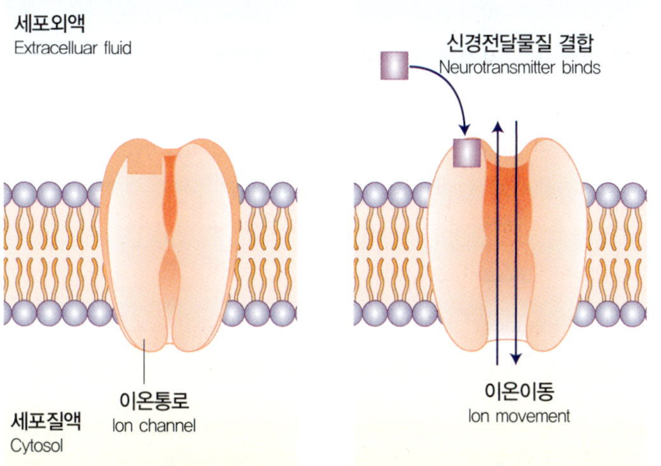

그림 2.21 직접채널을 통한 신호전달

대사작동형 수용체

대사작동형 수용체(metabotropic receptor, 간접적인 세포 반응유도–느린 반응)는 G–단백질(G–protein)에 의해 이온통로에 결합하는 방식과 이온통로 없이 이차전령에 의해 세포반응을 유도하는 방식이 있다.

- **G–단백질에 의해 이온통로에 결합하여 세포반응을 유도하는 방식**

  대사작동형 수용체는 특정 화학물질이 수용체에 결합하면 통로가 열리는 방식인 이온통로형 수용체와 달리 (1) 특정 화학물질이 대사작동형 수용체에 붙으면 α 소단위에서 GTP–GDP 교환반응이 일어나 (2)수용체 밑에 붙은 소단위단백질(subunit protein)인 G–단백질이 활성화되어(α소단위는 α, α에서 분리되어 단백질이 곁에 있는 이온통로에 붙음) (3)이온통로를 열어 세포반응을 유도하는 방식이다(그림 2–22).

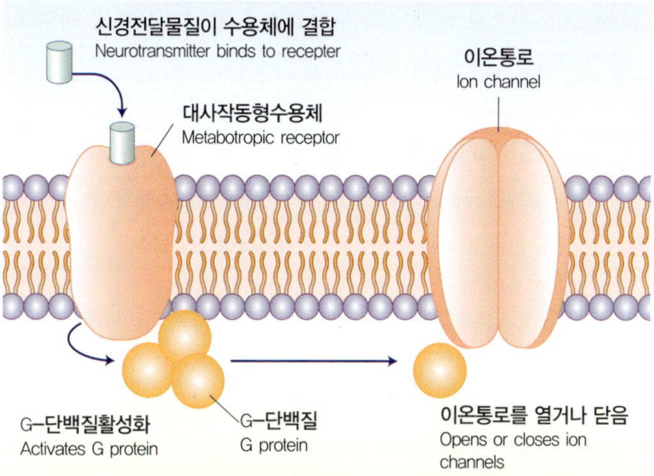

그림 2.22 G–단백질에 의한 신호전달

용어설명

- G–단백질: 세포막에서 수용체(receptor)와 효소(enzyme) 사이를 중계하여 효소가 활성화되도록 하는 물질로 α, β, γ라는 삼량체의 소단위(subunit)로 구성되어 있다. 특정 화학물질이 수용체에 붙으면 α소단위에 GDP(구아닌이인산, guanine diphosphate)를 방출하고 GTP(구아닌삼인산, guanine triphosphate)와 결합 한다.

2.6 세포막의 생리: 세포막을 통한 통신과 신호전달

학습목표 이차전령에 의해 유도되는 세포반응을 알 수 있다

• 이차전령에 의해 세포반응을 유도하는 방식

세포막에 이온통로가 없는 경우 특정 화학물질(예: 신경전달물질–일차전령)이 붙으면 GDP–GTP 교환반응이 일어나 대사작동형 수용체에 붙어있던 G–단백질이 활성화되어 α 소단위체(α–subunit)가 떨어져 나가 효소에 붙어 효소(아데닐산고리화효소, adenyl cyclase)를 활성화시켜 ATP에서 2개의 인산기를 떨어지게 하여 ATP에서 이차전령인 cAMP가 형성되어 활성화되고 세포내 효소를 활성화시킨다. 효소는 특정 단백질을 인산화(phosphorylate: ATP로부터 떨어져 나간 인산기가 단백질에 붙어 단백질의 하전이 바뀌어 단백질의 모양이 기능이 변하는 것)시키며 기능이 변한 단백질이 다른 세포반응을 일으킨다(그림 2–23).

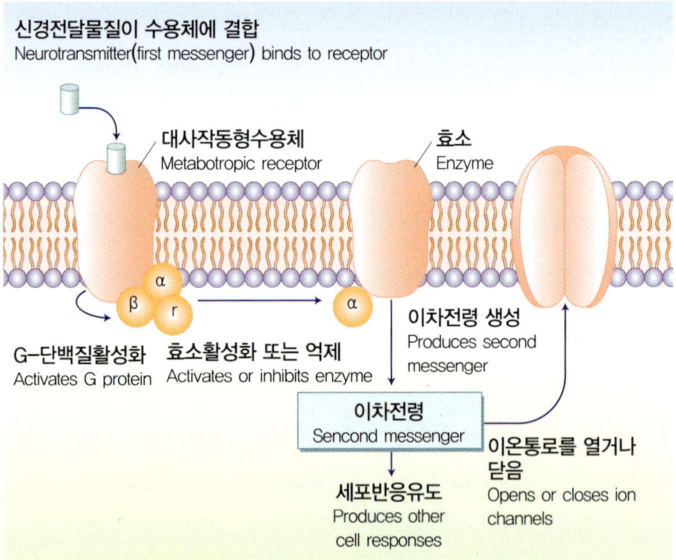

그림 2.23 이차전령에 의한 세포반응 과정

이차전령(second messenger)은 세포막에 작용하는 리간드(ligand)를 대신하여 세포내에서 세포의 생리학적 반응을 일으킬 수 있는 물질을 생성하는데 이차전령의 대표적인 종류로는 cAMP, Ca^{2+}, DAG, IP_3, cGMP 등이 있다. 세포의 신호전달 체계는 낮은 농도의 일차전령(first messenger)으로 세포내의 특정효소를 활성화시키고 다량의 이차전령을 생성시켜 세포와 세포 사이의 통신 및 세포반응을 유도하는 증폭기와 같은 역할을 한다.

표 2.2 세포 사이 통신과 신호전달

수용체의 유형	이온통로형 수용체	대사작동형 수용체	
신호전달 방식	특정 화학물질	G–단백질 활성	이차전령 활성
관련 이온통로	직접작용	간접작용	없음
반응	전기신호발생	세포반응유도	세포반응유도

이해상자

이온통로(ion channel)는 어떤 방식에 의해 열리고 닫힐까?

이온통로는 여러 자극에 의해 개폐가 일어나는 문(gate)으로 구성되어 있다. 이러한 문은 전기적 자극에 의한 전압작동통로(voltage gated channel)와 신경전달물질이나 호르몬 같은 화학적 전령에 의한 리간드관문통로(ligand gated channel), 물리적인 힘에 의한 기계적관문통로(mechanically gated channel) 등이 있다.

용어설명

- 리간드(ligand): 라틴어로 '결합하는'이라는 의미를 가지고 있으며, 특정 수용체에 결합하는 비교적 저분자 화합물을 말한다. 수용체의 리간드 결합부위는 선택적으로 정해져 있으며 높은 친화성을 가진다.

2.7 세포사이 부착

학습목표 세포사이 부착형태에 대해 알 수 있다

대부분의 상피세포는 바닥막에 의해 단단하게 결합되어 있어 이동할 수 없고 세포연접을 한다.

상피세포의 표면을 덮는 당단백질(glycoprotein)로 된 당질층(glycocalyx)은 인접한 세포 사이에 접착제 역할을 한다. 상피세포막은 깍지 끼듯이 결합하는데 세포막 사이의 틈새를 가진다.

세포사이 부착의 종류와 역할

- **부착이음** Adhering junction 한 세포의 세포막의 케드헤린(cadherin)분자와 인접한 세포의 케드헤린 분자가 직접 결합하여 형성되고, 결합된 케드헤린 분자에 액틴필라멘트(actin filament)가 연결되어 인접하는 상피세포들의 치밀이음 바로 아래에 접착벨트(adhension belt)를 형성한다(그림 2-24A).
- **치밀이음** Tight junction 막단백질의 일종인 오클루딘(oculudine)과 클라우딘(claudin)에 의해 지퍼처럼 서로 단단하게 결합하기 때문에 물질이 세포 바깥공간으로 새지 않는다. 소화관 상피세포에서는 소화효소가 혈류로 새지 않게 단단하게 결합되어 있다(그림 2-24B)
- **틈새이음** Gap junction 심장세포와 배아세포에서 주로 관찰되며 단백질로 구성된 육량체의 관(커넥손, connexons)에 의해 연결된다. 영양분, 이온과 같은 화학분자는 물로 채워진 커넥손을 직접 통과하여 이웃세포와 교통(communication)한다(그림 2-24C).
- **부착반점** 결합소체, Desmosome 세포접착 단백질을 세포뼈대 섬유에 부착시키는데 인접한 상피세포를 리벳(rivet)처럼 강하게 연결하는 고정이음(anchoring junction)이다. 구조적으로 단추모양으로 미세한 단백질세사(protein filament)에 의해 안쪽 면에 있는 판(plaque)로부터 이웃한 세포의 반대 면에 있는 판까지 연속되어 강력한 가이와이어(받침줄, guy wires)를 형성한다. 심장세포와 피부세포에 발달되어 기계적 자극을 견디는 역할을 한다.

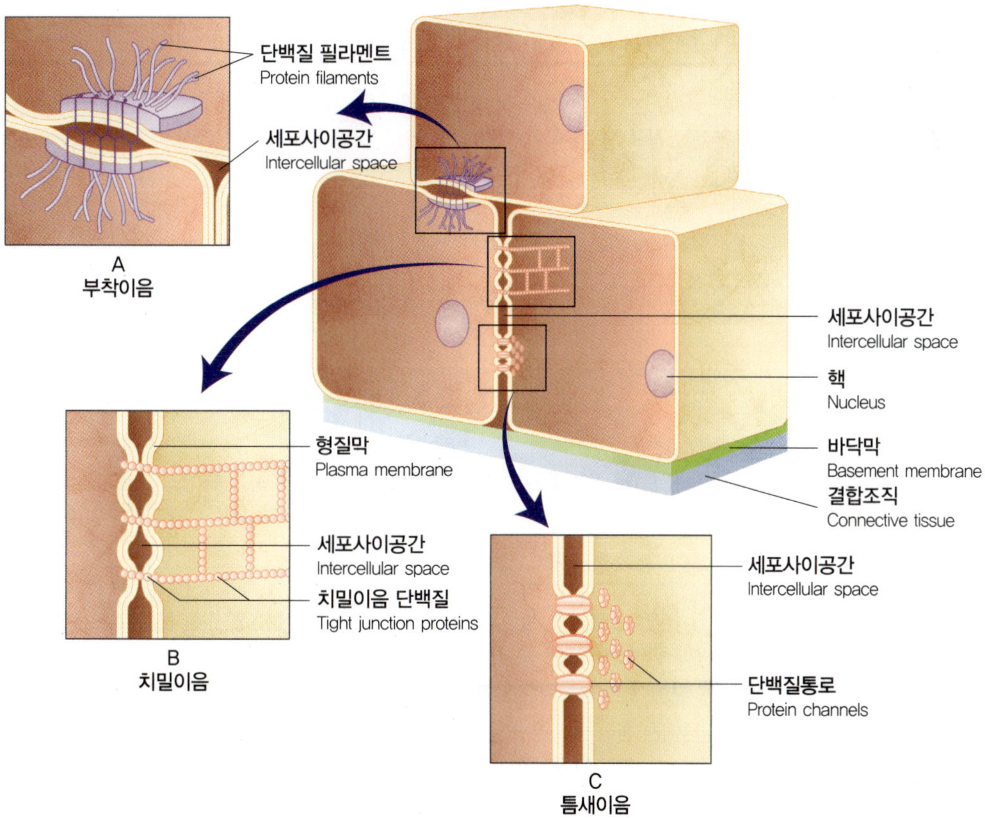

그림 2.24 **세포결합.** 세포는 바닥막에 의해 고정되어 있고 이웃한 세포들은 세포연접을 통해 통신한다.

심화학습 Advanced Learning

효소란 무엇인가?

효소(enzyme)는 몇몇을 제외하고 효소의 이름은 ~아제(~ase)로 끝나는 물질을 말하며, 대부분의 효소는 단백질로 구조가 복잡하므로 화학적 구조에 따르지 않고 촉매작용(catalysis)이나 기질(반응물) 등에 근거하여 명명해 왔다. 효소는 에너지 전환, 생체분자 합성 및 분해 등 생화학적 반응을 촉매작용을 조절하며 대부분 화학반응 속도를 빠르게 할 수 있는 것은 활성화 에너지를 낮추기 때문이다. 즉, 반응에 참여할 수 있는 분자의 수가 늘어나게 되어 생성물질이 만들어지는 속도가 빨라지는 것이다. 효소는 아무 반응이나 비 선택적으로 촉매작용 하는 것은 아니다. 한 가지 효소는 한 가지 반응만을, 또는 극히 유사한 몇 가지 반응만을 선택적으로 촉매하는 기질특이성을 가지고 있다. 효소와 기질과의 상호작용에는 두 가지 모형이 있는데 효소에 기질 특이성이 있는 것은 효소와 기질이 마치 자물쇠-열쇠모형(lock-key model, 활성부위가 미리 형성되어 있어 공간적 입체구조가 꼭 들어맞는 것끼리 결합하여 기질이 화학반응을 일으키는 모형)과 유도-적합모형(induced-fit model, 자물쇠 열쇠모형처럼 활성부위가 미리 형성되어 있는 것이 아니라 활성부위에 유연성이 있어 기질과 효소 사이에 상호작용에 의해 형성되는 모형)이 있다.

효소는 완전효소(holoenzyme, 불완전효소와 보조인자로 이루어진 효소)가 되어야 효소-기질 복합체가 형성되며, 활성화되어 생성물이 효소의 활성부위에서 나갈 수 있다(그림 2-25). 불완전효소(apoenzyme)는 보조 인자를 제외한 단백질로만 이루어진 효소를 말하고 불완전효소만으로는 효소의 활성이 어렵다. 보조인자는 효소의 비 단백질부분이며 무기이온과 보조효소(coenzyme)가 있다. 보조효소는 여러 가지 불완전효소와 일시적으로 결합 및 해리하여 전자나 수소 등을 옮겨주는 기능을 하는 효소의 구조 보완역할을 하는 물질이다. 대사에 중요한 보조효소는 FAD^+, NAD^+, CoA, $NADP^+$ 등이 있다.

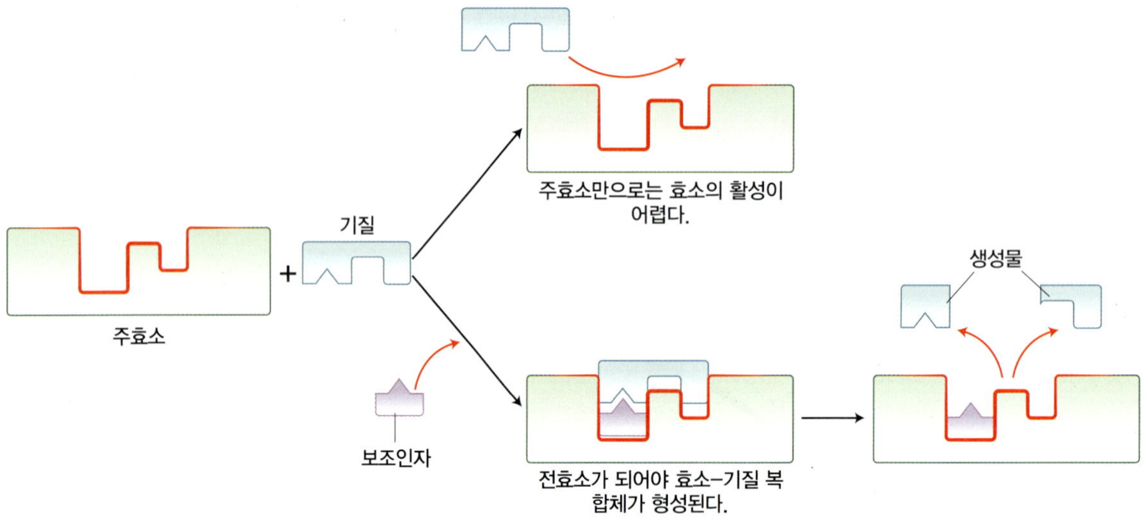

그림 2.25 효소. 기질의 결합 보조인자의 역할

용어설명

- 기질(substrate): 효소에 의하여 촉매작용을 받는 물질, 즉 효소가 촉매 시키는 특정한 반응 분자나 분자 그룹을 말한다.
- 촉매(catalyst): 어떤 화학 반응에 관여하여 반응 속도를 증가시키고 스스로는 아무런 변화도 하지 않는 물질을 말한다. 촉매는 반응 중에 변화하지 않거나 반응 끝에 최초의 모양으로 재생된다. 효소 또한 특정반응에 대한 촉매로서 생물체의 조직 내에서 생성된다. 반응물의 에너지 바닥상태에서 전이 상태에 도달하는(반응을 일으키는데 필요한 에너지) 에너지를 활성화 에너지(activation energy)라고 하며 촉매는 활성화 에너지를 감소시켜 저농도에서 반응을 촉진시킨다.

요약정리 및 문제 Summing-up & Test

1. (　　　)는 거의 모든 생명체의 구조적·기능적 단위로 조직(tissue), 기관(organ) 및 계통(system)을 이루는 기본 단위이다.
2. 생명체의 기본단위인 세포의 구조는 일반적으로 세 부분으로 나누면 (　　　), (　　　), 핵이다.
3. 각 세포의 맨 바깥을 싸고 있어 세포와 세포사이를 분리하고, 세포내액(intracellular fluid, ICF)과 조직액과 혈장과 같은 세포외액(extracellular fluid, ECF)이 섞이는 것을 막고 세포 사이의 물질이동의 통로로써 작용을 하는 것은 (　　　)이다.
4. 막지질(membrane lipid)은 인지질이 대부분(약 70 ~75%)을 차지하고, 콜레스테롤과 당지질로 나눈다.
5. 인지질은 분자량이 큰 물질이나 이온에 대해서는 장벽역할을 하지만 산소나 이산화탄소 같은 가스는 비교적 자유롭게 이동하며, 수용성물질은 통과하지 못하나, 지용성이 높을수록 쉽게 통과한다.
6. 물질수송, 수용체, 이온통로 및 운반체, 효소 역할을 하는 세포막의 구성요소는 단백질이다.
7. 수동수송은 에너지를 사용하지 않고 농도기울기나 전기기울기에 의해 물질을 수송하는 것으로 확산, (　　　), 여과 등이 있다.
8. 농도가 높은 곳에서 낮은 곳으로 용질이 이동하는 현상을 (　　　　)이라고 하며, 단순확산과 촉진확산의 차이는 (　　　) 여부이다.
9. 물 분자가 농도기울기에 의해 농도가 낮은 곳에서 농도가 높은 곳으로 확산되는 물의 순 확산을 삼투라고 하고 삼투현상에 저항하는 반대되는 힘을 (　　　)이라고 한다.
10. 저장액에 적혈구를 넣으면 용혈(hematolysis)이 일어나고 고장액에 적혈구를 넣으면 쭈그러든다. 등장액의 장성은 0.9NaCl이다.
11. 수동수송과 능동수송의 차이는 에너지 사용 여부이며, 일차능동수송은 직접에너지 산출과 연관된 펌프에 의한 이동이다. 수소이온 펌프, 칼슘이온 펌프, 나트륨-칼륨 펌프가 있다.
12. 이차능동수송은 간접에너지를 이용한 (　　　　)에 의한 이동이다.
13. 거대분자나 복합화합물 등은 집단수송 방법인 세포내섭취나 세포외배출 방법에 의한다.
14. 세포막 안쪽이 전기적 음성을 띠는 이유는 크게 세 가지로 분류되는데 첫째, 양전하와 음전하의 세포막의 투과성 정도. 둘째, 세포내에서 세포 밖으로 확산되지 못하고 남아있는 음전하의 양. 셋째, 나트륨-칼륨펌프의 역할이다.
15. 나트륨- 칼륨펌프(Na^+-K^+ pump)는 양이온 하나를 더 많이 세포 밖으로 내보내어 막전압 형성에 직접 기여한다.
16. 세포외 화학 전달물질이 없이 통신할 수 있는 방법은 심장이나 민무늬근에서 볼 수 있는 틈새이음을 통한 방법이 있고 세포외 화학 전달물질에 의한 통신 방법은 세포외 화학 전달물질 방법에는 주변분비, 호르몬, 신경호르몬, 신경전달물질에 의한 방법 등이 있다.
17. 세포외 화학 전달물질에 의한 통신 방법은 이온통로형 수용체, (　　　　)가 있다.
18. 대사작동형 수용체에는 G-단백질(G-protein)에 의해 이온통로에 결합하는 방식과 이차전령에 의해 세포반응을 유도하는 방식이 있다.

해답

1. 세포 2. 세포막, 세포질 3. 세포막 7. 삼투 8. 확산, 운반체 9. 삼투압 12. 공동운반체 17. 대사작동형 수용체

2.8 핵과 핵산

학습목표 핵의 구조와 기능에 대해 알 수 있다

세포의 핵은 유전과 단백질합성에 관여한다.

핵(nucleus)은 대부분 세포에서 1개의 핵이 중앙에 위치하는 것이 일반적이나 적혈구와 혈소판에는 핵이 없고, 근육과 파골세포(뼈파괴세포, osteoclast)에는 여러 개의 핵이 존재한다. 핵은 세포의 유전과 단백질합성에 중요한 역할을 한다. 핵의 구성은 가장 중앙에 핵소체(nucleolus)와 핵소체 주위의 염색질(chromatin)이 퍼져 있고, 두 겹의 핵막에 의해 싸여 있다(그림 2-26).

핵의 구성별 대략적인 기능을 살펴보면, 가장 안쪽의 핵소체는 RNA(주로 rRNA로 이루어짐)와 단백질로 구성되며, 리보소체를 구성하는 rRNA를 합성하는 부위이다. RNA는 염색질에서 생산되어 핵소체에 일단 저장되었다가 핵 구멍을 통해 세포질로 나가 단백질 합성 기능을 조절한다.

염색질(chromatin)은 DNA와 단백질로 된 섬유상 가닥으로 세포분열 시 23쌍의 막대모양의 염색체(chromosome)가 나타나고 염색사(chromonema)가 응축되면 염색체를 형성한다. 이중막 구조로 핵과 세포질을 분리하는 핵막에 뚫린 50~100nm의 핵 구멍(nuclear pore)으로 핵산(nuclear acid)과 같은 고분자 물질이 이동된다.

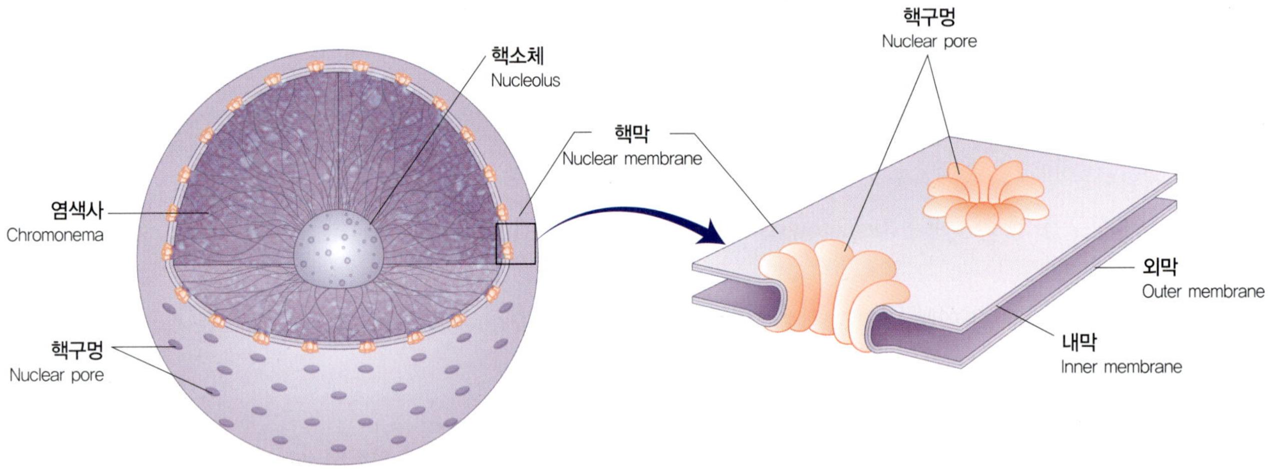

그림 2.26 **핵의 구조.** 핵은 핵막과 염색질, 핵소체로 구분할 수 있다.

용어설명

- 염색질(chromatin): DNA 나선(helix)과 단백질인 히스톤(histone)으로 구성되어 있다. 진핵세포는 작은 핵에 많은 양의 DNA를 보관해야 하므로 DNA를 응축시켜 보관한다. DNA는 히스톤 단백질을 감싸 염색질단위(nucleosome, 진핵세포에서 DNA 응축단위)가 형성되고, 여러 개의 염색질단위가 응축되어 염색질 구조를 이룬다.

  염색질의 응축정도에 따라 유전자발현이 조절되는데 염색질의 응축 정도에 따라 전사(translation) 기구가 결합할 수 있는 정도가 달라져 전사의 개시가 조절된다. 염색질 구조가 약하게 응축되면 유전자 발현이 활발한 반면 염색질이 강하게 응축되면 전사 기구가 결합하지 못해 전사 개시가 억제된다.

2.8 핵과 핵산

학습목표 핵산 구조와 기능에 대해 알 수 있다

핵산은 유전정보를 보관하고 어떤 단백질을 만들 것인가를 결정한다.

핵산(nucleic acid)은 핵에 다량으로 존재하는 산성 물질이란 뜻으로 퓨린 염기 및 피리미딘 염기, 당, 인산으로 이루어진 고분자물질로 1개의 염기(base), 오탄당(five-carbon sugar), 인산(phosphate)으로 구성된 뉴클레오타이드가 인산디에스테르결합(phosphodiester bond)으로 중합되어 긴 사슬모양의 분자를 형성하고 있다.

뉴클레오타이드(nucleotide)는 DNA 사슬의 기본 구성단위이며, DNA처럼 염기, 당, 인산으로 구성된다. 핵산분자는 당 부분이 데옥시리보오스(deoxyribose)인 데옥시리보 핵산(deoxyribonucleic acid, DNA)과 리보오스(ribose)인 리보핵산(ribonucleic acid, RNA)이 있다. 2가닥의 나선구조로 된 DNA와 달리 RNA는 단일 사슬형 구조이다. DNA와 RNA의 퓨린(purine) 염기는 아데닌(adenine, A), 구아닌(guanine, G)으로 같고, 피리미딘(pyrimidine) 염기는 시토신(cytosine, C)은 공통이지만 DNA는 티민(thymine, T)을, RNA는 우라실(uracil, U)을 함유한다. DNA는 4개의 뉴클레오타이드 염기 중 하나와 오탄당 외에 데옥시리보오스(deoxyribose), 인산염으로 구성된다(그림 2-27).

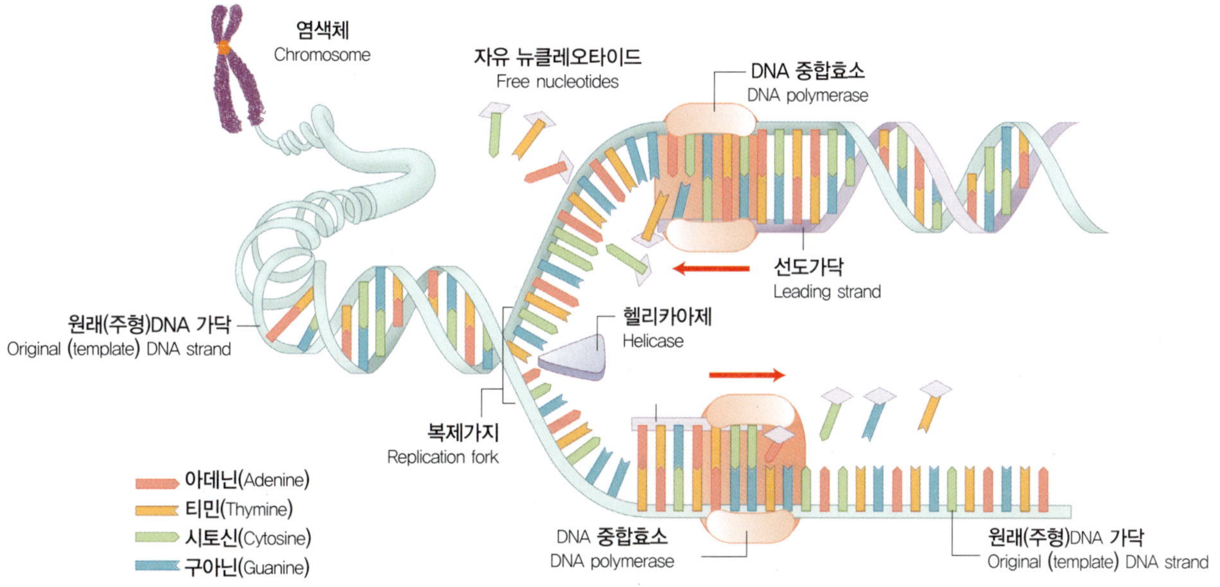

그림 2.27 **DNA의 구성.** DNA의 뉴클레오타이드는 아데닌, 구아닌, 시토신, 티민이며, DNA는 단백질들과 결합하여 염색질(chromatin)을 만들고 염색질은 염색체(chromosome)를 만든다.

유전자(gene)는 폴리펩타이드 사슬을 암호화하는 DNA이다. 즉 세포내 특정 구조와 효소 단백질 합성을 지도하는 암호를 제공한다. 유전자 발현(gene expression)은 DNA와 상보적인 서열을 갖는 RNA를 생성하는 과정인 **전사(transcription)**, 즉 DNA의 화학적 정보가 RNA로 복사되는 과정인 RNA 합성 단계와 전령 RNA의 염기배열에 따라 아미노산이 연결되어 단백질이 합성되는 과정인 **번역(transcription)**으로 이루어진다. RNA는 DNA에 저장된 유전 정보를 각 세포가 그 기능을 수행하는 데에 필요한 단백질로 전환시키는 데 중요한 역할을 한다.

복제 ⇄ DNA ⇄ 전사 (RNA 합성) ⇄ mRNA ⇄ 번역 (단백질 합성)

용어설명

- 상보적 구조(complementary structure): 대응하는 두 개의 분자가 서로 특이한 화학 구조나 입체 배치를 갖고, 이들을 접근시켰을 때 서로 들어맞는다고 생각할 수 있는 구조 관계를 말한다.

2.8 핵과 핵산

학습목표 단백질의 전사 과정에 대해 알 수 있다

전사는 DNA의 이중 나선구조가 부분적으로 풀리면서 시작된다.

DNA의 이중 나선구조가 부분적으로 풀려 폴리펩타이드 두 가닥이 분리되면서 전사가 시작된다. RNA중합효소(RNA polymerase)는 쌍을 이룬 DNA 염기 사이의 수소결합을 끊어 DNA 두 가닥 사슬 중 한 가닥을 주형(template)으로 사용하여 상보적인 염기를 가진 뉴클레오타이드가 차례로 결합하면서 RAN가 만들어진다. RAN 분자가 합성되면 DNA 주형 가닥으로부터 분리된다. 합성된 RAN 분자는 네 가지 형태로 mRNA 전구체(pre-RNA), mRNA(전령 RNA, messenger RNA), tRNA(운반 RNA, transfer RNA), rRNA(리보소체 RNA ribosome RNA)가 있다. pre-RNA가 mRNA가 되려면 비 암호화 부분인 인트론(intron)이 제거되고 암호화 부분인 액손끼리 결합하여 성숙한 mRNA를 만든다. mRAN는 필요한 단백질을 만들기 위한 지침을 담고 있는 유전자 사본을 만든다. mRAN는 이런 가공과정을 거쳐 DNA로부터 암호화된 메시지 유전자부호(codon)를 받아 핵 구멍을 통과하여 세포질에서 rRNA가 들어있는 리보소체와 연결된다(그림 2-28).

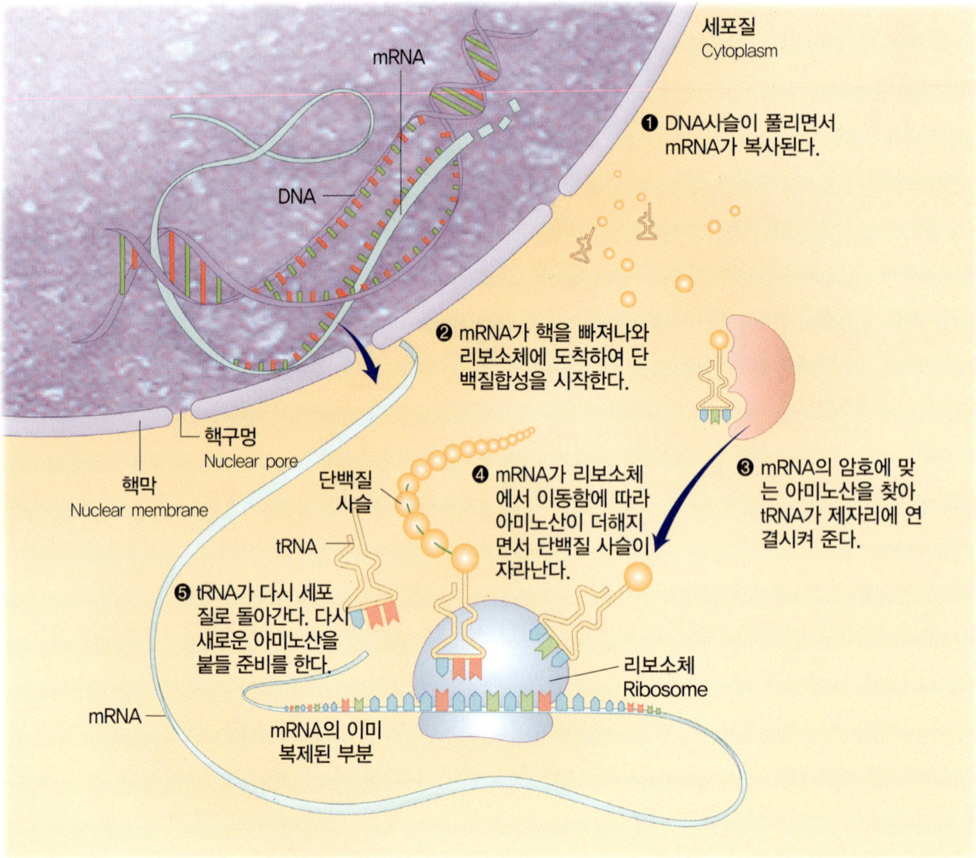

그림 2.28 전사와 번역을 통한 단백질합성 과정

용어설명

- 유전자부호(codon): 특정 아미노산을 결정짓는 mRNA의 유전암호 단위를 말하는데, DNA에서 전사된 mRNA의 3염기 조합으로 DNA의 3개의 뉴클레오타이드에 의하여 구성된다. 연속된 3개의 뉴클레오타이드가 1개의 아미노산의 종류를 결정한다. 이 3개의 뉴클레오타이드를 트리플렛 코드라고 하며, 이것이 유전자부호라는 단위로 나타낸다.

2.8 핵과 핵산

학습목표 단백질의 번역 과정과 수송경로에 대해 알 수 있다

단백질의 번역은 리보소체의 단위체가 결합하면서부터 본격적으로 시작된다.

mRNA가 세포질로 나오면 리보소체 소단위체(small ribosomal subunit)가 붙는다. 리보소체의 대단위체가 소단위체와 결합하여 완전한 리보소체를 형성하고 단백질의 번역(translation)이 본격적으로 시작된다.

각각의 단위체에 들어있는 rRNA는 리보소체를 구성하는 단백질로 전체 RNA의 80% 이상 차지한다. 핵소체에서 rRNA와 단백질을 합쳐 리보소체를 합성하고, 리보소체는 핵 구멍을 빠져나와 세포질에서 단백질합성에 참여한다. tRNA는 번역과정에서 배열순서에 맞는 아미노산을 리보소체로 가져와 tRNA의 대응유전자부호(anticodon)이 mRNA의 유전자부호를 인식하여 상보적인 염기결합을 형성하고, 원래의 폴리펩타이드 사슬에 결합시켜 주는 역할을 한다. 요약하면, DNA 유전 정보가 mRAN에 전사되어 유전자 사본의 지침에 따라 rRNA에 전달하여 아미노산 배열순서가 결정된다. tRNA는 배열 순서에 맞는 아미노산을 리보소체로 가져와 폴리펩타이드사슬에 끼워 맞추어 각 세포가 그 기능을 수행하는데 필요한 단백질로 전환시킨다(그림 2-29).

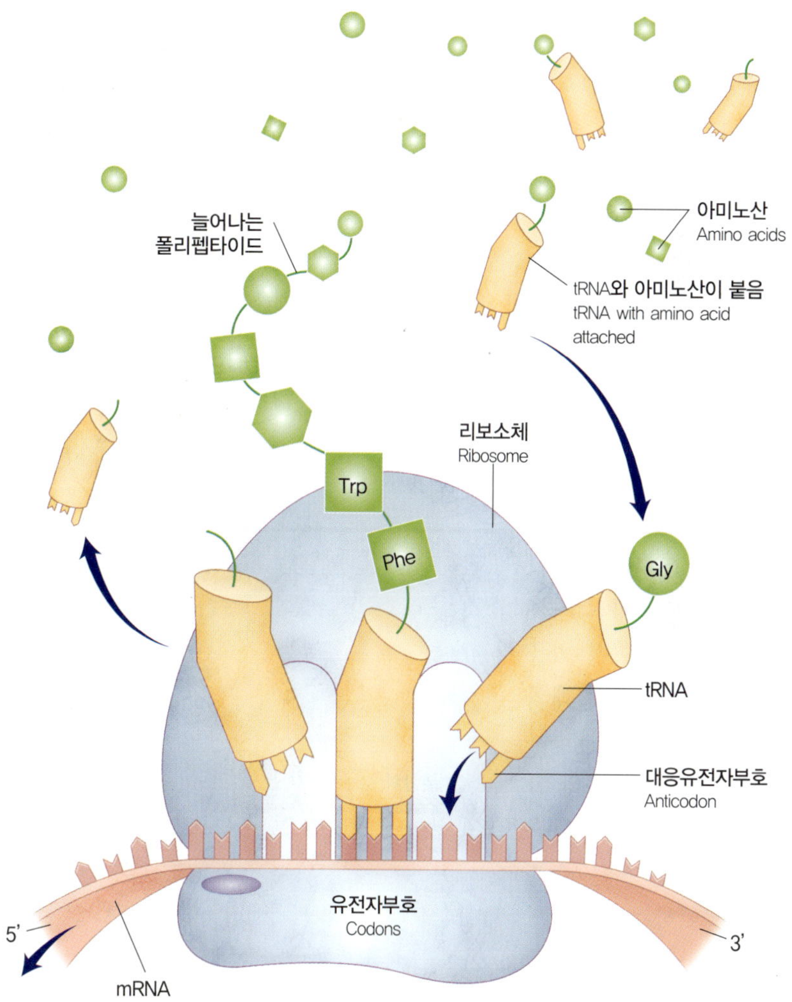

그림 2.29 **세 가지 RNA의 기능.** 아미노산의 조합을 위한 지침을 담고 있는 유전자부호는 mRNA에 의해 운반되고, 세포질에 있는 각각 다른 종류의 아미노산을 tRNA에 부착시켜 mRNA와 결합하고, rRNA는 리보소체 단위체를 형성하여 폴리펩타이드 사슬을 형성한다.

단백질의 수송경로는 크게 두 가지로 분류된다.

세포질의 유리리보소체에서 생성된 단백질은 분류신호서열(sorting signal sequence)에 유·무에 의해 세포질에 남기도 하고, 세포소기관인 거친세포질그물(rER)에서 합성되어 골지복합체(Golgi apparatus)를 거쳐 세포 밖으로 이동(효소와 단백질성 호르몬)하기도 한다. 결합리보소체에서 생성된 단백질은 외분비단백질과 내재단백질(막관통단백질)로써 아미노산 말단에 존재하는 신호서열(signal sequence)에 의해 결정된다. 외분비단백질은 세포질그물의 수송소포(transport vesicle)에 의해 골지복합체로 이동하고 분비소포(secretory vesicle)에 의해 세포 밖으로 방출된다. 내재단백질은 소수성 아미노산으로 구성되어 있으므로 인지질 이중층 내부의 소수성 부분과 결합하여 비교적 큰 분자나 이온통로가 된다.

용어설명

- 대응유전자부호(anticodon): tRNA분자의 중간지점에 mRNA의 특정 유전자부호를 인식하여 상보적인 염기 결합을 형성하는 세 개의 염기로 된 집단

2.9 세포소기관

학습목표 단백질의 구조화와 운반을 위한 세포질그물과 수송소낭에 대해 알 수 있다

세포질의 기능은 크게 네 가지로 나눈다.

세포질(cytoplasm)은 소기관(organelle)과 액성 물질인 세포질액(cytosol)으로 나누어지며, 세포 소기관의 기능은 첫째, 단백질을 합성하기 위한 기능 둘째, 분해, 흡수 효소 및 식작용을 위한 기능 셋째, 가용에너지(ATP) 생산을 위한 기능 넷째, 세포의 뼈대를 이루고 지지하는 기능이다.

단백질 합성을 위한 세포소기관

앞에서 배운 핵과 핵산 및 리보소체에 의해 단백질의 전사(transcription)와 번역(translation)이 일어난 후 세포소기관들은 단백질을 구조화(organization)하고 성숙(mature), 운반(transport)하며, 분비(secretion)한다.

• **단백질의 구조화와 운반을 위한 세포질그물과 수송소낭**

세포질그물(endoplasmic reticulum, ER)은 단백질과 지질의 가공공장으로 핵의 바깥막이 연장되어 세포질 전체에 넓게 그물처럼 퍼져있는 구조이다. 리보소체의 유 · 무에 따라 납작한 주머니모양인 과립세포질그물(rER)과 연결된 관 모양의 무과립세포질그물(SER)로 되어 있다. 리보소체에 붙어 있는 과립세포질그물은 합성된 단백질을 받아들여 단백질 구조화가 일어난다. 즉, 막단백질과 분비단백질의 합성이 일어난다. 구조화된 단백질을 무과립세포질그물의 수송소포(transfer vesicle)에 넣어 골지복합체로 운반되며, 운반된 단백질은 세포 밖으로 내보내거나 세포막을 구축하거나 다른 소기관의 단백질을 구성하는 데 쓰인다. 무과립세포질그물은 매끈하게 보여 붙여진 이름이며, 리보소체 없어 단백질합성에 관여하지 않는 대신 구조화된 단백질을 포장하고 배출한다. 주로 과립세포질그물에서 이동되는 단백질과 지질 분자들을 모아 수송소포에 넣어 포장하고 골지복합체로 이동시키는 역할을 한다(그림 2-30). 이 밖에 무과립세포질그물은 특정화된 세포에 분포하여 부가적 기능을 하는데, 막성 벽을 형성하는 지질 유래의 스테로이드를 분비하는 호르몬, 해독에 관여하는 간세포, 칼슘을 저장하여 근 수축에 관여하는 근육세포 등이다.

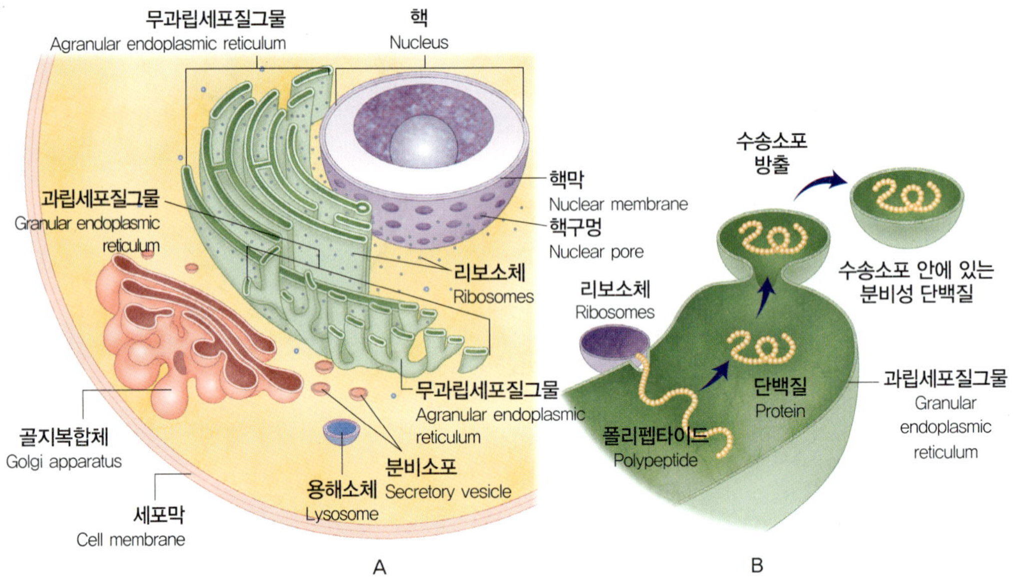

그림 2.30 **세포질그물.** 세포질그물은 핵에 붙어있는 과립세포질그물과 골지복합체와 연관된 무과립세포질그물이 있다. A: 구조, B: 분비양상

이해상자

과립세포질그물은 어떻게 단백질을 가공하여 구조화할까?

핵의 바깥막에 붙어있는 과립세포질그물에는 리보소체가 있어 단백질을 가공할 수 있다. 과립세포질그물은 리보소체와 함께 새로운 단백질을 소포체 속공간(내강, lumen)으로 내보내고 최종구조로 접히거나 잘리거나 포도당 분자가 붙는 방식으로 변형될 수 있다. 이런 단백질의 구조화를 통해 골지복합체에서 최종산물로 변경할 수 있게 해준다.

2.9 세포소기관

학습목표 단백질합성을 위한 골지복합체에 대해 알 수 있다

• **단백질 성숙과 분비를 위한 골지복합체와 분비소낭**

골지복합체(Golgi apparatus)는 여러 개의 납작한 막 주머니인 골지수조(Golgi cistern)와 수조의 말단에 붙은 수송소포(transport vesicle)로 구성된다. 세포질그물과 연관되어 있어 세포질그물의 수송소포를 통해 형성면에 도착한 단백질들은 성숙면으로 이동하면서 당단백질들의 변형, 인산화 등의 변형을 거치면서 성숙한다. 골지복합체에서는 표적기관에 해당하는 물질들을 단백질에 붙이는 작업이 일어난다. 즉, 골지복합체는 두 부분의 기능을 담당한다. 가공공장인 세포질그물에서 가공되지 않고 수송소포에 의해 골지복합체로 운반된 가공물들을 최종산물로 변형시키는 정제공장의 역할과 변형이 완료된 단백질들은 분류하고 포장하여 세포내의 목적지로 이동하거나 분비소포의 형태로 나와 세포막과 융합하여 집단수송 방법인 세포외배출(exocytosis)에 의해 분비된다(그림 2-31).

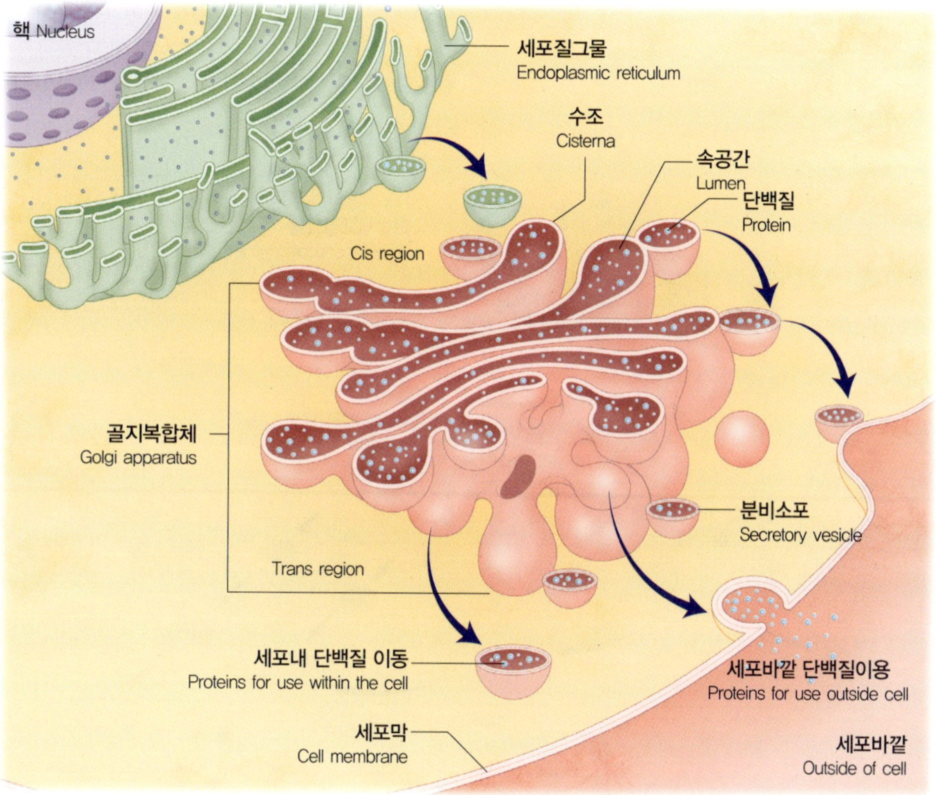

그림 2.31 **골지복합체.** 골지복합체는 여러 층의 주머니로 되어 있는 포장 공장이다. Cis region: 과립세포질그물로부터 단백질을 받는 곳. trans region: 골지복합체 밖으로 단백질이 이동하는 쪽에 위치

지금까지 배운 새로운 단백질이 만들어지기까지의 과정을 간단히 요약하면 단백질의 전사와 번역은 DNA, RNA, 리보소체가 관여하고, 단백질의 구조화는 세포소기관인 소포체에서, 단백질의 성숙과 분비는 골지복합체에서 연쇄과정에 의해 일어난다는 것을 알 수 있다.

이해상자

골지복합체는 가공 산물을 어떻게 분류하고 포장할까?

골지복합체는 가공되지 않는 단백질과 가공된 단백질을 분류한다. 즉, 세포질그물에서 가공되지 않는 단백질들은 포도당이 붙은 단백질로 변경되고, 최종산물로 변화시킨 단백질들은 분비소포에 넣어 세 가지 이동경로를 거치는데 새로운 세포막을 구축하거나 세포 밖으로 분비되거나 다른 세포소기관에 붙는다.

2.9 세포소기관

학습목표 분해, 흡수 효소 및 포식작용을 위한 용해소체와 과산화소체에 대해 알 수 있다

분해, 흡수, 효소 및 포식 작용을 위한 세포소기관

• 가수분해 작용을 촉매하는 용해소체

용해소체(lysosome)는 lys = 분해하다, some = 조직체로 분해하는 조직체라는 의미를 가진다. 직경은 0.2~0.5μn 정도로 세포 당 300여 개를 가지고 있다. 효소를 가진 막에 싸인 주머니로 음식물을 소화하기 위한 가수분해(hydrolysis) 효소와 비슷하기 때문에 세포내 소화기계로 작용한다. 용해소체의 생성은 세포질그물이나 골지복합체에서 생성하는 비활성(non-activation)상태의 일차용해소체(primary lysosome)와 대상물질을 만나 작용하는 활성상태의 이차용해소체(secondary lysosome)가 있다. 세포막 바깥쪽의 대상물질(음식물 등)을 집단수송 방법인 세포내섭취(endocytosis) 중 포음작용(pinocytosis)에 의해 세포내로 들여와서 용해소체의 가수분해 효소에 의해 소화작용을 하고, 세포 안쪽의 대상물질(손상된 세포 등)에 붙어 자식작용(autophage)에 의해 선택적 포식작용을 한다(그림 2-32).

• 노폐물을 해독하는 과산화소체

과산화소체(peroxisome)는 용해소체의 1/3 정도의 크기로 세포당 수백 개를 가지고 있다. 간과 신장에 주로 존재하며, 주머니 안에 강력한 산화효소(oxydative enzyme)와 촉매효소를 가지고 있다.

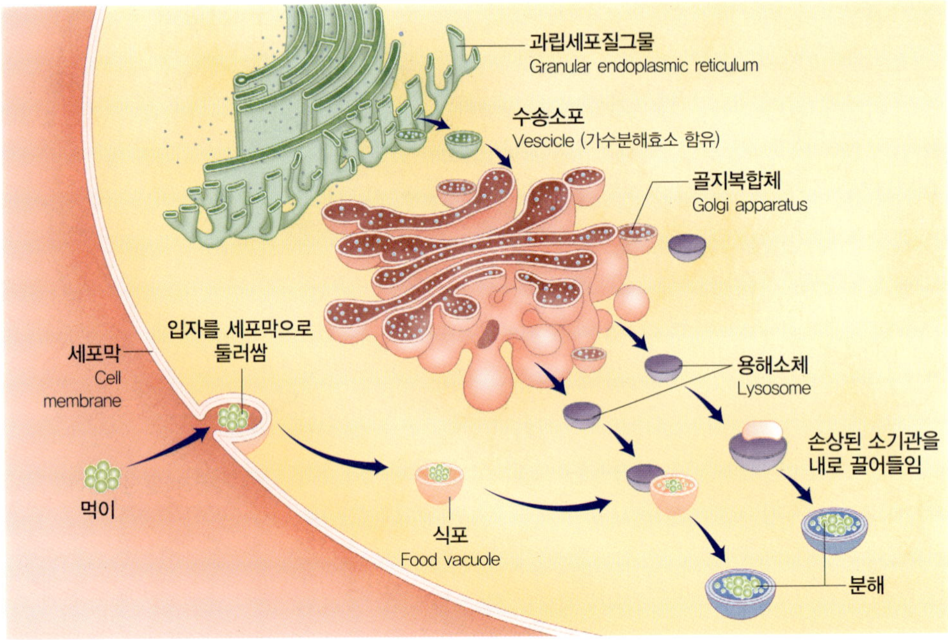

그림 2.32 **용해소체.** 활성상태의 용해소체는 세포내 이입을 통해 가수분해하거나 세포내에서 손상세포에 붙어 포식작용을 한다.

이해상자

과산화소체에 의한 해독은 어떻게 이루어질까?

과산화소체의 강력한 산화효소를 통해 산소를 사용하여 유기분자로부터 수소이온을 떼어내어 독성분자인 과산화수소(H_2O_2)가 생성되지만, 항산화효소인 과산화수소분해효소(catalase)에 의해 H_2O_2(과산화수소) → H_2O(물) + O_2(산소)로 분해하기 때문에 해가 없다.

용어설명

가수분해효소(hydrolysis enzyme): 물 분자가 작용하여 일어나는 분해 반응으로 대개 촉매가 있으면 반응속도가 증가하는데, 생체 내에서는 가수분해효소가 촉매작용을 한다. 예를 들면 $CH_3COOC_2H_6$(아세트산에틸) + H_2O → CH_3COOH(아세트산) + C_2H_6OH(에틸알코올)로 분해된다.

2.9 세포소기관

학습목표 가용에너지 생산을 위한 사립체에 대해 알 수 있다

이중막으로 싸인 사립체는 ATP 생성에 관여한다.

막대모양의 사립체(mitochondria)는 1개의 세포 안에 수백 개에서 수천 개까지 존재하고, 세포 내부의 발전소라고 할 만큼 영양분으로부터 에너지를 추출하여 유용한 에너지 형태, 즉 아데노신삼인산(ATP)으로 바꾸는 역할을 한다. 사립체는 원유를 정제하여 사용할 수 있는 에너지를 만드는 정제 공장인 셈이다.

사립체의 구조는 이중막 중 바깥쪽의 바깥막과 안쪽막이 접힌 구조인 능선(crista)으로 되어 있다. 능선 표면에 있는 전자전달 효소는 음식물 에너지를 가용 가능한 형태로 전환하는데 중요한 단백질이다. 능선 안쪽의 바탕질(matrix)은 영양분을 이산화탄소와 물로 대사하는 크렙스회로(TCA cycle, 시트르산회로)와 전자전달계와 관련된 탈탄산효소, 탈수소효소가 있어 크렙스회로를 통해 산소를 호흡하는 장소가 된다. 바탕질에 있는 DNA는 핵에 있는 DNA와 다르게 작은 원형의 이중가닥으로 자신을 복제할 수 있고 고유한 DNA를 가진다(그림 2-33).

삼인산아데노신(adenosine 5'-triphosphate, ATP)은 세 개의 인(phosphate) 그룹이 붙은 아데노신으로 구성되어 있으며, ATP가 가수분해 되면서 세포가 사용할 수 있는 에너지를 방출하게 되는데, 가장 바깥쪽의 인산이 하나 떨어져 나가면 이인산아데노신(adenosine 5'-diphosphate, ADP), 두 개의 인산이 떨어져 나가면 일인산아데노신(adenosine monophosphate, AMP)이 되고 에너지 효율은 인산이 떨어져 나갈수록 점점 떨어지게 된다.

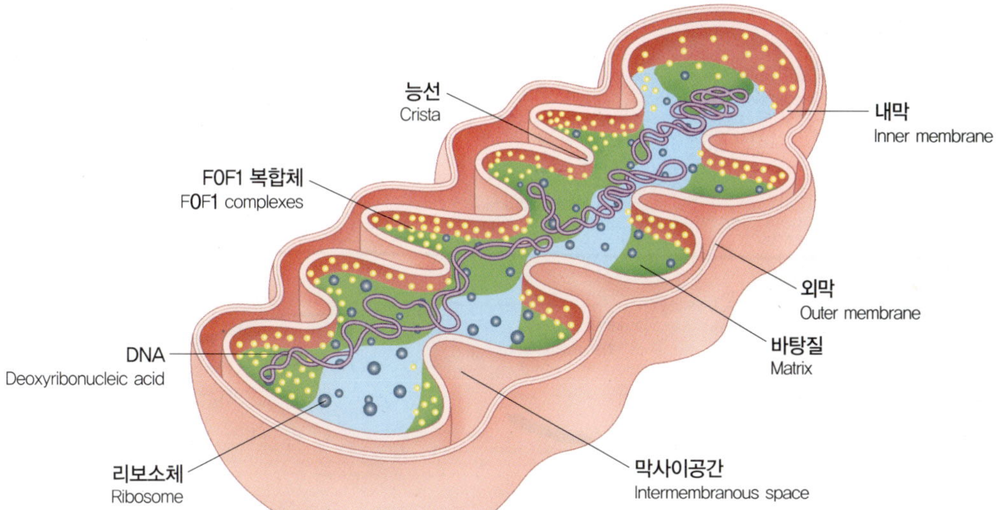

그림 2.33 **사립체.** 사립체 능선과 바탕질로 구성되어 있는 가용에너지(ATP) 생성 기구이다.

관련질환

사립체(mitochondria) 질병

사립체가 관여하는 대표적인 질병이 당뇨나 비만 같은 대사성 질환이다. 사립체 질환은 대사작용이 활발한 조직인 뇌와 근육에서 특히 많이 나타난다. 당뇨병(DM)은 세포 속의 사립체 수가 줄어들거나 효율성이 떨어져 당이 세포 속으로 충분히 들어가지 못해 혈액 속의 당수치가 높아지고 혈액 내 당이 기준 수치 이상이 되면 신장을 통해 소변으로 빠져 나가게 된다. 파킨슨병(Parkinson disease)은 뇌 신경세포 속의 오래된 사립체를 제거할 수 없어서 생기는 병으로 과도한 활성산소의 공격을 받아 나타나는 병이며, 도파민 신경세포가 사멸하면서 발생하는 대표적 신경계 퇴행성 뇌질환으로 여겨진다.

2.9 세포소기관

학습목표 사립체의 에너지 생산 과정에 대해 알 수 있다

세포질액(cytosol)의 해당과정을 통해 무산소 ATP를 생산하고, 사립체의 시트르산 회로와 전자전달계의 연쇄반응인 산화인산화에 의해 유산소 ATP를 생산한다.

1분자의 포도당이 사립체에서 ATP를 생성하기 위한 과정을 살펴보면, 먼저 탄수화물이 소화되어 흡수 상태인 포도당이 되면 포도당은 운반체에 의한 촉진확산 또는 공동운반체에 의한 이차능동수송에 의해 세포막 안으로 이동한다. 이어서 세포가 활용할 수 있는 에너지를 생성하기 위한 ATP를 만들려면 첫째, 세포원형질에서 일어나는 해당과정을 거쳐 둘째, 사립체의 바탕질에서 일어나는 시트르산회로와 셋째, 내막인 능선에서 일어나는 전자전달계의 연쇄반응에 의해 ATP가 생성된다(표 2-3, 그림 2-34). 여기서는 사립체의 기능적인 대략적인 내용만 기술하고 에너지 생산과정의 자세한 내용은 심화학습 및 에너지 대사를 참고하기 바란다.

표 2.3 원형질과 사립체의 에너지 생성

장소	반응	산소요구	최종산물	추출된 에너지
세포 원형질	해당과정	없음(무산소)	포도당 → 파이루브산	2ATP
사립체 바탕질	TCA회로	있음(유산소)	아세틸보조효소 → TCA회로 → NADH, $FADH_2$	2ATP
사립체 능선	전자전달계	있음(유산소)	CO_2, H_2O, 다량의 ATP	34ATP

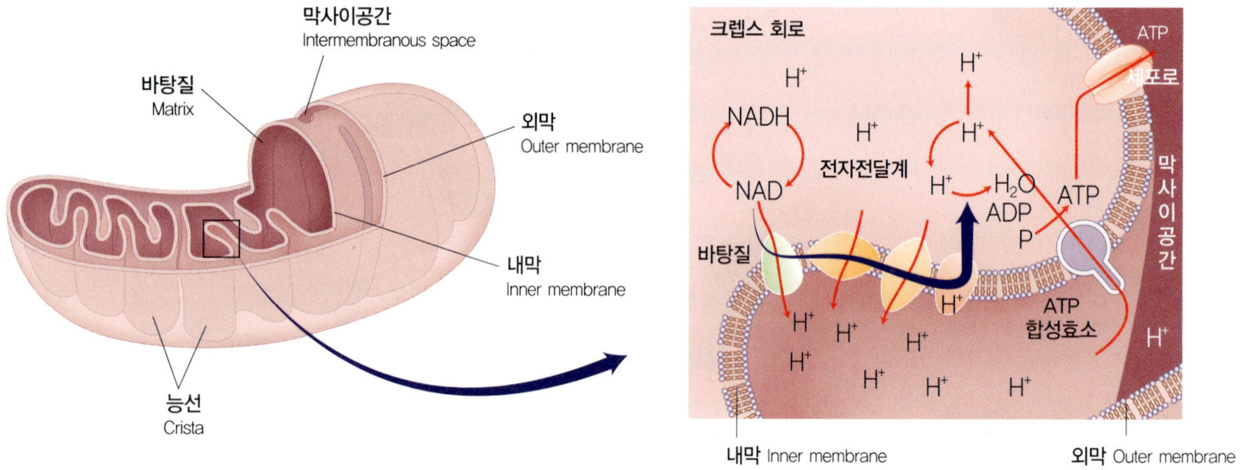

그림 2.34 **TCA회로와 전자전달계의 연쇄 반응.** 바탕질의 시트르산회로는 호흡효소에 의해 산소호흡을 하고 수소이온(H^+)을 방출하여 능선에 전달된다. 능선의 전자전달계는 방출된 전자(e^-)가 산소에 전달되어 고에너지 상태의 전자가 흐를 때 수소이온 왕복운동에 의해 ADP + Pi이 ATP를 생성된다. 한편 수소이온과 산소는 $H^+ + O_2 \rightarrow H_2O$가 되어 방출되고 전자는 저에너지 상태로 되어 소멸된다.

용어설명

- 해당과정: 당(sweet)을 분해한다는 의미로 세포원형질에서 일어나며 2개의 무산소 ATP를 생산한다.
- 시트르산회로: 해당과정에서 만들어진 파이루브산(pyruvic acid)이 선택적으로 사립체(mitochondria)에 전달되어 분해되는 과정 중 탄소-수소결합이 부서지고 수소원자가 방출되어 만들어진 아세트산은 아세틸보조효소가 되며, 아세틸보조효소는 바탕질의 효소에 의해 시트르산 회로에 들어가 2개의 ATP를 생산한다.

2.9 세포소기관

학습목표 편모와 섬모 및 중심소체에 대해 알 수 있다

섬모와 편모 Cilia & flagellum

섬모와 편모는 세포운동을 담당하는 뼈대계통으로 섬모세포는 호흡관, 자궁관, 뇌실에서 발견되며 편모세포는 정자세포가 유일하다. 섬모와 편모세포는 미세관의 특징적 9+2구조 배열이다.

중심체 Centrosome

핵에 인접해 있으며, 중심소체(centriole)와 주위 구조물로 구성되며, 원통상의 구조로 미세관 3개씩 모인 세 짝(triplet)으로 아홉 개의 원통이 모인 9+0구조이다.

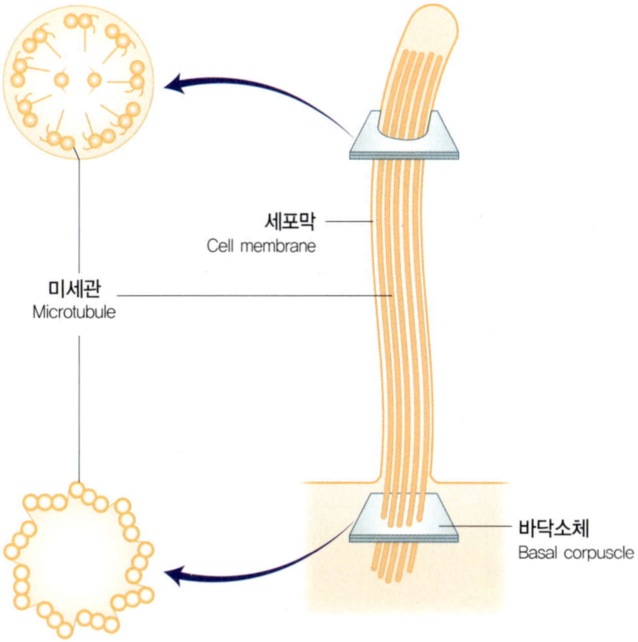

그림 2.35 섬모

표 2.4 핵과 세포질 및 세포뼈대

구분	구성요소	구조	기능
핵	핵막	핵을 둘러싼 이중막, 핵구멍이 있음	핵의 형태유지와 RNA가 핵 구멍을 통해 세포질로 빠져나감
	인	RNA와 단백질의 덩어리	리보소체를 구성하는 rRNA 합성부위
	염색질	DNA와 단백질의 섬유가닥	유전자 암호, 세포분열시 염색사가 응축되면 염색체를 형성
세포질	리보소체	RNA와 단백질의 핵단백질	단백질합성 장소 제공
	세포질그물	관과 납작한 주머니가 연결되어 네트워크 형성	과립세포질그물: 단백질 가공
			무과립세포질그물: 단백질 포장과 배출
	골지복합체	여러 개의 납작한 주머니	단백질 포장, 농축, 분비
	용해소체	막주머니(가수분해효소)	이물질을 파괴하는 세포의 소화기계
	과산화소체	막주머니(산화적효소)	해독작용
	사립체	막대기모양의 이중막	가용에너지(ATP생성)
	시토솔	당원미립, 지질방울 같은 겔 성분	액성매질로 생명활동에 필요한 기질
세포뼈대	미세잔섬유	액틴분자로 얽힌 사슬	세포의 수축과 관련(근수축, 아메바운동)
	중간잔섬유	케이블처럼 꼬인 단백질	기계적 압박에 견뎌 세포모양유지
	미세관	튜불린 분자의 텅 빈 관	세포내 분비소낭의 이동

2.10 세포질액과 세포뼈대

학습목표 세포질액과 세포뼈대에 대해 알 수 있다

세포질액은 젤과 같은 반액체상태의 액성 매질이며, 세포뼈대 세포소기관을 지지한다.

세포 내에서 핵을 제외한 젤리 모양의 바탕질을 세포질(cytoplasm)이라 하고, 세포질에서 세포소기관 등을 제외한 액성 매질 부분으로 반 액체 상태를 **세포질액(cytosol)** 이라고 하며, 세포질액과 혈장(plasma)을 합쳐 세포외액(extracellular fluid)이라고 한다. 세포원질액은 리보소체의 단백질합성 및 지방과 당원(glycogen)을 저장하는 역할을 한다. 또한, 세포질에는 세포소기관들을 둘러싸며 이들을 지지하는 역할과 **세포뼈대(cytoskeleton)** 역할을 하는 격자형태(latticework)의 배열로 된 미세잔섬유(microfilament), 중간잔섬유(intermedialte filament), 미세관(microtubule)이 있다(그림 2-35). 미세잔섬유의 액틴섬유는 주로 세포의 수축과 세포의 늘임 및 기계적 지지나 경화제로 쓰이며, 중간잔섬유는 기계적 압박을 받기 쉬운 부위에 있는데 피부세포의 중간잔섬유는 케라틴 단백질이 불규칙하게 망(network)을 형성하고 있다. 가장 굵은 미세관은 세포 이동과 세포형태를 유지하는 역할을 한다. 이들의 특징은 표 2-5에 잘 나타나 있다.

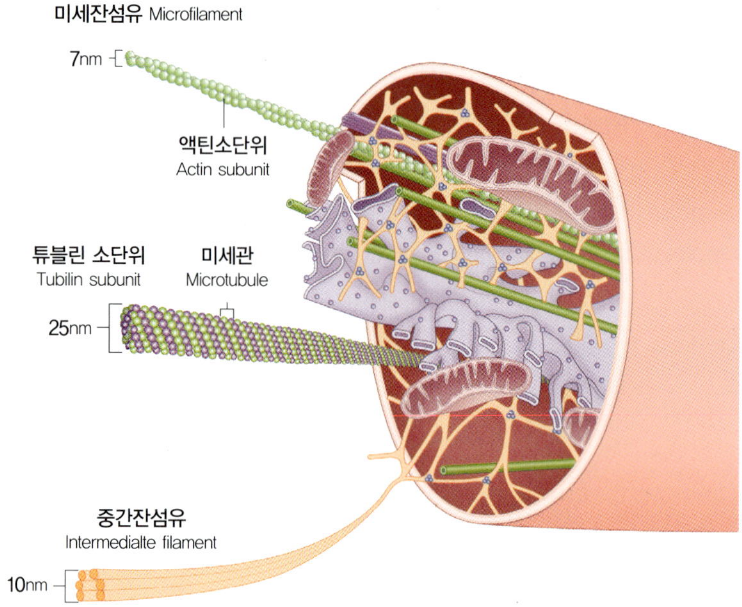

그림 2.36 **세포뼈대.** 세포뼈대는 딱딱한 구조가 아니며 신속히 움직이고 재조직화될 수 있다.

표 2.5 세포뼈대섬유의 특징

구분	미세잔섬유	중간잔섬유	미세관
구성	액틴분자의 나선사슬	케이블처럼 꼬인 단백질	튜불린 분자로 구성된 속이 빈 관
예	근육의 액틴섬유	피부의 케라틴 섬유	신경의 축삭섬유
크기	7nm	8~12nm	22nm
기능	근육수축 등 세포의 모양변화와 세포질유동	기계적 압박에 대한 세포모양 유지, 핵막 층 형성	세포형태 유지, 분비소낭 이동, 섬모와 편모구성, 유사분열 시 방추사형성

이해상자

축삭의 뼈대를 이루는 미세관은 어떻게 분비소포를 축삭말단까지 이동시킬까?

핵과 세포질에 의해 만들어진 분비소포는 말초신경의 경우 척수의 신경세포체에서 축삭의 말단까지 1m도 넘는 길이를 움직이려면 많은 시간과 에너지가 필요하다. 축삭의 몸통은 튜불린(tubulin)이라는 속이 비어있고 분지된 관이 축삭말단까지 곧게 뻗어있으며, 그 위를 특정 운동단백질(motor protein)인 키네신(kinesin)이 분비소포를 마치 머리에 이는 것처럼 얹어 걷듯이 축삭말단까지 빠르게 이동한다.

2.11 세포의 주기와 세포분열

학습목표 세포의 주기에 대해 알 수 있다

일반적으로 세포주기는 세포분열 준비단계인 사이기와 핵과 세포질이 나누어지는 유사분열기로 나뉜다.

세포주기

세포분열이 시작된 후부터 다음 세포분열이 시작되는 세포주기는 각 기관마다 다르다. 예를 들면, 피부세포는 약 1~2주, 위벽의 세포는 2~3일, 신장의 세포는 약 100일이 걸린다. 동물세포의 체세포분열(mitosis)은 모핵의 염색체와 똑같은 염색분체가 양극으로 이동하여 염색체 및 유전자와 유전정보가 변하지 않는 핵분열로 2개의 딸세포를 만든다. 세포주기(cell cycle)는 사이기(interphase)와 유사분열기(mitosis phase)로 나눌 수 있다. 사이기는 DNA를 복제하는 등 세포분열을 준비하는 시기로 G1기(first gap phase), S기(synthesis phase), G2기(second gap phase)로 나눌 수 있다. G1기는 단백질을 합성하고 중심체의 복제가 시작된다. S기는 DNA를 복제하기 위해 DNA양이 2배로 늘어나는 시기이다. G2기는 핵분열을 준비하는 시기로 방추섬유를 구성하는 단백질(미세관)이 조립된다. 유사분열기는 전기, 중기, 후기, 말기로 구분된다. **전기**(**prophase**)는 유사분열기 중 가장 긴 시기로 염색사가 꼬여 염색체가 되고 2개의 염색분체로 나누어지며, 핵막과 핵소체가 사라지고 중심체가 양극으로 이동하고 방추체가 형성된다. **중기**(**metaphase**)에는 염색체가 적도면에 배열되어 현미경으로 관찰하기 쉬운 단성체가 된다. **후기**(**anaphase**)에는 각 염색체가 방추사에 끌려 양극으로 이동된다. **말기**(**telophase**)에는 꼬인 염색체가 풀려 염색사가 되며 새로운 딸핵이 형성되고, 핵막과 인이 다시 나타나 전기와 반대 양상을 보인다(그림 2-37).

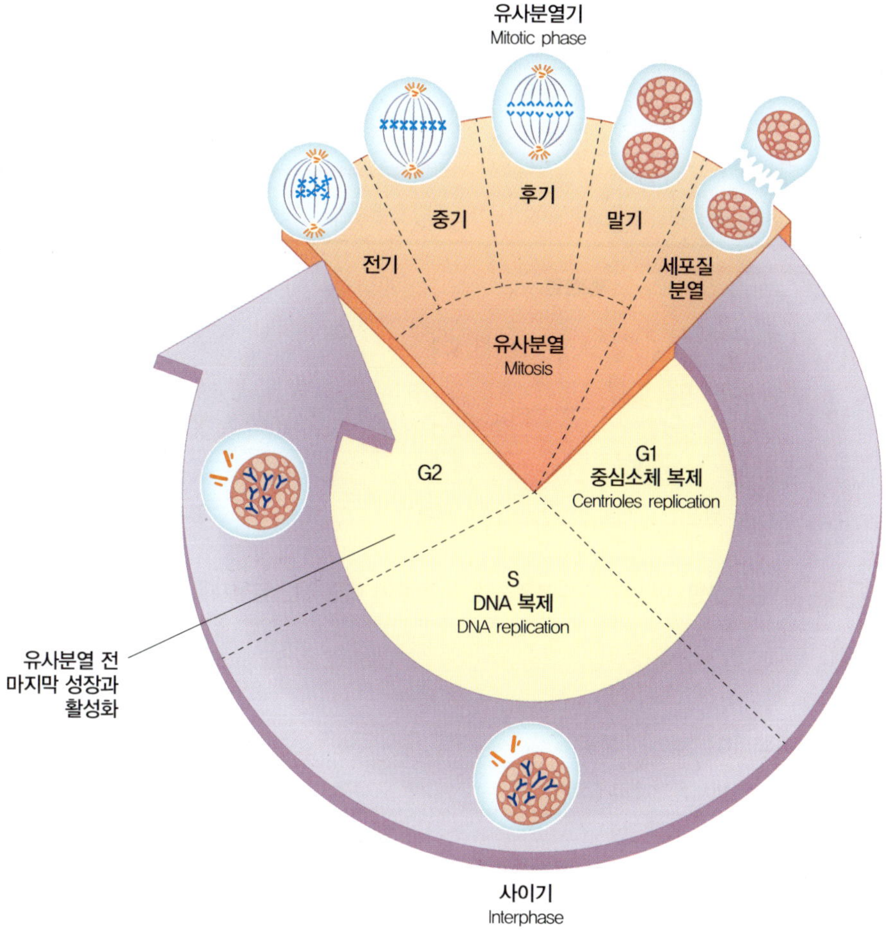

그림 2.37 체세포분열

2.11 세포의 주기와 세포분열

학습목표 세포분열에 대해 알 수 있다

세포분열

세포분열(cell division)은 무사분열(amitosis)과 유사분열(mitosis)이라는 두 가지 방식이 있다. 직접분열(direct division)인 무사분열은 핵과 세포체가 동시에 늘어났다가 직접 22개의 세포로 나뉘는 단수분열 방식으로 하등동물에서 볼 수 있다. 이에 비해 간접분열(indirect division)인 유사분열은 대부분의 체세포(somatic cell)가 분열되는 방식으로 사이기에서 복제된 유전정보가 2개의 딸세포(daughter cell)로 나뉘는 핵분열(karyokinesis)과 세포질이 둘로 갈라지는 세포질분열(cytokinesis) 순서로 진행된다.

감수분열(meiosis)은 진핵생물의 세포분열 형태 중 하나로 반수체 생식세포를 만드는 세포분열과정이다. 체세포분열과 달리 2번의 핵분열과 각각의 세포로 포장하는 2번의 세포질분열 과정으로 구성된다. 그 결과 4개의 딸세포를 만든다. 제1감수분열에서 상동염색체 쌍을 분리시켜 두 개의 복제된 반수체 핵을 가진다(2n → n). 제2감수분열에서 복제된 염색체의 자매염색분체를 독립된 염색체로 분리시켜 4개의 딸세포가 완성된다. 체세포분열은 DNA가 2배로 증폭되어 딸세포의 염색체수와 모세포의 염색체 수가 같지만, 감수분열은 DNA가 증가하지 않는 상태에서 분열이 진행되므로 딸세포 염색체수는 모세포의 절반을 갖는다. 체세포분열과 감수분열의 차이는 표 2-6에 나타나 있다.

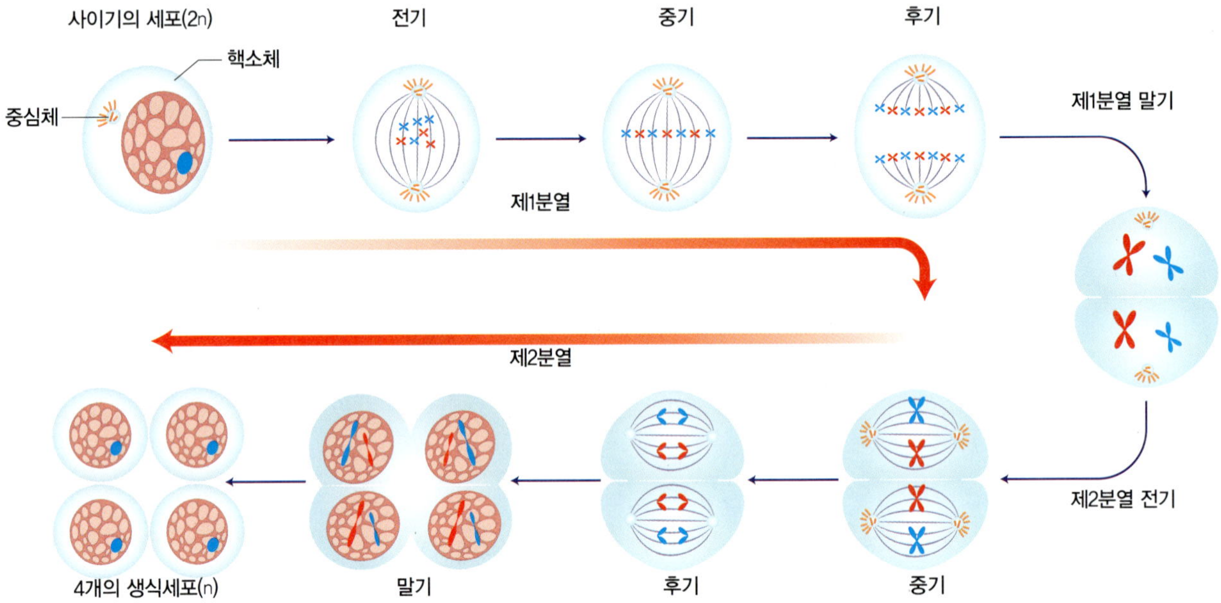

그림 2.38 **감수분열**. 두 번의 감수분열을 통해 반수에 해당하는 염색체를 가진다.

표 2.6 체세포분열과 감수분열

구분	체세포분열(2n → 2n)	감수분열(2n → n)
분열결과	모세포와 같은 수의 염색체를 2개의 딸세포	모세포의 절반의 염색체를 가진 4개의 딸세포
단계	사이기와 유사 분열기	제1감수분열, 제2감수분열
교차	일어남	상동염색체끼리 교차율이 높음

심화학습 Advanced Learning

ATP 생산과 이용

사립체(mitochondria)는 ATP(삼인산아데노신)을 생산하는 주요 역할을 하며 ATP을 분해하여 세포가 사용할 에너지를 생산한다. 앞에서 본 바와 같이 인슐린이 부족하거나 인슐린 수용체가 파괴될 경우 당이 충분히 세포 속으로 들어가지 못해 ATP을 생산하지 못하여 세포가 사용할 에너지가 부족해 여러 가지 질환이 발생함을 알 수 있었다.

ATP의 생산은 세포원형질에서 일어나는 해당과정, 사립체의 시트르산회로와 전자전달계에 의해 흡수된 영양분자들이 연속적으로 분해되어 생성된다.

해당과정(glycolysis)

해당과정은 glyc–는 '당(sweet)', lysis는 분해(breakdown)를 의미한다. 하나의 6탄당 포도당 분자가 여러 단계를 거쳐 2개의 3탄당 분자인 파이루브산(pyruvic acid)으로 분해되면서 나오는 에너지를 합성해 2개의 ATP를 생산한다. 이 과정은 산소가 필요 없으므로 무산소 ATP 생산이라고 한다.

시트르산회로(구연산회로, citric acid cycle)

해당과정에서 만들어진 파이루브산은 선택적으로 사립체 바탕질로 전달될 수 있으며, 2탄당 분자와 아세트산(acetic acid)으로 이산화탄소형태로 더 분해하는 과정에서 탄소–수소결합이 깨지면서 수소원자가 방출된다. 아세트산은 아세틸보조효소 A(acetyl CoA)를 만들고 아세틸보조효소는 사립체 바탕질의 효소 등에 의해 시트르산회로(citric acid cycle)에 들어가게 된다. 2개의 탄소분자인 아세틸보조효소는 4개의 탄소분자인 옥살아세트산(oxaloacetic acid)과 연결되어 시트르산을 형성한다. 이 시트르산이 회전하면서 2개의 탄소가 제거되고 이산화탄소로 전환된다. 한편 시트르산이 회전하면서 방출된 수소원자는 니코틴아미드 아데닌 디뉴클레오타이드(nicotineamide adenine dinucleotide, NAD)와 플라빈 아데노신 디뉴클레오타이드(flavine adenine dinucleotide, FAD)라는 일종의 보조효소로 전자운반에 관여하며, 각종 탈수효소에 의해 바탕질에서 수소원자 1개와 전자 1개를 받아들여 NADH와 $FADH_2$ 환원형으로 전환된다. NAD와 FAD는 시트르산회로와 전자전달계의 연결고리로 작용한다.

전자전달계(electron transport chain)

NADH와 $FADH_2$가 사립체 내부 막에 있는 전자전달계로 들어가 수소를 추출하여 다른 전자로 전달된다. 전자는 산소분자(O_2)로 전달되고 산소는 고에너지 상태에서 낮은 에너지상태로 전자들을 흐르게 하며 전자들에 의해 방출된 에너지를 통해 수소이온 왕복운동으로 ADP+Pi를 ATP로 전환하여 각 포도당 분자 당 32분자 이상의 ATP를 생산한다. 한편 산소는 수소이온과 결합해 물(H_2O)을 형성한다. 산소가 에너지 전환의 마지막 단계에서 사용되었기 때문에 이 과정을 산화인산화(oxidative phosphorylation)라고 한다. 따라서 유산소 ATP는 시트르산회로와 전자전달계의 연쇄과정에 의해 산소를 소비하여 에너지를 생산하는 과정이다.

요약정리 및 문제 Summing-up & Test

1. 핵은 유전과 단백질합성에 관여하며, 핵막과 염색체, (　　　　)로 구분할 수 있다.
2. 핵산은 유전정보를 보관하고 어떤 단백질을 만들 것인가를 결정한다.
3. DNA사슬의 기본구성인 (　　　　　)는 염기, 오탄당, 인산으로 구성되어 있다.
4. DNA는 이중 나선구조의 두 가닥으로 되어있고 4종의 염기부분은 아데닌, 구아닌, 시토신, 티민이며, RNA는 단일 사슬형구조로 되어 있고 DNA의 티민 대신 우라실을 함유한다.
5. 유전자는 폴리펩타이드 사슬을 암호화하는 DNA이며, 유전자발현은 전사와 번역에 의해 이루어진다.
6. 전사는 DNA의 화학적 정보가 RNA로 복사되는 과정을 말하고, 번역은 전령RNA의 염기배열에 따라 아미노산이 연결되어 단백질이 합성되는 과정이다.
7. DNA의 염기 사이를 끊어 RNA를 만드는 효소는 (　　　　　)이다.
8. 합성된 RNA는 네 가지 형태로 pre−mRAN와 pre−mRAN가 성숙하여 만들어진 mRAN는 필요한 단백질을 만들기 위한 지침을 담고 있고 리보소체의 rRNA와 결합한다. tRNA는 번역과정에서 배열순서에 맞는 아미노산을 리보소체에 가져와 mRAN와 결합하여 폴리펩타이드 사슬에 연결시켜주는 역할을 한다.
9. 만들어진 단백질은 분류신호서열 유무에 따라 세포질에 남기는 단백질 세포질그물 및 골지복합체를 거쳐 밖으로 이동하는 효소와 단백질성 호르몬이다.
10. 세포질은 소기관과 액성 물질인 (　　　　)으로 나누어진다.
11. 세포 소기관의 기능은 첫째, 단백질을 합성하기 위한 기능 둘째, 분해, 흡수 효소 및 포식작용을 위한 기능 셋째, 가용에너지(ATP) 생산을 위한 기능 넷째, 세포의 뼈대를 이루고 지지하는 기능이다.
12. 단백질을 합성하기 위한 세포소기관은 (　　　　)로 단백질의 구조화와 성숙시켜 수송소포에 의해 골지복합체로 운반한다.
13. 단백질의 성숙과 분비는 (　　　　)에서 이루어지는데, (　　　　)는 두 부분의 기능을 담당한다. 가공공장인 세포질그물에서 가공되지 않고 수송소포에 의해 골지복합체로 운반된 가공물들을 최종산물로 변형시키는 정제공장의 역할과 변형이 완료된 단백질들은 분류하고 포장하여 세포내의 목적지로 이동하거나 분비소포의 형태로 나와 세포막과 융합하여 집단수송 방법인 세포외배출에 의해 분비된다.
14. 분해, 흡수 효소 및 포식작용을 위한 세포소기관은 (　　　　)과 (　　　　)이다.
15. 용해소체는 소화기의 가수분해 효소와 비슷하기 때문에 세포내 소화기계로 작용을 하는데, 포음작용에 의해 세포내로 들여와 자식작용에 의해 포식한다.
16. 과산화소체는 주머니 안에 강력한 산화효소를 가지고 있다.
17. (　　　　)는 능선과 안쪽의 바탕질로 구성되고 능선의 전자전달계와 바탕질의 크렙스회로의 산화인산화를 통해 산소를 이용하여 유용한 에너지와 부산물인 이산화탄소와 물을 생성한다.
18. 세포골격섬유는 속이 텅 빈 가장 굵은 튜불린 구조의 (　　　　)과 액틴분자로 된 미세섬유, 피부의 케라틴분자와 같이 케이블처럼 꼬인 단백질인 중간섬유로 되어 있고 이들은 세포소기관을 지지하고 압력에 견디고 수축과 이동에 관여한다.
19. 세포분열은 무사분열과 유사분열이 있으며, 세포주기는 사이기와 유사분열기로 구분된다.

해답

1. 핵소체 3. 뉴클레오타이드 7. DNA중합효소 10. 세포질액 12. 세포질그물 13. 골지복합체 14. 리보소체, 과산화소체 17. 사립체 18. 미세관

PART 3

혈관 및 혈액을 통한 항상성 조절

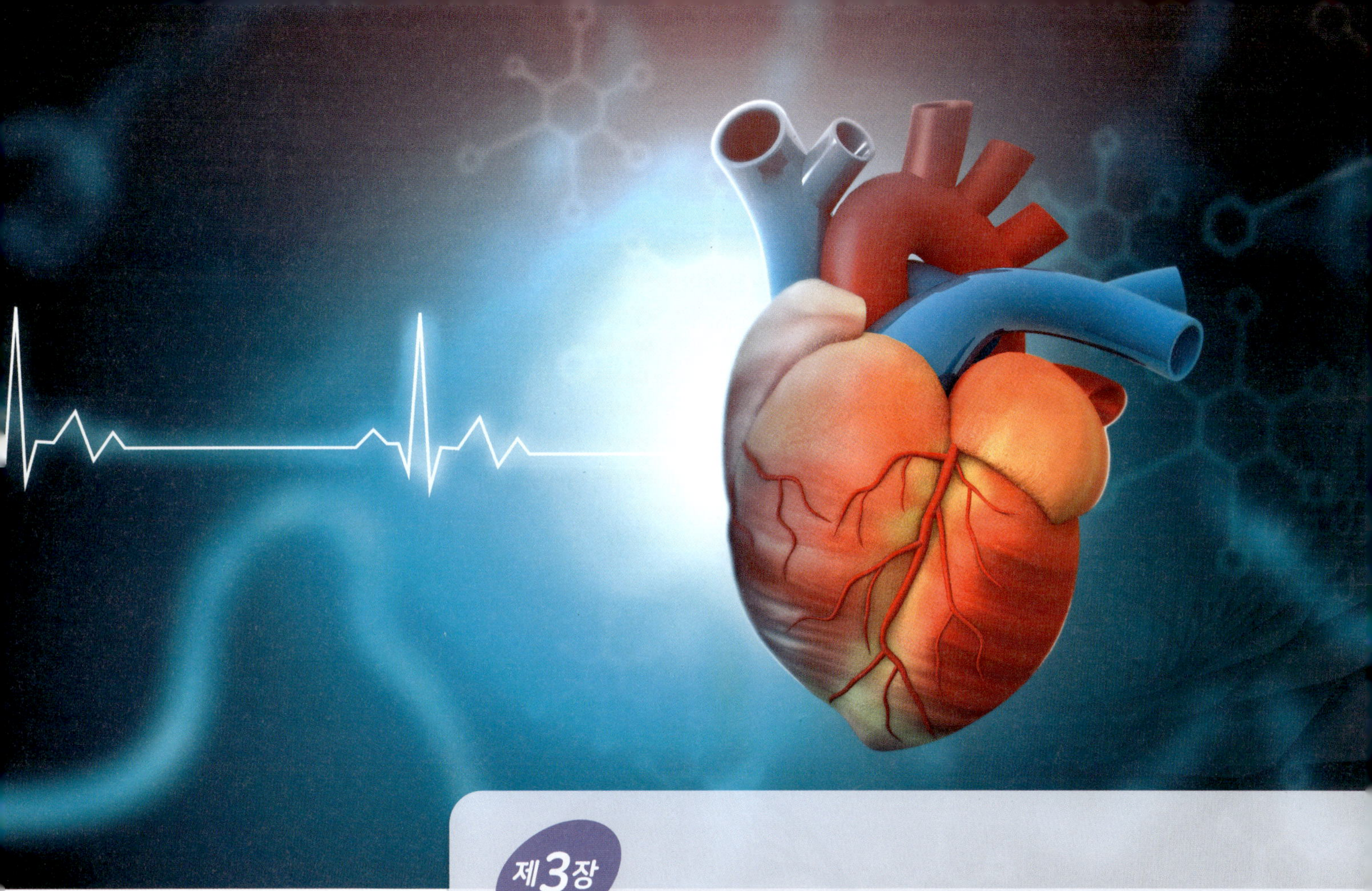

PHYSIOLOGY

제3장

심장과 순환생리

3.1 심장의 개요

학습목표 심장 순환에 대해 알 수 있다

심장은 순환계통의 한 요소로 혈액을 밀어내는 펌프이다.

심장은 발생 3주내에 기능이 시작되어 일생동안 약 30억 번의 수축을 통해 혈압을 발생시키고, 혈액을 조직으로 영양과 산소를 공급하고 이산화탄소와 노폐물을 조직으로부터 회수하는 역할을 한다.

심장근육은 가로무늬근육(striated muscle)으로 내재적 자극(intrinsic stimulation)에 의한 비자발수축(involuntary contraction)을 하며 다른 근육들에 비해 수축기간이 약간 느리고 강직이 유발되지 않으며, 쉽게 피로하지도 않는다.

순환계통(circulation system)의 3가지 요소는 심장과 혈관 그리고 혈액이라 할 수 있으며, 혈액이 혈관을 통해 심장으로 들어가거나 나오는 두 가지 방식에 의해 순환된다. 심장으로 들어오는 정맥(vein)과 심장에서 나가는 동맥(artery)이 폐를 거치게 되는 폐순환(소순환, pulmonary circulation)과 온몸을 거쳐 돌아오거나 나가는 온몸순환(대순환, systemic circulation)이 있다(그림 3-1).

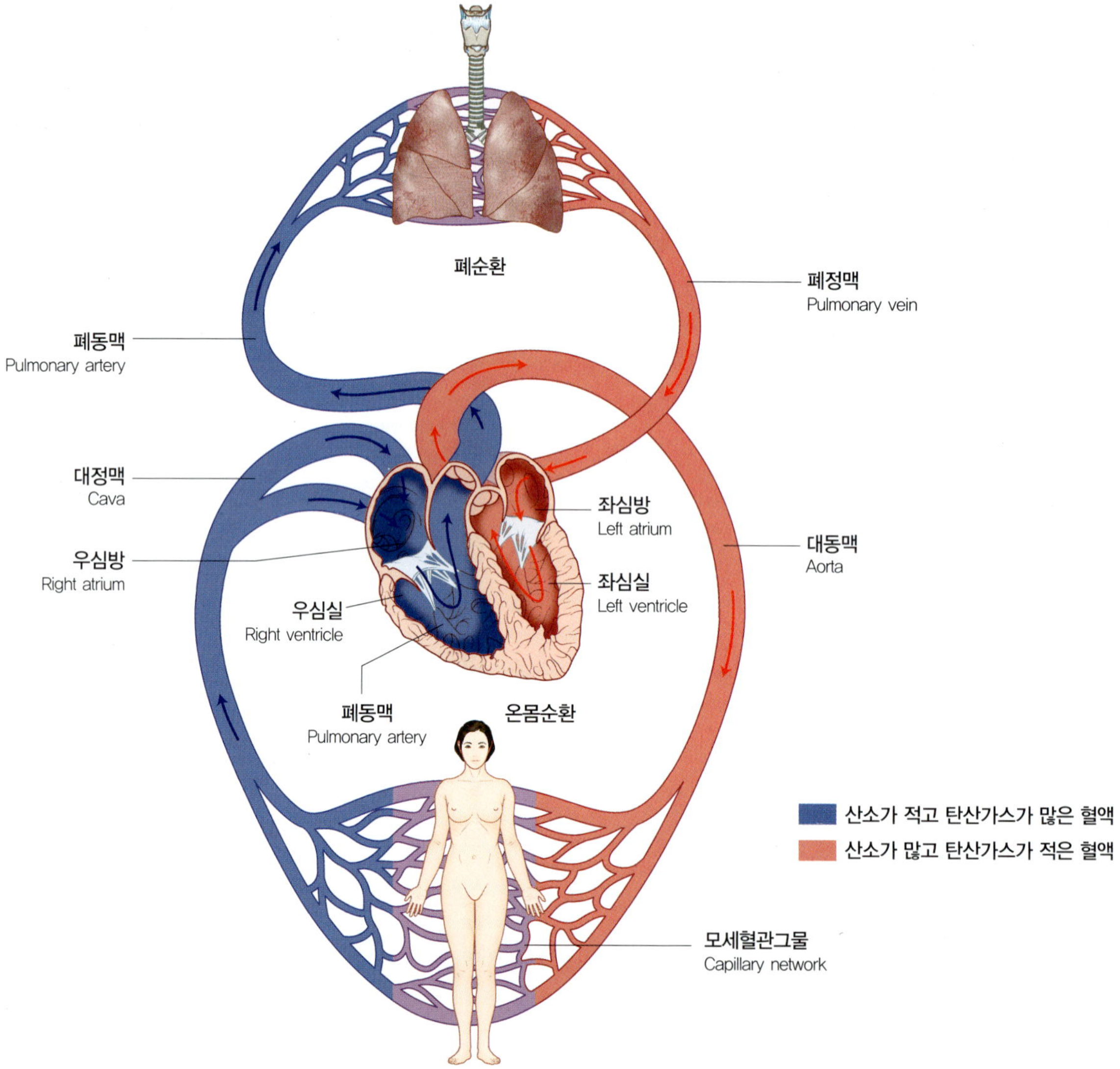

그림 3.1 **심장의 순환.** 동맥과 정맥이 폐순환과 온몸순환을 통해 가스교환과 영양분을 운반한다.

3.2 심장의 구조

학습목표 심장의 위치와 심근섬유의 구조에 대해 알 수 있다

심장은 중앙에서 왼쪽으로 약간 치우쳐져 위치한다.

성인의 심장 무게는 약 300g이며, 발생 3주 이내에 기능이 시작되어 일생을 두고 경직(spasticity)이나 피로함 없이 수축과 이완을 반복한다.

심장의 위치는 자신의 왼쪽 주먹을 가볍게 쥐고 팔을 굽혀 가슴 중앙에 갖다 댄 위치로, 세로칸(종격, mediastinum) 안에 있다. 왼쪽으로 2/3 정도 치우쳐 있고, 위–아래로는 셋째~여섯째 갈비연골(늑연골, costal cartilage) 사이에 있다(그림 3.2). 심장 축(cardiac axis)은 뒤 · 위쪽에서 비스듬히 앞 · 뒤 왼쪽 방향으로 향한다.

심장의 형태는 혈액을 수용하기 위한 속빈기관으로, 전체적으로는 뭉툭한 마름모 모양이다.

- **위부위** Upper region 편평하고 큰 혈관들의 출입로로 이용되는 심장바닥(심장저부, base of heart)이 있고 아래쪽으로 내려갈수록 가늘어진다.
- **아래부위** Lower region 왼쪽으로 약간 치우쳐져 좁아진 부분을 심장끝(심첨, apex of heart)이라 하고, 왼쪽 중앙 빗장선(clavicle line)과 5~6번 갈비뼈 사이가 만나는 부위에 위치한다. 위쪽의 심장바닥에서 아래쪽의 심장끝 까지 거리는 약 13cm이며, 두께는 가장 두꺼운 부분이 6cm 정도이다. 심장 표면에서 심방(atrium)과 심실(ventricle)은 관상고랑(방실사이고랑, coronary sulcus)에 의해 분리되고, 좌심실과 우심실은 심실사이고랑(심실간고랑, interventricular sulcus)에 의해 분리된다. 심장의 오른쪽 부분, 특히 앞면 대부분은 우심실(right ventricle)이 차지한다는 것을 기억해야 한다.

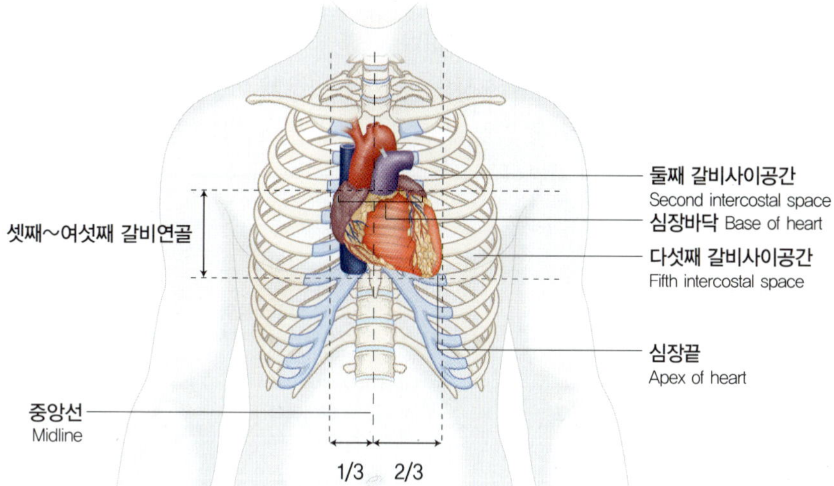

그림 3.2 **심장의 위치.** 심장끝은 다섯째~여섯째 갈비뼈 사이에 약간 왼쪽으로 치우쳐져 위치한다.

3.2 심장의 구조

학습목표 심장의 외형에 대해 알 수 있다

심장은 네 면, 네 모서리의 구조이다.

심장은 마름모 형태로 네 면과 네 모서리를 가진다. 위쪽은 넓은 심장바닥(심장저부, base)으로 큰 혈관들의 출입구이며, 아래쪽은 심장끝(심첨, apex of heart)이다.

심장의 네 면 Four plane of heart

- 앞면(복장갈비면, sternocostal surface)은 우심실(right ventricle)이 2/3, 좌심실이 1/3을 형성한다.
- 아래면(가로막면, diaphragm surface)은 대부분 좌심실(left ventricle)에 의해 형성되고, 우심실 일부가 포함되며 가로막과 밀착되어 있다.
- 우폐면(right pulmonary surface)은 우심방(right atrium)이 형성한다.
- 좌폐면(left pulmonary surface)은 주로 좌심실이 형성한다.

심장의 네 모서리 Four border of heart

- 위모서리(superior border)는 양쪽 심방과 심방귀(atrial auricle)의 앞쪽이 형성한다.
- 오른모서리(right border)는 대정맥 사이에서 주로 우심방이 형성한다.
- 아래모서리(inferior border)는 거의 수평에 가깝게 비스듬하고 일부는 좌심실이 형성한다.
- 왼모서리(left border)는 거의 수직에 가깝고 주로 좌심실이 형성한다.

심장의 뒤면의 위쪽 넓은 부분으로 위쪽 경계는 폐동맥이 나눠는 지점이며, 아래쪽 경계는 방실고랑(atrioventricular sulcus)이다. 위대정맥, 아래대정맥, 폐정맥이 들어오고, 뒤쪽으로는 대동맥, 식도가 있으며, 폐동맥줄기(허파동맥줄기, pulmonary trunk)가 좌 · 우폐동맥으로 나눠는 지점이다.

심장끝은 좌심실의 아래쪽 가쪽부분에 의해 형성되며, 왼쪽 빗장뼈 가운데를 세로로 이은 가상의 선과 다섯째~여섯째 갈비뼈의 가로로 이은선이 만나는 부위(왼쪽 다섯째 갈비사이 공간)에 위치한다. 심음(cardiac sound)을 청진 했을 때 좌심실 판막에서 소리가 가장 크게 들리는 지점이다.

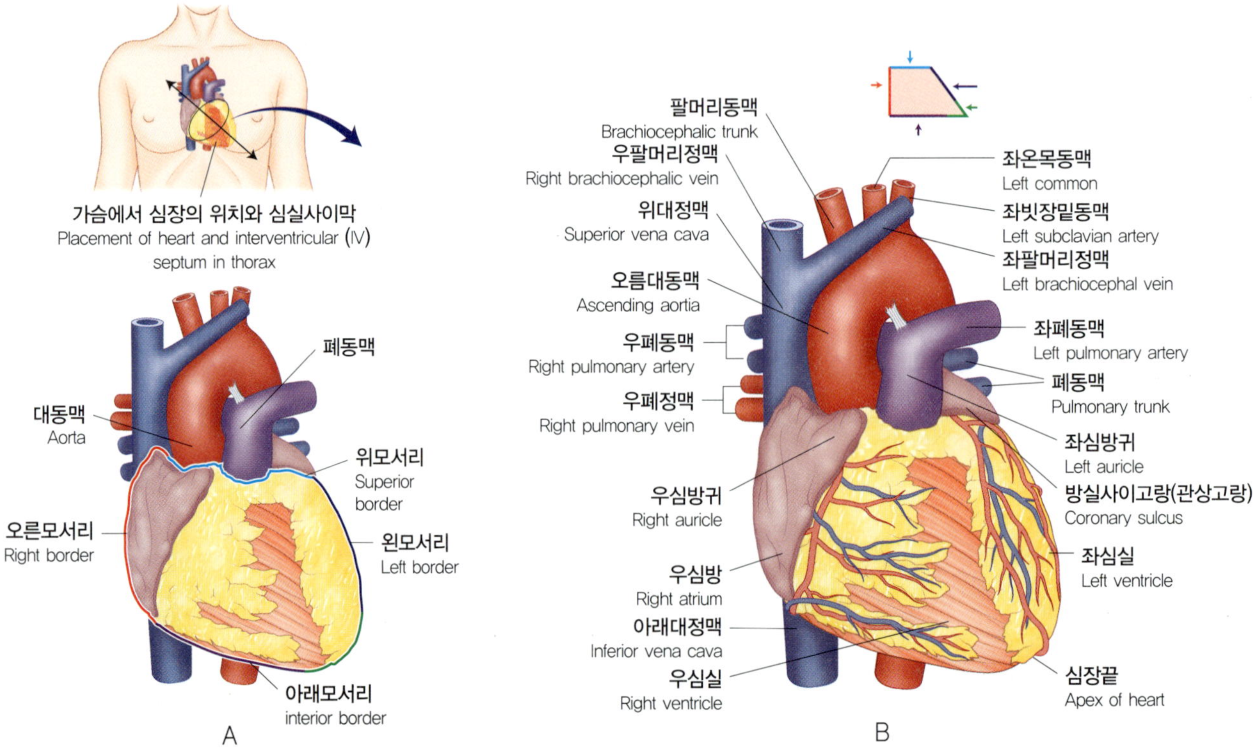

그림 3.3 **심장의 외형.** A: 심장의 네 모서리. B: 앞면

3.2 심장의 구조

학습목표 심장 벽에 대해 알 수 있다

심장 벽은 세 개의 층으로 이루어져 있다.

심장 벽은 바깥쪽의 심장바깥막, 중간층인 심장근육층, 안쪽의 심장속막으로 세 개의 층으로 이루어진다.

심장바깥막(심외막, epicardium)은 장막심장막의 내장심장막은 심장 벽의 바깥막이 되어 둘러싼다.

심장근육층(심근층, myocardium)은 심근섬유는 가로무늬의 제대로근육으로 수축과 이완을 통해 펌프작용을 한다. **심실의 근육층**은 매우 두꺼운 두 번 꼬인 이중 나선형 근육(double spiral type muscle) 형태를 가지는데, 심장끝으로 내려오는 섬유와 대동맥으로 올라가는 섬유로 되어있다. 이는 심실로 들어온 혈액을 배출하기 위해 서로 반대방향으로 쥐어짜는 형태의 근육 움직임은 저항을 이기고 온몸으로 혈액을 보내야 되기 때문이다. **심방의 근육층**은 고리형태의 근육(annular type muscle)으로 심실로 혈액을 짜서 보내기에 적합한 섬유로 되어 있다. 좌심실의 심근다발은 나선형으로 되어 있어 심장끝에서 심장바닥 쪽으로 나사형태로 혈액을 밀어내어 효과적인 펌프로서의 기능을 유도하는 역할을 한다.

심장속막(심내막, endocardium)은 심장 벽의 가장 안쪽의 부드러운 표면으로 내피(endothelium)로 구성되어 혈액이 심장 속에서 잘 이동할 수 있도록 한다.

섬유심장골격(fibrous cardiac skeleton)은 탄력섬유의 결합조직으로 구성되고 각 판막(valve)의 테두리와 심방사이막, 심실사이막, 방실사이막으로 구성된다. 섬유성 심장골격은 판막이나 대동맥의 움직임에 대한 구조적 지지와 심방과 심실사이의 전기적 절연체(insulator) 역할을 한다.

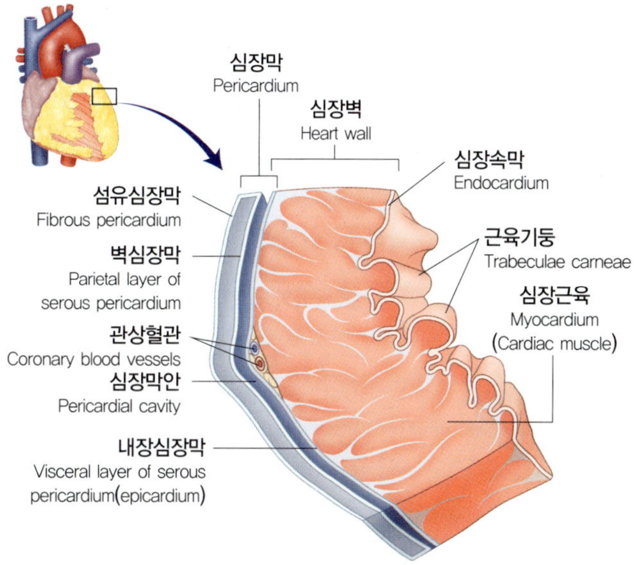

그림 3.4 심장 벽

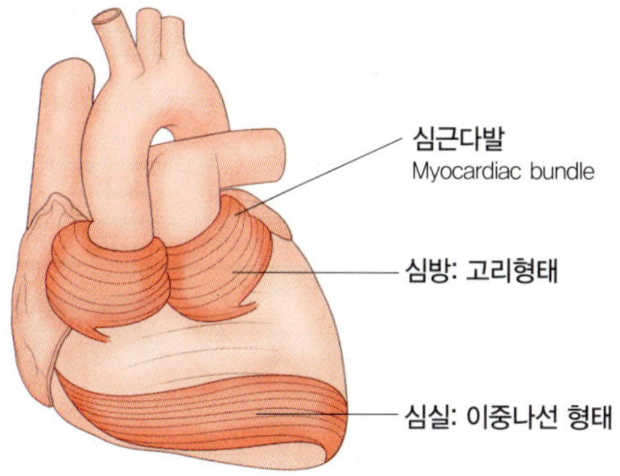

그림 3.5 심방과 심실의 근육형태

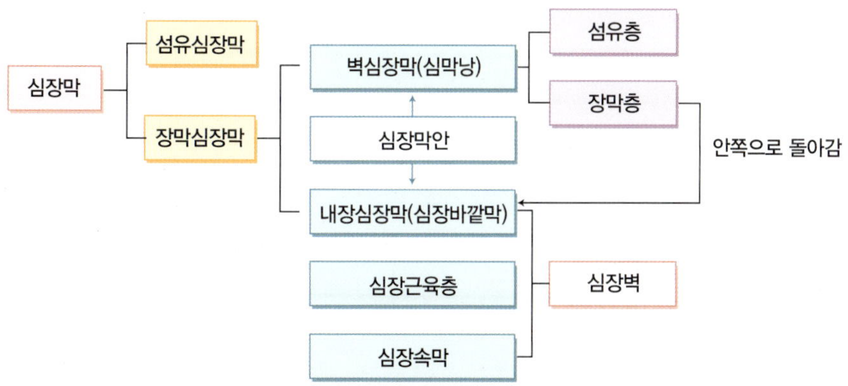

그림 3.6 심장막과 심장 벽의 모식도

3.2 심장의 구조

학습목표 심장섬유의 구조에 대해 알 수 있다

심장근육은 틈새이음을 통해 연결된 한 단위인 융합체이다.

심장근육세포와 심장근육세포 사이의 이음부는 이중막 구조로 된 경계판막(intercalated disc)의 구조로 되어 있으며, 2개의 막이 유합되어 전기저항이 낮아져 막을 통해 흐르는 활동전압을 통해 마치 하나의 흥분전도를 일으킨다(그림 3-7).

이렇게 틈새이음(gap junction)을 통해 연결된 한 단위를 융합체(합포체, syncytium, 세포가 유합하여 세포 사이의 격벽이 없어져 생기는 것)이라고 하며, 좌심방과 우심방이 연결되어 하나의 융합체를 형성하고 좌심실과 우심실이 연결되어 하나의 융합체를 형성하므로, 심장은 2개의 융합체로 되어 있다.

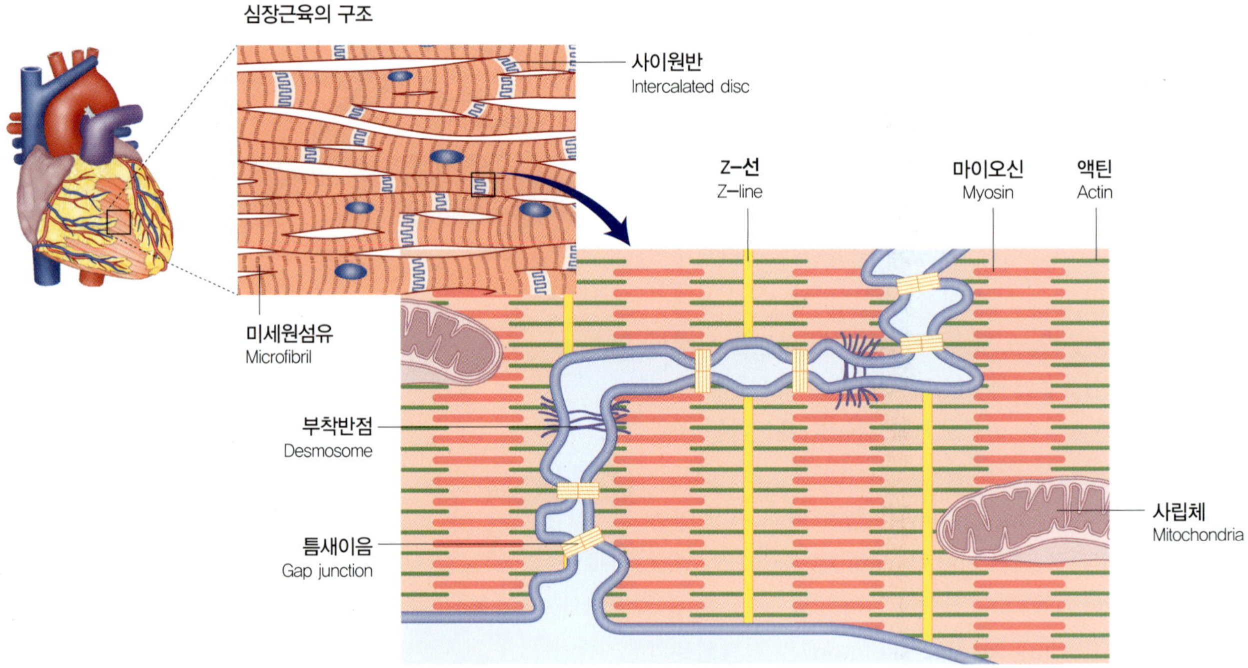

그림 3.7 **심장근육섬유의 구조.** 심장세포는 두 가지 방식의 세포 간 접합을 이루는데, 하나는 두 세포를 기계적으로 고정시키는 부착반점(desmosome)과 활동전위를 전달하는 틈새이음(gap junction)으로 이루어진다.

3.3 심장의 순환

학습목표 심장의 외부순환에 대해 알 수 있다

심장은 외부순환을 위한 박동기구이다.

심장은 온몸에서 대정맥(cava)을 통해 우심방으로 받아들인 정맥혈(산소분압이 낮은 혈액)을 우심실을 거쳐 폐동맥(pulmonary artery)을 통해 폐로 보내어 가스교환을 한 뒤 산소분압이 높은 동맥혈을 폐정맥을 통해 좌심방으로 받아들여 좌심실을 거쳐 대동맥(aorta)을 통해 온몸으로 다시 내보내어 조직과 세포에 산소를 공급하기 위한 박동기구이다.

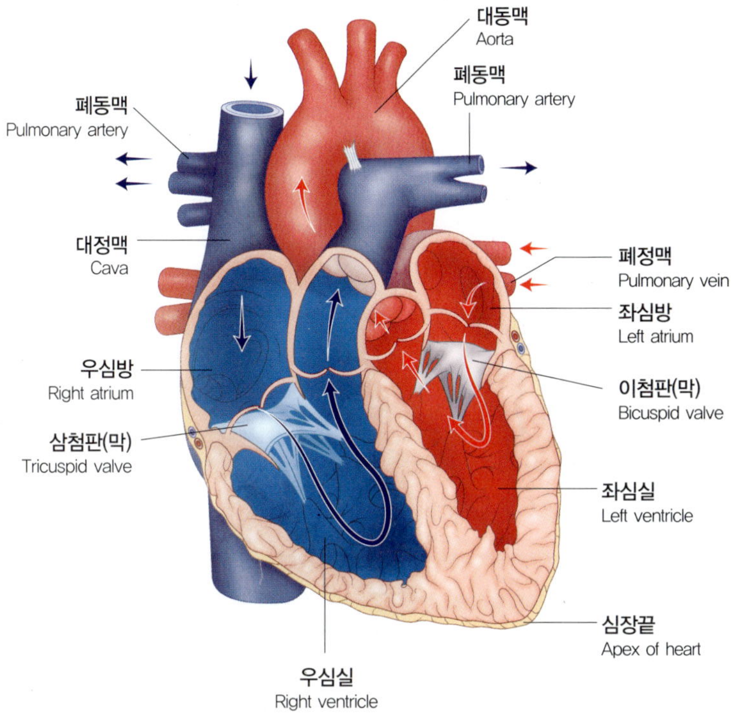

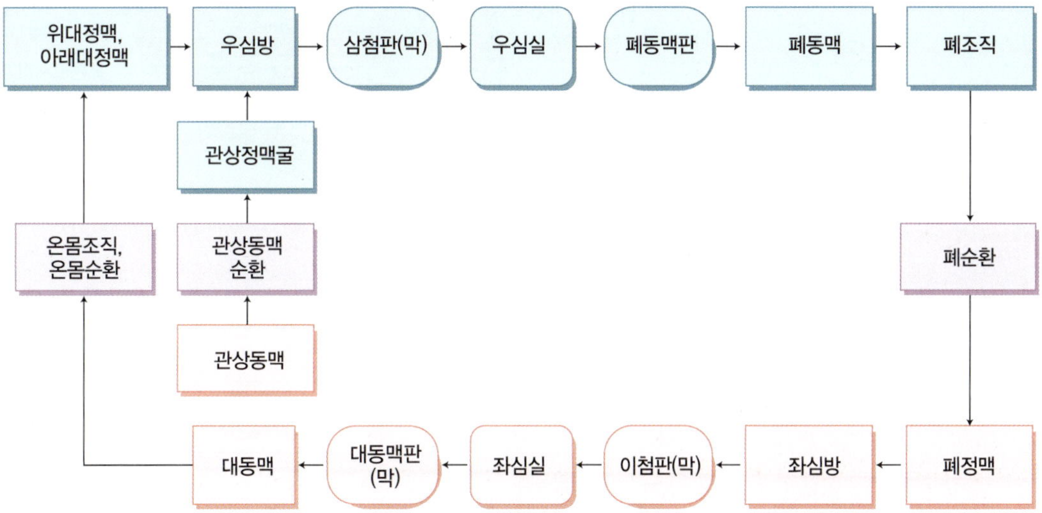

그림 3.8 **심장의 외부순환.** 심장은 폐동맥을 통해 폐로 보내고 대동맥을 통해 온몸으로 보낸다.

3.3 심장의 순환

학습목표 심장의 내부순환에 대해 알 수 있다

심장순환은 우관상동맥과 좌관상동맥이 영양과 산소를 공급한다.

좌관상동맥(left coronary artery)은 대동맥굴에서 시작하여 좌심방 아래에서 앞심실사이가지(anterior interventricular artery)와 휘돌이가지(circumflex branch)로 나뉜다. 앞심실가지는 앞심실사이고랑을 지나 심장끝으로 흐르면서 양쪽 심실에 혈액을 공급하고 휘돌이가지는 왼쪽 심장모서리를 돌아 심장의 뒷면과 연결되어 좌심방과 좌심실에 혈액을 공급한다.

우관상동맥(right coronary artery)은 우심실사이고랑을 따라 흐르다가 우심실과 사이막(septum) 일부에 혈액을 공급하는 오른모서리가지(right marginal branch)와 양쪽 심실 뒷벽에 혈액을 공급하는 뒤심실사이가지(posterior interventricular branch)로 나뉜다.

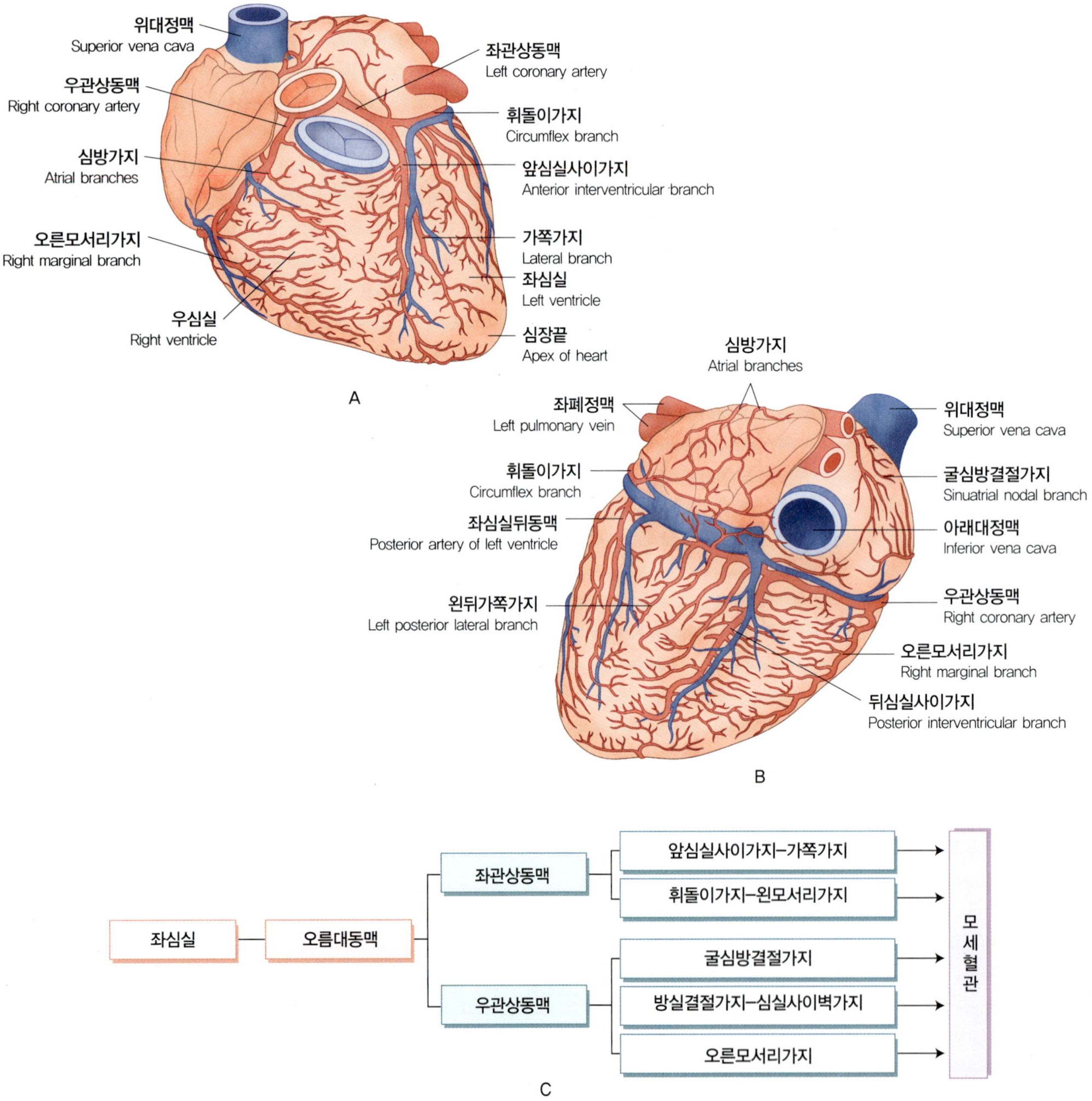

그림 3.9 **관상동맥순환.** 관상동맥은 오름대동맥의 분지로 좌 · 우관상동맥으로 나뉜다. A: 앞면, B: 뒷면, C: 모식도

3.3 심장의 순환

학습목표 심장의 내부순환에 대해 알 수 있다

관상정맥은 대부분 관상정맥굴에 모여 우심방으로 들어온다.

관상정맥굴(coronary sinus)은 심실사이고랑(interventricular sulcus)에 위치하는 큰 정맥으로 대부분의 정맥을 모아 우심방으로 보내지만, 앞심장정맥(anterior cardiac vein)과 데베시우스정맥(최소심장정맥, smallest cardiac vein)은 직접 우심방으로 들어간다(그림 3-10).

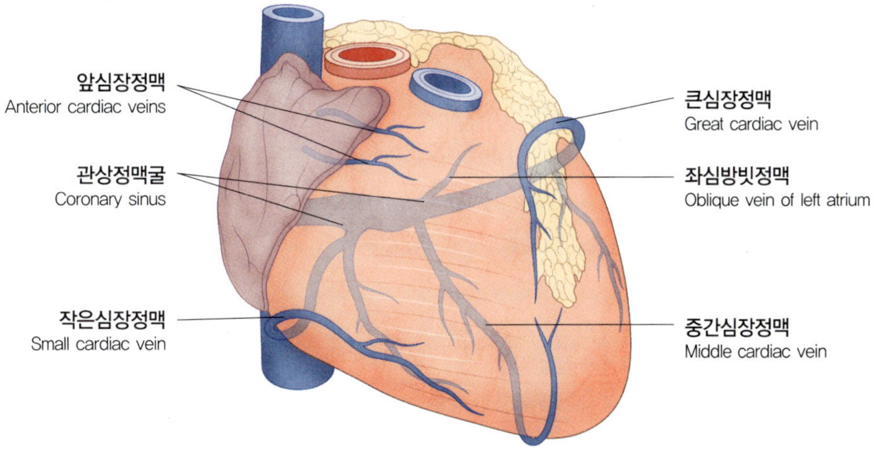

A

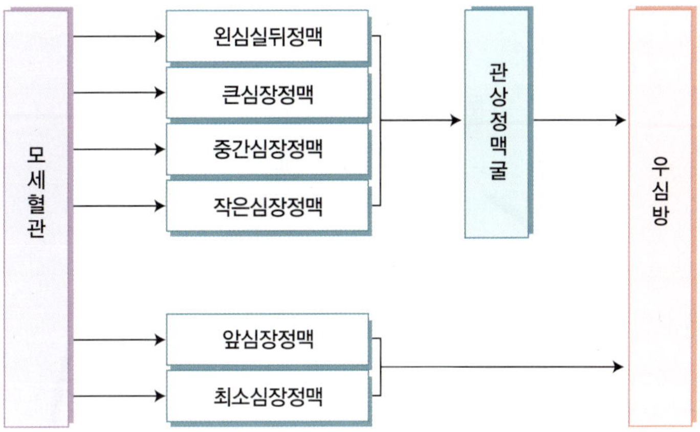

B

그림 3.10 관상정맥순환. 관상정맥의 대부분은 관상정맥굴에서 우심방으로 들어간다. A: 관상정맥, B: 모식도

이해상자

레프트메인이란 무엇인가?

관상동맥 중 왼쪽가지는 심장 전체의 2/3에 해당하는 혈액을 공급한다. 오른쪽 혈관에 비해 왼쪽혈관은 대동맥에서 분지한 혈관이 두 가닥으로 나뉘기까지의 혈관을 레프트메인이라 하고, 이 부위가 손상되면 심근세포 대부분이 괴사된다.

3.3 심장의 순환

학습목표 심장펌프에 대해 알 수 있다

심장은 심방펌프와 심실펌프로 된 이중펌프이다.

심장의 위쪽 2개의 방(atrium)은 심장으로 들어오는 정맥을 받아 아래쪽 2개의 방인 심실(ventricle)로 보내는 심장 내부펌프인 **심방펌프(atrium pump)**이며, 오른쪽과 왼쪽 아래쪽에 있는 심실의 혈액을 폐와 온몸으로 내보내는 심실(ventricle)은 심장의 외부펌프인 **심실펌프(ventricle pump)**이다.

우심방은 머리와 팔에서 오는 위대정맥(superior vena cava)과 몸통과 다리에서 오는 정맥혈인 아래대정맥(inferior vena cava)과 연결되어 있으며, 좌심방은 폐에서 가스교환을 한 산소가 풍부한 동맥혈(arterial blood)인 폐정맥(pulmonary vein)과 연결되어 있다. 위대정맥과 아래대정맥, 폐정맥이 심장으로 열린 부분에는 판막(valve)이 없다. 우심실은 우심방에서 들어온 혈액을 폐동맥과 연결하여 폐로 내보내는 곳이며, 좌심실은 좌심방에서 들어온 혈액을 대동맥과 연결하여 온몸으로 내보내는 가장 강력한 수축과 이완이 일어나는 곳이다. 이와 같이 온몸과 폐에서 심방으로 혈액이 들어와 심실에서 온몸과 폐로 내보내게 된다(그림 3-11).

표 3.1 심방과 심실의 이완과 수축에 의한 혈류의 유입과 유출

시기	유입과 유출	심장펌프이온의 이동
심방이완	대정맥과 폐정맥을 통한 유입	우심방, 좌심방
심방수축-심실이완	심방혈액의 심실유입	우심방, 좌심방, 우심실, 좌심실
심실수축	폐동맥과 대동맥을 통한 유출	우심실, 좌심실

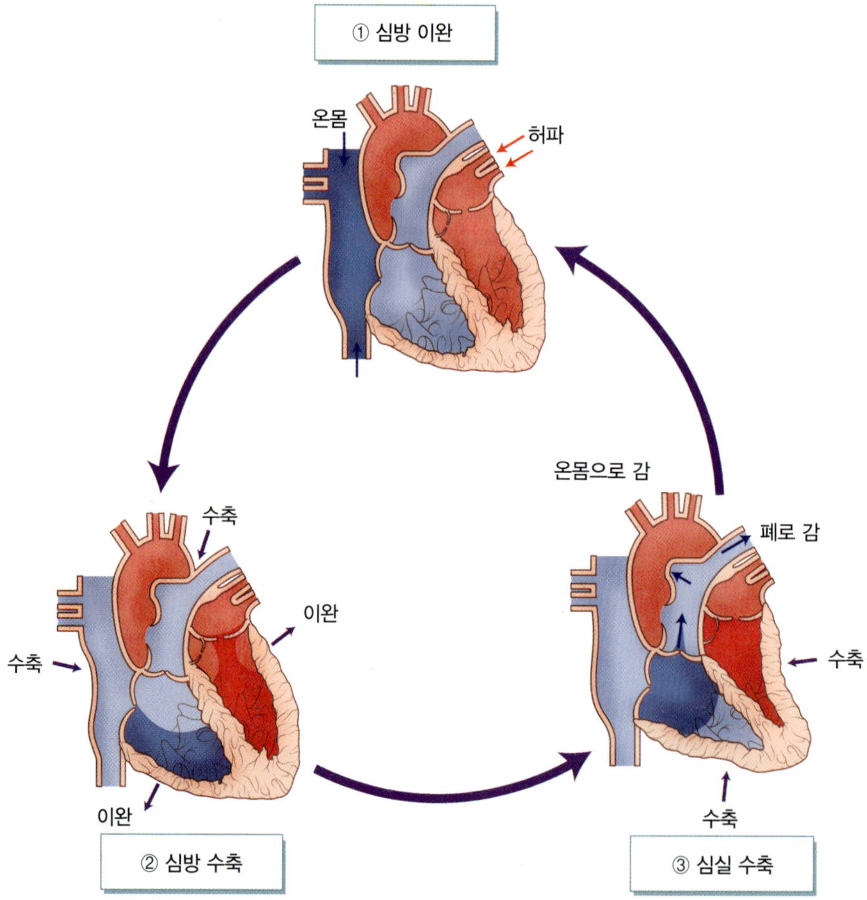

그림 3.11 **심장의 이중펌프.** 심방이완에 의해 온몸과 폐에서 혈액이 유입되고, 심방수축에 의해 심실로 혈액이 보내지며, 심실수축에 의해 온몸과 폐로 혈액이 유출된다.

3.3 심장의 순환

학습목표 심장판막에 대해 알 수 있다

심장판막은 역류를 방지하고 일정한 방향으로 흐를 수 있게 한다.

방실판막

각 심방과 심실 사이에 방실판막(atrioventricular valve)이 위치해 있다. 좌심방과 좌심실 사이에는 좌방실판막이 있는데, 2개의 삼각형 모양의 첨판으로 되어 있어 **이첨판(막)(bicuspid valve) 또는 승모판(막)(mitral valve)**이라고 한다. 우심방과 우심실 사이에는 우방실판막이 있고, 3개의 삼각형 모양의 첨판으로 되어 있어 **삼첨판(막)(tricuspid valve)**이라고 한다.

방실판막의 첨판은 힘줄끈(건삭, tendinous cord)이라는 질긴 섬유와 연결되고, 그 끝은 꼭지근(유두근, papillary muscle)이라는 근육돌기와 결합된다. 첨판이 서로 만나면 방실의 구멍이 닫히게 되고, 힘줄끈과 꼭지근은 심실이 수축할 때 방실판막이 심방 쪽으로 튀어나가거나 뒤집어지는 것을 방지하여 심실의 혈액이 심방으로 역류되는 것을 막아준다.

반달판막

좌심실과 대동맥 사이에는 대동맥판(막)(aortic valve)이 있고, 우심실과 폐동맥 사이에는 폐동맥판(pulmonary valve)이 있다. 이들은 심실에서 동맥 방향으로 혈액이 흐르도록 조정하고, 반달모양으로 된 3개의 판막으로 구성되어 있어 **반달판막(반월판, semilunar valve)**이라고 한다. 반달판막은 주머니 모양을 닮았고, 볼록한 면이 심실 방향으로 되어 있다. 심실 수축 시 혈류의 압력으로 반달판막이 열리게 되고, 심실 이완 시 반달판막이 닫혀 혈액이 심실로 역류되는 것을 방지한다(그림 3-12).

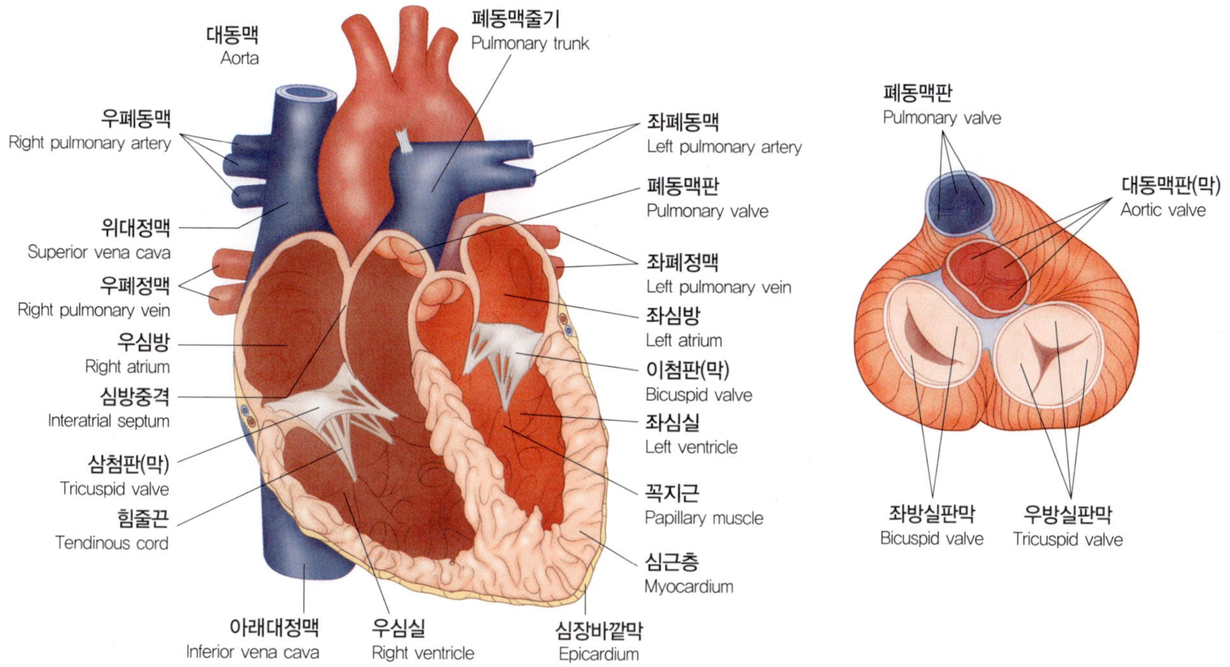

그림 3.12 심장의 판막

3.4 심장주기

학습목표 심방수축기와 심실수축기에 대해 알 수 있다

심장주기는 수축기, 이완기, 휴식기를 포함한다.

심장주기(cardiac cycle)는 심장이 수축을 시작한 때부터 이완한 다음, 다음 수축이 시작될 때까지를 말한다. 오른쪽과 왼쪽의 심방이 거의 동시에 수축하고, 연이어 오른쪽과 왼쪽심실이 수축한다. 수축은 자동능(automaticity)에 의해 전파되는 흥분성에 의해 일어나지만, 이완은 심장근육의 재분극에 의해 일어난다. 심장주기는 심방수축기(0.1초), 심실수축기(0.3초), 심실이완기(0.4초)로 이루어지고, 성인의 경우 1분에 평균 70~75회로 심실이완기가 심실수축기보다 길다(그림 3-13).

심방수축기

위대정맥 연결부위에 있는 굴심방결절(S-A node)의 탈분극으로 심전도 상 P파가 나타난다. 심방수축이 일어나 심실로 혈액이 흘러 들어가는 시기로 심실압력보다 심방압력이 높아 방실판막이 열려 혈액이 심방에서 심실로 흐르고 심실에 혈액이 차면 심방압력보다 심실압력이 높아 방실판막이 닫힐 때 **심방수축기(atrial systole)**가 종료된다. 심방수축은 심실이 이완되는 심실이완말기에 일어난다.

심실수축기

심실수축기(ventricular systole)는 등장수축기와 박출기로 나눌 수 있다. **등장수축기(isometric contraction phase)**는 심장근육의 길이가 변하지 않고 장력(tension)만 커져 수축력만 증가되는 시기로 방실판막과 반달판막이 열리기 직전인 모두 닫힌 상태를 말한다(그림 3-14. 2a). **박출기(ejection phase)**는 대동맥압력보다 심실압력이 커서 대동맥판(막)이 열리고 혈액이 방출되며 대동맥판(막)이 다시 닫힐 때까지를 말하며, 심실수축 초기와 심실수축 말기로 나눌 수 있다. 심실의 흥분은 심전도에서 QRS복합군이 나타난다. 흥분전도에 의해 심실의 수축으로 심실의 압력이 상승하여 방실판막이 닫힌다.

심실수축 초기에는 방실판막이 닫히고, 대동맥판(막)이 열려 대동맥을 통해 혈액이 유출되는 시기이다. 심실수축 말기에는 심전도 상 T파 나타나고, 대동맥의 혈류가 감소되고 대동맥판(막)이 닫히게 된다. 수축말기에 심실의 혈액량(수축기말기 용적)은 약 65mL로 심실이완기 말에 심실에 채워졌던 혈액량 135mL 중에 70mL만 심실에서 밀어낸다(일회박출량)(그림 3-14. 2b).

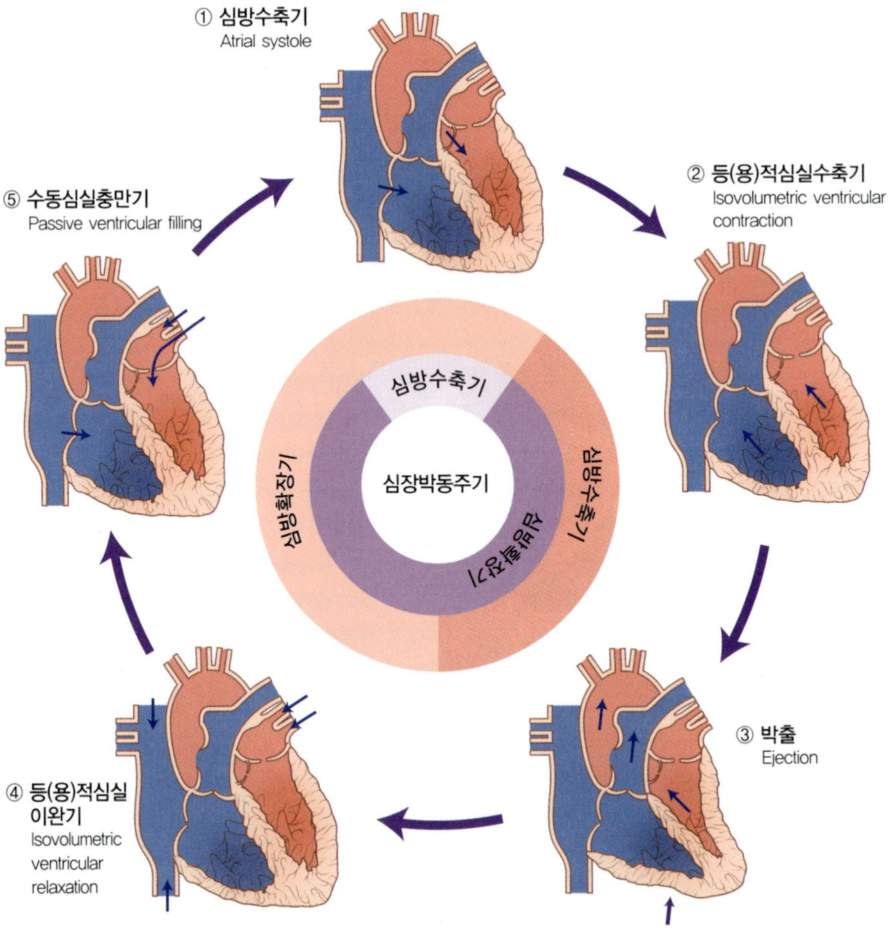

그림 3.13 심장박동의 주기. 심실의 수축기는 0.3초, 심실의 이완기는 0.4초로 이완기가 더 길다.

3.4 심장주기

학습목표 심실이완기에 대해 알 수 있다

심실이완기

심실이완기(ventricular diastolic period)는 등(용)적심실이완기(isovolumic ventricular relaxation), 초기, 후기, 말기로 나누어 볼 수 있다. 등(용)적심실이완기는 심실압력이 심방압력보다 커서 대동맥판(막)이 닫힐 때 방실판막이 아직 열리지 않아 혈류가 심방에서 심실로 이동하지 않고 모든 판막이 잠시 동안 닫히는 시기이다. 심실이완 초기에는 심방과 심실이 모두 이완된 상태이며, 혈액이 정맥에서 심방으로 흘러들어와 심방의 압력이 심실의 압력보다 약간 높아 심방에서 심실로 흘러들어간다. 심전도 상 T–P(심실재분극 + 심방탈분극 전)간격에 해당한다. 심실이완 후기에는 굴심방결절의 자극이 우심방과 좌심방 전체에 퍼지고, 심전도 상 P파가 나타난다. 더 많은 혈액을 심실로 내보낸다. 심실이완 말기는 심실수축이 시작되기 직전을 말하고, 이때 심실이완 말기용적(end diastolic volume)은 135mL이다.

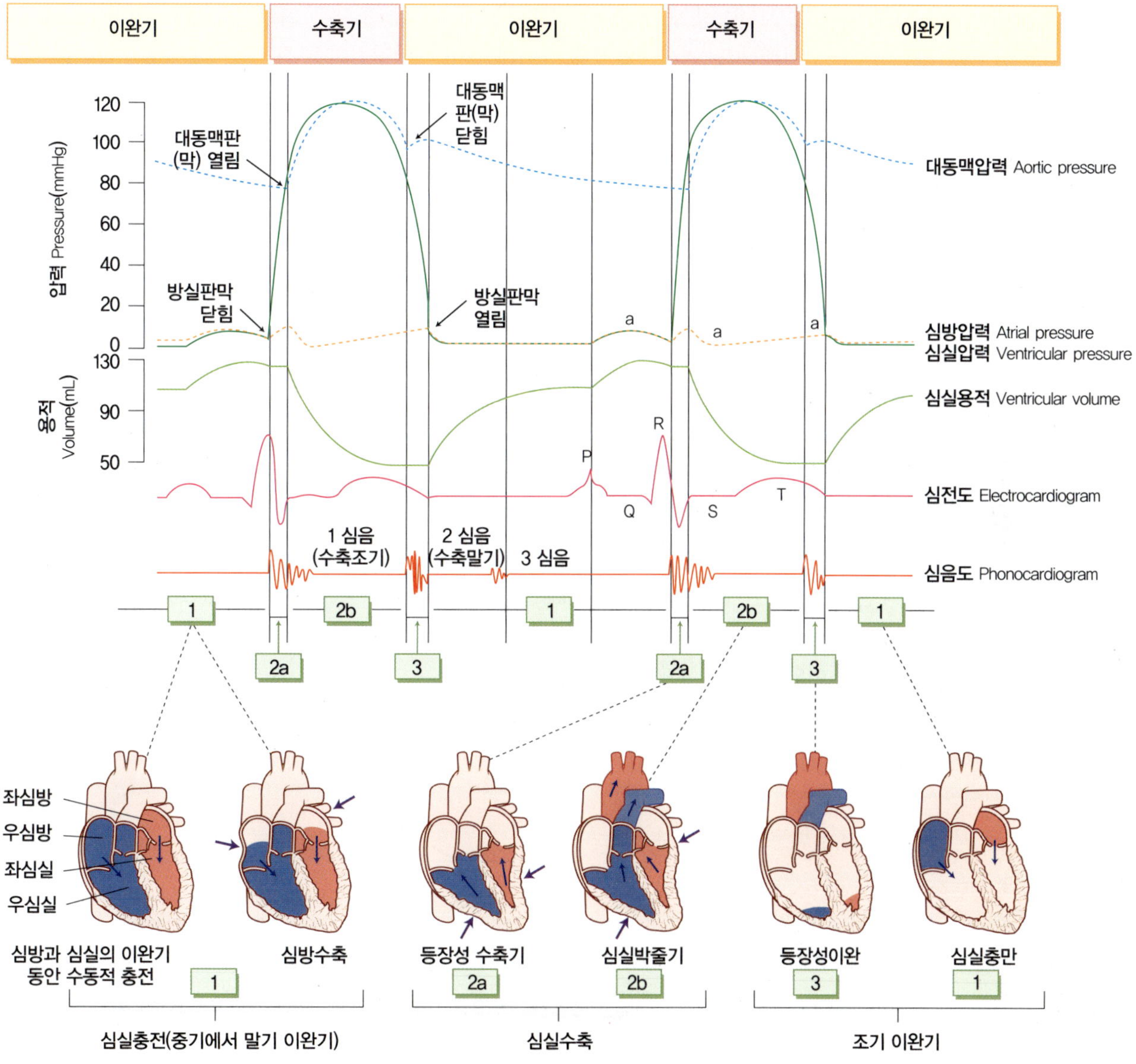

그림 3.14 **심장의 주기.** 심장주기는 심방수축기, 심실수축기, 심실이완기 순서로 이루어진다.

3.5 심장의 기능성 조절

학습목표 심(장)박출량에 영향을 미치는 요인에 대해 알 수 있다

심(장)박출량은 일회박출량과 심박수에 비례한다.

심(장)박출량(cardiac output, CO)은 각 심실에 들어온 혈액을 심실의 수축기를 통해 1분 동안 방출되는 혈액량을 말한다. 심(장)박출량을 결정하는 두 가지 요소는 일회박출량(박동량, stroke volume)과 심박동수(heart rate)이다. 일회박출량은 심실이 한 번 박동하여 밀어내는 혈액량을 말하고, 심박수는 분당 박동수를 말한다. 안정 시 심박동수는 굴심방결절에 의해 결정되며, 70~75회/분이다. 일회박출량은 심박동 당 70mL/회이므로 심박출량은 4,900mL/분으로 5L에 가깝다.

심(장)박출량(≒5L/분) = 일회박출량 (70mL) × 심박수(70~75회/분)

일회박출량

일회박출량(stroke volume) 조절에 영향을 주는 요인으로 첫째, 심실의 확장기말 용적(end diastolic volume), 둘째, 평균동맥압(mean arterial pressure, MAP) 셋째, 심실의 수축성이다. 일회박출량은 **프랭크-스탈링법칙(Frank-Starling law of the heart)**(그림 3-14)에 비례하고, 평균동맥압에 반비례한다. 스탈링법칙은 심실의 수축강도가 심실확장기 말 용적에 비례한다는 법칙으로 심실확장기말 용적이 클수록 심근의 길이가 늘어나고(30%까지 비례함), 늘어난 심근의 길이는 심실의 수축력을 증대시킨다는 법칙이다. 심실의 확장기말 용적은 정맥의 환류량이 많아야 하며 심실에 들어온 혈액을 밀어내기 위해서는 심실내의 압력이 평균동맥압보다 높아야 한다. 예를 들어, 수축기 압력이 120mmHg, 이완기 압력이 80mmHg이라면 평균동맥압(93.3mmHg)보다 높아야 혈액을 밀어낼 수 있으므로 평균동맥압은 밀어내는 압력의 저항으로 작용하는 셈이다. 평균동맥압은 [이완기압 + (수축기압 - 이완기압) × 1/3]로 구할 수 있다.

심박수

심박수(heart rate)는 자율신경계인 교감신경과 부교감신경의 영향에 의해 결정된다. 교감신경에서 분비되는 노르에피네프린 (norepinephrine)은 굴심방결절에 작용하여 K^+이온 투과도를 감소시켜 활동전위 발생을 보다 쉽게 하고(K^+이온 투과도가 감소하면 K^+이온이 세포 밖으로 덜 이동하게 되어 세포 내부의 막전압이 올라간다), 방실지연을 감소시키며, 심방과 심실근육에 많이 분포하여 수축력을 증대시킨다. 이와 반대로 부교감신경에서 분비되는 아세틸콜린(acetylcholine) 또한 굴심방결절에 작용하는데 K^+이온 투과도를 증가시켜 세포 내의 전하를 더욱 음의 값을 갖도록 하여 탈분극 지연을 일으켜 심박동수가 감소하며, 방실결절 흥분을 감소시킨다. 심실근육의 부교감신경 효과는 거의 없는 것으로 알려져 있다.

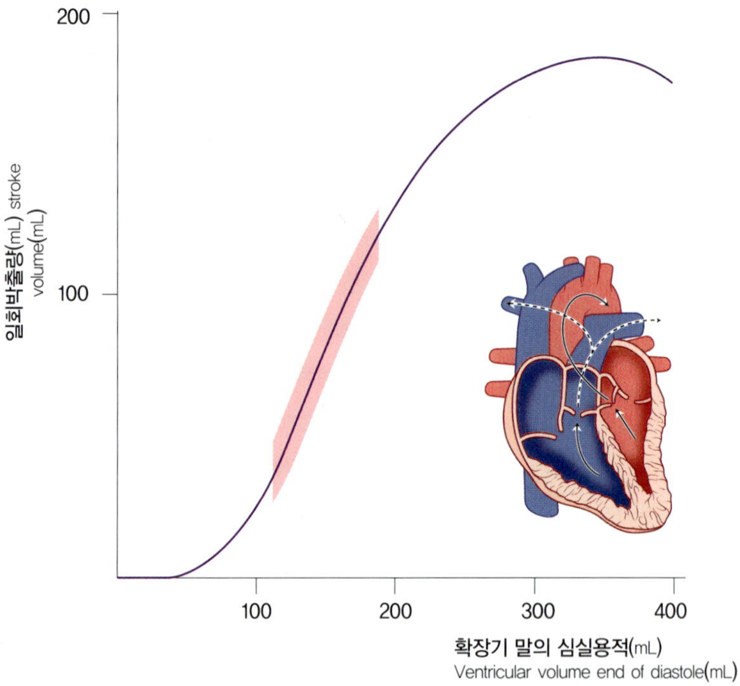

그림 3.15 **프랭크-스탈링법칙.** 심장의 기능곡선을 나타내며 교감신경자극에 의해 수축력은 상승한다.

3.5 심장의 기능성 조절

학습목표 심박출량이 혈압에 미치는 요인에 대해 알 수 있다

심박출량과 총 말초저항의 증가는 혈압을 상승시킨다.

심실 확장기말 용적 EDV

프랭크-스탈링법칙은 심실 확장기말 용적이 증가하면 심장근육의 길이가 늘어날 것이며, 늘어난 심장근육(30% 범위 내에서)은 심장박동량을 증가시킨다는 법칙으로 심장박동량이 수축성과 비례한다는 것이다. 확장기말 용적은 정맥환류량에 의해 결정된다. 정맥환류량은 혈액이 정맥을 경유하여 심장으로 되돌아오는 것을 말하며, 정맥환류량은 소변의 양이나 조직액량에 의한 혈액량과 호흡에 의한 가슴안과 배안의 압력차이로 생긴 가슴안내압과 정맥수축 및 뼈대근육 펌프작용에 의한 정맥압에 의해 결정된다.

총 말초저항

총 말초저항(total peripheral resistance)은 동맥에서 혈류에 대한 마찰저항으로, 말초저항이 높을수록 일시적으로 박동량은 감소하나 곧이어 보상기전에 의해 박동량은 증가한다.

심실의 수축성

심실의 수축성은 내인조절기전인 스탈링법칙에 의해 확장기말의 용적은 수축력에 비례하며, 외인조절기전인 교감-부신계의 활성에 따라 에피네프린(epinephrine)이나 노르에피네프린(norepinephrine)은 수축력을 증대시켜 박동량과 비례한다. 또한 정맥의 환류량으로 인해 심실의 혈액이 충만해지고 심근의 길이가 늘어나 수축력을 증대시키는 요인으로 작용한다(그림 3-16).

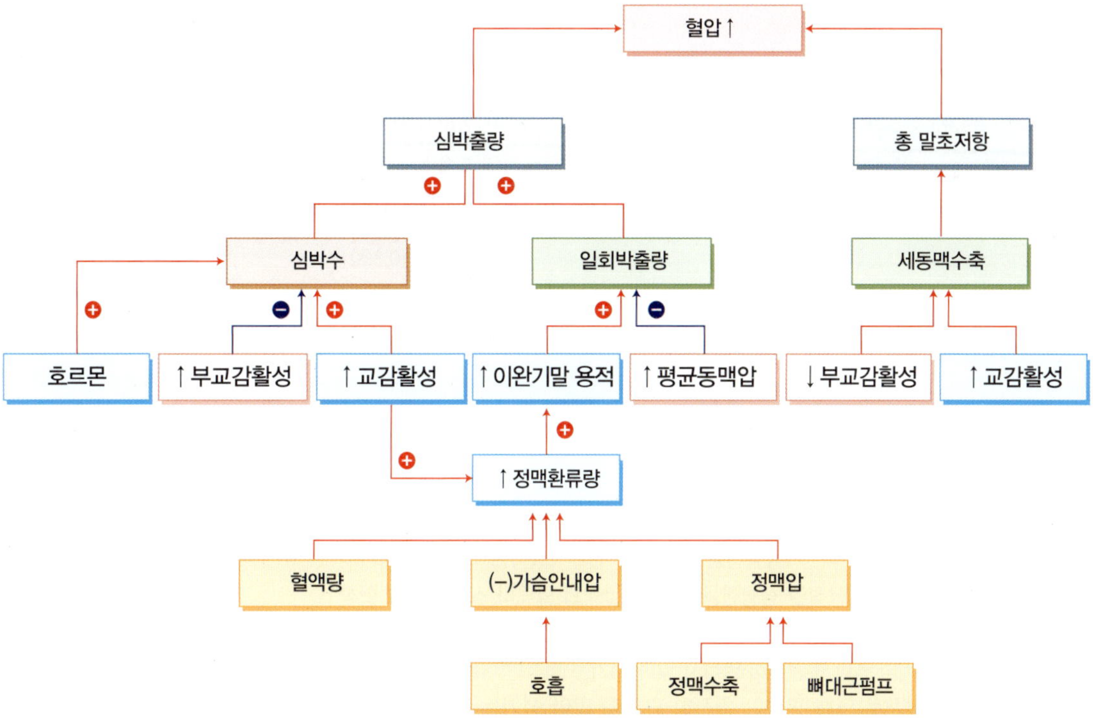

그림 3.16 **심박출량조절**. 프랭크-스탈링법칙과 교감신경에 의해 일회박출량과 심박동률은 증가하고, 평균동맥압과 부교감신경에 의해 일회박출량과 심박동률은 감소한다.

3.6 심음

학습목표 수축기 심음과 이완기 심음에 대해 알 수 있다

제 1심음과 제 2심음은 심실의 수축기 심음이다.

심음(heart sound)은 심장이 수축과 확장을 할 때 들리는 소리로 청진기를 사용하여 들으면 심실수축기 초기(수축 직전)에 방실판막이 닫히면서 나는 소리는 '럽(lubb)', 심실수축말기(심실확장 직전)에 반달판막이 닫히면서 나는 소리는 '덥(dubb)'으로 들린다(그림 3-17). 심음에는 수축기 심음인 제 1심음과 제 2심음이 있으며, 제 3심음과 제 4심음은 확장기(diastolic) 심음이다.

- **제 1심음.** 제 1심음(S1)은 심장끝(심첨, apex of heart)에서 약간 낮게 들리는 심음으로 심실수축 직전에 우심방과 우심실 사이의 삼첨판(막)과 좌심방과 좌심실의 이첨판(막)인 방실판막이 닫힐 때 심실벽과 동맥에서 발생하는 진동에 의해 낮고 부드러운 긴 음이 '럽'하는 소리처럼 들린다.
- **제 2심음.** 제 2심음(S2)은 심장바닥(base of heart)에서 크고 날카롭게 들리는 심음으로 심실이완 직전에 폐동맥판과 대동맥판(막)이 닫히면서 높고 짧은 음이 '덥'하는 소리처럼 들린다. 제 2심음은 계속 나타나서 다음 제 1심음까지 이어지므로 '럽-덥-럽-덥…하는 소리가 들리게 된다(그림 3-18).
- **제 3심음.** 제 3심음(S3)은 심실의 확장기 초기에 심방에서 유입되는 혈액으로 인해 심실벽이 진동하는 것과 이첨판(막)의 진동 때문에 생기는 저음으로 지속이 짧기 때문에 청취하기 힘들다.
- **제 4심음.** 제 4심음(S4)은 심방음(atrial sound)이라고도 하며, 심방이 수축하기 전에 열린 판막을 통해 심실로 흘러가면서 나는 소리를 말하는데, 잡음이 심하고 청진기로 듣기 힘들 정도이다.

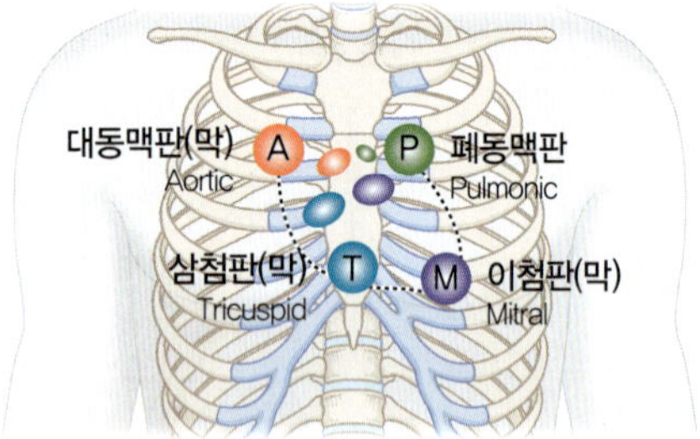

그림 3.17 심음 청취를 위한 청진의 위치

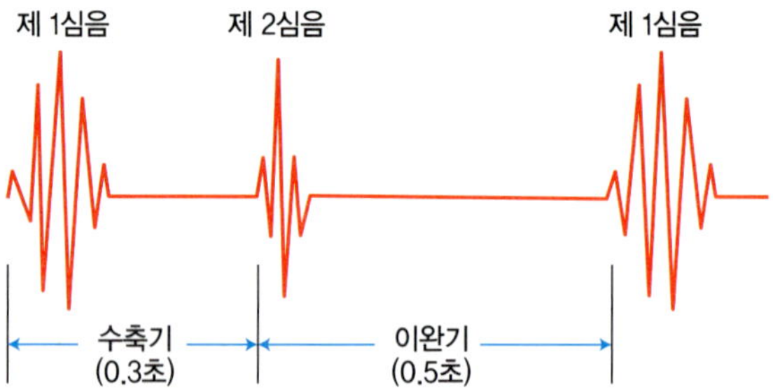

그림 3.18 심장의 주기와 제 1심음과 제 2심음

관련질환

심장잡음(heart murmurs)

심장잡음은 혈류가 심장판막이나 혈관을 지나갈 때 유난히 소란스러운 소리가 청진기에 들리는 소리를 말하는데, 기능성잡음(심장병과 관련 없는)은 어린아이에게서 보편적으로 나타나며, 비정상적인 심장잡음은 주로 혈액의 역류나 심장판막의 협착(stenosis), 난류(turbulence)에 의해 일어난다.

판막의 탄력성을 잃거나 좁아져 완전히 열리지 않아 생기는 협착판막(stenotic valve), 판막의 가장자리 상처로 인해 판막이 완전히 닫히지 않아 생기는 불충분한 판막(insufficient valve)은 혈액의 역류를 초래하는 새는 판막(leaky valve)이라고도 하는데, 이는 자가면역질환인 류마티스열(rheumatic fever)에 의해 일어난다(그림 3-19).

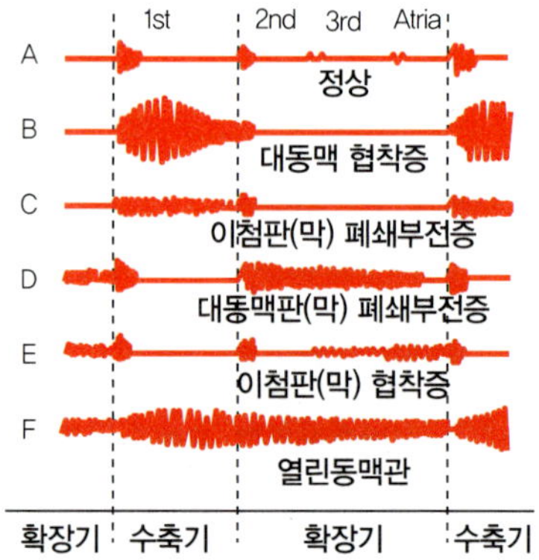

그림 3.19 다양한 심장잡음

3.7 심장의 전기적 활성

학습목표 활동전위의 생성에 대해 알 수 있다

심장세포는 거의 99%는 수축담당세포로 이루어져 있다.

심장세포는 근육세포와 달리 전도성과 율동성을 가진다. 안정 시 분 당 70~75회 율동적 수축을 통해 폐나 온몸으로 혈액을 공급하는데, 이러한 율동적 수축력은 심장자체의 전기적 활성으로 인해 가능하다. 심장세포는 거의 수축담당세포(contractile cell)로 이루어져 있으며, 나머지는 수축은 하지 않고 전기적 활성의 근원인 활동전위를 만드는 자동조율세포(pace maker)로 되어 있다.

- **탈분극.** 활동전위는 −55mV에서 발생하여 초기의 막전압이 +30mV까지 상승할 수 있는 이유는 심장의 자동조율세포는 K^{+}이온의 세포외 유출 감소와 Na^{+}이온통로를 통한 Na^{+}이온의 유입 때문이다.
- **활동전위 유지.** Na^{+}이온의 유입에 연이어 Ca^{2+}이온의 유입으로 인해 자동적으로 세포막의 탈분극(depolarization)이 빠르게 일어나고 역치에 이르러 활동전압을 일으킨다. Ca^{2+}이온의 유입으로 인해 심장근육은 뼈대근육과 달리 오랫동안 절대 불응기(고평부 형성: 250ms)를 유지할 수 있어 율동적 수축력을 가능하게 하며 가중(summation) 효과나 강축(tetanus) 및 부정맥(arrhythmia)을 막을 수 있다.
- **재분극.** Ca^{2+}이온통로의 불활성화와 전압작동통로(voltage gated channel) K^{+}이온통로의 활성화로 인해 세포막 안의 K^{+}이온이 평형전위가 될 때까지 계속해서 세포 밖으로 확산되기 때문에 재분극(repolarization)이 일어나 안정막 전압(−90mV)이 되며, 탈분극에서 재분극이 되기까지 약 300ms의 시간이 걸린다(그림 3-20, 표 3-2).

표 3.2 활동전위에 따른 이온의 이동

시기		이온의 이동
탈분극	0~	Na^{+} 유입
	1	Na^{+} 통로가 닫히면서 연이어 Ca^{2+} 유입
편평기	2	Ca^{2+} 유입, K^{+} 통로는 빠르게 닫힘
재분극	3	Ca^{2+} 통로가 느리게 닫힘, K^{+} 유출
안정막	4	약 −90mV

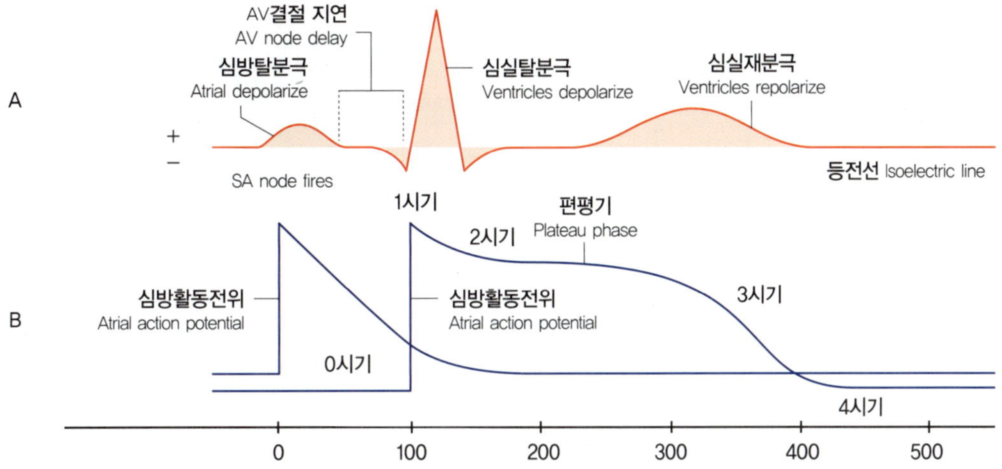

그림 3.20 **심방과 심실의 활동전위와 심전도와의 시간적 관계.** A: 심전도, B: 심장근육의 활동전위

이해상자

Ca^{2+}이온은 어떻게 대량으로 유입되며, 심근세포의 수축에 있어 어떤 역할을 하는가?

활동전위는 심장 수축세포에서 발생하여 T-tube로 전달될 때 세포외액으로부터 적은 양이 유입되지만, 근세포질그물(sarcoplasmic reticulum)로부터 Ca^{2+}이온의 대량유입을 유도하여 세포질의 Ca^{2+}이온의 양이 많아지게 된다. 심장세포의 액틴잔섬유(actin filament)의 트로포닌-트로포마이오신 복합체를 끌어당겨 액틴과 마이오신이 결합하며, 액틴이 마이오신 사이로 이동하여 심근세포가 수축하게 된다.

3.8 심장의 전도계통과 심전도

학습목표 심장의 전도계통에 대해 알 수 있다

심장의 흥분은 자동능을 가진다.

심장흥분은 시상하부의 지배하에 있는 자율신경계통 및 내분비계통에 의해서도 조절되기도 하나 신경계의 자극 없이도 자발적으로 활동전위를 생성하고 전도하는 능력인 자동능(automaticity)을 가진다. 자동능의 원천인 굴심방결절에서 심방의 활동전위가 발생하여 심방사이 경로(interatrial pathway)를 통해 심방전체에 퍼지며, 결절사이 경로(internodal pathway)를 통해 방실결절로 전달되고, 신경줄기인 방실다발과 다발가지 및 푸르키네섬유(Purkinje fiber)를 통해 심실 전체에 전도된다(그림 3-21, 3-22). 그러면 어떻게 굴심방결절의 활동전위가 심장 전체에 퍼질 수 있는지를 알아보기로 하자.

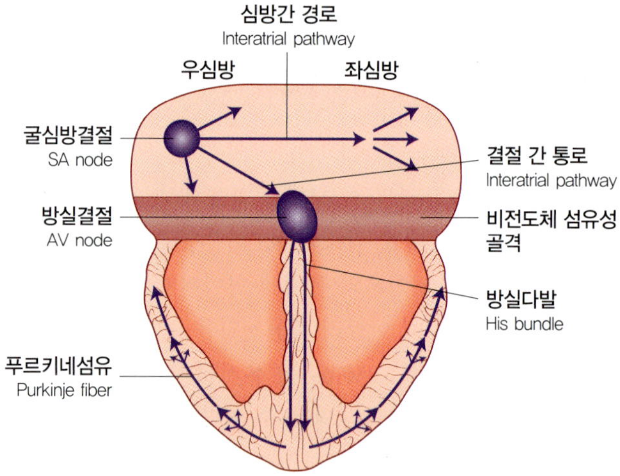

그림 3.21 **심장 흥분의 전파.** 굴심방결절은 틈새이음에 의한 활동전위를 전파한다.

굴심방결절 Sinoartrial node

우심방의 위대정맥 개구부에 있는 굴심방결절에서 생성된 활동전압은 심방사이 경로를 통해 거의 동시에 좌심방까지 전파될 수 있으므로 두 심방은 동시에 수축할 수 있다. 심방은 주로 틈새이음(gap junction)이라는 통로형 단백질이 있어 활동전압이 지연 없이 빠르게 전파(0.8~1.0m/초)될 수 있도록 한다.

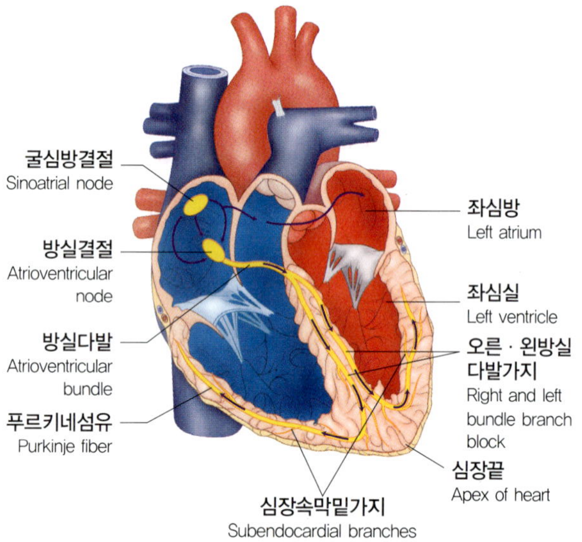

그림 3.22 **심장의 전도계.** 굴심방결절은 심방 동시수축에 관여하고 푸르키네섬유는 심실 동시수축에 관여한다.

방실결절 Atrioventricular node

굴심방결절의 활동전위는 심방뿐만 아니라 심실의 수축을 유도하기 위해서 심방과 심실 사이의 우심방 격벽 근처에 있는 방실결절로 활동전위가 전도되어야만 한다. 방실결절은 심방의 활동전압을 심실로 전달하는 전초기지 역할을 하며 결절사이 경로를 통해 굴심방결절의 활동전위를 받아들이는데, 30msec 이내에 활동전위가 도착하지만 활동전위가 방실결절을 통과할 때는 매우 천천히(0.003~0.05/초) 통과한다. 이를 방실결절지연(AV nodal delay)이라고 하며, 이는 심방이 완전히 수축하여 심실로 혈액을 채울 수 있는 시간적인 여유를 제공한다.

이해상자

굴심방결절의 활동전위는 어떻게 방실결절에 집중될 수 있을까?

우심방과 좌심방의 격벽 근처에 있는 방실결절로 활동전위가 집중될 수 있는 이유는 심방과 심실 사이의 격벽은 비전도체인 섬유성 골격으로 연결되어 있으므로 활동전압은 방실결절로만 전달될 수 있다.

3.8 심장의 전도계통과 심전도

학습목표 심장의 전도계통과 혈액의 이동에 대해 알 수 있다

방실다발 Atrioventricular bundle, His bundle

방실결절에서 시작되어 심실사이막(interventricular septum)을 내려간 뒤 양쪽 심실로 가기 위해 두 개의 가지로 갈라지는 방실다발가지(bundle branches)인 오른쪽, 왼쪽갈래로 갈라진다. 이때 전도속도는 매우 빨라 푸르키네섬유에 300m/초 이내에 전달된다.

푸르키네섬유 Purkinje fiber

방실다발가지에서 양쪽 심실에 퍼져있는 푸르키네섬유가 전달하는 활동전위의 속도는 다른 심실 근세포보다 6배 정도 빠른 전도율을 보인다. 그러므로 양쪽 심실이 하나의 단위처럼 동시에 수축할 수 있어 심실의 혈액을 방출하는 데 효과적이다.

심장의 자극전도계는 굴심방결절→ 방실결절 → 방실다발 → 푸르키네섬유 순서로 전달된다.

심전도와 혈액의 이동

굴심방결절의 흥분에 의해 심방탈분극이 일어난다. → 심방의 수축으로 인해 혈액이 방실판막이 열려 심실로 이동한다(P파). → 방실결절 흥분지연에 의해 혈액이 심실에 충분히 채울 시간을 확보한다(P-R간격). → 방실결절에서 방실다발로 전도되고 → 방실다발에서 방실가지로 전도된다. → 심실의 혈액이 가득 차면 방실판막이 닫히고, 심실의 탈분극으로 인해 심실이 수축하여 혈액을 밀어낸다(QRS파). → 심실의 재분극이 나타나 혈액을 채울 준비를 한다(S-T파). → 심실이 재분극된다(T파)(그림 3-23).

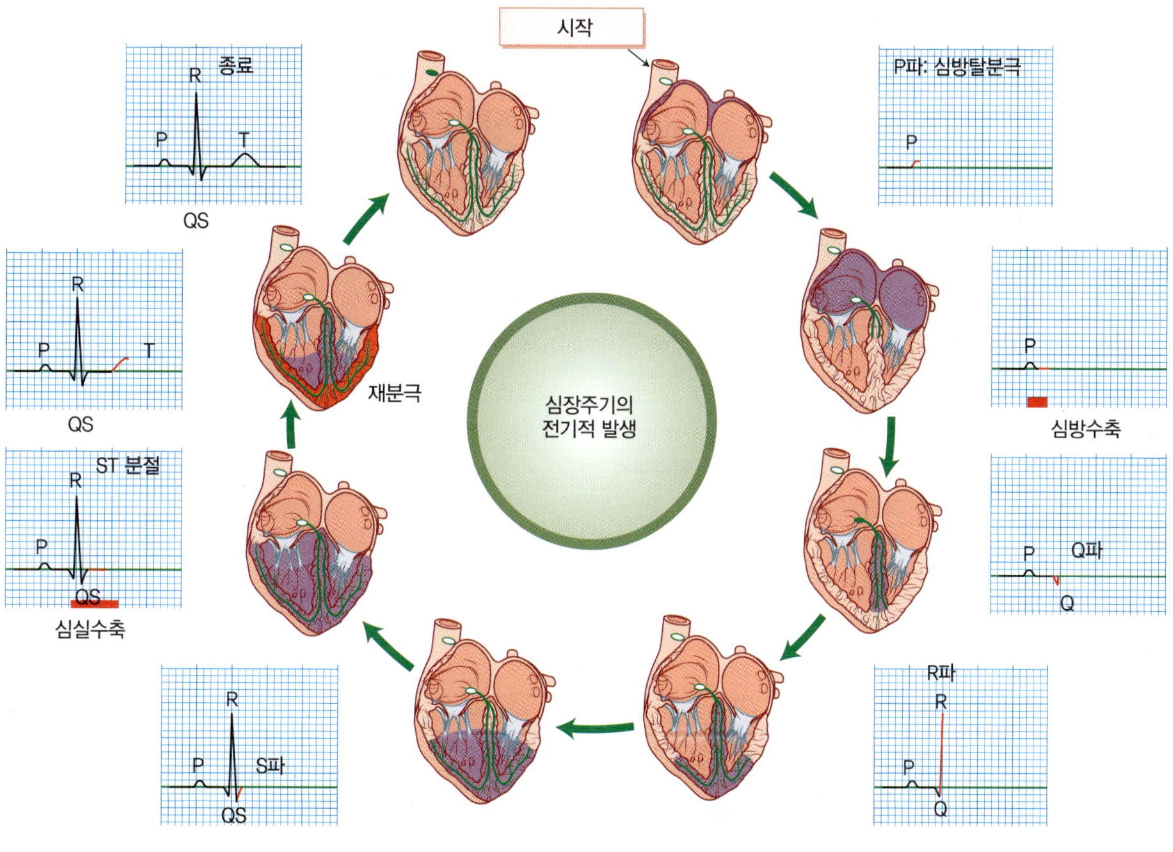

그림 3.23 심장의 전도계에 의한 심전도와 혈액이동

3.8 심장의 전도계통과 심전도

학습목표 심전도 유도법에 대해 알 수 있다

심장의 전기적인 활성이 체액을 통해 체 표면에 전달되기 때문에 피부에 전류계를 연결하여 신체의 표면에서 전류의 변동을 알아낼 수 있다. 이렇게 기록된 신호를 심전도(electrocardiogram, ECG or EKG)라고 한다. 심전도는 탈분극과 재분극기에 심장 전체에 퍼지는 전기적 활성을 나타낸다. 심장은 특이하게 활동전위가 발생한 세포가 있다면 휴지기에 있는 세포도 있으므로 전기적 활성은 활동전위가 퍼지는 시점에 따라 다르다. 다시 말해서 한 시점의 단일세포에 발생한 활동전위를 나타내지는 않는다. 따라서 전기적 활성을 기록하기 위해서는 두 지점의 전극에 연결되었을 때 특이적 한 쌍의 연결인 유도(lead)가 필요하다. 심전도의 전기적 변화를 기록하는 유도법은 표준사지유도(standard limb lead), 단극사지유도(unipolar limb lead), 단극가슴유도(unipolar chest lead)가 있으며(그림 3-24), 표 3-3에 잘 나타나 있다. 각각의 유도법은 심장이 비정상 상태에는 각각 특정 기록을 나타내므로 중요하며, 기록된 심전도는 각각 P파, QRS파, T파 등 알파벳 순서로 명명하였다.

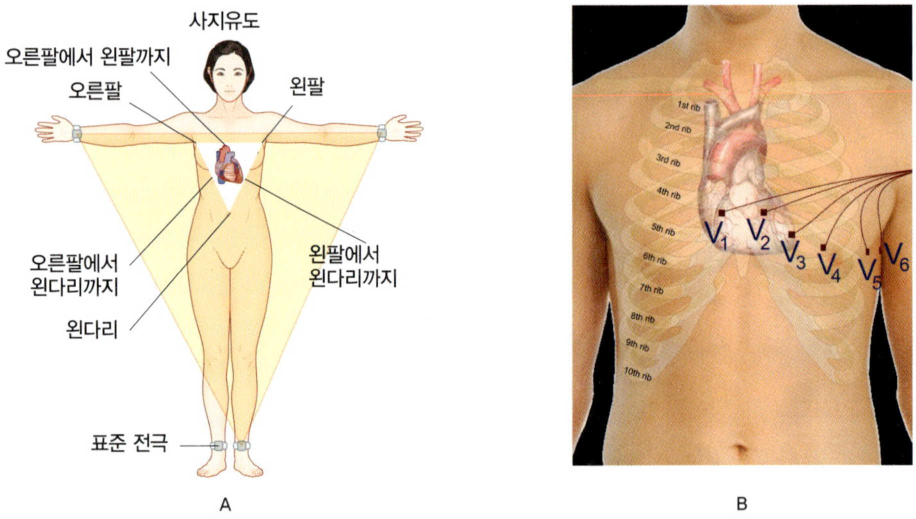

그림 3.24 **심전도 유도.** A: 표준사지유도, B: 단극가슴유도

표 3.3 심전도 유도법

유도법	유도	전극부착부위	기록방법
표준사지유도	I	오른팔과 왼팔	두 전극 사이의 전압 차이 기록
	II	오른팔과 왼다리	
	III	왼팔과 왼다리	
단극사지유도	aVR	오른팔	두 전극이 사용되지만 다른 전극은 0mV에 고정되어 표준점으로 이용
	aVL	왼팔	
	aVF	왼다리	
단극가슴유도	V_1	복장뼈 오른쪽 4번째 갈비사이 공간	심장 근처 6개 지점의 전극을 부착하여 단일유도
	V_2	복장뼈 왼쪽 4번째 갈비사이 공간	
	V_3	복장뼈 왼쪽 5번째 갈비사이 공간	
	V_4	빗장뼈 중앙의 수직가상선의 5번째 갈비사이 공간	
	V_5	V_4 왼쪽의 5번째 갈비사이 공간	
	V_6	겨드랑의 수직가상선의 5번째 갈비사이 공간	

3.8 심장의 전도계통과 심전도

학습목표 심전도 파형의 구성요소에 대해 알 수 있다

심전도는 세 가지 형태의 파형(wave)을 알파벳 순서인 P파, QRS파, T파로 나타낸다.

- **P파** P-wave 굴심방결절의 흥분 직후 심방에서 전달되는 활동전위를 나타내며, 심방의 탈분극을 가리킨다. 심방의 재분극은 심실의 탈분극과 동시에 나타나므로 심실의 탈분극 파인 QRS파에 가려져 나타나지 않는다.
- **P-R간격** PR interval 심방의 활동전위가 방실결절에서 지연되는 시간이며, P파와 QRS복합군 시작 사이의 시간을 말한다. 이를 방실결절지연(AV nodal delay)이라고 하며, 이는 심방이 완전히 수축하여 심실로 혈액을 채울 수 있는 시간적인 여유를 제공한다.
- **QRS 복합군** QRS-complex 심실의 탈분극을 나타낸다.
- **Q-T간격** Q-T interval QRS복합군 시작에서 T파 끝까지로 심실이 탈분극 되었다가 다시 재분극이 되는 것을 나타낸다.
- **S-T분절** S-T segment QRS복합군 끝에서 T파 시작까지로 심실의 근육세포가 활동전위의 고평부를 나타내며, 심실의 수축과 방출시간을 나타낸다. 동맥압이 급격히 상승하여 수축기 말기 때 최고가 된다.
- **T파** T-wave 심실재분극을 나타낸다.

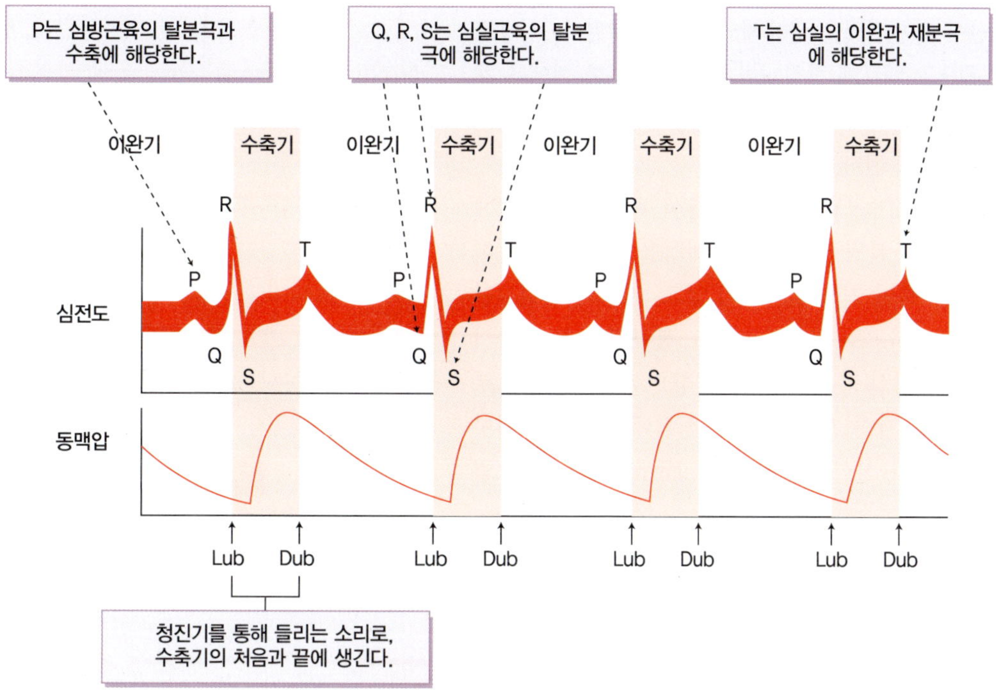

그림 3.25 심전도와 동맥압

3.8 심장의 전도계통과 심전도

학습목표 심전도에 의한 심장이상에 대해 알 수 있다

비정상적인 전기신호의 패턴은 비정상적인 심장수축과 연관된다.

비정상적 심장패턴은 비정상적 심박동률에 의한 이상, 비정상적 리듬이나 전도장애에 의한 이상, 심장근 질환 등이 있다.

비정상적 심박동률에 의한 이상

2개의 QRS복합체 사이의 거리를 이용해서 분당 심박동률을 측정할 수 있다(그림 3-26).

- **서맥** 느린맥, Bradycardia 60회/분 이하의 느린 심박동률
- **빈맥** 빠른맥, Tachycardia 100회/분 이상의 빠른 심박동률

비정상적 리듬이나 전도장애에 의한 이상

- **부정맥** Arrhythmia 심장의 정상리듬과 흥분성 순서를 벗어나는 현상으로 활동전위를 발생시키는 박동조율기 영역이나 전도경로의 이상으로 초래되며, 허혈심장병(ischemic heart disease), 굴심방결절 이외의 박동조율기인 이소성심박동조율기(ectopic pacemaker) 등이 일반적인 원인이 된다.
- **조동** 된떨림, Flutter 분당 200~300회 정도의 속도로 심방 탈분극이 빠르고 규칙적으로 일어나는 것으로, 2~3개의 심방 수축마다 하나의 자극만이 방실결절을 경유해 심실로 전달된다. 심방조동은 심실 조동으로 빠르게 변질되어 심실에 충분한 혈액을 채울 시간을 줄 수 없어 뇌에 도달하는 혈액량이 감소되어 의식을 잃거나 사망에 이르게 된다.
- **세동** 잔떨림, Fibrillation 서로 다른 심근섬유들이 서로 다른 시기에 빠르고 불규칙적으로 분당 300~500회 박동을 일으키며, 특히 P파가 없어 심방수축이 거의 일어나지 않고, 자극이 방실결절에 불규칙하게 도달하므로 심실의 리듬도 불규칙하다. 따라서 여러 개의 자극이 심실 주위에 모든 방향으로 불규칙적으로 전달되어 심실 박동 간 시간이 다르고, 심실에 혈액이 채워지는 시간이 다양해진다(심실세동, ventricular fibrillation)(그림 3-27).

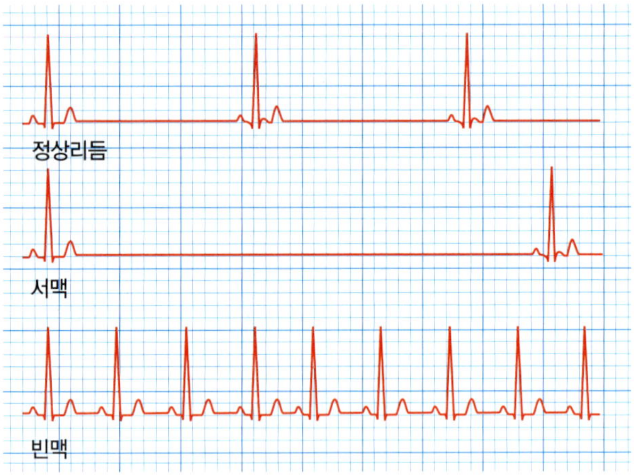

그림 3.26 서맥과 빈맥

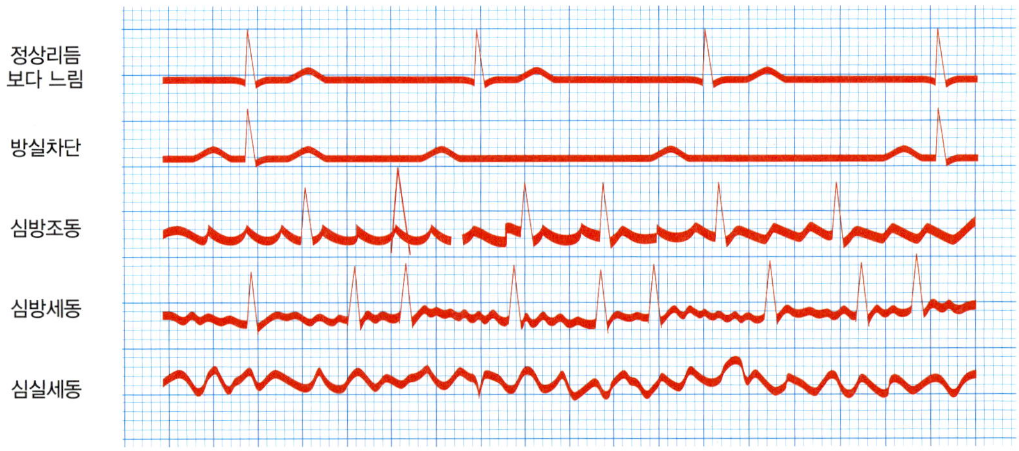

그림 3.27 비정상적인 리듬에 의한 심전도

3.9 심장기능조절과 심장반사

학습목표 심장의 기능조절인자에 대해 알 수 있다

심장의 기능조절은 내부와 외부인자에 의해 조절된다.

신경성조절. 교감신경과 부교감신경은 서로 얽혀 대동맥활(aortic arch) 근처에서 심장신경얼기(cardiac plexus)를 형성한다. 여기에서 나온 신경섬유는 굴심방결절과 방실결절 및 심방의 깊은 층에 분포하여 심장의 기능조절에 관여한다. 교감신경은 굴심방결절과 방실결절에 작용하여 심실의 수축력을 증대시켜 심장박동에 촉진적으로 작용하고, 목동맥팽대의 혀인두신경과 대동맥활의 미주신경을 통해 목동맥과 대동맥의 압력을 감지하여 숨뇌로 정보를 전달하면 숨뇌의 심장조절 중추에서에서 부교감신경은 미주신경을 통해 혈압에 대해 억제적으로 작용한다.

액성 조절(화학성 조절).

화학수용체인 대동맥소체(aortic body), 목동맥소체(carotid body)는 혈액 내 CO_2분압이 증가하고 O_2분압이 감소하면 심장억제중추를 억제하여 심장을 촉진적으로 조절한다. 또한 혈액 내 에피네프린(epinephrine)이 증가하면 심장 촉진으로 조절하는 반면, 혈액 내 아세틸콜린(acetylcholine)이 증가하면 심장은 억제적으로 조절된다(그림 3-28).

온도. 온도가 높을 경우, 심장박동수가 늘어나 심장은 촉진적으로 조절된다.

심장반사에 의한 심장과 혈압조절

- **내림 반사.** 대동맥활과 목동맥팽대의 압력수용기는 혈압이 상승하면 압력수용기가 흥분하여 미주신경과 혀인두신경을 통해 숨뇌의 심장조절중추를 자극하여 부교감신경을 통해 심장을 억제하여 심박수 및 박동량을 감소시켜 혈압을 강하시키는 반사이다.
- **베인브리지 반사** 심방반사, Bainbridge reflex 혈액 유입이 증가하면 대정맥이나 심방의 내압이 증가하여 대정맥에 분포하는 들신경섬유가 자극되어 심장촉진중추를 흥분시켜 심장박동수가 증가하고 혈류량을 증가시켜 혈압을 상승시키는 반사이다.
- **골츠 반사** Goltz reflex 개구리의 배부를 두드렸을 때 복부 내장이 자극받아 내장신경을 거쳐 미주신경을 흥분시켜 반사적으로 심장기능을 억제하는 반사이다.
- **아슈네르 반사** 안구압박 반사, Aschner reflex 양손으로 안구를 지그시 눌러 안구내압을 상승시키면 심장억제중추를 흥분시켜 심장이 억제적으로 조절된다.

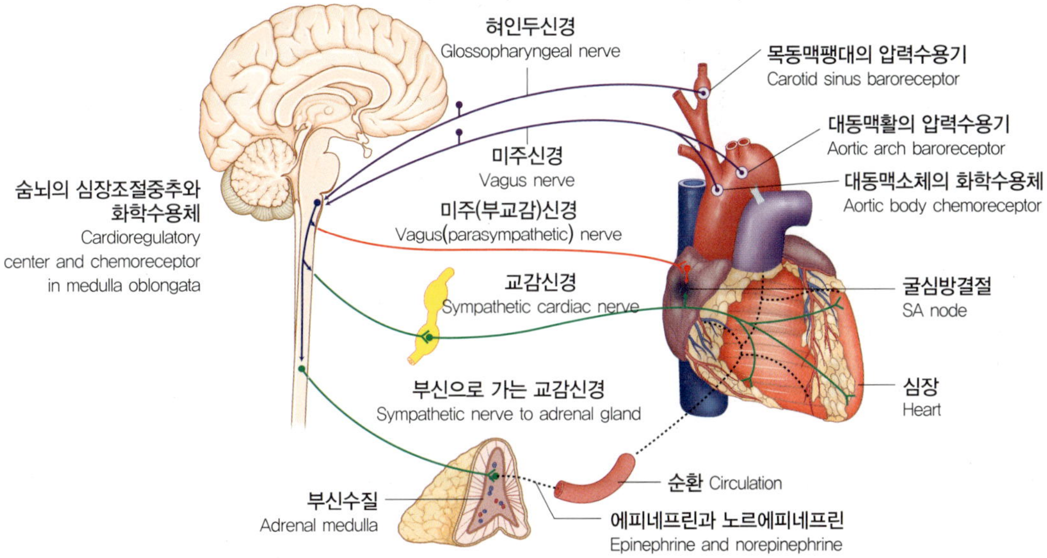

그림 3.28 심장의 기능조절

3.10 심장의 혈류분배

학습목표 심장의 안정 시와 운동 시 기관의 혈류분배에 대해 알 수 있다

안정 시 혈액량에 비해 격렬한 운동 시 혈류량은 최대 5배까지 늘어난다.

안정 시 심박출량은 약 5L 정도이지만, 운동 시 약 25L로 5배 정도 증가한다. 적당한 운동 시 나타나는 심혈관 변화는 심박출량, 심박동수, 일회박출량 동맥혈압은 증가하고 말초저항은 감소하여 근육과 피부로 가는 혈류량은 크게 증가하는 반면, 내장기관과 신장의 혈류량은 줄어든다.

근육의 혈류량이 85%까지 늘어나는 이유는 근육은 교감신경의 작용에 의해 영향을 받고 있으며 운동 시 대사적 혈관확장과 내장과 피부, 신장으로부터 혈액이동 및 총 혈류량이 증가하기 때문이다. 피부 혈류량은 교감신경에 의해 영향을 받고 있으며, 안정 시 피부저항이 높아 혈류는 낮지만, 운동 시 말초저항이 낮아져 혈액량이 크게 증가한다. 신장은 신장 자체의 조직대사를 위해서는 극히 일부 사용되고, 대부분은 노폐물을 배설하기 위해 심박출량의 20~25%에 해당하는 혈액공급을 받고 있으나 운동 시 2~4%로 혈류량이 떨어진다 하더라도 수초 동안의 혈류차단에 의해 조직이 괴사되는 뇌와 달리 신부전(renal failure)을 일으키지는 않는다.

격렬한 운동 중에도 뇌로 가는 혈류는 약 750mL로 거의 변하지 않는데, 혈압이 정상범위에 있을 때 뇌는 근육성 조절과 대사성 조절에 의한 자가조절기전(automatic control mechanism)에 의해 이루어지기 때문에 항상 일정한 혈류량을 유지할 수 있다(그림 3-29).

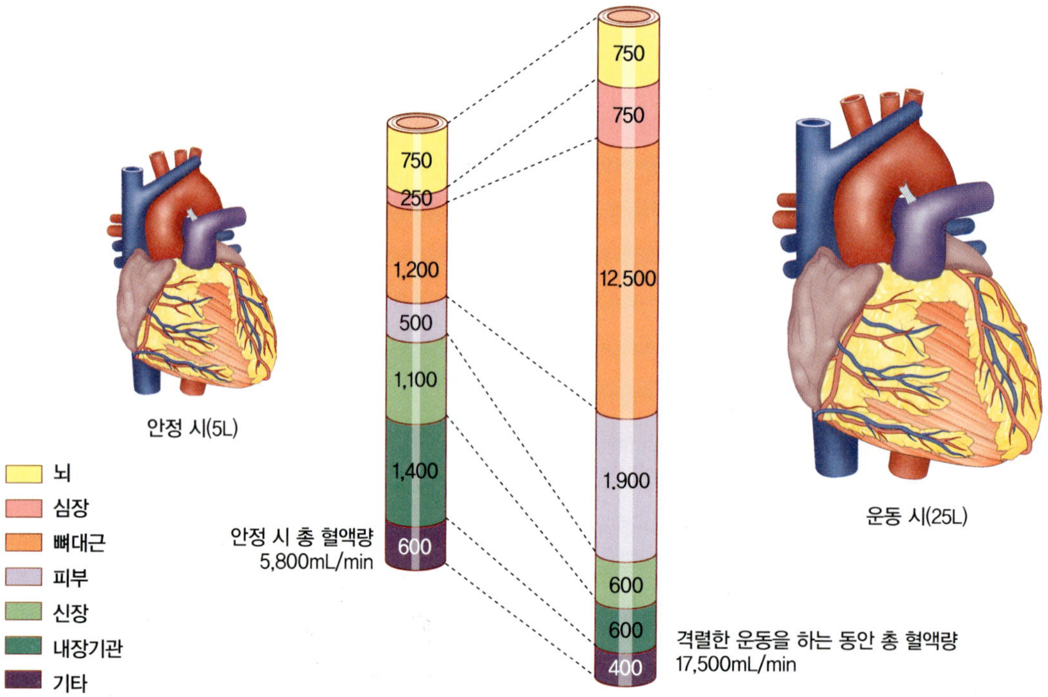

그림 3.29 **운동 시 혈류량 변화.** 뼈대근과 피부의 혈액량은 늘어나는 반면, 내장 및 신장의 혈액량은 줄어들며 뇌로 가는 혈액량은 거의 변화가 없다.

표 3.4 운동 시 심장의 혈류분배

구분	뇌	심장	뼈대근	피부	신장	내장기관	기타
안정 시(%)	13~15	4~5	15~20	4~5	20~25	20~25	10~13
운동 시(%)	3~5	4~5	70~80	11~13	2~4	3~5	3
운동 시 총혈액량(mL)	750	750	12,500	1,900	600	600	400

관련질환과 중재 Related Disease & Intervention

협심증과 심근경색증

협심증

협심증(angina pectoris)은 가장 흔한 관상동맥 질환 중 하나로, 심장에 혈액을 공급해주는 관상동맥이 좁아져 심장근육에 혈액 공급이 충분하지 못함으로 인해 발생한다. 증상은 갑작스러운 가슴통증이 가장 흔하고 가슴이 답답해지고, 식은땀, 심계항진 등이 동반될 수 있다. 협심증은 어느 정도의 관상동맥 순환이 유지되기 때문에 운동과 같은 산소 요구량이 증가되는 상황에서 증상이 나타나고, 안정 시에는 증상이 사라진다는 특징을 가진다. 가슴통증이 대개 5분 이내에 사라지고, 나이트로글리세린(nitroglycerin)을 혀 밑에 투여할 경우, 통증이 사라지는 경우가 많다. 심근경색증으로 진행될 수 있기 때문에 즉시 병원을 방문하여 정확한 진단검사를 받아야 한다.

심근경색증

심근경색증(myocardial infarction, MI)은 심장에 혈액을 공급해 주는 심장동맥이 완전히 폐쇄되어 심장근육이 손상되어 괴사하는 것을 말한다. 왼쪽 팔로 방사되는 가슴통증, 가슴 답답함, 호흡곤란, 오심, 어지럼 등의 증상을 보인다. 증상이 협심증과 유사하지만 갑작스럽고 심한 가슴통증이 더 오래 지속되고, 니트로글리세린을 투약하여도 완화되지 않는다는 특징이 있다. 부정맥이 동반되기도 하는 등 치료 시간을 지연할 경우 생명이 위험할 수도 있다. 통증 완화를 위하여 진통제를 투여하고, 산소 공급이 필요하며 심장으로 가는 혈류를 복원시키기 위한 관상동맥우회술이나 심장동맥성형술 등의 중재가 이루어져야 한다. 심근경색이 되기까지 혈관변화에 대한 과정은 그림 3-30에 나타나 있다.

구분	협심증	심근경색증
정의	• 관상동맥의 부분적 막힘 • 혈관 경련 • 일시적 혈액 공급 장애	• 관상동맥의 영구적 막힘 • 심장근육 괴사 • 심장의 영구적 손상
증상	• 심한 가슴의 통증 • 어깨, 팔, 목, 턱으로 통증 확대 • 짧은 시간에 발생	• 협심증의 증상과 유사 • 오랜 시간 심한 통증 • 식은 땀, 어지럼, 실신 동반

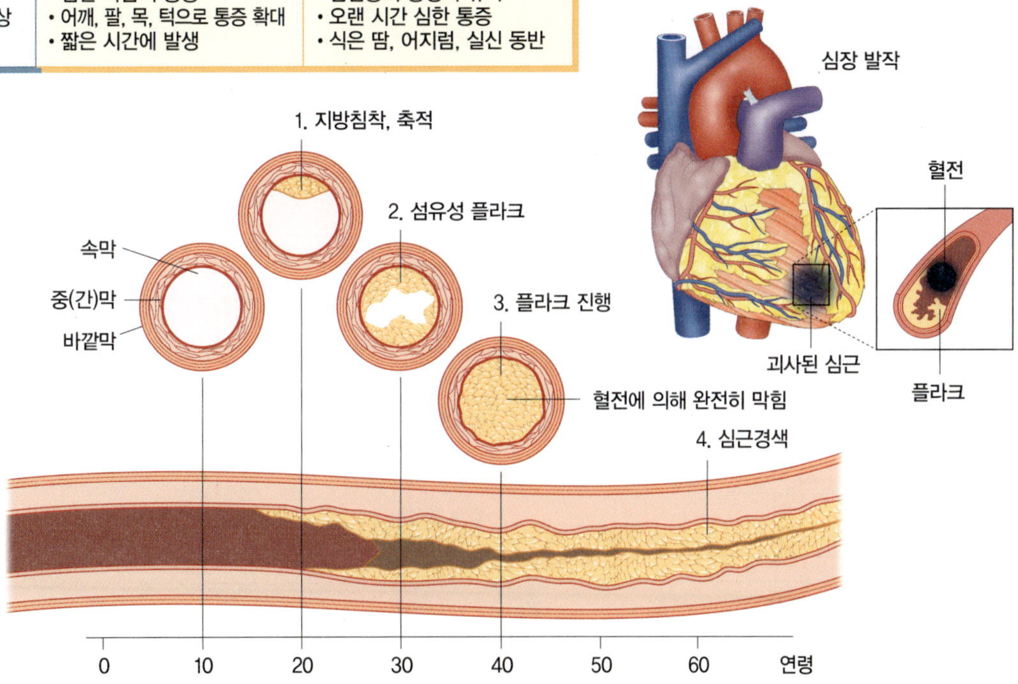

그림 3.30 혈관변화에 따른 심근경색

심화학습 Advanced Learning

심장수축력

여러 가지 상황의 스탈링곡선

프랭크-스탈링법칙(Frank-Starling law of the heart)은 임상적으로 좌심실의 이완기말 용적과 박출량과의 관계로 심장의 수축력 정도를 말하며, 이완기말 상황에서 심장이 하는 일을 나타낸다. 심근(myocardium)의 근육원섬유마디(근절, sarcomere) 길이 증가는 심근세포의 수축력을 강화한다는 것으로 압력과 용적의 관계를 나타낸다. 수축력은 온도변화, pH 지수, 신경자극, 약물, 운동 등의 요인에 의해 결정된다.

그림 3-31은 수축력을 결정짓는 요인을 나타낸 것으로 왼쪽 편향은 수축항진상태를 나타내고 오른쪽 편향은 수축감소상태를 나타낸다.

심장의 압력과 용적

심장의 수축력을 구하는 방법으로 그림 3-32와 같은 압력-용적곡선이 있다. 힘은 압력에 해당되고 근육길이는 용적에 해당된다. 심장박출계수는 [(좌심실이완기말용적 - 좌심실수축기말용적) / 좌심실이완기말용적]으로 심장초음파나 심장조영술 등을 사용해서 구할 수 있다.

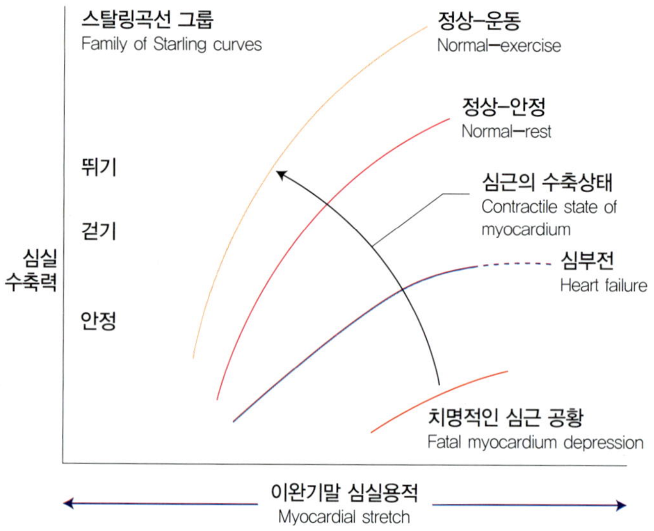

그림 3.31 여러 가지 상황의 스탈링곡선

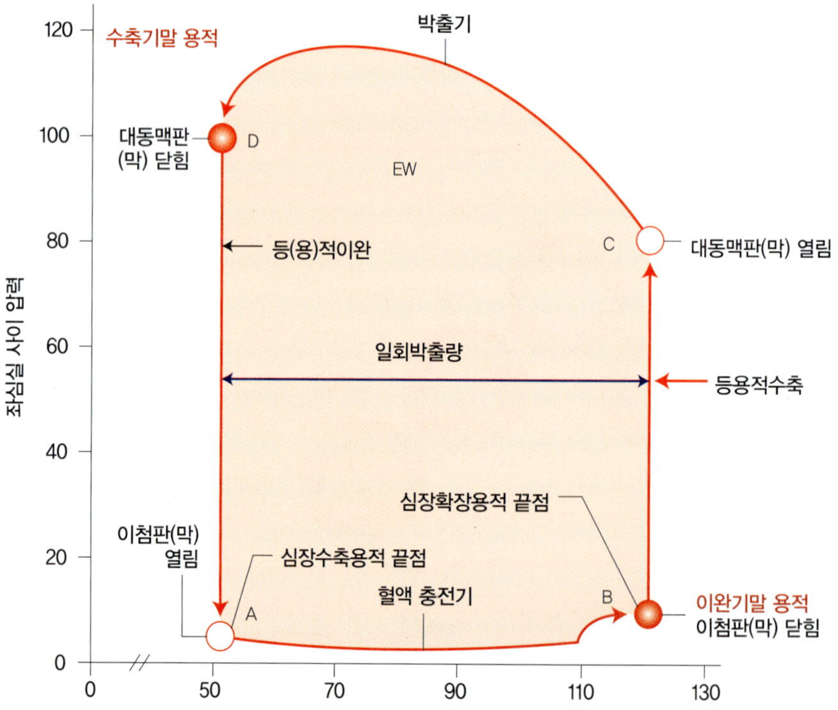

그림 3.32 **압력-용적곡선** A: 이첨판(막)이 개방되고 심실 충만의 시작점. A→B. 심실에 혈액이 차고 용적이 높아짐. B: 이첨판(막)이 닫히고 등척수축의 시작점. B→C. 등척수축. C: 동맥판막이 열리고 구출이 시작되는 점. C→D. 구출기. D: 동맥판막이 닫힘. D→A. 등(용)적이완기.

요약정리 및 문제 Summing-up & Test

1. 심장으로 들어오는 정맥과 심장에서 나가는 동맥이 폐를 거치게 되는 (　　　　　)과 온몸을 거쳐 돌아오거나 나가는 (　　　　)이 있다.
2. 심장의 내부순환은 (　　　　)을 통해 심장으로 나가고, 관상정맥들은 (　　　　)에 모여 우심방으로 들어온다.
3. 심장의 위치는 왼쪽과 오른쪽 폐 사이, 가로막(diaphragm) 위, 식도 앞쪽, 복장뼈 및 갈비뼈 뒤에 위치하고 왼쪽으로 약간 치우쳐 있으며 위 · 아래로 셋째에서 여섯째 갈비연골 사이에 있다.
4. 심장근육은 나선형의 타원구조로 혈액을 밀어내는 데 효과적이다.
5. 우심방은 머리와 팔에서 들어오는 (　　　　)과 몸통과 다리에서 들어오는 정맥혈인 (　　　　)과 연결되어 있다.
6. 심장의 판막은 우심방과 우심실사이의 삼첨판(막)과 좌심방과 좌심실사이의 이첨판(막)이 있으며 심실과 동맥사이의 대동맥판(막)과 폐동맥판인 반달판막이 있다.
7. 심장주기(cardiac circle)는 심장이 수축을 시작한 때부터 이완한 다음, 다음 수축이 시작될 때까지를 말한다. 심방수축기(0.1초), 심실수축기(0.3초), 심실이완기(0.4초)로 이루어지고, 성인의 경우 1분에 평균 75회로 심실이완기가 심실수축기보다 길다.
8. 심장수축기는 심방수축기, 심실수축기(등장수축기와 박출기), 심실이완기로 나눌 수 있으며 심방수축기에는 심전도 상 P파가 나타나고 심실수축기에는 QRS파가 나타난다.
9. 심박출량은 (　　　　)×심박수이며, 일회박출량은 스탈링법칙에 비례하고, 평균동맥압에 반비례한다. 심박장 박동수는 자율신경계에 의해 결정된다.
10. 심음(heart sound)은 심장이 수축과 확장을 할 때 들리는 소리로 제 1심음과 제 2심음은 수축기 심음으로 심실수축기 초기(수축 직전)에 방실판막이 닫히면서 나는 소리는 제 1심음, 심실수축말기(심실확장 직전)에 반달판막이 닫히면서 나는 소리는 제 2심음으로 제 2심음이 제 1심음보다 크다. 제 3, 4심음은 이완기 심음이다.
11. 심장의 활동전위가 일어나는 탈분극은 Na^+이온의 유입에 의해서이며, Ca^{2+}이온의 유입으로 인해 오랫동안 절대불응기를 유지할 수 있어 강축 및 부정맥을 막을 수 있다.
12. 심장의 흥분 전파는 (　　　　)에서 발생한 활동전위가 심방 전체에 퍼지고 방실결절에 전파되어 방실다발과 (　　　　)를 통해 심실전체에 전파된다.
13. 심전도 상 (　　　　) 파는 심방의 탈분극을 나타내며, P-R간격은 심방의 활동전위가 방실결절에서 지연되는 시간을 말한다. (　　　　) 파는 심실의 탈분극을 나타낸다. T파는 심실재분극을 나타낸다.
14. 부정맥은 심장의 정상 리듬과 흥분성 순서를 벗어나는 현상으로 활동전위를 발생시키는 박동조율기 영역이나 전도경로의 이상으로 초래된다.
15. 심장기능조절의 내부인자는 신경성조절(자율신경계에 의한 조절)과 액성조절(혈액 내 아드레날린, 에피네프린 증가하면 심장 촉진으로 조절하고, 아세틸콜린이 증가하면 심장이 억제적으로 조절된다)이며, 외부인자는 온도 및 나이 및 몸집의 크기 등이다.
16. 심장은 안정 시나 운동 시에도 분배되는 혈류량은 4~5%로 거의 같다.

해답

1. 폐순환, 온몸순환 2. 관상동맥, 심장정맥굴 5. 위대정맥, 아래대정맥 9. 일회박출량 12. 굴심방결절, 푸르키네섬유 13. P파, QRS파

3.11 혈액순환계통

학습목표 온몸순환과 폐순환에 대해 알 수 있다

혈액순환은 크게 온몸순환과 폐순환으로 구분한다.

온몸순환

온몸순환(체순환, systemic circulation)은 대순환이라고도 하며, 좌심실의 펌프작용으로 나온 혈액이 신체의 모든 부분에 공급된 후 우심방으로 돌아오는 경로이다. 온몸순환으로 산소 함량이 많은 동맥혈(arterial blood)이 신체 모든 부분에 공급되고, 조직에서 만들어진 이산화탄소 함량이 많은 정맥혈이 우심방으로 운반된다. 경로는 좌심실 → 대동맥 → 동맥 → 세동맥 → 중간정맥 → 대정맥 → 우심방이다. 머리, 가슴, 팔 등 상지를 순환한 혈액은 위대정맥(superior vena cava)을 통해 우심방으로 되돌아오고, 배, 골반, 다리 등 하지를 순환한 혈액은 아래대정맥(inferior vena cava)을 통해 우심방으로 되돌아온다.

폐순환

폐순환(허파순환, pulmonary circulation)은 소순환이라고도 하며, 온몸을 순환한 후 우심방으로 돌아온 산소 함량이 적은 정맥혈을 폐로 보내어 동맥혈로 교환한 후 산소가 풍부한 혈액을 좌심방으로 보내는 경로이다. 경로는 우심실 → 폐동맥 → 폐 → 폐정맥 → 좌심방이다. 혈관 이름과 다르게 심장에서 나가는 폐동맥은 정맥혈(venous blood)이며, 심장으로 들어오는 폐정맥은 동맥혈이다.

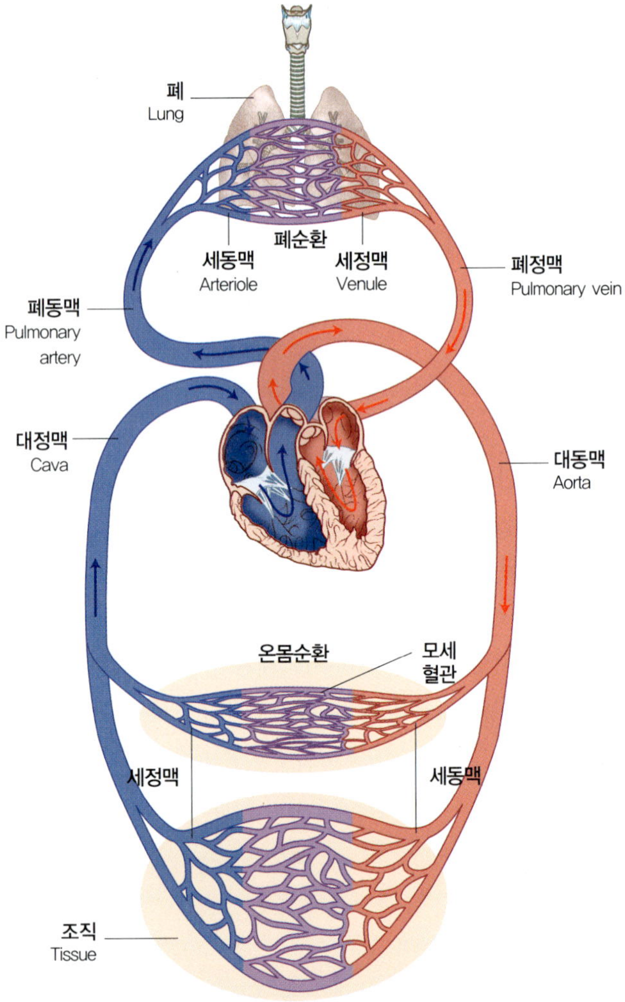

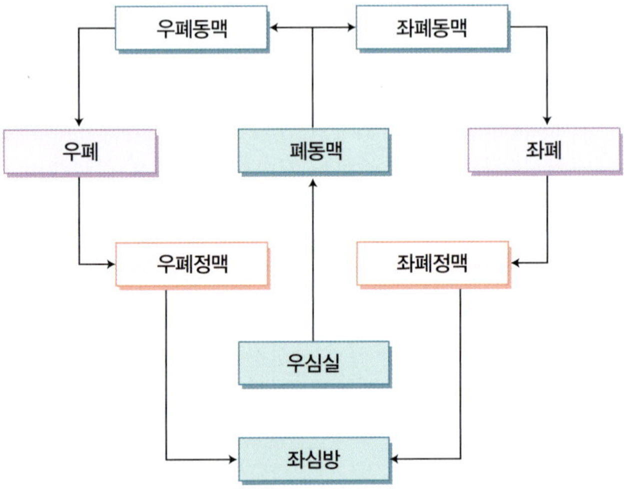

그림 3.33 온몸순환과 폐순환

3.11 혈액순환계통

학습목표 뇌머리부 순환에 대해 알 수 있다

대동맥은 오름대동맥, 대동맥활, 내림대동맥의 세 부분으로 나뉘고 대동맥활에서 분지한 혈관은 뇌와 상지로 향한다.

대동맥활에서 분지한 혈관 중 온목동맥(총경동맥, common carotid artery)과 척추동맥(vertebral artery)은 뇌에 혈액을 공급한다.

온목동맥은 속목동맥(내경동맥, internal carotid artery)과 바깥목동맥(외경동맥, external carotid artery)으로 나뉜다. 속목동맥은 눈동맥(안동맥, ophthalmic artery)과 가장 큰 분지인 중(간)대뇌동맥(middle cerebral artery), 앞대뇌동맥(anterior cerebral artery), 뒤교통동맥(posterior communicating artery)으로 나뉘며, 머리뼈안으로 들어가 주로 뇌, 안구, 이마 부위에 혈액을 공급한다. 바깥목동맥은 눈을 제외한 얼굴과 머리 바깥부분에 혈액을 공급한다(그림 3-34).

척추동맥은 상지로 가는 빗장밑동맥(쇄골하동맥, subclavian artery)에서 분지하여 다리뇌(pons)의 아래모서리에서 뇌바닥동맥(basilar artery)이 되고 다시 왼·오른뒤대뇌동맥으로 갈라져 뇌의 뒷부분에 혈액을 공급한다. 중(간)대뇌동맥, 앞대뇌동맥, 앞대뇌동맥을 잇는 앞교통동맥, 중(간)대뇌동맥과 뒤대뇌동맥을 잇는 뒤교통동맥은 대뇌동맥고리(cerebral arterial circle, Willis circle)를 이루는 결순환이다(그림 3-35).

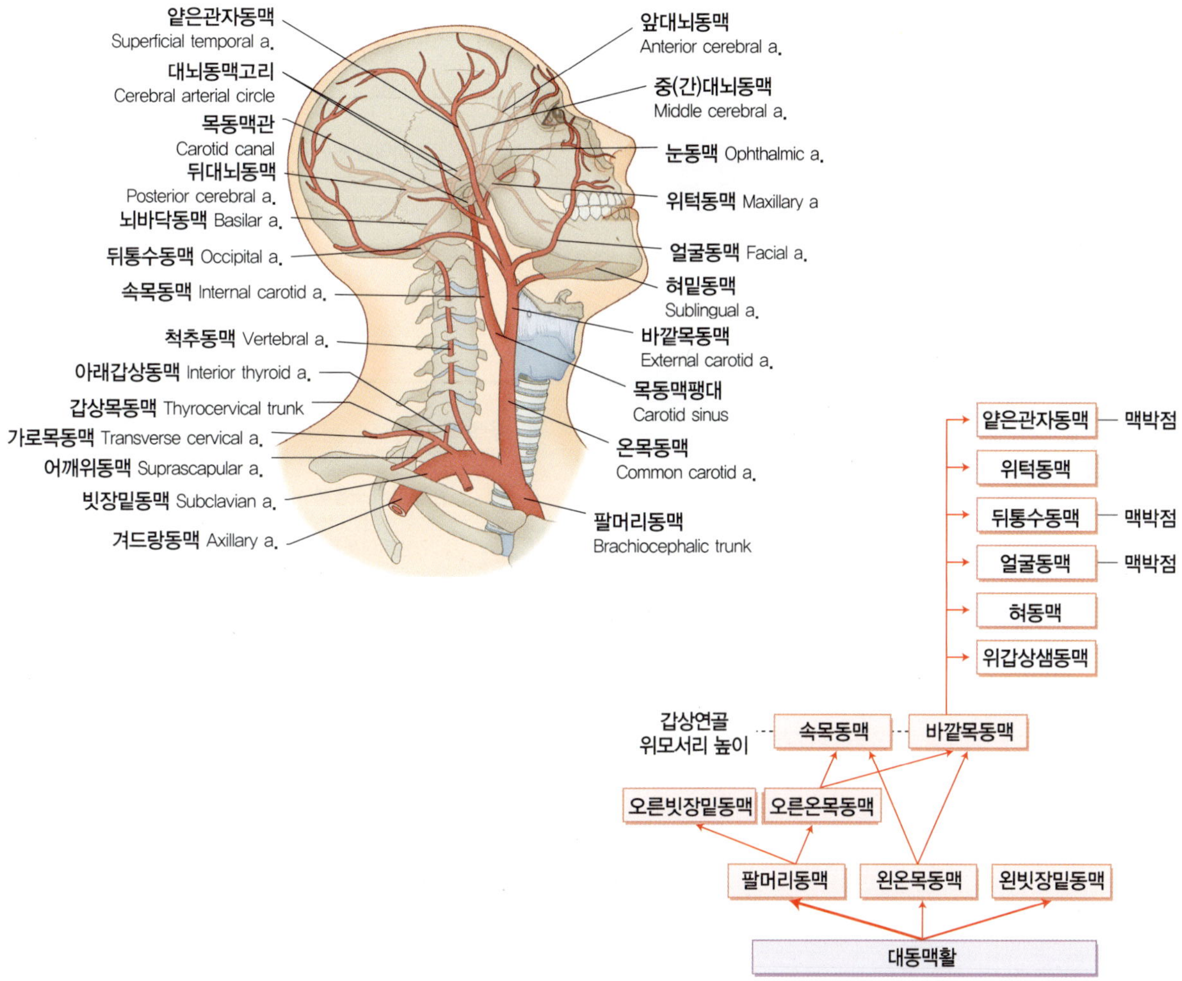

그림 3.34 뇌머리부의 동맥순환

3.11 혈액순환계통

학습목표 뇌머리부 순환에 대해 알 수 있다

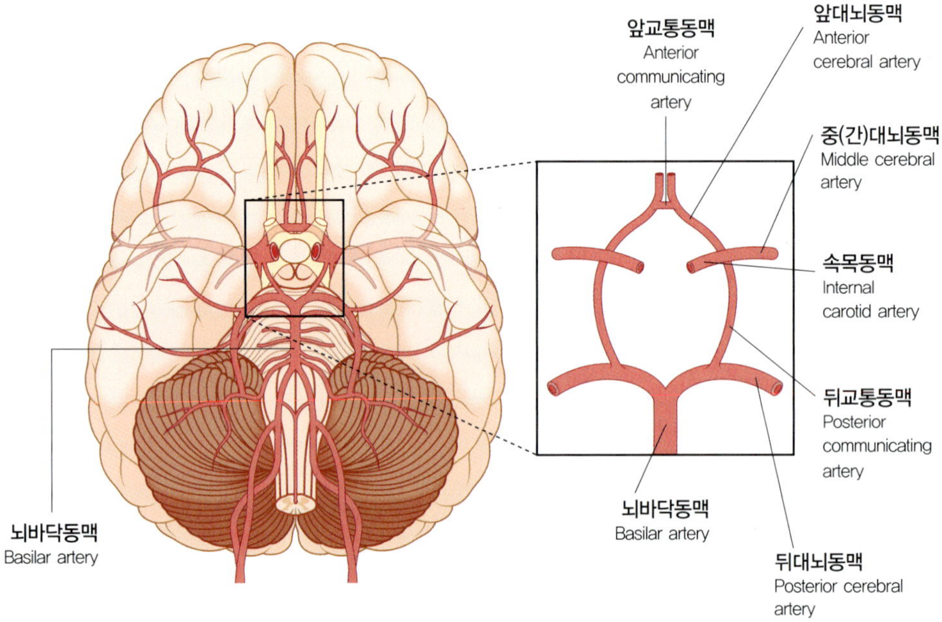

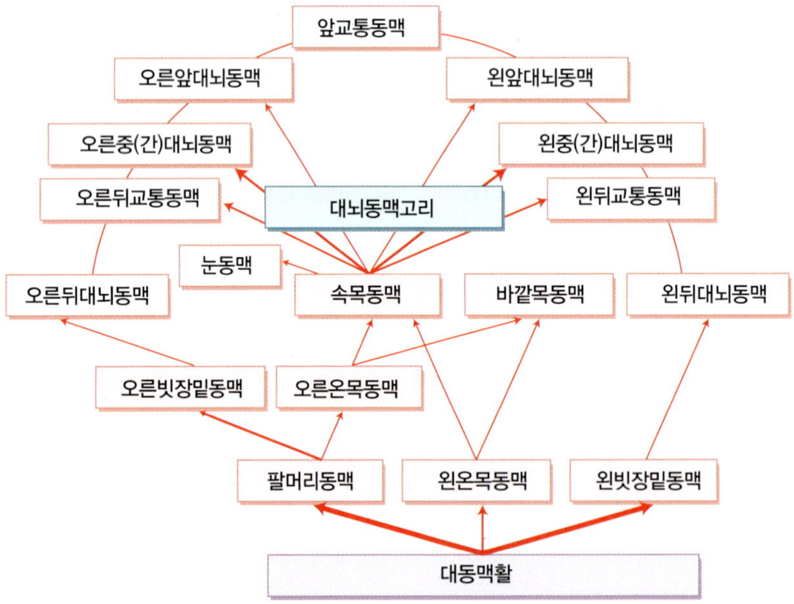

그림 3.35 대뇌동맥고리와 모식도

3.11 혈액순환계통

학습목표 뇌머리부 순환에 대해 알 수 있다

왼·오른팔머리정맥으로 머리부위와 목부위의 정맥이 유입된다.

머리부위와 목부위의 얕은 혈액은 바깥목정맥(외경정맥, external jugular vein)으로 유입되고, 깊은 부위의 정맥은 속목정맥(내경정맥, internal jugular vein)으로 들어와 빗장밑정맥과 합쳐져 팔머리정맥(완두정맥, brachiocephalic vein)이 되어 위대정맥을 통해 우심방으로 들어간다(그림 3-36). 한편, 뇌의 경막(dura mater)의 두 층 사이에 있는 경막정맥굴(sinus of dura mater)은 뇌의 정맥혈을 모아 속목정맥으로 보낸다.

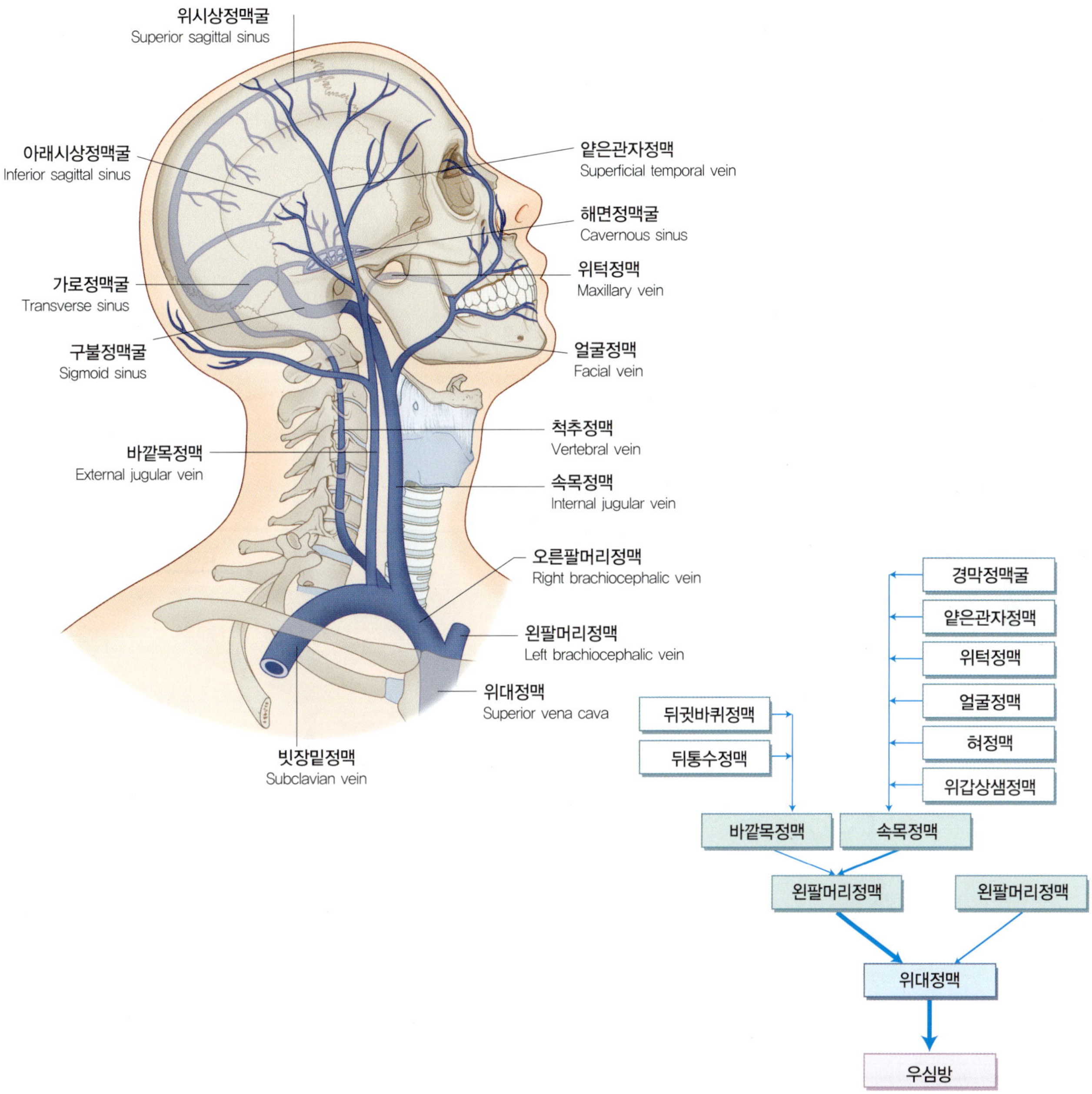

그림 3.36 뇌머리부의 정맥순환

3.11 혈액순환계통

학습목표 문맥순환에 대해 알 수 있다

문맥순환은 모세혈관을 두 번 거친다.

문맥순환 Portal circulation

복부에 있는 특수정맥으로, 배안 소화기관인 위, 췌장, 비장, 담낭, 소장, 대장의 정맥혈은 간문맥(portal vein)이라는 곳을 통해 간을 거친 후 간정맥이 되어 아래대정맥으로 유입되는 경로를 따른다. 간문맥의 혈액은 간에 영양분을 남기고, 간을 지나면서 해독과 대사과정을 거쳐 정화된다. 소화기관의 모세혈관을 거친 정맥들이 바로 심장으로 들어가지 않고 간에 있는 모세혈관으로 다시 들어가 모세혈관 그물을 거치게 되어 **문맥계(통)(portal system)**라 한다. 상장간막정맥(위창자간막정맥, superior mesenteric vein), 하장간막정맥(아래장간막정맥, inferior mesenteric vein), 비정맥(지라정맥, splenic vein), 위정맥(gastric vein)이 간문맥을 통하여 간으로 이동되어 흡수한 물질들이 저장되거나 해독작용 등의 처리과정을 거치게 된다(그림 3-37).

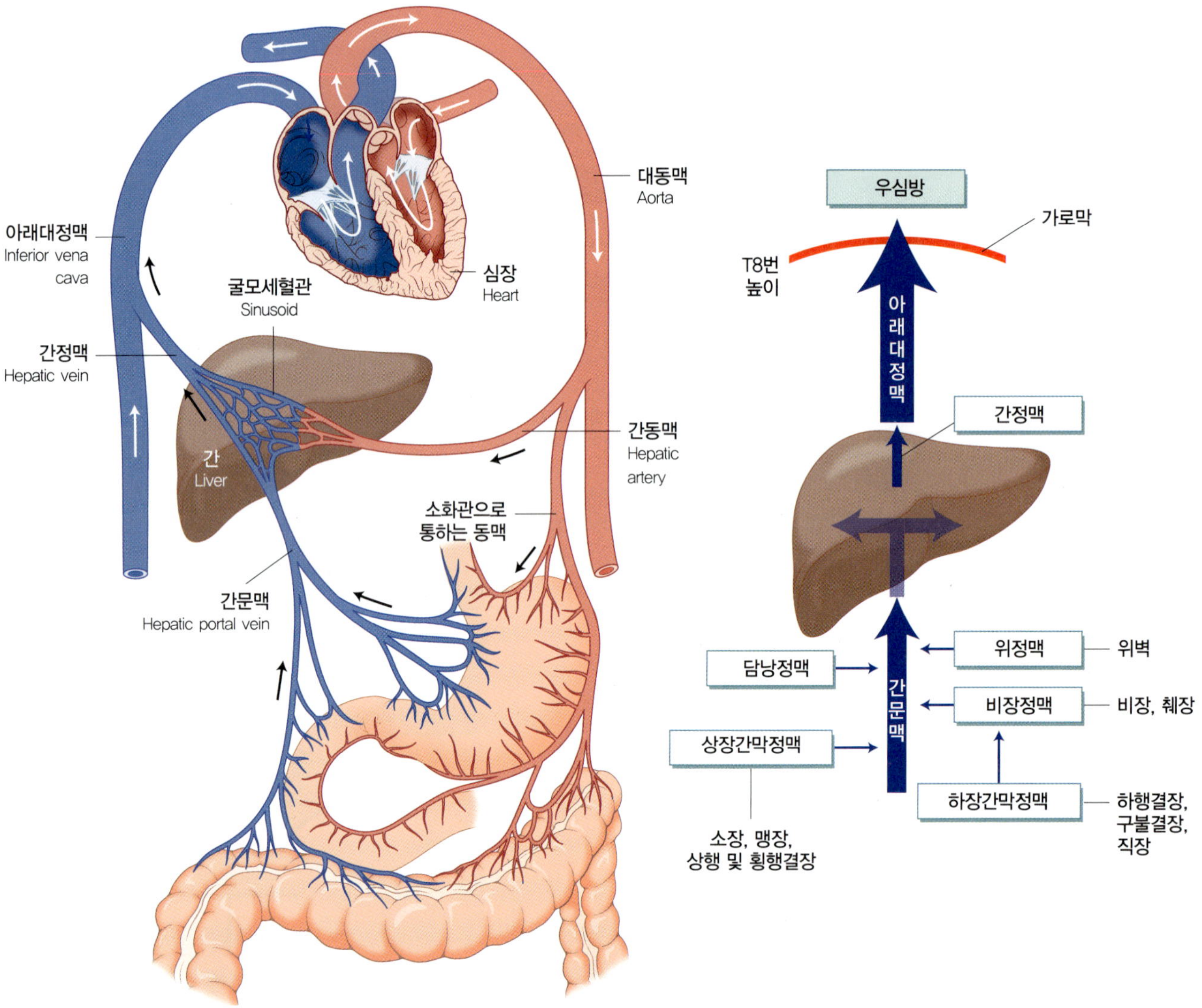

그림 3.37 문맥순환

3.11 혈액순환계통

학습목표 태아순환에 대해 알 수 있다

태아의 순수 동맥혈은 배꼽정맥이다.

태아의 영양분과 산소공급은 모체의 태반(placenta)에서 이루어진다. 태아순환(fetal circulation)의 가장 큰 특징은 태아의 모든 혈액은 혼합혈(mixed blood)이고, 유일한 동맥혈은 배꼽정맥(umbilical vein)이다. 태아는 폐와 소화 장기의 직접적인 활동이 없으므로 정맥관(ductus venosus or Arantiu duct)과 동맥관(ductus arteriosus or Botallo duct)과 같은 관(duct)으로 직접 연결시킨 뒤에, 출생 후 태아순환에 필요한 구조물들은 퇴화되어 흔적을 남긴다. 특히 타원구멍(난원공, oval foramen)이 타원오목으로 폐쇄되지 않으면 정맥혈(산소분압이 낮은 혈액)인 우심방의 혈액이 직접 좌심방으로 들어가 온몸으로 순환하게 되므로 산소공급에 차질이 발생하여 청색증(cyanosis)을 일으킨다(그림 3-38).

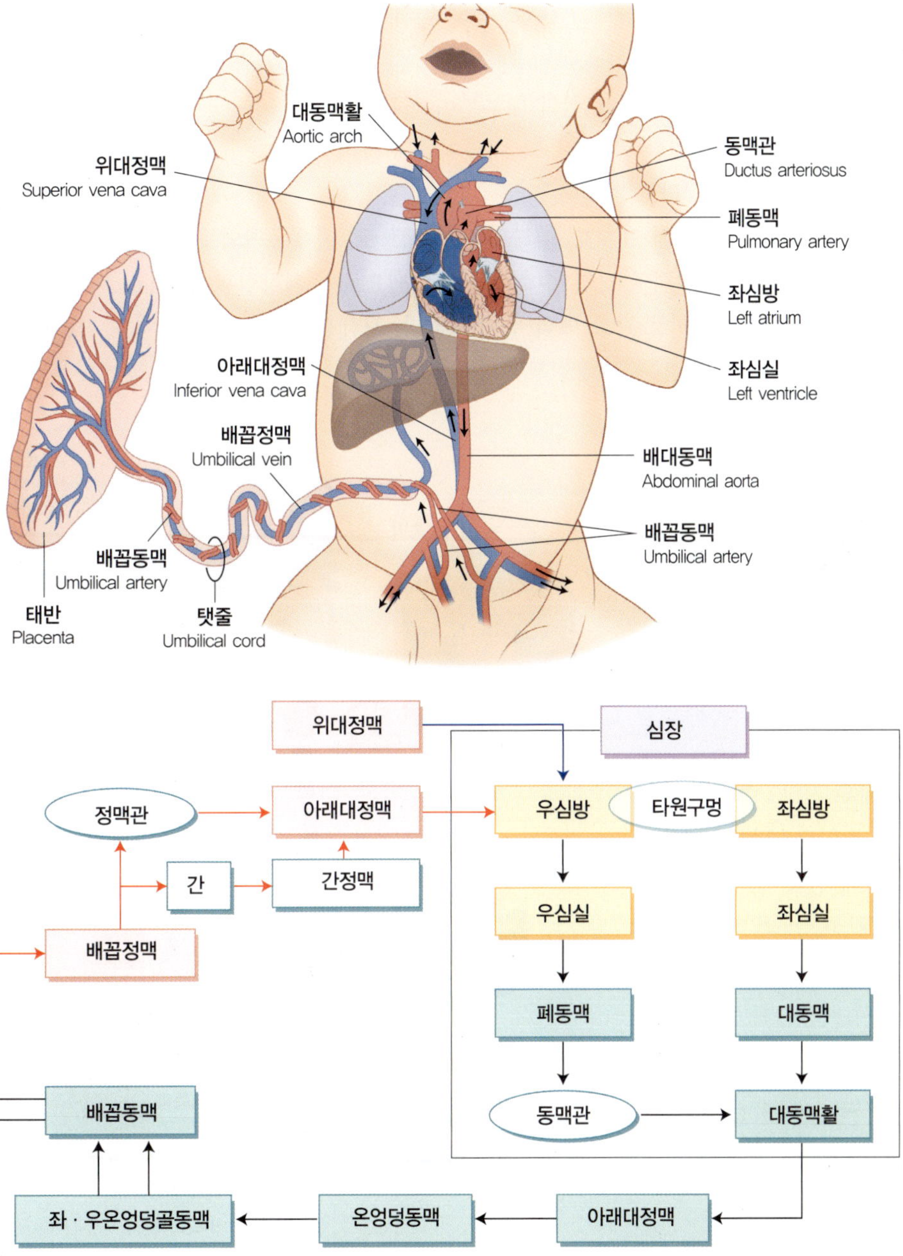

그림 3.38 태아순환

3.12 혈관

학습목표 동맥과 정맥 구조에 대해 알 수 있다

동맥과 정맥은 내막, 중(간)막, 외막의 세 층으로 구분할 수 있다. 속막(tunica intima)은 내피(endothelium)와 바닥막(basement membrane), 중(간)막(tunica media)은 아교질과 탄력섬유 및 민무늬근, 바깥막(tunica adventitia)은 아교질섬유(collagen fiber)가 주위조직의 섬유와 얽혀 있는 구조이다. 중(간)막의 민무늬근육은 교감신경의 조절에 의해 혈관의 수축과 이완을 일으킨다. 동맥은 정맥에 비해 중(간)막의 탄력섬유(elastic fiber)의 발달이 현저하여 탄력성이 뛰어나며, 동맥의 평균압력이 100mmHg에 비해 정맥의 평균압력은 2mmHg 정도로 동맥에 비해 현저히 낮다.

동맥은 탄력성이 풍부한 압력혈관이다.

- **탄력동맥.** 탄력동맥(elastic artery)은 지름이 약 2.5cm로 중(간)막에 탄력섬유가 많다. 중간 크기의 동맥에게 전도하므로 일명 전도동맥(conducting artery)이라 한다. 심장수축에 의한 혈압 변화에 따라 혈관이완 시 탄력반동이 있어 급격한 혈압하강을 예방한다.
- **근육동맥.** 근육동맥(muscular artery)은 중(간)막 대부분이 민무늬근으로 되어 있는 동맥으로 대부분의 동맥이 여기에 속한다. 민무늬근의 수축과 이완에 의한 혈관수축과 이완이 일어나며, 혈류를 조절하고 세동맥으로 분배하는 역할을 하므로 분배동맥(distributing artery)이라고도 한다.
- **세동맥.** 세동맥(arteriole)은 지름이 약 20~30μm의 작은 동맥으로, 근육동맥의 혈액을 모세혈관과 연결하여 혈액을 이동시키고 각종 자극에 민감하게 반영하여 강한 수축성을 나타냄으로써 저항혈관(resistance vessel)이라고 한다. 중(간)막의 민무늬근은, 지름은 0.3mm 이하로 작고 벽의 두께도 얇다. 모세혈관으로 가는 혈액의 혈류를 조절한다.

정맥은 판막이 있으며 저장혈관이다.

- **세정맥.** 세정맥(venule)은 작고, 모세혈관과 바로 연결되는 정맥으로 혈액과 조직들 사이의 물질 교환이 이루어진 후 모세혈관이 흘러들어 오는 곳이다.
- **중간정맥.** 중간정맥(medium vein)은 2~9mm의 크기로 세정맥보다 민무늬근이 많으나, 근육동맥에 비하면 매우 적다. 대부분의 정맥이 이에 속한다. 많은 중간정맥들은 중력에 반하여, 혈액을 심장 방향으로 흐르도록 하기 위해 정맥판막(venous valve)을 가지고 있는데, 특히 다리부위의 정맥에 많다.
- **대정맥.** 대정맥(vena cava)은 지름이 1cm 이상인 정맥으로 판막이 없다(그림 3-39).

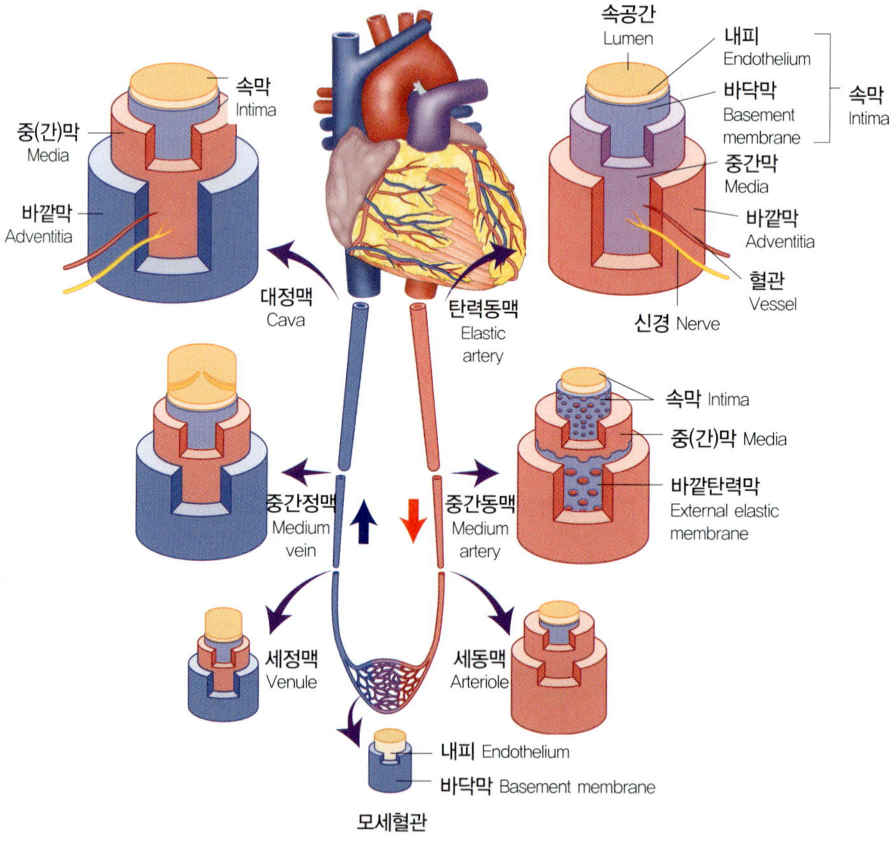

그림 3.39 동맥과 정맥 혈관

3.12 혈관

학습목표 모세혈관의 구조에 대해 알 수 있다

모세혈관은 전체표면적이 가장 넓고 물질교환에 관여하는 교환혈관이다.

모세혈관은 단층의 내피세포(endothelial cell)와 바닥막(basement membrane)으로 구성된다. 동맥, 정맥과 달리 민무늬근과 결합조직 층이 없으므로 혈액과 조직 사이의 가스와 영양분 및 노폐물의 교환이 일어나는 교환혈관(exchange vessel)이다. 직경은 약 7~9μm로 세동맥과 세정맥 사이에서 복잡한 그물을 형성한다. 혈액 속 액체성분은 확산에 의해 혈관 밖으로 이동할 수 있으나 일반적으로 혈장단백질은 삼투압에 의해 혈액과 조직액 사이에서 일어난다. 물질교환 방식은 창을 통한 확산, 세포 간 통로(틈새) 사이를 통한 확산, 구멍(pore)을 통한 이동, 직접 확산을 통해 물질교환이 일어난다. 모세혈관의 종류는 창문(window)의 수와 유무에 따라 연속모세혈관, 창(문)모세혈관, 굴모세혈관 세 가지로 구분된다.

- **연속모세혈관.** 연속모세혈관(continuous capillary)은 내피세포 사이에 창문이 없이 내피세포가 연속된 혈관으로 중추신경계, 근육, 폐 등에서 관찰된다. 중추신경계의 연속모세혈관은 혈액뇌장벽(blood brain barrier)을 이루어 선택적 투과성을 보인다(이해상자 참고)(그림 3-40).
- **창(문)모세혈관.** 창(문)모세혈관(fenestrated capillary)은 모세혈관의 내피세포 사이에 사이막으로 덮인 창문이 있어 큰 분자의 물질이동이 일어나며, 소장의 영양물질 흡수나 호르몬분비 및 신장의 사구체 여과작용 등에서 관찰된다(그림 3-41).
- **굴모세혈관.** 굴모세혈관(sinusoidal capillary)은 내피세포 사이의 거리가 커서 모세혈관이 작은 굴모양혈관(sinousoid)처럼 보이며 많은 창문과 넓은 속공간(내강, lumen)을 가지고 있어 투과성이 높고, 거대분자의 이동이 용이하다. 간, 비장, 골수 등에서 발견된다(그림 3-42).

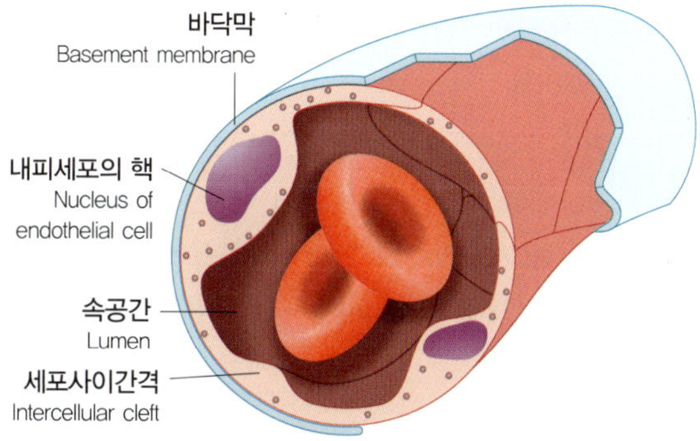

그림 3.40 연속모세혈관

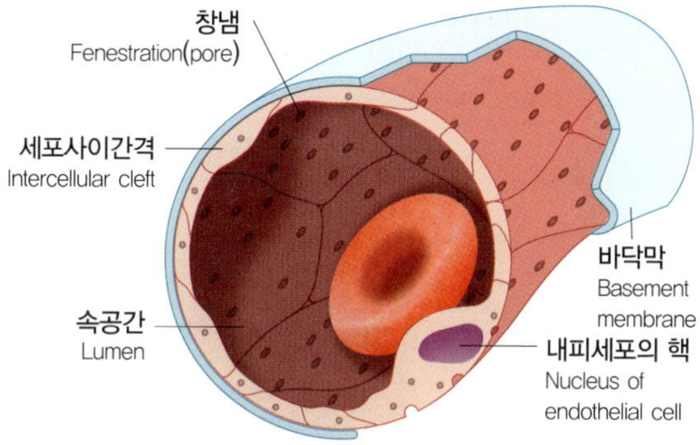

그림 3.41 창(문)모세혈관

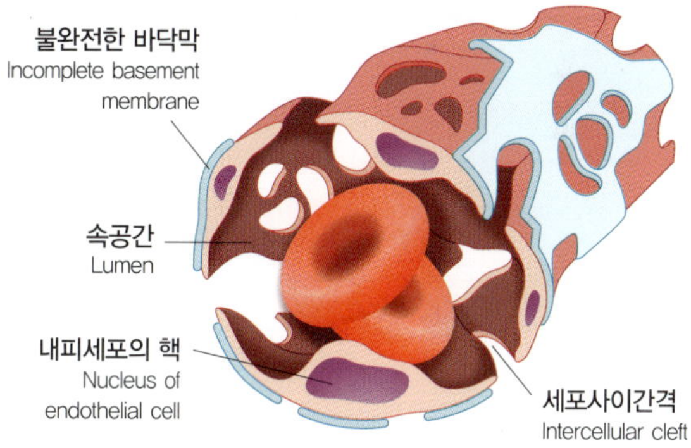

그림 3.42 굴모세혈관

이해상자

혈액뇌장벽이 선택적 투과성을 가지는 이유는 무엇일까?

혈액뇌장벽(blood brain barrier)은 뇌척수액(cerebrospinal fluid, CSF)과 혈액을 분리시키는 장벽으로 체내의 대부분의 창문이 있어 물질이동이 쉬운 모세혈관과 달리, 창문이 없이 내피세포로 짜인 연속모세혈관으로 되어 있어 선택적 투과성을 가지며, 혈액으로부터 운반되는 병원체로부터 중추신경계를 보호하는 역할을 한다. 뇌혈관 내피세포는 별아교세포에서 분비되는 물질에 의해 치밀이음(tight junction)을 형성하여 물질이 쉽게 통과하지 못하며, 이를 통과하기 위해서는 특별한 이온통로나 운반단백질이 필요하다.

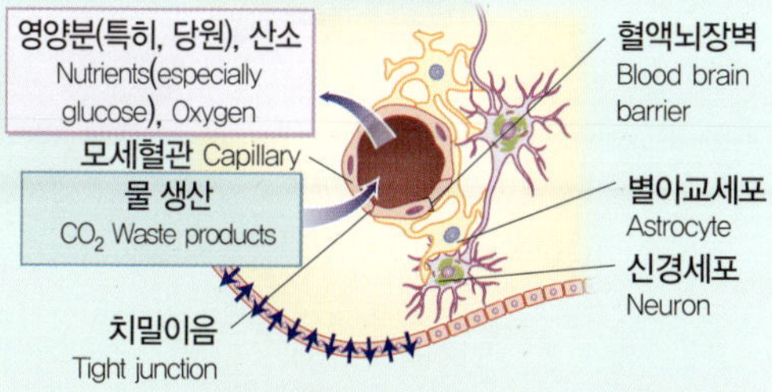

그림 3.43 혈액뇌장벽

3.13 혈관과 혈액량 조절

학습목표 대동맥을 통한 혈액이동에 대해 알 수 있다

대동맥의 중간층에 있는 두꺼운 근육층은 높은 압력을 견디면서 혈액을 운반한다.

동맥의 혈액이동

동맥은 심장으로부터 밀어내는 압력을 견딜 수 있고 높은 관류를 유지할 수 있기 때문에 압력혈관(pressure vessel)이라고도 한다. 세동맥은 지름 0.3cm 이하의 혈관으로 혈관의 구경 변화가 가장 심하여 강한 수축성을 나타내므로 저항혈관(resistance vessel)이라고 한다. 좌심실에서 나온 혈액이 대동맥(aorta) → 동맥(artery) → 세동맥(arterioles) → 모세혈관(capillary) → 세정맥(venule) → 정맥(vein) → 대정맥(Cava)으로 혈액이 이동할 때 혈류저항에 의해 혈압(blood pressure)이 발생한다.

대동맥에서의 이동

대동맥의 구조에서 본 바와 같이 대동맥은 탄성조직과 섬유조직을 많이 가지므로 높은 혈압에 견디는 역할을 한다. 대동맥이 수축할 때 동맥벽이 팽창하면서 탄력소(elastin)가 늘어나 탄성력이 저장되고 이완기 때 저장된 탄성반동에 의해 혈관벽이 제자리로 돌아오면서 혈액을 밀어낸다(그림 3-44, 3-45).

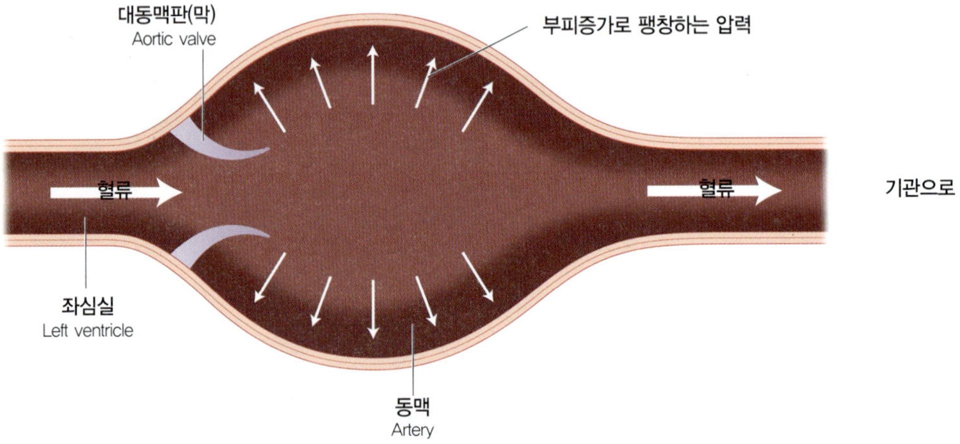

그림 3.44 **대동맥 수축과 혈액 배출**. 심장수축 시 탄력동맥은 확장된다.

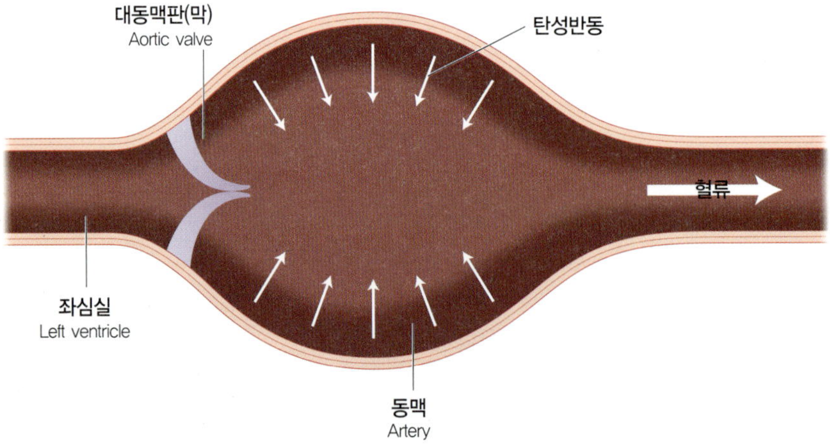

그림 3.45 **대동맥 이완과 혈액 충만**. 심장이완 시 확장된 혈관이 원상태로 돌아오면서 혈액을 밀어내고 혈압을 유지한다.

3.13 혈관과 혈액량 조절

학습목표 세동맥의 국소혈류조절에 대해 알 수 있다

세동맥은 저항혈관이다.

작은 동맥에서 갈라져 모세혈관 망에 이르는 세동맥(arteriole)의 두꺼운 민무늬근은 근원성(myogenic)이며, 화학적 변화와 호르몬에 민감하게 반응한다. 세동맥은 동맥에 비해 직경이 매우 작아 혈관계의 주된 저항요인으로 작용한다. 세동맥은 총 말초저항의 60% 이상을 맡고 있으며, 온몸순환 시 세동맥에서 압력하강이 가장 크게 나타나 세동맥의 저항이 가장 크다는 것을 알 수 있다(그림 3-46).

세동맥은 신축성이 있어 혈관의 저항조절을 통해 혈류조절에 영향을 미친다.

평상시에도 세동맥은 근원성 활동과 교감신경계의 작용에 의해 긴장상태를 유지하고 있어 수축과 이완을 통해 굵기를 자유롭게 변화시킬 수 있는 신축성을 가지며, 신축성은 저항에 변화를 줄 수 있고 저항 변화는 모세혈관망의 혈류와 평균동맥압을 조절함으로써 혈류조절에 영향을 미친다. 세동맥의 혈류조절은 각 조직의 대사작용에 필요한 양 만큼 혈관저항을 조절하여 심박출량을 다양하게 분배할 수 있어 혈액을 공급하는 데 매우 중요한 역할을 한다. 예를 들어, 평상시 소화기계 및 신장은 더 많은 혈액을 보내지만, 운동 시 뼈대근과 피부에 80% 가까운 혈액을 보내고 뇌에는 항상 혈류량을 일정하게 유지시킨다.

세동맥 수축

세동맥 수축은 근원성 활동이 증가하거나, 교감신경계의 흥분에 의한 노르에피네프린(norepinephrine)의 작용, 산소량 증가, 이산화탄소량 감소, 냉기에 의해 세동맥은 수축하여 혈관저항이 커지면서 혈류량은 감소한다.

세동맥 이완

세동맥 이완은 근원성 활동이 감소하고, 교감신경계의 흥분성 감소, 산소의 감소 및 이산화탄소의 증가와 히스타민(histamine), 열 등에 의해 혈관저항이 감소하면서 혈류량은 증가한다(그림 3-47).

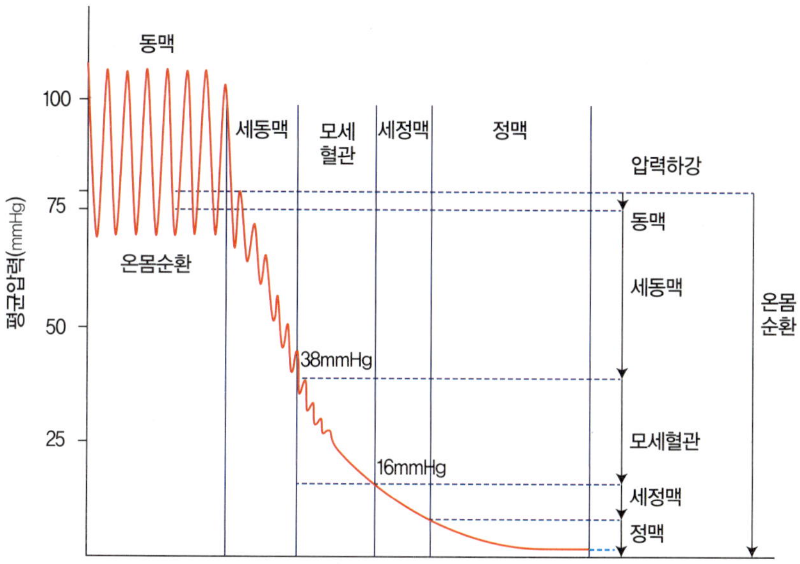

그림 3.46 온몸순환 시 평균압력변화 곡선

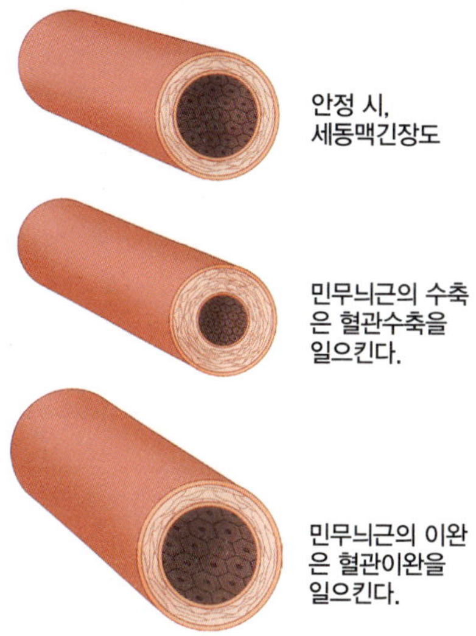

안정 시,
세동맥긴장도
민무늬근의 수축
은 혈관수축을
일으킨다.
민무늬근의 이완
은 혈관이완을
일으킨다.

그림 3.47 세동맥의 수축과 이완 생리

3.13 혈관과 혈액량 조절

학습목표 세동맥의 국소혈류조절에 대해 알 수 있다

세동맥은 민무늬근육은 일정한 긴장상태를 유지하고 있지만 몇 가지 요인에 의해 변화한다.

- **능동충혈.** 조직에서 혈류는 조직의 혈류 요구량에 비례하여 증가하는데, 이것을 능동충혈(active hyperemia)이라고 한다. 뼈대근육 중에 조직의 대사가 증가하면서 산소의 농도는 감소하는 반면에 이산화탄소, 열 등과 같은 대사산물이 생성되며, 사이질액의 K+이온은 증가한다. 이때 세동맥의 민무늬근은 확장하게 된다.
- **반응충혈.** 혈류를 완전히 차단했다가 다시 개통했을 때, 심한 혈관확장이 되어 조직은 붉은색을 나타낸다. 이것을 반응충혈(reactive hyperemia)이라고 한다. 이것은 혈류의 중단으로 초래된 산소의 결핍과 대사산물의 축적으로 나타나는 현상이다.
- **신경과 호르몬에 의한 혈류의 조절.** 교감신경 전달물질인 노르에피네프린(norepinephrine)은 혈관 민무늬근의 수용체와 결합하여 혈관수축을 일으킨다. 부교감신경 전달물질인 아세틸콜린(acetylcholine)은 혈관확장제이지만, 부교감신경 자체는 혈류조절에 참여하지는 않는다. 부신수질에서 분비되는 에피네프린(epinephrine)은 세동맥 민무늬근의 수용체에 결합하여 혈관을 확장시킨다. 신장에서 분비되는 레닌(renin)의 작용으로 생성되는 안지오텐신(angiotensin)은 강력한 혈관수축 물질이다.
- **기타 인자.** 히스타민(histamine)은 염증반응 중에 비만세포(mast cell)로부터 생성되어 혈관을 확장시킨다. 프로스타글랜딘(prostaglandin)은 종류에 따라 혈관을 확장시키거나 수축시킨다. 혈관 내피세포에서 유리되는 내피세포성 이완 인자는 혈관확장제이다.

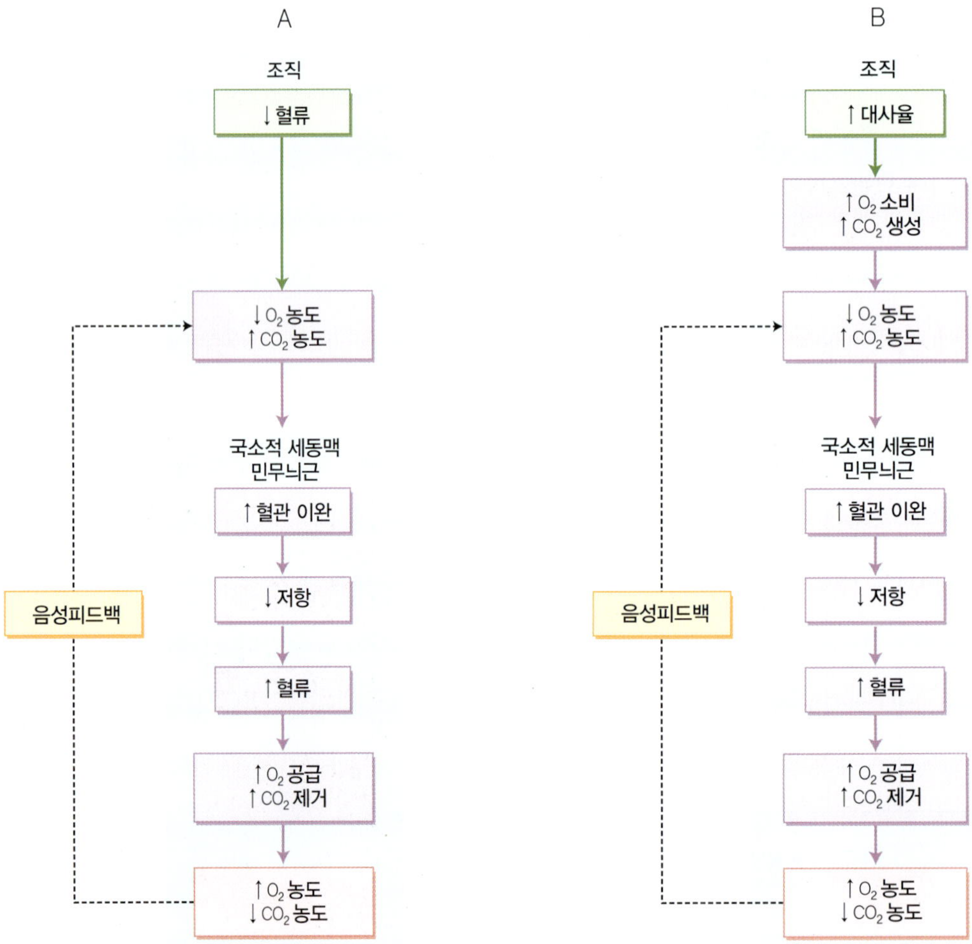

그림 3.48 **충혈의 기전.** A: 반응충혈, B: 능동충혈

3.13 혈관과 혈액량 조절

학습목표 모세혈관의 물질이동에 대해 알 수 있다

모세혈관은 혈액과 사이질액 사이의 물질교환을 촉진한다.

모세혈관 벽을 통한 물질교환

모세혈관은 세정맥과 세동맥 사이에서 가스교환 및 영양분과 노폐물을 운반하는 역할을 하고, 모세혈관 없이 세동맥과 세정맥이 직접 연결된 것을 동정맥연결(arteriovenous anastomosis)이라고 한다. 용질이 모세혈관 벽을 통해 이동하기 위해 분자의 크기와 지질용해도, 모세혈관의 위치에 따라 다르게 이동된다. 즉, 크기가 작은 지용성 용질은 모세혈관 벽을 통해 확산되고, 크기가 작은 수용성 물질은 구멍(pore)을 통해 확산된다. 크기가 큰 혈장단백질은 크기가 가장 큰 구멍을 통해서만 이동되거나 일부단백질은 세포외 배출에 의해 이동된다(그림 3-49).

모세혈관 벽을 통한 대량유출

혈관과 체액 사이의 교환역학은 네 가지 기전에 의해 이루어진다. 세동맥에서 첫째, 혈액정수압(36mmHg)과 둘째, 조직교질삼투압(6mmHg)은 압력의 방향이 같아 혈관에서 조직액으로 밀고, 셋째, 조직압(0mmHg)과 넷째, 혈장교질삼투압(28mmHg)은 반대 힘이므로, 이 차이(8mmHg)에 의해 혈관에서 조직액 쪽으로 체액이동이 일어난다. 모세혈관의 압력은 미는 힘과 당기는 힘이(28mmHg) 같아 액체의 순이동은 없지만, 모세혈관의 엉성한 구조 때문에 체액의 물질이동 과정 중에 생긴 조직액이 림프관으로 이동되어 림프(액)이 된다. 세정맥에서 혈액정수압이 현저히 떨어져(15mmHg) 순여과압이 −7mmHg이므로 여과가 일어나지 않고 오히려 세정맥 쪽으로 체액이 이동된다(그림 3-50).

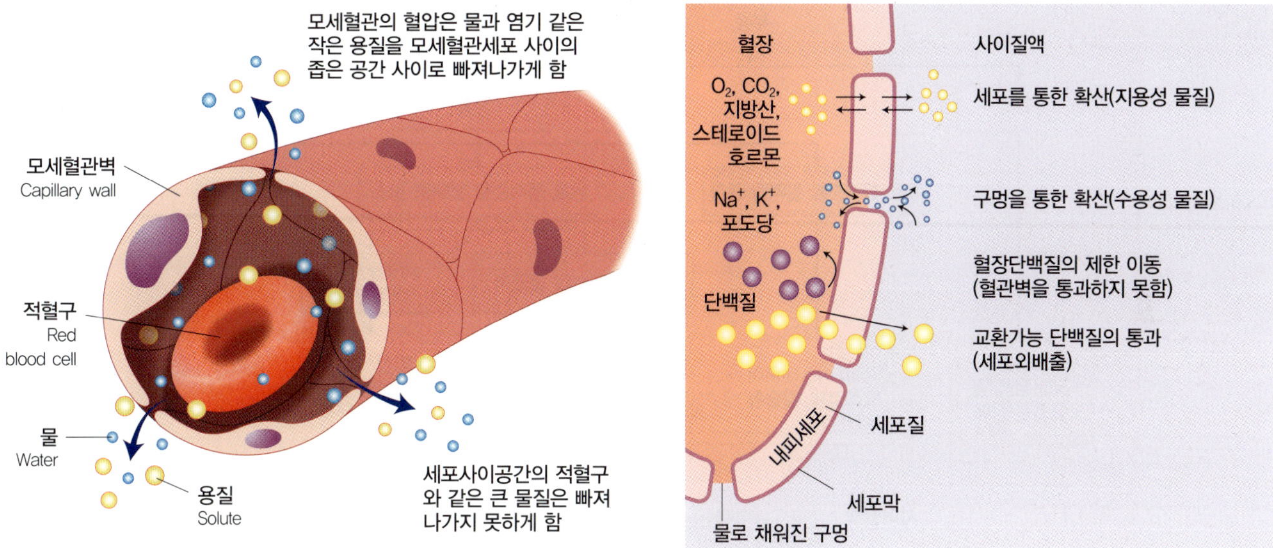

그림 3.49 모세혈관벽을 통한 물질이동

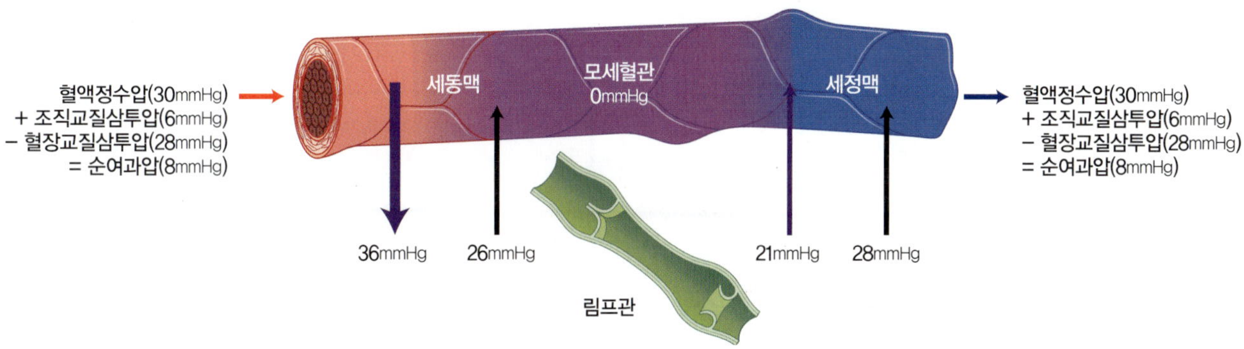

그림 3.50 모세혈관 벽을 통한 대량유출(스탈링 가설)

3.13 혈관과 혈액량 조절

학습목표 부종에 대해 알 수 있다

부종은 혈액과 세포 사이에 물질교환의 감소로 발생한다.

부종(edema)은 조직의 삼출물과 모세혈관 벽에 작용하는 힘의 불균형으로 인해 과량의 세포사이질액(interstitial fluid)이 축적되어 조직이 팽창되는 현상을 말하며, 국소부종과 전신부종으로 나눌 수 있다.

부종의 원인

- 혈관에서 조직 쪽으로 밀어내는 압력인 정수압이 증가이다. 울혈심부전(congestive heart failure, CHF), 우심실 기능저하에 따라 전신부종과 좌심실부전(left ventricular failure)에 따른 한쪽 하지부종, 간 질환에 의한 복수(ascites) 등의 여과압 증가로 인해 체액이 과다하게 축적된다.
- 조직액을 혈장 쪽으로 당기는 힘인 혈장교질삼투압 감소이다. 신증후군(nephrotic syndrome)에 의해 단백질 배설이 과다하게 되면 저단백혈증(hypoproteinemia)이 발생하고, 간 질환 시 단백질합성 감소가 일어난다.
- 모세혈관의 투과성이 항진되면 혈장에서 세포 사이질액으로 이동되는 혈장단백이 많아져 부종을 일으키게 된다.
- 모세혈관의 압력증가로 인해 정맥 혈압이 증가로 국소 정맥환류가 감소하게 되어 다리의 국소부종이 발생한다.
- 림프관이 폐쇄될 경우 조직으로 여과된 여과액이 림프관을 통해 혈액으로 되돌아가지 못하고 세포사이질에 남아있을 경우 인체 말단에 부종이 발생한다.

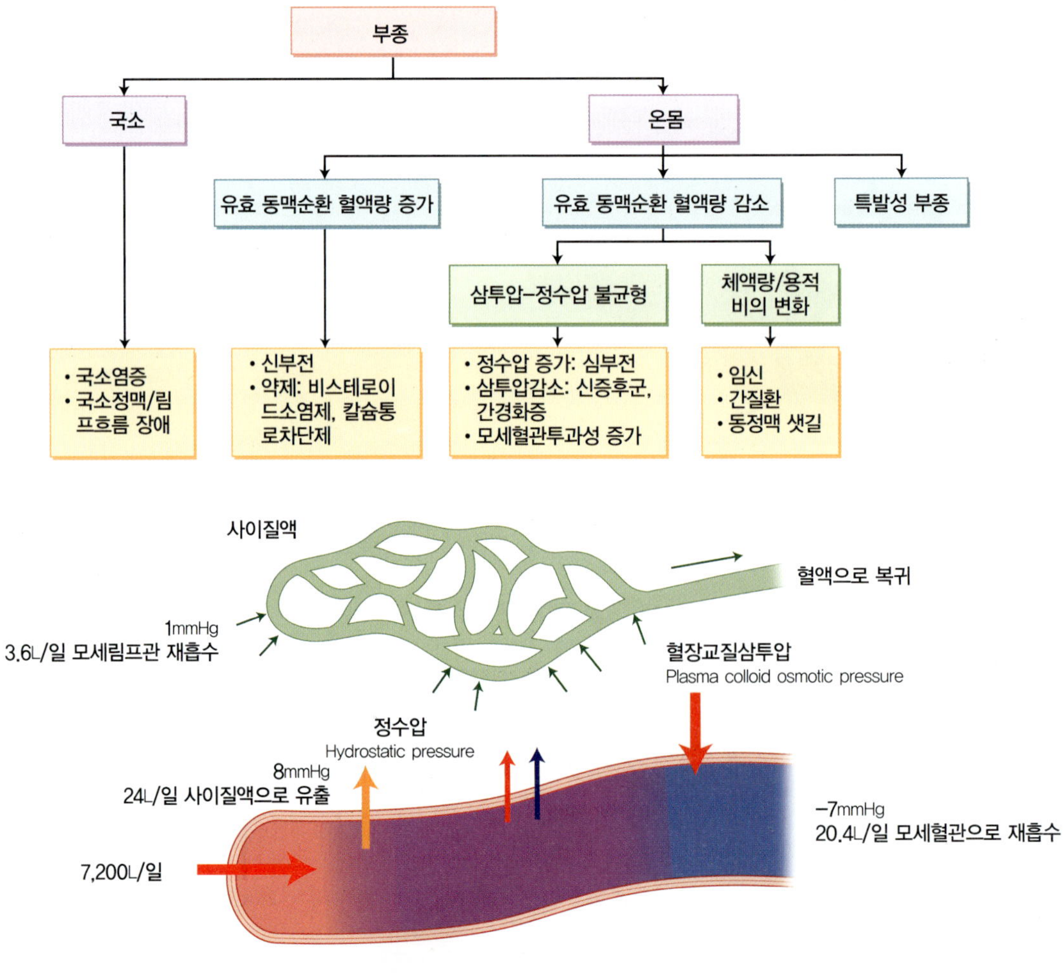

그림 3.51 부종의 원인과 기전

3.13 혈관과 혈액량 조절

학습목표 정맥을 통한 혈액이동에 대해 알 수 있다

정맥의 이동

정맥은 상대적으로 반지름이 커서 그만큼 혈관 저항도 작다. 모세혈관에서 세정맥으로 이어져 큰 정맥으로 갈수록 총 가로 단면적은 감소한다. 동맥과 정맥의 비교(표 3-5)를 통해 본 정맥은 중력을 거슬러 심장으로 되돌아가는 통로로써의 역할과 혈액 저장고(blood reservoir) 역할을 한다. 정맥이 중력을 거슬러 오르는 펌프역할을 할 수 있는 장치가 필요하다. 하지의 펌프역할은 장딴지근육(calf muscle)의 수축에 의해 혈액이 거슬러 올라가고 역류를 방지하기 위한 판막으로 인해 복부의 정맥까지 올라올 수 있다(뼈대근펌프, 그림 3-52), 복부에서는 들숨 시 가로막(diaphragm)이 내려가 가슴안 압력을 감소시키고 배안의 압력을 상승시키므로 정맥의 이동이 배정맥에서 중심정맥으로 이동이 촉진되고, 날숨 시 가슴안 압력이 상승되어 중심정맥에서 심장으로 혈액이동이 일어난다(호흡펌프). 이 밖에 혈액량의 증가에 따른 정맥압의 상승이나 교감신경계의 활성으로 인한 민무늬근육의 수축에 의한다. 이러한 이유로 정맥환류(venous return)가 증가하면 결국 심장의 일회박출량이 증가될 것이며, 심박출량의 증가를 초래할 것이다. 정맥환류의 증가는 그림 3-53에 잘 나타내었다.

표 3.5 동맥과 정맥의 비교

구분	혈관	민무늬근	결합조직	신장성	탄성
동맥	압력혈관	많음(긴장도 큼)	탄력소>아교질	작음	큼
정맥	저장혈관	적음(긴장도 작음)	탄력소<아교질	큼	작음

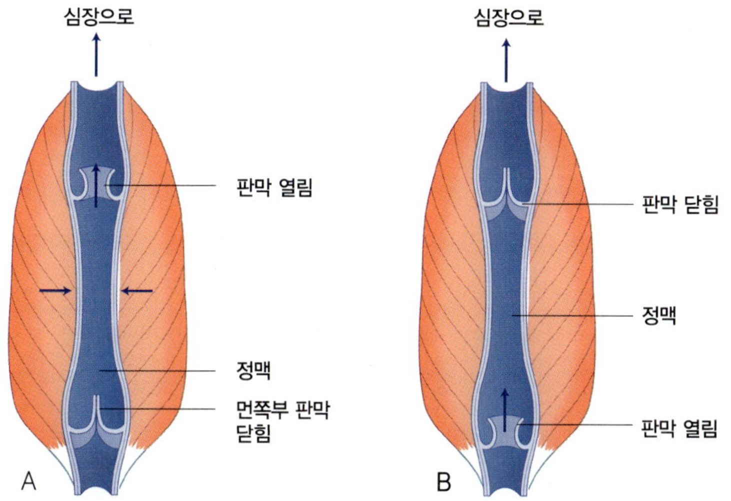

그림 3.52 뼈대근에 의한 정맥이동. A: 뼈대근의 수축, B: 뼈대근의 이완

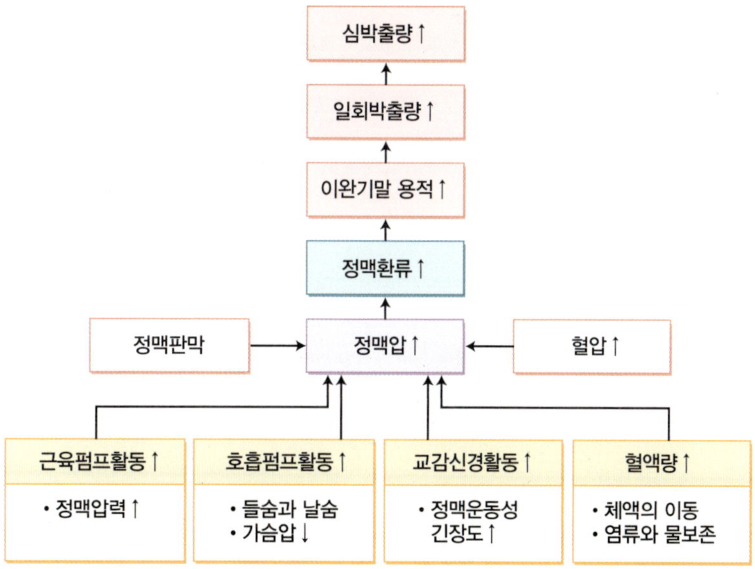

그림 3.53 정맥환류의 증가요인

3.14 림프순환계통

학습목표 림프계의 구조와 기능에 대해 알 수 있다

림프계는 림프관, 림프액, 림프절로 구성된다.

림프관

림프관(lymphoduct)은 끝이 막혀있는 시작림프관(initial lymphatics)으로부터 시작하여 좀 더 큰 관인 림프관을 형성하여 거의 모든 조직에 퍼져 있고 오른팔과 오른쪽 몸통에 걸쳐 림프관 여러 개가 모여 오른림프관(우림프관, right lymphatic vessel)을 형성하고, 다리와 왼팔 및 왼쪽 몸통에 퍼져 있는 림프관이 모여 가슴림프관(흉관, thoracic duct)을 형성한다. 두 개의 림프관은 각각 빗장밑정맥과 속목정맥이 만나는 정맥각(jugulo subclavian angle)으로 유입되어 팔머리정맥을 거쳐 우심방으로 유입된다(그림 3-54). 모세림프관(lymphatic capillary)은 한쪽 끝이 막혀있는 맹관(diverticulum)으로 모세혈관보다 구멍이 많고, 내피세포로만 구성되어 있어 분자량이 큰 단백질과 같은 물질을 쉽게 유입할 수 있다. 모세림프관이 합쳐져 림프관이 된다. 모세혈관을 통해 하루에 약 20L 가량 유출되는 조직액을 3L 정도는 다시 림프관을 통해 유입되어 정맥으로 회수된다.

림프관의 역할은 단백질을 혈관내로 되돌리는 역할뿐만 아니라 분자량이 큰 지방을 이동시키는 통로의 역할을 한다. 만일 림프관의 이상에 의해 림프관이 폐쇄되면 혈장의 단백질농도가 떨어져 혈장교질삼투압이 낮아지므로 부종을 일으킬 수 있다.

림프

림프(lymph)는 모세림프관 내에 흐르는 담황색의 투명한 액체로 혈장 성분이 단백질 성분보다 많으나 기관에 따라 성분이 다르다. 장관 및 간에서 생성된 림프는 단백질 함량이 높고, 소장벽에서 생성된 림프는 지방성분이 높다.

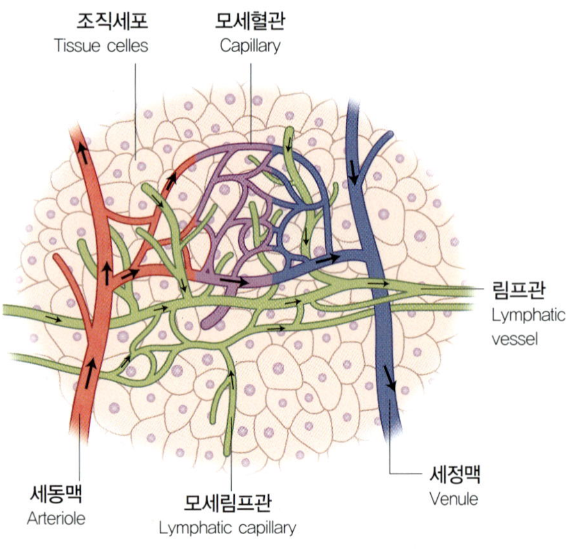

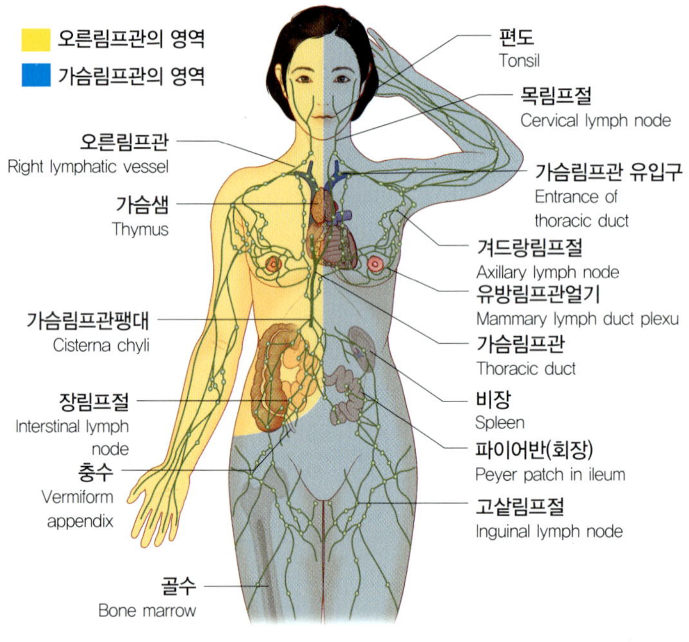

그림 3.54 **림프계통.** A: 모세림프관의 기원, B: 온몸의 림프관

> **이해상자**
>
> **림프관을 통해 어떻게 림프가 조직에서 가슴안의 정맥계로 이동할 수 있을까?**
>
> 시작림프관은 민무늬근육들로 둘러싸여 있어 민무늬근 수축에 의해 림프를 이동시키고 교감신경 자극에 의해 펌프 기능이 증가된다. 들숨 시에 가로막이 수축하여 내려가면 배안의 압력이 가슴안의 압력보다 높아져 배안의 림프가 가슴안으로 거슬러 이동하게 된다. 뼈대근의 수축 시에 림프를 밀어낸 뒤 림프관의 판막이 닫혀 림프의 역류를 방지하여 림프가 거슬러 흐르게 된다.

3.14 림프순환계통

학습목표 림프계의 구조와 기능에 대해 알 수 있다

림프절은 겉질과 속질로 되어있고, 방어작용에 관여한다.

림프절

림프절(lymph node)은 림프관 곳곳에 완두콩 모양으로 피질(cortex)과 수질(medulla)로 나눌 수 있다. 피질에는 소포(follicle)가 있으며 소포들의 종자중심(germinal center)에는 항체를 생산하는 B세포들이 있다. 속질에는 림프구와 대식세포가 드문드문 존재한다. 여러 개의 들림프관(수입림프관, afferent lymph vessel)을 통해 림프액이 림프절로 유입되고, 날림프관(수출림프관, efferent lymph vessel)으로 림프나 림프구가 유출된다. 림프절 조직은 림프구(lymphocyte)로 구성되며, 림프절의 림프관에 있는 그물내피세포는 포식작용을 한다(그림 3-55). 코, 입술, 치아의 림프(액)은 턱끝밑림프절(submental lymph node), 위턱밑림프절(상악밑프절, submaxillary lymph node)을 통해 배출되고, 목과 머리부위의 림프는 목림프절(cervical lymph node)을 통해, 팔과 가슴 등은 겨드랑림프절(axillary lymph node)을 통해, 다리와 외부생식기는 고샅림프절(inguinal lymph node)을 통해 배출된다. 따라서 림프절의 기능을 정리하면, 림프관에 있는 그물내피세포에 의해 탐식작용을 하고 림프조직은 림프구, 단핵구(monocyte), 형질세포(plasma cell)를 생성한다. 종자중심에 있는 B세포들은 면역세포를 형성한 뒤 분화하여 형질세포와 기억 B 림프구(memory B lymphocyte)가 되어 체액면역에 관여한다.

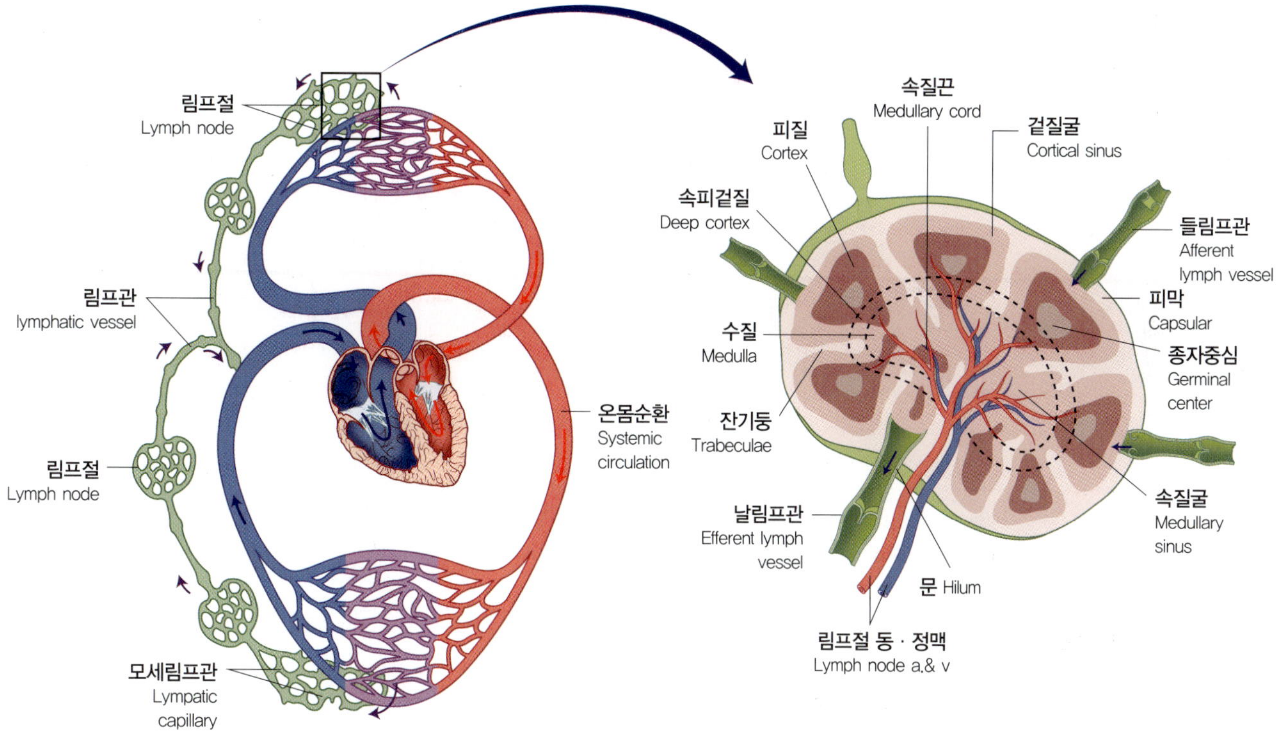

그림 3.55 림프계통(림프절)

이해상자

림프구의 면역은 어떻게 이루어질까?

림프절에서 생성된 림프구는 T림프구와 B림프구로 나누며, T림프구는 가슴샘으로 이동하여 세포면역에 관여하고, B림프구는 림프조직에서 체액면역에 관여한다. 과립백혈구나 단핵구는 골수에 저장되었다가 혈액으로 이동하여 방어기전에 참여한다.

3.15 혈류역학

학습목표 혈류와 혈압을 결정하는 물리적 원리에 대해 알 수 있다

혈관 속에서 혈액이 흐르는 것을 혈류(blood flow)라고 한다. 심장은 동맥을 통해 혈액을 밀어내어 평균동맥압(mean arterial pressure)을 상승시키고 동맥과 정맥 사이의 압력차에 의한 압력기울기에 의해 혈류가 발생한다. 그러므로 압력이 높은 곳에서 낮은 곳으로 혈액이 흐른다. 혈류를 결정하는 중요한 요인으로는 혈류량(blood flow rate), 혈관의 길이(length), 혈관의 반경(radius), 저항(resistance), 압력(pressure), 점성(viscosity), 혈관의 장력(tension) 등이며, 혈류의 물리적 법칙이 혈류역학이다.

혈류와 혈압을 결정하는 물리적 원리는 다음과 같다.

- **혈류량(F)과의 관계.** 혈류량은 도관 양 끝의 압력 차이(ΔP)에 비례하고 도관의 저항(R)에 반비례한다.

$$F \propto \Delta P/R$$

- **혈류저항(R)과 혈류와의 관계.** 혈류역학에서 저항이란 혈류의 흐름에 반대방향으로 작용하는 힘(마찰력)을 뜻하고 저항의 크기는 혈관의 길이(l)가 길수록, 관의 반지름(γ^2)이 작을수록, 혈액의 점성(η)이 클수록 저항이 커진다(Hagen–Poiseuille equation, 하겐–포아쥬 방정식)(그림 3–56). 혈류는 혈관반경 4제곱(γ^4)에 비례하고, 저항은 혈관반경의 4제곱(γ^4)에 반비례하기 때문에 혈관반경이 약간만 변화해도 혈관저항이 크게 변화한다는 것을 알 수 있다.
- **혈관벽의 탄력성.** 혈압은 위치와 관계없이 영–라플라스 방정식(Young–Laplace equation)에 의한다. 관의 응력은 혈압과 내부 반지름에 비례하고 혈관 벽의 두께에 반비례한다(그림 3–57). 몸 순환에서 혈류량은 심박출량과 동일하므로 심박출량(CO)은 평균동맥압(MAP)에 비례하고 총말초혈관저항(TPR)에 반비례한다.

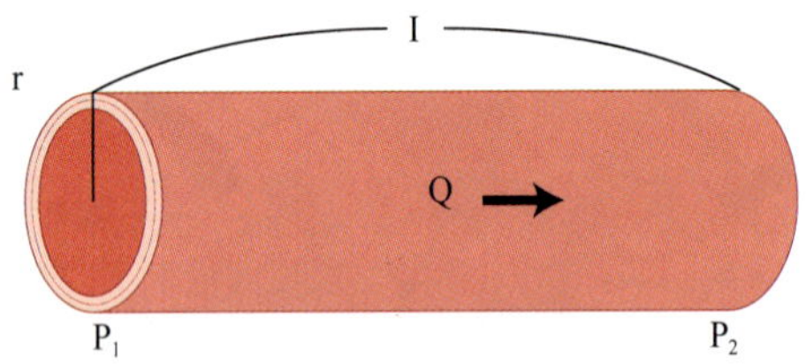

$$R = \frac{8\eta I}{\pi r^4}$$

$$Q = \frac{\pi r^4}{8\eta I} \times \Delta P$$

η: 혈액점도, I: 혈관길이, r: 혈관반경
P_1, P_2: 입구, 출구의 혈관내압
ΔP: 관류압(= $P_1 - P_2$)
R: 혈관저항, Q: 혈류량

그림 3.56 혈류저항(하겐–포아쥬 방정식)

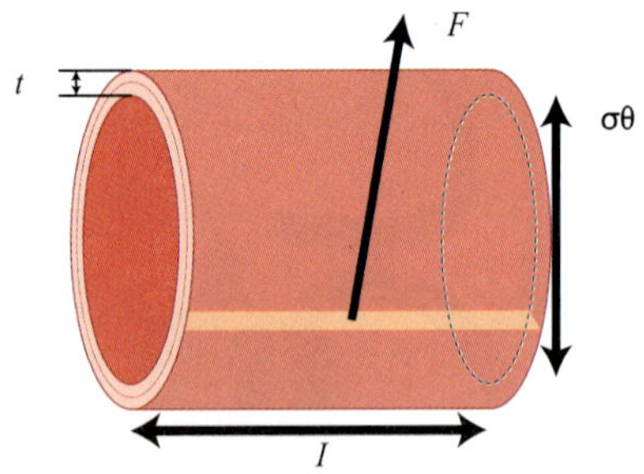

$$\sigma\theta = \frac{Pr}{t}$$

P: 혈압
t: 혈관벽의 두께
r: 관의 내부 반지름
σθ: 관의 응력

그림 3.57 혈관의 탄력성(영–라플라스 방정식)

용어설명

- 평균동맥압(mean arterial pressure, MAP): 심장의 수축기에서 이완기에 이르기까지 변화되는 동맥내압의 평균치이며, [이완기압 + (맥압 × 1/3)]로 구할 수 있다.
- 점성(viscosity): 유체의 흐름에 대한 저항을 말하며, 내부마찰이라고도 하는데, 이 마찰력은 유체 각 부분이 서로 다른 속도로 운동을 할 경우 속도를 균일하게 되도록 작용하는 힘으로 나타난다. 점성이 클수록 마찰력이 커서 혈액의 흐름이 어렵게 한다.
- 관의 응력(cylinder stress): 관 벽에서 원주 방향으로 가해지는 평균 힘을 말하고 물체의 반지름과 축에 대해 수직이다.

3.16 혈관과 혈압

학습목표 혈압의 발생원인과 인자에 대해 알 수 있다

혈압은 혈관의 특성과 저항에 의해 발생한다.

혈압(blood pressure)은 혈액이 혈관 속을 흐르고 있을 때 혈관 벽에 미치는 압력을 말한다. 혈액은 심장 수축에 의해 폐동맥과 대동맥을 통해 내보내진 혈액은 대동맥 → 동맥 → 세동맥 → 모세혈관 → 세정맥 → 정맥 → 대정맥 순으로 낮아진다. 혈압은 보통 동맥혈압(artrial pressure)을 의미한다. 혈압이 발생하는 원리는 무엇일까? 앞에서 설명한 혈류역학에서 혈압을 결정하는 물리적 요인으로 혈류를 결정하는 중요한 요인으로는 혈류량(blood flow rate), 혈관의 길이(length), 점성(viscosity), 혈관의 반경(radius), 혈관의 장력(tension)에 미치는 저항(resistance)이라고 할 수 있다. 혈류량이 증가할수록, 혈관의 길이가 길수록, 혈관의 점성이 높을수록 저항이 커서 혈압이 올라가고 혈관반경이 클수록, 혈관의 장력이 클수록 혈압은 내려간다. 그렇다면 왜 대동맥에서 모세혈관으로 보내진 혈액이 혈관 벽에 영향을 미쳐 혈압이 발생하는 것일까? 동맥의 벽은 탄력성이 높고 혈관의 내경이 크지만 대동맥에서 동맥, 세동맥, 모세혈관 단위로 혈관내경이 좁아지기 때문에 혈관의 말단에 저항이 발생한다. 따라서 심장수축과 말초혈관의 저항 사이에 압력이 발생한다.

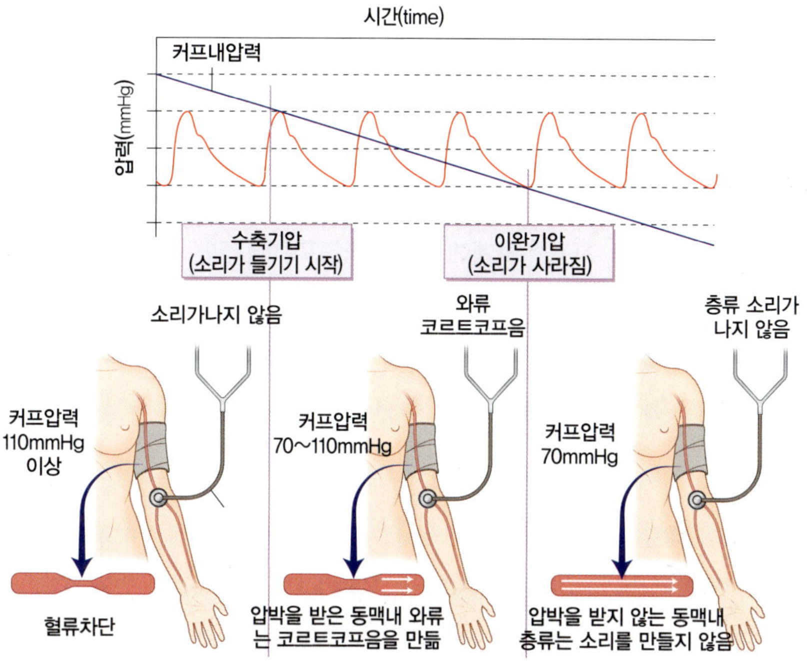

그림 3.58 혈압측정

- **수축기 혈압.** 심장의 대동맥판(막)이 열려 심장이 수축하여 혈액이 뿜어 나갈 때 혈액이 동맥벽에 높은 압력을 받게 되는데 이를 수축기 또는 최고혈압(systole or maximum blood pressure)이라고 한다. 심장의 수축력을 나타내고 심장수축과 말초혈관의 저항에 의해 발생한다.
- **이완기 혈압.** 심장이 수축 후 확장할 때 혈관에 유지되는 압력을 이완기 또는 최저혈압(diastole or minimum blood pressure)이라고 한다. 심장이 이완할 때도 여전히 말초혈관의 저항이 남아있기 때문에 동맥벽에 탄력이 있어 혈액을 압박하고 있기 때문에 이완기 혈압이 생긴다. 정상인의 혈압은 위팔동맥(brachial artery)에서 측정하는데 수축기혈압 120mmHg, 확장기혈압 80mmHg이며, 임상적으로 140/90mmHg 이상을 고혈압(hypertension), 100/60mmHg 이하를 저혈압(hypotension)이라고 한다. 맥박압(맥압, pulse pressure)은 수축기혈압과 이완기혈압과의 차이를 말하며, 평균동맥압은 [이완기혈압 + (맥박압×1/3)]로 나타내며, 평균동맥압 100mmHg, 맥박압은 40mmHg 정도이다.

이해상자

혈압은 어떻게 측정될까?

혈압은 대개 팽창되는 커프(cuff)를 이용한 혈압계(sphygmomanometer)를 사용하는 간접적인 방식으로 측정한다. 혈압 측정 시 들리는 코로트코프음(Korotkoff sound)은 혈액의 와류에 의해 진동이 발생하면 들리는 음으로 커프를 위쪽 팔에 감싼 후 공기를 주입하여 압력을 높이면 위팔의 대동맥까지 전해지고, 동맥은 압력의 균형을 맞추기 위해 혈관 벽을 조여 혈액의 흐름을 차단하다가 혈압이 커프의 압력보다 높아지면 혈관이 열려 혈액이 다시 흐르는 원리를 이용한 것이다. 즉, 커프의 압력이 120mmHg보다 클 때 혈액의 흐르지 않아 소리가 들리지 않는다. 커프의 압력이 120/80mmHg일 때 혈압이 커프의 압력보다 높아 와류상태이므로 간헐적으로 소리가 들리고, 혈압이 80mmHg 이하일 때는 소리가 들리지 않는다.

3.16 혈관과 혈압

학습목표 혈압의 신경조절에 대해 알 수 있다

앞에서 설명한 바와 같이 혈압(blood pressure)이라는 압력이 있어야 기관 각 부위에 적절한 혈액을 보낼 수 있다. 혈압의 원동력은 심장의 수축기에서 이완기에 이르기까지 변화되는 동맥내압의 평균치인 평균동맥압이다. 평균동맥압은 심박출량과 총 말초저항에 비례한다. 심박출량은 심박수와 일회박출량에 비례한다. 심박수는 교감신경계에 의해 증가하고, 부교감신경계에 의해 감소한다. 일회박출량은 교감신경계 작용과 뼈대근펌프, 호흡작용 등에 의한 정맥환류의 증가와 체액량의 크기에 대한 영향 및 염분과 수분의 균형에 의한 혈액량의 변화에 따라 심장법칙(스탈링법칙)에 의해 심박출량이 증가한다. 총 말초저항은 혈관의 길이, 혈관의 반경, 저항, 압력, 점성, 혈관의 장력 등에 의한 혈류변화에 의해 혈압에 영향을 미친다.

혈압의 신경조절은 자율신경계에 의해 조절되며, 빠르고 즉각적이다.

혈압이 상승할 경우

평균동맥압의 상승에 의해 혈압이 상승할 경우 혈압을 낮추기 위해 수용체(receptor) → 들신경 경로(afferent pathway) → 조절중추(control center) → 날신경 경로(efferent pathway) → 효과기(effector)의 반사작용을 가진다. 혈압을 순간적으로 조절하기 위해 혈압 모니터링 기구인 목동맥굴(carotid sinus)과 대동맥활(aortic arch)의 압력수용기(pressure receptor)가 활성화되어 들신경 경로인 혀인두신경과 미주신경을 통해 심혈관조절중추(cardiovascular control center)인 숨뇌에 도달하고, 날신경 경로인 자율신경계의 비율을 조절하여 교감신경계의 활성을 감소시키고, 부교감신경계의 활성을 증가시키는데, 심박출량을 감소시키고 세동맥과 정맥에 수축력을 억제하여 확장시킴으로써 총 말초저항을 감소시켜 결국은 혈압을 낮추게 된다(그림 3-59).

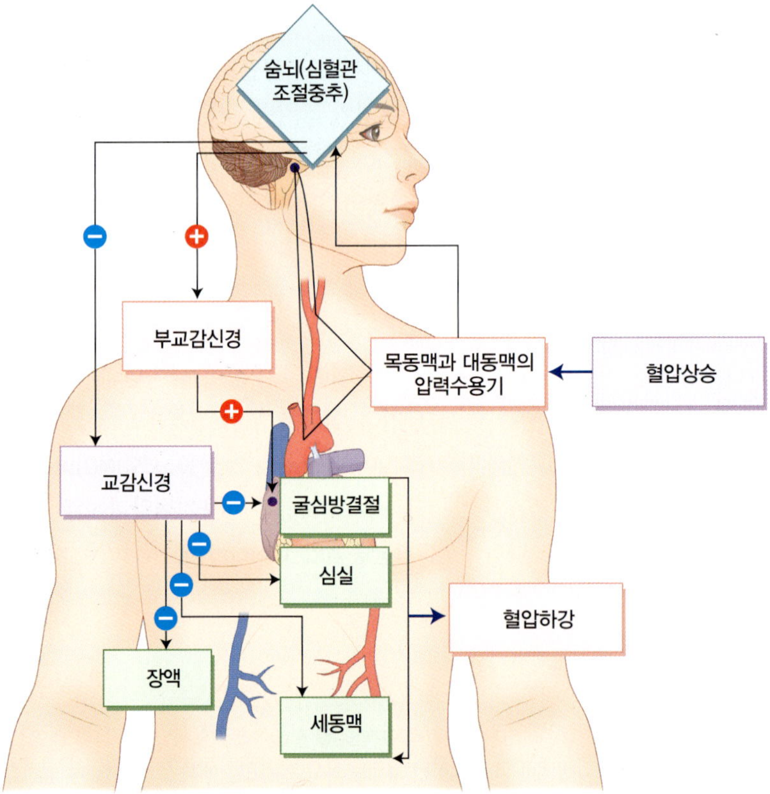

그림 3.59 혈압의 신경조절

3.16 혈관과 혈압

학습목표 혈압의 체액조절에 대해 알 수 있다

혈압의 체액조절은 호르몬에 의해 조절되고 느리며, 지속적이다.

체액조절은 호르몬의 연쇄반응에 의한 신장과 부신피질에 의해 혈압이 조절되는 기전으로 자율신경계에 의한 신경조절보다 오랜 시간이 걸리며 작용기간이 길다.

혈압이 저하될 경우의 보상

혈압의 교란에 의해 혈액량이 감소하거나 염분 결핍이 될 경우 혈류량을 증가시키기 위한 음성되먹임(negative feedback)으로 혈압저하에 의해 혈류량이 감소하게 되면 혈류량 조절기구인 신장의 사구체옆장치(토리곁장치, juxtaglomerular apparatus)에서 레닌(renin)의 분비가 증가하여 간에서 비활성 상태의 안지오텐시노겐(angiotensinogen)을 안지오텐신 I(angiotensin I)으로 전환시키고 폐의 안지오텐신 전환효소(angiotensin converting enzyme, ACE)에 의해 안지오텐신 II(angiotensin II)가 된다. 안지오텐신 II는 다단계 연쇄반응에 의해 (1)뇌하수체 뒤엽의 항이뇨호르몬(ADH)을 자극하여 신장의 먼쪽곱슬세관과 집합세관의 물을 흡수하게 한다. (2)세동맥에 작용하여 세동맥을 수축시켜 반사적으로 혈압을 높이며, (3) 갈증을 유발시키고, (4)부신피질의 알도스테론(aldosterone) 분비를 증가시켜 신장의 곱슬세관에 작용하여 나트륨 이온의 재흡수를 촉진하여 물 배설을 억제하여 물을 보존시킨다. 이와 같은 작용에 의해 염분이 보존되고 물의 배설을 억제하여 혈류량이 증가하여 혈압을 증가시킨다(레닌-안지오텐신-알도스테론계, RAAS)(그림 3-60).

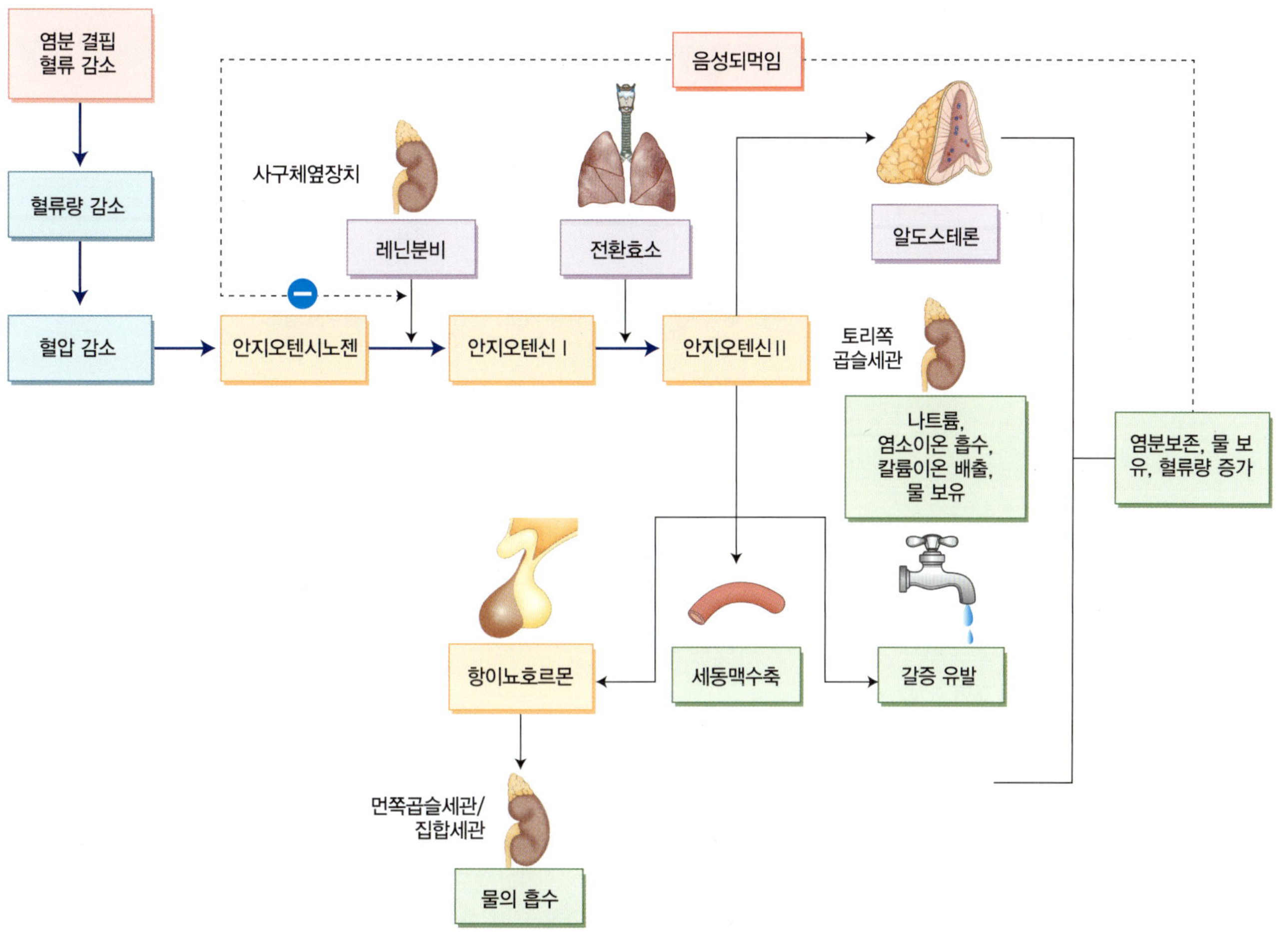

그림 3.60 **혈압저하 시 나타나는 보상기전.** 레닌-안지오텐신-알도스테론계

3.16 혈관과 혈압

학습목표 혈압의 체액조절에 대해 알 수 있다

혈압이 상승될 경우의 보상

심장은 염분을 많이 함유하고 있는 장기이지만 과도한 염분이 유입되거나 혈압상승으로 인해 심장 벽이 늘어나면 나트륨의 배설을 촉진하는 심방나트륨배설펩타이드(atrial natriuretic peptide, ANP)라는 호르몬이 물리적인 팽창에 의해 심방 근육 세포에서 분비되고 (1)신장의 레닌(renin)과 부신피질의 알도스테론(aldosterone)의 분비를 억제하여 나트륨 재흡수를 억제하고, 요로를 통해 물과 나트륨의 배출을 촉진한다. (2)신장의 사구체로 들어오는 수입세동맥을 확장하여 사구체의 모세혈관 내 압력을 높이므로 사구체여과율(glomerular filtration rate, GRF)을 증가시켜 나트륨과 물의 배설을 촉진한다. (3)갈증을 억제하여 음수 량을 감소시킴으로 혈류량을 감소시킨다. (4)혈관에 분포하는 교감신경계의 활성을 억제하여 총 말초저항과 심박출량을 감소시킴으로써 혈압을 낮춘다. 앞에서 설명한 레닌-안지오텐신-알도스테론계(RAAS)는 나트륨 저류에 가장 큰 영향을 미치는 조절계이지만, 심방나트륨배설펩타이드는 이와는 반대작용을 한다(그림 3-61).

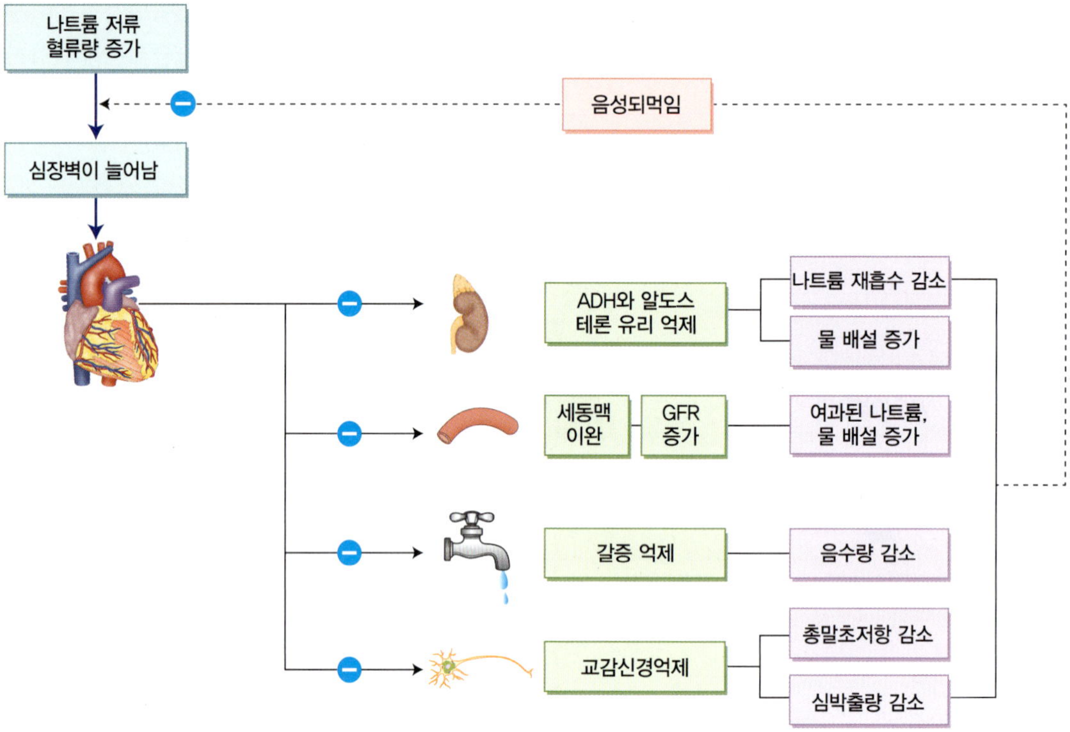

그림 3.61 **혈압상승 시 보상기전.** 심방나트륨배설펩타이드

이해상자

물과 나트륨은 세포외액량과 어떤 관계가 있을까?

소금 섭취 제한과 충분한 물마시기를 병행하면 일시적으로 세포외액량(ECF)이 증가한다. 소금 섭취를 제한한 상태에서 증가한 세포외액의 염도는 소금 섭취를 제한한 상태 이전보다 낮기 때문에 나트륨 함유량이 높은 조직에 저장되어 있는 염분을 혈장으로 이동시켜 염도를 정상화시키게 된다. 이렇게 증가한 세포외액량은 심장과 뇌에서 나트륨 배출을 촉진하는 심방나트륨배설펩타이드(ANP)와 뇌나트륨배설펩타이드(Brain Natriuretic Peptide, BNP)를 분비하게 된다. 하지만 장기적으로 염분을 제한하면서 의도적인 물마시기를 실행하면 조직에서 혈장으로 공급할 수 있는 염분은 한계에 다다르게 되면서 나트륨을 적극적으로 확보하여 혈장의 염도를 정상화시키기 위해 레닌-안지오텐신-알도스테론계(RAAS)를 더욱 활성화시킨다. RAAS의 생리기능은 신장의 먼쪽곱슬세관에서 나트륨의 재흡수를 증가시켜 혈장의 염도를 정상화시킴과 동시에 세포외액량을 늘리는 것이다. 이런 이유로 의도적인 물마시기를 실행하면 세포외액량이 증가한 상태에서도 ANP와 BNP의 분비는 억제되고, 나트륨배출을 억제하는 RAAS가 작동된다.

심화학습 Advanced Learning

좌심실의 압력-용적 고리

압력용적 고리

압력–용적 고리는 전체 심장주기(cardiac cycle) 동안 나타나는 좌심실의 압력과 용적 변화를 나타내는 고리 모양 그래프이다.

점 A~점 B까지의 이 시기는 빠른 심실충만기(rapid ventricular filling)에 해당하며, 이후 점 B~점 C까지 비교적 느리게 혈액이 채워지는 느린 심실충만기(reduced ventricular filling)를 거쳐 점 C는 심실의 확장기말로, 좌심실이 혈액을 최대로 받아들인 지점으로 좌심실 용적이 확장기말용적(**end–diastolic volume, EDV**)이며, 120ml가 된다. 점 C에서 좌심실이 수축을 시작하여 심실압력은 크게 증가하지만, 승모판(막)(mitral valve)과 대동맥판(막)(aortic valve) 닫혀 있기 때문에 부피가 그대로이다. 따라서 점 C~점 D까지의 부피가 일정하게 수축하는 시기를 등(용)적심실수축기(**isovolumetric ventricular contraction**)라고 한다. 점 D는 등(용)적심실수축기가 끝난 지점으로 좌심실 압력이 대동맥압력보다 높아져 대동맥판(막)이 열리고 좌심실로부터 혈액이 박출된다. 심실압력은 계속해서 좌심실이 수축하고 있으므로 증가하지만, 혈액이 빠르게 빠져나가므로 좌심실 용적은 줄어든다. 점 D~점 E까지는 심장주기 상에서 빠른 심실박출기(**rapid ventricular ejection**)에 해당한다. 이후 점 E를 지나면 심실이 재분극되면서 혈액 박출 속도가 느려지며, 이 시기는 느린 심실박출기(**reduced ventricular ejection**)에 해당한다. 느린 심실박출기도 지나 점 F에서 혈액의 박출이 끝났을 때의 최소의 좌심실 용적은 수축기말용적(**end systolic volume, ESV**)이며, 따라서 심장에서 수축 1회로 방출하는 혈액량인 일회박출량(stroke volume)은 전체 고리의 폭이 된다. 점 F에서는 혈액이 완전히 박출되어 좌심실압력이 대동맥압력 아래로 떨어지고, 이로 인해 대동맥판(막)이 다시 닫힌다. 이때 모든 판막이 닫혀 있으므로 심실 용적이 변하지 않는 대신, 심실은 재분극이 완전히 끝나 좌심실이 확장되며 심실압력을 급격하게 떨어뜨린다. 이 시기는 등(용)적심실이완기(isovolumetric ventricular relaxation)라고 한다. 압력이 급격히 떨어져 승모판(막)이 열리고, 좌심방에 채워진 혈액이 이동하면서 좌심실의 용적이 빠르게 증가한다. 점 A~ 점 C까지 비교적 느리게 혈액이 채워지는 느린 심실충만기를 거쳐 확장기말 용적을 회복한다.

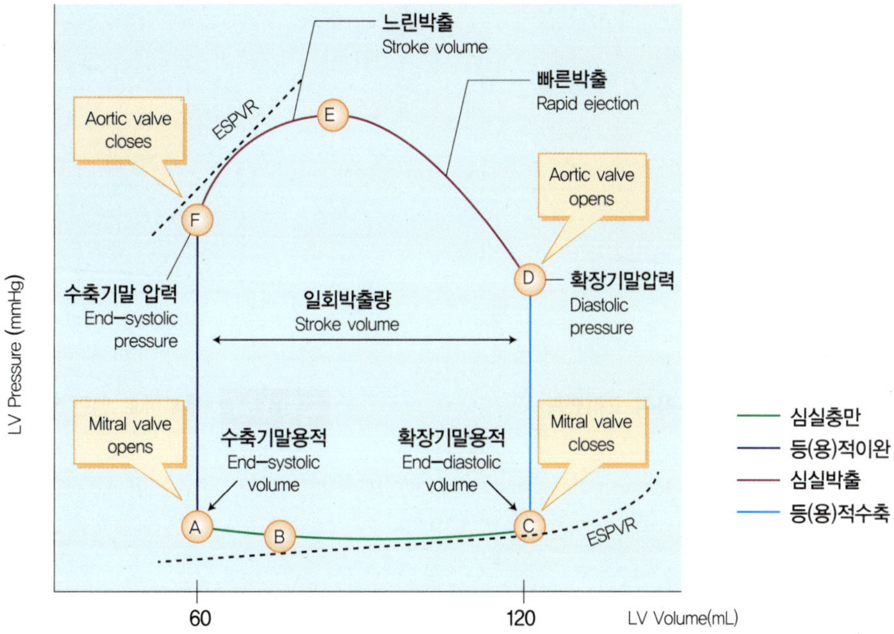

그림 3.62 좌심실의 압력-용적고리 곡선

심화학습 Advanced Learning

전부하(예비하중, preload)

용적부하라고도 하며, 심실의 이완기말 심근의 팽창정도를 나타낸다. 전부하는 심장으로 되돌아오는 환류량과 비례한다. 심장 환류량의 증가 요인은 정맥주사(IV)용액 과잉주입, 나트륨과 수분정체, 갑상샘항진증, 비만, 임신 등과 대동맥판(막)이나 승모판(막) 폐쇄부전과 같은 요인에 의해 심실로 유입되는 혈액량이 많아지므로 전부하는 증가하게 된다. 확장기말용적의 증가는 고리의 오른쪽 끝 변을 더 오른쪽으로 이동시키며, 스탈링법칙(Starling law)에 의해 확장기말 용적이 커지면 일회박출량이 증가되어야 하지만 심부전일 경우 용적이 늘어나도 일회박출량이 증가하지 않는다. 전부하를 경감시키기 위해 이뇨제나 혈관확장제를 투여해 순환 양을 감소시킨다. 그래프 상에서 수축기말용적은 변화하지 않았으나 확장기말용적이 커져 일회박출량이 커진다.

후부하(afterload)

압력부하라고도 하며, 심실이 수축하면서 받는 저항의 정도를 나타낸다. 즉, 심실이 수축할 때 동맥의 혈압을 후부하라고 한다. 압력부하가 증가되면 대동맥판막이 열리기 위해 필요한 좌심실 압력이 커지고 심실의 수축력이 약해져 박출량은 감소한다. 필요한 좌심실 압력을 확보하기 위해 등용적심실수축기(점 C ~점 D 구간) 동안의 압력 증가폭이 커진다. 이로 인해 일회박출량은 감소하고, 확장기말용적이 변하지 않았으므로 수축기말용적이 늘어나게 된다. 만성적인 동맥혈압의 증가나 과도한 말초저항, 반달판막협착이 계속될 경우 과도한 후부하로 인해 심부전(cardiac failure)이 발생할 수도 있다.

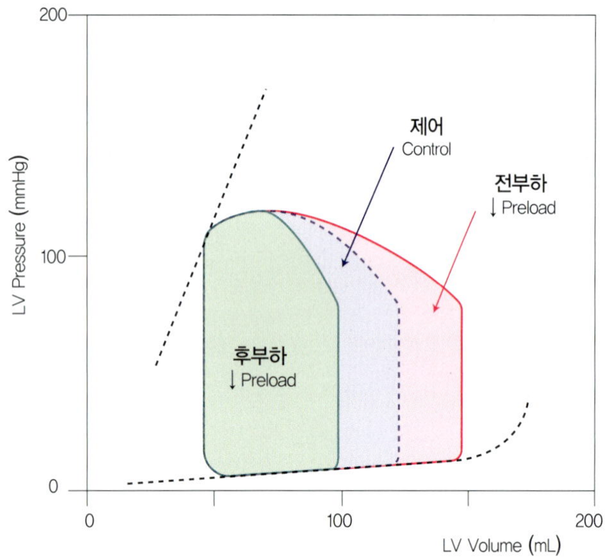

그림 3.63 전부하로 인한 압력-용적 고리변화

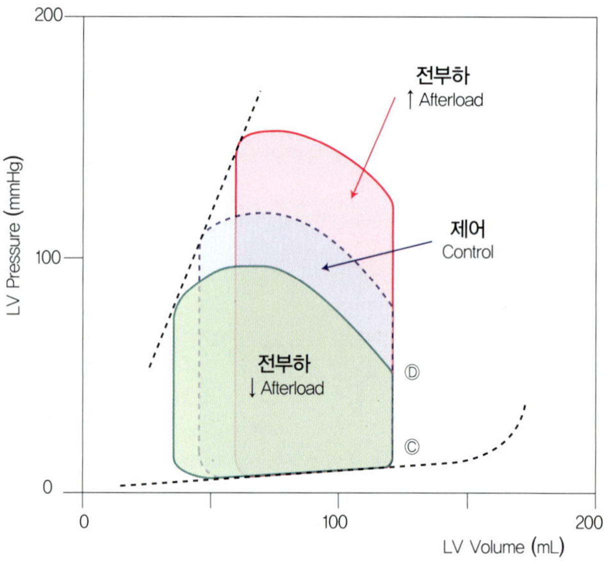

그림 3.64 후부하로 인한 압력-용적 고리변화

요약정리 및 문제 Summing-up & Test

1. 혈액순환은 크게 온몸순환인 대순환과 폐순환인 소순환으로 구분된다.
2. 동맥은 탄력성이 풍부한 압력혈관이며, 정맥은 판막이 있는 저장혈관이고, 모세혈관은 물질교환이 일어나는 교환혈관이다.
3. 동맥과 정맥은 3층 구조로 되어 있고 동맥의 중(간)막은 (   )와 (   )으로 되어 있다. 모세혈관은 체표면적이 가장 넓다.
4. 직경이 매우 작아 혈관계의 주된 저항요인으로 작용하는 (   )은 혈관의 구경 변화에 민감한 저항혈관으로 작용한다.
5. 모세혈관은 내피세포와 바닥막으로 되어 있어 직접 확산에 의해, 창문(window)을 통해, 구멍을 통해, 세포사이 간격을 통해 이동하며, 혈액과 체액 사이에 교환방식은 혈관정수압, (   ), 조직압, 조직교질삼투압에 의해 이루어진다.
6. 부종의 원인으로는 정수압의 증가, 혈장교질삼투압의 감소, 모세혈관 투과성 증가, 정맥환류감소, 림프관폐쇄 등이다.
7. 정맥을 통한 혈액이동 방식으로 근육펌프활동, 호흡펌프활동, 교감신경활동 등에 의해 일어나며, 판막으로 인해 역류하지 않고 환류량의 증가가 일어난다.
8. 림프계는 림프관, 림프, (   )로 구성되며, 림프관은 단백질을 혈관내로 되돌리며, 분자량이 큰 지방을 이동시키는 통로역할을 한다.
9. 혈류를 결정하는 중요한 요인으로 혈류량, 혈관의 길이, 혈관의 반경, 저항, 압력, 혈액의 점성, 혈관의 장력 등이다.
10. 혈관의 저항은 혈관의 길이와 혈액의 점성(두 분자 간의 마찰력)에 비례하고, 관의 반지름에 반비례한다.
11. 혈압의 신경성조절은 부교감신경계의 활성화와 교감신경계의 활성감소에 의한 자율신경계에 의해 심박출량을 감소시키고 세동맥과 정맥의 수축력을 억제하여 확장함으로써 총 말초혈관의 저항을 감소시켜 혈관을 낮춘다.
12. 혈압이 하강될 경우, 체액성 조절은 신장과 부신피질에 의해 조절되는 기전으로 자율신경보다 느린 레닌-안지오텐신-(   ) 계이다.
13. 혈압이 상승될 경우 심방나트륨배설펩타이드라는 심장근육세포에서 분비되는 호르몬에 의해 혈압을 낮춘다.
14. 심장박동에 영향을 주는 요인으로 전부하, (   ), 저항, 심근의 수축력이 있다.

해답

3. 탄력섬유, 민무늬근 4. 세동맥 5. 혈장교질삼투압 8. 림프절 12. 알도스테론 14. 후부하

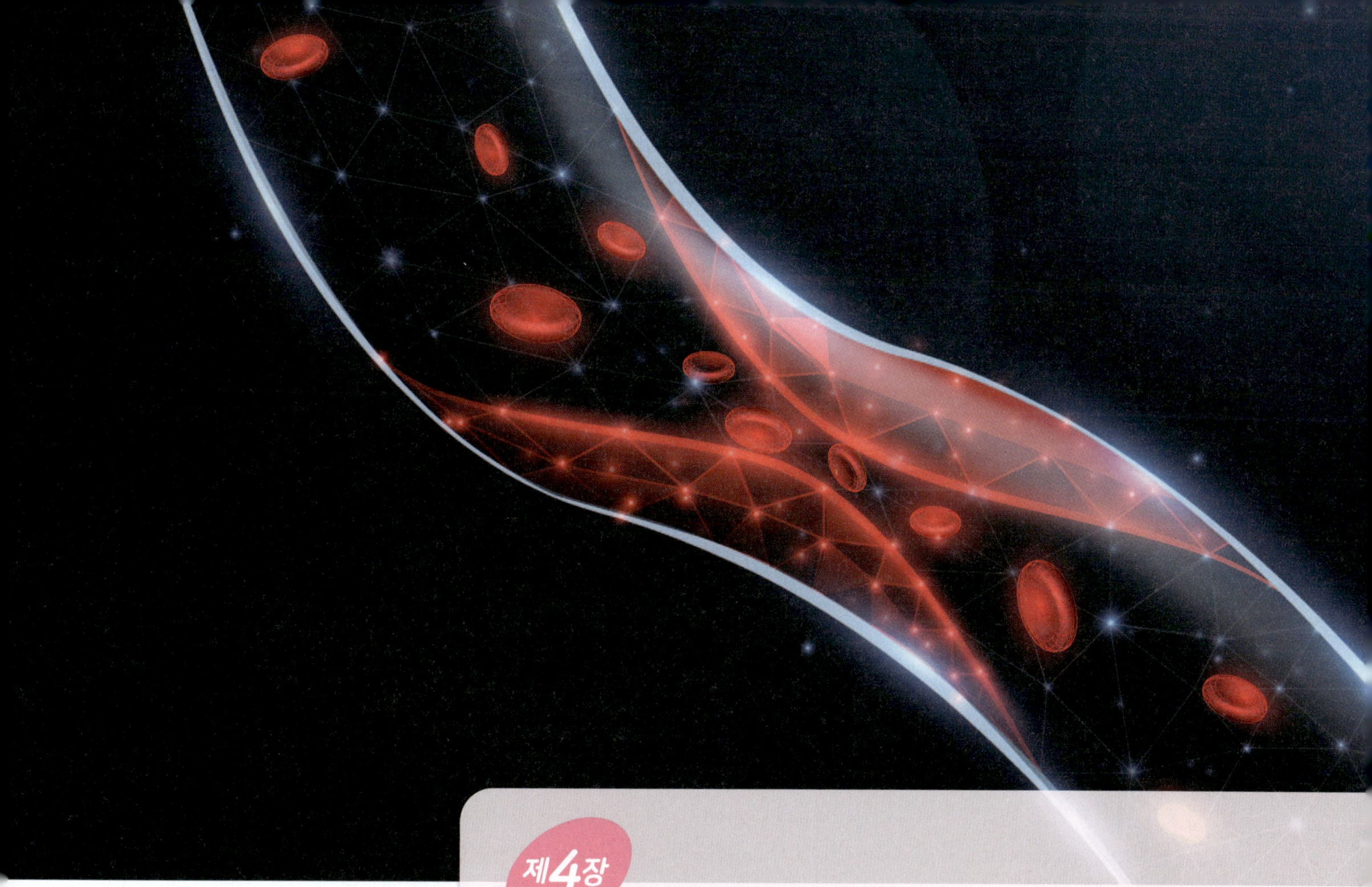

제4장

혈액생리와 면역

PHYSIOLOGY

4.1 혈액의 일반적 기능과 조성

학습목표 혈액의 일반적인 기능과 조성에 대해 알 수 있다

혈액은 혈관을 통해 물질을 수송하는 매개체이다.

혈액은 인체에 필요한 산소, 영양소를 심장혈관계통(cardiovascular system)을 통해서 세포에 공급하고, 대사과정에서 생성된 이산화탄소와 노폐물 등을 포함한 대사산물을 제거하는 매개체이다. 혈액은 혈액세포(혈구)와 혈장으로 구성되고, 혈액량은 체중(60kg 기준)의 8% 수준인 5L(여성 4~5L, 남성 5~6L) 정도이며, 세포외액(세포바깥액, extracellular fluid)에 포함된다.

혈액의 일반적 기능

혈액은 신체를 순환하며 다음과 같은 다양한 기능을 한다. (1) 혈액은 호흡가스, 영양소, 노폐물, 호르몬 등을 운반한다. (2) 혈액은 생체의 환경을 유지하는 항상성 조절 기능을 수행한다. 즉, 뼈대근육(골격근, skeletal muscle)의 수축 과정에서 발생된 열을 운반하여 체온을 조절하고, 혈액 내의 H^+ 농도를 조절하여 pH의 변화를 완충시키며, 혈장(blood plasma)과 사이질액(interstitial fluid) 사이의 체액 순환(삼투압, 정수압에 의한 체액 이동 기전)을 통해서 체액의 균형을 유지시킨다. (3) 유해한 병원체에 대한 면역기능, 출혈 시의 지혈 및 응고 기전 등을 통해 신체를 보호한다.

혈액의 조성

혈액은 혈장 55%와 혈액세포 45%로 구성되어 있다. 전혈(whole blood)은 원심분리기(centrifuge)를 사용해서 액체 성분인 혈장과 혈액세포로 이루어진 유형성분(formed element)으로 분리할 수 있다(그림 4-1). 가장 위층인 혈장(55%)은 물, 혈장단백질(plasma protein), 각종 이온, 영양소와 노폐물 등으로 구성되고, 아래쪽으로는 혈소판과 백혈구로 이루어져 회백색을 띠는 백혈구연층(buffy coat, 1%)과 적혈구 층(44%)이 차례로 분리된다. 혈액의 성분별 조성은 성별, 나이, 질병, 환경적 조건 등에 따라 변화될 수 있다. 혈액의 점도는 4.5(3.5~4.5), pH는 7.4, 비중은 1.06이다.

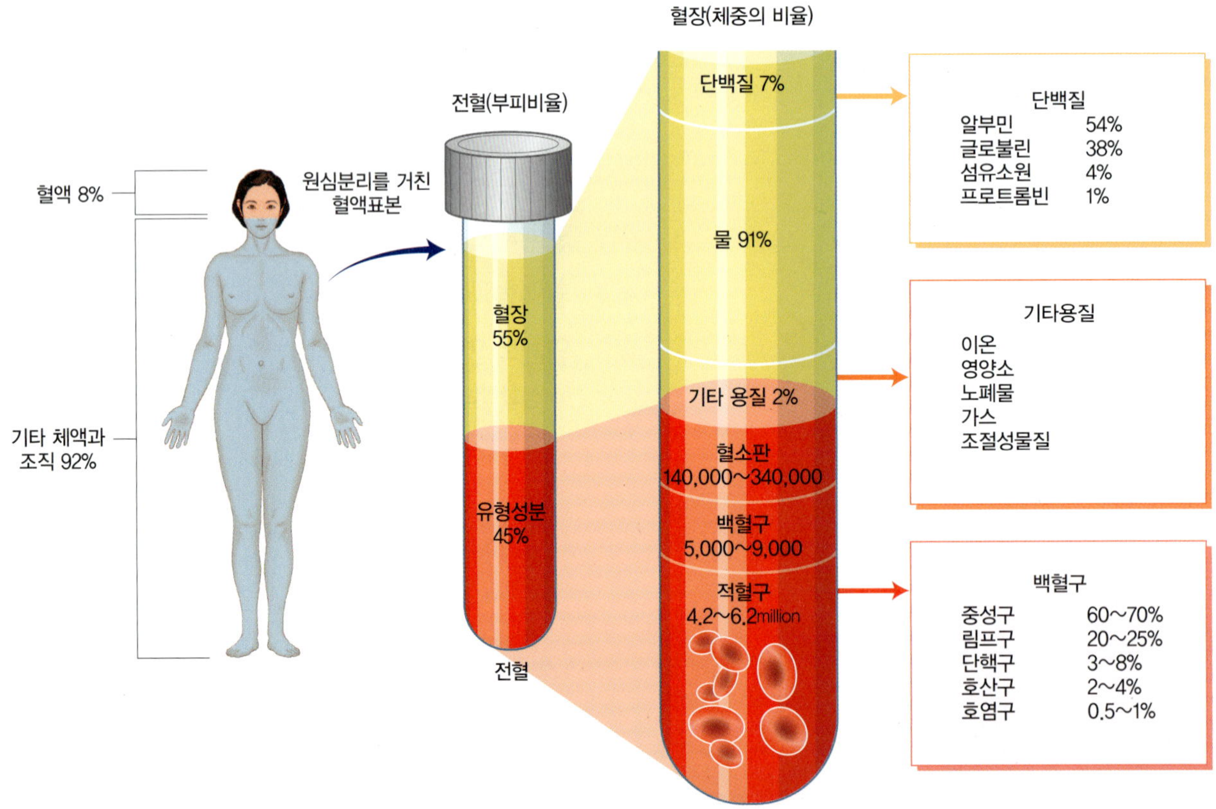

그림 4.1 **혈액의 조성.** 전혈을 원심분리하여 혈장, 백혈구연층, 적혈구층으로 분리시킬 수 있다.

4.2 혈장의 구성과 기능

학습목표 혈장의 구성 성분별 기능에 대해 알 수 있다

혈장은 물, 혈장단백질과 다양한 조절물질 등으로 구성되어 있다.

혈장(plasma)은 사이질액과 함께 세포외액을 구성하는 노랑색을 띠는 액체성분으로서, 사이질액에 비해서 단백질 농도가 높다. 혈장의 점도(viscosity)는 2.2(1.9~2.6), 비중(specific gravity)은 1.025~1.029, pH는 7.40±0.05이다. 혈장에서 섬유소원(fibrinogen)을 제외한 성분을 혈청(serum)이라 하고, 혈청은 응고인자가 포함되어 있지 않으므로 응고되지 않는다. 혈장은 물(92%), 알부민(albumin), 글로불린(globulin), 섬유소원과 같은 혈장단백질(7%) 그리고, 그 외의 다양한 용질 성분들(1%)로 구성된다(표 4-1). 알부민과 섬유소원을 포함한 대부분의 혈장단백질은 간에서 생성되지만, 글로불린은 간(50~80%)뿐만 아니라 림프조직에서도 일부가 생성된다.

주요 혈장단백질의 종류와 기능

혈장단백질은 교질삼투압(콜로이드삼투압, colloid osmotic pressure)을 형성하여 체액의 순환에 기여하고, 개별적으로 다양한 기능을 담당한다.

- **알부민.** 알부민(albumin)은 3.3~5.3g/dL의 농도로 혈장단백질의 54~58%를 구성하고, 이로 인해 혈장의 교질삼투압 형성에 가장 크게 기여한다. 혈장과 사이질액 사이의 체액 이동 조절에 있어 중요한 역할을 담당하고, 이온(Ca^{2+} 등), 효소, 약물, 호르몬 등 운반체의 기능 및 산·염기 평형의 조절(pH 조절)에 관여한다.
- **글로불린.** 글로불린(globulin)은 2.5~3.5g/dL의 농도로 혈장단백질의 35~38%를 구성한다. α-글로불린은 탄수화물, 비타민 B_{12}, 호르몬 등, β-글로불린은 지방, 다당류, Fe^{2+}과 결합하여 운반하고 γ-글로불린은 면역글로불린(immunoglobulin, Ig), 즉 항체(antibody)로서 방어기능을 담당한다. 적혈구 응집반응에 관여하는 혈장의 Anti-A, Anti-B도 γ-글로불린의 일종이다.
- **섬유소원.** 섬유소원(fibrinogen)은 0.2~0.4g/dL의 농도로 혈장단백질의 4%를 구성하고 혈액 응고 과정에서 섬유소(fibrin)로 활성화되어 핏덩이(피떡, blood clot)를 형성한다.

표 4.1 혈장의 구성

주요 성분	물	
	혈장단백질	알부민(albumin), 글로불린(globulin), 섬유소원(fibrinogen), 프로트롬빈(prothrombin), 섬유소분해효소전구체(plasminogen), 철결합글로불린(transferrin) 등
기타 성분	영양소	포도당, 아미노산, 지질(cholesterol, HDL, LDL, triglyceride) 등
	전해질	Na^+, K^+, Ca^{2+}, H^+, Cl^-, HCO_3^-, HPO_4^{3-} 등
	대사산물(노폐물 포함)	젖산(lactic acid), 요소(urea), 암모니아, 크레아티닌(creatinine), 빌리루빈(bilirubin) 등
	호흡가스	O_2, CO_2

4.3 혈액세포의 종류와 기능

학습목표 혈액세포의 발생 과정에 대해 알 수 있다

모든 혈액세포는 다능성 줄기세포로부터 파생되어 형성된다.

혈액세포는 다능성 줄기세포(pluropotent stem cell)의 연속적 분열과 분화 과정을 통해서 형성된다. 다능성 줄기세포는 다능성 림프성 줄기세포(multipotent lymphoid stem cell)와 다능성 골수성 줄기세포(multipotent myeloid stem cell)로 분화되고, 이 세포들로부터 각각의 집락형성단위(colony-forming unit, CFU)가 형성되어 혈액세포로 분화된다(그림 4-2). 다능성 림프성 줄기세포로부터 T림프구(T cell)와 B림프구(B cell), 다능성 골수성 줄기세포로부터 적혈구(erythrocyte), 중성구(neutrophil), 단핵구(monocyte), 호산구(eosinophil), 호염기구(basophil), 혈소판(platelet)이 형성된다. 또한, 조직에서 B림프구는 형질세포(plasma cell), 단핵구는 대식세포(큰포식세포, macrophage)로 분화된다.

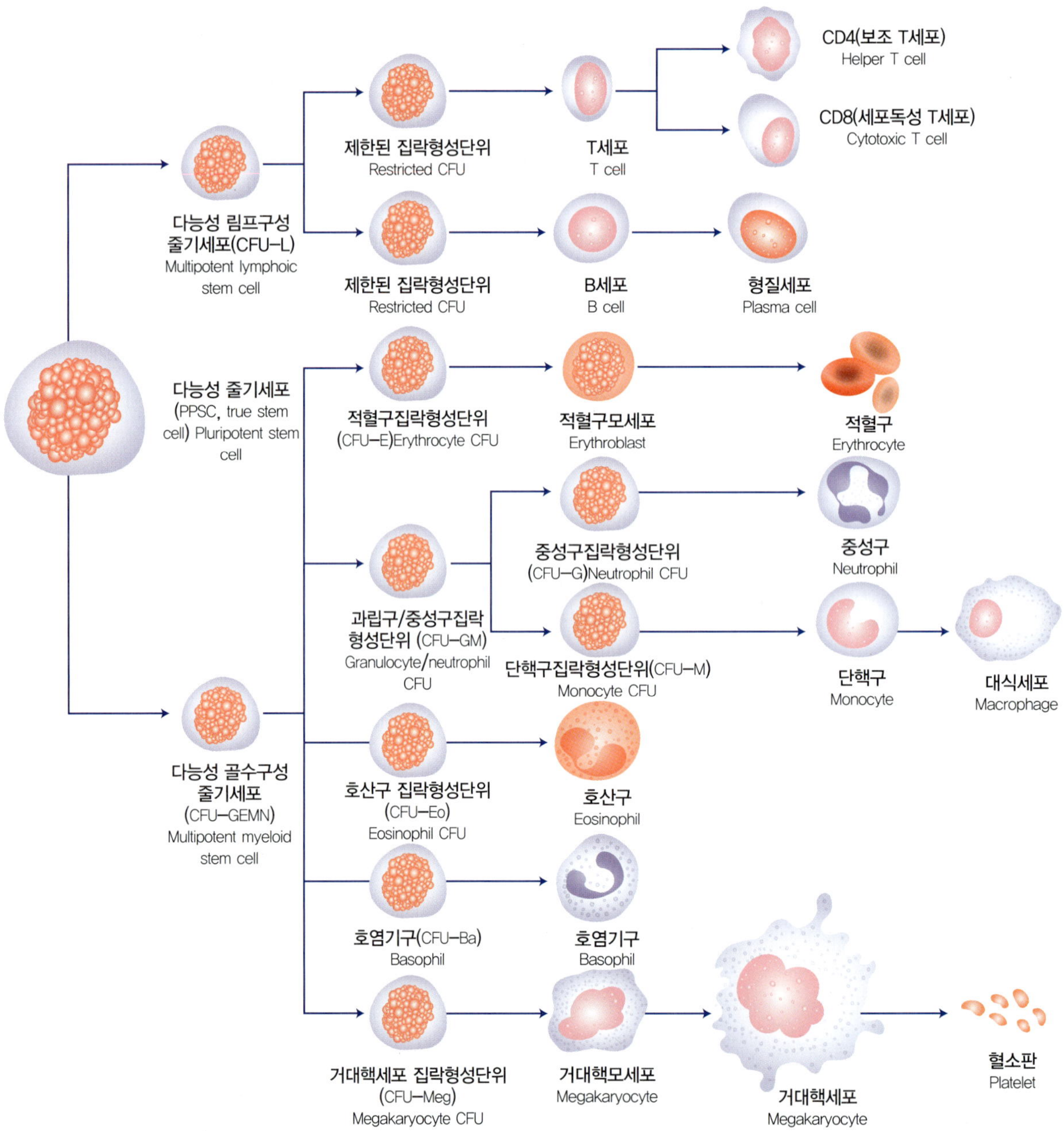

그림 4.2 **혈액세포의 형성 과정.** 다능성 줄기세포로부터 분열·분화 과정을 거쳐 혈액세포가 만들어진다.

4.3 혈액세포의 종류와 기능

학습목표 적혈구의 구조와 기능에 대해 알 수 있다

적혈구는 산소를 운반하는 원판 모양의 혈액세포이다.

적혈구(erythrocyte)는 지름이 6.5~8.5μm, 평균 부피는 90~95$μm^3$이며, 형성 과정에서 핵이 소실되어 양쪽 면이 오목한 원판 모양(biconcave disc)을 형성하므로 표면적을 최대화하여 산소 교환의 효율성이 높고, 형태의 변화가 용이하여 파열되지 않아 작은 모세혈관을 지나갈 수 있다(그림 4-3). 정상적인 혈액 $1mm^3$당 적혈구 수는 남성 500만(520만±30만) 개, 여성 450만(470만±30만) 개, 유아 650만 개로 성별과 연령에 따른 차이를 보인다.

혈색소

적혈구 내부의 혈색소(hemoglobin, Hb)는 대사적 한계 값인 34gm/dL까지 응축될 수 있으므로, 적혈구용적률에 따라서 남성의 혈액 1dL당 16g, 여성의 혈액 1dL당 14g의 혈색소가 존재하게 된다. 일반적으로 혈색소 1g은 1.34mL의 산소와 결합하므로 남성 혈액 1dL는 21mL의 산소, 여성 혈액 1dL는 19mL의 산소와 결합할 수 있다. 헴(heme)과 글로빈 폴리펩타이드(globin polypeptide)로 이루어진 4개의 소단위(subunit)로 구성된다. 정상 성인의 글로빈 폴리펩타이드 사슬은 141개의 아미노산(amino acid)로 구성된 α-사슬(α-chain) 2개와 146개의 아미노산으로 구성된 β-사슬 2개로 이루어진다(그림 4-3). 헴 분자의 Fe^{2+}(철(Ⅱ), ferrous)에 산소가 결합하여 산소혈색소(oxyhemoglobin)로 전환되고, 산소가 분리되면 탈산소혈색소(deoxyhemoglobin)가 되며, 적혈구는 산소운반 과정에서 이러한 전환을 반복하게 된다. 정상 성인의 혈색소는 Hb A($α_2β_2$)이며, Hb A_2($α_2β_2$)는 정상 혈액을 구성하는 혈색소의 2.5%를 구성하고, Hb F($α_2γ_2$)는 태아 혈색소로서 출산 후에 Hb A로 전환된다. 낫 모양적혈구(sickel cell)의 혈색소는 β-사슬의 글루탐산(glutamic acid)이 발린(valine)으로 치환된 Hb S이다(그림4-4).

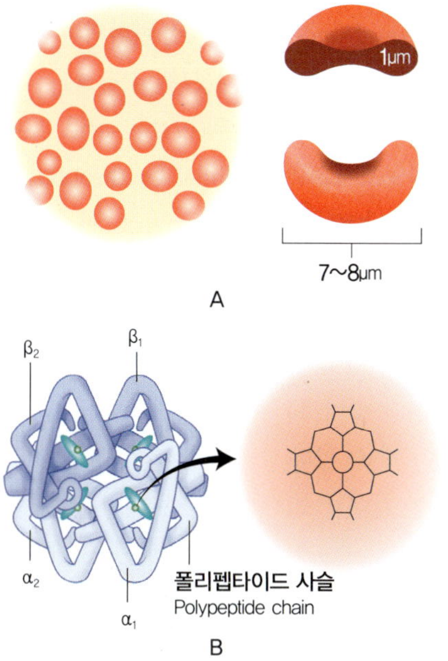

그림 4.3 적혈구의 구조. A: 적혈구의 모양. B: 적혈구 내부의 혈색소

적혈구 내부의 혈색소에 산소가 결합하여 조직으로 운반되고, 탄산탈수효소(carbonic anhydrase)가 이산화탄소와 물의 가역적 반응을 증가시켜 이산화탄소가 중탄산염 이온(HCO_3^-)으로 전환되어 폐로 운반된다. 이 과정에서 혈색소는 산·염기 완충작용을 담당하게 된다.

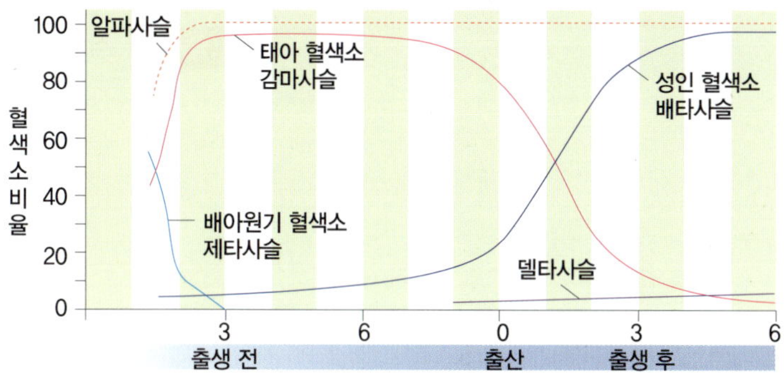

그림 4.4 출생 전과 후의 혈색소 폴리펩타이드 사슬의 조성 변화

이해상자

적혈구 수의 비정상적 변화가 순환기계통에 미치는 영향은 무엇일까?

고지대와 같이 산소가 부족한 조건에서 적혈구 수가 600~700만 개/mm^3 수준으로 증가(속발성다혈구증)되거나, 병리적 원인에 의해 700~800만 개/mm^3 수준으로 증가(진성다혈구증)할 수 있다. 적혈구 수가 비정상적으로 증가하면 혈액의 점도(viscosity)에 영향을 미치는 적혈구용적률(Hct) 수치도 증가하게 되어 말초 혈류저항이 증가하여 혈류의 속도가 감소하게 된다. 일부에서는 혈류속도를 보상하기 위한 혈압조절(동맥압 상승)이 동반되기도 한다. 빈혈 등의 원인으로 인해서 적혈구 수가 비정상적으로 감소되면 혈액의 점도가 낮아져서 말초혈관의 혈류저항이 감소되고, 심장 환류량이 증가된다. 심장 환류량의 증가는 심박출량 증가로 이어져 혈액의 산소운반 능력을 보상하게 되는데, 과부하 운동 조건에서는 산소공급 여력이 충분하지 못하기 때문에 심장기능부전이 발생할 수 있다.

4.3 혈액세포의 종류와 기능

학습목표 적혈구의 생성에 대해 알 수 있다

적혈구는 골수에서 생성되고 비장에서 파괴된다.

적혈구(erythrocyte, red blood cell)는 임신 초기에 난황주머니(난황낭, yolk sac), 임신 중기에는 간(liver), 비장(지라, spleen), 림프절(lymph node), 임신 말기부터 출생 이후에는 골수(뼈속질, bone marrow)에서만 생성된다. 5세 이전까지는 모든 뼈의 골수가 조혈기능을 가지지만, 성장 과정에서 긴뼈(long bone)의 적색골수(red bone marrow)는 황색골수(yellow bone marrow)로 변화되어 조혈기능을 상실하므로, 성인기에 이르면 척추뼈, 복장뼈, 갈비뼈, 엉덩뼈 등의 골수에서 적혈구가 생성된다(그림 4-6 A).

적혈구집락형성단위(erythrocyte colony-forming unit)는 풋적혈구모세포(전적혈구모구, proerythroblast), 호염기성 적혈구모세포(basophilic erythroblast), 다염(색)적혈구모세포(polychromatophilic erythroblast), 정염(색)적혈구모세포(orthochromatophilic erythroblast), 그물적혈구(망상적혈구, reticulocyte)를 거쳐 적혈구(erythrocyte)로 분화된다(그림 4-5).

적혈구의 성숙에는 DNA합성에 필요한 비타민 B_{12}와 엽산, 혈색소의 생성에 필요한 Fe^{2+} 등이 필수적이고, 이 성분들이 장 흡수의 장애 등으로 인해 결핍되면 적혈구의 성숙 부전이 초래될 수 있다. 특히, 비타민 B_{12}는 위샘의 벽세포(parietal cell)가 분비하는 내인(인)자(intrinsic factor)와 결합하여 소장에서 흡수되고, 결핍 시에는 악성빈혈(pernicious anemia)이 발생할 수 있다.

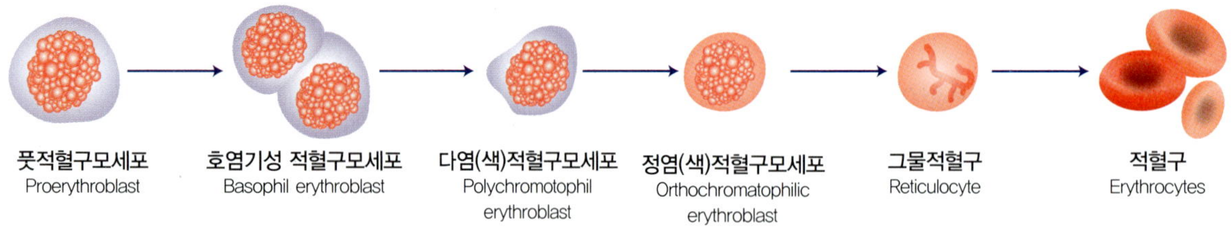

그림 4.5 적혈구의 분화과정

4.3 혈액세포의 종류와 기능

학습목표 적혈구의 생성에 대해 알 수 있다

적혈구 생성의 조절

출혈, 혈색소감소빈혈, 혈류 제한 등으로 인해서 조직의 산소요구량에 대한 적혈구의 산소운반능력이 감소되고, 이로 인해 조직에서 저산소증이 유발되면 신장(kidney), 간 등에서 적혈구형성호르몬(erythropoietin)이 생성된다(그림 4-6 B). 적혈구생성인자는 골수에서 적혈구의 생성률을 10배 이상 증가시켜 적혈구의 산소운반 능력을 회복시킨다.

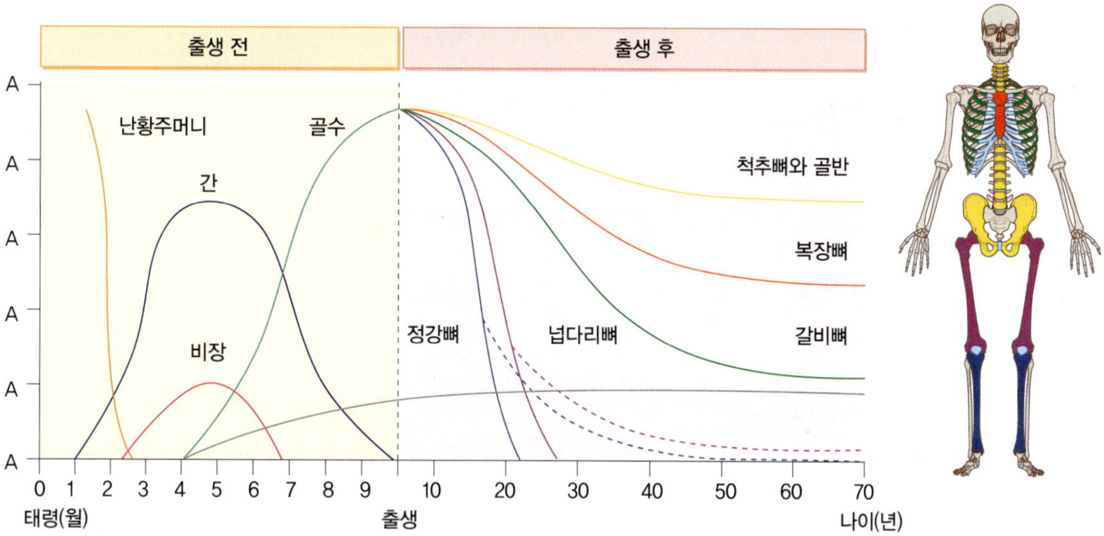

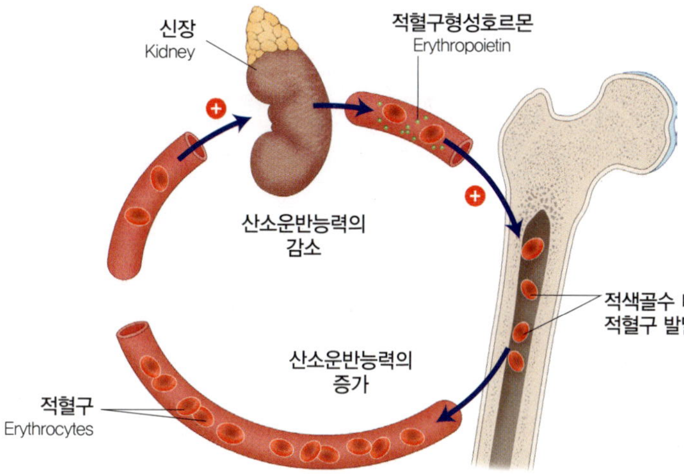

그림 4.6 **적혈구의 생성.** A: 연령에 따라 적혈구 생성 부위가 다르다. B: 조직의 저산소증은 적혈구형성호르몬을 분비시켜 골수의 적혈구 생성 속도를 증가시킨다.

용어설명

- 적혈구생성인자(erythropoietin): 신장의 특수화된 세포에 의해 주로 생성되는 당단백질(glycoprotein) 호르몬으로서, 일종의 성장인자로 작용하여 골수의 적혈구 생성을 조절한다. 동맥 산소 농도의 저하를 감지하여 적혈구형성호르몬을 방출함으로써 적혈구 생성을 촉진하여 혈액의 산소보유 능력을 증가시킨다. 정상 수치는 0~19mU/mL이다.

4.3 혈액세포의 종류와 기능

학습목표 적혈구의 파괴에 대해 알 수 있다

적혈구의 파괴

노화된 적혈구는 세포막의 유연성이 소실되어 직경이 작은 모세혈관이나 폭이 좁은 비장의 적색속질(red pulp)을 지나면서 파열되며 평균적인 수명은 120일 정도이다. 파열된 적혈구 내부로부터 혈색소가 유출되고(용혈이 일어남), 혈색소는 대식세포 등의 포식작용(phagocytosis)을 통해서 분해된다. 글로빈은 아미노산(amino acid)으로 분해된 후 단백질 합성에 이용되고 헴은 빌리루빈(bilirubin: 파괴된 혈색소의 포르피린〈porphyrin〉이 빌리루빈으로 전환됨)과 철로 분해된다. 유리 빌리루빈(free bilirubin)은 간으로 이동한 후 담즙(bile juice) 색소를 구성하거나 오줌 등을 통해서 체외로 배설된다(그림 4-7). 특히, 포식작용으로 분리된 철은 혈장의 철결합글로불린(transferrin)과 결합하여 운반되고 골수, 간, 기타 조직에 저장되었다가 새로운 혈색소 생성 시에 사용된다(그림 4-8).

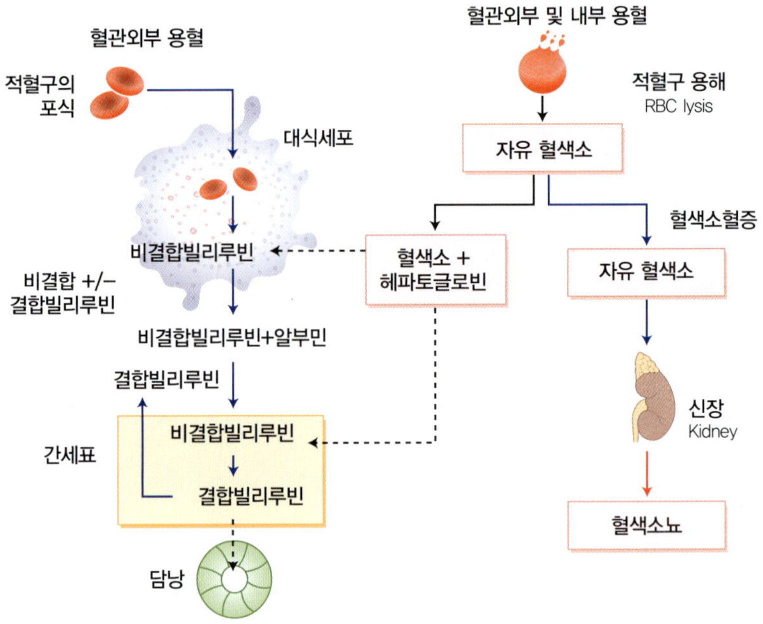

그림 4.7 혈관내부와 혈관외부 조직에서의 용혈에 의한 성분 이동

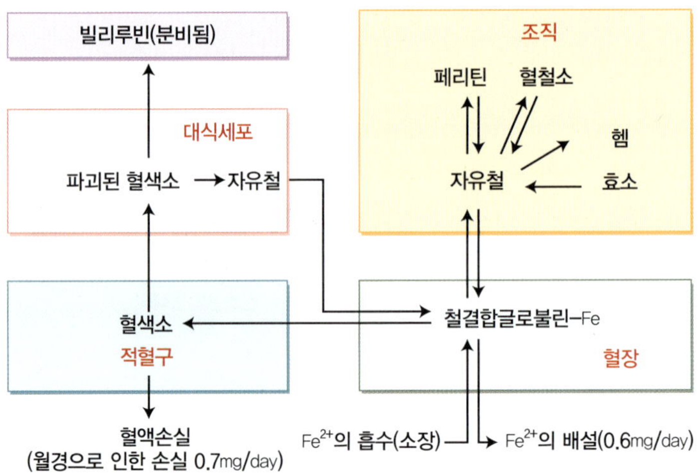

그림 4.8 **철의 저장과 이동.** 적혈구의 파괴로 인해 유리된 철은 골수 등으로 이동하여 적혈구 생성 시에 재활용된다.

이해상자

적혈구 용혈의 원인은 무엇인가?

적혈구가 파괴되어 적혈구 내부의 혈색소가 세포막 외부로 유출되는 현상을 용혈(hemolysis)이라 하고, 혈색소가 존재하지 않는 적혈구를 유령세포(ghost cell)라 한다(그림 4-9). 용혈은 다양한 원인에 의해서 유발될 수 있다. 기계적 자극 등에 의한 기계적 용혈(mechanical hemolysis), 저장액(hypotonic solutuon)에서 발생하는 삼투용혈(osmotic hemolysis), 산성 물질, 알코올 등에 의한 화학용혈(chemical hemolysis), 세균독소 등에 의한 독성 용혈(toxic hemolysis) 등이 적혈구의 용혈을 일으킬 수 있다.

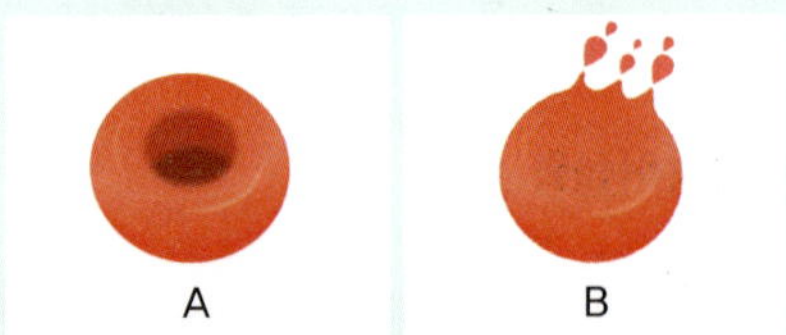

그림 4.9 **적혈구의 용혈.** A: 정상적혈구, B: 용혈적혈구

4.3 혈액세포의 종류와 기능

학습목표 적혈구 수의 변화와 관련질환에 대해 알 수 있다

빈혈

빈혈(anemia)은 혈색소 또는 적혈구 수의 감소로 인해서 산소운반 능력이 저하된 상태를 말한다. 구체적으로 는 혈색소량 10g/dL 이하, 적혈구 수 400만 개/mm^3 미만인 경우가 이에 해당된다.

- **출혈빈혈** Hemorrhagic anemia 급격한 출혈에 의한 혈액량 감소가 원인이다.
- **재생불량빈혈** Aplastic anemia 감마선 등에 대한 노출로 혈구를 생성하는 골수가 파괴되어 빈혈이 발생된다.
- **용혈빈혈** Hemolytic anemia 작은 구형의 적혈구가 생성되는 유전성 구상적혈구증(spherocytosis)이나 비정상 혈색소(HbS)를 함유한 낫적혈구증(sickle cell disease)에서는 적혈구가 쉽게 파열된다. 혈액의 Rh 인자에 의해서 발생하는 태아적혈모구증(erythroblastosis fetalis)에서도 적혈구의 파열이 현저하게 나타난다(그림 4-10A).
- **철결핍빈혈** Iron deficiciency anemia 혈색소의 생성에 필요한 철의 결핍이 원인이다.
- **거대적혈모구빈혈** Megaloblastic anemia 적혈구 생성에 필요한 필수성분(비타민 B_{12}, 엽산, 내인(인)자)이 결핍되면, 크고 비정상적인 형태의 적혈구가 생성되고 쉽게 파열된다(그림 4-10B).

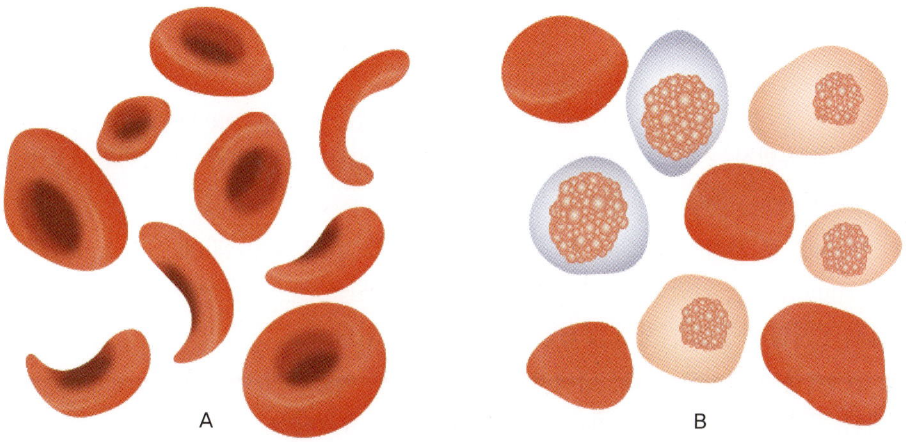

그림 4.10 **비정상적인 적혈구.** A: 낫적혈구빈혈, B: 거대적혈모구증

적혈구증가증

적혈구용적률이 증가하여 혈액의 점성이 증가되어 심장혈관계통에 부하가 증가될 수 있다.

- **생리적 적혈구증가증** Physiological polycythemia 고산지대 등과 같이 산소가 희박한 환경에 지속적으로 노출되면 적혈구 생성이 촉진되어 600~700만 개/mm^3 수준으로 증가하게 되는데, 이를 이차 적혈구증가증(secondary polycythemia)이라고도 한다.
- **병리적 적혈구증가증** Pathological polycythemia 백혈병과 같은 특정 질환에서는 급격한 적혈구 생성으로 700~800만 개/mm^{3}이상으로 적혈구 수가 증가되는데, 이를 진성 적혈구증가증(polycythemia vera)이라고도 한다.

용어설명

- 적혈구침강속도(erythrocyte sedimentation rate, ESR): Wintrobe method[직경 2.45mm, 길이 300mm 유리관에 혈액과 3.8% 시트르산나트륨(sodium citrate)을 3:1의 비율로 혼합]으로 적혈구침강속도를 측정한다. 정상 적혈구침강속도는 남성 1~3mm/h, 여성 4~7mm/h, 어린이 0.5mm/h이며, 패혈증(septicemia), 폐결핵(pulmonary tuberculosis) 등에서는 65~100mm/h로 변화되므로 비특이적 검사자료로서 의미를 가진다.
- 내인(인)자(intrinsic factor): 위샘(gastric gland)의 벽세포(parietal cell)에서 분비되는 당단백질(glycoprotein)이며, 비타민 B_{12}와 결합한 복합물 질을 형성하여 위장관 효소의 소화작용에 저항함으로써 공장(빈창자, jejunum)에서 비타민 B_{12}가 흡수되는 과정에 필수적인 물질이다.

4.3 혈액세포의 종류와 기능

학습목표 백혈구의 구조와 기능에 대해 알 수 있다

백혈구는 감염과 유해인자에 대항하여 인체를 보호한다.

백혈구의 분류

백혈구(leukocyte)는 0.5~1만 개(평균 0.7만 개)/mm^3 수준으로 혈액을 구성하는 무색의 핵을 가진 세포로서, 중성구(neutrophil), 호산구(eosinophil), 호염기구(basophil)로 구성된 과립백혈구(granular leukocyte)와 림프구(lymphocyte), 단핵구(monocyte)로 구성된 무과립백혈구(agranular leukocyte)로 분류된다(그림 4-11).

백혈구의 기능

- **중성구.** 백혈구의 54~62%를 구성하고 있다. 개별 중성구가 20개의 세균을 제거할 수 있을 만큼 강한 포식능력을 가지고 있다. 급성 염증(acute inflammation) 과정에서 핵심적으로 관여하고, 고름염증(화농염증, pyogenic inflammation)에서는 고름(농, pus)을 형성한다.
- **호산구.** 백혈구의 1~4%를 차지하고, 항원-항체 복합체(antigen-antibody complex)나 알레르기항원(allergen)을 포식하고, 염증성 물질과 포식세포의 독성물질을 해독하여 염증의 전파를 예방하는 작용을 한다. 특히 기생충 감염 시에 화학적 매개물질을 분비하여 기생충을 파괴한다. 당질코르티코이드(glucocorticoid) 분비량이 증가하면 호산구의 수가 감소하는 특성을 보이기도 한다.
- **호염기구.** 백혈구의 0.5~1%를 차지하고, 세포질 과립 내에 항응고물질(anticoagulant)인 헤파린(heparin), 혈관을 확장시키고 알레르기 반응을 유발하는 히스타민(histamine)을 가지고 있다. 혈관 밖에 있는 비만세포(mast cell)와 구조와 기능이 유사한 백혈구이다.
- **림프구.** 백혈구의 25~40%를 차지하고, 운동성과 포식작용은 없다. 세포면역(cellular immunity)을 담당하는 T림프구와 체액면역(humoral immunity)을 담당하는 B림프구로 구분된다. T림프구는 가슴샘(thymus), B림프구는 간(liver)과 골수(bone marrow)에서 전처리 과정을 거쳐서 성숙한 림프구로 변화한다.
- **단핵구.** 백혈구의 4~8%를 차지하고, 혈액 내에서 주위 조직으로 이동하여 대식세포(macrophage)로 분화하여 강력한 포식작용을 수행한다. 만성 염증(chronic inflammation) 과정에서 작용한다.

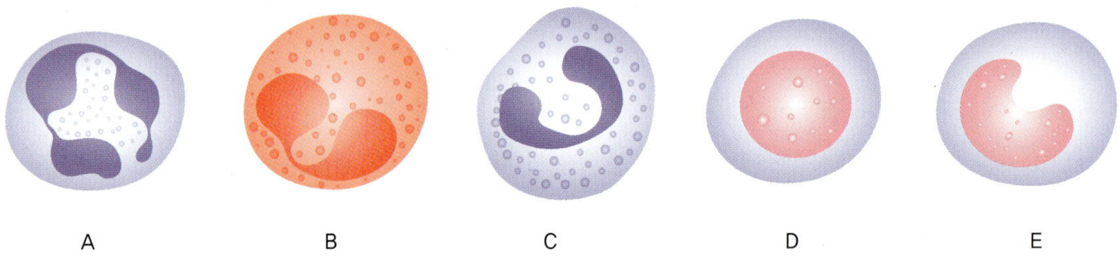

그림 4.11 백혈구의 분류. A: 중성구, B: 호산구, C: 호염기구, D: 림프구, E: 단핵구

4.3 혈액세포의 종류와 기능

학습목표 백혈구의 포식작용에 대해 알 수 있다

백혈구의 포식작용

백혈구는 운동성을 가지므로 조직으로 이동한 후 포식작용(phagocytosis), 세포면역 및 체액면역기전 등을 통해서 신체를 방어하는 면역계통의 핵심 세포이다. 염증반응 과정에서 백혈구는 혈구누출(diapedesis) 방식으로 투과도가 높아진 모세혈관 벽을 통해서 조직으로 빠져나온 후, 염증성 매개물질(inflammatory mediator: leucotoxin, necrosin) 등에 의한 화학쏠림성(화학주성, positive chemotaxis) 효과에 따라서 염증부위로 이동한다. 백혈구는 30~40μm/sec 속도의 아메바 운동(ameboid movement)으로 이동하고, 유해인자를 포식하여 제거한다(그림 4-12). 중성구와 단핵구는 포식작용이 강력하고, 그에 비해 호염기구는 약하며, 림프구는 포식기능이 없다.

백혈구의 형성과 파괴

앞서 설명된 바와 같이 과립백혈구(중성구, 호산구, 호염기구)는 모두 골수줄기세포로부터 형성된 골수모세포(myeloblast)가 분화하여 만들어진다. 단핵구는 골수줄기세포로부터 유래한 단핵모세포(monoblast), 림프구는 림프줄기세포(lymphoid stem cell)에서 유래한 T, B림프모세포(lymphoblast)가 분화하여 형성된다.

백혈구는 혈액과 조직을 오가며 조직 내에서의 이동도 가능하기 때문에 수명의 측정이 어려운 특성을 가지며, 면역기능을 담당하기 때문에 염증 등의 특정 상황에서는 수명이 수 시간 정도로 짧아질 수 있다. 일반적인 조건의 수명은 과립백혈구가 2주일, 림프구는 전체의 80%가 100~200일, 20%가 2~3일 정도이며, 단핵구는 조직 내에서 과립백혈구보다 수명이 긴 것으로 알려져 있다.

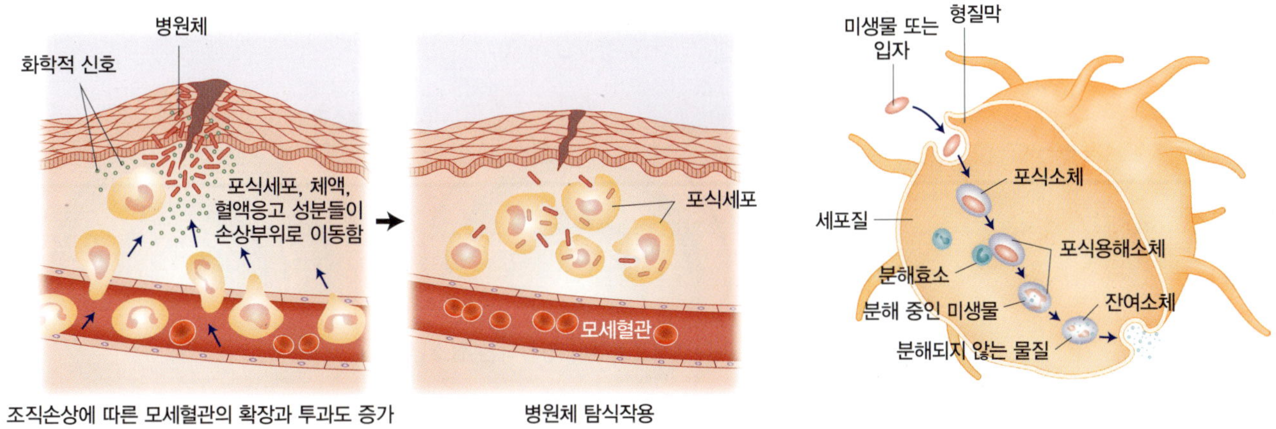

그림 4.12 **포식작용.** 포식세포가 화학쏠림성 효과에 의해 감염 부위로 이동하여 포식작용을 수행한다.

관련질환

백혈구감소(leukopenia)

γ-선 노출, 벤젠 등의 유해화학물질, 클로람페니콜(chloramphenicol, 항생제) 등의 약물에 지속적으로 노출되면 골수 형성 부전으로 인해서 백혈구감소가 나타날 수 있다. 백혈구감소증이 발생하면 만성적인 감염을 초래하여 심각한 임상적 문제를 일으킬 수 있다.

백혈구증가(leukocytosis)

감염 등의 조건에서 백혈구 수가 증가하는데, 이를 백혈구증가라 한다. 특히, 백혈병(leukemia)에서는 백혈구의 수가 60만 개/mm^{3}까지 증가하여 골수가 파괴되고 림프절, 췌장, 간 등의 장기도 손상될 수 있다. 림프성 백혈병은 림프성 세포의 종양증식, 골수성 백혈병은 어린 골수성 세포의 종양증식에 의해서 발생된다. 일반적으로 백혈구 종류의 구분이 불가능할 정도로 미분화된 백혈구의 비율이 높을수록 백혈구의 기능이 결핍되고 예후도 불량하여 사망에 이르기도 한다.

4.3 혈액세포의 종류와 기능

학습목표 혈소판의 특성에 대해 알 수 있다

혈소판은 혈액응고에 관여한다.

혈소판(platelet, thrombocyte)은 지름 2~4μm로서 다른 혈액세포에 비해서 매우 작고, 12~30만 개/mm^{3}의 농도로 혈액을 구성한다.

혈소판의 구조적 · 기능적 특성

혈소판은 지름 60μm 크기의 거대핵세포(megakariocyte)로부터 세포질 일부가 떨어져 나와서 형성되어 핵이 없다(그림 4-13). 혈관 손상으로 인한 출혈 시에 혈액응고 기능을 담당한다. 주로 간에서 생성되는(신장에서도 일부가 생성됨) 혈소판생성소(thrombopoietin)는 거대핵세포의 성장을 촉진시킴으로써 혈소판의 형성에 영향을 미친다. 혈소판 내부의 과립 속에는 손상 부위의 혈관을 수축시키는 세로토닌(serotonin), 다른 혈소판을 끌어들여 혈소판 덩어리를 형성하는 이인산아데노신(adenosine diphosphate), 트롬빈(thrombin) 활성화에 관여하는 트롬보플라스틴(thromboplastin), 혈소판활성인자(platelet activating factor, PAF) 등의 다양한 혈액응고 관련 물질이 들어 있다. 혈관이 파열되어 혈소판이 활성화되면 응집이 용이한 형태로 변화되어 혈관손상 부위를 덮는다(그림 4-14). 혈소판의 수명은 약 1주일(~10일)이며, 비장과 간에서 파괴된다. 비장의 기능이 비정상적으로 항진되면 혈소판 수가 감소할 수 있다.

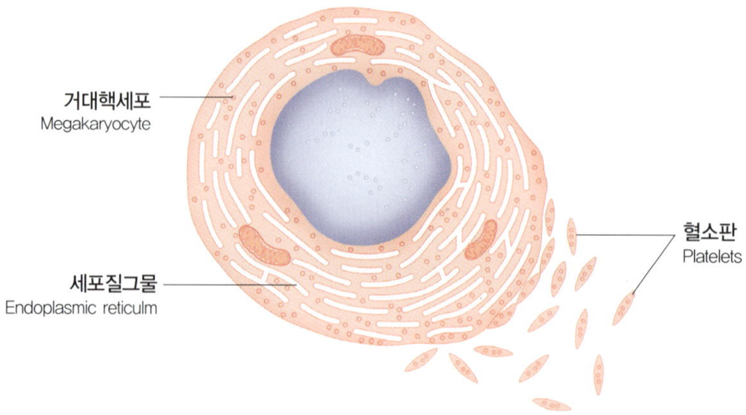

그림 4.13 거대핵세포로부터 형성되는 혈소판

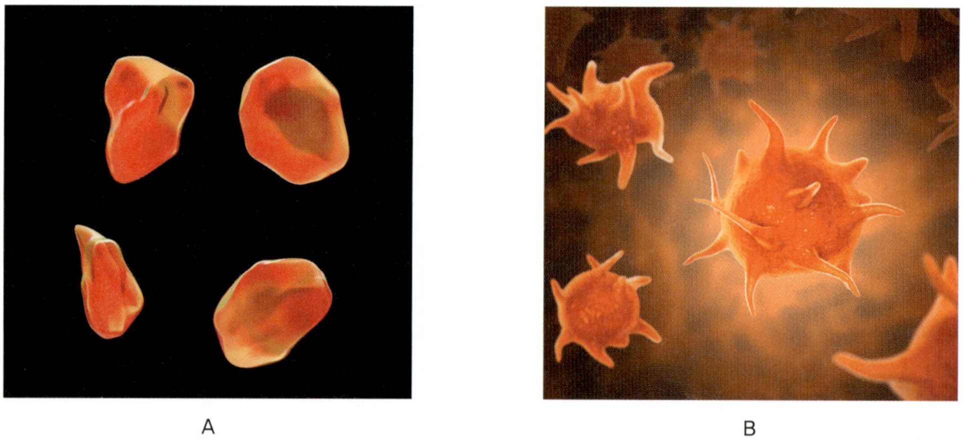

그림 4.14 **혈소판**. A: 일반 혈소판, B: 활성화된 혈소판

4.3 혈액세포의 종류와 기능

학습목표 지혈에 대해 알 수 있다

혈관이 손상되면 지혈 및 혈액응고 기전이 작동하여 혈액의 유출을 차단시킨다.

지혈(hemostasis)은 혈관이 손상되어 출혈이 발생한 상황에서 혈액의 유출을 차단하는 작용이다. 혈관 수축, 혈소판 및 혈액응고인자들이 관여하는 일련의 반응을 통해서 지혈과 혈액응고가 진행된다.

이 과정은 혈관연축(vascular spasm), 혈소판 마개(platelet plug) 형성, 혈액응고(blood coagulation, clotting)의 세 단계로 진행된다(그림 4-15A). 혈관연축과 혈소판 마개 형성을 일차지혈(primary hemostasis)이라 하고, 이후의 비가역적 반응인 혈액응고를 이차지혈(secondary hemostasis)이라 한다(그림 4-15B).

혈관연축

혈관이 손상되면 신경성 반사작용과 혈소판에서 유리된 트롬복세인 A_2(thromboxane A_2) 등에 의해서 혈관 벽을 구성하는 민무늬근육층이 수 분 동안 수축한다. 손상된 혈관내피세포(endothelial cell)에서도 강력한 혈관수축(vasoconstriction)을 유발하는 엔도텔린(endothelin)을 분비하여 이러한 반응을 촉진시킨다. 이로 인해 혈관직경이 감소하여 혈류량이 감소되고 출혈이 억제된다. 혈관연축은 다른 지혈기전이 활성화되기 전에 혈액 손실을 최소화하기 위한 초기의 반응이다.

혈소판 마개 형성

정상적인 혈관내피는 프로스타사이클린(prostacyclin, PGI_2)을 분비하여 혈소판의 집합을 방해하고 지혈마개가 주위의 혈관으로 파급되지 않도록 한다. 혈관 벽이 손상되어 혈관내피세포층 아래의 아교질섬유(collagen fiber)가 노출되면, 혈소판이 결합하여 활성화되고 서로 응집되어 혈소판 마개를 형성한다. 아교질섬유와 혈소판의 결합과정에는 폰빌레브란드인자(von Willebrand factor)가 작용하고, 혈소판에서 유리된 이인산아데노신(ADP)이 혈소판의 응집을 더욱 촉진시킨다. 혈소판 마개는 손상 부위에서 출혈 부위를 차단시킨다.

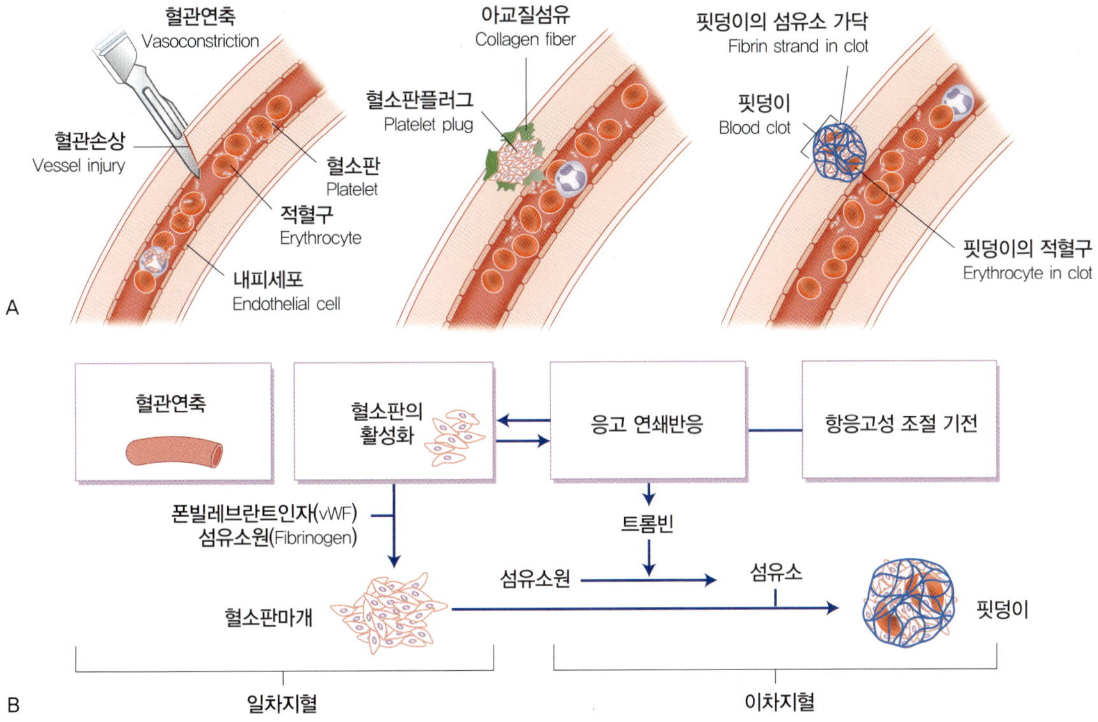

그림 4.15 **지혈과 혈액응고.** A: 혈관연축, 혈소판마개 형성, 혈액응고의 진행 B: 일차지혈과 이차지혈

4.3 혈액세포의 종류와 기능

학습목표 혈액응고에 대해 알 수 있다

혈액응고

혈액응고(blood coagulation)는 비가역적인 혈관 손상 시에 출혈을 방지하기 위한 가장 강하고 효과적인 지혈 기전으로서, 순차적인 단계로 진행되는 응고인자들(응고인자 I~XIII)의 반응을 통해서 이루어진다.

- **섬유소에 의한 핏덩이 생성.** 간에서 생성되는 섬유소원은 혈장 내에서 트롬빈(thrombin)에 의해서 섬유소(fibrin)로 전환된다. 섬유소는 손상된 혈관 벽에 그물망 형태로 뭉쳐지고, 섬유소 그물망에 혈소판과 적혈구 등이 붙어서 핏덩이(clot)가 생성된다. 이 과정에서 Ca^{2+}, 혈소판인자 3(platelet factor 3, PF_3), 활성화된 혈소판에서 유래한 인지질 등이 작용한다.
- **응고인자.** 대부분의 응고인자(blood clotting factors)는 간(일부는 조직, 혈소판, 골수 등)에서 생성되고, I~XIII의 로마숫자로 표기한다(표 4-2).

표 4.2 응고인자

응고인자 번호	명칭	생성부위/성상	경로 (내인성/외인성)	기능
I	섬유소원(fibrinogen)	간/혈장단백질	내인성, 외인성	섬유소(fibrin)로 전환되어 핏덩이(clot)의 그물구조를 형성함
II	프로트롬빈(prothrombin)	간/혈장단백질	내인성, 외인성	트롬빈(thrombin)으로 전환됨
III	조직인자(tissue factor), 조직트롬보플라스틴(tissue thromboplastin)	조직세포/형질막 당단백질	외인성	보조인자로서, 응고인자 VII을 활성화시킴
IV	칼슘이온(Ca^{2+})	혈장/무기이온	내인성, 외인성	응고과정의 모든 경로에서 필수적인 응고인자로서, 다른 응고인자를 활성화 또는 전환시킴
V	프로엑셀러린(proaccelerin)	간, 혈소판/혈장단백질	내인성, 외인성	보조인자로서, 응고인자 VII을 활성화시키고, 응고인자 X와 결합하여 프로트롬빈 활성제(prothrombin activator)를 생성함
VI	응고인자 VI은 응고인자 V와 동일한 물질이므로 더 이상 사용되지 않음			
VII	프로컨버틴(proconvertin)	간/혈장단백질	외인성	단백분해효소로서 응고인자 X를 활성화시킴
VIII	항혈우병인자A(antihemophilic factor, AHF)	간/혈장단백질	내인성	보조인자로서, 응고인자 X를 활성화시키고, 결핍 시 A형 혈우병(hemophilia A)이 유발됨
IX	혈장트롬보플라스틴(plasma thromboplastin component, PTC)	간/혈장단백질	내인성	단백분해효소로서, 응고인자 VIII을 활성화시키고, 결핍 시 B형 혈우병(hemophilia B)이 유발됨
X	트롬보키나제(thrombokinase), 스튜어트 인자(Stuart factor)	간/혈장단백질	내인성, 외인성	단백분해효소로서, 응고인자 V, III, IV와 함께 프로트롬빈 활성제(prothrombin activator)를 생성함
XI	항혈우병인자C, 혈장트롬보플라스틴 전구물질(Plasma thromboplastin antecedent, PTA)	간/혈장단백질	내인성	단백분해효소로서, 응고인자 IX을 활성화시키고, 결핍 시 C형 혈우병(hemophilia C)이 유발됨
XII	하게만 인자(Hageman factor)	간/혈장단백질	내인성	단백분해효소로서, 응고인자 플라스민(plasmin)을 활성화시킴. 결핍 시 응고시간이 지연됨
XIII	섬유소 안정인자(fibrin stabilizing factor, FSF)	간, 뼈속질/혈장단백질	내인성, 외인성	섬유소의 교차연결을 통해서 핏덩이의 안정화에 기여함

4.3 혈액세포의 종류와 기능

학습목표 혈액응고에 대해 알 수 있다

- **응고의 경로.** 혈액의 응고 과정은 조직인자(tissue factor)에 의한 내인경로(intrinsic pathway)와 접촉활성 경로인 외인경로(extrinsic pathway)를 거쳐서 여러 응고인자가 일련의 반응을 통해 서 응고인자 X을 활성화시키고, 활성화된 응고인자 X이 공통경로(common pathway)를 통해서 섬유소 중합체를 최종적으로 형성한다(그림 4-16). 혈관내피층(endothelial layer)이 손상되면 내인경로인 응고인자 XII, XI, IX, VIII 등의 활성화 과정을 거치고, 혈관 주변 조직이 손상되면 외인경로인 응고인자 III(tissue factor), VIII 등의 활성화 과정을 거쳐서 공통경로가 시작된다.

핏덩이 수축 Clot retraction

응고과정을 거쳐서 형성된 핏덩이는 뭉쳐진 혈소판이 수축하여 섬유소들과 서로 밀착되는 고형화 단계를 거친다. 이 과정은 출혈 통로의 가장자리를 당겨서 지혈의 효과를 높이는 효과로도 이어진다.

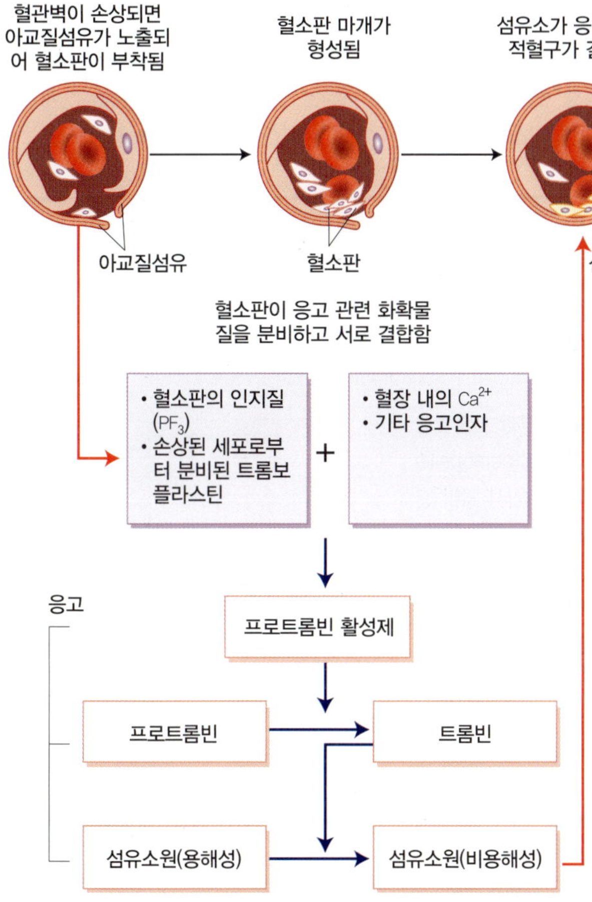

A

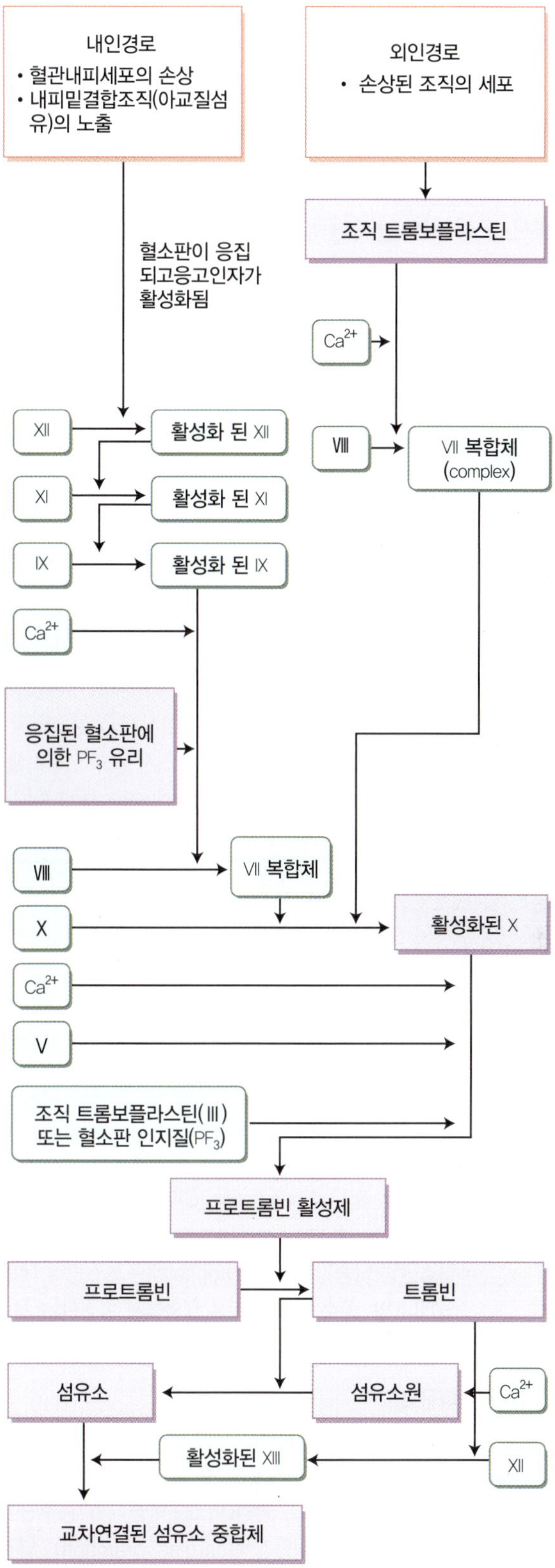

B

그림 4.16 **혈액응고.** A: 혈소판의 플러그 형성. B: 혈액응고의 경로

4.3 혈액세포의 종류와 기능

학습목표 항응고에 대해 알 수 있다

플라스민은 섬유소를 용해시킨다.

출혈이 발생한 상황에서는 앞서 설명한 혈액응고 반응이 활성화되어 혈액의 손실을 방지하지만, 손상된 혈관 벽의 재생이 완료된 상황 또는 손상 없는 정상적인 혈관 내에서는 핏덩이가 제거되고 새로운 핏덩이의 생성이 억제되어야 한다. 핏덩이의 기능적 필요성이 없어진 상황에서는 섬유소(fibrin) 용해를 통해서 손상 이전 상태로 되돌려진다.

플라스민

간에서 생성되는 혈장단백질인 섬유소분해효소전구체(플라스미노겐, plasminogen)는 비 활성형으로 혈액 내에 존재하고, 섬유소분해효소(플라스민, plasmin)로 활성화되어 핏덩이의 구성요소인 섬유소를 용해한다. 용해된 핏덩이 조각들은 백혈구가 포식 작용을 통해서 제거한다. 플라스민은 섬유소 용해작용(fibrinolysis)에 관여하므로 섬유소용해소(fibrynolysin)라고도 하며, 허파 조직에서 유래한 조직 플라스미노겐활성제(tissue plasminogen activator, tPA)에 의해서 활성화된다.

정상적인 조건에서 형성되는 소량의 섬유소는 용해를 통해서 제거되므로, 응고와 섬유소 용해의 균형이 유지될 수 있고, 특히 작은 혈관 내의 핏덩이를 수시로 제거함으로써 미세혈관계통의 혈류 흐름을 유지시키는 데 기여한다.

이해상자

항응고제(anticoagulant)의 종류와 작용기전은 무엇일까?

헤파린(heparin)은 인체 내의 중성구나 비만세포에 존재하는 대표적인 항 응고물질이다. 부적절한 혈액응고를 방지하는 역할을 하고, 채혈 시료의 응고를 방지하기 위해서 혈액검사 시에도 사용된다. 헤파린은 α-글로불린(glubulin)인 항 트롬빈 III(antithrombin III)과 결합하여 항 트롬빈 III의 효과를 수백~천 배까지 향상시키고, 응고인자 VII, XI, X을 제거하여 항 응고 작용을 발휘한다. 쿠마린(coumarin)계의 와파린(warfarin)은 간에서 프로트롬빈(II), 응고인자 VII, XI, X의 생성을 억제하여 항 응고효과를 나타내고, 비타민 K 작용억제제로 분류된다. 에틸렌다이아민테드라아세트산(ethylenediaminetetraacetic acid, EDTA), 시트르산나트륨(sodium citrate), 옥살산나트륨(sodium oxalte)은 칼슘 제거제로서 혈액응고를 억제한다.

관련질환

출혈성 질환

- 혈우병(hemophilia)은 특정 유전자의 돌연변이로 인해서 남성에게서 발병하는 출혈성 질환이다. 약 85%의 사례에서 응고인자 VIII의 이상이 원인인 A형 혈우병(hemophilia A)이 발생된다. 응고인자 IX가 결핍된 B형 혈우병(hemophilia B)과 응고인자 XI이 결핍된 C형 혈우병(hemophilia C)이 있다. A형 및 B형 혈우병은 X 연관 열성유전(그림 4-17), C형 혈우병은 보통염색체 우성유전 질환이다.
- 혈소판감소(증)(thrombocytopenia)은 혈소판에 대한 항체가 형성되어 혈소판이 파괴되거나 암, 골수염 등의 특정 질환에서 혈소판 수치가 비정상적으로 감소하여 모든 조직에서 작은 출혈성 자반(purpura)이 나타나는 점이 특징이며, 수혈이 필요할 수 있다.

과다응고

- 과다응고(hypercoagulation)는 혈액이 비정상적으로 응고되어 혈전(thrombus)이나 색전(embolism)의 원인이 될 수 있다. 유전적 소인(라이덴돌연변이, Leiden mutation), 특정 약물(피임약), 환경(이코노미클래스 증후군) 및 생활습관(흡연) 등에 의해서 유발되고, 이는 심근경색(cardiac infarction), 뇌경색(cerebral infarction), 폐색전(pulmonary embolism)을 초래하여 생명을 위협한다.

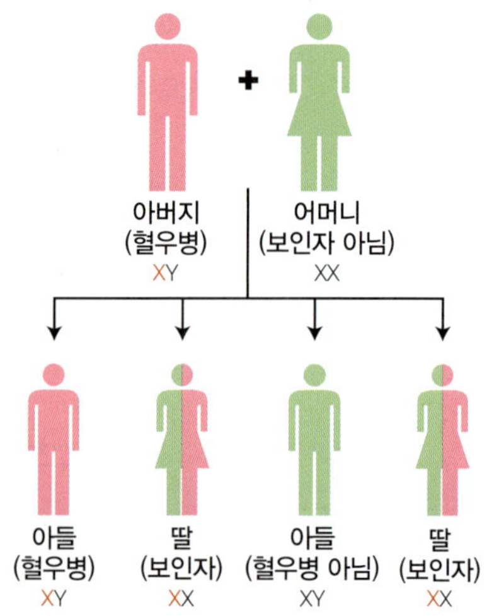

그림 4.17 혈우병의 유전

4.4 혈액형과 수혈

학습목표 ABO, Rh 혈액형과 수혈에 대해 알 수 있다

혈액형은 ABO 혈액형, Rh 혈액형이 있다.

혈액을 구성하는 적혈구의 형질막에는 항원성 물질이 존재하고, 혈장 내에는 항체가 존재하므로 다른 혈액형의 혈액이 유입되면, 면역학적 반응에 의한 응집현상이 유발될 수 있다. 사람의 혈액형(blood type)은 임상적으로도 ABO 혈액형과 Rh 혈액형이 주로 고려된다.

혈액형의 종류와 특성

- **ABO 혈액형.** 적혈구 막에 존재하는 표면항원(surface antigen)인 응집원(agglutinogen)의 유무에 따라서 분류한다. 혈장 내에는 항체(antibody)인 응집소(agglutinin)가 있어서 응집원과 반응하여 혈액응고를 유발시킨다. A형 혈액에는 적혈구 막의 A항원과 혈장의 anti- B(β) 항체, B형 혈액에는 적혈구 막의 B항원과 혈장의 anti-A(α) 항체가 존재한다. AB형 혈액에는 적혈구 막에 A항원과 B항원이 모두 존재하지만 혈장에 항체가 없고, O형 혈액에는 두 항원이 없지만, 혈장에 anti-A(α)와 anti-B(β) 항체가 모두 존재한다(그림 4-18).
- **Rh 혈액형.** 적혈구 막의 Rh인자(factor), 즉 D항원(antigen D)이 존재하는 Rh^+(Rh positive)와 D항원이 존재하지 않는 Rh^-(Rh negative)로 분류된다. Rh^+의 혈액에는 적혈구에 Rh항원이 존재하므로 anti-D항체가 나타나지 않고, Rh^-의 혈액이 Rh^+ 혈액에 노출되면 Anti-D항체가 형성된다.

혈액형	ABO				Rh	
	A	B	AB	O	Rh^+	Rh^-
응집원(항원): 적혈구	A 항원	B 항원	A, B 항원	항원 없음	D 항원	항원 없음
응집소(항체): 혈장	anti-B 항체	anti-A 항체	항체 없음	anti-A, B 항체	항체 없음	Rh^+ 혈액에 노출되면 anti-D 항체가 생성됨

그림 4.18 혈액형의 종류와 항원-항체

수혈

급격한 혈액 손실이 발생되면 긴급하게 수혈(blood transfusion)이 이루어져야 하고, 수혈 전에 응집반응을 예방하기 위한 ABO 및 Rh 혈액형의 확인이 반드시 필요하다. 수혈 시에는 수혈자(recipient)의 항체(혈장 응집소)가 공혈자(donor)의 항원(응집원)에 미치는 영향을 고려하면 되지만, 원칙적으로 같은 형의 혈액을 공급하는 것이 안전하다. O형은 항원이 없기 때문에 만능공혈자(universal donor)이며, AB형은 만능수혈자(universal recipient)이다(그림 4–19).

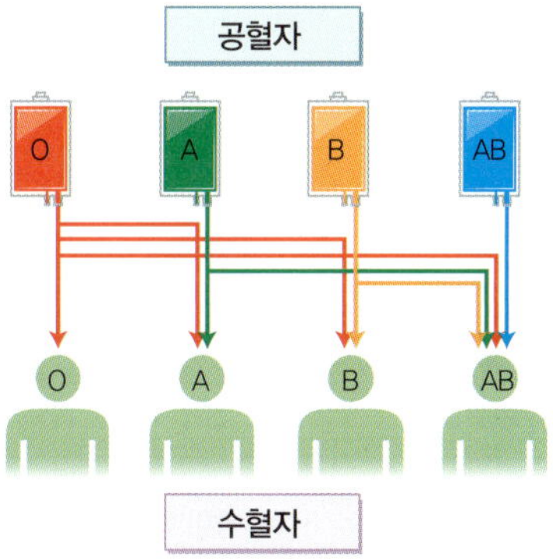

그림 4.19 ABO 혈액형 사이의 수혈 관계

관련질환

태아적혈모구증(erythroblastosis fetalis)

Rh^- 여성이 Rh^+ 남성과의 사이에서 Rh^+ 태아를 임신한 경우에는 출산 시에 모체로 태아의 혈액이 소량 유입되어 Rh 항원에 대한 항체(응집소)가 생성된다. 첫째 아이에서는 임상적 문제가 발생하지 않지만, 첫째 아이의 분만과정에서 모체 혈액에 생성된 항체가 둘째 아이에서 적혈구의 응집과 용혈현상을 초래하여 사산될 수도 있다(둘째 아이 3%, 셋째 아이 10%의 사산율을 나타냄).

4.5 인체의 면역

학습목표 면역기전의 분류와 선천면역에 대해 알 수 있다

면역은 감염원 등의 유해 인자로부터 신체를 방어하는 시스템으로서 선천면역과 후천면역으로 구분된다.

인체는 환경 속에서 여러 경로를 통해서 다양한 세균(bacteria), 바이러스(virus), 진균(fungus) 등의 감염원에 노출되고 질병이 발생하기도 한다. 인체의 면역계통은 이러한 유해 인자들을 항원으로 인식하여 무력화시킴으로써 신체를 방어하는 면역(immunity) 능력을 가지고 있다. 일반적인 병원체에 대한 방어뿐만 아니라 손상 또는 노화된 조직 파편의 제거, 종양과 같은 비정상 세포의 파괴, 조직 이식 과정의 거부 반응, 항진된 면역반응과 관련된 알레르기 또는 자가면역질환(autoimmune disease)도 면역반응과 관련된다. 면역은 출생 시에도 보유한 선천면역[innate immunity, 비특이적 면역(non-specific immunity)]과 출생 이후에 특정 항원에 반응하는 림프구와 같은 면역 세포들이 작용하는 후천면역(acquired immunity, 특이적 면역 specific immunity)으로 구분된다(그림 4-20).

선천면역

선천면역은 외부물질에 대한 사전 노출이 없더라도 즉각적으로 면역반응을 나타내는 특성을 가진다. 피부(skin)와 내부 점막(mucous membrane), 염증반응(inflammatory reaction)의 다양한 효과, 인터페론(interferon)과 같은 비특이적 면역 단백질, 포식세포(phagocyte)와 자연살해세포(natural killer cell)의 비특이적 면역반응, 혈장 단백질인 보체(도움체, complement protein)의 작용이 해당된다.

- **피부와 내부 점막 등의 방어벽.** 신체를 외부환경과 분리시키는 피부와 몸안의 내부 표면을 덮고 있는 점막[호흡상피(respiratory epithelium 등)]은 물리적인 방어기능을 제공함과 동시에 다양한 분비물(소화효소, 침, 눈물 등)도 외부의 침입자로부터 1차적으로 신체를 방어한다.
- **염증반응과 면역.** 조직이 손상되어 염증반응이 시작되면 조직에 상주하고 있던 대식세포의 방어가 개시된다. 염증성 매개물질(inflammatory mediator)에 의해서 혈관 확장, 혈관벽의 투과도 증가, 중성구와 같은 백혈구의 누출(diapedesis)과 화학쏠림성(chemotaxis) 효과 등의 연속적인 염증반응 단계가 진행된다. 또한 포식 대상에 대한 인지를 향상시키는 옵소닌화(opsonization)도 일어난다. 옵소닌화는 C3b 보체단백질이 세균 등의 외부 막에 결합하여 대식세포 수용체에 결합함으로써 포식작용(phagocytosis)을 강화시킨다. 일반적으로 1개의 중성구는 5~20개의 세균을 포식하지만, 대식세포는 100개의 세균을 포식할 수 있는 강력한 면역기능을 발휘한다. 염증반응을 통해서 염증의 원인과 염증에 의한 조직 파편 등이 제거되면, 수복 과정을 통해서 조직이 재생되고, 심각한 손상이 발생하였거나 재생이 불가능한 조직에서는 흉터조직(반흔조직, scar tissue)이 형성될 수 있다.

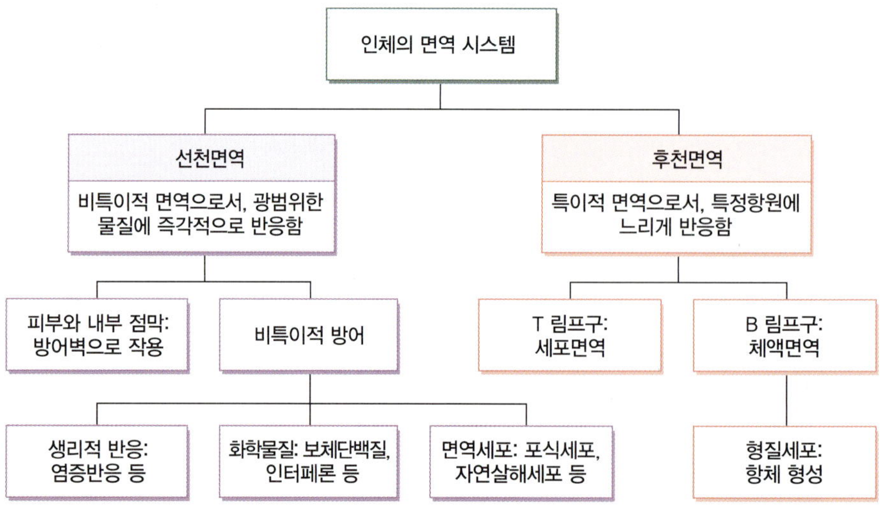

그림 4.20 **면역의 분류.** 면역은 비특이적 선천면역과 특이적 후천면역으로 분류된다.

4.5 인체의 면역

학습목표 선천면역에 대해 알 수 있다

- **인터페론의 항바이러스 및 항암작용.** 바이러스가 침투한 숙주세포는 신속하게 인터페론(interferon)을 분비하여 공격받지 않은 다른 세포들이 바이러스 RNA(viral RNA)를 파괴하고 바이러스 단백질의 합성을 차단시킬 수 있도록 미리 경고한다. 이러한 작용을 통해서 바이러스에 의한 조직 손상, 바이러스의 복제와 전파를 차단 또는 최소화시킬 수 있다. 이와 함께, 인터페론은 면역세포들 사이의 신호 전달에도 중요한 역할을 담당한다. 즉, 항체 형성과 포식작용을 촉진시키고 암세포의 분열을 억제하며, 암세포에 대한 자연살해세포와 세포독성 T세포(cytotoxic T cell)의 면역기능을 활성화시킨다.
- **포식세포의 포식작용.** 대식세포, 중성구, 호산구, 단핵구와 같은 포식세포는 포식작용(phagocytosis)을 통해서 파괴된 조직 파편이나 항원성 물질을 가진 병원체를 포식하여 분해한다.
- **자연살해세포의 항바이러스 작용.** 림프구계열의 세포인 자연살해세포(natural killer cell)는 림프구의 정밀한 항원 특이성은 가지지 않고, 비특이적으로 사전 감작(sensitization)없이 새로운 바이러스에 감염된 숙주세포와 암세포를 파괴한다.
- **보체의 비특이적 방어작용.** 간에서 형성되는 혈장 단백질인 보체는 항원 표면에 특이 항체(IgG 또는 IgM 등)가 결합함으로써 항원-항체 복합체를 형성하여 활성이 시작되는 전형적 경로(classical pathway)와 병원체의 세포막에 존재하는 특정 다당체 항원(polysaccharide antigen)에 의해 보체 활성이 시작되는 대체경로(alternative pathway)를 통해서 C1부터 C9까지 연속적으로 활성화되어 형성된다(그림 4-21). 각 단계에서 형성되는 보체단백질은 염증반응 활성화(C3a: 혈관 투과도 증가와 화학쏠림성 효과), 옵소닌화(C3b: 포식세포의 인지 촉진)에 관여하고, 특히 C5~C9 보체는 병원체의 세포막에 막공격복합체(membrane attack complex, MAC)를 형성하여 세포용해(cytolysis)를 일으킨다.

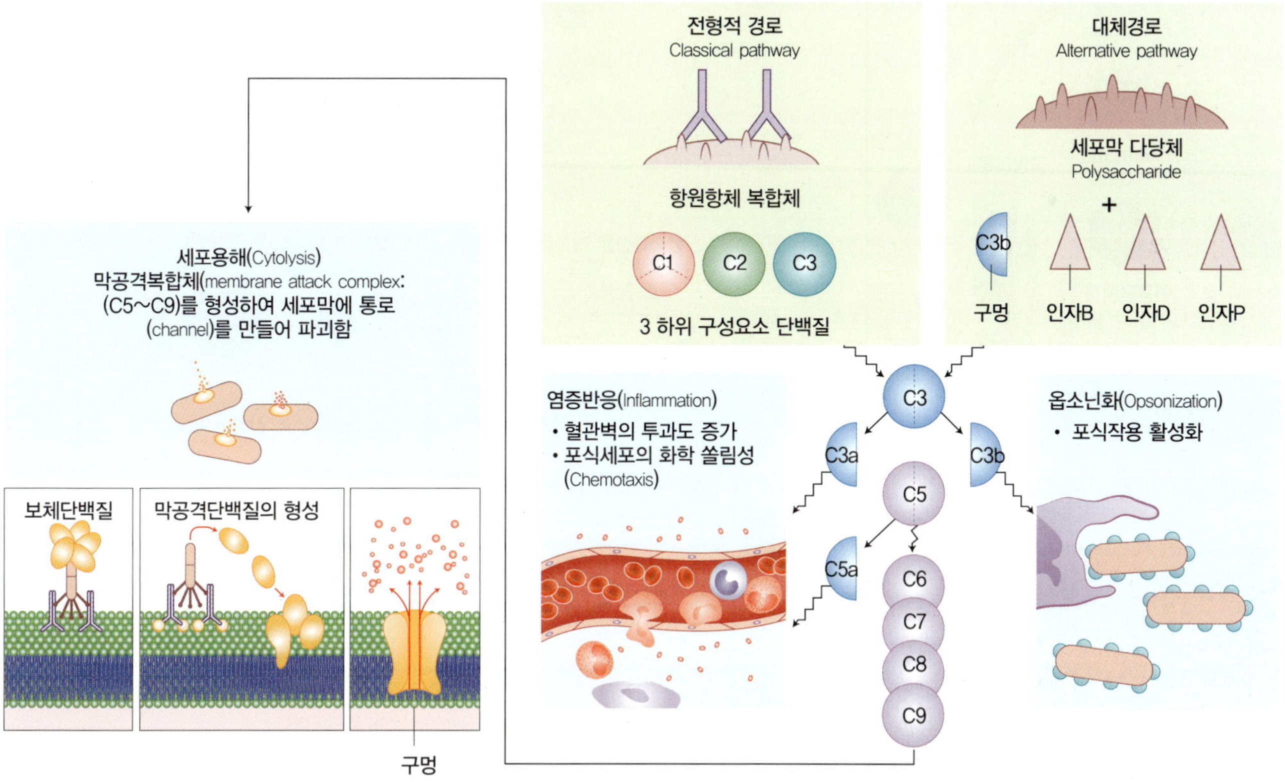

그림 4.21 **보체계통.** 전형적 경로와 대체경로를 통해서 보체가 활성화된다.

4.5 인체의 면역

학습목표 후천면역에 대해 알 수 있다

후천면역

후천면역(acquired immunity)은 적응면역(adaptive immunity)이라고도 하며, 항원에 노출된 경험을 거쳐서 획득된 준비된 방어기전으로서 특정한 항원에 강력하게 작용하는 선택적인 면역반응의 특성을 가진다. 면역반응을 유도하는 항원은 세균독소나 미생물의 막을 구성하는 물질이 대표적이다. 후천면역은 B, T-림프구의 인지 및 작용의 특성에 근거한 면역반응으로서, B-림프구의 항체매개(antibody-mediated) 또는 체액면역(humoral immunity)과 T-림프구가 세포를 직접 공격하는 세포매개면역(cell-mediated immunity)으로 구분된다. 림프구는 다양한 외부물질을 특이적으로 인식하고, 선택적으로 무력화시킨다(그림 4-22).

- **림프구의 생성과 성숙 과정.** 골수의 줄기세포로부터 유래하는 림프구는 분화와 성숙이 이루어지는 부위에 따라서 B, T-림프구가 된다. B-림프구는 골수에서 분열 및 성숙 과정이 진행되고, T-림프구는 골수에서 생성된 후 가슴샘(흉선, thymus)으로 이동하여 성숙과정을 거친다. 성숙한 림프구들은 혈액으로 나오고 림프조직에서 무리를 형성하며 세포분열을 통해서 증식한다. 또한 지속적으로 림프, 혈액, 신체 조직 사이를 이동하며 면역기능을 수행한다.

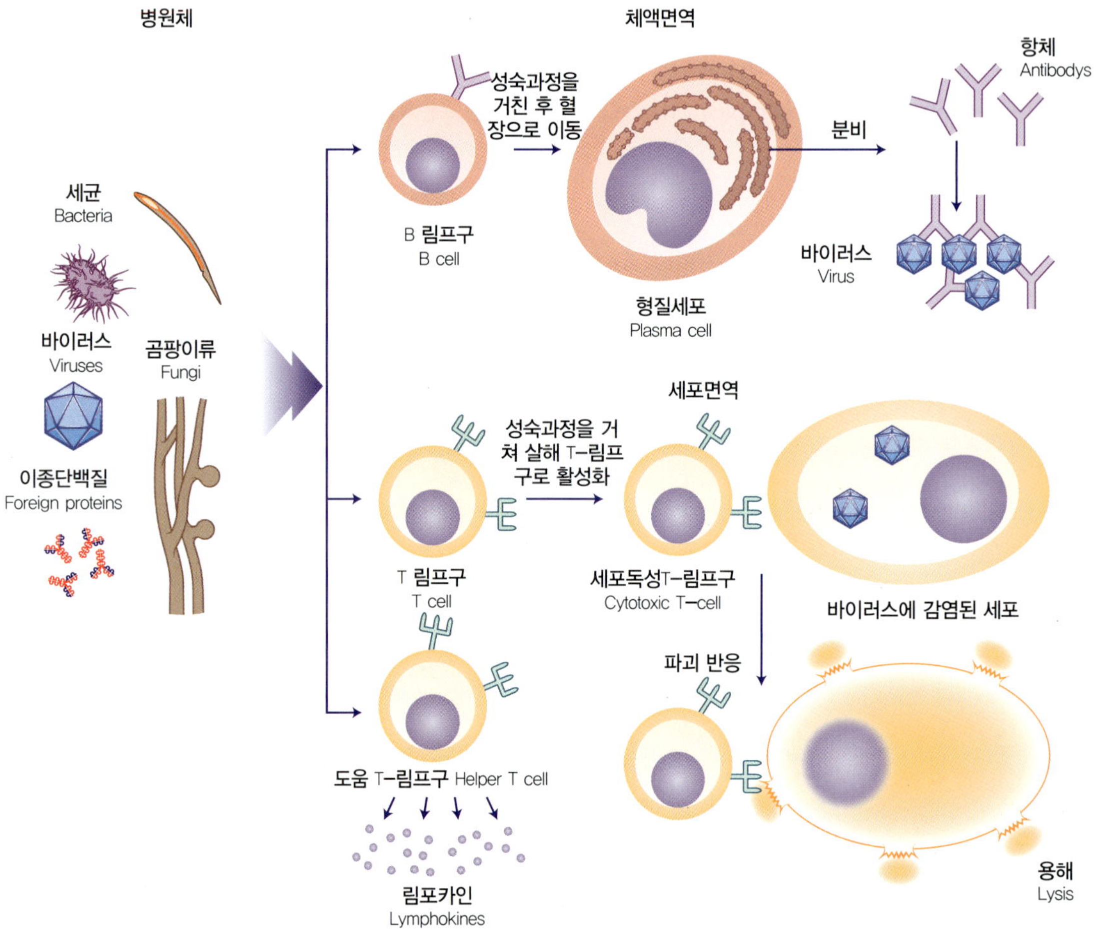

그림 4.22 림프구의 체액면역과 세포매개면역

4.5 인체의 면역

학습목표 후천면역에 대해 알 수 있다

• **림프구의 종류.** 특이적 면역반응은 림프구에 의해서 이루어진다(그림 4-23). B-림프구는 형질세포(plasma cell)로 분화한 후 특정 항원에 대한 항체를 생성하고, 일부는 기억세포(memory cell)를 형성하여 동일 항원의 2차 노출 시에 다량의 항체를 형성하여 강한 면역작용을 나타낸다. T-림프구는 개별적인 기능을 가진 세포독성 T-림프구[cytotoxic T lymphocyte, 살해 T-림프구(killer T-lymphocyte)], 도움 T-림프구(helper T lymphocyte), 억제 T-림프구(suppressor T lymphocyte)로 구분된다. 세포독성 T-림프구는 세포막 표면에 항원을 가진 바이러스 등의 감염원에 대한 방어와 변이된 암세포에 대한 면역학적 감시(immune surveillance), 조직 이식 거부반응(transplant rejection)과 관련되고, 순환 T-림프구의 60~80%를 차지하는 도움 T-림프구는 직접적인 면역반응을 유발하지 않고, B-림프구의 발달, 세포독성 T-림프구와 대식세포의 활성화 등과 같이 다른 면역세포들을 자극하는 기능을 담당한다. 억제 T-림프구는 다른 면역세포에 대한 음성적 조절, 즉 과도한 면역반응을 억제시킨다.

림프구들이 항원에 노출되면, 특정 항원에 대응하는 특이적 림프구의 수를 증가시키기 위해서 세포분열이 일어나고, 생성된 림프구 중 일부는 기억세포(memory cell)가 된다. 기억세포는 기억B세포와 기억T세포가 있는데, 수년 동안 생존하며 동일한 항원에 대한 2차적 방어를 담당한다.

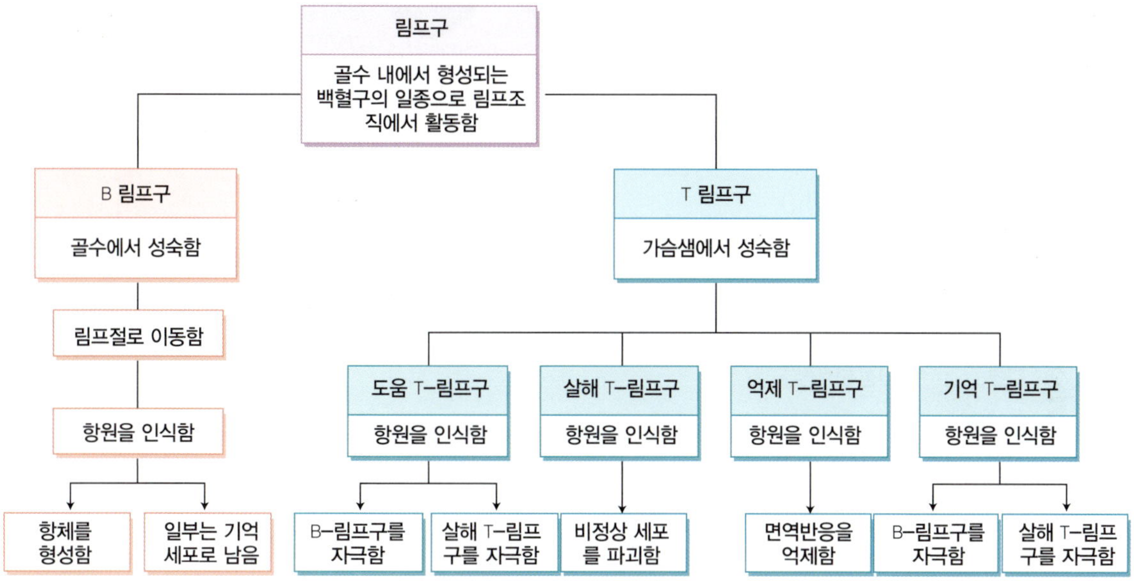

그림 4.23 림프구의 종류와 기능

관련질환

후천면역결핍증후군(acquired immune deficiency syndrome, AIDS)
사람의 면역체계가 파괴되는 질환으로서, 인간 면역결핍바이러스(human immunodeficiency virus)에 감염되어 도움 T-림프구, 대식세포와 같은 중요한 면역세포가 손상되므로, 면역능력이 심각한 수준으로 저하된다. 기회감염의 가능성이 높아 림프종이나 카포시육종(Kaposi sarcoma) 등으로 사망할 수 있다. 또한 진행 과정에서 뇌조직의 손상으로 치매 증상이 동반될 수 있다.

용어설명

이식거부(transplant rejection): 간, 신장 등의 장기를 이식받은 환자의 면역계통에서는 새로운 조직의 조직적합성 항원(histocompatibility antigen)을 이종 단백질(foreign protein)로 인식하여 면역반응이 유발된다. 이를 억제하기 위해서 장기이식 시에 면역억제제(immunosuppressant)를 사용하기도 한다.

4.5 인체의 면역

학습목표 항원과 항체에 대해 알 수 있다

• **항원과 항체.** 항원(antigen)은 인체 내에서 이물질(foreign substance)로 인식되어 면역반응을 일으킬 수 있는 성분을 말한다. 일반적으로 인체에 존재하지 않는 새로운 성분과 인체 내부의 변이된 성분이 항원으로 인식된다. 항원은 새로운 항체를 생성하거나 이전에 생성되어 존재하던 항체와의 특이적 반응을 유도하게 된다. 항원과 결합하는 특이적 물질인 항체(antibody)를 면역글로불린(immunoglobulin, Ig)이라고도 한다. 항체는 Y자 모양으로서, 항원결합부위(antigen binding fragment)의 특성에 따라서 항체의 특이성이 결정된다(그림 4-24).

인체의 면역계통은 태내의 발달 과정에서 정상적으로 존재하는 자가단백(antologous protein) 성분과 외부에서 유입된 이물질(foreign substance)을 구별한다. 정상적인 조건에서는 자가단백에 대한 면역반응이 일어나지 않고, 이 현상을 면역관용(immunological tolerance)이라고 한다. 그리고 출생 초기에는 모체로부터 태반과 모유를 통해서 신생아에게 전달된 면역글로불린(immunoglobulin G, A)이 충분한 수준의 면역능력을 제공한다.

병원체가 인체에 침투하면 항원으로 인식되고, 이 항원에 대한 항체를 생성하여 병원체에 대항하고, 동일한 항원에 다시 노출되면 신속한 항원-항체반응을 통해서 효과적으로 대응할 수 있게 된다. 항체, 즉 면역글로불린은 B-림프구가 분화한 형질세포(plasma cell)가 형성하는 감마글로불린(γ-globulin)으로서, 면역글로불린(Ig) G, A, M, D, E로 구분된다(표 4-3).

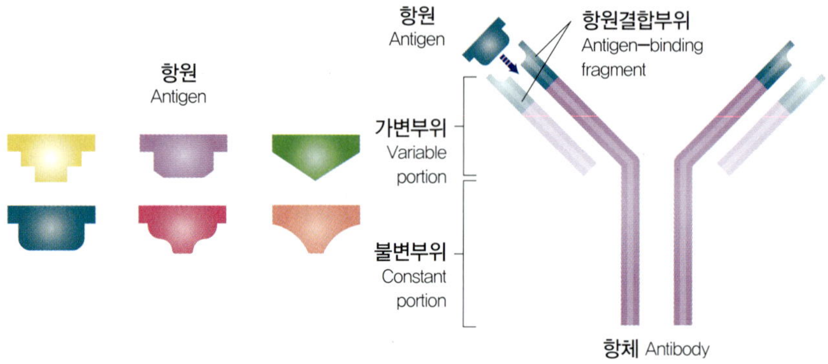

그림 4.24 항체의 구조 및 항원과의 결합

표 4.3 면역불린의 종류와 기능

Ig	구조	구성 비율(%)	특성	분자량(Da)
IgG	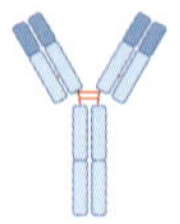	75~80	모체로부터 태반을 통해서 태아에게 전달되는 유일한 항체임 항바이러스, 항박테리아 작용을 나타냄 포식작용(phagocytosis)과 보체(complement) 작용을 활성화시킴	150,000
IgA	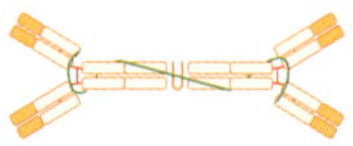	15	초유에 포함되어 신생아에게 전달됨 눈물, 침, 콧물, 내장 점막 표면의 점액, 정액 내에 포함됨	180,000
IGM	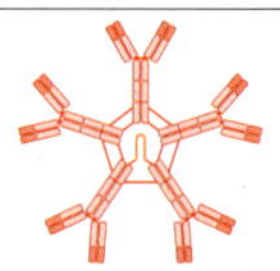	5~10	혈장 응집소(agglutinogen: anti-A, anti-B)로서 비정상 수혈 시의 ABO 응집 및 용혈반응에 관여함 형질세포 반응의 초기단계에서 분비되고 항바이러스, 항박테리아 작용을 나타냄 포식작용과 보체 작용을 활성화시킴	900,000
IgD	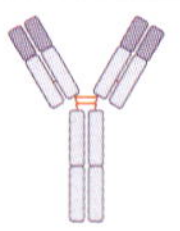	0.2	B-림프구 표면에서 항원 결합수용체 기능 어린이의 우유 알레르기 반응에 관여하고, 성인의 혈액에는 존재하지 않음	150,000
IgE	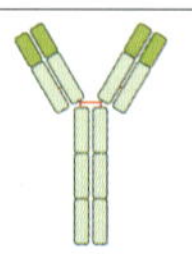	0.002	비만세포, 호염구에 결합하여 이 면역세포들의 약리적 물질 분비에 관여함으로써 알레르기 반응(특정 화학물질, 페니실린 등)에서 작용 기생충 감염 시에 관여함	200,000

4.5 인체의 면역

학습목표 체액면역에 대해 알 수 있다

• **B-림프구에 의한 체액면역(항체-매개면역)**

B-림프구는 형질세포로 분화된 후 항원에 대한 특이적 항체를 생성하고, 이 과정에서 기억세포도 생성된다(그림 4-25). 형질세포는 과립세포질그물(granular endoplasmic retinaculum)이 발달되어 있으므로 초당 2,000개의 항체를 형성하고 약 1주일간 생존한다.

항체는 침입한 항원성 이물질을 직접적으로 파괴할 수는 없으나, 항원의 영향에 대한 물리적인 지연 기능과 선천면역 반응을 강화시키는 방법을 사용한다(그림 4-26).

항체는 항원의 영향을 지연시키기 위해서 항원의 독성 부위에 결합하여 숙주세포를 보호하는데, 이를 중화(neutralization)라고 한다. 또한 침입한 박테리아나 외부 세포들을 서로 결합시켜 응집(agglutination)시키고, 항원-항체 복합체가 용해성 항원과 결합하여 침전(precipitation)된다. 이러한 방해 작용은 포식작용에 도움을 줄 수 있다.

항체의 선천면역 강화기전은 (1)항원-항체 복합체가 보체계통을 활성화시켜 보체의 막공격복합체(membrane attack complex) 형성을 촉진시키고, (2)옵소닌으로 작용하여 대식세포의 포식작용을 증가시키며, (3)살해세포를 자극하여 항체가 결합한 세포를 공격할 수 있도록 돕는 방법을 말한다.

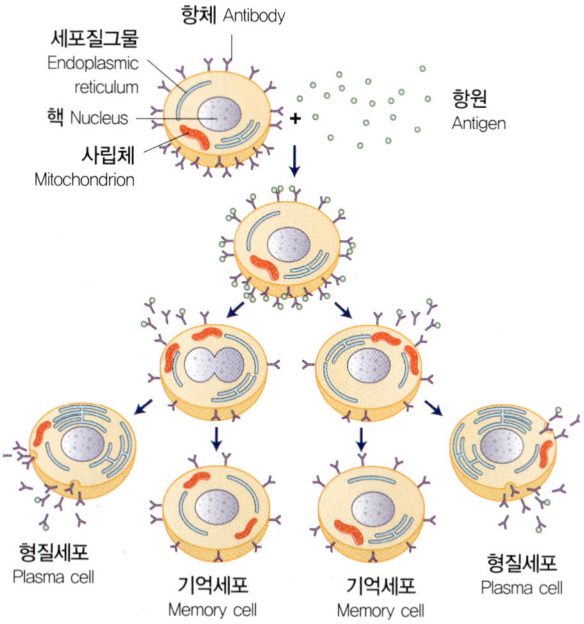

그림 4.25 B-림프구의 분화를 통한 형질세포, 기억세포의 생성

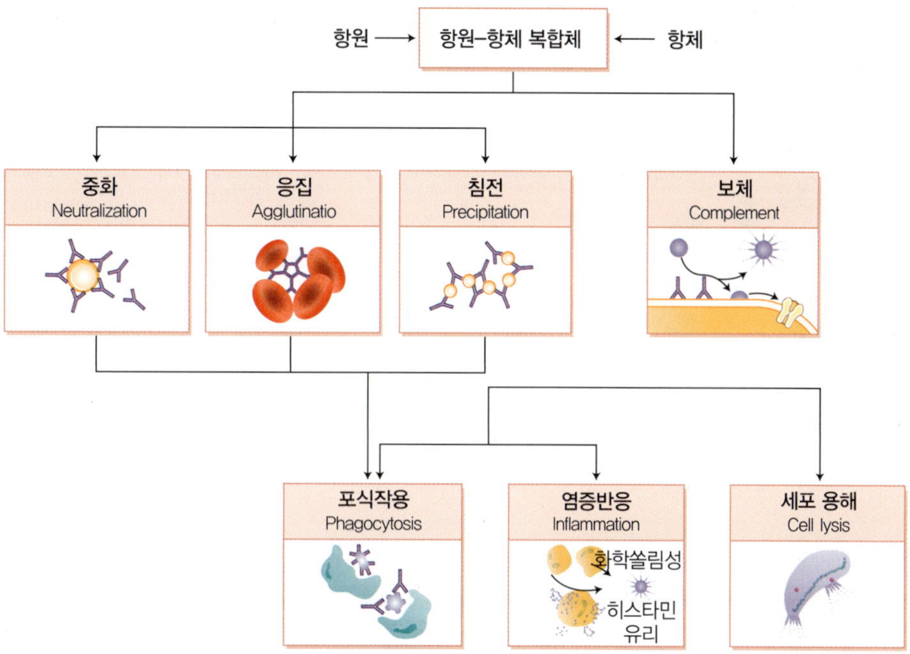

그림 4.26 항원- 항체 반응의 면역기전

4.5 인체의 면역

학습목표 세포면역에 대해 알 수 있다

• T-림프구에 의한 세포매개면역

T-림프구(T-lymphocyte)는 다양한 바이러스 감염의 방어에 효과적으로 작용하고, 다른 면역기전을 조절하는 기능도 수행한다. 항원에 노출되면 림프조직의 T-림프구가 증식하고 활성화되어 림프, 혈액, 조직을 순환하며 면역작용을 수행하고, T-림프구 기억세포(memory cell)를 형성하여 동일한 항원에 반복적으로 노출될 경우에 신속하고 강한 면역반응을 유발한다.

세포내 감염(intracellular infection)과 같이 항체나 보체가 대응할 수 없는 상황에서 세포독성 T-림프구는 직접적으로 항원성 표적과 결합한 후 표적세포를 파괴하는 화학물질을 분비한다(그림 4-27). 표적세포 내부에서 합성된 항원 조각을 세포독성 T-림프구에 제시하고, 세포독성 T-림프구는 I형 주조직적합복합체(class I major histocompatibility complex; MHC) 분자와 결합된 외부 항원을 인식한다. 세포독성 T-림프구가 표적세포에 결합하면 퍼포린(perforin)을 함유한 과립이 세포막과 융합되고 세포외배출 방식으로 분비된다. 퍼포린이 세포외액의 Ca^{2+}과 반응하면 표적세포의 세포막에 원통형 구멍을 형성하고, 이 구멍을 통해서 Na^{+}과 물이 유입되어 표적세포가 파괴된다.

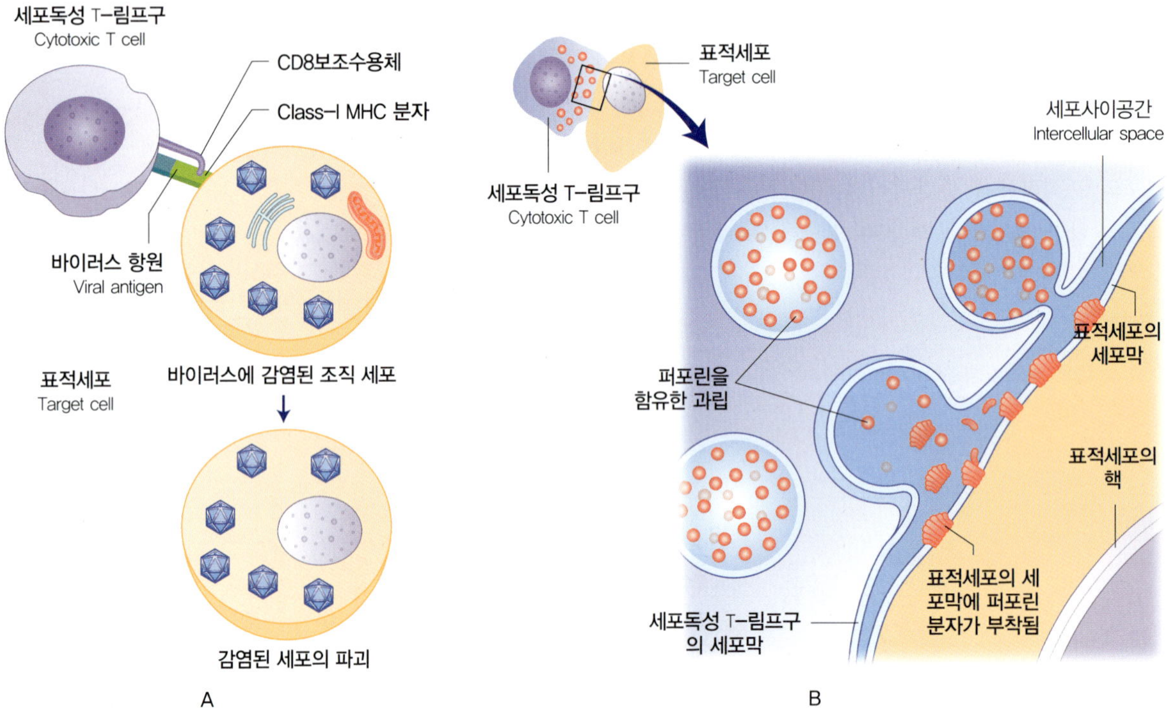

그림 4.27 **세포독성 T-림프구에 의한 감염된 표적세포의 파괴.** A: 항원성 표적과 결합. B: 표적세포를 파괴하는 화학물질 분비

용어설명

주조직적합복합체(major histocompatibility complex, MHC): T림프구 수용체는 단백질 성분인 주조직적합복합체(MHC)를 통해 숙주세포(감염된 세포) 표면에 제시된 항원 조각에 결합한다. 대부분의 세포에 존재하는 I형 주조직적합복합체 분자(HLA-A, HLA-B, HLA-C)는 세포독성 T림프구에 단백질을 제시하고, 대식세포와 같은 면역세포(항원제시세포)에 존재하는 II형 주조직적합복합체 분자(HLA-DR, HLA-DQ, HLA-DP)는 도움 T림프구에 항원 조각을 제시하여 다른 면역세포를 활성화시킨다.

* HLA(human leukocyte antigen): 사람백혈구항원

4.5 인체의 면역

학습목표 세포면역에 대해 알 수 있다

도움 T-림프구(helper T-lymphocyte)는 다양한 면역세포의 반응을 조절한다. 대식세포와 같은 항원제시세포(antigen presenting cell, APC)가 포식작용을 수행하고 항원 조각을 도움 T-림프구에 제시하고, 도움 T-림프구는 항원제시세포 표면의 II형 주조직적합복합체(class II MHC) 분자와 결합한 외부항원을 인식한다. 항원제시세포는 인터루킨 1(interleukin 1, IL 1)을 분비하여 도움 T-림프구를 자극하고, 도움 T-림프구는 인터루킨 2(interleukin, IL 2)를 분비하여 세포독성 T-림프구와 B-림프구를 활성화시킴으로써 세포매개성면역과 체액면역이 항진된다(그림 4-28). 세포독성 T-림프구는 분열을 통해 증식(proliferation)하고 감염된 세포를 공격한다.

억제 T-림프구는 세포독성 T-림프구와 도움 T-림프구의 작용을 억제함으로써 과도한 면역반응으로 인한 조직 손상을 예방하는 조절 기능을 담당한다. 이는 면역내성과 관련되며, 면역내성 기전의 이상이 발생하면 인체의 자가 항원(자신의 조직 구성성분)에 대한 세포독성 T-림프구의 작용과 항체 형성이 활성화되어 자가면역질환(autoimmune disease)이 발병할 수 있다.

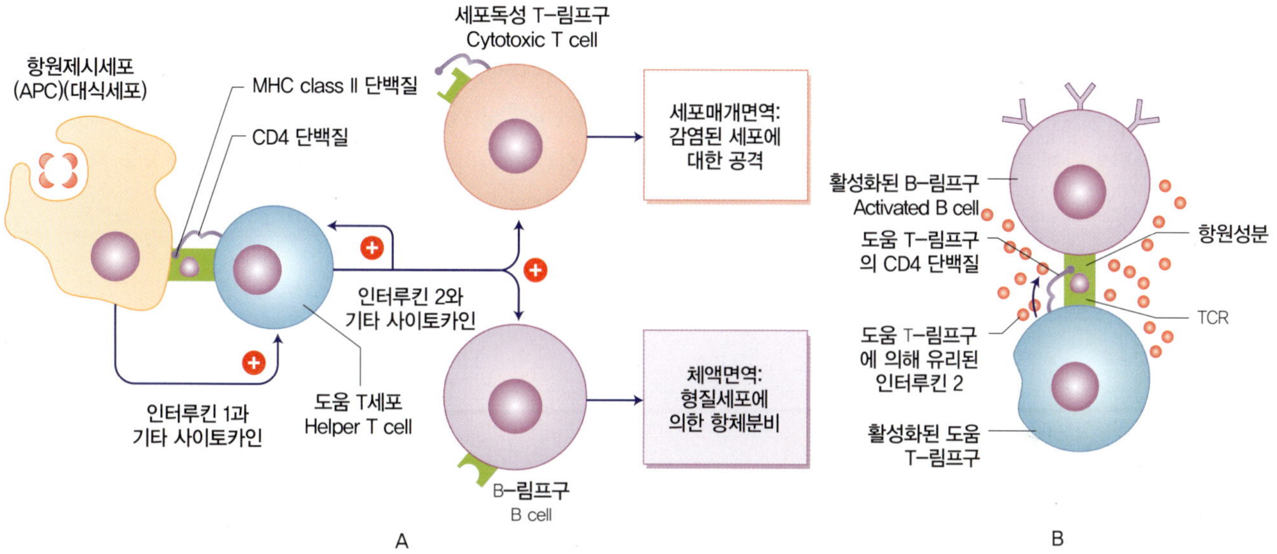

그림 4.28 **도움 T-림프구의 작용.** A: 항원제시세포, 세포독성 T-림프구, B-림프구와의 상호작용. B: 도움 T-림프구와 B-림프구의 상호작용

이해상자

도움 T-림프구가 분비하는 림포카인은 어떤 작용을 나타낼까?

도움 T-림프구는 면역계통의 다양한 경로를 조절하는 '주조절자'로서의 기능을 수행한다. 이를 위해 세포독성 T-림프구, 억제 T-림프구, B-림프구, 대식세포 등의 다른 면역세포들을 자극하는 단백질 매개물(protein mediator), 즉 림포카인(lymphokine)을 분비한다. IL 1~6(Interleukin 1~6), 인터페론γ(interferon-γ) 등의 대표적인 림포카인이 있으며, 다음의 중요한 작용을 수행한다.

- 세포독성 T-림프구와 억제 T-림프구의 성장 및 증식을 촉진하고, 면역작용을 활성화시킨다(IL 2).
- B-림프구의 형질세포 분화, 항체형성 및 분비를 촉진시킨다(IL 4, 5, 6).
- 대식세포의 이동과 축적을 조절하여 포식작용을 강화시킨다.
- 도움 T-림프구의 자가활성을 자극하여 도움 T-림프구의 반응을 강화시킨다(IL 2).

4.5 인체의 면역

학습목표 후천면역과 면역법에 대해 알 수 있다.

• 후천면역의 분류와 면역법

후천면역(acquired immunity)은 자연적 후천면역(naturally acquired immunity)과 인공적 후천면역(artificially acquired immunity)으로 분류된다. 자연적 후천면역은 직접적인 병원체의 감염이 발생한 이후에 회복되고 그 과정에서 면역능력을 갖게 된 능동면역(active immunity)과 태반이나 모유를 통해서 태아 또는 신생아에게 항체가 전달되어 형성되는 수동면역(passive immunity)이 있다. 인공적 후천면역은 백신을 이용한 능동면역과 면역글로불린을 투여하는 수동면역으로 구분된다(그림 4-29).

인체는 선천면역과 더불어 바이러스, 박테리아, 이종 조직 등의 침입에 대응하기 위해 면역능력을 형성하게 되고, 이를 면역법(immunization)이라 한다. 면역법은 감염 전에 항원에 노출시켜 면역능력을 형성하도록 유도하는 능동면역법(active immunization)과 항원의 투여 없이 이미 형성된 다른 사람 또는 동물의 항체를 투여하여 일시적으로 면역을 유도하는 수동면역법(passive immunization)이 있다. 능동면역법은 병원체의 항원성 성분(구성성분 또는 변성독소)을 투여하므로 면역이 형성되는데 많은 시간이 필요한 경우가 대부분이다. 이에 반해 수동면역법은 체내에 항체가 형성되지 않은 상황에서 긴급하게 면역능력을 형성시키고자 할 때 근육주사용 또는 정맥주사용 면역글로불린(혈청에서 면역글로불린을 제외한 다른 혈청단백을 제거하여 제조)이나 특이면역혈청글로불린(백신을 투여 받았거나 감염에서 회복된 사람의 혈청으로 제조), 이종항체(다른 동물의 혈청으로 제조)를 이용하여 신속하게 면역능력을 획득할 수 있다. 일반적으로 수동면역법은 능동면역법에 비해서 면역능력의 획득은 신속히 이루어지지만 지속기간이 2~3주 정도로 짧은 특성을 가진다.

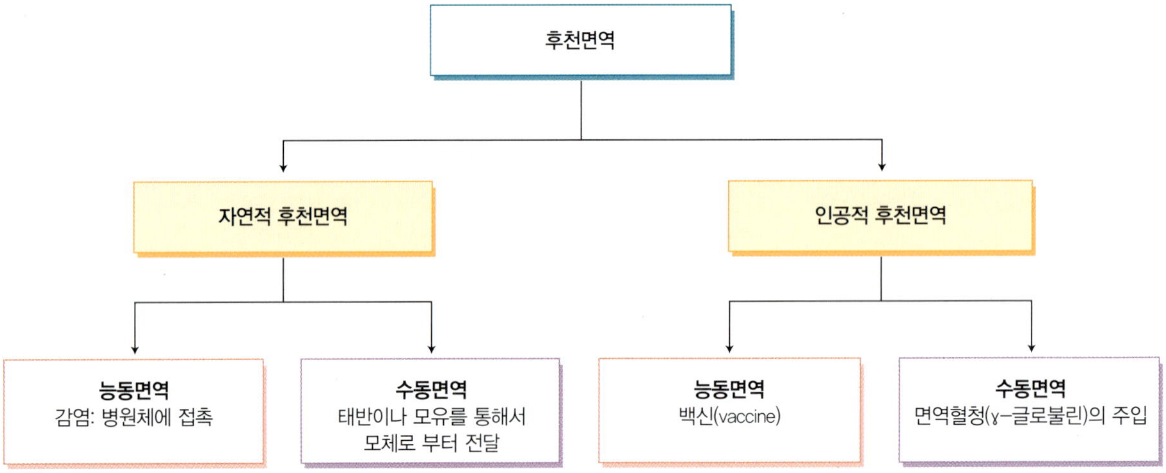

그림 4.29 후천면역과 면역법의 구분

이해상자

합텐이 면역체계를 가동시키는 원리는 무엇일까?

획득(후천)면역체계가 작동하기 위해서는 항원에 대한 인식이 필요하다. 일반적으로 항원성을 가진 물질들은 분자량 8,000 이상의 고분자물질로서 단백질과 다당체들인데, 분자량 8,000 이하의 저분자량 물질, 즉 불완전항원(합텐, hapten)이라 칭하는 저분자 화합물이 항원성 물질과 결합하여 림프구가 관여하는 면역반응을 일으킬 수 있다. 합텐의 예로는 옻의 독소, 산업화학물질, 먼지에 포함된 화학물질 등이 포함된다.

심화학습 Advanced Learning

면역반응의 유해한 영향

면역체계는 감염을 일으키는 다양한 병원체나 이물질 등에 대항하여 인체를 보호하는 유익한 역할을 담당한다. 광범위한 항원에 대한 특이적 인식과 기억 능력, 다양한 비특이적 기전을 통해 면역기능을 수행하고, 이 과정에서 기대하지 않은 유해한 반응이 나타날 수 있다(그림 4-30).

- 면역반응(immune response)에서는 특이성의 범위가 넓기 때문에 자기(self) 요소를 인식하고 공격하지 않는 기전이 필요하다. 즉, 자기항원에 반응하지 않도록 억제하는 '면역관용(tolerance)'이 유지되어야 한다. 그러나 숙주세포와 동일한 항원을 가진 병원체의 침입, 과도한 다클론활성제(polyclonal activator)의 작용에 의한 자가항원 반응성 B세포의 형성, 외부항원에 대한 면역반응 시에 자기항원이 아닌 항원을 발현하는 숙주세포의 동시 파괴, 면역체계의 조절세포와 조절네트워크 이상 등의 기전으로 인해서 면역관용이 상실될 수 있고, 이로 인해서 용혈성 빈혈(hemolytic anemia), 류마티스 관절염(rheumatoid arthritis)과 같은 자가면역질환이 발생할 수 있다.
- 면역반응에서는 특이성의 범위가 넓기 때문에 비자기(non-self) 요소에 대한 인식과 공격이 모든 상황에서 필요한 것은 아니다. 그러나 장기이식(골수, 신장, 간, 피부 등) 수술 후에 T세포가 자신의 주조직적합복합체(MHC)와 다른 이식조직의 주조직적합복합체에 반응함으로써, 이를 외부항원으로 인식하여 파괴시키는 문제가 나타날 수 있다. 이를 이식거부(transplantation rejection)라 한다. 이식거부는 T세포뿐만 아니라 B세포, 대식세포, 보체 등이 관련되어 유발되는데, 이는 적응면역의 한 형태로 볼 수 있다.
- 비특이적 면역체계는 작동 과정에서 정상적인 인접 조직을 손상시키는 문제를 초래할 수 있다. 염증반응이 진행되는 과정에서 다핵형백혈구, 대식세포 등의 면역세포가 유출시키는 리소좀 효소와 각종 사이토카인(cytokine) 등에 의해서 과민반응 또는 주위 조직의 파괴가 동반되기도 한다. 대표적인 과민반응으로 알레르기항원(allergen)에 대한 항체(antibody-IgE)가 비만세포의 탈과립 반응을 유발하여 부종, 피부발적 등의 증상을 유발하는 알레르기 반응이 있다.

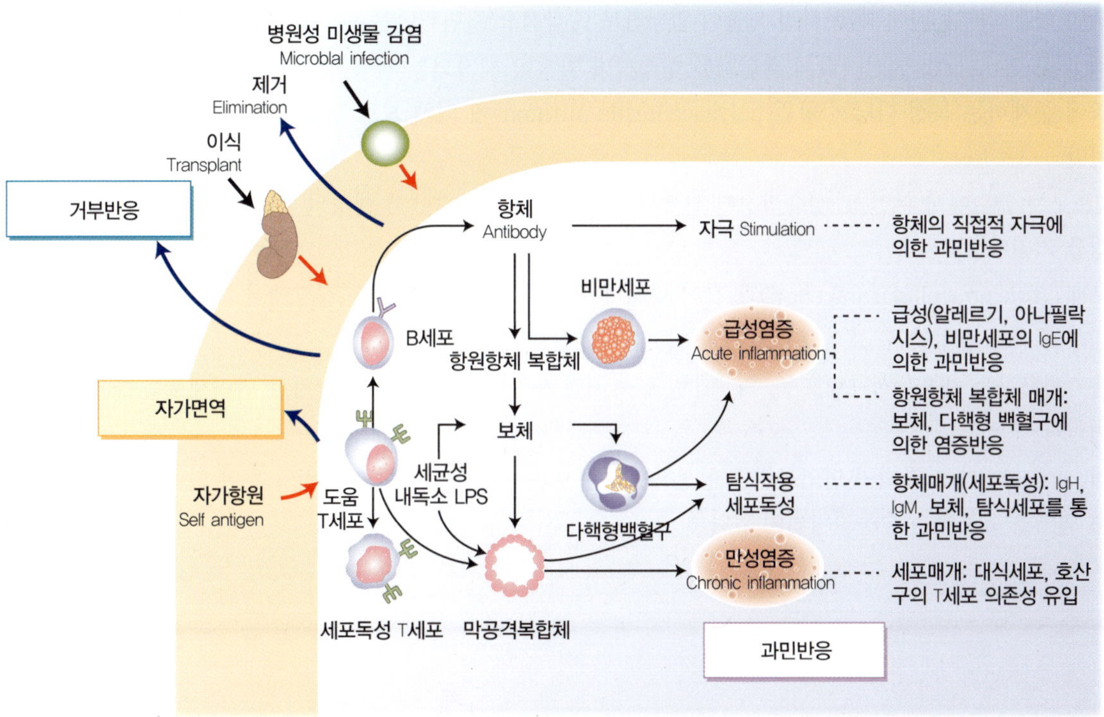

그림 4.30 면역반응의 유해한 영향

요약정리 및 문제 Summing-up & Test

1. 혈액은 유형성분(formed element)인 혈액세포와 액체성분인 (　　　　)으로 구성되어 있다.
2. 혈장에서 섬유소원(fibrinogen)을 제외한 성분은 (　　　　)이라 한다. 혈장에서 섬유소원(fibrinogen)을 제외한 성분을 (　　　　)이라 한다.
3. 혈장단백질의 54~58%를 구성하는 (　　　　)은 교질삼투압을 형성하여 혈장과 사이질액 사이의 체액이동을 조절하고, 이온, 효소, 약물, 호르몬 등을 운반한다.
4. (　　　　)은 혈장단백질을 구성하는 면역항체로서, 세균이나 독소 등으로부터 인체를 방어한다.
5. 조직에서 B림프구는 형질세포(plasma cell), 단핵구는 (　　　　)로 분화된다..
6. 조직의 산소요구량에 대한 적혈구의 산소운반능력이 감소되어 저산소증이 유발되면, 신장(kidney), 간, 턱밑샘(submandibular gland)에서 (　　　　)가 생성된다.
7. 백혈구는 중성구(neutrophil), 호산구(eosinophil), 호염기구(basophil)로 구성된 과립백혈구(granular leukocyte)와 림프구(lymphocyte), 단핵구(monocyte)로 구성된 무과립백혈구(agranular leukocyte)로 분류된다.
8. 호염기구는 세포질 내에 헤파린(heparin), 히스타민(histamine)을 가지고 있고, 혈관 밖에 있는 비만세포(mast cell)와 구조와 기능이 유사한 백혈구이다.
9. 혈소판은 지름 60μm 크기의 (　　　　)로부터 세포질 일부가 떨어져 나와 형성되므로 핵이 없다.
10. 혈관이 손상되면 혈관연축(vascular spasm), 혈소판 마개(platelet plug)의 형성, 혈액응고(blood coagulation)의 세 단계로 지혈과 응고 과정이 진행된다.
11. (　　　　)은 섬유소 용해작용(fibrinolysis)에 관여하므로 섬유소용해소(fibrinolysin)라고도 한다.
12. A형 혈액에는 적혈구 막의 A항원과 혈장의 anti-B(⊠) 항체, B형 혈액에는 적혈구 막의 B항원과 혈장의 anti-A(α) 항체가 존재한다.
13. 선천면역은 외부물질에 대한 사전 노출이 없더라도 즉각적으로 면역반응을 나타내는 특성을 가진다.
14. 보체(complement)는 항원-항체 복합체를 형성하여 활성이 시작되는 전형적 경로(classical pathway)와 병원체의 세포막에 존재하는 특정 다당체 항원(polysaccharide antigen)에 의해 보체 활성이 시작되는 (　　　　)를 통해서 활성화된다.
15. B림프구는 골수에서 분열 및 성숙과정이 진행되고, T림프구는 골수에서 생성된 후 가슴샘(thymus)으로 이동하여 성숙과정을 거친다.
16. 세포내 감염(intracellular infection)과 같이 항체나 보체가 대응할 수 없는 상황에서 세포독성 T림프구는 직접적으로 항원성 표적과 결합한 후 표적세포를 파괴하는 화학물질을 분비한다.
17. 도움 T림프구는 세포독성 T림프구, 억제 T림프구, B림프구, 대식세포 등의 다양한 면역세포를 조절하는 (　　　　)을 분비한다.
18. 감염 전에 항원에 노출시켜 면역능력을 형성하도록 유도하는 능동면역법과 항원의 투여 없이 이미 형성된 항체를 투여하여 면역을 유도하는 수동면역법이 있다.

해답

1. 혈장 2. 혈청 3. 알부민 4. 감마글로불린 5. 대식세포 6. 적혈구형성인자 9. 거대핵세포 11. 플라스민 14. 대체경로 17. 림포카인

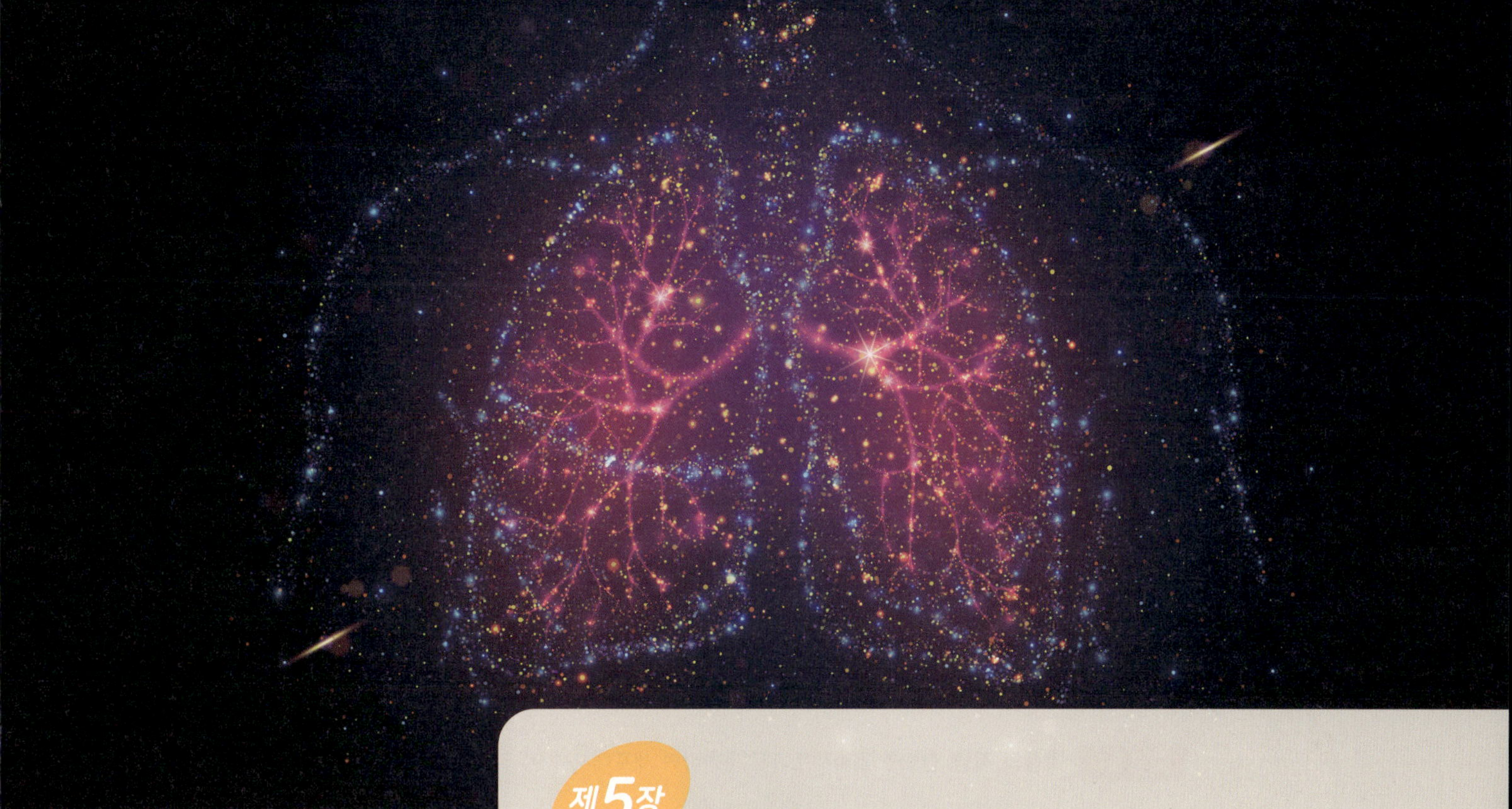

제5장

호흡생리

PHYSIOLOGY

5.1 호흡생리의 개요

학습목표 호흡의 개념을 알 수 있다

호흡은 들숨과 날숨을 통해 산소를 몸 안으로 운반하고 이산화탄소를 배출한다.

호흡(respiration)이란 단순히 외부의 공기를 흡입하고 내뿜는 과정이 아니라 외부로부터 받아들인 산소(O_2)를 호흡기관(코안~폐)을 통해 혈관으로 이동시킨 뒤, 혈관에서 세포까지 산소를 공급하여 세포내부에서 이루어지는 산화(oxidation) 과정의 세포대사(cell metabolism)를 통해 생산된 이산화탄소(CO_2)를 몸 밖으로 배출하는 과정이다. 따라서 호흡은 외호흡(external respiration)과 내호흡(internal respiration)으로 나눌 수 있다(그림 5-1).

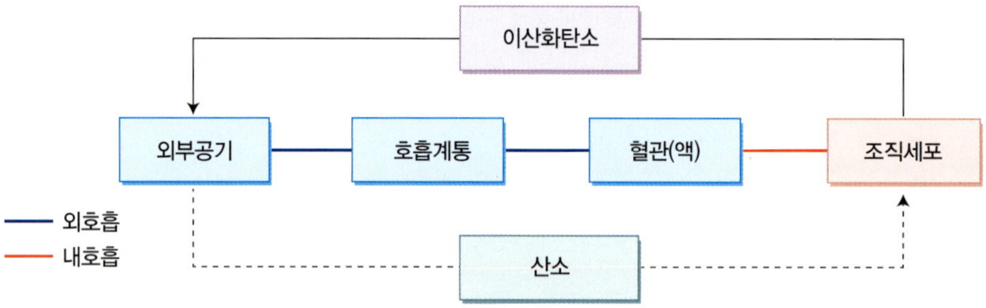

그림 5.1 **호흡의 개념.** 산소를 조직세포까지 운반하여 세포대사를 한 뒤 이산화탄소를 배출한다.

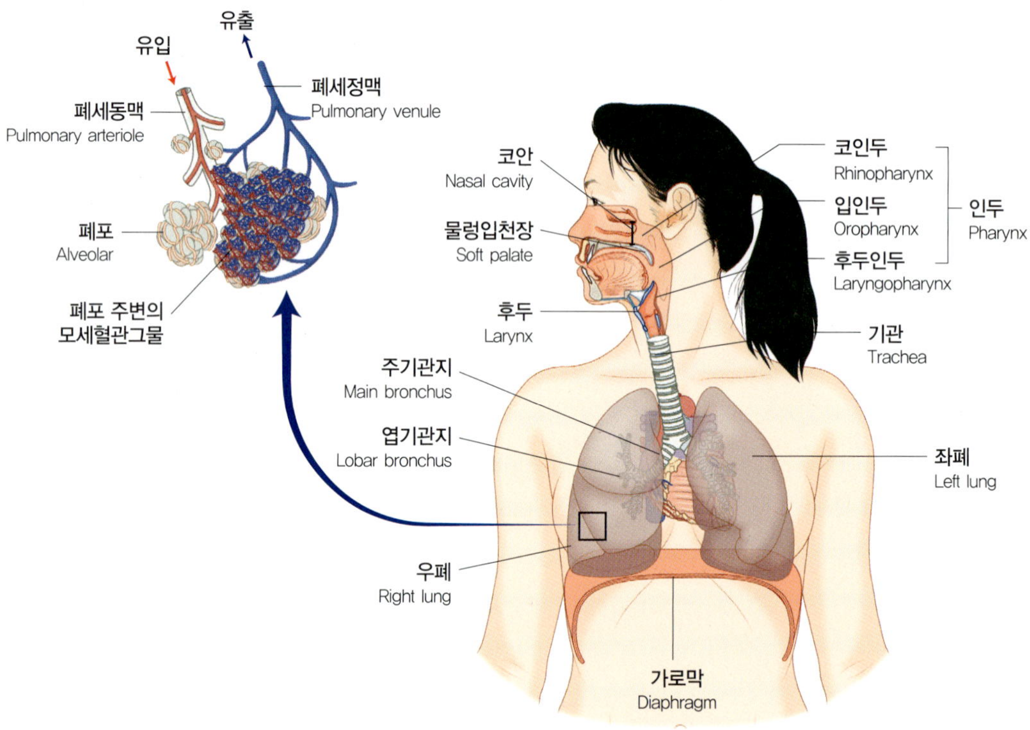

그림 5.2 **호흡기계.** 호흡기계는 코안, 인두, 후두, 기관, 기관지, 폐로 구성된다.

용어설명

- 외호흡(external respiration): 대기에서 들어온 산소가 호흡기계를 거쳐 폐포와 모세혈관 사이의 가스교환
- 내호흡(internal respiration): 체액(혈액)과 조직세포 사이의 가스교환

5.2 호흡계통의 구조

학습목표 호흡기도와 호흡부에 대해 알 수 있다

호흡기도는 코안에서 종말세기관지까지의 공기의 이동통로이다.

- **코안** 비강, Nasal cavity 코안은 호흡기의 첫 관문으로 콧길을 통해 공기가 인두로 흘러 들어가고 부비동(코곁굴, nasal sinus)과 교통하고 있어 공기의 가온, 가습, 발성 시 공명작용에 관여하며, 기도에서 점액을 분비하는 술잔세포(goblet cell)는 이물질을 제거한다.
- **인두** Pharynx 인두는 깔때기 모양의 뒤콧구멍에서 후두 이전까지로 약 13cm 정도로 코인두, 입인두, 후두인두로 나뉘고 입안(oral cavity)의 음식물과 코안의 공기가 만나는 통로가 된다.
- **후두** Larynx 후두는 인두에서 기관 높이까지 4cm 정도로 소화기와 호흡기의 교차점이 된다. 후두(덮)개는 음식이 기도로 들어가는 것을 방지하고, 후두연골은 발성에 관여한다.
- **기관** Trachea 기관은 후두의 연골인 반지연골(윤상연골, cricoid cartilage)에서 기관 분기부까지 C자 모양의 16~20개 정도의 기관연골이 있다. 알칼리성 점액을 분비하는 술잔세포가 발달해 있어 이물질이 폐에 들어가는 것을 방지한다.
- **기관지** Bronchus 기관지는 기관이 왼쪽과 오른쪽으로 갈라져 좌기관지와 우기관지로 나뉜다. 기관지와 종말세기관지가 다른 점은 기관지는 연골이 있고 부피가 크며(>1mm), 거짓중층섬모원주상피인 반면, 종말세기관지는 연골이 없고 부피가 상대적으로 작으며(<1mm), 상피세포는 입방상피로 되어 있다(그림 5-3).

가스교환이 직접적으로 일어나는 곳은 호흡부이다.

호흡부는 호흡세기관지, 폐포관, 폐포로 구성된다. 폐포(alveoli)는 아주 얇은 호흡상피로 이루어져 있고, 직경은 약 100~200μm, 총면적은 60~80m^2, 개수는 5~6억 개로 추산된다.

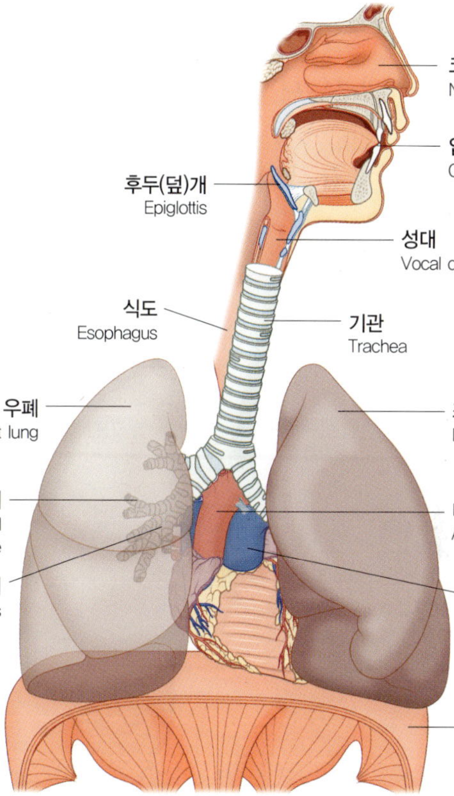

그림 5.3 호흡기도와 호흡부

표 5.1 호흡기도의 구성

<table>
<tr><td rowspan="3">호흡기도</td><td colspan="2">폐 바깥</td><td colspan="2">폐 속</td></tr>
<tr><td rowspan="2">상부기도</td><td colspan="3">기도</td></tr>
<tr><td colspan="2">전도부분</td><td>호흡부분</td></tr>
<tr><td>구성</td><td>바깥코→코안→콧길→인두</td><td>후두→기관→기관지</td><td>세기관지→종말세기관지</td><td>호흡세기관지→폐포관→폐포</td></tr>
<tr><td>기능</td><td colspan="3">공기의 통로</td><td>가스교환</td></tr>
</table>

5.2 호흡계통의 구조

학습목표 폐와 가슴막에 대해 알 수 있다

좌폐와 우폐로 나뉘는 폐는 두 겹의 가슴막으로 싸여 있다.

- **폐** Lung 폐(허파)는 좌폐와 우폐로 나뉘고, 가슴막에 의해 둘러싸여져 있다. 좌폐는 위엽과 아래엽으로 나누어지며 각각 4구역씩 8구역으로 나뉘고, 우폐는 위엽, 중(간)엽, 아래엽으로 나누어지며, 위엽 4구엽, 중(간)엽 2구역, 아래엽 4구역으로 나뉜다.
  폐는 갈비면, 가로막면, 세로칸면의 3면으로 되어 있고, 좌폐는 세로칸면에 심장끝(apex of heart) 부분이 놓여있는 오목한 면인 심장파임(cardiac notch)이 있다. 또한 세로칸면 중앙에 폐문(허파문, hilum)이 있어 혈관과 신경 및 기관지의 출입부가 된다(그림 5-4 A).
- **가슴막** Pleura 가슴막(흉막)은 폐문에서 시작되어 폐를 중심으로 안과 밖으로 둘러싸고 있는 두 겹의 장막으로 폐의 표면을 둘러싸는 안쪽막인 내장가슴막(visceral pleura)과 가슴 벽을 둘러싸는 바깥쪽막인 벽가슴막(parietal pleura)으로 이루어져 있다. 내장가슴막과 벽가슴막 사이의 공간을 가슴막안(pleura cavity)이라고 하며, 가슴막액(pleura fluid)은 호흡운동 시 마찰 저항을 줄여주는 역할을 한다(그림 5-4 B).

들숨 시 폐 내의 압력은 대기 압력에 비해 낮아져 폐의 부피가 커지고, 가슴막안의 압력은 폐 내 압력보다 더 낮아 폐는 가슴벽에 붙어 지탱이 가능하다. 날숨 시 폐 내 압력은 대기압력 보다 높아져 폐의 부피가 작아지며, 가슴막안의 압력은 폐 내 압력보다 낮아 들숨 시와 마찬가지로 폐가 가슴벽에 붙어 있게 지탱할 수 있다. 자세한 내용은 호흡 시 압력변화에서 설명될 것이다.

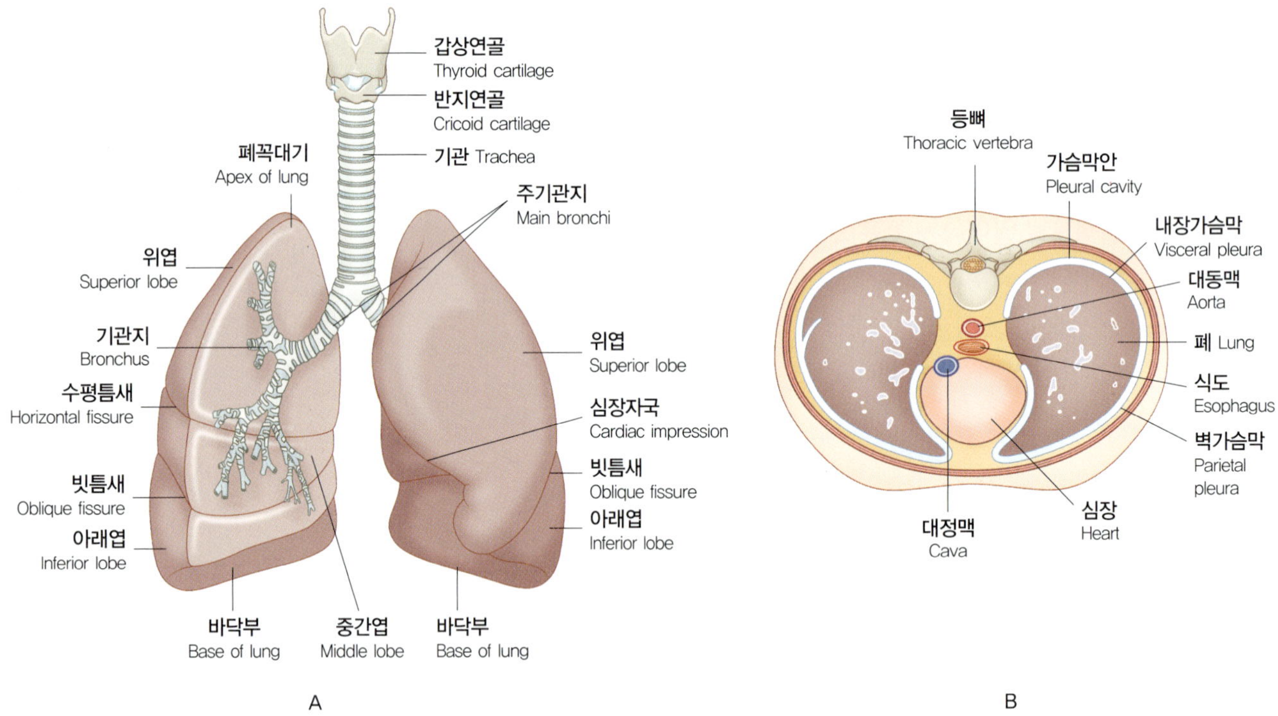

그림 5.4 폐(A)와 가슴막(B)

5.2 호흡계통의 구조

학습목표 폐포에 대해 알 수 있다

폐포는 가스교환이 일어나는 호흡기계의 기능적 단위이다.

폐포(허파꽈리, alveoli)는 약 5~6억 개, 표면적은 60~80m^2 탄력섬유로 둘러싸여 있으며, 가스교환을 위해 표면적을 넓히는 작용으로 폐포와 모세혈관 사이의 벽은 호흡막을 이루어 가스교환이 일어나는 장소가 된다(그림 5-5).

폐포의 상피세포인 I형 세포는 호흡상피세포로 단층편평상피로 되어 있고, 가스교환에 관여한다. II형 세포(중격세포, septal cell)는 표면활성물질(surfactant)을 분비세포로 입방상피로 되어 있고, 폐의 표면장력(surface tension)을 약화시켜 호흡운동을 원활하게 한다. 날숨 때는 폐포가 오그라드는 경향을 감소시켜 폐포가 붕괴되는 것을 막고, 들숨 때는 순응도(compliance)를 향상시켜 호흡을 용이하게 한다(폐의 유연성을 높임, 그림 5-6). 먼지세포(dust cell)는 폐포 안으로 돌출되어 포식 작용에 관여한다. 폐동맥에서 분지된 모세혈관에 의해 둘러싸여 있는 폐포의 모세혈관 압력은 약 10mmHg이지만, 혈장교질삼투압은 약 25mmHg이므로 물을 혈액으로 이동시켜 폐포 내부에는 액체가 고이지 않는다.

폐가 늘어나기 위해서는 표면활성물질의 작용과 압력차, 늘어나기 위한 공간이 필요하며, 늘어난 폐는 기계적수용기에 의해 더 이상 팽창하지 못하고 쪼그라들어 환기가 일어난다.

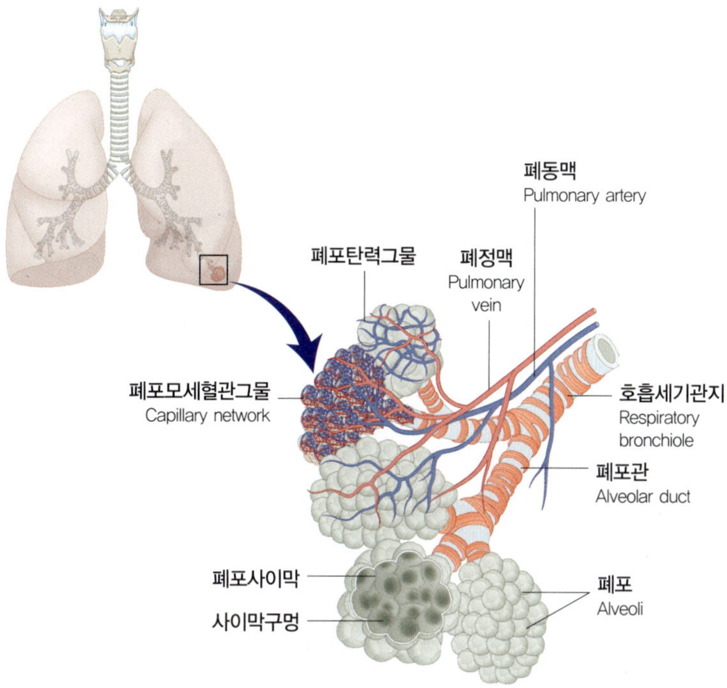

그림 5.5 폐포

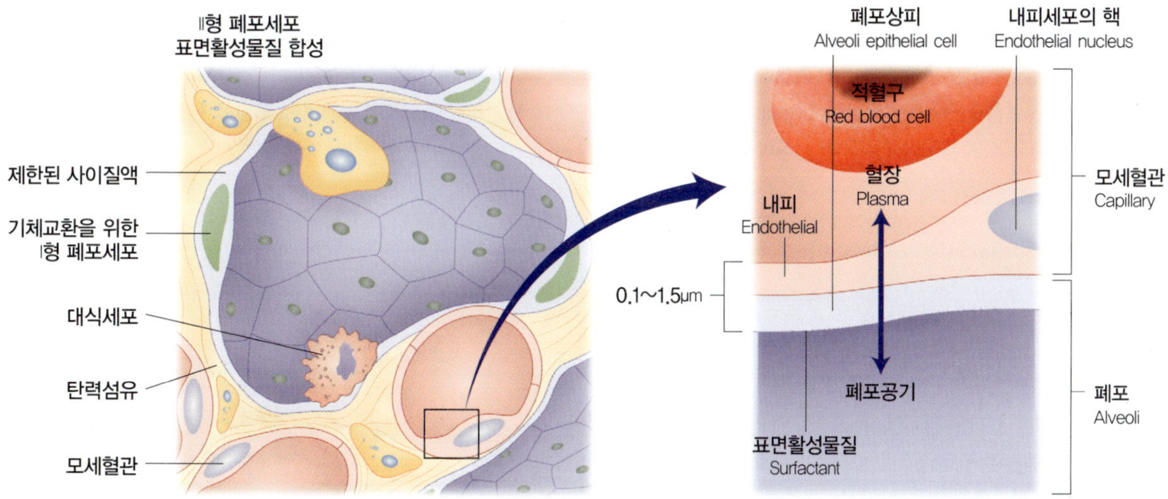

그림 5.6 폐포와 호흡막

5.2 호흡계통의 구조

학습목표 가스교환 원리에 대해 알 수 있다

호흡막에서 분압차이에 의한 확산에 의해 가스교환이 일어난다.

폐 속으로 들어온 세기관지, 종말세기관지는 공기의 전도부분이며, 호흡세기관지, 폐포관, 폐포는 호흡부분이다. 호흡막(respiratory membrane)은 분압차이에 의한 확산에 의해 모세혈관 사이에 가스교환이 일어나는 부분이다. 호흡세기관지의 섬모(cilia)는 점액을 입안 쪽으로 이동시키는 역할을 한다. 호흡막은 폐포와 모세혈관막 사이의 0.2~0.6μm의 막으로 가스교환이 일어나는 모든 막을 말한다(그림 5-7).

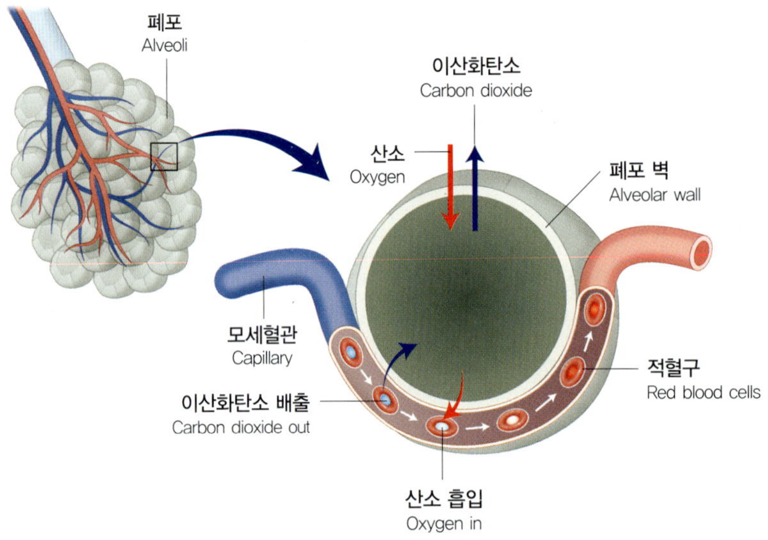

그림 5.7 호흡막의 가스교환

관련질환

폐의 유연성과 관련된 질환

- 무기폐(폐확장부전, atelectasis): 폐포가 완전히 펴지지 못하고 쪼그라들어 있어 공기가 없어지고 폐포의 기능인 가스교환이 일어나지 않는 상태를 말한다. 공기통로의 폐쇄가 무기폐의 가장 흔한 원인이다.
- 신생아호흡곤란증후군(infant respiratory distress syndrome, IRDS): 표면활성물질이 부족해 가스교환을 담당하는 폐포가 펴지지 않아 발생하며, 호흡곤란으로 인해 신생아 사망의 주요 원인이 된다.

이해상자

표면장력(surface tension)이란 무엇인가?

액체의 자유표면에서 표면을 작게 하려고 작용하는 장력을 말한다. 액체 내부에서는 분자 간 인력(서로 끌어당기는 힘)의 균형이 액체의 표면 부근에서 깨지기 때문에 액체표면에는 내부로 향하는 인력만 존재하고, 표면에서 바깥으로 균형을 이룰 인력이 존재하지 않는다. 따라서 내부로 향하는 분자력은 액체표면을 팽팽히 잡아당긴다. 이로 인해 액체는 표면적에 비례하는 표면에너지를 가지게 되고, 이 에너지를 최소로 만들려는 작용이 바로 '표면장력'으로 나타나는 것이다. 예를 들면, 물 위에 뜨는 배, 물방울이 굴러가는 모습 등이다.

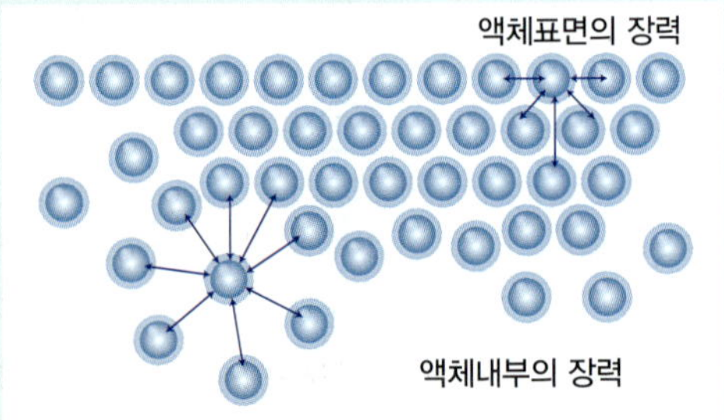

그림 5.8 표면장력의 원리

5.3 호흡역학

학습목표 호흡역학과 호흡 시 압력변화에 대해 알 수 있다

호흡역학을 통한 폐 환기는 3가지 압력을 고려해야 한다.

일반적으로 압력경사(pressure gradient)에 의해 공기의 압력은 높은 곳에서 낮은 곳으로 이동하려는 경향이 있다. 들숨과 날숨에 의해 번갈아 반대로 형성된 폐 환기의 압력경사로 인해 산소분압이 높은 신선한 공기는 폐로 들어가고 세포대사 결과, 이산화탄소분압이 높은 공기는 체외로 배출된다. 호흡기도를 통한 폐 환기를 이해하려면, 다음과 같은 압력을 고려해야 한다.

- **(대)기압** Atmospheric pressure 대기의 공기 무게에 의해 지표면에 가해지는 압력을 말한다(760mmHg).
- **폐포내압** Intrapulmonary pressure 폐 내의 압력이라고도 한다. 들숨 시에는 (대)기압보다 3mmHg 낮으나, 날숨 시에는 (대)기압보다 3mmHg 높다.
- **가슴막내압** Intraplureal pressure 가슴내압(intrathoracic pressure)이라고도 하며 가슴안 내의 폐의 바깥쪽에 가해지는 압력이다. 가슴막 내압은 평균 756mmHg으로 (대)기압보다 작으며 들숨과 날숨 시 폐 내 압력보다 더 낮다.

결과적으로 대기압은 항상 같고(760mmHg), 폐 내의 압력은 폐 외부의 압력(가슴막안 압력)보다 항상 크기 때문에 폐를 가슴벽에 붙어 있게 한다. 이러한 폐내압과 가슴막안압 사이의 압력 차이를 벽경유압(transmural pressure)이라고 한다. 보일의 법칙(Boyle law)에 따르면, 일정한 온도 하에서 기체의 압력과 기체의 부피는 반비례한다.

- 안정 시 압력 안정 시에는 (대)기압과 폐포내압은 같고(760mmHg), 가슴막안압력은 이보다 낮아(756mmHg) 폐를 가슴벽에 붙어 지탱하게 할 수 있게 한다((대)기압 = 폐 내압 〉 가슴막안압).
- 들숨 시 폐의 확장 숨을 들이쉴 때는 폐내압이 (대)기압보다 낮고(757mmHg), 폐 내압보다 가슴막안압이 더 낮아(754mmHg) 외부공기는 폐로 유입되고, 폐는 가슴벽에 붙어 지탱하게 할 수 있게 한다. 강력한 들숨 시 목갈비근, 목빗근 같은 보조근의 도움으로 폐내압은 20mmHg 정도 감소한다.
- 날숨 시 폐의 수축 숨을 내쉴 때는 폐내압이 (대)기압보다 높아(763mmHg) 공기를 밖으로 배출시키고, 가슴막안압은 대기압보다 더 낮아(757mmHg) 이때에도 폐는 가슴벽에 붙어 지탱될 수 있다. 강력한 날숨 시 배부근과 속갈비사이근의 수축으로 폐내압은 +30mmHg 정도 상승한다.

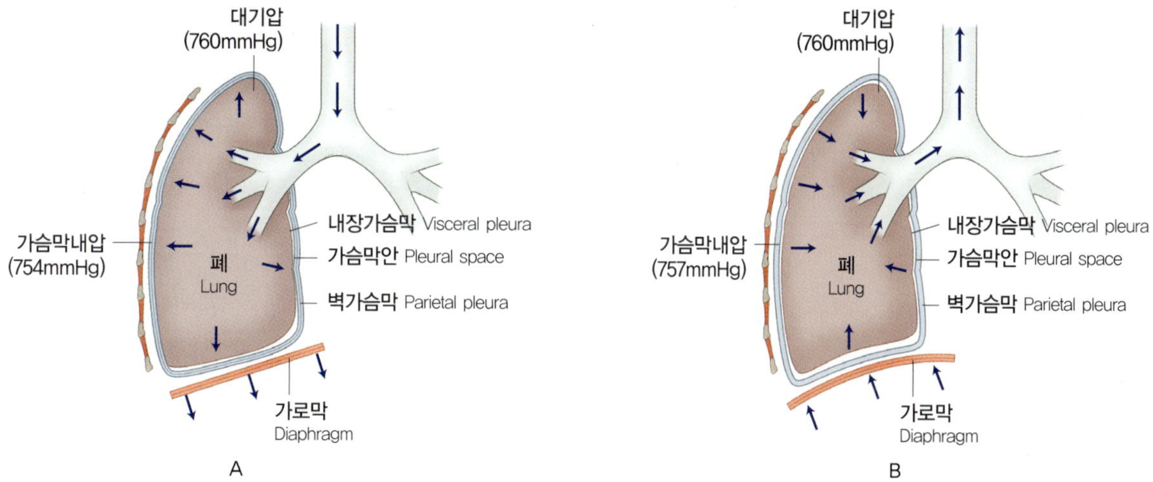

그림 5.9 **정상적인 들숨과 날숨 시 폐내압과 가슴막내압.** A: 들숨, B: 날숨

관련질환

기흉(공기가슴증, pneumothorax)
어떤 원인에 의해 폐를 둘러싸고 있는 가슴막안에 공기가 찬 비정상적인 상태를 말한다. 공기교환이 없어 호흡곤란이나 가슴통증이 일어난다. 기흉의 원인에 따라 자연 기흉과 외상 기흉으로 나눈다.

5.4 호흡에 미치는 영향

학습목표 호흡운동의 요인에 대해 알 수 있다

호흡은 압력차에 의해 가슴근육과 배부근육에 의해 이루어진다.

들숨 시 주요 근육과 폐의 부피와 압력변화

바깥갈비사이근, 가로막의 수축 이외에도 보조 들숨근육으로 목빗근, 목갈비근, 작은가슴근, 앞톱니근 등이 관여하며, 가슴우리의 위, 아래, 왼쪽, 오른쪽의 팽창으로 인해 가슴막안의 압력이 낮아지고 폐의 부피는 (대)기압보다 폐포 내 압력이 낮아져 공기가 유입되므로 커진다.

날숨 시 주요 근육과 폐의 부피와 압력변화

배부근과 가로막의 이완 이외에도 가슴가로근, 속갈비사이근 등의 수축에 의해 갈비뼈가 내려간다. 가슴막안의 압력이 상승하고 폐의 부피는 (대)기압보다 폐포 내 압력이 높아져 공기가 유출되므로 작아진다.

표 5.2 들숨과 날숨의 요인과 특성

구분		들숨	날숨
근육	갈비사이근	바깥갈비사이근의 수축	속갈비사이근의 수축
	가로막	수축: 가로막의 둥근 지붕이 밑으로 내려가 가슴압력이 음압형성	이완: 가로막의 상승
	배부근	이완	수축
갈비뼈대		올라감	내려옴
압력		대기압력 > 폐내압력 > 가슴막안압력	폐내압력 > 대기압 > 가슴막안 압력
운동형태		능동운동	수동운동

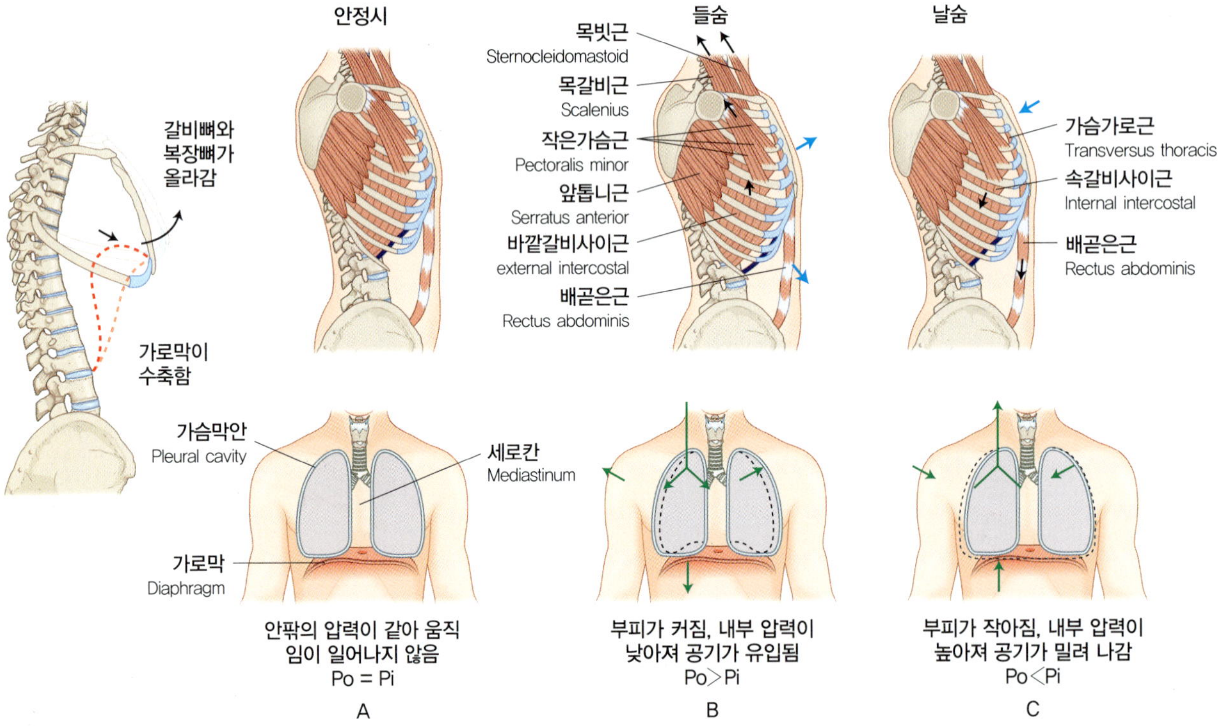

그림 5.10 호흡운동 시 근육의 작용과 폐의 압력변화(안정 시 호흡). A: 평상시, B: 들숨, C: 날숨

5.4 호흡에 미치는 영향

학습목표 기도저항에 대해 알 수 있다

기도저항은 코안에서 폐포 입구까지의 기도 내에서 가스가 출입할 때의 기류저항을 의미한다.

호흡기의 압력이 발생하는 지점은 입안압, 기도압, 폐포압, 가슴막안 압 등 4가지 압력이 있다. 기도경유압(transairway pressure)은 입안압에서 폐포압을 뺀 값으로 기도저항에 따라 결정된다. 가슴막경유압(transpleural pressure)은 입안압에서 가슴막안압을 뺀 값으로 폐실질의 탄성도, 기도저항, 폐실질의 관성(inertia)에 의해 좌우된다. 호흡기도를 통한 공기의 이동 역시 기도저항(airway resistance)의 영향을 받는다.

기도저항은 기체가 기도 내를 흐를 때 기체 분자간의 마찰 또는 기체와 기도 벽의 마찰에 의해 나타나는 점성저항과 기류 변화에 의한 관성저항 등을 의미한다. 기도내의 기류는 입안내압과 폐포내압에 의해 생성되고 폐포내압이 크면 공기의 호출이 일어나고, 입안내압이 크면 공기흡입이 일어난다.

기류의 속도(F)는 압력경사(△P)(대기압과 폐포내압의 차이)에 비례하고 기도저항(R)에 반비례한다.

$$F=\Delta P/R$$

기류에 영향을 미치는 가장 큰 요인은 기도의 반지름이다. 기도의 크기 조절은 자율신경계에 의해 지배받으며, 기도저항의 증가요인으로 부교감신경자극제, 히스타민(histamine)이 있으며, 기도저항의 감소 요인으로 교감신경자극제, 에피네프린(epinephrine), 기도의 민무늬근 이완 등이 있다.

기도의 해부학적 구조 중에 세기관지는 저항이 가장 크고, 민무늬근육이 많아 저항을 조절하며, 들숨 때보다 날숨 때 기도저항이 더 증가한다. 기도저항의 정상치는 1.5~2.5cmH_2O/L/sec이다. 기도저항이 증가하는 질환은 만성기관지염(chronic bronchitis), 천식(asthma), 폐기종(emphysema) 등의 만성폐쇄폐질환(chronic obstructive pulmonary disease, COPD)이다.

관련질환

만성폐쇄폐질환(COPD)

하부기도 공간이 좁아져 나타나는 증가된 기도저항을 특징으로 하는 폐질환군을 만성폐쇄폐질환(chronic obstructive pulmonary disease, COPD)이라고 하며, 하부기도에 만성염증이 생긴 질환인 만성기관지염(chronic bronchitis), 특정한 유발 원인 물질에 노출되었을 때 기관지의 염증에 의해 기관지가 심하게 좁아져 기침, 천명(숨 쉴 때 쌕쌕거리는 소리), 호흡곤란, 가슴 답답함이 반복적으로 발생하는 질환인 천식(asthma), 작은 기도의 협착과 폐포벽의 붕괴로 특징지어지는 폐기종(emphysema) 등이 있다(그림 5-11).

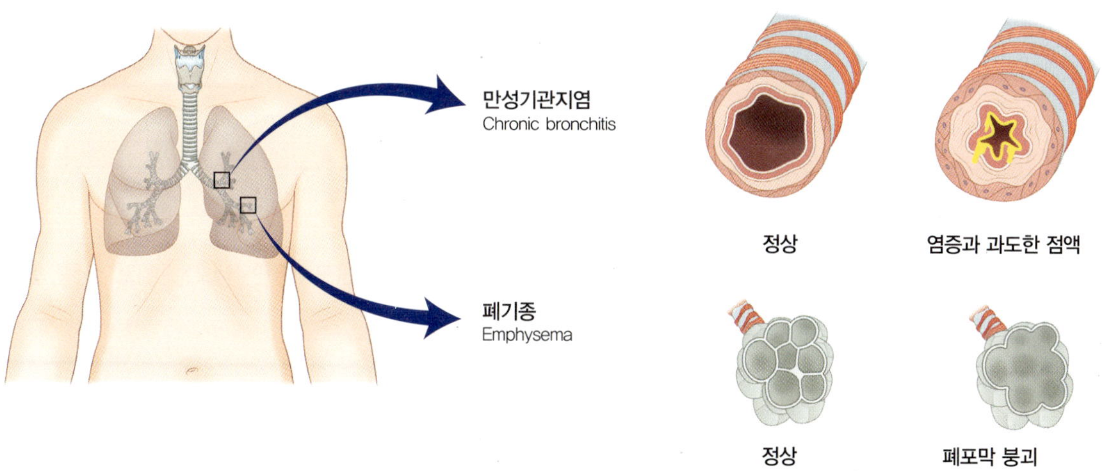

그림 5.11 만성폐쇄폐질환

5.5 가스운반과 교환

학습목표 가스교환의 과정에 대해 알 수 있다

가스교환의 과정은 4단계로 나눌 수 있다.

들숨(inspiration)을 통해 외부에서 들어온 산소를 전달하는 호흡기도(respiratory air tract)를 통해 폐로 전달된 뒤, 호흡부분(respiratory zone)인 호흡세기관지(respiratory bronchiole)–폐포관(alveolar duct)–폐포(alveolus)를 거쳐 폐포와 모세혈관벽 사이의 호흡막(respiratory membrane)에서 가스교환(gas exchange)이 일어나는 외호흡과정을 거쳐 말초혈관의 혈액에 의해 이동되어 조직세포사이에서 세포호흡(cell respiration)인 내호흡이 일어나며 세포대사를 통해 만들어진 이산화탄소를 혈액으로 수송하여 날숨(expiration)을 통해 밖으로 배출한다.

따라서 숨쉬기(breathing)를 통한 호흡의 단계는 네 단계로 나누어 볼 수 있다(그림 5–12).

- **폐환기.** 외부공기와 폐로 공기의 출입 과정인 폐환기(pulmonary ventilation)로 인해 환기비율(ventilation ratio)이 조절된다.
- **외호흡.** 폐포와 모세혈관벽 사이의 호흡막에 의한 가스교환(gas exchange)은 분압차이에 의한 확산에 의해 일어난다.
- **운반.** 폐포의 모세혈관에서 다른 모세혈관으로 혈액을 통해 가스를 수송한다(gas transport).
- **내호흡.** 모세혈관과 조직세포사이에서 확산에 의해 가스교환이 일어나 세포대사를 통해 에너지를 생산한다.

호흡계통의 주 기능인 가스교환 이외에도 코안과 후두는 공기를 점막과 접촉시켜 이물질을 점막에 붙게 하여 제거하며, 가온, 가습시켜 발성에 관여한다. 인두는 공기와 음식물의 공통통로가 된다. 또한 폐는 변환효소(converting enzyme)를 분비하여 나트륨(Na^+) 농도조절에 중요한 안지오텐신 II(angiotensin II)를 간접적으로 활성화시키고, 표면활성물질(surfactant)을 분비하여 폐가 확장할 수 있게 폐의 표면장력을 약화시켜준다. 이 밖에 이산화탄소를 제거하여 수소이온의 농도를 조절함으로써 산–염기평형조절에 기여하여 항상성 조절에도 관여한다.

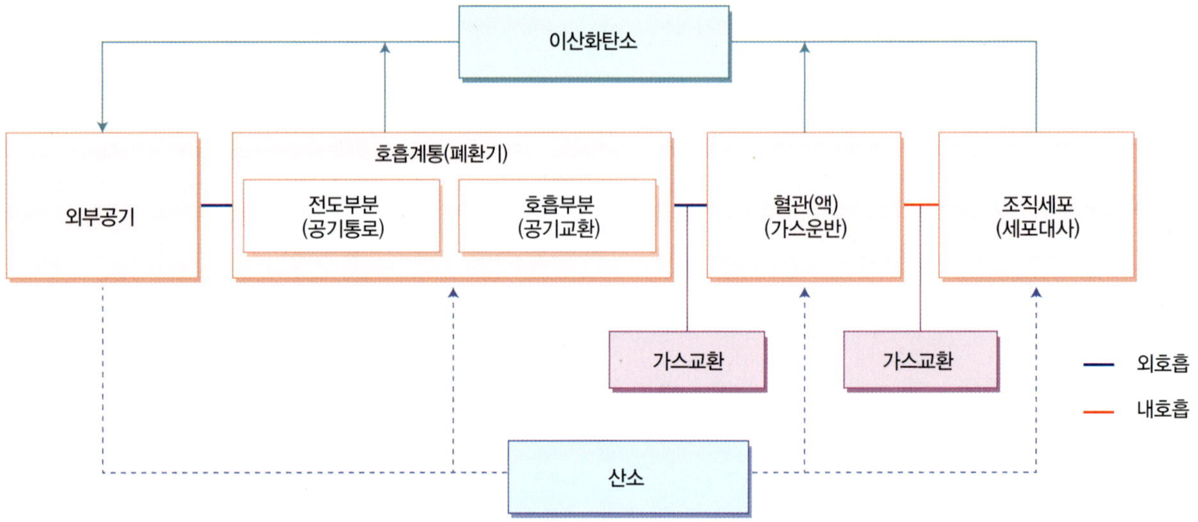

그림 5.12 **호흡의 단계.** 호흡은 폐환기-가스교환(폐포- 모세혈관) -가스운반-가스교환(모세혈관- 세포) - 세포대사를 통해 이루어진다.

용어설명

- 폐환기(pulmonary ventilation): 외부의 공기가 호흡기도를 거쳐 호흡관으로 드나드는 과정을 말한다.

5.5 가스운반과 교환

학습목표 가스운반과 교환과정에 대해 알 수 있다

산소는 조직세포로 이동하고, 이산화탄소는 조직세포에서 밖으로 배출된다.

앞에서 설명한 바와 같이 우리 몸은 호흡기계와 순환기계의 상호작용(interaction)에 의해 산소와 이산화탄소의 운반과 교환이 일어난다. 세포가 정상적인 활동을 할 수 있도록 온몸에 퍼져있는 혈관은 폐와 세포를 잇는 이동수단이 된다. 들이마신 산소는 산소 혈색소 결합을 통해 폐에서 조직세포로 혈관을 거쳐 이동하고, 세포호흡을 통해 얻어진 대사산물인 이산화탄소는 탄산수소이온 수송과 같은 기전을 통해 조직세포에서 혈관을 거쳐 폐 쪽으로 이동되어 밖으로 배출된다(그림 5-13). 이러한 기체교환의 원리는 분압차이에 의한 확산에 의해 일어난다. 픽의 법칙(Fick law)에 의한 일반적인 기체 확산속도(V_{gas})는 조직의 표면적(A), 기체의 확산상수(D), 각 조직면의 부분압력차이(P_1-P_2)와 비례하고, 조직의 두께(T)에 반비례한다. 이산화탄소는 대략 산소보다 20배 정도 빠르게 확산된다. 기체 확산속도에 대한 픽의 법칙은 다음과 같다.

$$V_{gas}=A \times D \times \frac{P_1 - P_2}{T}$$

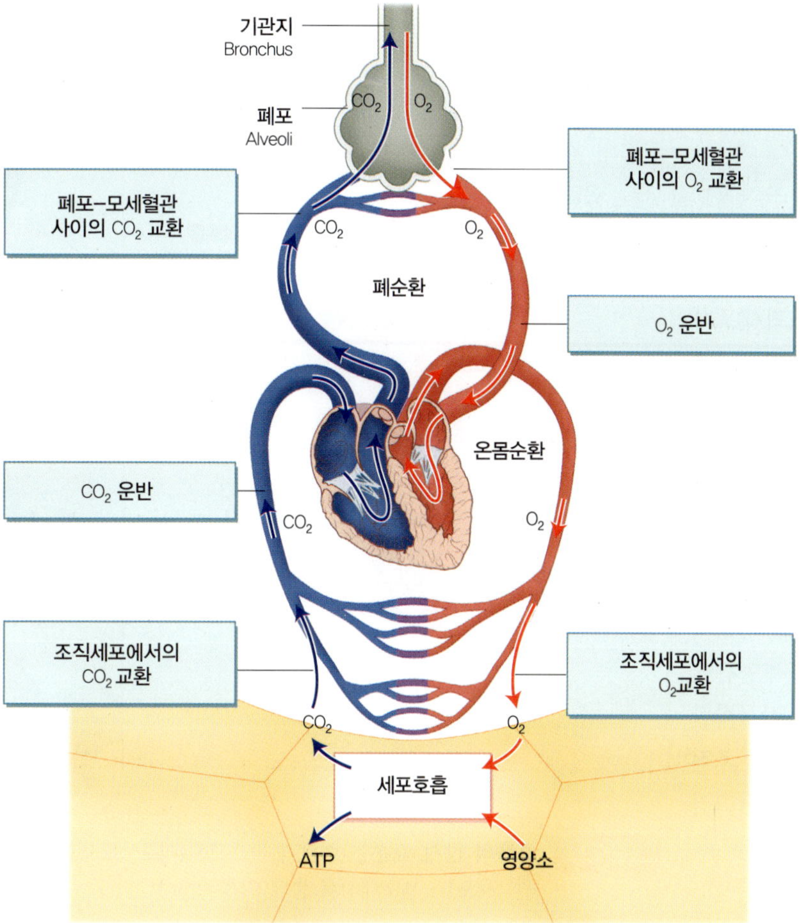

그림 5.13 가스운반과 교환

5.5 가스운반과 교환

학습목표 외호흡과 내호흡의 가스교환 방식에 대해 알 수 있다

외호흡은 호흡막을 통한 폐포와 혈액 사이의 기체 확산 과정이다.

외호흡은 폐환기(pulmonary ventilation)와 폐포와 모세혈관 사이에서 분압차이에 의한 확산과정이다. 우심실에서 반달판막을 통해 폐로 나가는 폐동맥(pulmonary artery)은 산소분압(40mmHg)이 이산화탄소분압(45mmHg)보다 낮은 정맥혈이다. 반면, 폐포는 산소분압(100mmHg)이 이산화탄소분압(40mmHg)보다 크다. 폐동맥에 의해 운반된 정맥혈이 폐포와 모세혈관 사이의 호흡막을 통해 가스이동이 일어나는데, 산소의 이동은 산소분압이 높은 곳(폐포-100mmHg)에서 낮은 곳(모세혈관-40mmHg)으로 60mmHg 정도의 분압차가 생겨 산소가 폐포 공기에서 모세혈관내로 확산된다. 한편, 이산화탄소의 이동은 이산화탄소 분압이 높은 곳(모세혈관-45mmHg)에서 낮은 곳(폐포-40mmHg)으로 5mmHg 정도의 분압차가 생겨 이산화탄소가 모세혈관 내의 공기에서 폐포 내로 확산된다. 가스는 확산작용에 의해 교환량이 결정되는데, 분압차이에 비례하고 막의 두께에 반비례한다. 이산화탄소의 확산능력은 산소의 20배 이상이므로 이산화탄소의 분압이 작다하더라도 모세혈관과 폐포의 이산화탄소 분압은 거의 같아진다고 할 수 있다(그림 5-14A).

내호흡은 모세혈관 벽을 통한 혈액과 조직세포액 사이의 기체 확산 과정이다.

외호흡을 통해 폐포와 모세혈관 사이에서 가스교환이 이루어진 폐정맥(pulmonary vein)은 내호흡을 통해 혈액과 조직세포사이에 가스 교환을 일으킨다. 폐정맥은 산소 분압(100mmHg)이 이산화탄소분압(40mmHg)보다 높은 동맥혈이다. 조직 내의 산소분압(30mmHg), 이산화탄소분압(50mmHg)이므로 산소는 70mmHg 차이에 의해 폐정맥의 온몸순환을 통해 모세혈관에서 조직으로 이동하고, 이산화탄소는 10mmHg 차이에 의해 조직에서 모세혈관으로 이동한다(그림 5-14B).

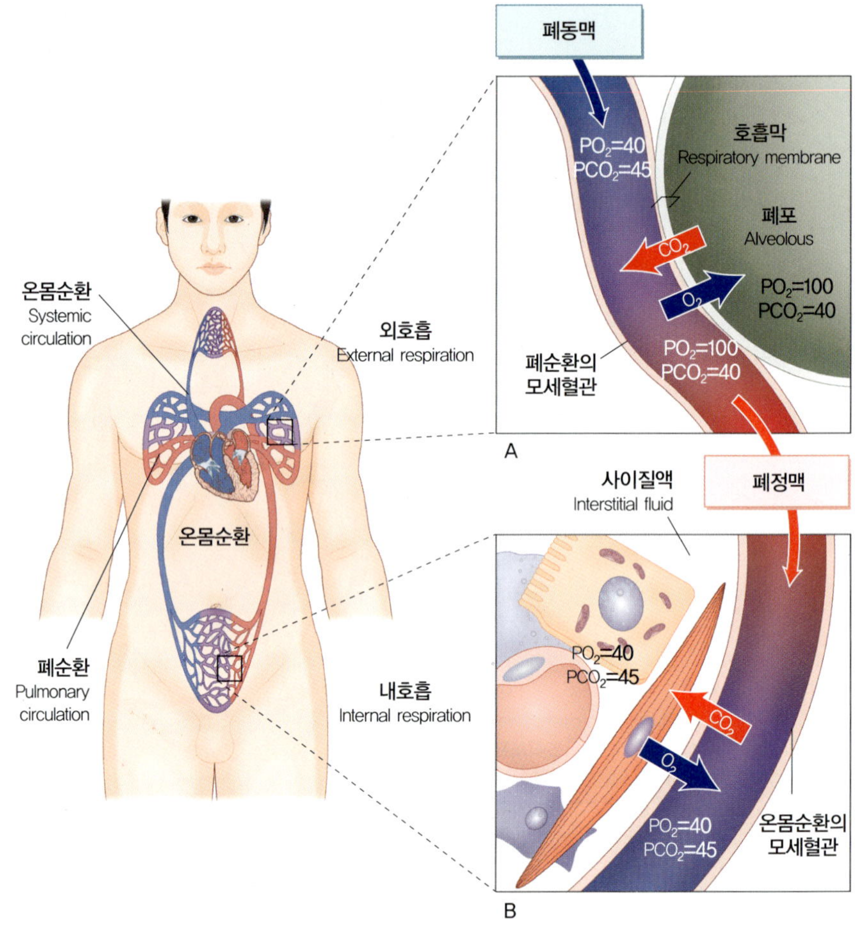

그림 5.14 **호흡의 단계.** 호흡은 폐환기-가스교환(폐포- 모세혈관) -가스운반-가스교환(모세혈관- 세포) - 세포대사를 통해 이루어진다.

용어설명

- 분압(partial pressure): 혼합 기체에서 각 기체가 나타내는 압력을 말하며, 예를 들어 대기의 산소분압은 (대기압 × 산소용적 비)로 나타낼 수 있다.

5.5 가스운반과 교환

학습목표 산소와 이산화탄소 운반에 대해 알 수 있다

호흡률(respiratory quotient)이란 소비된 산소(250mL/min)에 대한 이산화탄소의 비율(200mL/min)로 0.8이다. 즉 100분자의 산소가 모세혈관 망으로 들어가면 폐에서 80분자의 이산화탄소가 빠져나오는 것을 말한다.

산소의 운반 형태는 두 가지로 나눌 수 있다.

산소의 대부분(98.5%)은 적혈구의 색소단백질인 혈색소(hemoglobin, Hb)와 결합한 형태인 산소혈색소(oxyhemoglobin) 형태로 운반되며, 1개의 Hb은 4개의 O_2와 결합한다($4O_2$ + Hb→ HbO_2). 산소와 결합하지 않는 혈색소는 탈산소혈색소, 즉 탈산소혈색소(deoxyhemoglobin)이라고 한다. 나머지 매우 적은 양의 산소(2% 이하)는 혈장에 의해 용해된다. 한 개의 적혈구에는 약 2억 8천만 개의 혈색소 분자가 있다. 혈색소는 4개의 비단백질인 헴 기(heme group)에 각각의 철(Fe^{2+})이온이 있어 여기에 산소와의 결합이 일어난다. 혈액에서 근육세포로 산소를 운반하는 마이오글로빈(myoglobin)은 혈색소와 기능적으로 비슷한 단백질이다.

이산화탄소의 운반 형태는 세 가지로 나눌 수 있다.

- 이산화탄소는 적혈구내에서 가장 많은 비율을 차지하는 탄산수소(중탄산염, HCO_3^-) 형태로 운반된다(약 70%). 혈액 속의 이산화탄소(CO_2)는 물(H_2O)과 반응하여 적혈구 안에 있는 탄산탈수효소(carbonic anhydrase)의 촉매작용에 의해 탄산(H_2CO_3)을 빠르게 형성한다. 탄산수소이온이 적혈구 밖으로 확산되어 나가면 염소(Cl^-)이온과 교환반응이 일어나는데, 염소이온의 이동은 음전하의 손실을 보충하여 적혈구의 삼투평형을 유지하도록 도와주는 역할을 한다.

$$CO_2 + H_2O \rightleftharpoons H_2CO_3 \rightleftharpoons HCO_3^- + H^+$$

- 이산화탄소는 물과 결합하여 중탄산이온으로 운반되는 것 이외에 혈색소 분자와 직접 결합된 카바미노혈색소(carbaminohemoglobin) 단백질 복합체 형태로 이동된다(20%).

$$CO_2 + Hb \rightarrow HbCO_2$$

- 일부는 혈장에서 용해된 상태로 운반된다(10%). 혈액의 CO_2 농도는 산-염기평형에 중요한 역할을 하며 정상상태에서 CO_2는 혈액 100mL에 의해 4mL 정도가 조직세포에서 폐로 운반된다.

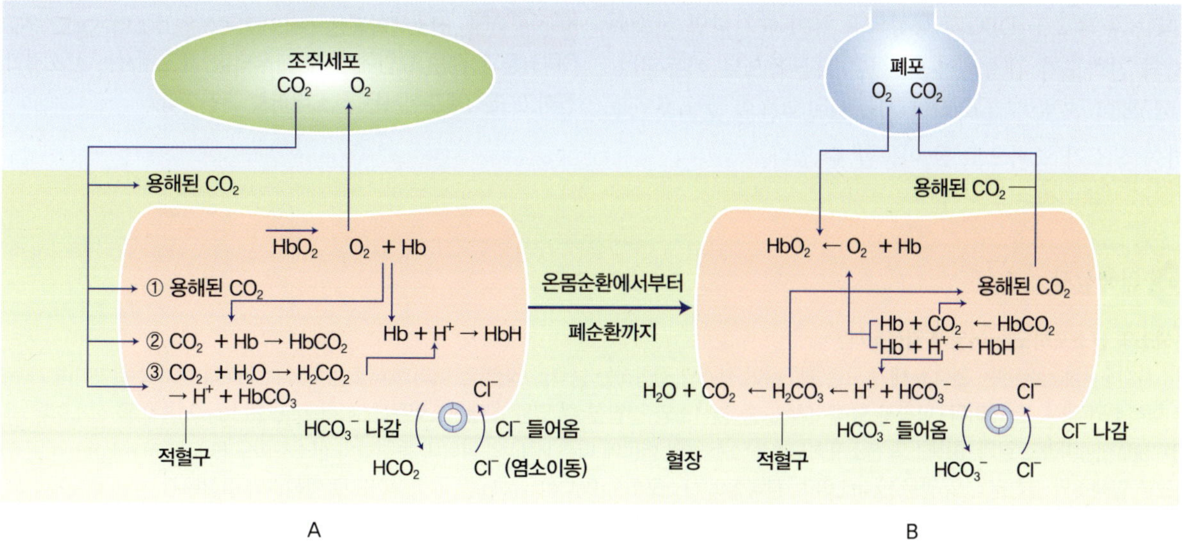

그림 5.15 **산소와 이산화탄소의 운반.** A: 조직세포와 혈액의 가스운반. B: 폐포와 혈액의 가스운반 주) Hb: 혈색소. $HbCO_2$: 카바미노혈색소. HbO_2: 산소혈색소. HbH: 디옥시혈색소. ca: 탄산탈수효소

5.5 가스운반과 교환

학습목표 산소해리곡선에 대해 알 수 있다

소해리곡선은 산소분압과 혈색소와 결합한 산소 분자 수 사이의 관계를 보여준다.

산소해리곡선(oxyhemoglobin dissociation curve)은 산소분압과 혈색소의 산소포화도(%)와의 관계를 나타내는 곡선이다. 산소분압이 높은 곳(폐포)에서는 산소가 적혈구 쪽으로 확산되어 혈색소와 화학적으로 결합하여 산소혈색소(oxyhemoglobin, HbO_2)가 되고, 산소분압이 낮은 곳(조직세포)에서는 혈색소와 산소가 분리되어 탈산소혈색소(deoxyhemoglobin)가 된다.

산소결합곡선 또는 산소해리곡선을 이해하기 위해서는 다음과 같은 내용을 알아야 한다.

첫째, 'S곡선'의 의미를 알아야 한다. S곡선은 산소분압이 높을수록 산소와 결합하는 혈색소의 양은 증가하고, 산소분압이 낮을수록 결합하는 혈색소의 양은 감소한다는 것으로 가령, 산소분압이 높은 두 그룹(75mmHg, 100mmHg)의 산소포화도 차이와 산소분압이 낮은 두 그룹(25mmHg, 50mmHg)의 산소포화도 차이를 비교해보면 산소분압이 높은 그룹에서는 산소포화도 차이는 낮은 그룹보다 산소포화도의 증가율이 떨어지고 있음을 나타내며, 기울기가 가파른 부위(산소분압이 40mmHg 이하)에서는 산소분압의 작은 차이에도 산소가 혈색소에서 쉽게 분리된다는 것을 보여준다.

둘째, S곡선은 오른쪽이나 왼쪽으로 이동하는 요인에 대해 알아야 한다. 이러한 요인으로 수소이온농도, 온도, 2,3 디포스포글리셀린산(2,3-diphosphoglyceric acid, 2,3-DPG) 등과 같은 여러 요인에 의해 영향을 받는다. 같은 산소분압 하에서도 혈액의 수소이온 농도가 높아지면(pH 저하) 혈색소의 산소친화성이 감소하여 산소가 쉽게 해리된다(Bohr effect). 대사가 활발한 조직에 서는 수소이온농도가 높아지고 산소분압도 낮아지므로 산소가 쉽게 분리되어 포화도가 감소된다. 따라서 S곡선은 오른쪽으로 이동된다. 성숙한 적혈구에서는 사립체(mitochondria)가 없기 때문에 무산소 당 분해(anaerobic glycolysis)를 통해 호흡하고 당을 분해 하는 동안 2,3-DPG가 생성되고 양이 증가하면 산소와 혈색소의 친화도가 감소하여 S곡선은 오른쪽으로 이동된다. 이 밖에 몸의 온도가 높아지면 산소해리곡선은 오른쪽으로 이동하여 산소가 조직으로 잘 이동할 수 있다.

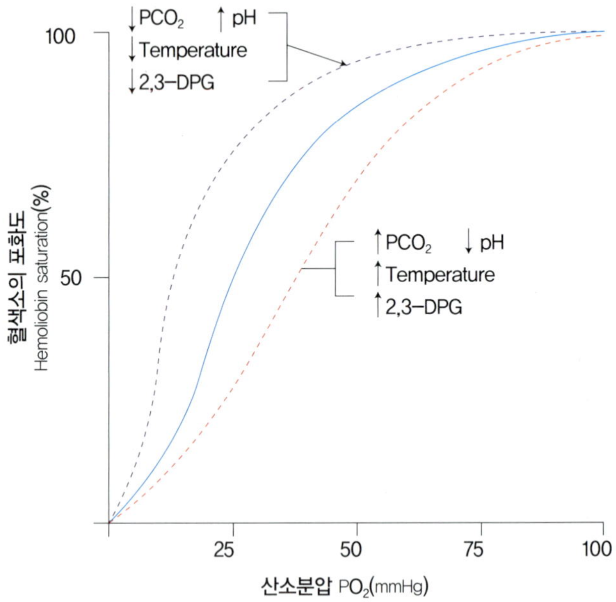

그림 5.16 **산소해리곡선.** 산소해리곡선은 수소이온농도, 온도, 2,3-DPG 등과 같은 요인에 의해 좌우되며, 폐포에서는 산소결합을 촉진하고 조직세포에서는 산소해리를 촉진한다.

이해상자

혈색소의 산소포화도는 어떻게 결정될까?

산소포화도(saturation)는 혈색소 내의 모든 철(Fe)이 산소와 결합하는 능력을 말한다. 1g의 혈색소는 1.34mL/gm의 산소와 결합하며 100mL 내 혈색소의 양은 15gm이다. 따라서 혈액 100mL 중 혈색소와 결합할 수 있는 최대산소량은(1.34×15gm) 20.1gm이며 이를 산소함유능력(O_2 capacity)이라고 한다. 혈색소의 산소포화도는 산소분압의 변동에 따른 HbO_2의 양이며 동맥혈의 산소포화도(PO_2 100mmHg)는 약 97.5%이므로 혈색소와 결합된 O_2의 양은 19.4mL이며, 정맥혈의 산소포화도(PO_2 40mmHg)는 약 75%이므로 혈색소와 결합된 O_2는 14.4mL이다.

5.6 호흡곡선

학습목표 폐의 용적과 용량에 대해 알 수 있다

안정 시 호흡은 총 폐활량의 1/2 정도이다.

폐의 용적(volume)과 용량(capacity)을 측정하는 폐활량계(spirometer)를 통해 들숨과 날숨으로 인한 드럼의 오르내림을 기록한 것이 호흡곡선(폐용량곡선, spirogram)이다. 들숨은 위쪽 편향으로 기록되고 날숨은 아래쪽 편향으로 기록된다. 일반적으로 성인 남성이 성인 여성보다 폐의 용적과 용량이 높게 나타나며, 두 개 이상의 용적(volume)이 합쳐진 것을 용량(capacity)이라고 한다. 호흡곡선은 폐의 기능과 질환을 진단하고 평가하는데 이용된다. 최대 팽창에서 총폐용량은 5,700mL이며, 최대 수축에서 최소 폐용적(잔기용적)은 1,200mL이며, 안정 시에 들숨 후 폐의 부피는 2,700mL이며, 날숨 후 폐의 부피는 2,200mL이다. 안정 시 호흡에서 폐의 부피 차이는 일회호흡용적과 같다.

- **일회호흡용적** Tidal volume, TV 안정 시 한 번의 숨쉬기에 들어오고 나가는 공기량으로 평균 500mL이다.
- **들숨예비용적** Inspiratory reserve volume, IRV 안정 시 들숨 상태에서 추가적으로 최대로 흡입할 수 있는 최대량. 평균 3,000mL이다.
- **들숨용량** Inspiratory capacity, IC 안정 시 날숨 끝에서 흡입할 수 있는 공기량(IC= IRV + TV)으로 평균 3,500mL이다.
- **날숨예비용적** Expiratory reserve volume, ERV 안정 시 날숨 상태에서 추가적으로 최대로 내쉴 수 있는 최대량. 평균 1,000~1,500mL이다.
- **잔기용적** Residual volume, RV 강제 날숨 후에 폐포에 남아있는 공기의 최소부피로 평균값 1,200mL이다.
- **기능적잔기용량** Functional residual capacity, FRC 안정 시 날숨 후 폐 안의 공기 부피. 날숨예비용적과 잔기용적을 합한 값(FRC = ERV + RV)이며, 평균 2,200mL이다.
- **폐활량** Vital capacity, VC 최대로 흡입한 후 강제로 내쉬었을 때 나오는 공기의 최대부피이다. 들숨예비용적과 일회호흡용적과 날숨예비용적을 합한 값(VC = IRV + TV + ERV)이며, 평균 4,000~4,500mL이다.
- **총폐용량** Total lung capacity, TLC 폐 안에 있을 수 있는 공기의 최대부피로 폐활량과 잔기용적을 합한 값(TLC = VC + RV)이며, 남성은 약 6,000mL, 여성은 약 4,800mL 정도이다.
- **무용공간** Dead space 폐포와 모세혈관 사이의 가스교환에 직접 참여하지 못한 호흡기관 부위를 무용공간(사강, dead space)이라 하고 해부학무용공간은 폐포 이전의 코안~종말세기관지의 공간으로 약 150mL이다. 생리적 무용공간은 폐포내의 잔기용적을 말한다. 폐포의 환기량(alveolar ventilation volume)은 일회호흡용적(500mL)에서 무용공간의 용적(150mL)을 뺀 값이며, 안정 시 1분 동안의 폐포환기량[(일회호흡용적(500mL) − 무용공간(150mL)) × 호흡률(12회)]은 4,200mL이다. 따라서 안정 시 폐환기는 6,000mL인데 반해, 폐환기는 4,200mL이다. 폐 질환 시 생리적 무용공간은 증가하므로 환기량은 감소된다.

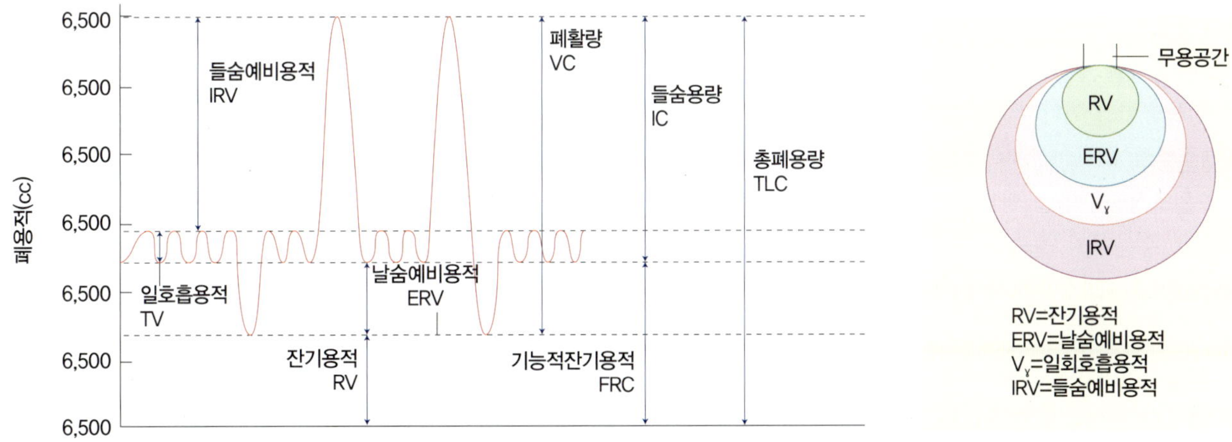

그림 5.17 **호흡곡선**. 폐용적과 폐용량을 나타내는 폐의 환기이다.

5.7 호흡조절

학습목표 호흡의 신경성 조절에 대해 알 수 있다

호흡의 신경성 조절은 숨뇌(medullar oblongata)와 다리뇌(pons)에 신경세포들은 호흡의 주기적 형태를 발생시키는데 관여한다. 숨뇌의 호흡중추(medullary respiratory center)는 호흡근육으로 흥분을 보내어 자동호흡을 조절하는 호흡주기중추(respiratory rhythmicity center)이다. 다리뇌는 지속성흡입중추(apneustic center)와 호흡조정중추(pneumotaxic center)가 존재한다.

숨뇌의 호흡중추

숨뇌의 호흡주기중추(respiratory rhythmicity center)는 등쪽호흡군(dorsal respiratory group, DRG)과 배쪽호흡군(ventral respiratory group, VRG)이 있으며, 이들은 들숨의 빈도나 리듬을 조절하고 뇌신경인 미주신경이나 혀인두신경을 통해 감각을 받아들이고 가로막신경, 척수신경을 통해 가로막과 갈비사이근을 수축시켜 호흡에 직접 관여한다. 결국 환기의 속도와 깊이를 조절하기 위해 호흡근을 지배하는 운동 신경세포에 신호를 보내 조절한다.

- **등쪽호흡군** DRG 대부분 들숨신경세포로 구성되어 있어 가로막신경을 활성화시켜 들숨이 일어나게 하고 흥분이 그치면 날숨으로 바뀌게 되고 날숨은 들숨 뉴런이 한 번 더 역치에 도달하여 흥분되면 날숨이 끝난다. 결과적으로 들숨과 날숨의 주기적 반복이 일어난다.
- **배쪽호흡군** VRG 들숨과 날숨신경세포가 섞여 있으며, 정상적인 평온한 상태에서는 거의 활동하지 않으나 환기를 필요로 하는 상황에서 등쪽호흡군의 활동을 조절하는데 특히 강제 날숨에서 중요하다. 강제날숨 동안 날숨근육(배부근과 속갈비사이근)을 자극하여 활성화시킨다(그림 5-18).

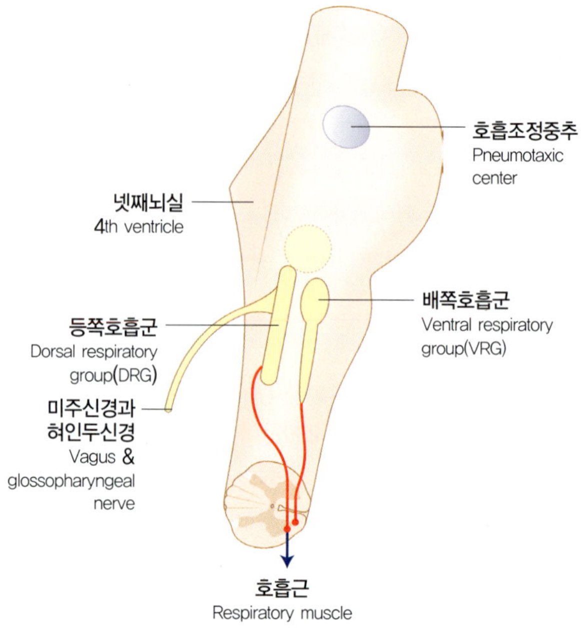

그림 5.18 숨뇌의 호흡주기 중추

다리뇌의 호흡중추

다리뇌는 호흡이 부드럽게 일어나도록 미세조정(fine-tunning) 통해 숨뇌에 영향을 준다.

- **호흡조정중추** Pneumotaxic center 다리뇌 위부위 1/3에 위치한다. 들숨근육을 흥분시키는 숨뇌의 등쪽호흡군을 억제함으로써 들숨이 일어나지 못하게 한다.
- **지속들숨중추** Apneustic center 다리뇌 아래부위 2/3에 위치한다. 호흡조정중추와는 반대로 숨뇌의 들숨신경세포를 지속적으로 흥분시켜 들숨이 지속적으로 일어나게 한다(그림 5-19). 호흡조정중추가 지속성들숨 중추보다 우세하여 들숨을 멈추게 하고 날숨이 일어나게 한다.

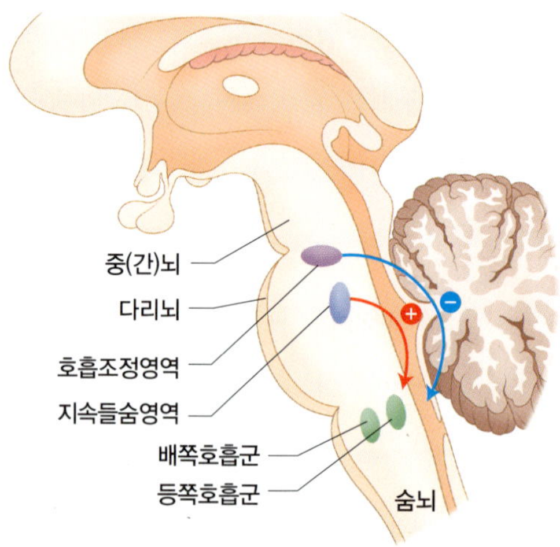

그림 5.19 다리뇌의 호흡중추(⊕촉진 ⊖억제)

- **헤링-브로이어반사** Hering-Breuer reflex 운동 시 일회호흡용적이 커질 때 폐의 극단적인 팽창을 막기 위한 반사로 일회호흡용적이 커지면 늘임수용기(stretch receptor)로부터의 흥분이 미주신경을 통해 숨뇌로 전달되어 들숨 신경세포를 억제하고 이 음성되먹임을 통해 폐가 극단적으로 팽창되기 전에 들숨을 짧게 끊어 들숨이 날숨으로 바뀌게 한다.

5.7 호흡조절

학습목표 중추 화학적 호흡조절에 대해 알 수 있다

환기의 양은 PO_2, PCO_2, H^+에 의해 조절된다.

중추화학수용체 Central chemical receptor

매 순간 호흡조절에 기여하지 못하는 산소분압(PO_2)과 달리 이산화탄소의 분압(PCO_2)은 안정 상태 시 환기(숨쉬기의 속도와 깊이)의 양을 조절하는 데 가장 큰 역할을 한다. 동맥의 PCO_2 증가는 반사적으로 호흡중추를 자극하여 환기를 증가시켜 CO_2를 제거하고, 반대로 동맥의 PCO_2 감소는 호흡활동을 감소시켜 CO_2 배출을 억제한다. 중추화학수용체(central chemoreceptor)는 숨뇌의 배가쪽(ventrolateral) 표면에 존재하는 세포로 이산화탄소분압, 세포외액(ECF)의 pH변화에 민감하다(그림 5-20). 이들은 CO_2 자체에 의해 조절되지 않고 뇌세포외액에서 CO_2로부터 발생하는 H^+ 농도변화에 민감하게 반응한다. 그렇다면, 뇌 세포외액 H^+ 농도조절과 이로 인한 PCO_2의 조절이 어떻게 일어나는지 살펴보자.

뇌의 모세혈관은 별아교세포(astrocyte)에 의해 싸여 있어 혈액뇌장벽(blood brain barrier, BBB)을 이루어 물질이동이 자유롭지 못하다. 만일 호흡저하가 일어나면 혈액의 CO_2가 축척되어 뇌척수액으로 확산될 것이다. CO_2는 혈액뇌장벽을 통과하기 때문에 PCO_2의 증가는 뇌 세포외액으로 CO_2가 확산된다. 증가된 PCO_2는 물과 반응하고 다시 수소이온과 중탄산이온염으로 나누어짐($CO_2 + H_2O \rightleftarrows H_2CO_3 \rightleftarrows H^+ + HCO_3^-$)에 따라 H^+ 농도를 증가시킨다. H^+ 농도상승은 중추화학수용체를 자극하고 호흡중추를 자극하여 환기를 증가시킨다. 증가된 환기에 의해 CO_2가 과잉 배출되면 음성되먹임(negative feed back)에 의해 동맥과 뇌세포외액의 PCO_2와 H^+ 농도가 정상으로 돌아간다.

H^+은 CO_2와 달리 혈액뇌장벽을 쉽게 통과할 수 없으므로 중추화학수용체는 CO_2 유입에 의한 뇌 세포외액 자체 내에서 발생하는 H^+에만 반응한다. 결국 동맥혈의 이산화탄소분압 증가는 뇌척수액의 pH 저하(수소이온 증가)시켜 중추화학수용체를 자극한다(그림 5-21).

요약하면, 혈중의 PCO_2↑ → 뇌척수액의 pH ↓ → 숨뇌의 화학수용체 자극 → 환기량이 조절된다.

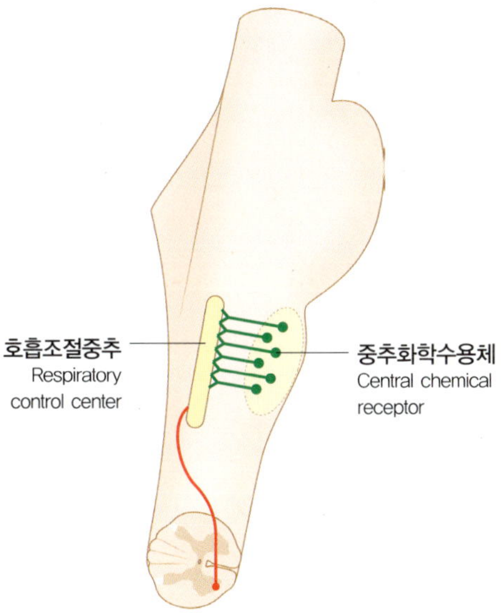

그림 5.20 중추화학수용체와 호흡조절중추

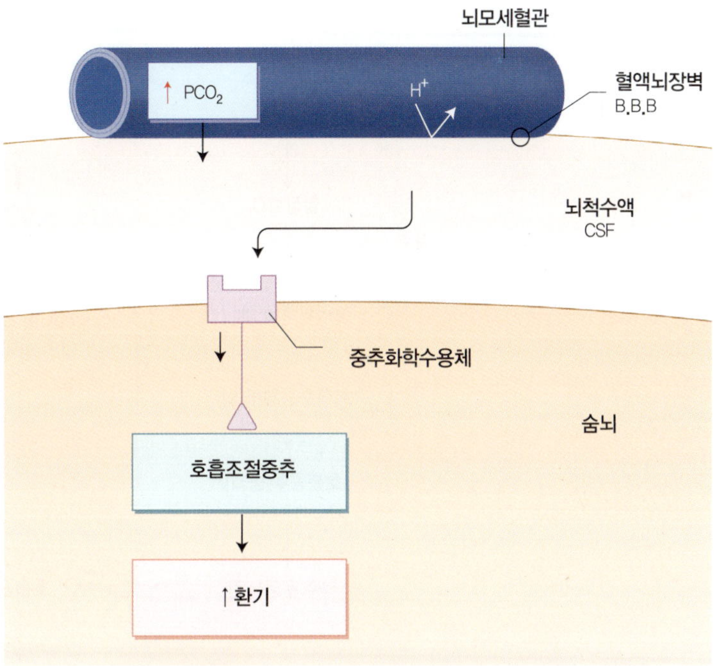

그림 5.21 동맥혈 CO_2에 의한 호흡조절기전

5.7 호흡조절

학습목표 말초 화학적 호흡조절과 기계적수용기에 대해 알 수 있다.

말초 화학수용체 Peripheral chemoreceptor

말초 화학수용체는 대동맥소체(aortic body)와 목동맥소체(carotid body)에 존재하며, 혈액의 pH, PCO_2, PO_2, 변화를 감지한다. 대동맥소체의 화학수용체는 미주신경(vagus nerve), 목동맥소체는 혀인두신경의 자율신경을 통해 호흡중추에 영향을 미쳐 호흡기능과 순환기능을 조절한다. 이 화학수용체들은 동맥혈액내의 이산화탄소에 의해 직접 자극받지 않는 대신 산소분압의 감소(환기량 감소)에 의해 동맥혈의 이산화탄소분압 증가로 인한 pH 저하(수소이온농도 상승)를 수반할 때 화학수용체들에 의해 호흡중추를 자극하여 환기량을 조절한다. 폐의 환기량 보상은 이산화탄소분압이 정상(40mmHg)보다 높은 경우 산소분압이 정상치(100mmHg)에서 낮아짐에 따라 환기량은 급격히 증가하고, 이산화탄소분압이 정상이거나 낮은 경우 산소분압이 60mmHg 이하로 내려가면 폐환기량은 급격히 증가한다. 따라서 목동맥소체와 대동맥소체는 산소분압 감소에 의한 이산화탄소분압과 수소 이온 농도 상승을 수반할 때 환기량 조절에 중요한 역할을 한다는 것을 알 수 있다(그림 5-22).

요약하면, 혈중의 PCO_2↑ → 뇌척수액의 pH ↓ → 목동맥소체의 혀인두신경자극, 대동맥소체의 미주신경자극 → 숨뇌의 호흡중추 자극 → 환기량 조절이 일어난다.

기계적수용기 Mechanical receptor

호흡계통에는 호흡의 여러 가지 반사기전이 존재한다. 앞에서 설명한 바 있는 헤링-브로이어 반사(Hering-Breuer reflex)는 들숨에 의해 → 폐의 늘임수용기 자극 → 숨뇌의 들숨신경세포 억제 → 폐의 과도한 팽창억제 → 들숨이 날숨으로 바뀌는 기전에 의한다. 잠수반사(diving reflex)는 차가운 물에 얼굴과 코 수용체 자극 → 무호흡, 느린 맥박 → 폐로 물 흡입을 방지하는 기전에 의한다. 흡인반사(sniff reflex)는 인두의 기계수용기 자극 → 들숨 노력으로 물질흡입 → 삼킴 또는 내뱉는 반사로 호흡을 억제하고 후두를 닫아 삼킴운동(deglutition movement)에 중요하게 작용한다.

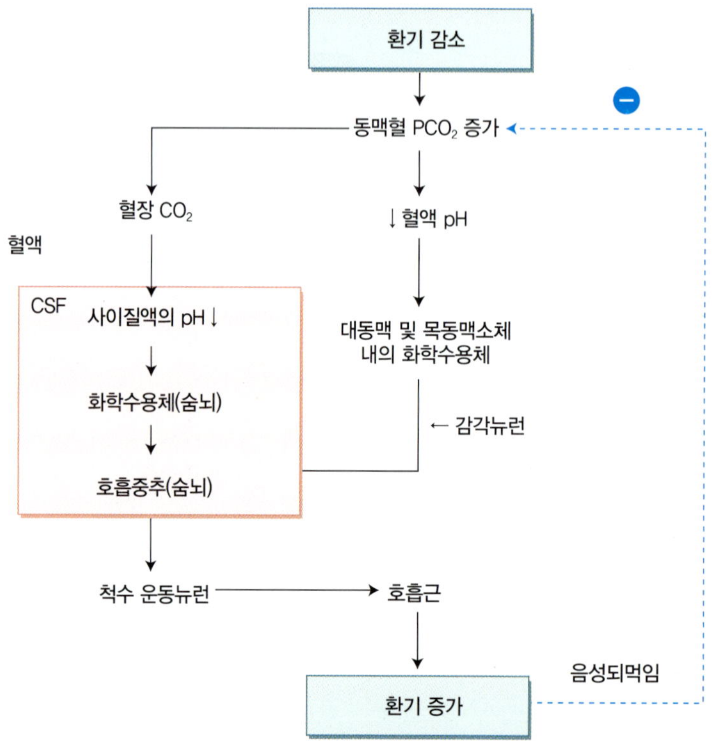

그림 5.22 화학수용체에 의한 호흡조절. 환기량 감소는 말초와 중추의 호흡조절에 영향을 미친다.

5.8 호흡이상

학습목표 호흡이상에 대해 알 수 있다

호흡기계는 생명과 바로 직결되는 매우 중요한 곳이다. 평상시 1분 동안 숨을 참기 어려우며, 뇌는 4분 동안 산소가 공급되지 않으면 괴사(necrosis)하게 되어 뇌세포가 파괴된다.

안정 시 성인의 정상호흡은 12~20회/min이며, 안정 시 일회호흡용적은 500mL로 들숨과 날숨이 주기적으로 변화하는 호흡곡선을 이룬다. 호흡이상은 조직대사 과정에 필요한 산소공급이 미흡하거나 조직대사 결과 발생한 이산화탄소가 폐를 통해 적절한 배출이 이루어지지 않는 상태를 말한다. 호흡이상의 원인은 질식, 외상, 화상, 독극물중독 등으로 인해 호흡계통의 상해 및 기도폐쇄, 혈액의 산소운반능력이상, 중추 호흡조절중추이상이나 말초 호흡조절계통의 이상 등과 염증성 질환에 의해서도 호흡이상이 발생할 수도 있다. 이러한 병적인 원인에 의해서 호흡의 빈도, 길이, 규칙성도 변화한다.

- **호흡의 빈도변화**
  - 빠른호흡(빈호흡, tachypnea): 호흡이 얕고 빈도가 증가하는 경우
  - 호흡곤란(dyspnea): 호흡이 어려운 상태
- **호흡의 깊이변화**
  - 과다호흡(호흡항진, hyperpnea): 호흡의 빈도에 관계없이 호흡의 깊이가 증가하는 경우
  - 호흡저하(hypopnea): 호흡의 빈도에 관계없이 호흡의 깊이가 감소하는 경우
- **호흡의 규칙성 변화(깊이와 속도의 변화)**
  - 체인-스톡스호흡(Cheyne-Stokes respiration): 교대성 무호흡으로 얕고 빠른호흡에서 점차 깊고 완만한 호흡으로 변하고 다시 얕은 호흡이 되었다가 호흡이 정지한다. 원인으로 혈액 내 이산화탄소의 감수성저하 및 호흡중추의 기능저하 때문이다. 중증 뇌질환, 혼수, 요독증(uremia), 심부전(heart failure) 환자의 임종 시 관찰된다.
  - 비오호흡(Biot respiration): 체인-스톡스호흡과 달리 호흡의 진폭은 변하지 않고, 같은 깊이의 호흡이 무호흡기간에 의해 중단된다. 뇌질환 및 뇌막질환에서 관찰된다.

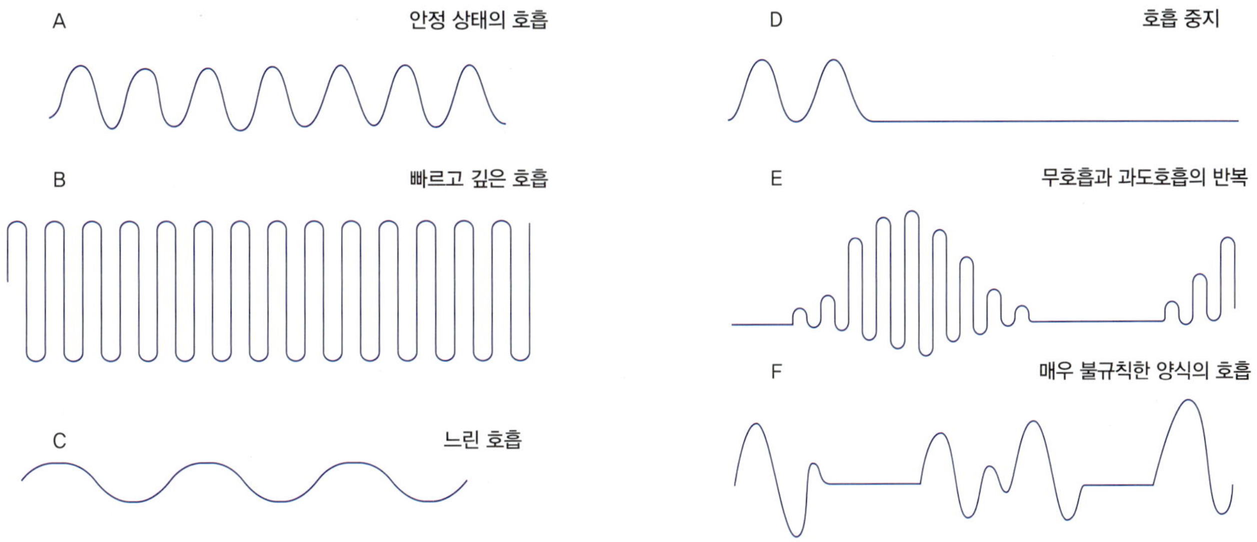

그림 5.23 **호흡 형태와 호흡곡선.** A: 정상호흡(eupnea), B: 과다호흡(hyperpnea), C: 호흡저하(hypopnea), D: 무호흡(apnea), E: 체인-스톡스호흡(Cheyne-Stokes respiration), F: 비오호흡(Biot respiration)

심화학습 Advanced Learning

동맥의 H^+ 변화에 따른 산-염기평형조절에 미치는 영향

앞서 중추화학적 호흡조절에서 언급한 것과 같이 H^+가 CO_2와 달리 혈액뇌장벽을 쉽게 통과할 수 없다. 중추화학수용체는 CO_2 유입에 의한 뇌세포외액 자체 내에서 발생하는 H^+에만 반응한다. 결국 동맥혈의 PCO_2 증가는 뇌척수액의 pH 저하시켜 중추화학수용체를 자극하지만, 동맥혈의 H^+의 농도 변화는 중추화학수용체에 영향을 미칠 수 없다.

동맥혈에서 CO_2로부터 유도된 H^+ 농도 변화는 말초화학수용체에 의해 탐지된다. 말초화학수용체는 대동맥소체(aortic body)와 목동맥소체(carotid body)에 존재하여 동맥 내 H^+ 변화에 크게 민감하다. PCO_2 변동과 관계없이 H^+ 변화에 따라 환기가 조절된다. H^+ 농도 변화는 비탄산의 첨가 또는 손실에 의해 변화된다. 동맥 내 H^+ 농도의 상승은 말초화학수용체에 의해 반사적으로 환기를 자극하고, 반대로 H^+ 농도 감소에 반응하는 말초화학수용체는 호흡작용을 반사적으로 억제한다. 예를 들어, 당뇨는 케토산을 과잉 생산하기 때문에 동맥의 H^+ 농도는 상승하고 기전에 따라 말초화학수용체가 환기를 자극하는 것이다(그림 5-24).

이 기전에 의한 환기변화는 신체의 산-염기평형을 조절하는데 매우 중요하다. 환기조절은 CO_2로부터 발생하는 H^+ 농도를 조절할 수 있다. 호흡기계는 H^+가 생성하는 CO_2의 배설을 변경시킴으로 산-염기에 중요한 역할을 한다.

대사성 원인(비호흡성 원인)에 의해 동맥 내 H^+가 증가하면 뇌줄기의 호흡중추는 반사적으로 호흡환기를 증가시키기 위해 자극되며, 호흡속도와 호흡의 깊이가 증가함으로써 정상보다 많은 양의 CO_2가 배출되어 CO_2가 제거되고 CO_2로 인해 형성된 산을 제거하는 것이다.

$$CO_2 + H_2O \rightleftharpoons H_2CO_3 \rightleftharpoons H^+ + HCO_3^-$$

반대로 동맥 내 H^+가 감소하면 폐환기는 감소하여 얕은 호흡을 형성한다. 대사작용에 의해 발생한 이산화탄소는 세포에서 혈액으로 확산되어 수소이온 양을 증가시켜 정상수준으로 회복된다.

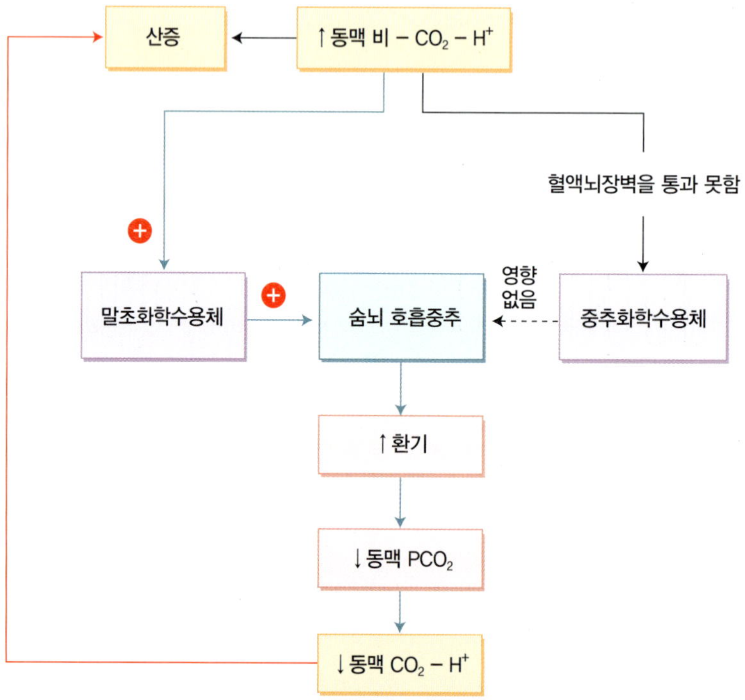

그림 5.24 동맥 내 수소이온이 환기에 미치는 영향

요약정리 및 문제 Summing-up & Test

1. 호흡계통은 환기과정을 통해 대기와 폐 사이에 공기를 교환한다.
2. 대기에서 들어온 공기가 호흡기계를 거처 폐포와 모세혈관 사이의 가스교환 과정을 (   )이라고 한다.
3. 혈액과 조직세포 사이의 가스교환 과정을 내호흡이라고 한다.
4. 호흡기도는 상부기도와 공기의 전도부분으로 공기의 이동통로로써의 역할을 한다.
5. 가스교환이 직접 일어나는 곳은 호흡부분으로 호흡세기관지, 폐포관, 폐포이다.
6. 외부공기와 폐포 속 공기의 교환을 (   )라고 한다.
7. 폐포와 모세혈관사이의 가스교환이 일어나는 부위를 (   )이라고 한다.
8. 폐포 속 공기와 혈액 사이 가스교환은 (   )에 의해 이루어진다.
9. 폐포벽은 I형 폐포세포에 의해 형성되고, II형 폐포세포는 표면활성물질을 분비하여 폐의 표면장력을 약화시켜 호흡운동을 원활하게 한다.
10. 호흡기도를 통한 폐환기는 대기압, 폐포내압, 가슴막내압을 이해하여야 하는데, (대)기압은 항상 760mmHg로 같고, 들숨 때 대기압보다 폐포내압이 낮아 공기가 유입되고, 가슴막내압은 폐포내압 보다 더 낮아 폐가 체벽에 붙어있으며, 날숨 때 폐포내압이 (대)기압보다 높아 공기가 배출되고, 가슴막내압은 폐포내압보다 낮아 폐가 체벽에 붙어있을 수 있다.
11. 폐내압과 가슴막안압 사이의 압력 차이를 (   )이라고 한다.
12. 어떤 원인에 의해 폐를 둘러싸고 있는 가슴막안에 공기가 비정상적을 찬 상태를 기흉(공기가슴증)이라고 한다.
13. 들숨의 4대 조건은 (   ), 가로막수축, 배부근의 이완, 표면활성물질 분비이다.
14. 기도저항(airway resistance)은 기도 내에 공기가 흐를 때 기체 분자간의 마찰 또는 기체와 기도 벽에 마찰에 나타나는 점성저항과 기류변화에 의한 관성저항 등을 의미한다.
15. 기도경유압과 가슴경유압, 호흡기도를 통한 공기의 이동은 기도저항의 영향을 받고, 기도저항이 증가하는 대표적 질환은 만성폐쇄폐질환(COPD)이다.
16. 산소의 대부분(98.5%)은 적혈구의 색소단백질인 혈색소와 결합한 형태인 산소혈색소(oxyhemoglobin) 형태로 운반되며, 나머지(2%)는 용해된다.
17. 이산화탄소는 물과 결합하여 중탄산이온으로 운반되는 것(약 70%) 이외에 혈색소 분자와 직접 결합된 카바미노혈색소단백질 복합체 형태로 이동되며(20%), 나머지는 용해되어(10%) 운반된다.
18. 산소분압과 혈색소의 산소포화도(%)와의 관계를 나타내는 곡선을 (   )이라고 한다.
19. 산소해리곡선의 오른쪽이동은 pH가 낮고, PCO_2 분압이 낮고, 체온이 높을 때, 2, 3-DPG농도가 높을 때이다.
20. 두 개 이상의 용적이 합쳐진 것을 용량이라고 한다. 호흡곡선은 안정 시 들숨과 날숨의 폐의 부피차이는 일회호흡용적과 같다.
21. 숨뇌의 호흡중추는 호흡근육으로 흥분을 보내어 자동호흡을 조절하는 호흡주기중추이며, 다리뇌는 지속성흡입중추와 호흡조정중추이다.
22. 중추화학수용체는 혈중의 PCO_2↑ → 뇌척수액의 pH↓ → 숨뇌의 화학수용체 자극 → 환기량이 조절된다.
23. 말초화학수용체는 대동맥소체와 목동맥소체에 존재하며, 혈액의 pH, PCO_2, PO_2, 변화를 감지한다.
24. (   )은 교대성 무호흡으로 임종 시 나타난다.

해답

2. 외호흡 6. 환기 7. 호흡막 8. 확산 11. 벽경유압 13. 바깥갈비사이근의 수축 18. 산소해리곡선 24. 체인-스톡스호흡

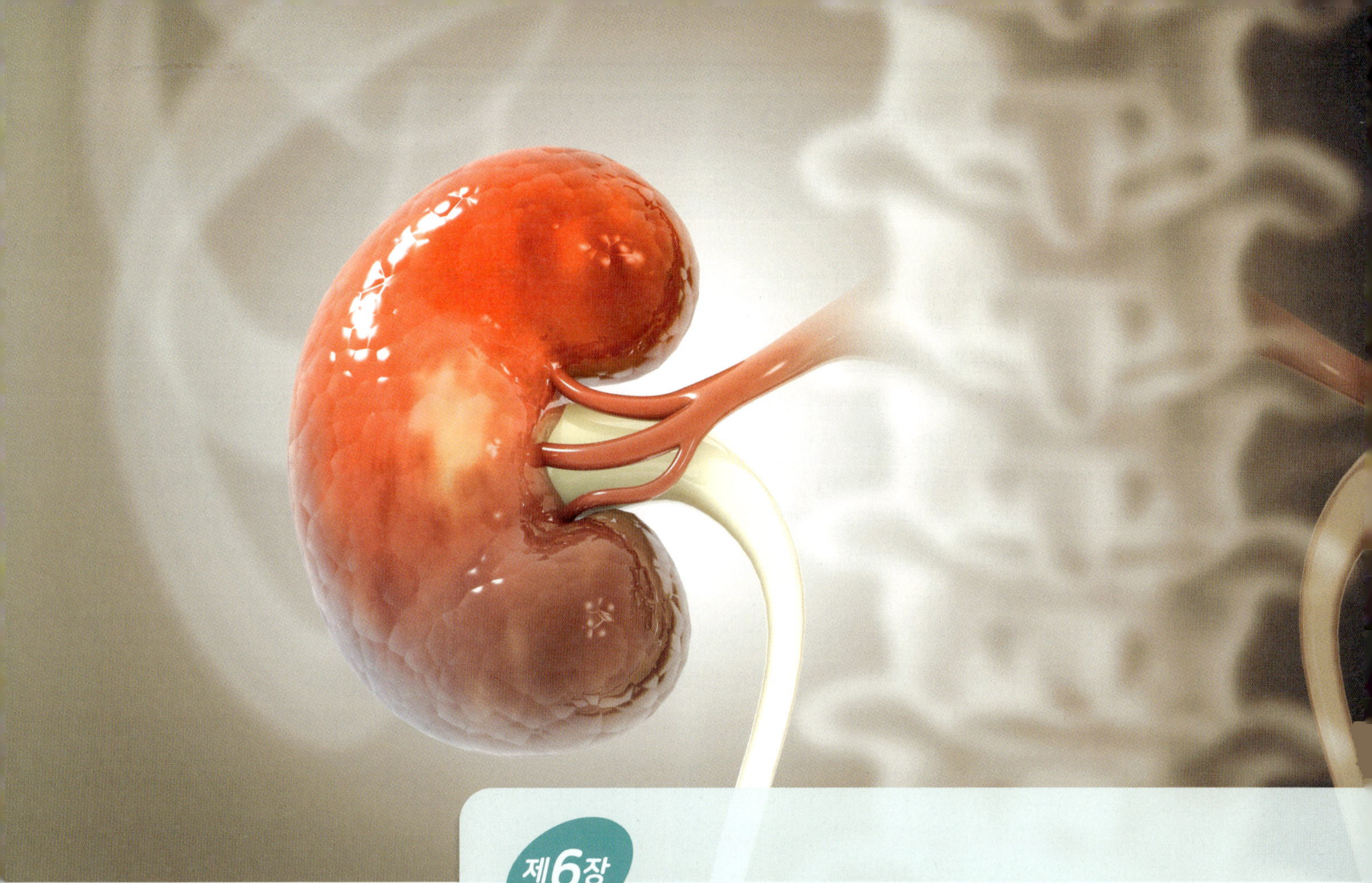

제6장

비뇨생리

PHYSIOLOGY

6.1 비뇨계통의 개요

학습목표 비뇨계통에 대해 알 수 있다

비뇨계통은 체내 대사활동에 의해 생성된 노폐물을 요를 통해 체외로 배설하는 기관이다.

비뇨계통(urinary system)은 소변을 통해 노폐물을 배설하고, 수분조절 및 항상성을 유지하는 4개의 기관으로 구성된다. 주요 기관으로 1쌍의 신장(콩팥, kidney), 1쌍의 요관(ureter), 1개의 방광(bladder), 1개의 요도(urethra)가 있다.

신장은 11번 등뼈와 3번 허리뼈 높이의 배안 뒷벽에 있는 적갈색 강낭콩 모양의 장기로 오른쪽 신장은 왼쪽 신장보다 약간 낮게 위치하며, 무게는 약 150g 정도로 3겹의 지지조직(supporting tissue)으로 싸여 있다. 내분비조절 및 신경조절에 의해 체내 세포외액의 용량 조절을 통해 삼투질 농도를 유지시키며, 염류 조성을 통한 혈장량을 조절하여 동맥혈압을 유지시키고, 이온성분의 양을 조절하여 여러 기관의 항상성을 조절한다. 안정 상태에서 심박출량의 20%의 혈액을 받으며 신(장)문(콩팥문, renal hilum)을 통해 혈관과 요관이 출입한다. 신장의 여러 기능 중 배설기관으로서의 역할은 혈액으로부터 대사과정을 통해 소변을 형성한다.

요관은 신장에서 방광으로 소변을 운반하고 방광은 소변의 일시적 저장소로 요관으로부터 소변을 받아 소변이 요도로 배설될 때까지 저장한다. 요도는 방광에서 체외로 소변을 배출시키는 관이다(그림 6-1).

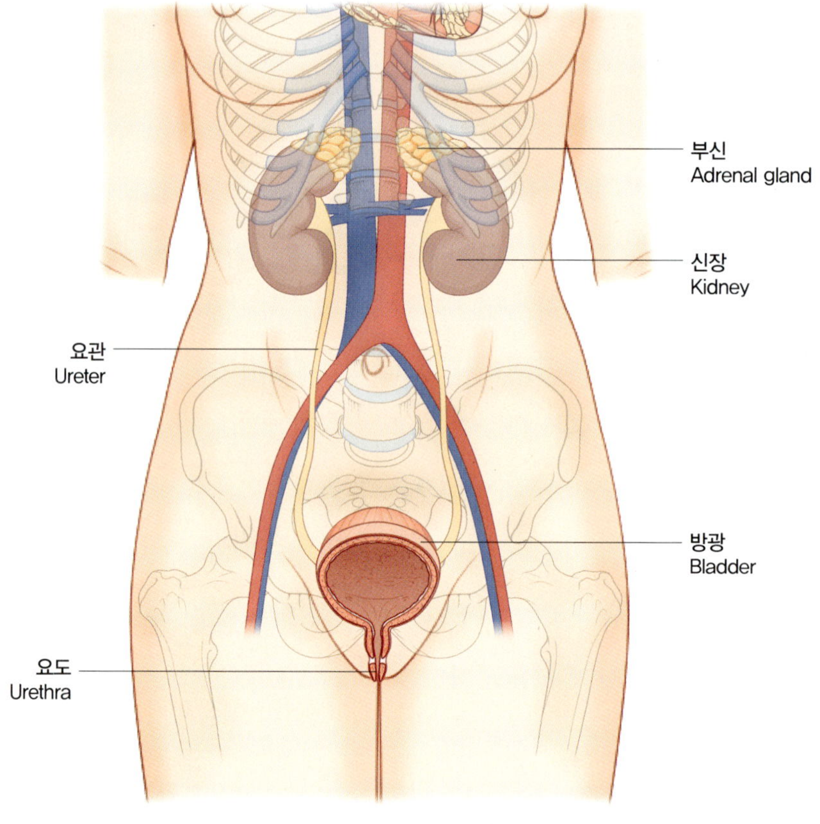

그림 6.1 **비뇨계통.** 비뇨계통은 소변, 요관, 방광, 요도로 이루어진다.

6.2 신장의 구조

학습목표 신장의 내부구조에 대해 알 수 있다

신장의 내부구조는 신장피질, 신장수질, 신우로 구분된다.

신장피질

신장피질(콩팥겉질, renal cortex)은 밝은 과립형태로 콩팥소체(renal corpuscle)와 토리쪽곱슬세관(근위곱슬세관, proximal convoluted tubule), 먼쪽곱슬세관(원위곱슬세관, distal convoluted tubule)으로 구성된다.

신장수질

신장수질(콩팥속질, renal medulla)은 8~15개의 원뿔모양 신장피라미드(콩팥피라미드, renal pyramid)로 되어있으며 그 속에는 헨레고리(콩팥세관고리, Henle loop)와 집합세관(collecting tubule)이 있다.

신우

신우(콩팥깔때기, renal pelvis)는 신장에 의해 만들어진 소변이 모여지는 곳으로 요관의 위끝부위를 형성하며, 신장피라미드 아래쪽 끝부분을 말한다. 신배(콩팥잔, renal calyx)는 신우에서 신우 가까운 쪽 잔 모양의 가장자리로 소변이 신배를 통해 신우로 모여 요관을 통해 방광으로 배출된다. 신(장)문(콩팥문, renal hilum)은 요관, 신동 · 정맥, 림프관 및 신경이 통과하는 곳이다(그림 6-2).

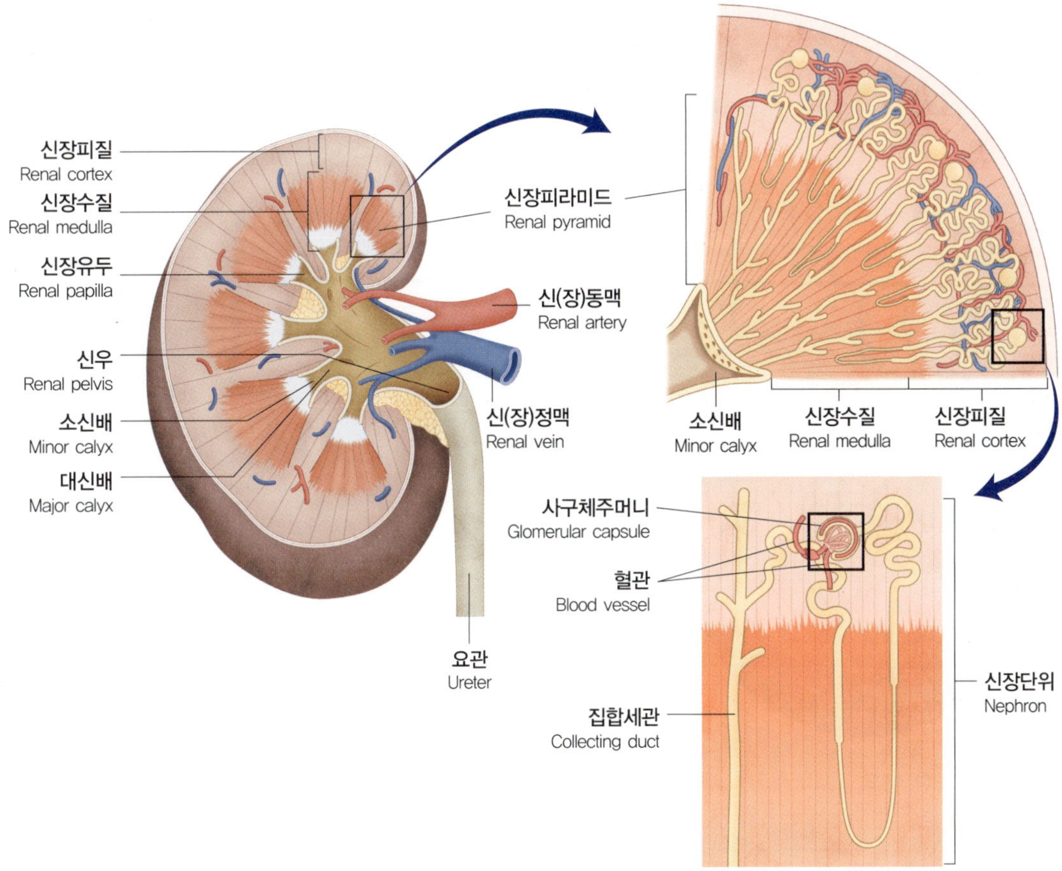

그림 6.2 **신장의 내부구조.** 신장피질, 신장수질, 신우로 구분된다.

6.2 신장의 구조

학습목표 신장의 혈액흐름에 대해 알 수 있다

신장혈액은 신(장)동맥에 의해 요를 생산하고 영양을 공급한다.

신장의 혈관은 폐나 간과 같이 산소와 영양분을 공급하는 영양혈관, 정화와 해독에 관여하는 기능혈관의 구분 없이 배대동맥(abdominal aorta)에서 분지된 1쌍의 신(장)동맥(콩팥동맥, renal artery)에 의해 혈액안의 노폐물을 걸러 요를 생산하고 신장조직에 영양을 공급한다. 안정 시 신(장)동맥은 심박출량의 20~25%를 신장으로 운반하여 혈액을 거르고, 운동 시 6~8%까지 줄어들어 근육 등에 혈액을 공급한다.

신(장)동 · 정맥의 출입부인 신(장)문(콩팥문, renal hilum)을 통해 신장단위(nephron)로 들어간 신(장)동맥의 혈액흐름은 구역동맥(segmental artery) → 엽사이동맥(interlobar artery) → 신장피질과 수질사이에서 활꼴동맥(arcuate artery)이 되고 → 신장피질로 향하는 소엽사이동맥(interlobular artery)으로 분지 → 소엽사이동맥에서 수입세동맥(afferent arteriole)이 되어 사구체주머니로 들어간 후 사구체(glomerulus)를 형성하고 → 수출세동맥(efferent arteriole)이 되어 사구체주머니를 나와 신세관 주위에서 모세혈관망을 이루어 세관주위모세혈관(peritubular capillaries)과 곧은혈관(직혈관, vasa recta)이 되어 신장단위피질(cortical nephron)과 수질옆신장단위(juxtamedullary nephron)에 공급되고 → 소엽사이정맥(interlobular vein) → 활꼴정맥(arcuate artery) → 엽사이정맥(interlobar vein) → 신(장)정맥(renal vein)이 되어 신장을 빠져나와 아래대정맥으로 들어간다.

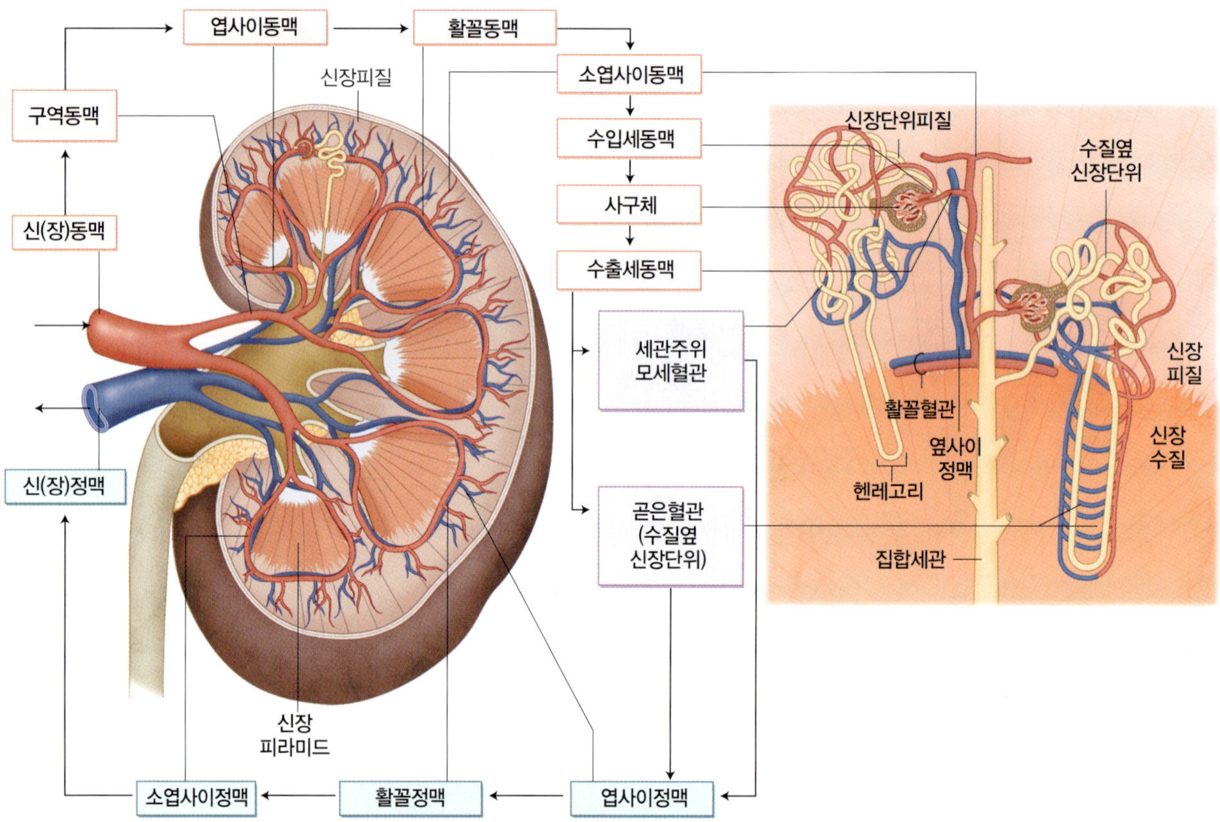

그림 6.3 신장의 혈액흐름

6.3 신장단위

학습목표 신장단위인 네프론에 대해 알 수 있다

신장단위은 신장의 기능적 단위이다.

한 쪽 신장에 약 1백만 개의 신장의 기능적 단위인 신장단위(콩팥단위, nephron)는 요 생성에 관여하는 가장 작은 기능적 단위로 그림 6-4와 같이 나눌 수 있다.

신장단위는 피질신장단위와 수질옆피질신장단위로 나뉜다.

신장단위 대부분은 신장피질 네프론이며 헨레고리 끝부분이 신장수질로 들어간다. 신장단위의 15~20%를 차지하는 수질옆피질신장단위(juxameduallary nephron)는 콩팥소체가 신장피질과 신장수질이 이행되는 부위 근처에 있는 신장단위고리가 신장수질 깊숙이 들어간 경우를 말하며, 요 농축에 관여하여 수분 보전에 기여한다. 신장피질에는 콩팥소체와 곱슬세관이 있다. 콩팥소체 중 사구체(토리, glomerulus)는 혈관부위로 모세혈관을 통과하는 혈액에서 압력 차이에 의한 여과(filtration)를 통해 물과 용질이 여과된다. 신장피질의 콩팥소체인 사구체주머니와 신세관의 토리쪽곱슬세관, 먼쪽곱슬세관과 신장수질의 헨레고리는 도관부로 여과액들이 통과하면서 재흡수과정을 통해 최종적으로 요로 바뀐다(그림 6-5).

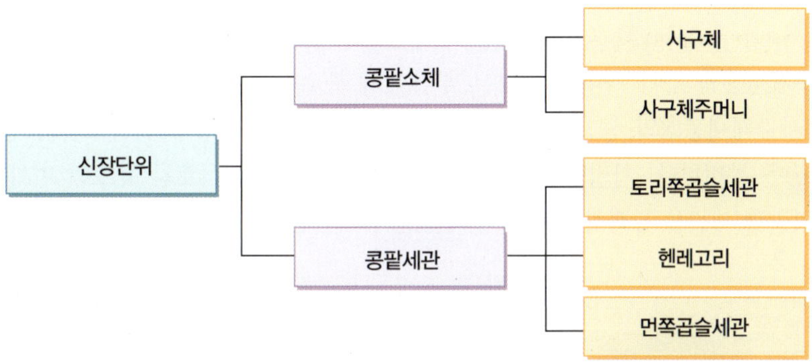

그림 6.4 신장단위의 구성. 신장단위는 소변 성분을 걸러내는 콩팥소체와 소변을 농축·운반하는 신세관으로 나뉜다.

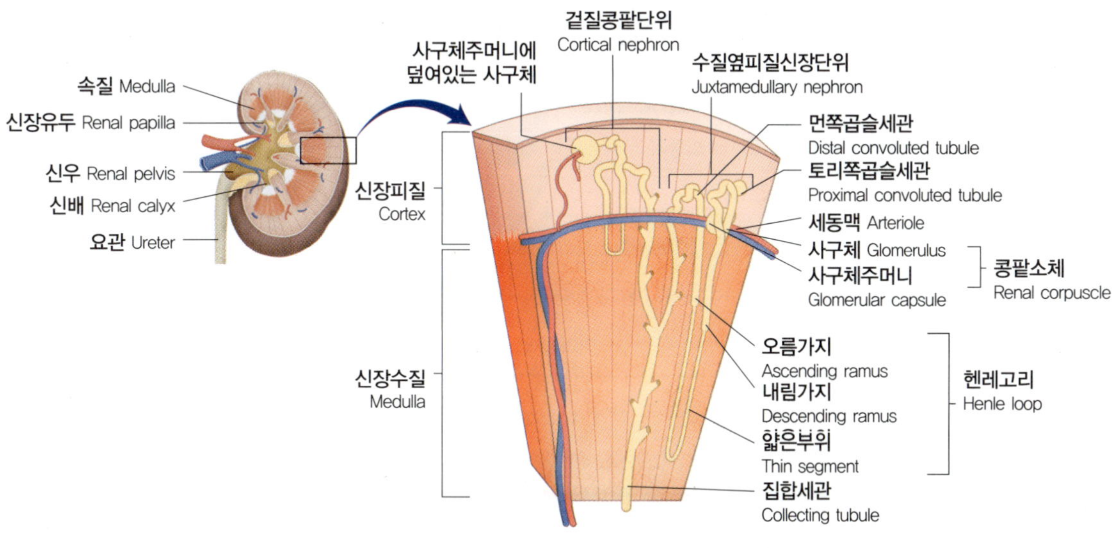

그림 6.5 신장단위의 구성. 신장단위는 기능적으로 혈관부인 사구체와 도관부인 세관으로 나뉜다.

6.3 신장단위

학습목표 콩팥소체의 구조와 기능에 대해 알 수 있다

콩팥소체는 혈관부인 사구체와 도관부인 사구체주머니로 이루어진다.

콩팥소체(renal corpuscle)는 수많은 모세혈관 덩어리인 사구체와 사구체를 싸고 있는 막성 구조인 사구체주머니로 구성된다(그림 6-6).

사구체의 혈관 구조는 일반적인 혈관형성과 달리 신(장)동맥이 사구체로 들어오는 들사구체세동맥이 되어 사구체주머니로 들어와 사구체모세혈관을 형성한 뒤 날사구체세동맥이 되어 사구체를 빠져나간다. 이후 세관주위의모세혈관이 되어 요생성과 농축에 관여하고 신(장)정맥이 되어 아래대정맥으로 흘러간다.

- **사구체** 토리, Glomerulus 사구체는 직경 150~250μm의 공 모양 구조물로 신(장)동맥에서 분지된 들사구체세동맥(수입소동맥, afferent arteriole)이 사구체주머니로 들어와 20~40개의 모세혈관 덩어리를 형성하고 있는 상태를 말한다. 이 모세혈관의 특이점은 일반적인 모세혈관과 달리 물질교환이 이루어지지 않으며, 혈구나 단백질 등은 여과되지 않고 포도당, 나트륨, 물, 요소 등의 작은 분자들이 여과된다.
- **사구체주머니** 토리주머니, Glomerular capsule 사구체주머니는 신세관의 시작부위를 모세혈관 덩어리인 사구체가 밀고 들어오면서 확장된 곳을 말한다.
- **사구체옆장치** 토리곁장치, Juxtaglomerular apparatus 사구체옆장치는 헨레고리 오름가지가 사구체 가까이 와서 먼쪽곱슬세관이 되어 들사구체세동맥과 날사구체세동맥 가지 사이를 지나는 부분에서 특수한 기능을 가진 장치를 말한다. 사구체옆세포(juxtaglomerular cell)는 들사구체세동맥의 신장 혈류가 감소하거나 나트륨의 재흡수가 감소하여 먼쪽곱슬세관의 나트륨이 많아진 경우 레닌(renin)을 분비한다. 치밀반(macula densa)은 신세관액의 나트륨 농도의 변화를 감지하여 사구체옆세포에 정보를 전달하는 역할과 세관을 통과하는 여과액 속도를 감지하는 기능이 있다.

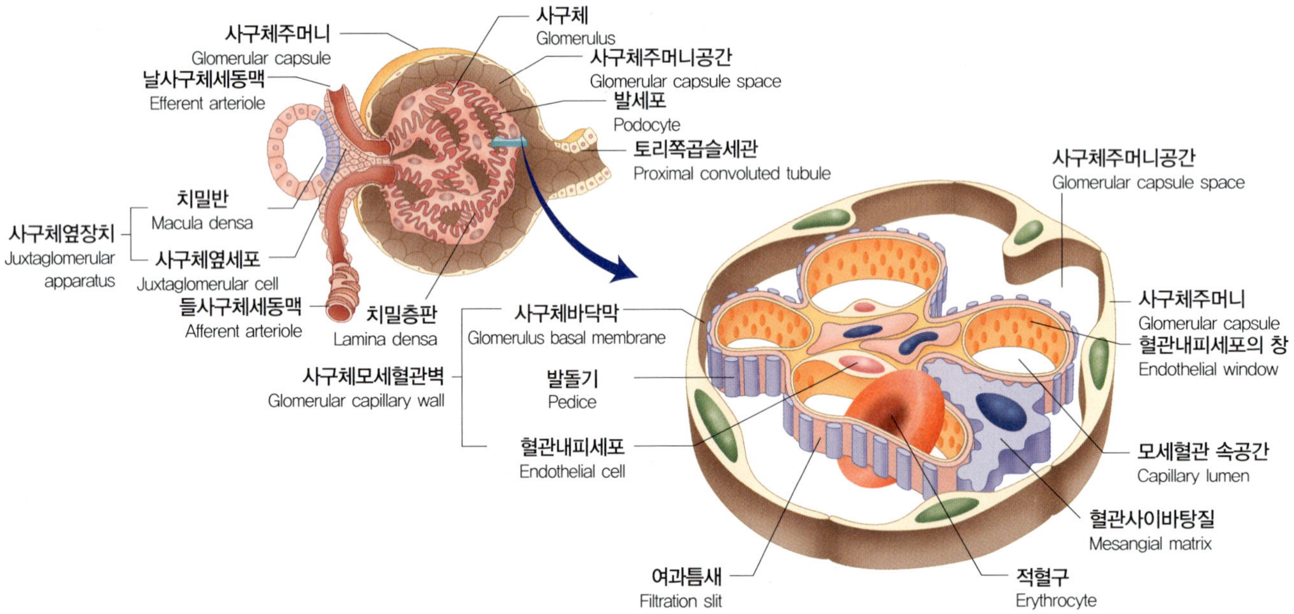

그림 6.6 **콩팥소체.** 사구체에서는 물질교환은 일어나지 않고 사구체주머니를 통해 여과만 이루어진다.

이해상자

사구체는 어떻게 사구체주머니로 노폐물을 걸러낼까?

세동맥은 모세혈관으로 나뉘고 세정맥을 형성하는 것이 일반적이지만, 신장 사구체의 모세혈관은 물질교환은 이루어지지 않는다. 즉, 들사구체세동맥(afferent arteriole)이 모세혈관을 통과한 뒤 날사구체세동맥(efferent arteriole)으로 흘러간다. 이때 사구체로 들어오는 직경이 큰 들사구체세동맥에 비해 날사구체세동맥의 직경이 현저히 작아 사구체의 모세혈관을 압박하여 압력 차이에 의해 물질이 여과된다.

6.3 신장단위

학습목표 신세관의 구조와 기능에 대해 알 수 있다

신세관은 사구체로부터 신우까지 연속으로 연결된 관이다.

토리에서 여과된 혈장과 같은 성분은 세관의 재흡수과정을 거쳐 소변으로 바뀌게 된다. 세관은 이중벽으로 구성된 도관으로 사구체를 싸고 여과액을 모으는 사구체주머니(glomerular capsule)에서 시작하여 토리쪽곱슬세관, 헨레고리, 먼쪽곱슬세관, 집합세관으로 구성된다. 헨레고리를 제외한 세관들은 모두 신장피질에 분포한다.

- **토리쪽곱슬세관.** 사구체에서 여과된 작은 분자들인 나트륨(Na^+)과 다른 용질 및 수분의 70% 정도가 등장성(isotonic)으로 재흡수 된다. 가장 중요한 기능은 나트륨의 재흡수이다.
- **헨레고리.** "U"자 모양의 콩팥세관고리(Henle loop)는 가는 마디 내림부, 가는 마디 오름부위, 굵은 마디 오름부로 구분되며, 여과된 나트륨의 15~25%가 재흡수 된다. 헨레고리의 중요한 물질교환의 가장 중요한 기전은 반류교환(countercurrent exchange)이다. 헨레고리의 내림부에서는 수분의 투과성이 높으나, 나트륨은 전혀 투과되지 않는다. 토리쪽곱슬세관을 거쳐 온 물질이 내림부에 도달하면 점차 고장성 액체로 변하여 삼투질농도가 최고에 도달한다. 반면에 헨레고리의 오름부에서는 내림부와 반대현상이 생기며, 나트륨 배출에 의해 저장성 액체가 된다. 즉, 토리쪽곱슬세관의 등장성 액체가 헨레고리를 빠져나갈 땐 저장성 액체가 된다.
- **먼쪽곱슬세관.** 신장단위의 사구체부위까지 올라가 모여서 들사구체세동맥과 날사구체세동맥 사이를 지나는 특수부위인 치밀반과 사구체옆세포인 사구체옆장치를 형성하고 집합세관에 이어진다.
- **집합세관.** 하나의 집합세관은 여러 개의 신장단위(nephron)에서 여과된 여과액을 모으며, 신장피질에서 속질로 내려가 신우(콩팥깔때기, renal pelvis)로 이어진다(그림 6-7).

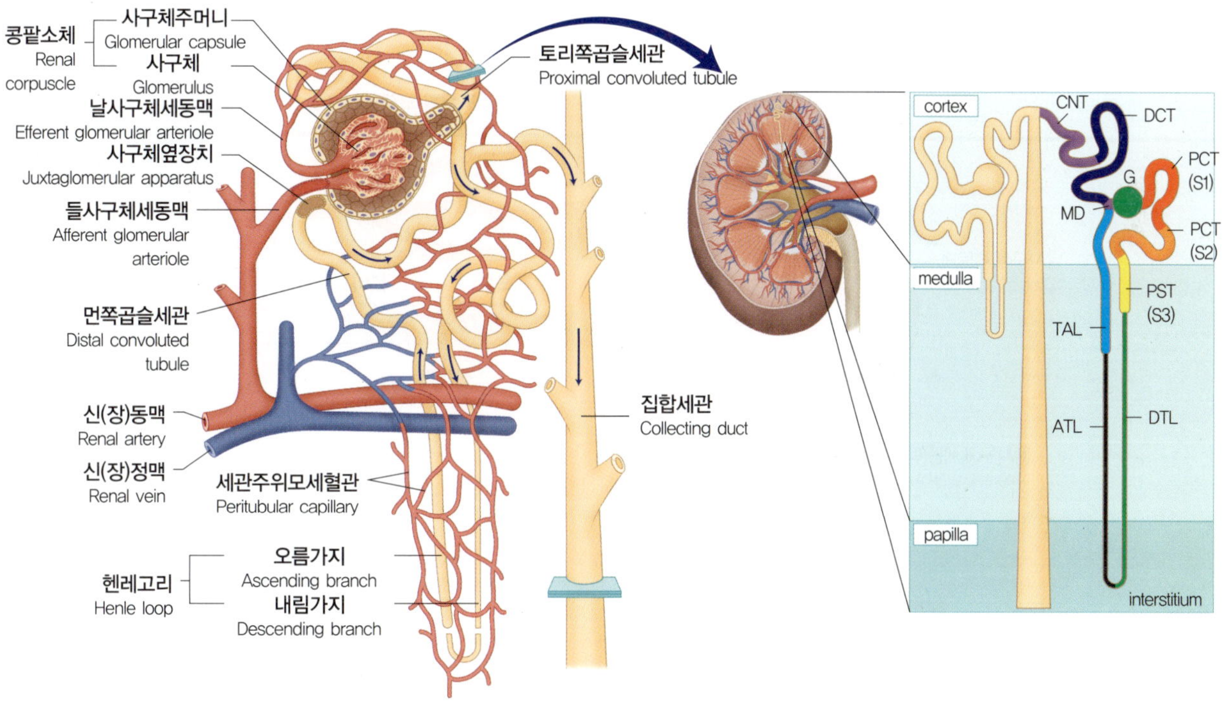

그림 6.7 **신세관.** 신세관의 가장 중요한 기능은 나트륨(Na^+)의 흡수와 배출이다.

6.3 신장단위

학습목표 신장단위의 기능에 대해 알 수 있다

신장단위의 기본적인 기능인 사구체여과, 신세관의 재흡수, 분비를 통해 요를 생성한다.

사구체여과 Glomerular filtration

사구체로 비교적 직경이 큰 혈관을 통해 혈액이 유입될 때 혈장의 20%만 여과되고 나머지 80%는 여과되지 않고 날사구체세동맥을 통해 세관주위모세혈관을 통해 정맥으로 유입된다. 혈구나 단백질 등은 여과되지 않고 물, 포도당, 나트륨, 요소 등 작은 분자들만 사구체주머니로 하루 약 180L 정도 여과되는데, 이는 전체 혈장의 양을 감안하며 하루 평균 60번 이상 여과되는 셈이다.

신세관의 재흡수 Tubular reabsorption

도관부인 신세관은 재흡수(reabsorption)를 통해 필요한 성분들을 신세관 주위혈관으로 모은다. 하루 약 180L 정도 사구체주머니로 여과된 혈장성분 중 겨우 1.5L 정도만 요로 배출된다. 토리쪽곱슬세관에서는 여과된 나트륨(Na^+)의 약 80%, 칼륨(K^+)은 100%, 포도당 등이 재흡수되며, 헨레고리의 반류교환(countercurrent exchange)을 통해 내림부에서는 나트륨을 배출하지 않아 고장액(hypertonic solution)이 되며, 오름부에서는 나트륨을 배출하여 저장액(hypotonic solution)이 된다. 특수 장치인 사구체옆장치에서는 나트륨의 재흡수가 감소된다. 먼쪽곱슬세관과 집합세관에서는 나트륨과 물을 조절하여 재흡수하며, 칼륨과 수소(H^+)이온을 분비한다.

신세관의 분비 Tubular secretion

사구체에서 여과되지 않은 80%의 혈장 성분 중에 날사구체세동맥에서 신세관 주위모세혈관으로 들어와 세관 속공간(lumen)으로 선택적 이동하는 것을 말한다. 세관 속공간으로 들어온 물질은 집합세관에서 신장수질의 유두로 내려가 신우에 연결된 후 요관을 지나 방광에 연결된다(그림 6-8).

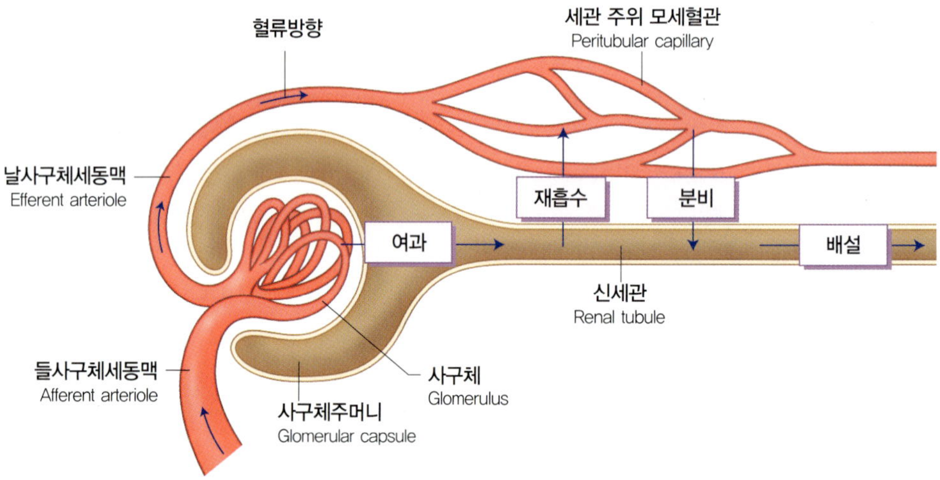

그림 6.8 **신세관의 재흡수와 분비.** 신세관에서 재흡수가 결정된다.

6.4 사구체의 여과

학습목표 사구체의 여과에 대해 알 수 있다

사구체에서 여과된 물질은 3개의 층을 지나 투과된다.

사구체에서 여과된 물질은 사구체막(glomerular membrane)을 형성하는 사구체모세혈관 벽, 바닥막, 사구체주머니 속 층 등 3개의 층을 지나 투과된다.

사구체막의 물질이동

사구체모세혈관의 구멍사이로 물과 용질이 통과하는데 3개의 층 중 첫 번째 층인 사구체모세혈관 벽의 투과성은 일반적인 모세혈관보다 100배 정도 더 높다. 두 번째 층인 바닥막은 아교질과 당단백으로 구성된 비 세포층이다. 혈장 단백질 중 가장 작은 알부민(albumin)은 여과될 수 있으나 대부분 억제되어 여과율이 1%에 그친다. 세 번째 층인 사구체주머니 속층은 발세포(podocyte)의 발돌기 사이의 여과 틈(filtration slit)을 통해 사구체주머니 속공간으로 흘러간다(그림 6-9).

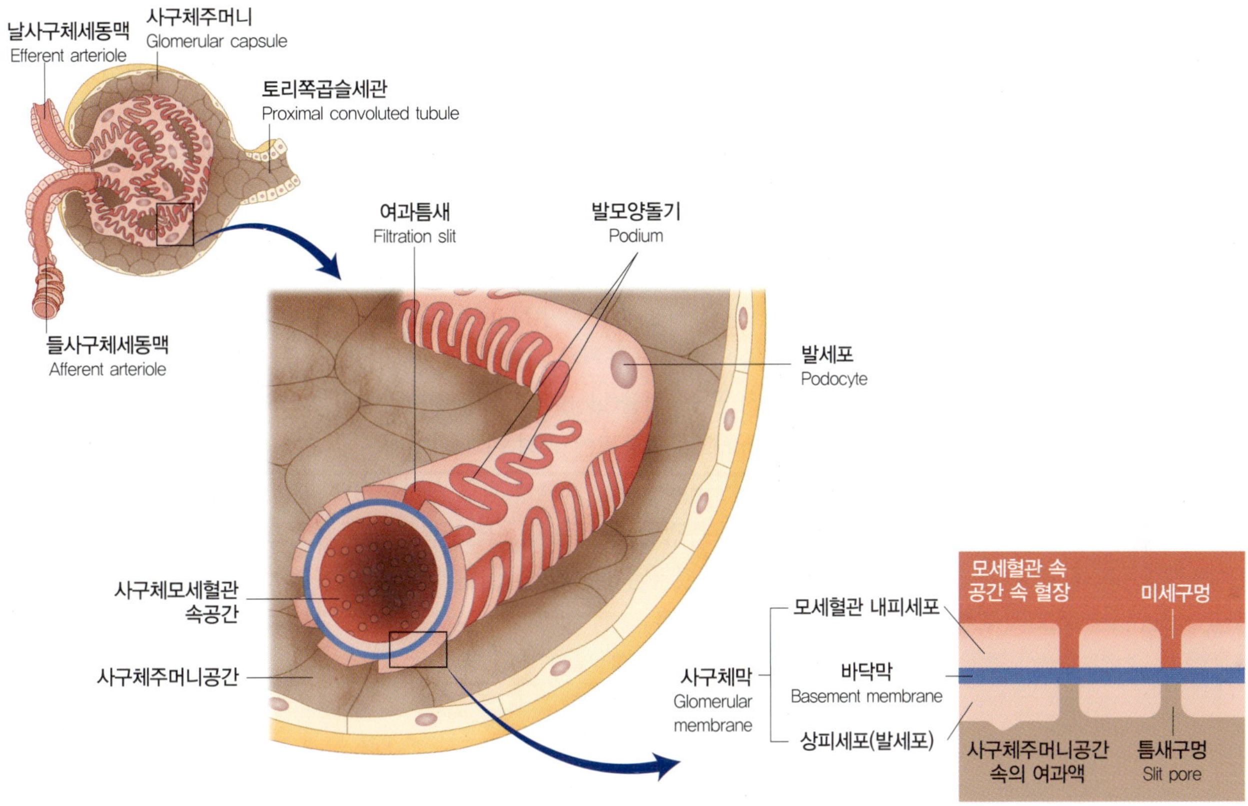

그림 6.9 **사구체막의 층.** 사구체막은 사구체모세혈관 벽, 바닥막, 사구체주머니 속층으로 되어 있다.

관련질환

단백뇨(알부민뇨, albuminuria)의 원인은 무엇인가?

정상인 경우 50~100mg/일 정도의 단백뇨가 나온다. 하루에 150mg 이상일 경우에는 유의해야 하는데, 단백뇨는 일시적으로 운동을 심하게 하거나, 발열 등에서 나타날 수 있지만 병적인 단백뇨는 신장의 직접적인 문제없이 혈중의 단백질이 특이적으로 증가하여 요로 배출되는 경우를 신장전성, 신장의 문제로 인해 신장성, 신우에서 요도에 생긴 질병에 의해 나타나는 신장후성 단백뇨로 나뉜다. 혈장단백질은 사구체막의 구멍에 비해 크기가 커서 여과되지 않으나 혈장단백질 중 가장 작은 알부민(albumin)은 여과될 수 있으나 대부분 여과가 억제된다. 바닥막의 당단백이 음전하를 띠기 때문에 음전하를 띠는 알부민이 배출되는 알부민뇨는 당단백은 음전하 분포의 변화가 생긴 경우이다.

6.4 사구체의 여과

학습목표 사구체의 여과에 대해 알 수 있다

사구체 여과의 힘은 4가지의 압력과 관련이 있다.

사구체여과에 관련된 힘은 사구체모세혈관 혈압, 혈장교질삼투압, 사구체주머니 내의 정수압, 사구체주머니 삼투압이다. 이들은 서로 상반된 두 힘의 차이에 의해 사구체여과율의 변화를 일으킨다(그림 6-10).

- **사구체모세혈관 정수압.** 사구체모세혈관압은 혈압에 의해 혈관 밖으로 밀어내는 압력으로 여과를 촉진한다. 들사구체세동맥이 날사구체세동맥보다 구경이 크고, 혈액의 유입량이 많아 높은 인체의 어느 모세혈관압력보다 높은 압력(55mmHg)을 유지할 수 있으며, 구멍의 크기가 작은 날사구체세동맥 저항성으로 인해 모세혈관 전체에 골고루 높은 혈압을 유지할 수 있다.
- **혈장교질삼투질 농도.** 혈장단백질은 사구체주머니로 여과되지 않고 사구체모세혈관에만 존재하므로 혈장단백질(콜로이드)의 분포 차이에 의해 삼투질 농도가 발생하여 사구체막을 두고 사구체주머니 속공간에서 사구체 쪽으로 당기는 압력(30mmHg)이 발생하여 여과를 억제한다.
- **사구체주머니 정수압.** 여과액에 의해 발생하는 압력(15mmHg)으로 사구체주머니에서 사구체 쪽으로 미는 힘이며 여과를 억제한다.
- **사구체주머니 삼투압.** 사구체주머니의 삼투압은 0mmHg이다. 따라서 여과를 촉진하는 압력과 억제하는 압력 차이인 순여과압은 55 − (30 + 15) = 약 10mmHg이다.

사구체여과율(GFR)은 1분간 여과된 혈장의 양이다.

신장을 통과하는 전체 혈류량은 평균 1,140mL/분이다. 이는 심박출량(5L/분)에 20% 이상 차지할 만큼 크며, 이 중 혈장의 20%가 사구체여과액이 된다. 신장은 체액환경의 안정성을 유지하기 위해 매 분마다 심장에서 박출되는 혈액을 신장으로 20~25%를 보내어 깨끗하게 한다. 정상적으로 사구체여과율(glomerular filtration rate, GRF)은 (여과상수(Kf) × 실제여과 원동력)이다. 신장 혈장 유통량의 20%가 10mmHg의 원동력에 의해 여과되기 때문에 남자의 경우 125mL/분, 여자의 경우 115mL/분의 속도로 하루에 160L가 여과된다. 사구체여과율 측정에 직접 쓰이는 것은 이눌린(inulin)의 사구체 청소율(glomerular clearance)을 이용하여 사구체여과율을 측정할 수 있는데, 이눌린은 재흡수나 분비가 일어나지 않고 소변으로 100% 배출되므로 혈장 이눌린 농도로부터 사구체가 걸러낸 혈장량을 계산할 수 있다. 이 밖에 만니톨(mannitol), 크레아티닌(creatinine) 등도 사구체여과율 측정에 쓰이기도 한다.

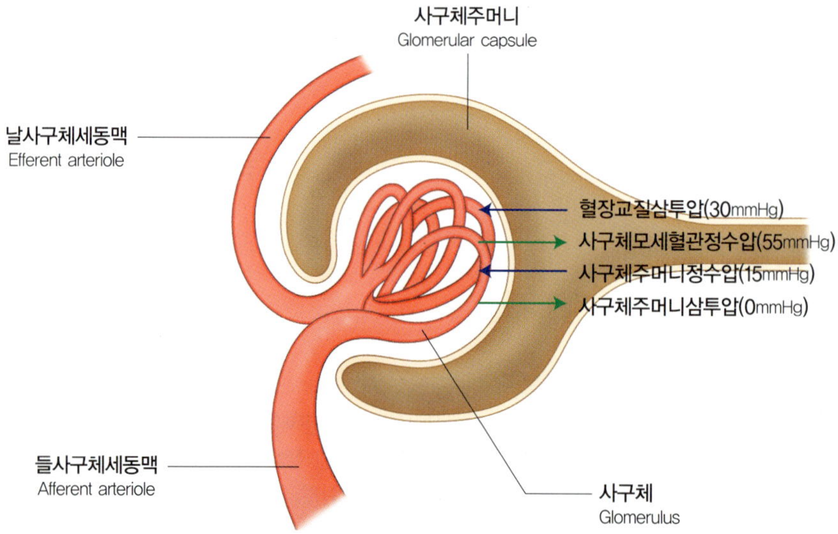

그림 6.10 **사구체여과에 작용하는 힘.** 사구체 쪽과 사구체주머니에서 미는 힘과 당기는 힘이 있다.

6.4 사구체의 여과

학습목표 사구체여과율 조절에 대해 알 수 있다

사구체여과율은 평균동맥압 변화에 의해 내인과 외인으로 조절된다.

평균동맥압은 수축기혈압과 이완기혈압의 평균으로 저항으로 작용하는 힘이다. 혈관의 평균동맥압에 비례하여 사구체여과율도 변하지만 항상성 조절에 의해 제한된 범위 내에서 혈압이 변하더라도 사구체모세혈관이 혈류량은 동일하게 유지되는 내인성과 외인성에 의해 자가조절(autoregulation)이 된다. 평균동맥압의 범위가 80~180mmHg 사이에는 내인조절에 의해 사구체여과율을 일정하게 유지하며, 평균동맥압이 80~180mmHg를 벗어나면 외인조절이 사구체여과율을 조절하여 평균동맥압을 유지시킨다.

사구체여과는 내인조절에 의해 조절된다.

근육성조절 Myogenic mechanism

근육성조절은 혈관 민무늬근의 고유기능으로 평균동맥압이 상승하면 → 들사구체세동맥이 늘어남 → 사구체여과율 증가 → 들사구체세동맥의 자동수축 → 사구체여과율이 감소하는 기전으로 평균동맥압이 감소할 경우 반대 현상이 일어난다.

신세관–사구체 되먹임 조절 Tubologlomerular feedback mechanism

이 기전은 사구체옆장치를 활용한 조절기전으로 치밀반(macula densa)은 신세관을 통과하는 여과액 속도를 감지하는 기능이 있다. 동맥혈압이 상승하면 → 사구체여과율 증가 → 먼쪽곱슬세관의 여과액 증가 → 치밀반을 지나는 신세관액(Na^+) 증가 → 사구체옆장치에서 활성 혈관인자 분비 → 들사구체세동맥 수축 → 사구체여과율이 감소하는 기전으로 동맥혈압이 감소할 경우, 반대 현상이 일어난다.

혈관사이세포조절 Mesangial cell mechanism

사구체의 혈관 사이질을 이루는 세포로 크고 작은 세포질 돌기가 다양하게 뻗은 불규칙한 모양을 이루며 사구체모세혈관 주위에 위치하는 세포이다. 혈압의 증가로 인해 사구체여과율이 증가하면 혈관사이세포가 늘어나고 반사적으로 혈관사이세포가 수축하여 모세혈관의 표면적이 감소함에 따라 사구체여과율이 감소하는 기전으로 혈압이 감소할 경우 반대현상이 일어난다(그림 6–11).

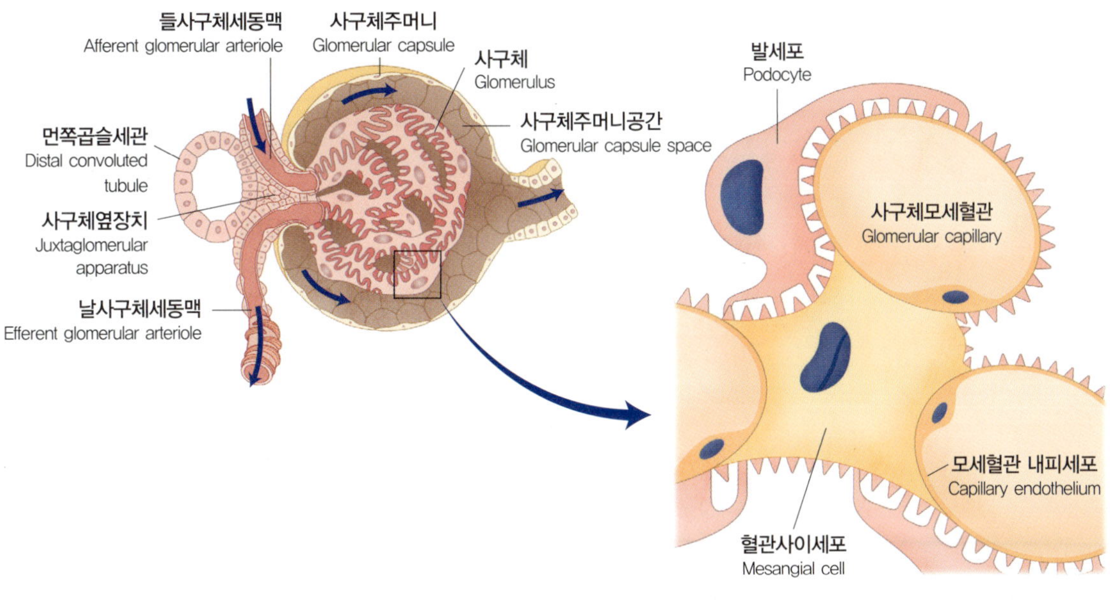

그림 6.11 **사구체여과율의 내인조절.** 혈관 민무늬 근육과 사구체옆장치와 혈관사이세포는 내인조절에 관여한다.

6.4 사구체의 여과

학습목표 사구체여과율 조절에 대해 알 수 있다

외인조절은 사구체여과율을 조절하여 평균동맥압을 유지시킨다.

교감신경계

신장은 심박출량의 20~25%를 받으므로 혈압의 변화는 사구체여과율 변화에 기인한다. 들사구체세동맥에 분포하는 교감신경계가 외인 사구체여과율 조절을 수행한다. 들사구체세동맥에는 날사구체세동맥보다 훨씬 많은 교감신경 혈관수축섬유가 분포하고 있다. 동맥혈압의 감소는 압력수용기의 흥분을 일으키고 교감신경의 흥분으로 들사구체세동맥이 수축하면 사구체로 들어오는 혈류량이 감소하여 사구체모세혈관의 혈압이 떨어져 사구체여과율 감소하여 요량이 감소되기 때문에 체액과 식염이 보존됨으로 동맥혈압이 증가하게 되는 기전이다. 반대로 과도한 물 섭취는 교감신경성 혈관수축 기능을 감소시키므로 반대 현상이 일어난다(그림 6-12). 부교감신경은 신장에 전혀 관여하지 않는다.

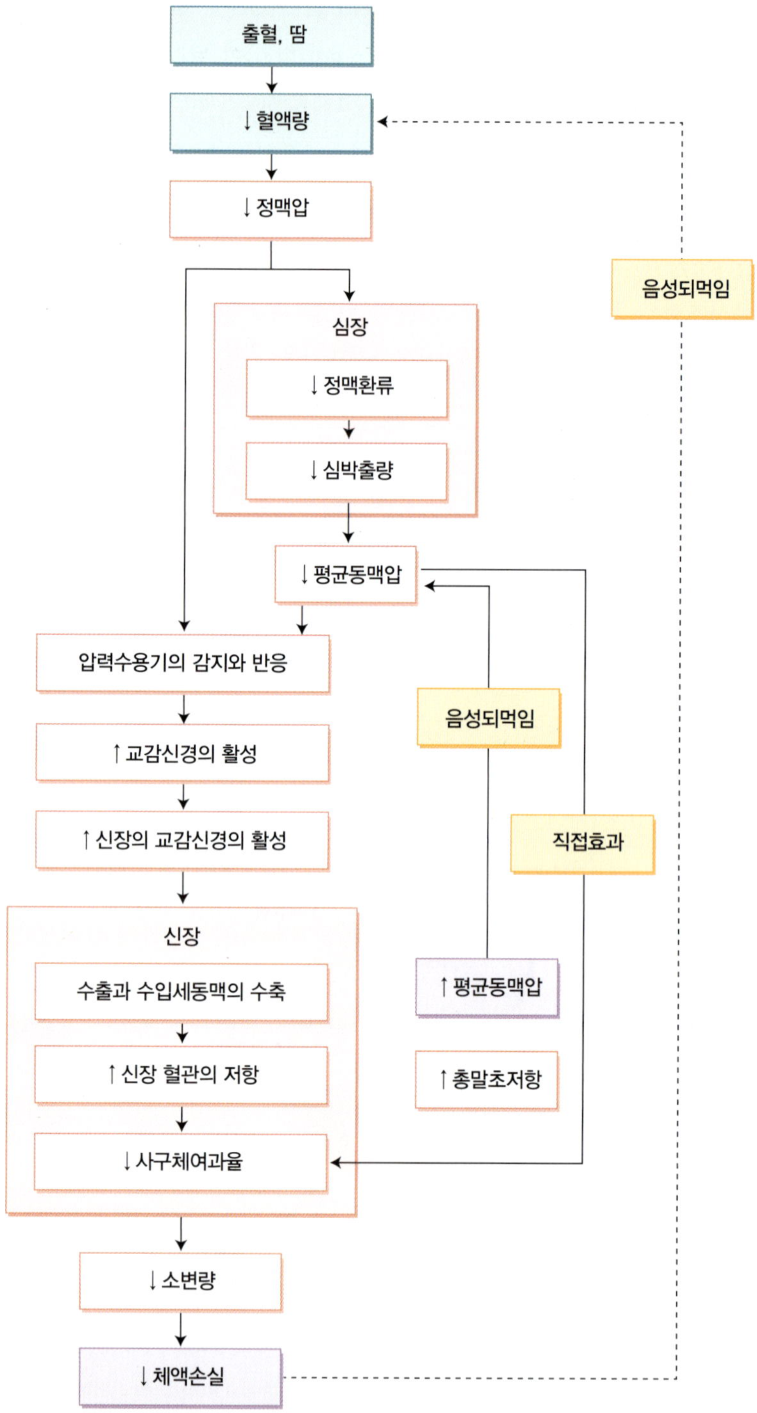

그림 6.12 **사구체여과율의 외인조절.** 교감심경계는 외인조절에 관여한다.

6.5 재흡수

학습목표 신세관의 재흡수에 대해 알 수 있다

신세관으로 혈장 성분 중 분자량이 작은 물질들이 여과된다.

혈장성분 중 단백질을 제외한 성분은 모두 여과된다. 사구체에 여과된 여과액은 노폐물을 비롯하여 포도당, 아미노산 등의 영양성분 및 전해질도 포함되어 있다. 하루 180L 중 178~179L은 신세관의 속공간에서 혈장으로 재흡수 되고 나머지 1.5L 정도는 소변으로 배출되며 과량으로 존재하는 물질인 경우 과량 분은 여과되어 소변으로 배출된다.

재흡수 기전은 에너지 필요 유무에 따라 수동적 재흡수와 능동적 재흡수로 나뉜다.

- **능동재흡수.** 능동재흡수(active reabsorption)는 물질의 능동운반으로 농도경사를 거슬러 세관 속공간에서 혈장으로 이동하는 것을 말한다. 포도당, 아미노산, 나트륨, 요산 등의 대부분 전해질이 여기에 속한다.
- **수동재흡수.** 수동재흡수(passive reabsorption)는 에너지가 필요 없는 전기 · 화학적 확산, 삼투압에 의해 세관 속공간에서 혈장으로 이동하는 것을 말한다(그림 6-13).

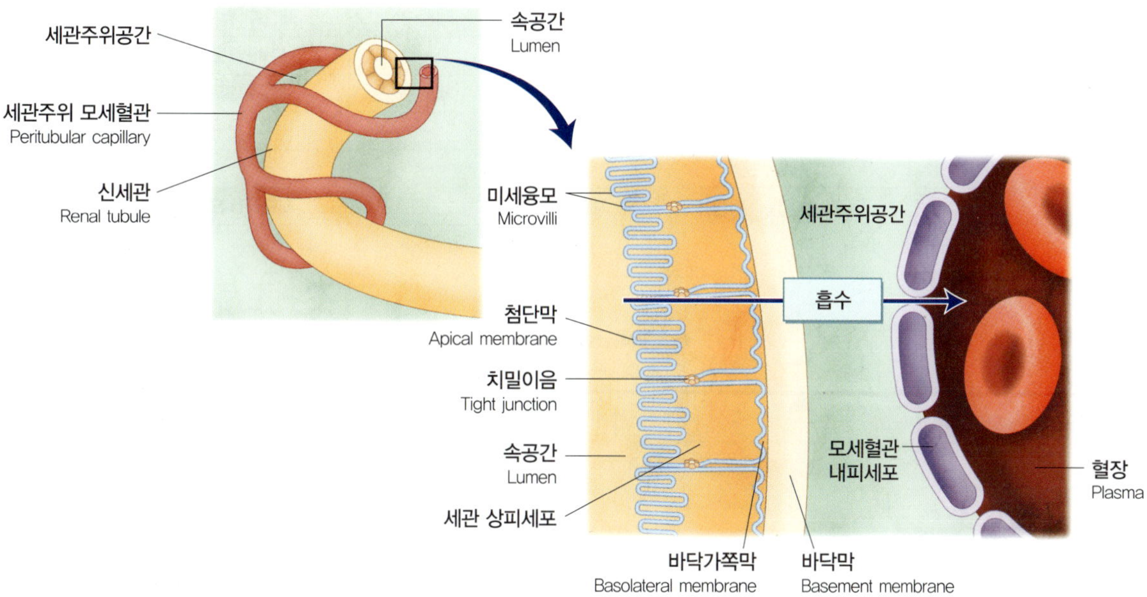

그림 6.13 **물질의 재흡수 단계.** 세관 상피세포 속공간 → 세관 상피세포 세포질 → 바닥의 첨단막 → 사이질 내 확산 → 모세혈관내로 흡수된다.

표 6.1 주요 물질의 여과율과 재흡수 과정

물질	여과량(/일)	재흡수량(/일)	재흡수율(%)	재흡수 과정
물	180L	178.5L	99.2	수동적(Na^+ 능동흡수와 관련)
포도당	800millimoles	800millimoles	100	능동적
나트륨(Na^+)	25.20moles	25.05moles	99.4	능동적
칼륨(K^+)	720millimoles	620millimoles	86.1	능동적
염소(Cl^-)	180.0moles	17.85moles	99.2	수동적(Na^+ 능동흡수와 관련)
요소(노폐물)	933millimoles	467millimoles	50	수동적(Na^+ 능동흡수와 관련)

6.5 재흡수

학습목표 각 물질의 재흡수와 분비 대해 알 수 있다

- **각 물질별 재흡수와 분비.** 토리쪽곱슬세관은 조절되지 않는 지속적 재흡수가 일어나는 곳이며, 헨레고리에서는 삼투경사에 의해 수분보존에 의해 요의 농축이 일어나고, 먼쪽곱슬세관에서는 재흡수와 분비가 조절되어 체액조절에 영향을 미친다. 단백질은 혈구와 함께 거의 여과되지 않지만 여과되는 것의 99%는 세포내이입(endocytosis)에 의해 토리쪽곱슬세관에서 흡수된다. 나트륨의 재흡수는 헨레고리 내림부를 제외한 곳에서 호르몬의 영향에 의해 재흡수가 일어나고 물의 흡수에 영향을 주어 요의 농축에 영향을 미치게 된다. 칼륨은 먼쪽곱슬세관에서 호르몬에 의해 재흡수가 아닌 분비가 조절된다. 포도당과 아미노산은 토리쪽곱슬세관에서 거의 모두 재흡수 된다. 노폐물인 요소(urea)가 집합세관에서 수송체에 의해 재흡수 되는 이유는 신장의 수질부위의 삼투농도를 증가시켜 수분 재흡수를 유도하기 때문이다.

표 6.2 신장단위의 부위별 재흡수와 분비

물질 부위	사구체여과	토리쪽곱슬세관	헨레고리		먼쪽곱슬세관	집합세관
			내림부	오름부		
단백질	×	재흡수(여과된 것)	–	–	–	–
나트륨	○	재흡수	–	재흡수	재흡수(알도스테론)	재흡수
칼륨	○	재흡수	–	–	분비(알도스테론)	분비
칼슘	○	–	–	재흡수	재흡수(알도스테론)	–
포도당, 아미노산	○	재흡수(과량분비)	–	–	–	–
요소	○	재흡수, 분비	–	–	–	재흡수
물질 부위	○	재흡수(Na^+ 영향)	재흡수	–	재흡수(바소프레신)	재흡수

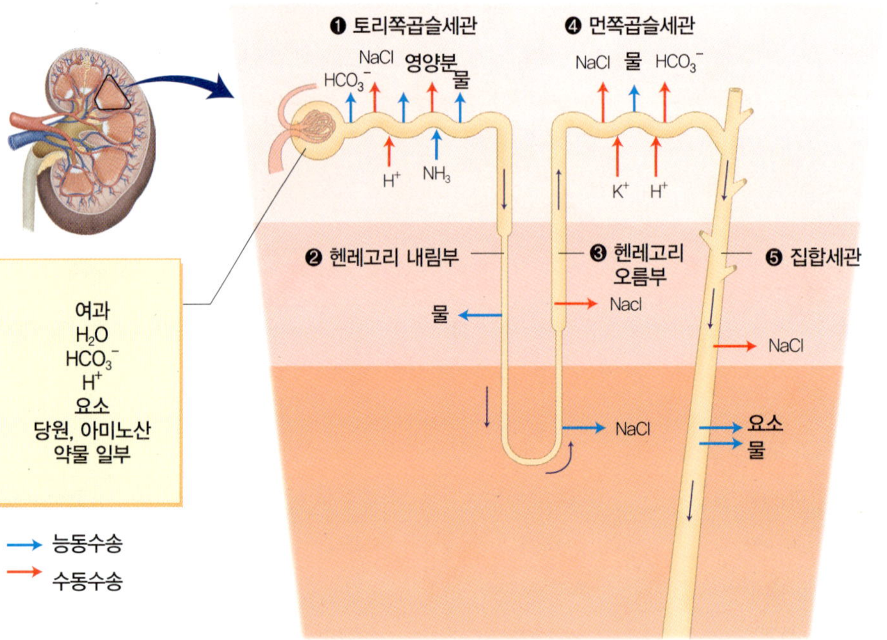

그림 6.14 각 물질별 신장단위 재흡수와 분비. ❶ 토리쪽곱슬세관의 재흡수와 분비. ❷ 헨레고리 내림부의 수분 재흡수. ❸ 헨레고리 오름부의 용질 흡수. ❹ 먼쪽곱슬세관의 재흡수와 분비. ❺ 집합세관의 재흡수와 분비

6.5 재흡수

학습목표 나트륨 재흡수에 대해 알 수 있다

나트륨은 헨레고리 내림부위를 제외한 신세관 전체 부위에서 재흡수 된다.

나트륨(Na^+)이 여러 물질의 재흡수에 영향을 미치기 때문에 먼저 나트륨의 능동재흡수의 이해가 선행되어야 한다.

신세관에서의 재흡수

신세관 속공간에서 상피세포 내로 확산되어 토리쪽곱슬세관 세포로 이동되고 Na^+−K^+ ATP ase 운반체에 의해 사이질액으로 이동한 뒤 농도기울기에 의해 확산되어 신세관주위공간(측면공간)에서 세관주위모세혈관으로 재흡수 된다(그림 6−15). 토리쪽곱슬세관에의 나트륨 재흡수는 포도당, 아미노산, 물, 염소의 재흡수에 영향을 미친다. 나트륨의 농도기울기에 의해 수동적으로 염소(Cl^-)가 재흡수 된다. 헨레고리 오름부에서의 나트륨 재흡수는 요의 농축을 결정하는 데 중요하다(표 6−3).

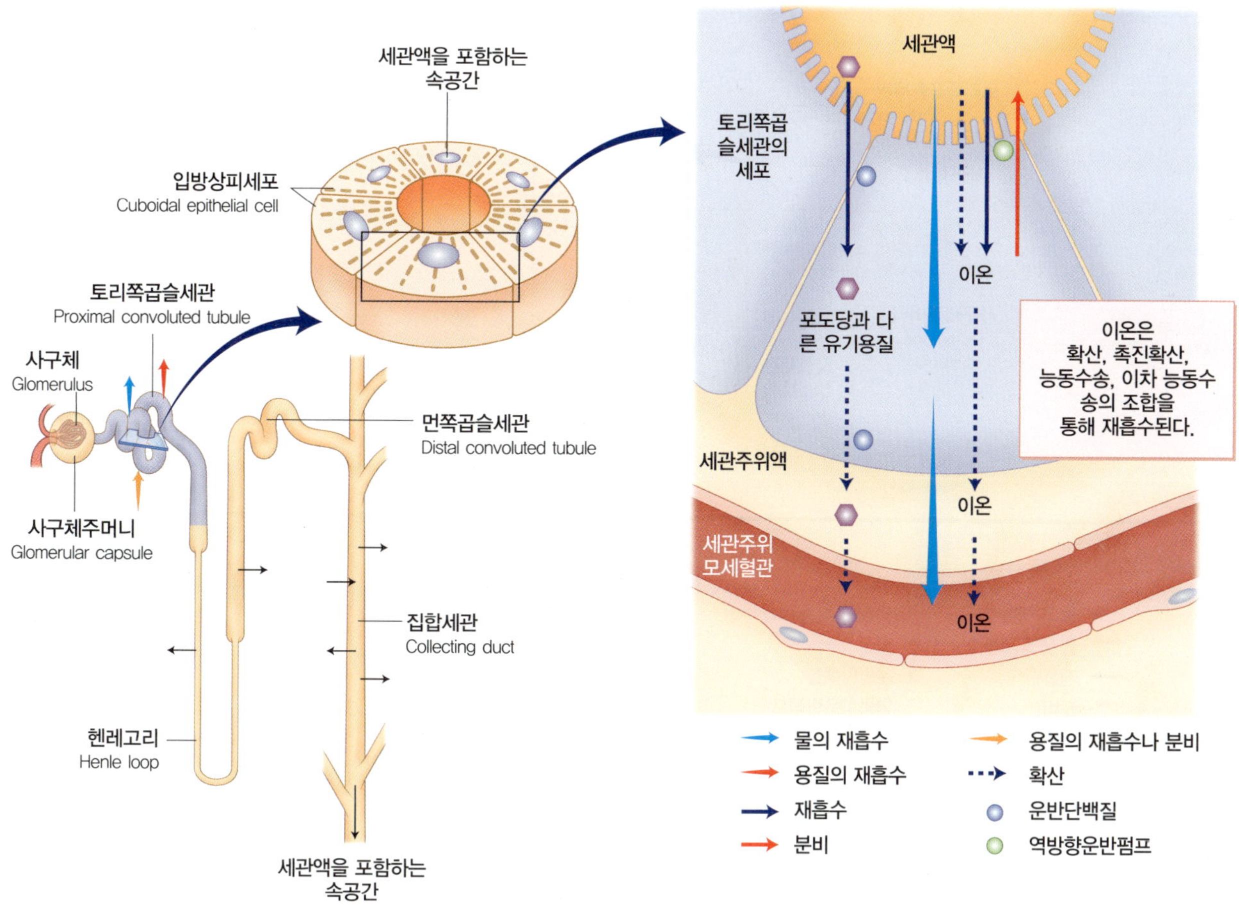

그림 6.15 **토리쪽곱슬세관에서의 나트륨 재흡수.** 나트륨의 능동수송은 나트륨- 칼륨펌프에 의해 토리쪽곱슬세관과 상피세포 사이의 농도차이에 의해 상피세포로 들어간다. 이때 포도당, 아미노산 등의 다른 이온들과 공동수송 된다.

표 6.3 나트륨 재흡수의 영향

나트륨 재흡수 장소	재흡수율	재흡수 기전	나트륨 재흡수가 미치는 영향
토리쪽곱슬세관	67%	일정량이 흡수	포도당, 아미노산, 물, 염소, 요소의 재흡수
헨레고리(오름가지)	25%		염소의 재흡수, 요의 농축
먼쪽곱슬세관과 집합세관	8%	내분비조절	세포외액, 동맥혈압, 칼륨, 수소이온 분비

6.5 재흡수

학습목표 나트륨 재흡수에 대해 알 수 있다

먼쪽곱슬세관과 집합세관에서의 재흡수

알도스테론(aldosterone)에 의해 재흡수가 촉진되어 나트륨이온통로에 의해 내강 벽으로 이동되며, 세포외액과 동맥혈압에 영향을 미친다. 조직 내 나트륨 함량이 낮으면 부신피질의 전해질 조절호르몬인 알도스테론의 생산이 촉진된다. 먼쪽곱슬세관과 집합세관에서의 나트륨 재흡수를 증가시키기 위해 우선 사구체옆장치의 과립세포에서 혈압이 감소할 경우, 염화나트륨(NaCl) 양이 감소할 경우, 혈압의 하강으로 인해 교감신경이 흥분할 경우에 레닌(renin)이라는 호르몬이 분비된다. 레닌은 먼쪽곱슬세관에서 나트륨의 재흡수를 촉진하고, 이에 따라 염소(Cl^-)는 수동적으로 재흡수 된다. 이러한 나트륨의 체내 저류는 삼투질 농도를 조절하여 물을 저류시킴으로 인해 세포외액량을 늘여 혈장의 총량을 증가시킴으로써 혈압에 영향을 미친다(그림 6-16). 레닌-안지오텐신-알도스테론계에 의한 알도스테론의 분비는 나트륨 재흡수로 인해 나트륨을 체내에 보존시키므로 세포외액량을 늘여 항상성을 유지하는 데 기여한다(그림 6-17).

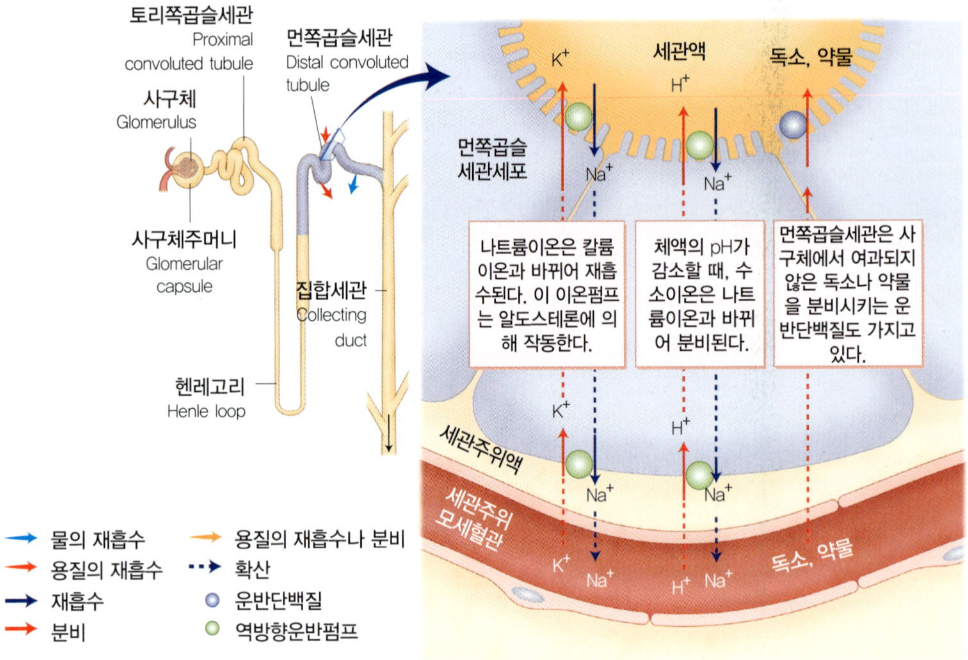

그림 6.16 먼쪽곱슬세관에서의 나트륨 재흡수. 나트륨의 흡수는 염소이온을 수동적으로 재흡수 시키고, 칼륨 분비와 짝을 이룬다.

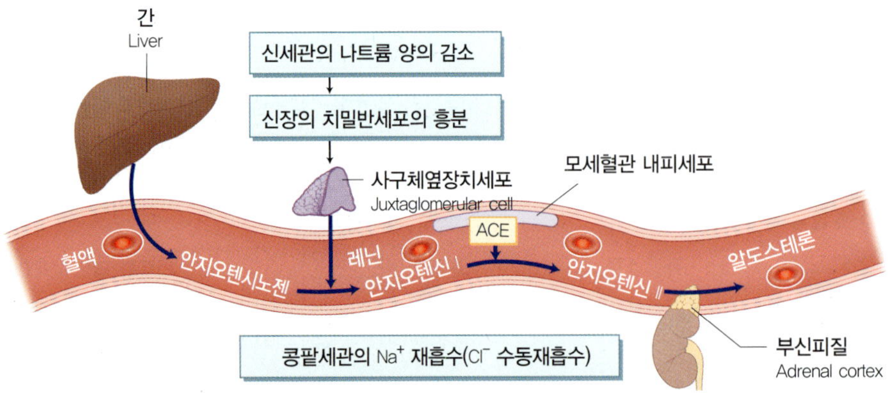

그림 6.17 레닌-안지오텐신-알도스테론계. 알도스테론은 먼쪽곱슬세관에서 나트륨 재흡수에 관여한다.

6.5 재흡수

학습목표 수분 재흡수에 대해 알 수 있다

이온의 재흡수는 삼투경사를 만들어 수분 재흡수를 일으킨다.

토리쪽곱슬세관에서의 재흡수

Na^+−K^+ ATPase 운반체에 의해 신세관에서 재흡수된 나트륨(Na^+)으로 인해 염소(Cl^-)가 전압 차이로 수동적인 재흡수가 일어나고, 그 결과 삼투질 농도 차이에 의해 토리쪽곱슬세관과 헨레고리에서 80%의 물이 강제적으로 재흡수(obligatory reabsorption)된다(그림 6−18).

헨레고리에서의 재흡수

반류교환(countercurrent exchange)의 원리에 의해 재흡수 된다(이해상자 참고).

먼쪽곱슬세관과 집합세관에서의 재흡수

나머지 20%는 항이뇨호르몬(antidiuretic hormone, ADH)에 의해 아쿠아포린(aquaporin or water channel)을 통해 촉진재흡수(facilitative reabsorption)가 일어난다. 아쿠아포린의 발현으로 수분이 재흡수 되면서 원뇨가 급격히 농축되는데, 이때 신세관 내 요소 농도의 증가로 인해 요소가 신장수질 부위로 확산되어 재흡수 되기도 한다.

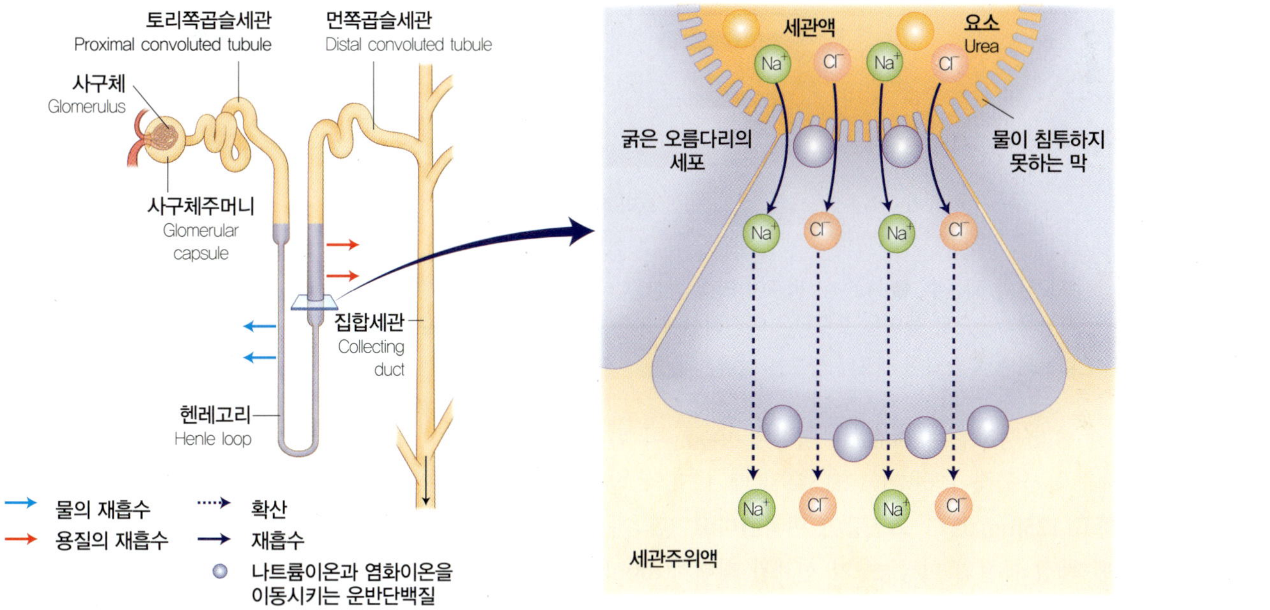

그림 6.18 **신장의 피질과 수질의 삼투질 농도경사에 따른 수분의 투과(소변의 농축과정).** 토리쪽곱슬세관에서는 나트륨에 의해 강제적 재흡수가 되고 헨레고리 내림부에서는 용질은 투과되지 않으나 수분은 투과되어 흡수되며, 오름부에서는 용질만 투과되고 수분은 투과되지 않는다. 먼쪽곱슬세관에서는 호르몬에 의한 촉진재흡수가 일어난다.

이해상자

헨레고리의 반류교환의 원리는 무엇인가?

막을 경계로 하여 두 용액을 역방향으로 흐르게 함으로서 삼투작용이 잘 일어나게 되는 원리를 반류교환이라고 하며, 신장에서 일어나는 99% 물의 재흡수를 반류교환의 원리로 설명한다. 가는 혈관을 곧은혈관이라고 하며, 신장단위와 곧은혈관의 역류작용으로 소변을 농축시킨다. 항이뇨호르몬(ADH)이 높은 경우, 신장피질에서 신우에 가까운 유두로 들어가면서 조직의 삼투농도가 점점 높아져서 곧은혈관의 끝과 헨레고리 회전부가 있는 유두에서는 1,200mOsm/L(혈장삼투압의 4배)에 이른다. 헨레고리 내림부에서는 삼투물질 농도가 점점 증가되고 회전부에서는 최고조에 달하지만, 오름부에서는 농도가 다시 낮아진다. 수분은 주위 조직의 삼투물질 농도가 점점 높아진 부위를 거슬러 유두 쪽으로 흐르기 때문에 수분의 수동적 흡수가 일어난다. 그러므로 소변은 신장수질의 삼투물질 농도가 다시 증가되어 최고치 1,200mOsm/L인 고장성이 된다. 이러한 신장의 소변 농축과정이 반류교환설이다.

6.5 재흡수

학습목표 포도당 재흡수에 대해 알 수 있다

포도당과 아미노산은 나트륨 이동에 의존한 이차능동수송 방법으로 재흡수된다.

사구체에서 여과된 포도당과 아미노산은 토리쪽곱슬세관에서 완전히 재흡수 되기 때문에 요로 배설되지 않는다. 토리쪽곱슬세관에서 Na^{+}-K^{+} 펌프에 의해 형성되는 속공간과 세포 사이의 나트륨 농도기울기로 인한 확산에 의해 사이질액으로 이동할 때 동반수송계인 나트륨-포도당 공동수송운반체에 의해 에너지 소모 없이 토리쪽곱슬세관 세포내로 들어와서 포도당 운반체(glucose carrier)에 의해 세관주위모세혈관으로 재흡수 된다(그림 6-19).

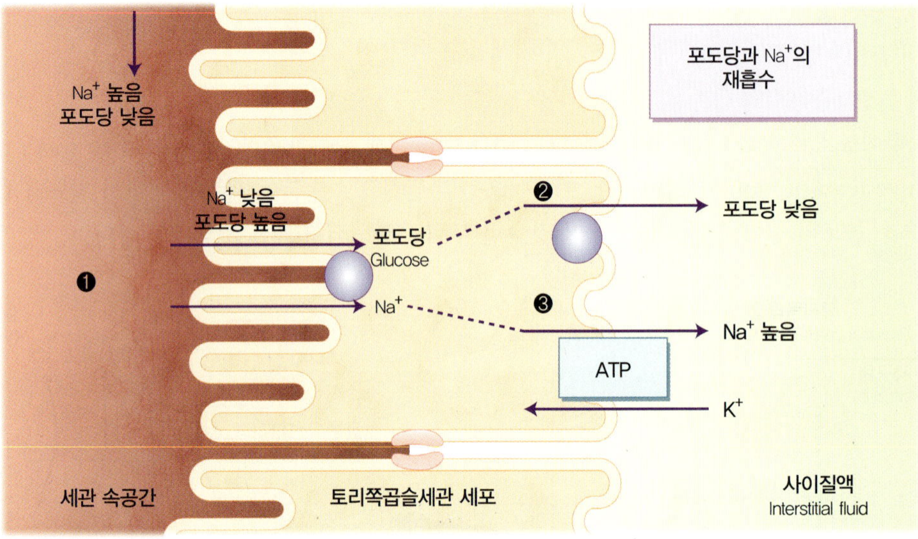

그림 6.19 **포도당의 재흡수.** ❶ Na^{+}-K^{+} 펌프에 의해 형성된 나트륨의 농도기울기에 의해 나트륨-포도당 공동운반체가 작동한다. ❷ 이차능동수송으로 들어온 포도당은 촉진확산에 의한 세관주위모세혈관으로 재흡수 된다. ❸ Na^{+}-K^{+} 펌프에 의해 세포 밖으로 나트륨이 수송되어 세포내 농도는 낮아진다.

포도당의 혈장 농도는 100mL/dL 혈장에 100mg이 함유되어 있다. 즉 사구체여과율이 125L/분일 때 125L의 혈장이 여과되고 125mg/dL의 포도당이 여과된다고 생각하면 된다. 어떤 특정 물질의 혈장농도가 신세관 최대치(tubular maximum, Tm)에 이르면 요에 나타나게 되는데, 이때의 혈장 농도를 신장역치(renal threshold)이라 하고, 포도당의 세관 최대값은 375mg/분이며, 사구체여과율(GFR)이 125mL/분일 경우 포도당의 신장역치는 300mg/100mL이다. 혈당 농도가 375mg 이상에서는 포도당 운반체가 모두 포화되어 더 이상 포도당의 재흡수량이 증가하지 않게 되는데, 이 시점을 포도당 최대치(glucose trasport maximum)라고 한다(그림 6-20).

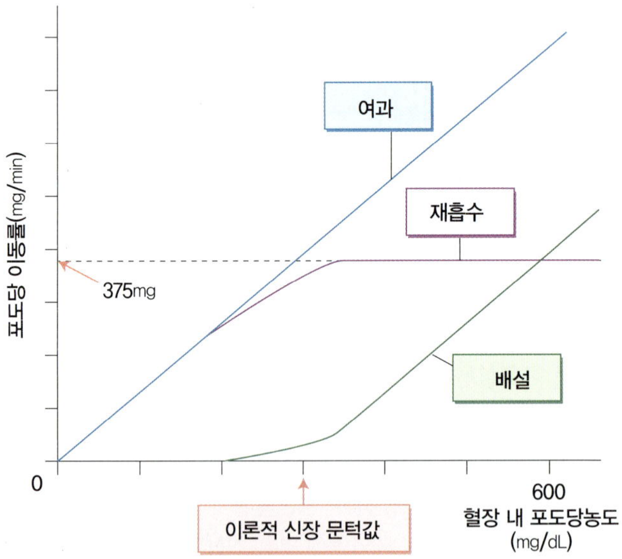

그림 6.20 **포도당 적정곡선.** 포도당의 혈장농도에 따른 이동곡선으로 포도당의 문턱값과 재흡수를 나타내었다.

6.5 재흡수

학습목표 요소의 재흡수에 대해 알 수 있다

요소는 나트륨에 의한 물의 강제흡수에 따른 농도 차이 때문에 수동재흡수 된다.

요소(urea)는 체내 단백질의 분해산물로 페놀(phenol)이나 크레아틴(creatine)과 같은 노폐물과는 달리 수동적으로 재흡수 되는 유일한 노폐물이다. 요소의 수동재흡수 과정은 다음과 같다(그림 6-21).

토리쪽곱슬세관에서의 재흡수

토리쪽곱슬세관에서 나트륨이 능동적으로 재흡수 됨에 따라 물은 삼투질 농도차이에 의해 토리쪽곱슬세관과 헨레고리에서 80%의 물이 강제재흡수(obligatory reabsorption)가 일어남에 따라 토리쪽곱슬세관의 말단으로 갈수록 농도가 더욱 높아진 요소는 신세관의 속공간에서 농도기울기에 의해 수동 재흡수가 일어난다.

집합세관에서의 재흡수

집합세관에서 수송체에 의해 요소가 재흡수 되는 이유는 신장수질 부위의 삼투질 농도를 증가시켜 수분 재흡수를 유도하기 때문이다. 네프론을 통과하면서 요소는 반 정도가 제거되는데, 신부전(renal failure) 환자에게서 가장 먼저 확인해야 할 지표이다.

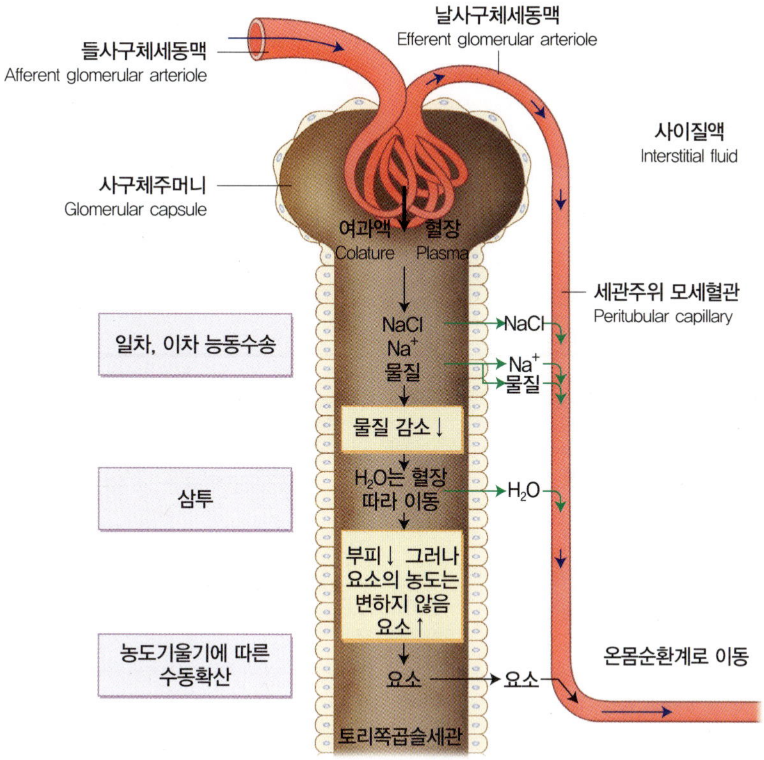

그림 6.21 **요소의 재흡수.** 요소는 토리쪽곱슬세관에서 나트륨의 이동에 따른 물이 강제 이동됨에 따라 농도기울기에 의해 수동 재흡수 된다.

관련질환

요독증(uremia)이란 무엇인가?

만성신장염 말기 등에서 신장 기능이 극도로 저하되어 노폐물이 배출되지 못하고 혈액에 축적되어 일어나는 중독 증세를 말한다. 전립샘비대증이나 요로결석에 의해 소변의 양이 생리적으로 감소할 수 있는 범위를 넘어서 현저하게 감소된 상태인 소변감소(핍뇨, oliguria)가 일주일 정도 계속되면 요독증을 일으킬 수 있다. 요독증의 원인은 소변을 참는 버릇이나 외상성 손상, 약물이나 질병 등은 요독증을 일으킬 수 있는 원인이 되며, 급성 사구체신염, 고혈압, 설사나 혈변 등이 동반된다.

6.6 분비

학습목표 신세관의 분비와 소변의 농축과정에 대해 알 수 있다

신세관의 분비는 모세혈관에서 신세관의 속공간으로 물질이 이동되는 것이다.

신체의 원하지 않는 노폐물을 제거하기 위해 신세관은 지극히 선택적 과정을 통해 효과적으로 배설시킨다. 신세관 분비의 가장 중요한 물질은 유기 음이온과 양이온 및 수소이온(H^+), 칼륨이온(K^+) 등이다. 신장에서 노폐물을 효과적으로 배설시키는 기전을 신세관분비(tubular secretion)라고 하며, 능동분비와 수동분비가 있다(그림 6-22).

능동분비

능동분비(active secretion)는 에너지를 사용하여 세관주위모세혈관에서 신세관 속공간으로 분비되는 과정으로 파라아미노마뇨산(para aminohippuric acid, PAH), 페니실린(penicilline), 페놀레드(phenol red)와 같은 유기산 분비계(organic acid secretion system)와 티아민(thiamine), 콜린(choline), 히스타민(histamine) 등을 분비하는 유기염 분비계(organic base secretion system)가 있으며, 수소이온 분비과정이 있다. 유기산 분비계와 유기염 분비계는 토리쪽곱슬세관에서 공동운반체에 의해 분비되는데, 운반체 결합을 위해 상호경쟁적 억제(competitive inhibition)에 의해 분비가 억제된다. 수소이온은 토리쪽곱슬세관과 먼쪽곱슬세관과 집합세관 모두에서 이루어지는데 산-염기조절에 중요하다(심화학습 참고).

수동분비

수동분비(passive secretion)는 에너지를 사용하지 않고 세관주위 모세혈관에서 신세관 속공간으로 분비되는 과정으로 키닌(kinin), 암모니아(ammonia) 등의 약염기와 살리실산(salicylic acid) 등의 약산이 있다.

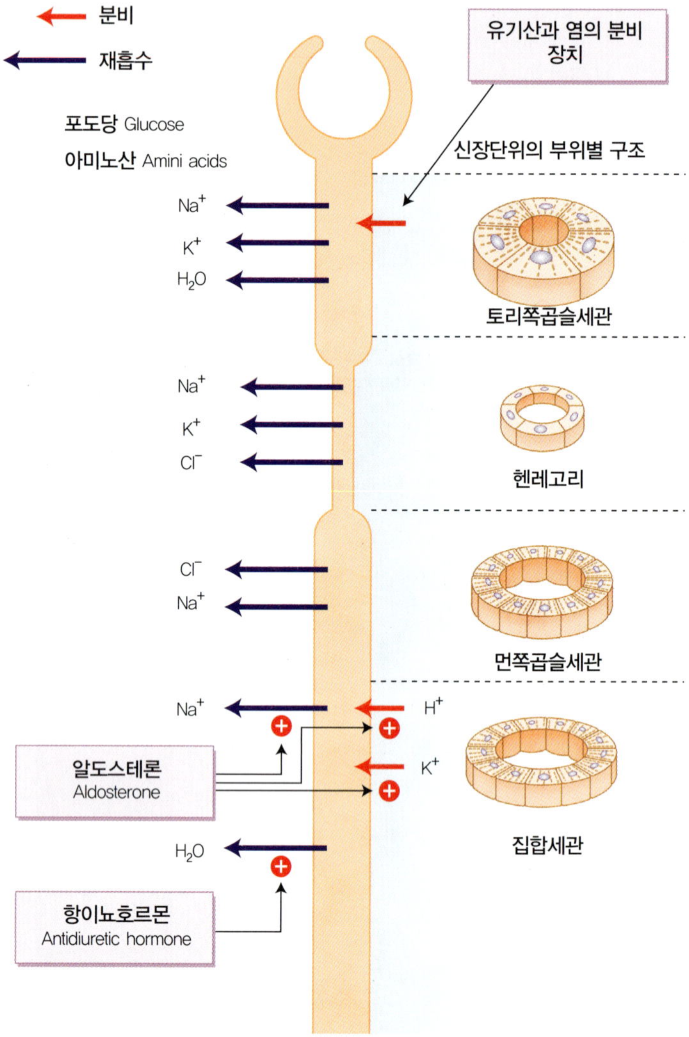

그림 6.22 신세관의 재흡수와 분비

6.6 분비

학습목표 칼륨의 재흡수와 분비에 대해 알 수 있다

칼륨은 재흡수가 아닌 분비과정에 의해 조절된다.

칼륨은 토리쪽곱슬세관에서 거의 재흡수 되고 먼쪽곱슬세관과 집합세관에서 능동적으로 분비된다.

토리쪽곱슬세관에서의 재흡수

나트륨-칼륨 펌프는 나트륨을 재흡수 하는 원동력이다. 나트륨을 세관주위액으로 이동시킬 뿐만 아니라 칼륨을 세관의 상피세포 쪽으로 이동시킨다. 세포 속으로 들어온 칼륨은 바닥쪽바깥막에 있는 칼륨 채널을 통해 다시 확산되어 나가버리므로 실제 칼륨이동에 아무런 영향을 미치지 못하고 토리쪽곱슬세관에서는 나트륨의 재흡수만 가능하게 한다. 또한 신세관의 속공간에 있는 칼륨은 확인되지 않는 기전에 의해 상피세포로 이동하여 바닥쪽바깥막의 칼륨통로를 통해 세관주위액으로 이동한다(그림 6-23).

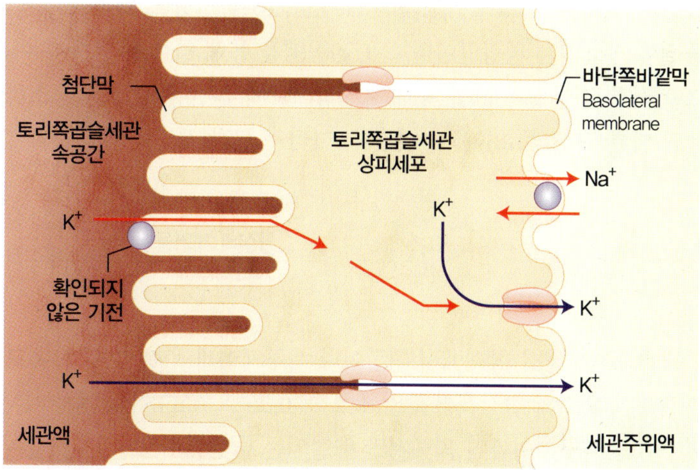

그림 6.23 토리쪽곱슬세관에서 칼륨의 재흡수

먼쪽곱슬세관과 집합세관의 분비

나트륨-칼륨 펌프를 통해 세관주위액에서 주세포로 들어온 칼륨은 먼쪽곱슬세관과 집합세관의 첨단막에서 집중되어 있는 칼륨 채널(K^+ channel)을 통해 세관액으로 나가서 최종적으로 요로 배설된다. 이때 칼륨의 분비속도를 조절하는 요소로 알도스테론(aldosterone)이 관여한다. 알도스테론은 나트륨 이온의 감소나 세포외액량의 감소, 동맥혈압이 낮아졌을 경우에 레닌-안지오텐신-알도스테론계를 통해 부신피질에서 분비되는 동시에 혈장의 칼륨 농도가 증가할 경우에도 분비를 자극한다. 알도스테론은 신세관에서 칼륨분비와 동시에 나트륨 재흡수를 촉진시킨다. 신체 내의 칼륨의 양과 관계없이 알도스테론의 분비는 칼륨의 분비를 촉진시키고, 산-염기 평형조절에 관여하는 수소이온(H^+)의 분비 증가는 칼륨의 분비를 감소시킨다. 분비된 칼륨은 요로 배설된다(그림 6-24).

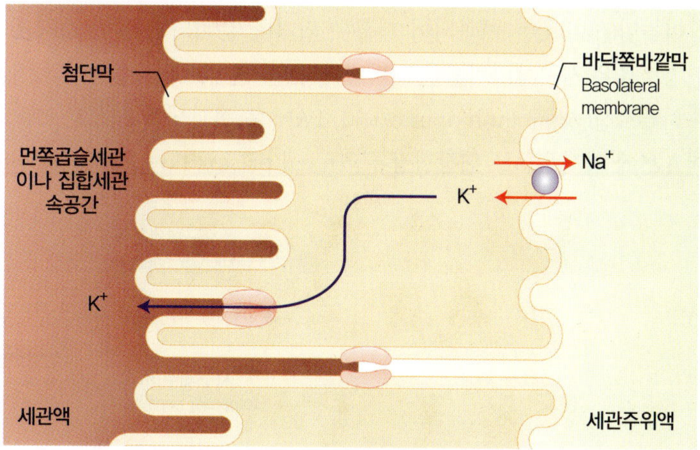

그림 6.24 먼쪽곱슬세관과 집합세관에서 칼륨의 분비

이해상자

혈장 칼륨(K^+)의 농도와 심장의 부정맥과의 관계는 무엇인가?

혈장 내 칼륨의 농도는 아주 정밀하게 조절된다. 칼륨의 세포내 평형전위(equilibrium potential)는 안정막전압(resting potential)에 영향을 미친다. 세포외액의 칼륨 농도 증가는 안정막전압을 낮추어 쉽게 심근세포나 근육세포의 흥분을 일으켜 결국 부정맥(arrhythmia)을 유발할 수 있다. 반대로 칼륨 농도가 낮아질 경우, 뼈대근육과 민무늬근육의 흥분 저하와 심장근육의 리듬이상이 있을 수 있다.

6.7 요 배설과 혈장제거율

학습목표 요의 배설과 혈장제거율에 대해 알 수 있다

요의 배설량보다 혈장제거율이 더 유용한 지표이다.

여과를 통해 신세관으로 들어간 물질이 재흡수되지 않으면 소변의 형태로 배설된다. 분당 125mL의 혈장이 여과되면 124mL는 재흡수 되고 1mL의 속도로 요로 배설된다. "배설량(E) = 여과량(F) + 분비량(S) − 재흡수량(R)"이라 할 수 있다. 혈장제거율(혈장청소율, plasma clearance)은 신장에 의하여 혈장의 용질이 제거되는 비율이다. 즉, 분당 신장에 의해 그 물질이 청소되는 혈장양이다. 신(장)동맥을 통해 들어온 혈장이 여과되어 신(장)정맥으로 나가는 혈장양의 차이를 보인다. 그만큼 특정 물질이 요를 통해 배설함으로써 신장은 혈장을 청소하는 셈이다. 혈장제거율은 체액에서 어떤 물질을 제거하는데 따른 신장의 효율을 가리킨다. 따라서 혈장 제거율은 다음과 같이 구할 수 있다.

$$\text{물질의 제거율} = \frac{\text{물질의 요농도} \times \text{요양}}{\text{물질의 혈장농도}}$$

예를 들어, 정상 상태에서 혈장이나 사구체여과액 속의 요소 농도는 0.26mg/mL이고, 요로 나온 요소의 양이 18.2mg/분이었다면 요소의 혈장제거율은 18.2 ÷ 0.26 = 70mL이다. 즉, 1분 동안 혈장의 요소청소율은 70mL인 것이다. 혈장제거율이 0이면 사구체여과에 의해서만 배설되는 물질이며, 혈장제거율이 1일 때 재흡수와 분비가 일어나지 않는 것이므로 혈장제거율의 기준이 된다. 혈장제거율이 1보다 작으면 신세관의 재흡수가 일어난 물질이며, 혈장제거율이 1보다 크면 신세관에서 분비가 일어난 물질이다.

이눌린(inulin)은 여과되어 재흡수 되거나 분비되지 않아 혈장제거율은 사구체여과율(GFR)과 동일하다. 그러므로 이눌린청소율은 사구체여과율을 나타낸다고 할 수 있으며, 정상인의 이눌린청소율인 사구체여과율은 125mL/분이다. 파라아미노히퓨르산(p−aminohippuric acid, PAH)은 여과되어 신세관으로 모두 분비되기 때문에 혈액 중에는 거의 없으며, 청소율이 125에 가까우므로 신장혈장류량(renal plasma flow, RPF)을 나타낸다고 할 수 있다(그림 6−25).

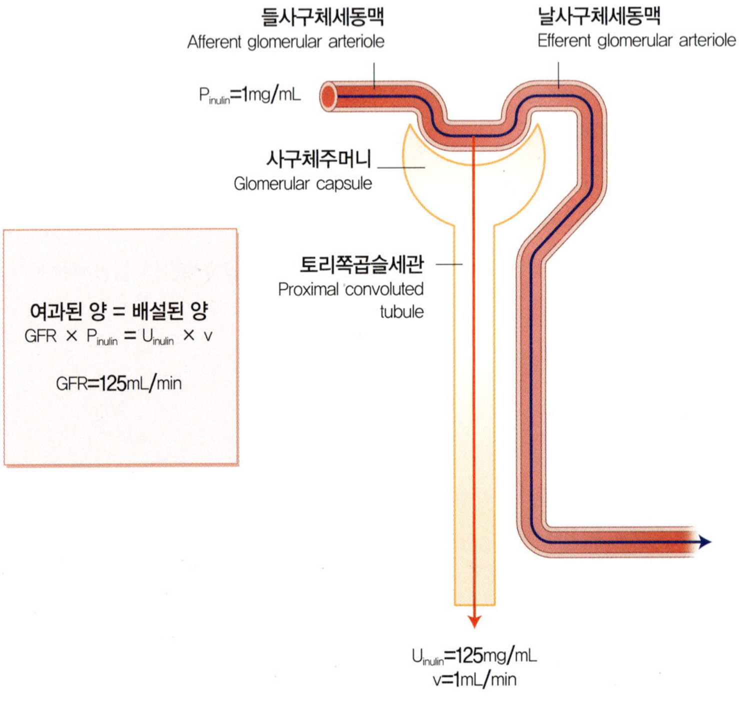

그림 6.25 사구체청소율

6.8 배뇨

학습목표 배뇨에 대해 알 수 있다

배뇨반사에 의해 방광의 수축이 일어나 배뇨가 일어난다.

사구체에서 여과된 여과액은 신세관에서 재흡수와 분비에 의해 요의 농축 과정을 거친다. 한 개의 집합세관에는 8개 정도의 신장단위에서 여과된 여과액을 모은다. 집합세관에서 신우(renal pelvis)를 거쳐 요관(ureter)으로 이어지고 방광에 모인 뒤 배뇨반사를 통해 요도를 거쳐 밖으로 배출된다.

- **요관** Ureter 요관은 신우를 거쳐 방광으로 이어진 약 25cm 정도의 관이다. 소변이 요관으로 흘러가면 근육층의 연동운동(peristalsis)으로 방광으로 보낸다. 방광이 수축할 때 작은 덮개(flap)는 방광입구를 덮고 있어 밸브역할을 하여 소변이 역류되는 것을 방지한다.
- **방광** Bladder 방광은 일시적으로 소변을 저장하였다가 요도를 통해 배설하는 팽창 장기이다. 방광 벽은 4층 구조로 되어 있으며 안쪽부터 점막, 점막밑층, 근육층, 장막으로 되어 있고 근육층은 비자발 배뇨근육으로 배뇨반사는 배뇨 근육 속의 장력수용체의 흥분으로 배뇨근의 수축과 속요도조임근의 이완으로 일어난다. 배뇨근의 계속적인 수축은 방광내압을 올리고, 소변이 흐르는 자극에 의해 요도 벽의 감각신경이 자극되어 반사적으로 쉬지 않고 방광이 비워질 때까지 배뇨를 할 수 있다(그림 6-26).
- **요도** Urethra 요도는 소변을 방광에서 체외로 배출하는 통로이다. 속요도조임근은 민무늬근육으로 비자발조절을 받고 바깥요도조임근은 자발조절(voluntary control)이 가능하다.

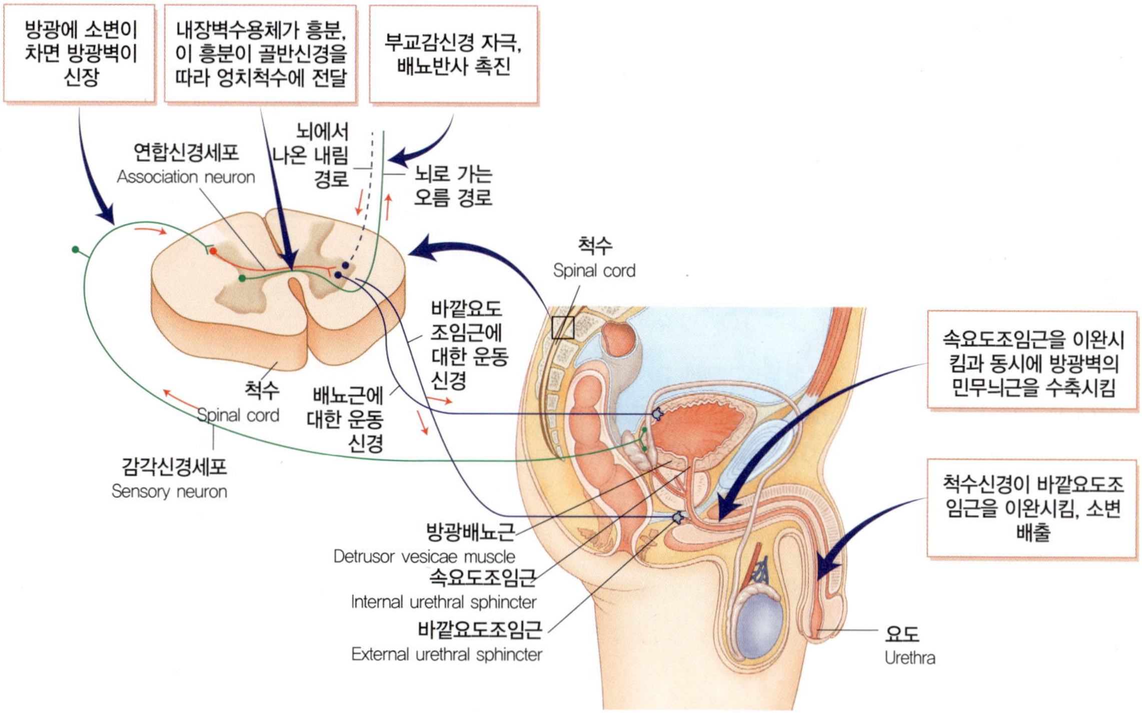

그림 6.26 **배뇨반사.** 방광은 교감신경에 의해 소변이 300~400mL 찰 때까지 팽창하여 압력이 증가하여 방광 벽을 자극하며 부교감신경에 의해 배뇨반사가 일어난다.

관련질환과 중재 Related Disease & Intervention

신부전

신부전(renal failure)은 신장의 기능이 원활하지 않아 몸 안에 노폐물이 축척되어 신체의 여러 가지 기능이 제대로 수행되지 않는 상태를 말한다. 신장의 기능이 감소되는 속도에 따라 수일 내에 진행되는 급성신부전과 3개월에 걸쳐서 진행되는 만성신부전이 있다.

급성신부전 급성신부전(acute renal failure)의 증상은 소변량이 현저히 감소하는 소변감소(핍뇨, oliguria)나 무뇨(증)(anuria)가 나타날 수도 있고, 전신권태감, 식욕부진 등과 고혈압, 부종, 호흡곤란이 나타날 수 있다. 요 검사에서 혈뇨(hematuria), 단백뇨(proteinuria), 고름뇨(농뇨, pyuria) 등의 소견을 보인다. 급성신부전의 원인은 크게 세 가지로 나눌 수 있다. 첫째, **신장전성(prerenal)**은 심각한 상해나 질병으로 인해 신장으로 들어오는 혈류가 차단되거나 혈압이 갑작스럽고 심각하게 떨어지는 경우이다. 둘째, **내인성**은 염증이나 약물, 독성물질, 감염 또는 혈액공급 감소에 의해 신장에 직접적인 손상을 입은 경우이다. 셋째, **신장후성(post-renal)**은 비대해진 전립샘, 신(장)결석(kidney stone), 방광종양이나 손상으로 인해 요로의 갑작스러운 폐쇄가 있는 경우이다(그림 6-27). 급성신부전을 예방하기 위해 특히 노년층에서는 신장독성 물질을 사용할 때 주의하고 탈수(dehydration)를 예방하는 것이 중요하다.

만성신부전 만성신부전(chronic renal failure)의 증상은 두통, 피로감, 부종, 소변 량 감소, 근육의 약화 및 경련 등이 있으며 신장의 기능이 80% 이상 상실되었을 때 나타난다. 당뇨병와 고혈압이 50% 이상을 차지하며, 만성 신우신염(chronic pyelonephritis), 만성 사구체신염(chronic glomerulonephritis), 자가면역질환 등이 원인으로 체액과 전해질, 산-염기 균형을 상실한다. 만성신부전을 예방하기 위해서는 고혈압과 당뇨를 조절하고 요로 폐색이나, 감염 등을 방지하며 염분과 지나친 단백섭취는 피하는 것이 좋다. 만성 신부전은 생명 유지를 위해 신장 대체요법을 받아야 한다.

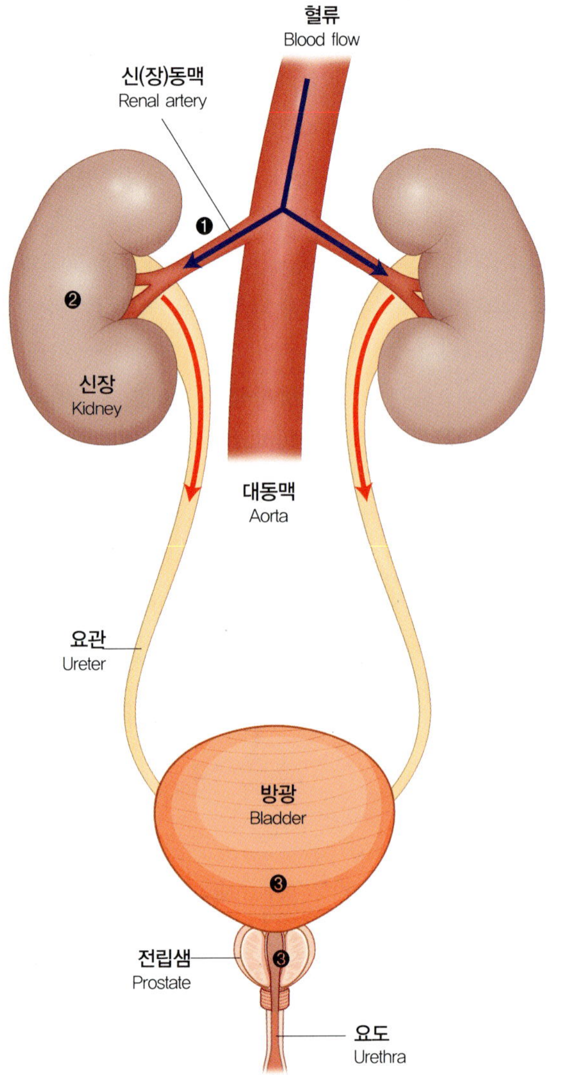

그림 6.27 급성 신장염의 원인. ❶신장전성. ❷내인성. ❸신장후성

심화학습 Advanced Learning

신장의 산-염기 평형조절(1)

산의 유입과 유출

식품에 들어있는 단백질, 지방 등에서 아미노산과 지방산 형태로 혈액으로 유입되어 수소이온을 공급하고 신장에서 분비되어 배설된다. 세포대사의 결과로 생긴 이산화탄소, 젖산, 케토산 등에서 생산된 산(acid)은 폐로 유출된다(그림 6-28).

산-염기 교란

만일 호흡장애와 세포대사 장애가 있다면 수소이온(H^+)이 얼마나 용해되어 있는지를 가리키는 측정단위인 산도(pH, potential hydrogen)의 교란이 일어날 것이다.

호흡장애에 의한 호흡산증과 호흡알칼리증 외에 대사산증은 고단백이나 고지방식 등 식품을 통해 산을 지나치게 섭취하거나, 설사 등으로 인해 알칼리성 물질이 지나치게 제거되거나, 지나친 운동 등으로 젖산, 케토산이 지나치게 많이 생길 경우 발생하며, 대사알칼리증은 산이 지나치게 제거되거나 알칼리성 물질이 혈액에 첨가될 경우에 일어난다. 신장의 기능변화는 대사산증이나 대사성 알칼리증을 유발할 수 있다.

산-염기 평형교란의 1차 방어선은 수소이온의 완충으로 다른 물질과 결합되거나 방출되는 것이며, 2차 방어선은 폐에서 이산화탄소를 제거하여 혈액에서 제거되는 비율을 조절하는 호흡의 보상작용이며, 3차 방어선은 신세관의 수소이온 분비와 중탄산염(HCO_3^-)의 재흡수 비율을 조절함으로써 일어난다. 수소이온은 토리쪽과 먼쪽곱슬세관, 집합세관에서 제거된다.

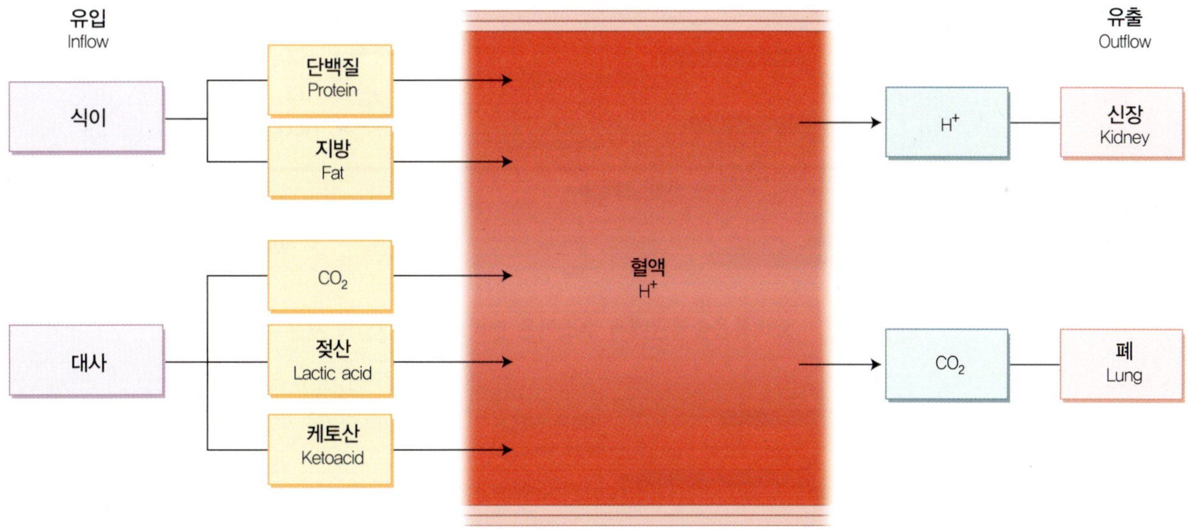

그림 6.28 산의 유입-유출

심화학습 Advanced Learning

신장의 산-염기 평형조절(2)

토리쪽곱슬세관에서 수소이온과 중탄산염의 조절

바닥쪽 막의 나트륨-칼륨(Na^+-K^+)펌프에 의한 농도기울기에 의해, 나트륨-중탄산(Na^+- HCO_3^-) 동향공동운반체에 의해 중탄산염이 재흡수 되며, 나트륨-수소(Na^+-H^+)이온 역 공동운반체나 수소이온 펌프에 의해 수소이온이 분비되는데, 토리쪽곱슬세관에서는 수소이온의 분비와 중탄산염의 재흡수가 맞물려 일어난다(그림 6-29).

먼쪽곱슬세관과 집합세관에서의 수소이온과 중탄산염의 조절

수소이온의 분비가 세관 사이세포에서 중탄산염의 합성과 짝을 이룸으로 조절되는데 바닥쪽 막의 중탄산-염소(HCO_3^- Cl^-) 역 공동운반체에 의해 중탄산염이 공급되고, 사이세포의 탄산탈수효소에 의해 중탄산염이 생성되며, 수소이온 펌프에 의해 수소이온이 제거된다(그림 6-30).

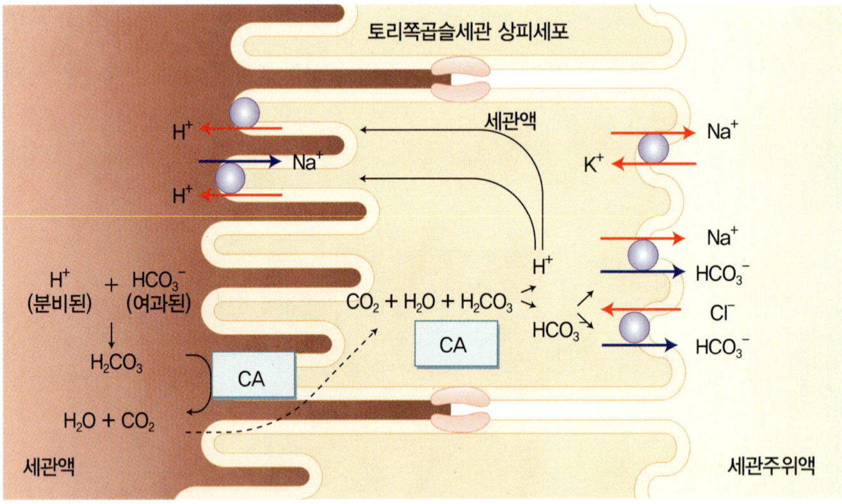

그림 6.29 토리쪽곱슬세관에서 수소이온 분비와 중탄산염의 재흡수

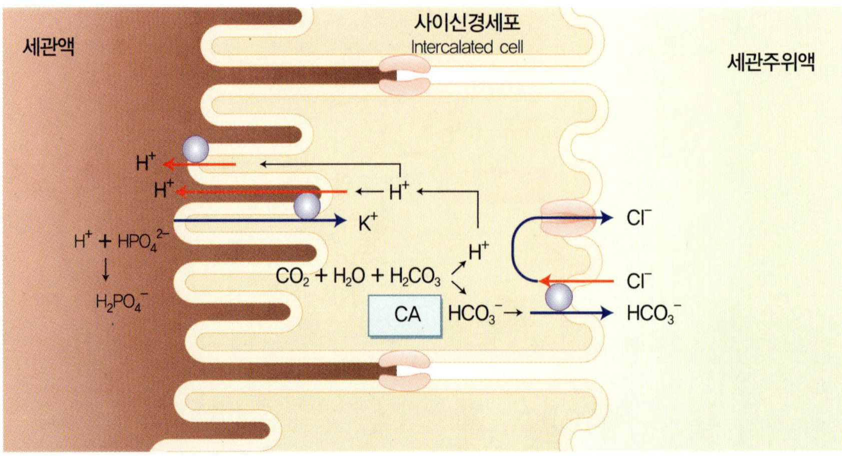

그림 6.30 먼쪽곱슬세관에서 수소이온 분비와 중탄산염의 합성

요약정리 및 문제 Summing-up & Test

1. 신장은 11번 등뼈와 3번 허리뼈 높이에 위치하는 배안 뒤 장기로 산(H^+)과 염기(HCO_3^-)를 제거함으로써 적절한 산-염기를 조절(pH를 유지)하고, 배설기관으로써 요를 생성하여 배출시킨다.
2. 신장단위(nephron)는 요 생성에 관여하는 가장 기본적 단위로 콩팥소체와 ( )으로 나뉜다.
3. 사구체는 모세혈관 덩어리로 된 혈관부로 압력 차이에 의해 사구체주머니로 단백질과 혈구를 제외한 물질이 여과되며, 신세관에서는 재흡수와 분비가 일어난다.
4. 먼쪽곱슬세관이 들사구체세동맥과 날사구체세동맥 사이를 지나는 특수 부위를 ( )라고 하며, 레닌을 분비하는 사구체옆세포와 신세관의 나트륨 농도를 감지하는 치밀반으로 되어 있다.
5. 헨레고리(Henle loop)는 신장수질에 위치하며 가는 내림부와 굵은 오름부로 되어 있다. 내림부에서는 물이 통과하지만 용질이 통과하지 못하고, 오름부에서는 물은 통과하지 못하고 용질이 통과하여 ( )에 의해 물질 교환이 일어난다.
6. 사구체에서 여과된 물질은 사구체모세혈관벽, 바닥막, 사구체주머니 속층을 지나 투과되며, 사구체모세혈관 정수압, 혈장교질삼투질농도, 사구체주머니 정수압, 사구체주머니 삼투압에 의해 사구체주머니로 여과된다.
7. 사구체여과율(GFR)은 1분간 여과된 혈장의 양으로 분당 125mL이다.
8. 능동재흡수는 능동운반에 의해 세관의 속공간에서 혈장으로 이동하는 것을 말한다. 수동재흡수는 에너지가 필요 없이 확산이나 삼투압에 의해 이동하는 것을 말한다.
9. 토리쪽곱슬세관은 조절되지 않는 지속적 재흡수가 일어나는 곳이며, 헨레고리는 삼투경사에 의해 수분보존에 의해 요의 농축이 일어나고 먼쪽곱슬세관에서는 재흡수와 분비가 조절되어 체액에 영향을 미친다.
10. 나트륨(Na^+)은 물을 비롯한 다른 물질들의 재흡수에 영향을 미치며 헨레고리 오름부위를 제외한 전체부위에서 재흡수되고 먼쪽곱슬세관과 집합세관에서는 ( )의 영향을 받는다.
11. 수분은 나트륨의 능동적 흡수에 의해 염소(Cl^-)가 수동적으로 흡수되면서 생기는 삼투질 농도차이에 의해 토리쪽곱슬세관과 헨레고리에서 강제적 재흡수가 일어나고, 먼쪽곱슬세관과 집합세관에서는 ( )에 의해 촉진성 재흡수가 일어난다.
12. 여과된 포도당은 토리쪽곱슬세관에서 완전히 재흡수 되기 때문에 요로 배설되지는 않으나, 포도당농도가 최대치에 이르면 더 이상 포도당 재흡수 량이 증가하지 않아 배설된다.
13. ( )은 재흡수가 아닌 분비과정에 의해 조절되는데, 토리쪽곱슬세관에서 거의 재흡수 되었다가 알도스테론에 의해 먼쪽곱슬세관과 집합세관에서 능동적으로 분비된다.
14. 칼륨의 분비량의 정밀한 조절은 안정막전압에 영향을 미치어 근육의 수축에 영향을 미친다.
15. ( )은 신장에 의해 혈장의 용질이 제거되는 비율로 이눌린(inulin)은 1이며, 흡수와 분비가 일어나지 않아 혈장제거율은 사구체여과율(GRF)과 동일하다.
16. 소변이 방광 벽에 차면 골반신경의 흥분에 의해 엉치척수에 전달되고 부교감신경의 흥분에 의해 배뇨반사가 촉진된다.

해답

2. 신세관 4. 사구체옆장치 5. 반류교환 10. 알도스테론 11. 항이뇨호르몬(ADH) 13. 칼륨 15. 혈장제거율

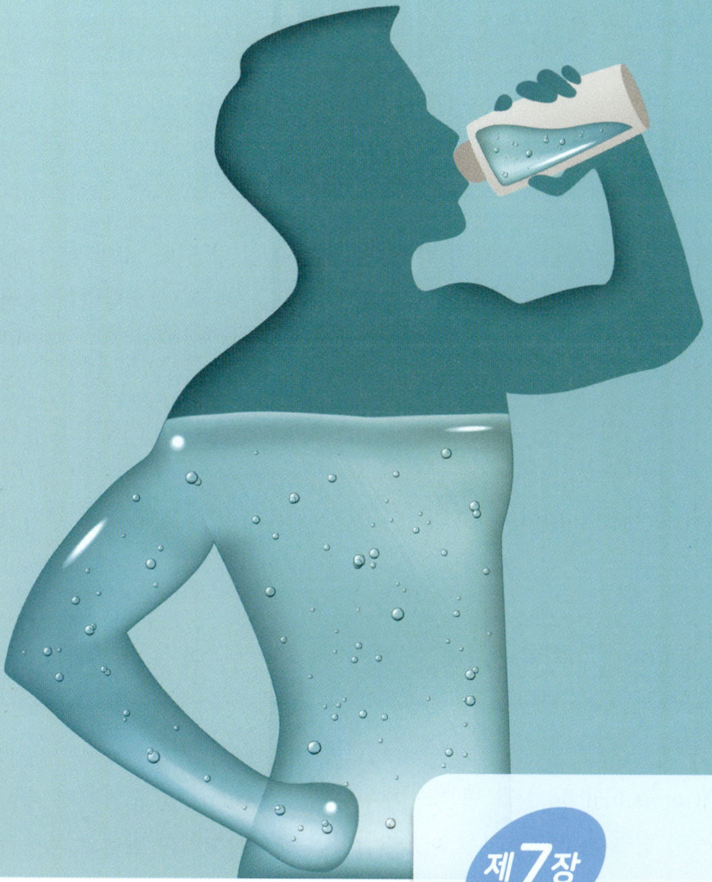

제 7 장

체액과 산-염기 평형 조절

PHYSIOLOGY

7.1 체액

학습목표 체액의 구성성분에 대해 알 수 있다

체액은 세포내액과 세포외액으로 구분된다.

체액(body fluid)은 인체에서 가장 많은 구성성분이며 체중의 약 60%(성인 남성 약 60%, 성인 여성 약 51%, 소아 약 72%)를 차지한다. 일반적으로 수분의 평형을 조절하기 위하여 신장의 기능에 의해 체액이 일정하게 유지되지만 사람마다 체액의 비율이 다르다. 체액의 비율이 차이가 나는 가장 큰 이유는 지방조직은 다른 조직에 비하여 수분함유량이 적고 사람마다 체내 지방조직 함량이 다르기 때문이다.

혈액은 90%이상 물로 구성되어 있고, 연부조직(피부, 근육, 내부기관)은 70~80%, 뼈는 22%, 지방은 10% 정도 함유하고 있다.

체액은 세포내액(intracellular fluid)과 세포외액(extracellular fluid)되며 체액은 여러 가지 유기질 성분과 각종 무기질 성분으로 구성된다.

세포내액 ICF

세포 내부에 있는 체액을 말하며 체액 전체의 2/3(체중의 40%)를 차지하고 단백질, 핵산, 유지방, 탄수화물, 무기질, 비타민, 호르몬 등의 다양한 성분을 포함하고 있다.

세포외액 ECF

세포 외부에 있는 세포와 세포 사이를 채우는 사이질액(interstitial fluid)과 혈관을 채우는 혈장(plasma)을 포함하여 체액 전체의 1/3(체중의 20%)을 차지한다. 세포에 필요한 수분, 전해질, 영양소, 산소를 공급하고 대사과정에서 발생한 노폐물을 제거하기 위해 운반기능을 한다(그림 7-1).

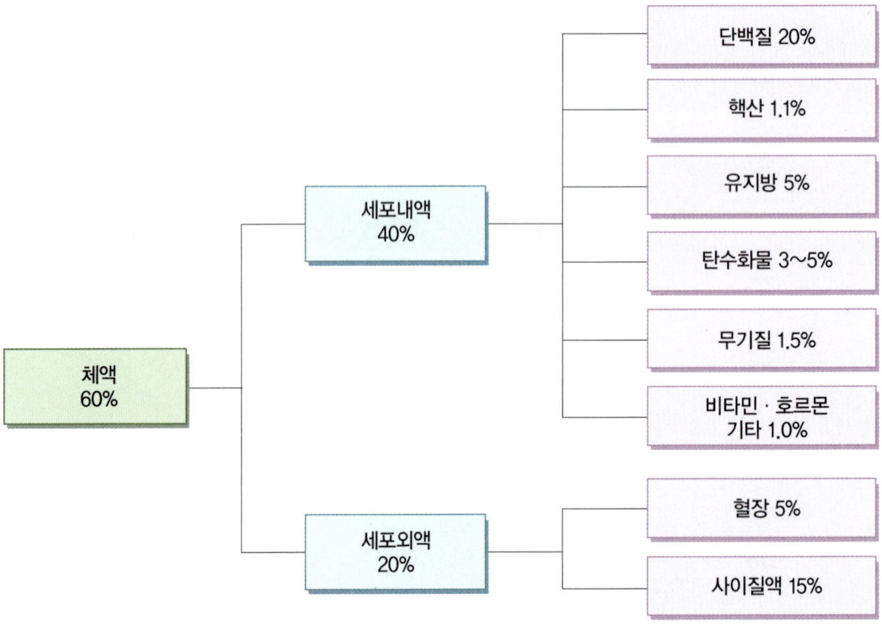

그림 7.1 성인 남성 체중에 대한 체액의 백분율

7.1 체액

학습목표 체액의 이동에 대해 알 수 있다

체액은 각각 다른 기전으로 이동하게 된다.

세포막을 통한 세포내액과 세포외액의 이동

세포내액과 세포외액에는 서로 다른 이온이 존재하며 세포막을 통해 수동수송과 능동수송에 의하여 일부 물질만 선택적으로 통과시키고 안정막전위(resting membrane potential)가 유지된다. 세포막에서 발생하는 Na^+–K^+ 펌프 작용에 의하여 Na^+을 세포 밖으로 K^+을 세포 안으로 이동시키는 능동수송으로 인해 이온의 농도경사를 유지하여 세포내액에는 K^+이온이, 세포외액에는 Na^+이온이 상대적으로 많이 분포한다. 하지만 세포내액과 세포외액의 물의 평형조절이나 산–염기평형조절은 삼투압(osmotic pressure)에 의해 조절이 이루어진다.

혈관 벽을 통한 혈장과 조직액의 이동

세포외액을 구성하는 혈장(plasma)과 사이질액 사이의 체액 이동은 말초조직에 분포하는 모세혈관 벽(capillary wall)을 통하여 수동수송으로 이동된다. 혈장은 모세혈관 밖으로 나가는 여과(filtration)와 모세혈관의 정수압(hydrostatic pressure)에 의해 이동되며, 사이질액에서 모세혈관 안으로 들어오는 재흡수(reabsorption)는 혈장교질삼투압(혈장콜로이드삼투압, plasma colloidal osmotic pressure)에 의해 이동된다. 모세혈관에서 여과되는 체액량과 재흡수 되는 체액량이 거의 균형을 이루고 있어 혈장단백질을 제외한 미량의 혈장 성분만이 사이질액으로 이동된다(그림 7–2).

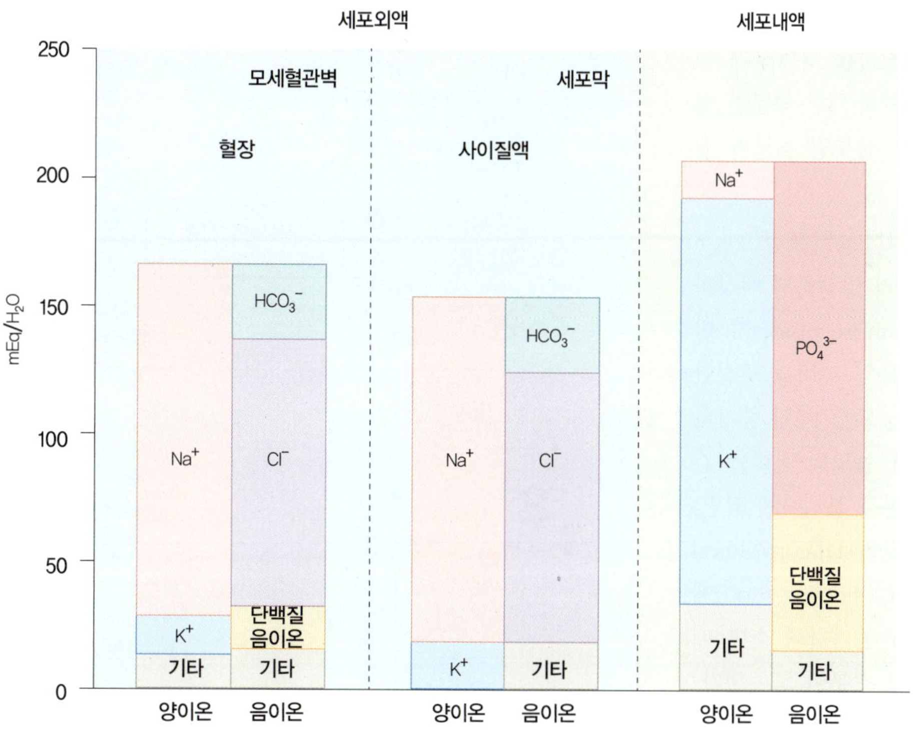

그림 7.2 세포막과 모세혈관 벽을 통한 체액의 이동

7.1 체액

학습목표 체액의 평형과 조절에 대해 알 수 있다

체액은 삼투질 농도에 의해 조절된다.

하루에 성인이 배출하는 수분 량은 2.5L 정도로 섭취하는 수분의 양과 같도록 조절하므로 체액 량을 항상 일정하게 유지된다. 인체는 음료로 마시는 수분 60%, 음식에 포함된 수분 30%, 대사과정에서 생성되는 수분 10% 정도의 비율로 수분을 공급받는다. 반면, 수분은 소변, 대변과 땀으로 배출되는 감지상실(sensible loss), 피부나 호흡을 통해 배출되는 불감상실(insensible loss) 두 가지 경로로 배출이 된다. 감지상실과 불감상실로 인한 수분 배출량은 일정하므로 수분 공급량에 따른 배출은 조절이 가능한 소변 양이 된다. 소변은 뇌하수체뒤엽(pituitary posterior lobe)에서 분비되는 항이뇨호르몬(anti-diuretic hormone)에 의해 신장(kidney)에서 수분 재흡수를 통해 배설되는 양이 조절된다. 체액에 있는 용질의 양은 수분의 공급과 배설에 관계없이 일정하게 유지되지만, 체내의 수분 변화에 따라 세포외액의 삼투질 농도가 변하게 되고 세포내액도 변하게 되어 총 체액 량에 영향을 미치게 된다. 따라서 아래와 같은 수분 섭취와 배설을 통하여 체액의 삼투질을 조절하게 된다.

수분섭취에 의한 삼투질 농도 조절

염분을 섭취하여 체내 혈액의 삼투질 농도가 증가하면, 시상하부(hypothalamus)의 시각로위핵(supraoptic nucleus)에 위치하는 갈증중추(thirst center)가 흥분하게 되어 갈증을 유발하게 된다. 유발된 갈증으로 더 많은 수분을 섭취하게 되면 혈액의 삼투질 농도가 떨어지게 된다.

수분배설에 의한 삼투질 농도 조절

혈장의 삼투질 변화가 발생하면 시상하부의 삼투수용체(osmoreceptor)가 반응하여 항이뇨호르몬의 분비를 조절한다. 혈장의 삼투질 농도가 1%만 증가하여도 삼투 수용체가 농도의 변화를 감지하여 항이뇨호르몬을 분비하게 되면, 신장의 먼쪽곱슬세관(distal convoluted tubule)과 집합세관(collecting tube)에서 수분의 재흡수가 증가하여 소변 배출이 감소하여 체내 수분이 보존된다. 동시에 갈증중추에 의하여 수분을 보충하면 혈장의 삼투질 농도가 고장액(hypertonic fluid)에서 등장액(isotonic solution)으로 희석된다. 반대로 삼투질의 농도가 감소하면 항이뇨호르몬의 분비가 감소하여 소변의 배출이 증가된다(그림 7-3).

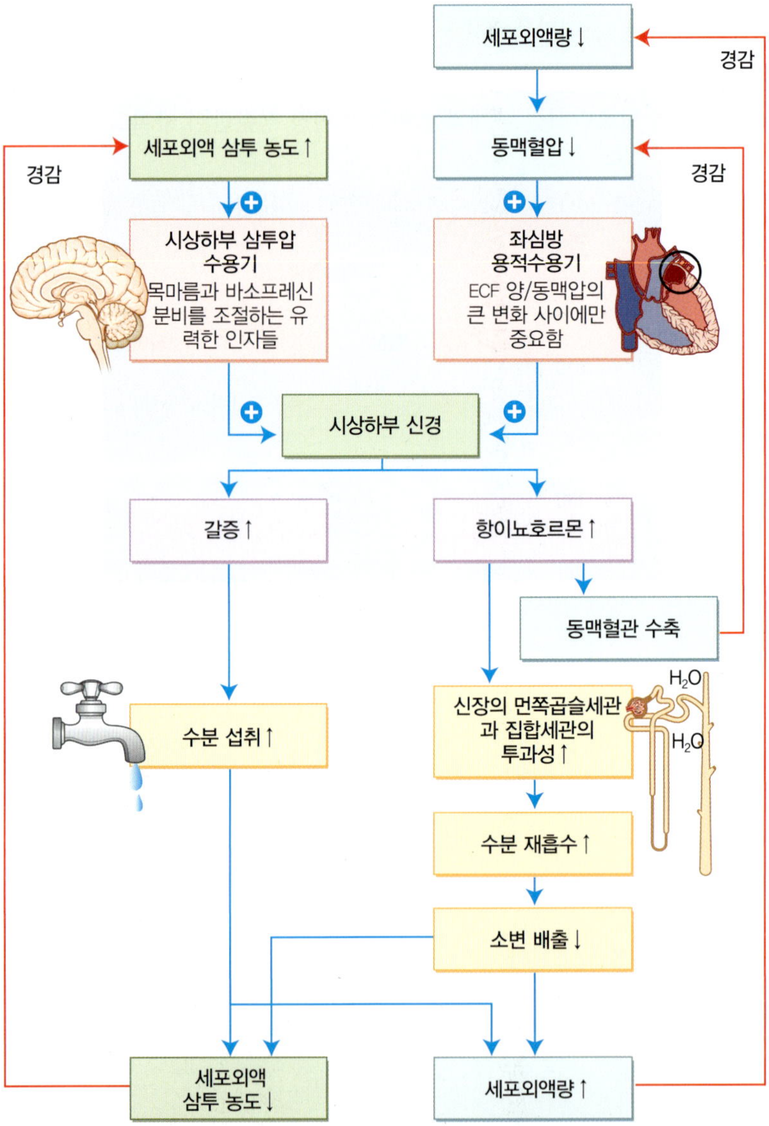

그림 7.3 수분 결핍 시 항이뇨호르몬 분비와 목마름 조절

7.1 체액

학습목표 체액의 평형과 조절에 대해 알 수 있다

세포외액량의 변화는 순환혈액량의 변화로 나타난다.

나트륨이온(Na^+)은 세포외액에 주로 분포하는 양이온이다. 삼투질농도에 따라 Na^+이 이동하면 물도 같이 이동하게 되며 Na^+의 양이 체내에 증가 또는 감소되면 체액 양도 증가 또는 감소하게 된다. 세포외액인 혈장과 사이질액은 모세혈관을 통하여 자유롭게 교환하므로 세포외액의 양과 혈액량은 서로 비례하게 된다.

레닌-안지오텐신-알도스테론 기전

혈압 저하, 신장의 감소된 Na^+, 세포외액량이 감소되면 신장에서 레닌(renin)이 분비된다. 레닌은 간에서 생산된 혈장단백질인 안지오텐시노겐(hypertensinogen)을 활성화하여 안지오텐신 I(angiotensin I)으로 전환시키고, 안지오텐신 I은 폐에서 생산된 안지오텐신 전환효소(converting enzyme)에 의해 안지오텐신 II(angiotensin II)로 전환된다. 안지오텐신 II는 부신겉질(adrenal cortex)을 자극해 알도스테론( )을 분비하여 신장의 먼쪽곱슬세관에서 Na^+과 수분의 재흡수를 촉진시킨다. 또한 항이뇨호르몬의 분비와 갈증중추를 자극하여 체액의 삼투질 농도를 조절한다(그림 7-4).

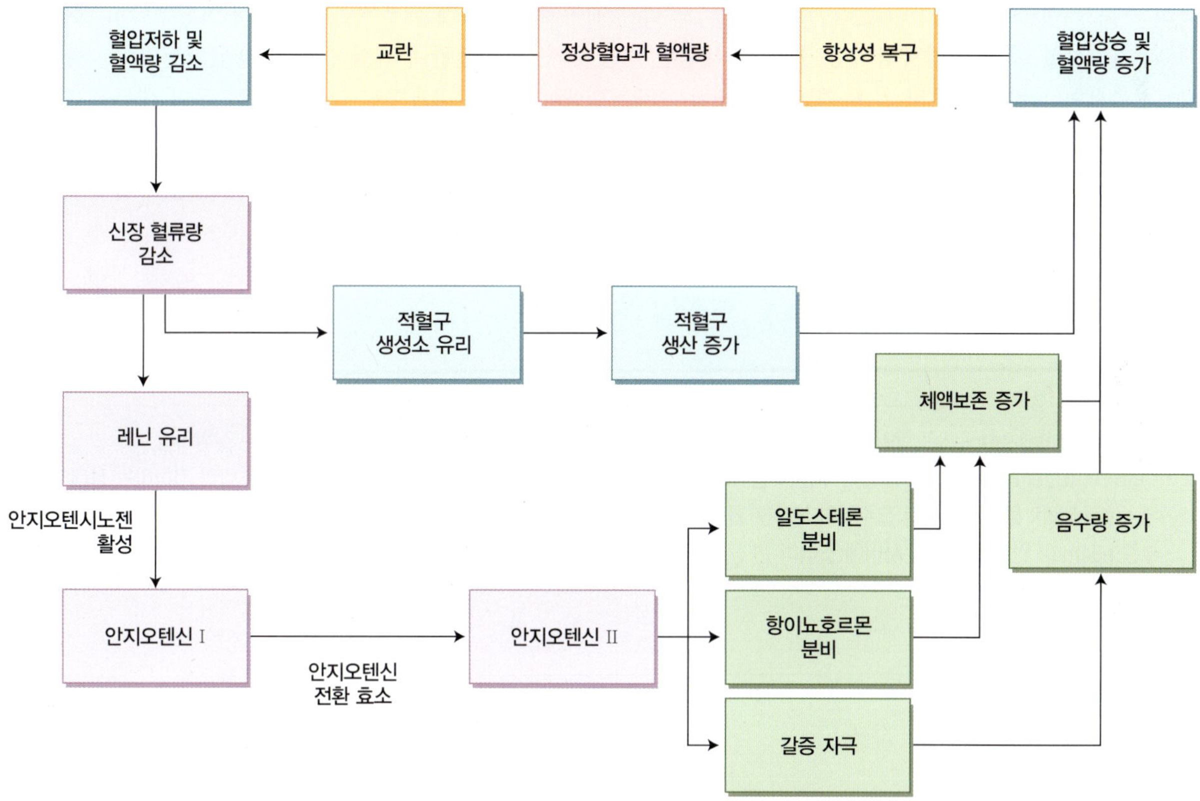

그림 7.4 레닌-안지오텐신-알도스테론 기전

7.1 체액

학습목표 체액의 불균형에 대해 알 수 있다

체액 불균형으로 인해 탈수와 부종이 발생할 수 있다.

세포외액의 삼투질 농도와 세포외액량은 신체의 여러 기전을 통하여 일정한 범위 내에서 항상성(homeostasis)을 유지한다. 하지만 여러 요인에 의해서 세포내액에 비하여 세포외액의 삼투질 농도가 고장성(hypertonicity), 저장성(hypotonicity)이 되어 체액량의 항상성이 유지되지 않는 현상을 체액 불균형이라고 한다.

세포외액의 고장성 원인

불충분한 수분 섭취, 심한 발한, 구토, 설사, 출혈, 요붕증 등 다양한 원인으로 체액을 손실하게 되면 세포외액이 세포내액보다 고장성 상태로 변하게 되거나 세포외액 용질의 초과농도를 가지게 된다. 그러면 삼투현상으로 세포 내의 수분이 세포 밖으로 이탈하면 세포의 위축인 탈수(dehydration) 증상이 발생한다. 탈수가 일어나면 체중감소, 맥박 증가, 갈증, 피부건조와 같은 다양한 증상이 나타나고, 심하면 뇌 신경세포의 위축으로 인한 뇌기능 이상, 혈압 하강 등으로 순환쇼크(circulatory shock)가 발생하여 죽음에까지 이른다.

세포외액의 저장성 원인

일반적으로 우리 몸에 축적된 수분이 많을 경우 소변으로 즉각 배설되기 때문에 세포외액의 저장성은 발생하지 않는다. 하지만 신장의 기능상실, 단시간 과량의 수분 섭취, 모세혈관 내압 증가, 모세혈관 투과성 증가, 혈장단백질 감소, 림프관 폐쇄, 항이뇨호르몬의 부적절한 분비 등의 결과로 발생하는 세포외액에서 세포내액으로 삼투에 의한 물의 이동을 유도하여 세포의 부기(swelling)를 발생시킨다. 부기가 발생하면 혈장 양 증가에 따른 고혈압(hypertension)과 부종(edema), 수분중독(water intoxication), 뇌세포의 팽윤으로 혼란, 과민성, 기면, 두통 어지럼, 구토, 졸림과 같은 증상이 발생하고 심하면 경련, 혼수, 죽음에까지 이른다.

용어설명

- 요붕증(diabetes insipidus): 항이뇨호르몬의 작용 저하로 인하여 비정상적으로 많은 양의 소변이 생성되는 질환이다.
- 수분중독(water intoxication): 과량의 수분을 섭취하거나 물이 과잉으로 체내에 정체되었을 때 체액의 삼투압이 저하하는 상태이다.
- 부기(swelling): 물질이 용매를 흡수하여 부푸는 현상. 고분자 물질이 용해할 때 관찰할 수 있다.
- 부종(edema): 인체조직의 틈 사이에 조직이 괸 상태이며, 조직 내에 림프액이나 조직의 삼출물 등의 액체가 고여 과잉 존재하는 상태를 말한다.

7.2 산-염기평형

학습목표 산과 염기의 정의에 대해 알 수 있다

생명현상을 유지하기 위하여 산-염기평형은 중요하다.

산-염기평형(acid-base equilibrium)은 음식물의 섭취나 대사과정에서 생성되는 유리 수소이온(H^+) 농도의 정교한 조절에 의한 것으로 체액 내에 H^+의 증가는 산성화되고 H^+의 감소는 염기화 된다.

H^+의 농도 변화는 우리 몸에서 조절되는 대사과정에 영향을 주고 다른 이온의 분포 및 호르몬의 기능을 변화시킬 수 있기 때문에 H^+의 농도를 조절하는 것은 매우 중요하다.

산(acid)은 H^+를 함유하는 물질로 해리(dissociation)되면, 유리 수소이온과 음이온으로 분리된다. 예를 들어, 강산(strong acid)인 염산(HCl)은 물속에서 완전히 해리되어 모든 H^+을 유리시키고, 약산(subacid)인 탄산(H_2CO_3)은 2개의 H^+를 가지고 있지만 하나의 H^+를 해리하여 약산이라고 한다.

염기(base)는 유리 수소이온과 결합할 수 있는 물질로 용액 중 H^+를 제거한다. 강염기는 수산화나트륨(NaOH), 암모니아(NH_3) 등 H^+와 결합력이 강한 것을 말하며 약염기는 중탄산염(HCO_3)이 있으며 H^+와 결합력이 약한 것을 말한다.

체액의 H^+의 농도는 매우 소량이기 때문에 H^+ 농도를 숫자로 표현하는 것이 수소이온농도지수(potential of hydrogen, pH)이다. pH는 H^+ 농도의 역수에 상용로그를 취한 값으로 pH 1의 차이는 H^+ 농도 10배 차이, pH 2의 차이는 H^+ 농도 100배 차이가 나는데, pH 3은 pH 2보다 H^+ 농도가 10배 낮고 pH 1보다 H^+ 농도가 100 낮다. 이처럼 H^+의 농도가 높을수록 pH는 낮아지고 H^+의 농도는 낮을수록 pH가 높아진다.

$$pH = \log 1/[H^+]$$

일반적으로 pH는 0~14로 구분이 되며, 순수한 물은 pH 7로 중성이라 하고, pH 7을 기준으로 크면 염기성, 작으면 산성이라고 한다. 정상적인 혈액의 pH는 7.35~7.45이므로 약염기성이며 혈액의 pH를 측정하여 산-염기평형이 유지되고 있는지 파악할 수 있게 된다(그림 7-5).

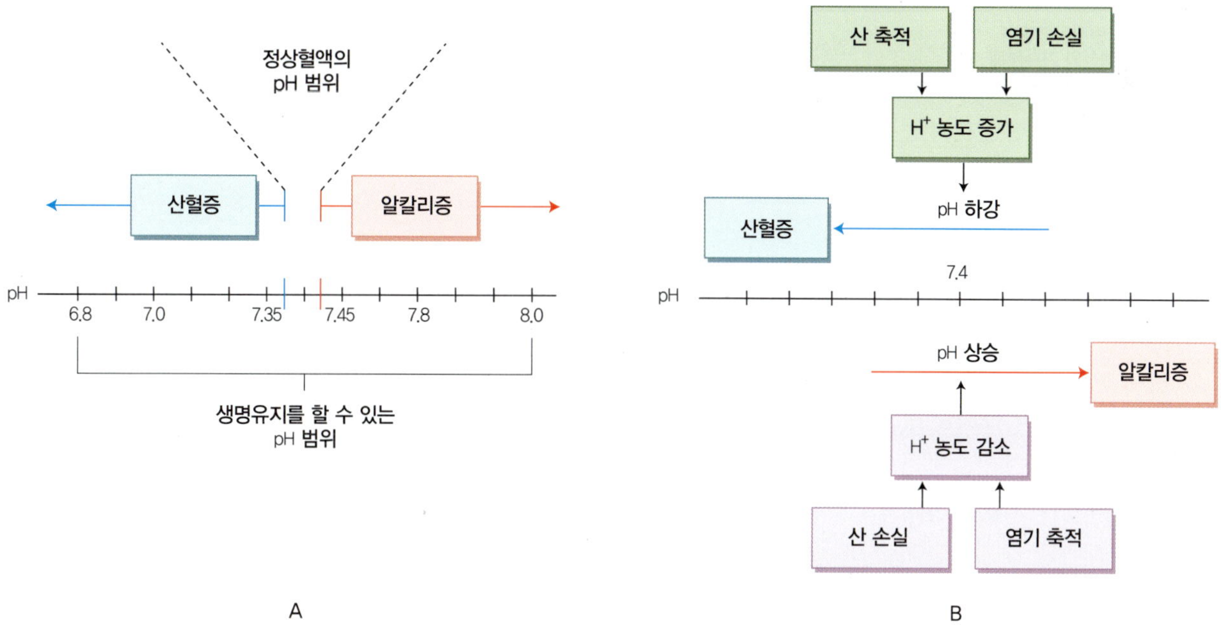

그림 7.5 산-염기평형. A: 정상 혈액의 pH 범위, B: 산혈증과 알칼리증

7.2 산-염기평형

학습목표 수소이온의 생성에 대해 알 수 있다

대사과정의 결과로 체액에서 수소이온이 증가한다.

건강한 신체의 대사활동이 이루어지기 위해서는 체액 내 일정한 수소이온 농도를 유지해야 하고, 이를 유지하기 위해서는 생성된 수소이온만큼 동일한 양의 수소이온을 배출하여 균형을 유지한다. 음식물을 통하여 몸속에 들어오는 수소의 양은 소량이고 대부분의 수소이온은 다음과 같은 대사활동을 통해 생성된다.

휘발성 산의 생성과 배출

탄수화물과 지질의 대사과정 후 발생되는 부산물로 발생한 이산화탄소(CO_2)가 체액에 녹으면 탄산(H_2CO_3)이 된 후, 중탄산이온(HCO_3^-)과 수소이온(H^+)으로 해리된다. 수소이온이 체외로 배출되지 않으면 체액이 약 pH 4.0 정도로 산성화되지만 폐에서 공기의 환기작용으로 수소이온이 이산화탄소로 전환되어 배출되면, 이를 휘발성산(volatile acid)이라고 한다.

포도당의 무산소대사와 산소대사, 지방산의 불완전한 산화 등이 수소이온을 발생시킬 수 있다(그림 7-6).

비휘발성 산의 생성과 배출

수소이온의 비휘발성 산(non-volatile acid)은 호흡을 통하여 제거되지 않으며 신장을 통하여 배설된다. 비휘발성 산의 생성은 단백질, 아미노산, 인지질의 대사산물(황산, 인산), 탄수화물의 대사산물(젖산), 지질의 대사산물(케톤체)에서 생성되며 세포외액에 해리되어 수소이온을 유리한다.

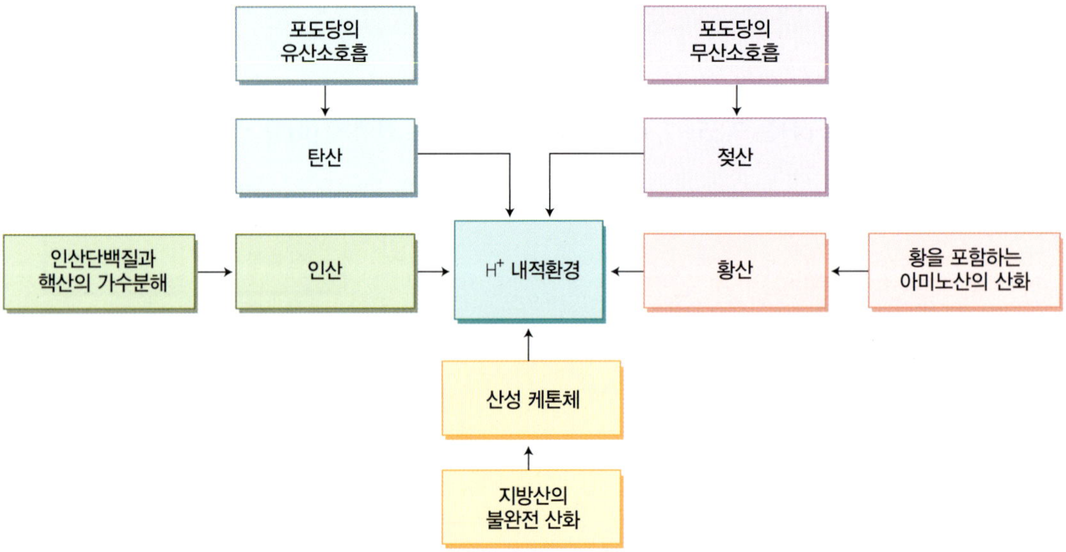

그림 7.6 수소이온이 생성되는 대사과정

7.1 산-염기평형

학습목표 화학적 완충계에 대해 알 수 있다

수소이온 평형은 완충계의 작용으로 pH 7.35~7.45를 유지한다.

생명유지를 위해서는 체액의 pH가 적절한 범위 내에서 유지되어야 하는데, 이를 조절하기 위해서 탄산-중탄산, 인산, 단백질의 조절에 의한 화학적 완충계와 폐나 신장의 조절에 의한 생리적 완충계가 있다.

화학적 완충계

- **탄산-중탄산 완충계.** 탄산과 중탄산이온은 세포외액에 풍부하기 때문에 pH 변화 시 쉽게 변화를 대응할 수 있어 완충을 담당하는 중요한 기전으로, 호흡계통에서 이산화탄소의 분압을 조절하여 탄산을 생성하고 신장에서 중탄산이온을 조절하여 산-염기평형을 유지한다. 이산화탄소는 물과 반응하여 탄산이 되고 탄산은 다시 해리되어 중탄산이온과 수소이온으로 전환된다.

$$CO_2 + H_2O \leftrightarrow H_2CO_3 \leftrightarrow HCO_3^- + H^+$$

- **인산 완충계.** 인산이온은 세포외액에서 중탄산의 8% 정도로 농도가 낮기 때문에 중요도는 떨어지지만 세포내액에는 풍부하기 때문에 인산 완충계는 세포내액과 신장에서 소변의 수소이온 농도 조절에 중요한 역할을 한다. 필요 이상으로 많은 인산을 섭취하게 되면 신장에서는 초과된 인산을 재흡수하지 않고 세관에서 세관액으로 분비된 수소이온을 제거하여 완충계 작용을 한다.

$$Na_2HPO_4 + H^+ \leftrightarrow NaH_2PO_4 + Na^+$$

- **단백질 완충계.** 세포내액의 중요한 완충계로 혈장단백질을 포함한 세포내 다양한 단백질과 혈색소(hemoglobin)로 구성된다. 단백질은 수소이온을 카르복실기로부터 수소이온을 방출하거나 받아들여 산성기와 염기를 모두 갖추고 있는 완충계이고, 세포내 수소이온의 변화를 완충시키는 데 가장 중요한 역할을 한다. 혈장단백질은 제한된 양으로 세포외액의 완충계를 위해 탄산-중탄산염 완충계를 도와주는 역할을 한다. 탄산-중탄산염 완충계의 결과물인 중탄산이온과 수소이온 중 수소이온은 혈색소 분자들과 완충하여 정맥혈이 산성화되는 것을 방지해준다.

$$-COOH \leftrightarrow -COO^- + H^+$$

$$CO_2 + H_2O \rightarrow H_2CO_3 \rightarrow HCO_3^- + H^+$$

7.2 산–염기평형

학습목표 생리적 완충계에 대해 알 수 있다

생리적 완충계

- **호흡에 의한 조절.** 세포내의 대사과정에 의해 이산화탄소가 지속적으로 생성되며 폐의 환기작용으로 인해 밖으로 배출된다. 이러한 조절은 중추화학수용체와 말초화학수용체가 혈액의 pH, 이산화탄소분압(PCO_2)의 변화를 감지하고, 이를 호흡중추로 전달해 폐의 환기작용을 조절하여 폐포 내 이산화탄소분압을 조절하여 동맥혈의 이산화탄소분압을 40mmHg로 유지시킨다.

  대사과정의 원인으로 동맥의 수소이온 농도가 증가하면 뇌줄기(brainstem)의 호흡중추(respiratory center)에서 반사적으로 폐포환기량(alveolar ventilation)을 증가시켜 체액의 이산화탄소 감소, pH가 증가되고, 폐포환기량을 감소시키면 체액의 이산화탄소 증가, pH가 감소된다(그림 7–7).
- **신장에 의한 조절.** 단백질, 아미노산, 인지질의 대사산물인 황산, 인산에서 생성되는 비휘발성 산은 세포외액에 해리되어 50~100mEq(0.005~0.01mol)의 수소이온을 유리한다. 단백질을 많이 섭취하면 황산과 인산의 생산이 증가되어 몸속에 많은 산이 형성되어 산증이 발생하게 되므로, 이를 조절하기 위해 수소이온(H^+) 분비, 중탄산이온(HCO_3^-)의 재흡수 및 생성으로 신장에서 산–염기평형을 유지한다(그림 7–8).

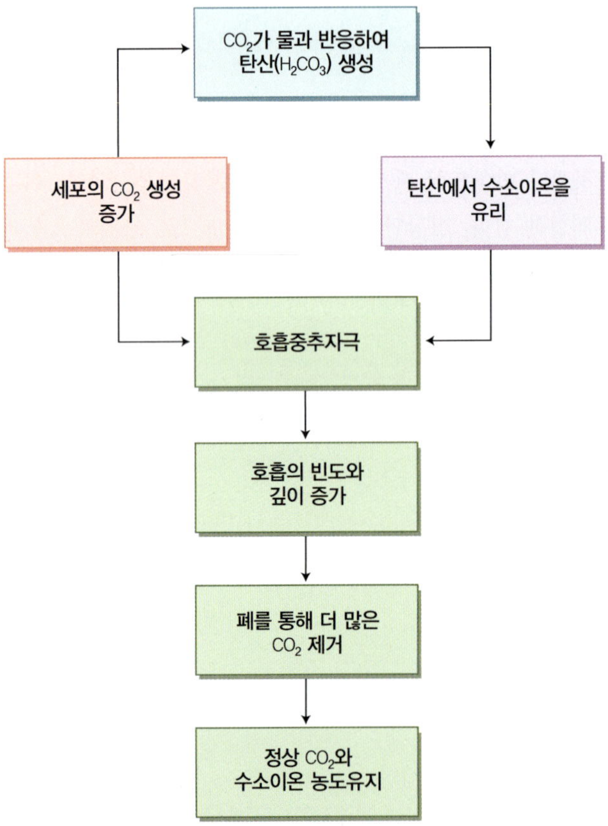

그림 7.7 호흡에 의한 산–염기조절

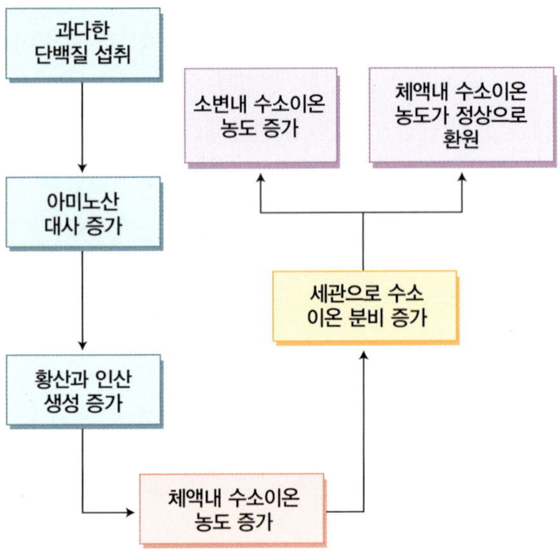

그림 7.8 신장에 의한 산–염기조절

7.2 산–염기평형

학습목표 산–염기불균형에 대해 알 수 있다

호흡성 산- 염기불균형은 이산화탄소의 증감에 의해 발생한다.

호흡산증

폐를 통해 정상 양보다 적은 양의 이산화탄소가 배출되면 이산화탄소가 체액에 축적되어 수소이온의 해리가 증가하는 증상을 **호흡산증**(respiratory acidosis)이라고 한다. 폐기종(pulmonary emphysema), 폐렴(pneumonia), 질병에 의한 호흡중추 기능 억제, 호흡근육 약화 등의 원인으로 가스교환이 저하되면 발생한다. 보상작용으로는 신장에서 수소이온의 분비 증가, 중탄산이온 재흡수 및 생성을 유발한다.

호흡알칼리증

폐의 환기가 이산화탄소의 생성 속도보다 빨라 이산화탄소의 배출 과다에 의해 발생하는 증상을 **호흡알칼리증**(respiratory alkalosis)이라고 한다. 열, 아스피린중독, 불안증으로 체액 내 산소, 이산화탄소, 수소이온의 상태와 상관없이 과도한 환기로 인해 발생된다. 고지대에서는 동맥의 산소포화도가 낮아져 반사적으로 과환기가 발생하여 몸속의 이산화탄소의 과도한 배출이 원인이 된다. 보상작용으로는 신장에서 수소이온의 분비 감소, 중탄산이온의 재흡수 및 생성을 감소시킨다.

대사성 산- 염기불균형은 중탄산이온의 증감에 의해 발생한다.

대사산증

심한 설사로 인한 중탄산이온의 소실, 당뇨로 인한 케톤산 과량 생산, 격렬한 운동으로 인한 젖산 과량 생산, 신장 기능 이상으로 인한 요독성 산증 등의 원인으로 중탄산이온의 농도가 감소되는 증상을 **대사산증**(metabolic acidosis)이라고 한다. 보상작용으로는 과 환기를 통한 이산화탄소 배출, 수소이온 분비 증가, 중탄산이온 재흡수 및 생성을 유발한다.

대사알칼리증

구토로 인한 위액 손실, 위산 과다로 인한 제산제 복용, 위세척 등의 원인으로 중탄산이온의 농도가 증가되는 증상을 **대사알칼리증**(metabolic alkalosis)이라고 한다. 보상작용으로는 저환기를 통한 이산화탄소의 축적, 수소이온 분비 감소, 중탄산이온의 재흡수 및 생성 감소를 유발한다.

호흡성 산–염기 불균형은 신장보상(renal compensation)으로만 보상작용이 일어나지만, 대사성 산–염기 불균형의 휘발성 산은 호흡보상(respiratory compensation), 비휘발성 산은 신장 보상을 통하여 조절된다.

표 7.1 산-염기평형 장애

장애	원인	요인	보상반응
호흡산증	CO_2 ↑	폐질환, 호흡중추기능저하, 가슴막질환	HCO_3^- ↑
호흡알칼리증	CO_2 ↓	과도호흡, 뇌종양, 고산	HCO_3^- ↓
대사산증	HCO_3^- ↓	신장장애, 설사, 당뇨, 과음	CO_2 ↓
대사알칼리증	HCO_3^- ↑	구토, HCl 소실, K^+ 결핍	CO_2 ↑

심화학습 Advanced Learning

인체의 산성화와 알칼리화의 미치는 영향

정상적인 정맥혈과 동맥혈의 pH는 7.35와 7.45이며, 우리 몸은 평균 pH 7.4를 유지하고 있다. 정맥혈의 pH가 약간 낮은 이유는 이산화탄소(CO_2)의 농도가 높아 탄산(H_2CO_3)의 농도가 높아지고 탄산은 수소이온(H^+)을 유리하기 때문에 약산성으로 유지된다. 화학적으로 pH 7.0은 중성을 말하지만, 혈액의 산-염기 기준점은 정상 혈액의 기준인 pH 7.4이며 pH 7.3은 화학적으로는 알칼리성이지만 혈액의 산-염기 기준으로는 산성 범위에 포함된다(그림 7-9). 혈액의 pH가 6.8 이하의 강산이거나 8.0 이상의 알칼리성 상태에서는 생명을 유지할 수 없으므로 우리 몸은 수소이온의 조절이 중요한 역할을 한다.

우리 몸은 생명을 유지하기 위하여 pH 7.35 ~ pH 7.45의 범위에서 일정하게 조절된다. 이는 수소이온의 미세한 변화에도 세포의 기능에 변화를 가져오기 때문이다.

PH의 변화로 신경계통과 근육계통의 흥분성에 변화를 줄 수 있다.

혈액의 수소이온이 증가하여 산성화(acidification)되면 중추신경계의 기능이 저하되어 환자는 혼란(confusion) 상태에 이르게 되고 심하면 혼수(coma) 상태를 거쳐 죽음에 이르기도 한다.

혈액의 수소이온이 감소하여 알칼리화(alkalization)되면 말초신경계에서 과흥분(hyperexcitability)이 발생하여 자극(stimulus)이 없는 상태에서도 신경의 흥분이 발생하며 감각신경(sensory nerve)은 날카로운 것에 찔리는 듯 한 느낌의 감각이상(paresthesia)이 발생하고 운동신경(motor nerve)은 과도한 근연축(myospasm)을 일으키고, 심할 경우 근간대경련(myoclonia)을 유발하고 호흡근(respiratory muscle)의 경련을 일으켜 호흡마비(respiratory paralysis)에 의한 사망으로 이어질 수도 있다. 또한, 말초신경계에서 시작한 증상은 중추신경계로 확산되어 중추신경계의 과도 흥분으로 발현되는 경련으로 사망할 수도 있다.

수소이온의 변화는 체내 칼륨 농도에 영향을 준다.

신장에서 여과된 나트륨(sodium) 이온이 재흡수 될 때, 신세관(renal tubule)에서 칼륨이온과 수소이온을 분비한다. 일반적으로 신세관에서는 수소이온에 비하여 훨씬 많은 칼륨이온을 분비한다. 만약 체액의 산성화로 신세관에서 수소이온을 많이 배출한다면 반대로 칼륨이온의 배출은 감소하고 칼슘이온의 저류 현상으로 심장의 기능에 영향을 줄 수 있다.

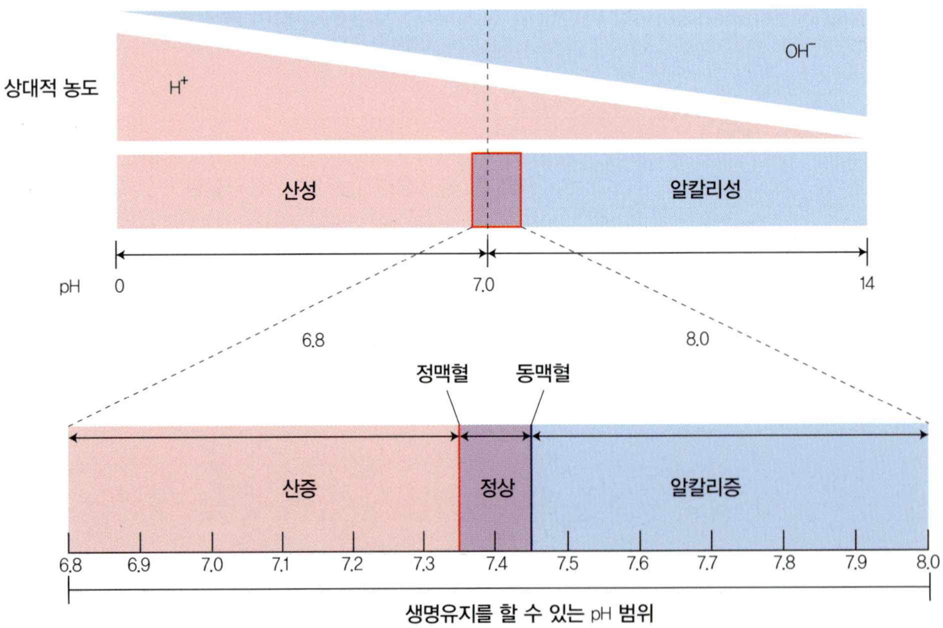

그림 7.9 인체의 산-염기 범위

요약정리 및 문제 Summing-up & Test

1. (   )은 세포 내부에 있는 체액을 말하며, 체액 전체의 2/3(체중의 40%)을 차지하고 단백질, 핵산, 유지방, 탄수화물, 무기질, 비타민, 호르몬 등의 다양한 성분을 포함하고 있다.
2. 세포외액은 세포 외부에 있는 세포와 세포 사이를 채우는 사이질액(interstitial fluid)과 혈관을 채우는 혈장을 포함하여 체액 전체의 1/3(체중의 20%)을 차지하고 세포에 필요한 수분, 전해질, 영양소, 산소를 공급하고 대사과정으로 발생한 노폐물을 제거하기 위한 운반 기능을 한다.
3. 세포내액과 세포외액에는 서로 다른 이온이 존재하며 (   )을 통하여 수동수송과 능동수송에 의하여 일부 물질만 선택적으로 통과시키고 안정막전위(resting membrane potential)가 유지된다.
4. 세포외액을 구성하는 혈장(plasma)과 사이질액 사이의 체액 이동은 말초조직에 분포하는 모세혈관 벽(capillary wall)을 통하여 수동수송으로 이동된다.
5. 염분을 섭취하여 체내 혈액의 삼투질 농도가 증가하면 시상하부(hypothalamus)의 시각로위핵(supraoptic nucleus)에 위치하는 갈증중추(thirst center)가 흥분하게 되어 갈증을 유발하게 된다.
6. 혈장의 삼투질 변화가 발생하면, 시상하부의 삼투수용체(osmoreceptor)가 반응하여 (   )의 분비를 조절한다.
7. 혈압의 감소, 신장의 감소된 Na^+, 세포외액량이 감소가 되면 신장에서 (   )이 분비된다.
8. 산-염기평형(acid-base equilibrium)은 음식물의 섭취나 대사과정에서 생성되는 유리 수소이온 농도의 정교한 조절에 의한 것으로 체액 내 H^+의 증가는 산성화시키고, H^+의 감소는 염기화 된다.
9. 건강한 신체의 대사활동이 이루어지기 위해서는 체액 내 일정한 수소이온 농도를 유지해야 하고, 이를 유지하기 위해서는 생성된 수소이온만큼 동일한 양의 수소이온을 배출하여 균형을 유지해야 한다.
10. 생명유지를 위해서는 체액의 pH가 적절한 범위 내에서 유지되어야 하는데, 이를 조절하기 위해서 탄산- 중탄산, 인산, 단백질 조절에 의한 화학적 완충계와 폐나 신장의 조절에 의한 생리적 완충계가 있다.
11. 폐를 통해 정상 양보다 적은 양의 이산화탄소가 배출되면, 이산화탄소가 체액에 축적되어 수소이온의 해리가 증가하는 증상을 (   )이라고 한다.
12. 폐의 환기가 이산화탄소의 생성 속도보다 빨라 이산화탄소의 배출 과다에 의해 발생하는 증상을 호흡알칼리증(respiratory alkalosis)이라고 한다.
13. 심한 설사로 인한 중탄산이온의 소실, 당뇨로 인한 케톤산 과량 생산, 격렬한 운동으로 인한 젖산 과량 생산, 신장 기능 이상으로 인한 요독성 산증 등의 원인으로 중탄산이온의 농도가 감소되는 증상을 대사산증(metabolic acidosis)이라고 한다.
14. 구토로 인한 위액 손실, 위산 과다로 인한 제산제 복용, 위세척 등의 원인으로 중탄산이온의 농도가 증가되는 것을 대사알칼리증(metabolic alkalosis)이라고 한다.

해답

1. 세포내액 3. 세포막 6. 항이뇨호르몬 7. 레닌 11. 호흡산증

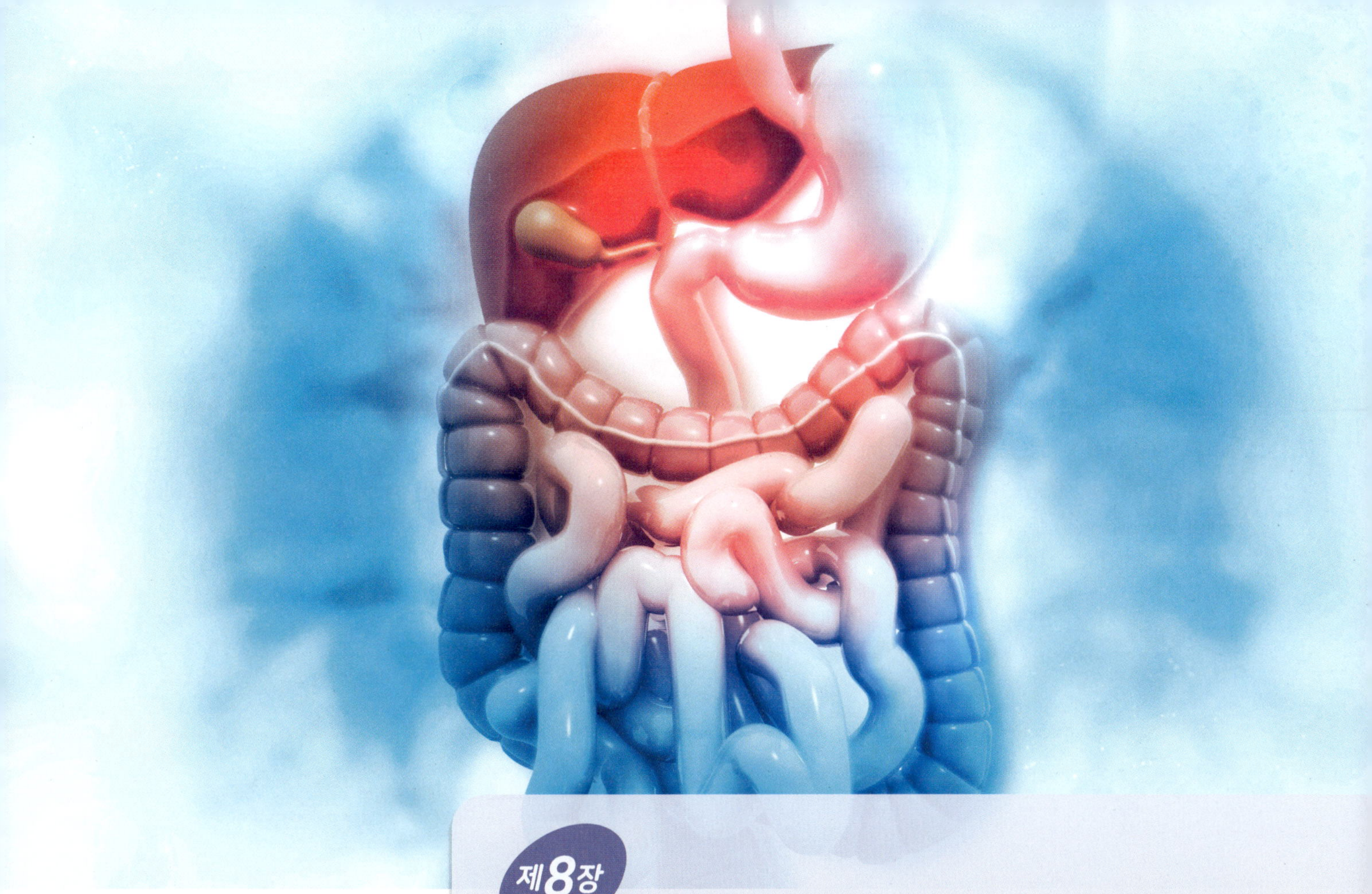

제8장

소화생리와 대사 및 에너지

PHYSIOLOGY

8.1 소화계통의 구성

학습목표 소화계통의 구성에 대해 알 수 있다

소화계통은 소화관과 소화부속기관으로 구성되어 있다.

외부로부터 들어온 음식물을 신체가 효율적으로 흡수할 수 있도록 더 작은 물질로 분해하고, 영양분을 혈관이나 림프로 보내주는 일을 하는 기관을 소화계통(digestive system)이라고 한다.

소화계통은 음식물의 이동 통로가 되는 입(mouth), 인두(pharynx), 식도(esophagus), 위(stomach), 소장(작은창자, small intestine), 대장(큰창자, large intestine), 직장(곧창자, rectum), 항문(anus)으로 연결되는 관모양의 소화관(digestive tube)과 소화와 흡수과정에 필요한 물질 생산에 관여하는 침샘(salivary gland), 간(liver), 담낭(쓸개, gallbladder), 췌장(이자, pancreas) 등의 소화부속기관으로 구성된다(그림 8-1).

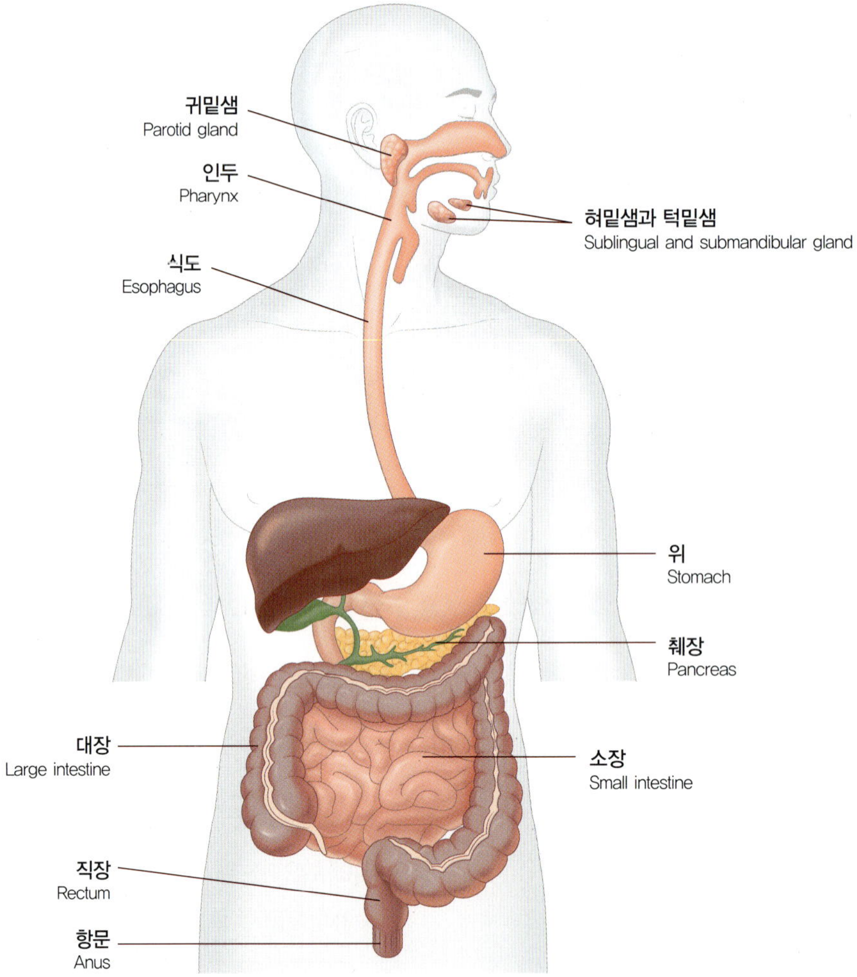

그림 8.1 소화계통의 구성

8.2 소화계통의 기능

학습목표 소화계통의 수행기능에 대해 알 수 있다

소화계통은 운동, 분비, 소화, 흡수의 기능을 한다.

소화계통의 주요 기능은 음식에서 얻게 되는 영양분, 물, 염류를 몸의 내적 환경으로 이동시키는 것이다. 섭취한 음식은 에너지의 원천으로 필수적이며, 이는 세포의 활동을 수행할 수 있도록 ATP를 생산한다(그림 8-2).

- **소화** Digestion 음식물의 주요 성분인 탄수화물, 단백질, 지질이 소화계통에서 생산되는 효소에 의해 흡수될 수 있는 작은 단위로 분해하여 소화관의 혈액이나 림프로 흡수될 수 있도록 하는 작용을 말한다.
- **분비** Secretion 외분비(exocrine)와 내분비(endocrine)의 2가지 종류가 있다. 외분비는 침, 점액, 위산, 담즙, 췌장액을 분비하는 것으로 음식물의 소화와 윤활 기능을 하며, 내분비는 소화액, 점액 분비와 소화계통의 운동성을 조절하는 호르몬을 분비한다. 분비세포는 혈장에서 대량의 물과 특수 분비를 생성하는데 필요한 물질을 공급받으며, 모든 소화액의 분비는 물질이 세포 쪽으로 능동적으로 이동하거나 세포질그물(endoplasmic reticulum, ER)에 의한 분비물 합성으로 에너지가 필요로 한다.
- **흡수** Absorption 소화된 음식물이 소장을 둘러싸고 있는 혈관, 림프로 운반되는 것을 말하며 흡수된 물질만이 신체로 유입되고 흡수되지 못한 물질은 대변으로 배출된다. 대부분의 영양소는 소장에서 흡수된다.
- **운동** Mobility 섭취(ingestion), 씹기(mastication), 삼키기(deglutition), 연동운동(peristalsis), 분절운동(segmentation)으로 입에서 항문으로 음식물이 이동하는 것을 말한다.

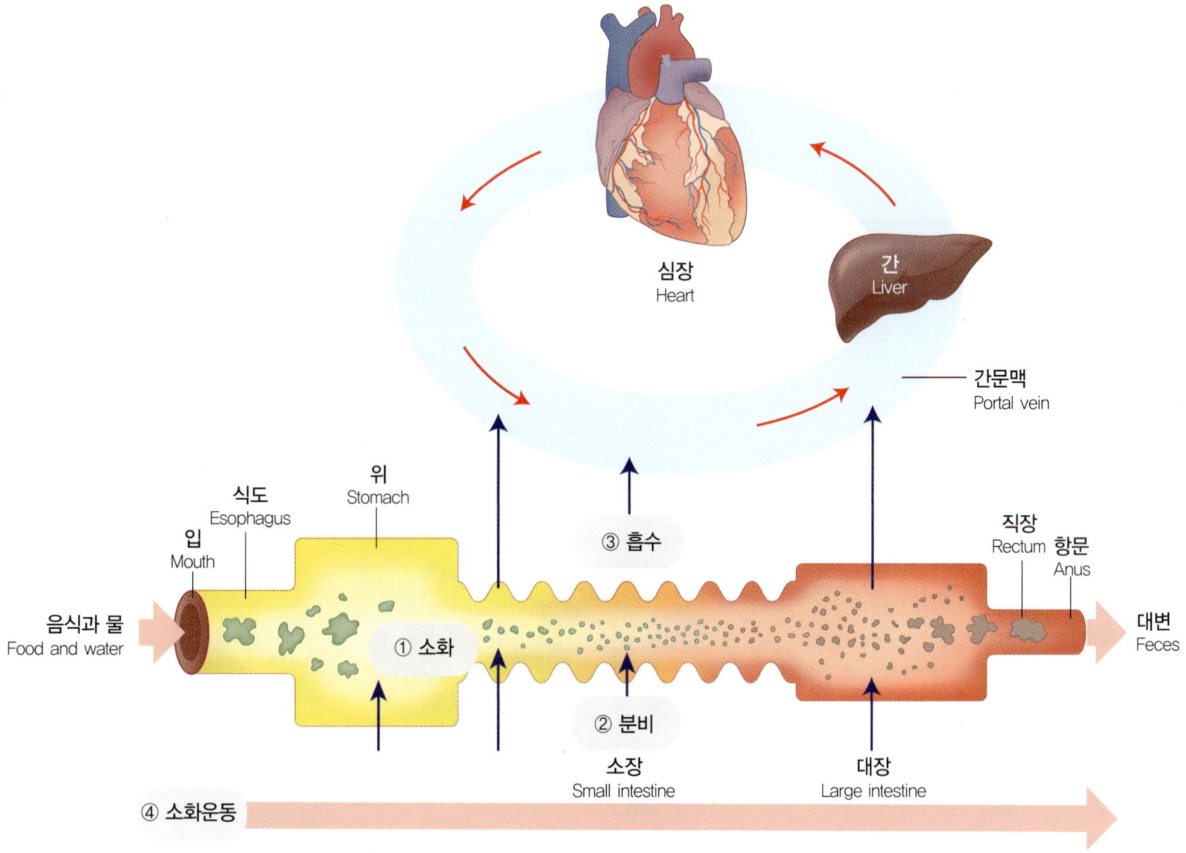

그림 8.2 **소화관의 수행기능.** 소화계통은 소화, 분비, 흡수, 운동으로 4가지 기본적인 소화과정을 수행한다.

8.3 소화관의 형태

학습목표 소화관의 단면 구조에 대해 알 수 있다

식도에서 항문에 이르는 소화관은 4개의 층으로 구성되어 있다.

소화관의 가로단면 구조는 일반적으로 안쪽에서부터 점막, 점막밑층, 근육층, 장막의 순서로 4개의 세포층으로 구성된다.

점막(mucosa)은 다시 3개의 벽으로 구성되는데 안쪽 벽은 단층원주상피(simple columnar epithelium)로 형성되어 있고 관 모양의 부속샘과 술잔세포(goblet cell)는 소화액과 점액을 분비한다. 중간 벽은 상피조직을 지지하는 고유판(lamina propria)이 있으며, 바깥벽은 소화와 영양분 흡수에 효율성 향상을 위해 민무늬근육의 얇은 층인 점막근육층으로 구성된다.

점막밑층(submucosa)은 성긴결합조직과 치밀불규칙결합조직으로 구성된 층으로 팽창력과 탄력성을 제공한다. 혈관, 림프관, 점막밑신경얼기[점막하신경총(마이스너), submucosal(Mesissner) plexus]가 있어 점막과 점막밑층의 근육과 샘(gland)을 지배한다.

근육층(muscular coat)의 점막밑층 주위를 둘러싼 두 겹의 민무늬근육조직 층으로 속층은 원형으로 배열된 속돌림근(내윤주근, circulation smooth muscle), 바깥층은 위창자길의 길이에 따라 배열된 바깥세로민무늬근(외종주평활근, outer longitudinal smooth muscle)으로 이루어져 있다. 이러한 구조는 음식물을 소화효소와 섞이게 하고(분절운동) 이동과 관련된 운동성(연동운동, peristalsis)을 제공한다. 근육층 사이에는 근육층신경얼기[근육층(아우어바흐)신경총, myenteric(Auerbach) plexus]가 있다.

장막(serosa coat)은 소화관의 보호와 지지하는 역할을 위해 가장 바깥을 둘러싸고 있고 장막은 장간막(창자간막, mesentery)과 연결되어 있으며, 장간막을 통하여 소화관으로 통하는 신경, 혈관, 림프관이 연결되어 있다(그림 8-3).

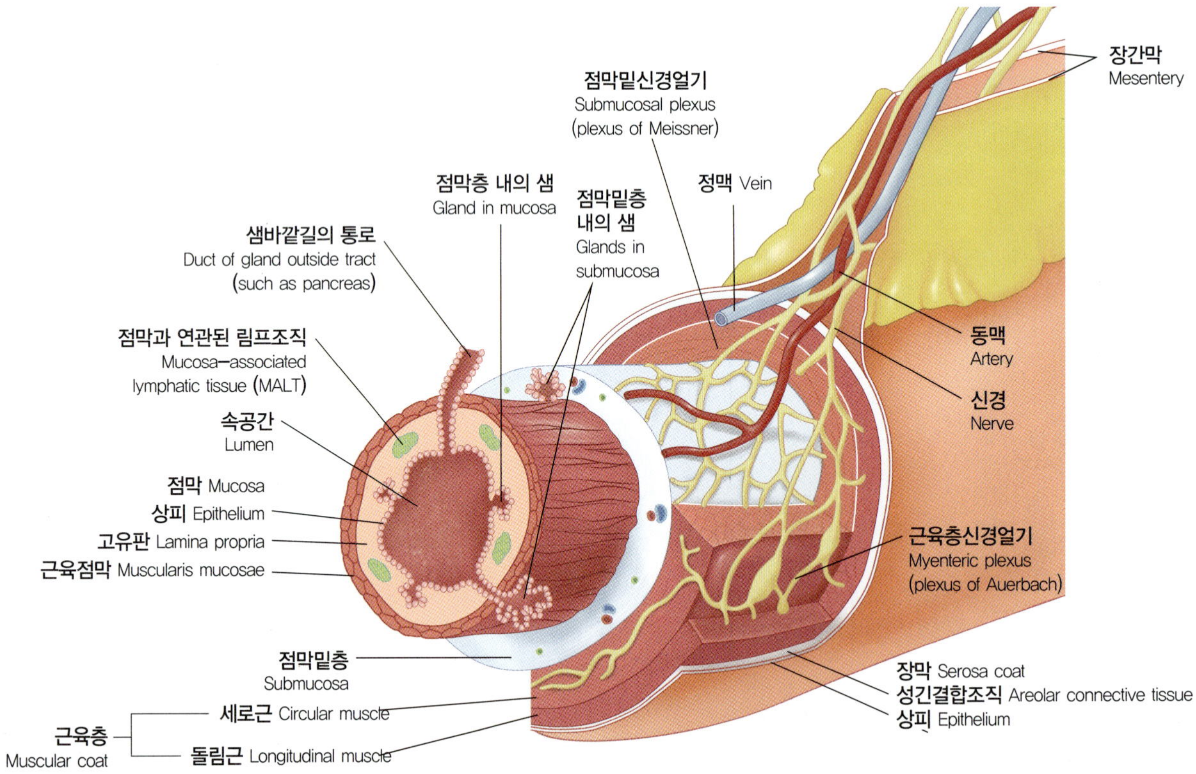

그림 8.3 **소화관의 구조.** 소화관은 안쪽부터 바깥쪽으로 점막, 점막밑층, 근육층, 장막으로 된 4개의 층으로 구성되어 있다.

8.4 소화관의 조절

학습목표 소화관의 신경지배에 대해 알 수 있다

소화관은 자율신경계와 내인성 신경얼기의 지배를 받는다.

외인 신경

외인 신경(extrinsic nerve)은 소화관 외에서 유래되고 여러 소화기관의 신경을 지배하는 자율신경계(autonomic nervous system)의 가지에서 오는 신경섬유로, 내인 신경얼기의 활동을 조절하며 소화관의 호르몬 분비량과 민무늬근의 작용을 조절하는 역할을 한다. 일반적으로 교감신경(sympathetic nerve)과 부교감신경(parasympathetic nerve)은 상호보완역할을 하는데 교감신경은 소화관의 운동성과 소화액 분비를 억제하고, 혈관을 수축시켜 혈류량을 감소시킨다. 부교감신경은 소화관의 민무늬근육을 활성화시키고 소화액과 호르몬의 분비를 촉진한다(그림 8-4).

내인 신경얼기

내인 신경얼기(intrinsic nerve plexus)는 점막밑층에 있는 점막밑신경얼기(submucosal plexus)와 근육층 사이에 있는 근육신경얼기(myenteric plexus)가 서로 연결되어 소화관 전체에 분포하고 있다. 다른 기관과 달리 소화관은 중추신경계의 영향을 받지 않고 미주신경(vagus nerve)이나 척수신경(spinal nerve)의 날신경섬유(efferent fiber)를 통하여 소화관의 운동성, 소화액 분비, 호르몬 분비에 영향을 준다. 소화관의 정보는 들신경섬유(afferent fiber)를 통하여 중추신경계에 전달된다(그림 8-4).

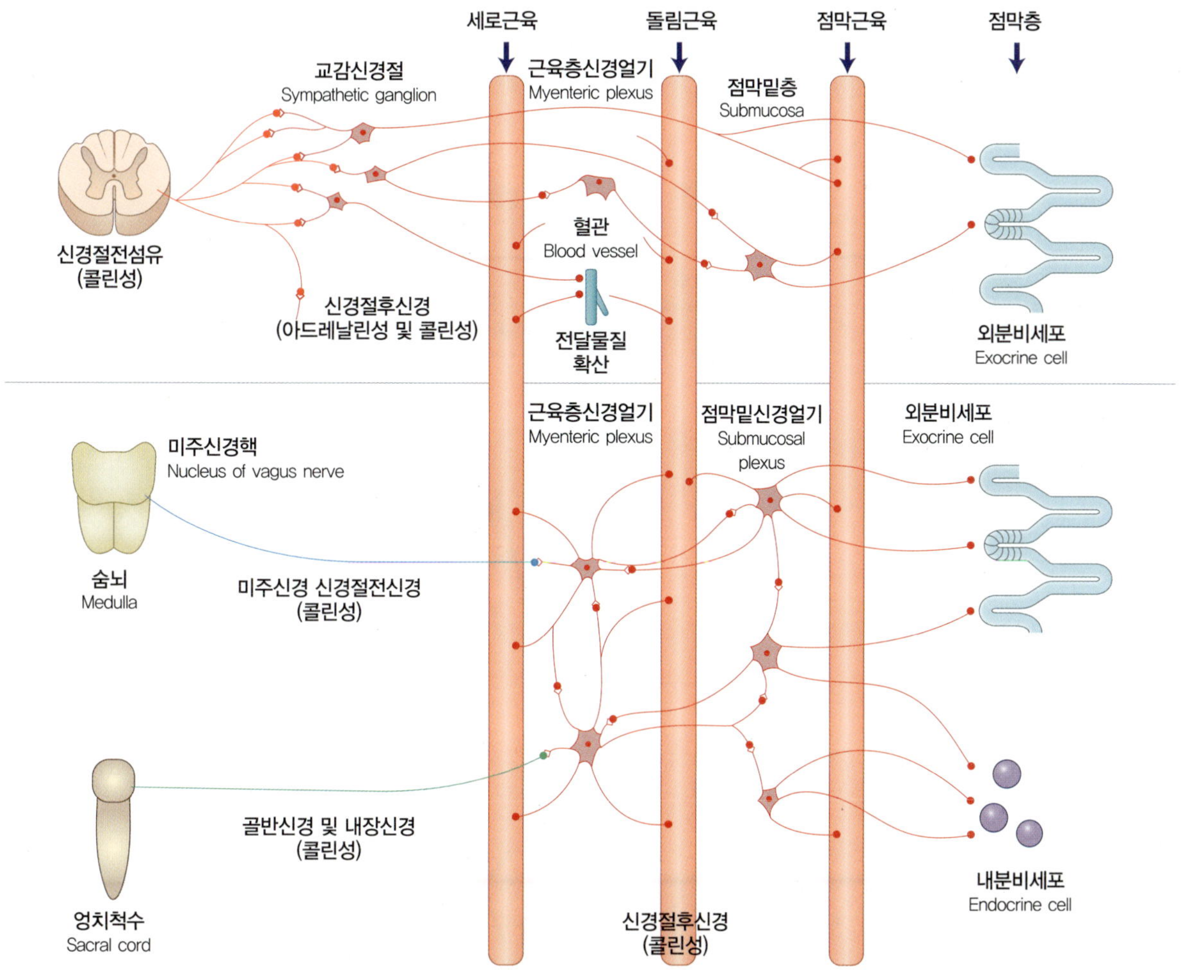

그림 8.4 소화관의 외인 신경과 내인 신경얼기 분포

8.5 입안에서 식도까지의 소화

학습목표 입안과 식도의 소화에 대해 알 수 있다

입안과 식도는 음식물을 위로 운반한다.

기계적 소화과정인 씹기(저작, mastication)는 음식물을 삼킬 수 있도록 작은 입자로 만들어 입안에서 식도로 이동되기 쉽게 하는 작용으로 표면적을 넓혀 침(타액, saliva)과 함께 음식물을 섞어 탄수화물과 녹말에 대한 화학적 소화가 시작되도록 한다.

삼킴(연하, swallowing)은 입안에서 씹기에 의해 작은 입자로 만들어진 음식물이 인두(pharynx), 후두(larynx), 식도(esophageal)의 25쌍의 근육의 수축에 의해 위로 이동되는 과정이다. 삼킴의 과정은 3단계로 구분이 된다(그림 8-5).

- **1단계(입안기, oral stage)** 작은 입자로 만들어진 음식물을 혀의 운동으로 인두로 보내지는 과정으로 삼차신경(CN V), 혀인두신경(CN IX), 혀밑신경(CN XII)에 지배되는 자발운동(voluntary movement)이다.
- **2단계(인두기, pharyngeal stage)** 음식물이 혀뿌리(설근, lingual root)와 인두(pharynx)의 압력수용기를 자극하여 숨뇌(연수, medulla oblongata)에 위치한 삼킴중추에 자극을 보내고 삼킴중추(swallowing center)는 반사적으로 삼킴과 관련된 근육을 흥분시켜 목젖(uvula)과 물렁입천장(연구개, soft palate)이 위로 올라가 코안(비강, nasal cavity)의 통로가 닫히고 후두(덮)개(epiglottis)는 기관 통로를 닫아 음식물이 식도로 내려가도록 한다. 이때 코안과 후두가 차단되면서 호흡이 1~2초 동안 차단되는 현상을 삼킴무호흡(deglutition apnea)이라고 하고 삼차신경(CN V), 혀인두신경(CN IX), 미주신경(CN X)에 지배되는 비자발운동(involuntary movement)이다.
- **3단계(식도기, esophageal stage)** 음식물이 돌림근육과 세로근육의 수축으로 발생하는 연동운동(peristalsis)으로 의해 식도에서 위까지 운반되는 과정이며 미주신경(CN X)에 지배되는 비자발운농이다.

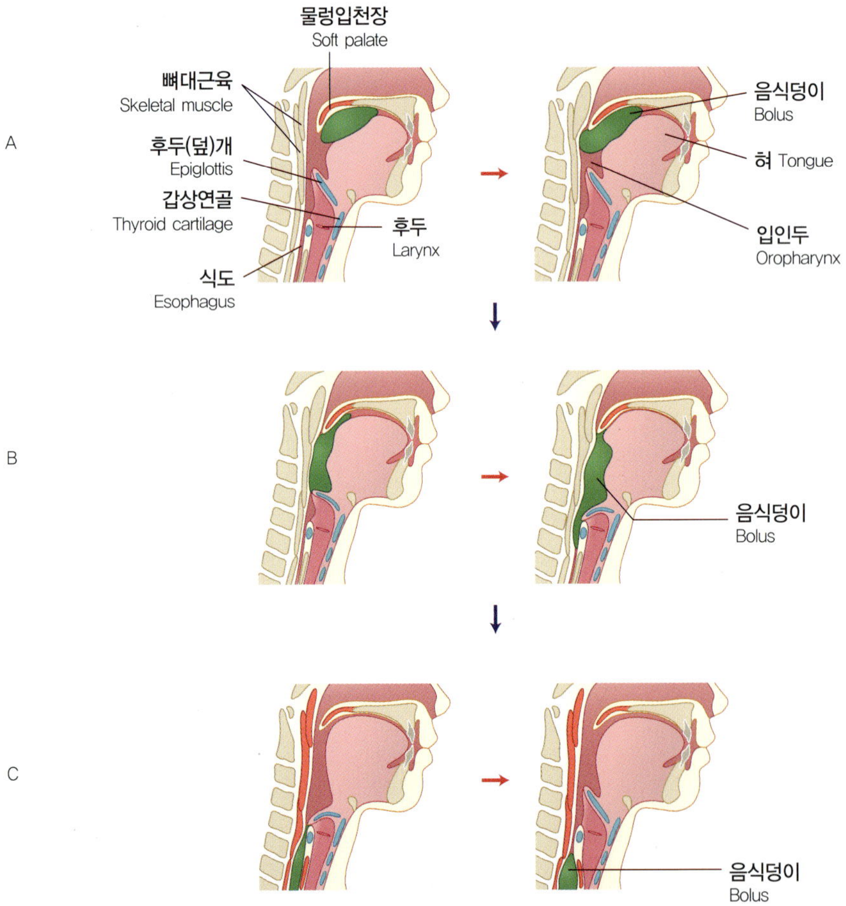

그림 8.5 **삼킴의 과정.** A: 음식물이 혀의 운동에 의하여 입인두로 이동된다. B: 입인두에 있는 음식물이 반사운동으로 식도로 이동된다. 이동 중 후두(덮)개가 닫혀 후두로 음식물 이동이 방지된다. C: 식도에 있는 음식물은 식도의 민무늬근육의 반사운동으로 위로 이동된다.

8.5 입안에서 식도까지의 소화

학습목표 침의 소화작용에 대해서 알 수 있다

침은 탄수화물과 녹말의 소화를 시작한다.

침(타액, saliva)은 큰침샘인 귀밑샘(이하선, parotid gland), 턱밑샘(악하선, submandibular gland), 혀밑샘(설하선, sublingual gland)에서 생산되는 점액성의 불투명한 액체이다. 약 99.5%의 물과 0.5%의 유기물과 무기염류로 구성되어 있으며 소화작용에 관여한다. 1일 분비량은 1~1.5L, 비중은 1.002~1.008, pH는 6.3~6.8인 약산성 분비물이다(그림 8-6).

침 분비 기전(mechanism of salvation)은 일반적으로 신경성으로 일어나며, 분비 중추인 숨뇌에 의해 조절된다. 교감신경은 긴장하거나 스트레스를 받을 때 적은 양의 침을 분비하여 입이 마른다는 느낌을 받게 된다. 부교감신경은 효소가 많은 장액성 침을 분비하게 한다. 그리고 일반적인 자율신경과는 다르게 교감신경과 부교감신경이 길항적 작용을 하지 않고 모두 침 분비 촉진에 관여한다. 입안에 음식물이 없어도 음식물을 보는 시각자극, 냄새를 맡는 후각자극, 생각만 해도 침샘이 자극되어 침을 분비하는 조건반사(conditioned reflex)와 음식물이 입안으로 들어온 후 기계적 자극과 화학적 자극이 맛봉오리나 감각수용기를 자극하여 침을 분비하는 무조건반사(unconditioned reflex)로 조절이 된다.

침의 소화효소(digestive enzyme of saliva)는 아밀라아제(amylase)가 있어 다당류인 녹말(starch)을 포도당 분자로 구성된 이당류인 엿당(maltose)과 덱스트린(dextrin)으로 분해할 수 있지만 입안에서는 실제로 소화 작용이 거의 이루어지지 않고 위(stomach) 속에서 분해가 된다. 또한 점액(mucous)이 있어 음식물 분자를 축축하게 하여 서로 뭉치게 되고 미끄러짐을 유도하여 삼킴을 용이하게 한다. 그리고 지속적인 침의 흐름으로 음식물의 잔유물 및 외부 미립자를 흘러가도록 도와주어 입안이 청결하도록 약간의 살균작용을 한다.

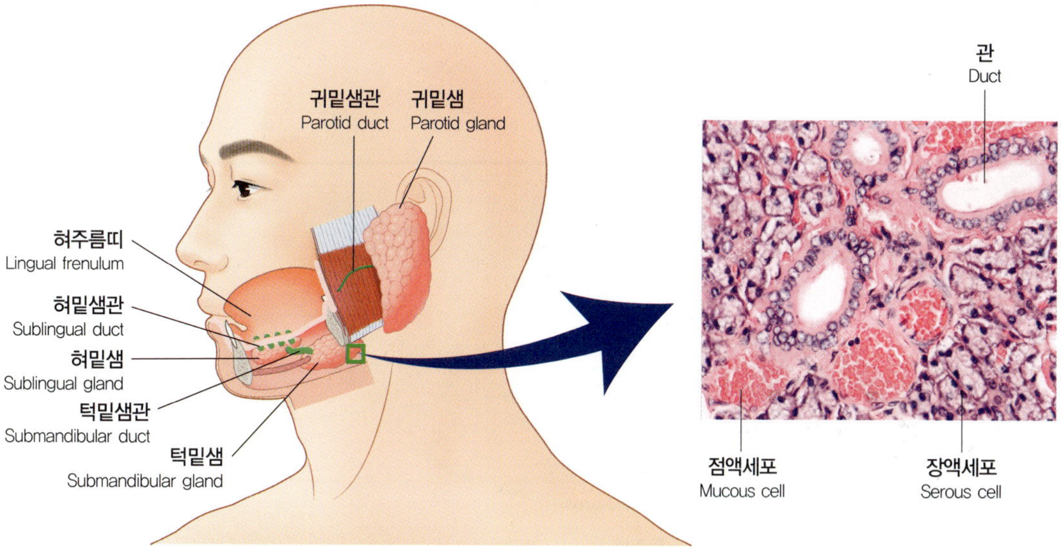

그림 8.6 **침샘.** 침은 입안에 있는 귀밑샘, 턱밑샘, 혀밑샘으로 각각 1쌍으로 구성된 침샘에서 생산된다.

8.6 위에서의 소화

학습목표 위의 구조에 대해 알 수 있다

위는 식도와 소장을 연결하는 주머니 모양의 기관이다.

위(stomach)는 가로막(diaphragm) 바로 밑 왼쪽에 위치하여 위쪽으로는 식도(esophagus), 아래쪽으로는 소장의 십이지장(샘창자, duodenum)과 연결된 15~25cm의 확장될 수 있는 'J자' 모양의 주머니 형태로 되어 있는 소화기관이다.

위는 식도와 연결되는 위의 위쪽 부위인 들문(분문, cardia), 위의 왼쪽 위로 돌출된 위바닥(gastric fundus), 왼쪽 아래로 휘어지면서 큰굽이(대만곡, greater curvature)와 작은굽이(소만곡, lesser curvature)를 이루는 중심부인 위몸통(gastric body), 아래쪽으로 십이지장과 연결되는 위의 아래쪽 부위인 날문(유문, pylorus)이라 하고 위몸통과 날문을 잇는 부위를 날문빙(pyloric antrum)이라고 한다.

위의 작은굽이의 가장자리는 식도로부터 안쪽을 따라 휘어지는 약 10cm의 거리로 간과 마주보고 있으며 날문으로 이어지는 부위의 모파임(각파임, angular notch)은 경사도가 급해 위궤양이 빈발한다. 큰굽이는 약 40cm로 십이지장까지이다.

위의 점막은 세로 형태의 위주름(gastric fold)이 있고 주름 사이를 위샘(gastric gland)의 분비통로가 되는 위오목(gastric pit)이 있다.

위의 근육층은 다른 소화관과는 다르게 바깥부터 안쪽으로 세로근층(longitudinal muscle), 돌림근층(circular muscle), 빗근층(oblique muscle)으로 세 개의 근육층으로 구성되어 있고 강한 수축으로 위의 음식물을 십이지장으로 보내기 위하여 날문 부위의 근육층이 두껍게 분포되어 있다(그림 8-7).

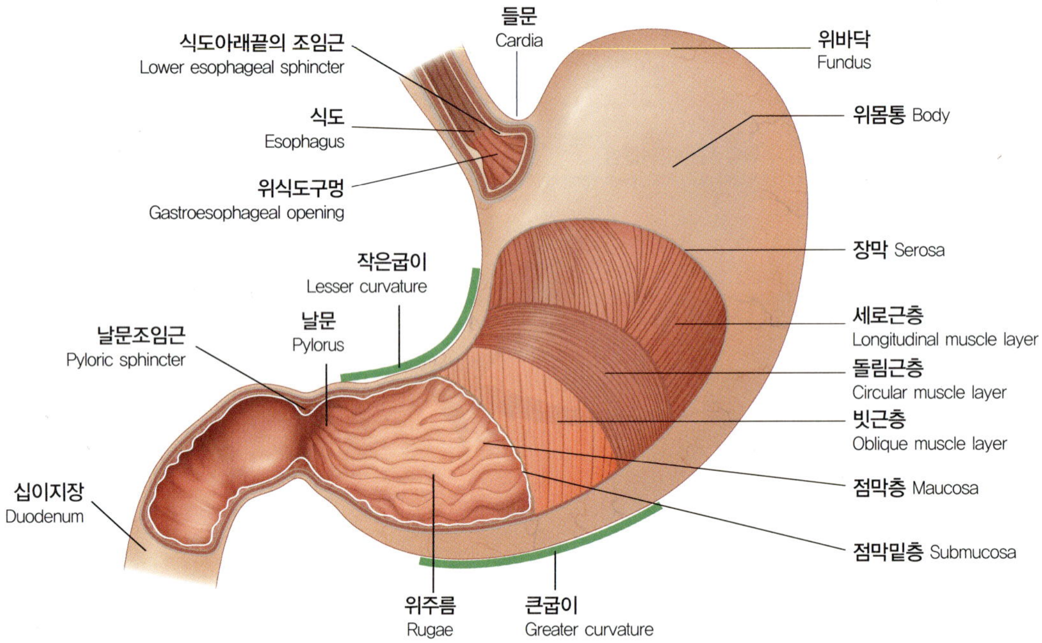

그림 8.7 **위의 구조.** 위는 크게 들문, 위바닥, 위몸통, 날문으로 나눌 수 있다.

8.6 위에서의 소화

학습목표 위액 분비세포에 대해 알 수 있다

위액은 위오목 아래에 있는 위샘에 의해 분비된다.

위오목(gastric pit) 아래에는 약 3,500만 개 정도의 위샘(gastric gland)이 존재하고 하루에 약 2L의 위액(gastric juice)을 분비한다.

위의 외분비세포(exocrine cell)에는 위액을 분비한다. 으뜸세포(chief cell)는 주로 들문샘에 존재하고 소화효소인 펩시노젠(pepsinogen)이 분비되어 염산(hydrochloric acid, HCl)에 의해 펩신(pepsin)이라는 활성물질로 변환되어 단백질(protein)을 폴리펩타이드(polypeptide), 펩톤(peptone)으로 분해한다. 위바닥샘인 벽세포(parietal cell)는 염산과 비타민 B_{12}의 흡수를 돕는 내인(인)자(intrinsic factor)를 분비한다. 날문샘에 있는 점액목세포(mucous neck cell)는 위오목 부위에 존재하고 묽고 수분이 많은 점액(mucous)을 분비하여 염산과 펩신에 의해 위점막이 손상되지 않도록 안쪽을 보호하는 역할을 한다.

위의 내분비세포(endocrine cell)인 날문방에서 분비되는 G세포(G cell)는 미주신경(vagus nerve)의 자극으로 가스트린(gastrin)을 혈액으로 분비하여 염산과 소화효소 분비 촉진을 위해 벽세포를 자극한다. 장크롬친화성 유사세포(enterochromaffin-like cell)는 으뜸세포와 벽세포 사이에 분산되어 있고, 아세틸콜린(acetylcholine)과 가스트린의 자극으로 히스타민(histamine)을 분비하여 벽세포를 자극하여 염산의 분비를 촉진시키고 가스트린의 작용을 증가시킨다. D세포(D cell)는 소마토스타틴(somatostatin)이 분비되어 벽세포, G세포, 장크롬친화성 유사세포의 분비와 위의 운동성을 억제하는 역할을 한다(그림 8-8).

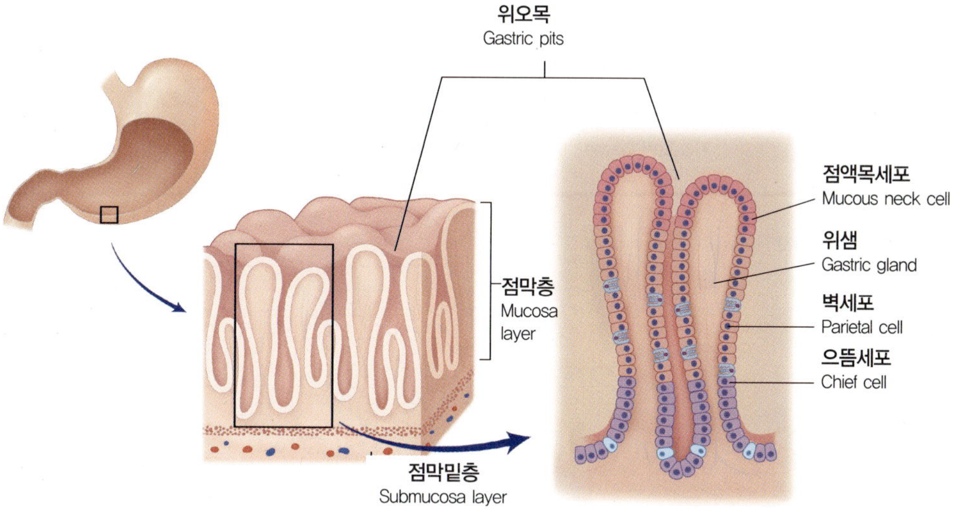

세포종류	분비물
점액목세포	점액 중탄산이온
벽세포	염산 내인(인)자
으뜸세포	펩시노젠
D세포	소마토스타틴
G세포	가스트린

그림 8.8 **위의 구조.** 위는 크게 들문, 위바닥, 위몸통, 날문으로 나눌 수 있다.

이해상자

악성빈혈이란 무엇인가?

비타민 B_{12}는 적혈구가 정상적인 기능을 수해하는 데 필수적인 물질이다. 비타민 B_{12}는 벽세포에서 분비되는 내인(인)자와 결합했을 때만 흡수된다. 비타민 B_{12}와 내인(인)자 복합체는 소장 말단부위인 회장에 있는 수용체와 결합하여 흡수된다. 만약 내인(인)자가 없다면 비타민 B_{12}는 흡수되지 못하여 적혈구 생성과정에 문제가 발생해 결과적으로 악성빈혈(malignant anemia)이 발생한다.

8.6 위에서의 소화

학습목표 위산 분비와 가스트린에 대해 알 수 있다

위산은 벽세포에서 분비되며, 가스트린은 위산분비를 촉진시킨다.

위액(gastric juice)은 위에서 분비되는 액체로 물, 염산(HCl), 펩시노젠, 가스트린 등이 포함된다. 위산은 위의 벽세포(parietal cell)에서 분비되며 벽세포에는 가스트린수용체, 아세틸콜린수용체, 히스타민수용체가 있어 어떠한 물질이 수용체와 결합하면 염산 분비가 촉진된다.

가스트린(gastrin)은 위산 분비를 촉진시키고, 위 운동과 담낭수축을 항진시키는 중요한 인자로 가스트린은 음식물이나 미주신경에 의한 아세틸콜린, 고칼슘혈증 등에 의해 분비가 촉진되고, 세크레틴(secretin), 혈관작용장폴리펩타이드(VIP)에 의해 분비가 억제된다.

세크레틴은 십이지장의 S세포에서 분비되는 물질로 음식물이 위에서 십이지장으로 넘어가면 분비되어 위의 가스트린 분비를 중지시키거나 억제시키며, 위의 운동의 저하시키거나 담낭수축을 저하시킨다. 가스트린과 세크레틴의 억제 되먹임은 그림 8-9와 같다.

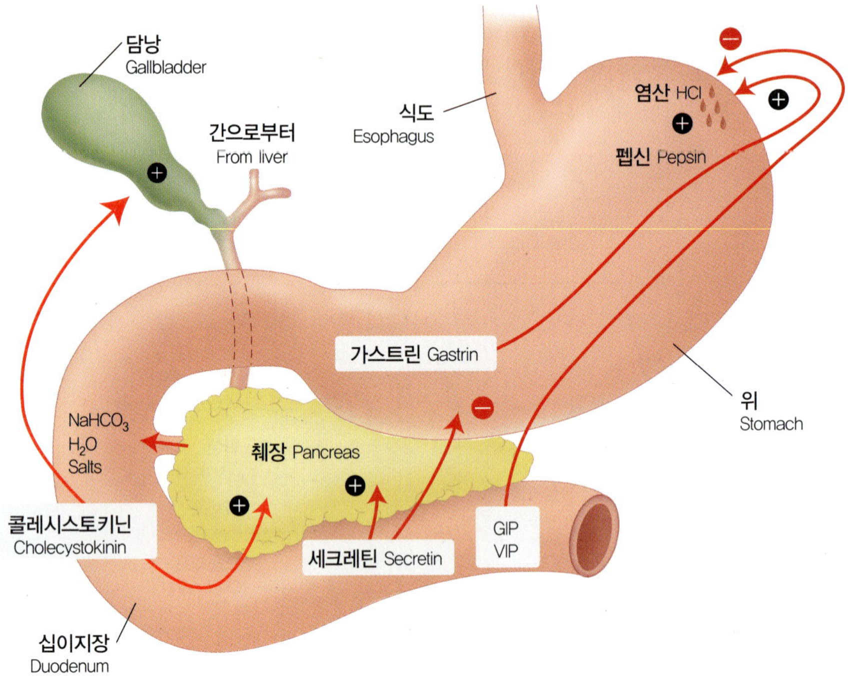

그림 8.9 가스트린과 세크레틴의 억제 되먹임

8.6 위에서의 소화

학습목표 위액 분비의 조절에 대해 알 수 있다

위액의 분비 조절은 신경과 호르몬에 의해 조절된다.

위액의 분비는 뇌상, 위상, 장상 세 가지 요인으로 나눌 수 있다.

뇌상

뇌상(cephalic phase)은 음식물이 위에 도착하기 전에 음식에 대한 시각, 후각, 미각에 대한 생각이 숨뇌를 자극하여 미주신경의 부교감신경 자극으로 점막밑신경얼기를 활성화한다. 점막밑신경얼기는 으뜸세포, 벽세포를 자극하고, 내분비세포인 G세포, 장크롬친화성 유사세포를 자극하여 가스트린과 히스타민을 분비하여 위액을 분비한다. 이 시기에 분비되는 위액을 식욕액(appetite juice)이라고 한다(그림 8-10).

위상

위상(gastric phase)은 음식물이 위에 들어오게 되면 단백질의 분해 산물인 펩타이드 조각, 아미노산으로 인한 화학적 자극과 음식물에 대한 팽창으로 인한 기계적 자극으로 미주신경의 부교감신경 자극으로 벽세포와 으뜸세포의 분비를 촉진하고 내분비세포에서 가스트린과 히스타민을 유리시켜 위액 분비를 촉진한다(그림 8-11).

장상

장상(intestinal phase)은 위에서 십이지장으로 이동한 미즙(chyme)이 pH2 이하이거나 지방 소화산물이 들어가면 세크레틴(secretin), 콜레시스토키닌(cholecystokinin, CCK) 등의 호르몬이 분비되거나 숨뇌는 부교감신경을 억제하여 위액 분비를 억제한다(그림 8-12).

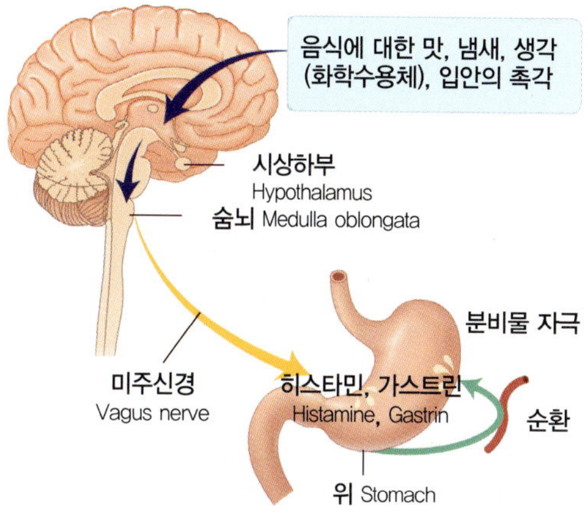

그림 8.10 뇌상

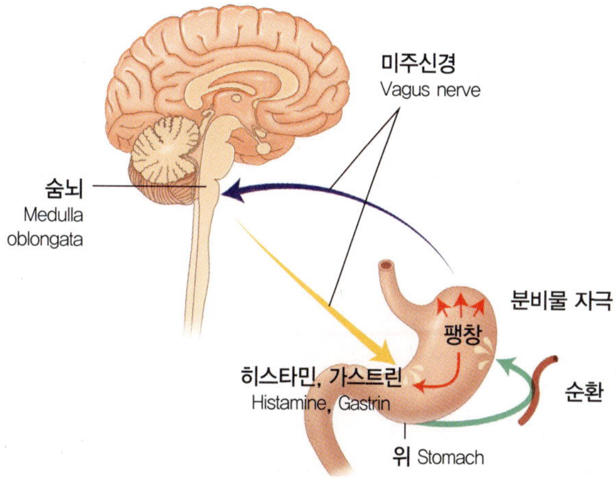

그림 8.11 위상

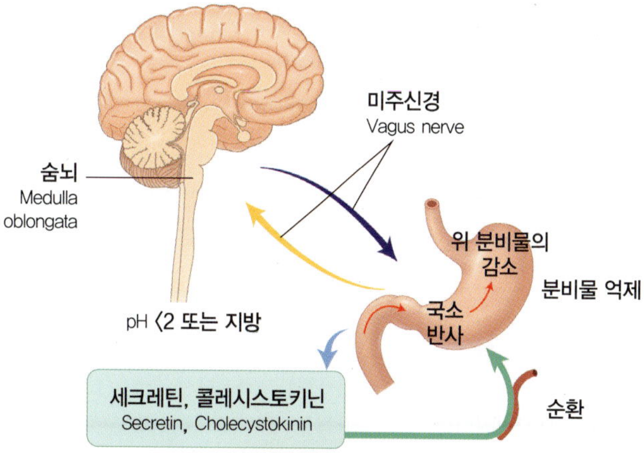

그림 8.12 장상

8.6 위에서의 소화

학습목표 위의 운동에 대해 알 수 있다

위의 운동으로 십이지장으로 음식물을 이동시킨다.

위의 운동은 식도에서 위로 들어온 음식물과 위액의 혼합운동으로 만들어진 미즙(chyme)을 십이지장으로 이동시키는 역할을 하는 연동운동이 있으며, 공복수축과 구토를 유발한다.

연동운동(peristalsis)은 음식물이 들문조임근(cardiac sphincter)을 통하여 들어오면 위의 민무늬근육이 이완하게 되고 날문조임근(pyloric sphincter)이 닫히게 되면서 발생한다. 연동운동은 민무늬근육의 수축으로 발생하며 위몸통 중간 부위에서 날문조임근까지 마치 파도와 같은 형태로 강한 수축파가 20초에 1회씩 규칙적으로 발생하고 아래로 이동할수록 더욱 강력해진다. 이때 날문조임근이 수축하고 있어 음식물이 십이지장으로 이동되지 못하고 날문부위에서 위몸통으로 역류가 반복하여 이동하면서 위액과 섞여 미즙을 형성하게 된다. 미즙이 형성되면 연동운동은 날문조임근을 일시적으로 이완시켜 십이지장으로 미즙을 조금씩 내보내고 완전히 이동하는 데는 3~4시간 정도 소요된다(그림 8-13).

공복수축(hunger contraction)은 식사 후 3~4시간이 소요되면 위 속에 내용물이 십이지장으로 이동에도 불구하고 지속적으로 수축운동을 하는 현상을 말한다. 이는 계속 발생하는 것이 아니라 30~45분 발생 후 30분~2시간은 발생하지 않는다. 이런 현상을 반복되게 되면서 공복감(hunger sensation)을 느끼게 된다.

구토(vomiting)는 위와 십이지장이 과도하게 팽창하거나 강한 자극을 받게 되면 역 연동운동(retrostalsis)이 발생하고 날문조임근이 수축하고 들문조임근이 이완된 상태에서 배압이 상승되어 음식물이 입으로 역류하여 배출하는 현상을 말한다. 또한 배 멀미로 인한 미로자극, 악취, 스트레스에 의해 발생하는 신체 방어 반사이다. 지속적인 구토는 체액과 전해질(H^+)의 손실이 발생하기 때문에 산-염기 평형의 장애인 대사알칼리증(metabolic alkalosis)을 일으킨다.

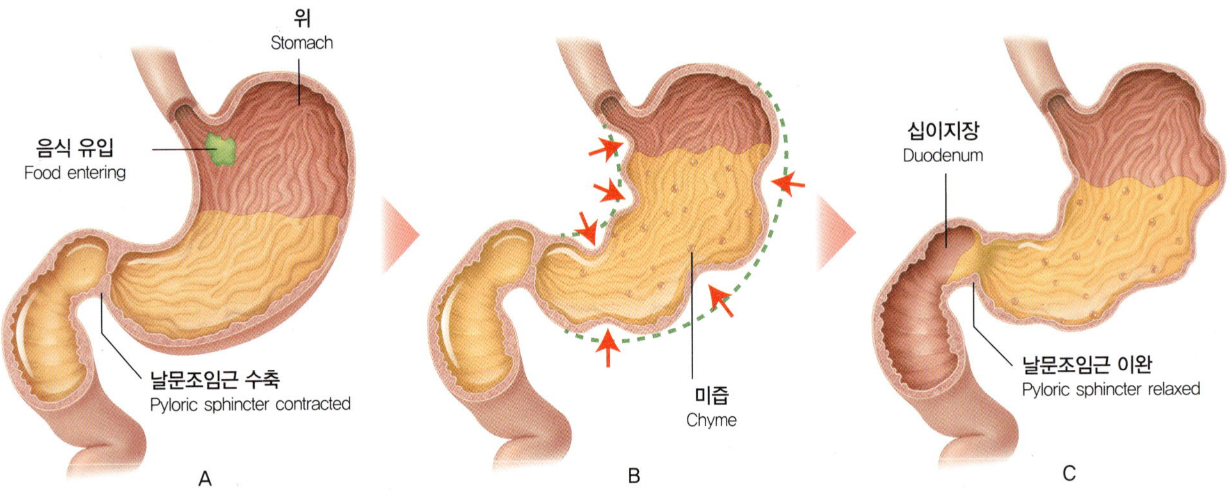

그림 8.13 **위의 연동운동.** A: 음식물이 찼을 때 위벽이 늘어나고 날문조임근이 수축된다. B: 음식물과 혼합되어 미즙이 형성된다. C: 연동운동으로 미즙을 날문 쪽으로 밀고 십이지장으로 이동한다.

관련질환

대사알칼리증

구토로 인한 위액 손실, 위산 과다로 인한 제산제 복용, 위세척 등의 원인으로 중탄산이온(HCO_3^-)의 농도가 증가되는 증상을 말한다.

8.6 위에서의 소화

학습목표 위의 미즙 배출에 대해 알 수 있다

위의 미즙 배출은 위와 십이지장 내 인자에 의해 조절된다.

음식물과 위액이 혼합된 미즙의 양이 증가하여 위벽의 민무늬근의 팽창으로 날문(유문, pylorus) 부위의 강한 연동운동 파(peristalsis wave)가 발생하고 이 영향을 받은 날문조임근의 이완으로 서서히 십이지장으로 이동이 된다.

또한 위에서 미즙은 섭취한 음식물의 종류에 따라 탄수화물, 단백질, 지방 순서로 빠르게 이동되고, 씹기의 정도, 위액의 분비 정도, 위의 운동에 영향을 받고 식사 후 2~3시간에 걸쳐 대부분 이동이 된다.

십이지장은 위의 팽창이나 미즙의 유동성이 크더라도 수용할 능력이 되지 않으면 이동이 되지 않는다.

- 십이지장 내 미즙이 너무 많아 팽창되면 반사적으로 위의 운동과 위액 분비가 억제되는 소장위반사(enterogastric reflex)의 영향을 받는다(그림 8-14).
- 십이지장 점막에 단백질, 지방분해 산물 및 산성 물질이 접촉되어 pH가 낮아지게 되면 분비되는 창자가스트론(enterogastrone)과 세크레틴(secretin)이 혈액을 통해 위로 전달되어 위의 운동과 위액 분비를 억제하고 날문조임근을 수축시키는 역할을 하여 미즙의 배출이 지연된다. 반면, 췌장액 속의 탄산수소나트륨(sodium hydrogen carbonate, $NaHCO_3$)의 영향을 받아 십이지장 안이 염기성으로 변화되면 날문조임근이 이완되어 미즙의 이동이 시작된다.

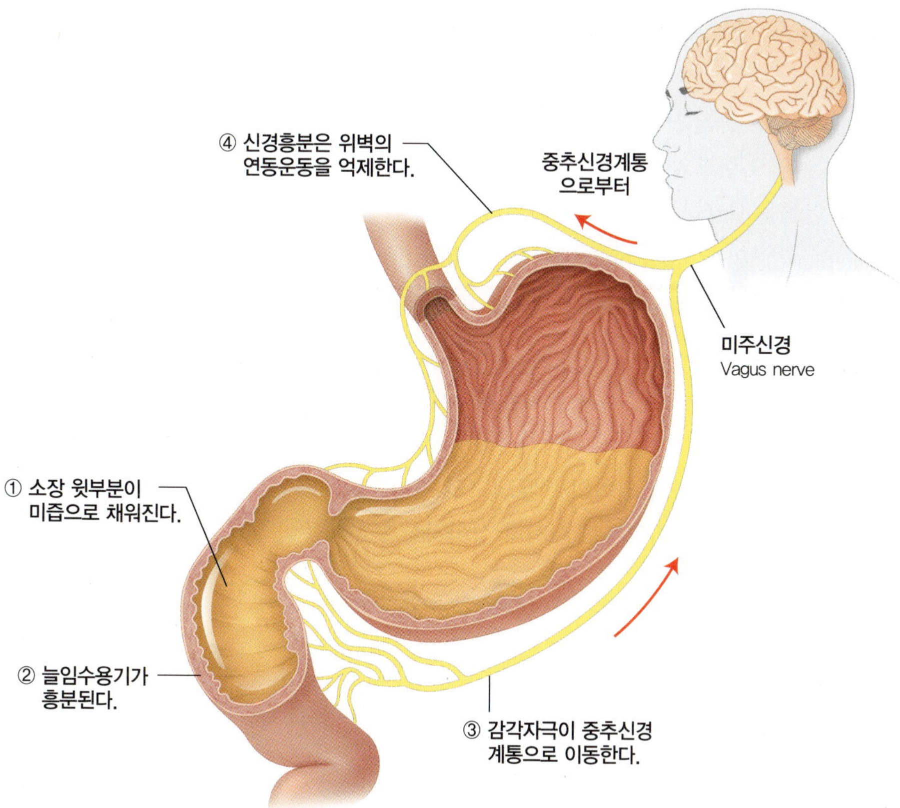

그림 8.14 소장위반사

요약정리 및 문제 Summing-up & Test

1. 소화관은 입(mouth), 인두(pharynx), 식도(esophagus), 위(stomach), 소장(small intestine), 대장(large intestine), 직장(rectum), 항문(anus)으로 연결되는 관이다.
2. 소화기의 부속기관인 침샘(salivary gland), 간(liver), 담낭(gall bladder), 췌장(pancreas)은 소화와 흡수과정에 필요한 물질을 생산하는 (　　　　)이다.
3. 소화계통은 (　　　), (　　　), (　　　), (　　　)으로 4가지 기능을 수행한다.
4. 소화관의 가로 단면 구조는 일반적으로 안쪽에서부터 점막(mucosa layer), 점막밑층(submucosa), 근육층(muscular coat), 장막(serosa coat)의 순서로 네 개의 세포층으로 구성되어 있다.
5. 소화관은 (　　　　)와 자율신경계(autonomic nervous system)의 지배를 받는다.
6. 삼킴 단계는 입안기(oral stage), 인두기(pharyngeal stage), 식도기(esophageal stage)의 3단계로 구분된다.
7. 입안에 음식물이 없어도 음식물을 보는 시각자극, 냄새를 맡는 후각자극, 생각만 해도 침샘이 자극되어 침을 분비하는 조건반사(conditioned reflex)와 음식물이 입안으로 들어온 후 기계적 자극과 화학적 자극이 맛봉오리나 감각수용기를 자극하여 침을 분비하는 무조건반사(unconditioned reflex)로 조절이 된다.
8. (　　　)는 주로 들문샘에 존재하고 소화효소인 펩시노젠(pepsinogen)이 분비되어 염산(hydrochloric acid, HCl)에 의해 펩신(pepsin)이라는 활성 물질로 변화되어 단백질(protein)을 폴리펩타이드(polypeptide), 펩톤(peptone)으로 분해한다.
9. (　　　)는 염산과 비타민 B_{12}의 흡수를 돕는 내인(인)자(intrinsic factor)를 분비한다.
10. 점액목세포(mucous neck cell)는 위오목 부위에 존재하고 묽고 수분이 많은 점액(mucous)을 분비하여 염산과 펩신에 의해 위점막이 손상되지 않도록 안쪽을 보호하는 역할을 한다.
11. 위액의 분비는 뇌상(cephalic phase), 위상(gastric phase), 장상(intestinal phase) 세가지 요인으로 나눌 수 있다.
12. 식도에서 위로 들어온 음식물과 위액의 혼합운동으로 만들어진 미즙(chyme)을 (　　　)으로 십이지장으로 이동시키는 역할을 한다.
13. 구토는 위와 십이지장이 과도하게 팽창하거나 강한 자극을 받게 되면 역 연동운동(retrostalsis)이 발생하고 날문조임근이 수축하고 들문조임근이 이완된 상태에서 배압이 상승되어 음식물이 입으로 역류하여 배출하는 현상을 말한다.
14. 음식물과 위액이 혼합된 미즙의 양이 증가하여 위벽의 민무늬근의 팽창으로 날문(유문, pylorus) 부위의 강한 연동운동파가 발생하고 이 영향을 받은 날문조임근의 이완으로 서서히 십이지장으로 이동이 된다.

해답

2. 소화부속기관 3. 소화, 흡수, 분비, 운동 5. 내인 신경얼기 8. 으뜸세포 9. 벽세포 12. 연동운동

8.7 소장에서의 소화

학습목표 소장의 구조에 대해 알 수 있다

소장은 위와 대장을 연결하는 소화기관이다.

소장(small intestine)은 십이지장, 공장, 회장으로 구성된 약 6~7m의 길이와 2.5~3cm의 직경을 가진 소화관으로 전체 소화계통에서 이루어지는 대부분의 화학적 소화와 흡수를 수행하는 중요한 역할을 한다(그림 8-15).

- **십이지장** 샘창자, Duodenum 십이지장 위에서 미즙을 받아들이는 곳이며 간(liver)과 담낭(쓸개, gallbladder)에서 생성된 담즙(쓸개즙, bile)의 통로인 총담관(온쓸개관, common bile duct)과 췌장(이자, pancreas)에서 생성된 췌장액(이자액, pancreatic juice)의 통로인 췌관(이자관, pancreatic duct)이 대십이지장유두(큰샘창자유두, greater duodenal papilla)로 연결되어 미즙과 소장 점막에서 분비된 장액(intestinal juice)이 혼합되어 소화와 흡수가 시작된다. 길이는 약 20~30cm 정도로 가장 짧다.
- **공장** 빈창자, Jejunum 공장은 십이지장에서 보내진 미즙을 흡수하는 장소로 십이지장공장굴곡(duodenojejunal flexure)로 십이지장과 공장의 경계를 구분하고 길이는 2.5m로 소장의 2/5를 차지한다.
- **회장** 돌창자, Ileum 회장은 공장에서 흡수되지 못한 영양분을 흡수하며 말단부위 점막에는 파이어반(Peyer patch)이라는 림프절이 있으며 이는 면역기능과 관련이 있고 길이는 3.5m로 3/5를 차지한다. 소장의 점막과 점막밑층은 돌림주름(circular fold)과 많은 융모(villus)와 미세융모(microvilli)가 있어 장막의 표면 면적보다 점막의 표면 면적이 넓어 효과적으로 영양 물질을 혼합하고 흡수를 촉진시키는 역할을 한다.

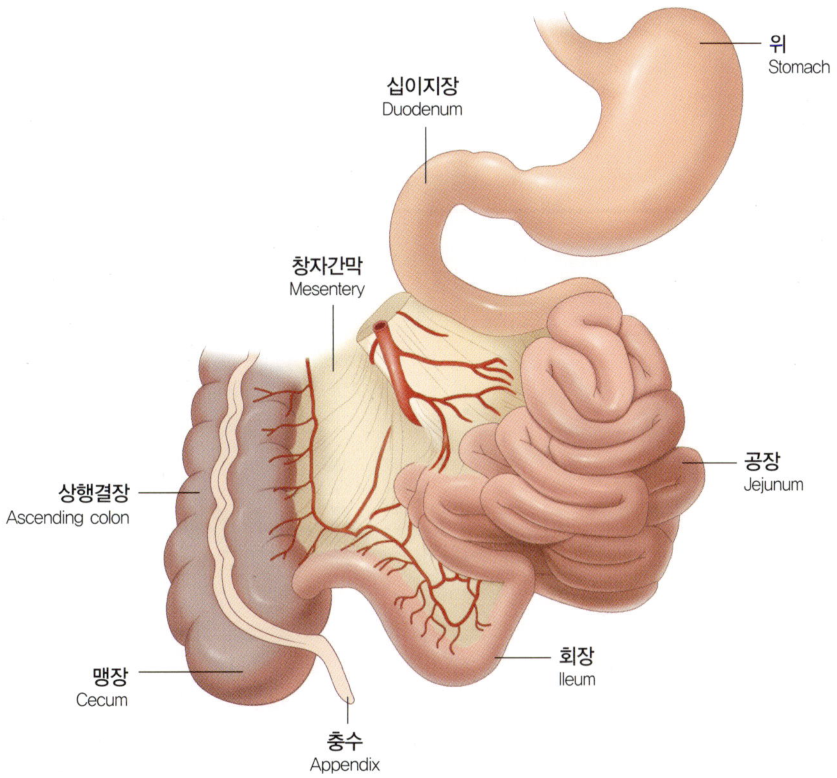

그림 8.15 **소장.** 소장은 십이지장, 공장, 회장 세 부위로 구성된다.

8.7 소장에서의 소화

학습목표 소장의 운동에 대해 알 수 있다

소장의 운동으로 미즙을 혼합시키고 대장으로 이동시킨다.

소장의 운동은 분절운동, 연동운동, 흔들운동, 융모운동으로 미즙을 췌장액(pancreatic juice), 담즙(쓸개즙, bile), 장액과 혼합하여 소장 점막(mucosa)의 융모(villi)와 접촉하면서 대장(large intestine)으로 이동시키게 된다.

분절운동(segmentation)은 소장의 벽을 구성하는 근육층에 있는 돌림근육이 5초 간격으로 일정하게 수축과 이완을 반복하여 미즙을 1cm 이하의 분절로 나누면서 소화액을 잘 섞어 가수분해 작용을 촉진시키고 점막의 융모와 접촉면을 넓혀 효율적인 흡수를 한다. 분절운동의 빈도는 십이지장에서 분당 12~18회이고 아래로 내려갈수록 빈도가 감소하여 공장에서는 분당 9회 정도 발생한다.

연동운동(peristalsis)은 분절운동이 끝나는 시기에 점차 시작되는 수축으로 소장 벽을 구성하는 근육층에 있는 돌림근육과 세로근육의 수축에 의해 상부는 수축하고 하부는 이완을 반복하면서 미즙을 수축 환으로 만들어 항문 쪽으로 이동시키는 연동운동파의 발생 빈도는 분당 15~18회이며, 진행 속도는 초당 1~2cm 정도 된다. 소장의 벽이 유해한 화학물질의 자극을 받게 되면 초당 25cm 정도의 강한 연동운동 파가 발생하는 데 이를 급속연동운동(eristalsis rush)이라고 하며 이러한 현상을 설사(diarrhea)라고 한다(그림 8-16).

흔들운동(pendular movement)은 소장의 벽을 구성하는 세로근육의 일정한 수축과 이완을 반복하여 길이를 단축시켜주는 운동으로 분절운동과 교대로 발생하여 미즙의 혼합을 촉진시켜주는 역할을 한다.

융모운동(movement of villi)은 융모에 있는 근육조직의 수축과 이완 또는 앞, 뒤, 왼, 오른쪽으로 움직임을 반복하여 미즙과 소화액의 혼합을 촉진하고 융모와 접촉면을 넓혀 영양분의 흡수를 하는 역할을 한다. 점막아래신경얼기의 조절에 의해 부교감신경 자극 시 융모가 수축하고 교감신경 자극 시 수축이 멈춘다. 소장의 벽세포가 자극을 받게 되면 빌리키닌(villikinin)이 분비되어 융모운동을 촉진시킨다.

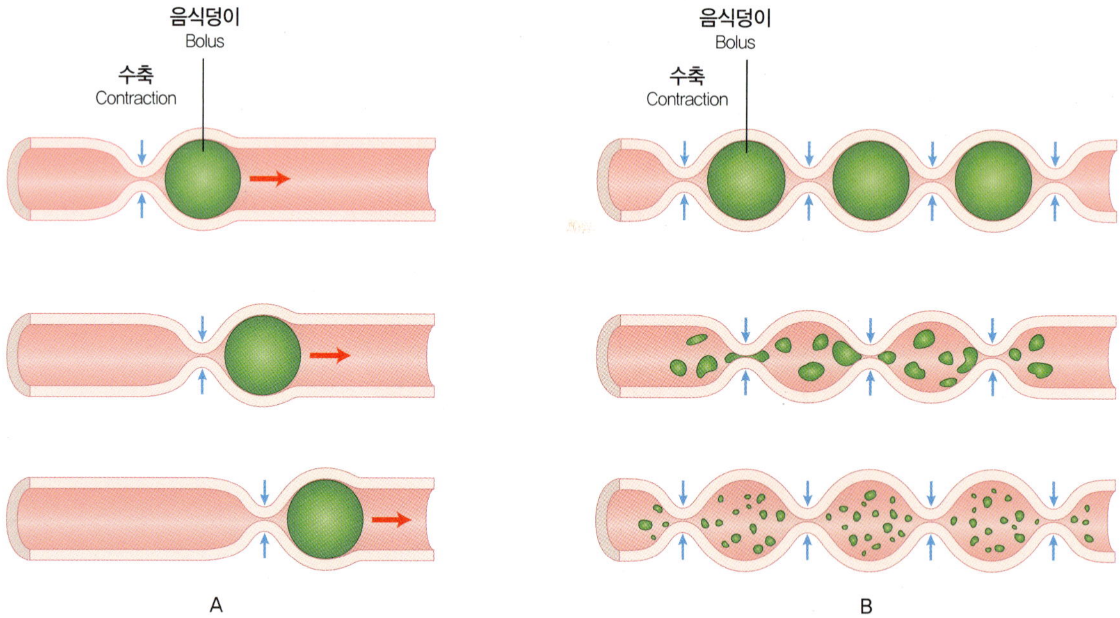

그림 8.16 **소장의 운동.** A: 연동운동, B: 분절운동

8.7 소장에서의 소화

학습목표 장액 분비에 대해 알 수 있다

장액은 위에서 오는 산성성분의 미즙을 희석시켜 흡수를 도와준다.

소장의 점막은 단층원주상피의 형태인 융모가 당 30개/mm^2 이상의 융모가 있고 융모 사이에 움푹 들어간 형태의 리버퀸샘(Lieberkuhn glands)이 소장 전체에 있으며 위쪽에는 소화된 물질을 흡수하는 장세포(창자세포, enterocyte)와 장세포 사이에서 점액을 분비하는 술잔세포(goblet cell)가 주로 있고 아래쪽에는 세균 침입으로 인한 점막 보호를 위한 용균효소(lysozyme)와 기타 보호 단백질을 분비하는 호산성과 파네트세포(Paneth cell)와 장내분비세포(enteroendocrine cell)가 있다. 특히 십이지장의 브루너샘(Brunner gland)은 알칼리성 점액과 탄산수소나트륨($NaHCO_3$)을 분비하여 산성 성분의 미즙을 알칼리성으로 희석시켜 십이지장 점막의 손상을 방지하고 소화가 잘 되도록 도와주는 역할을 한다.

장액(intestinal juice)은 하루에 약 1.5~2L 정도 분비되고 소화효소, 점액, 전해질로 구성되어 있다(그림 8-17).

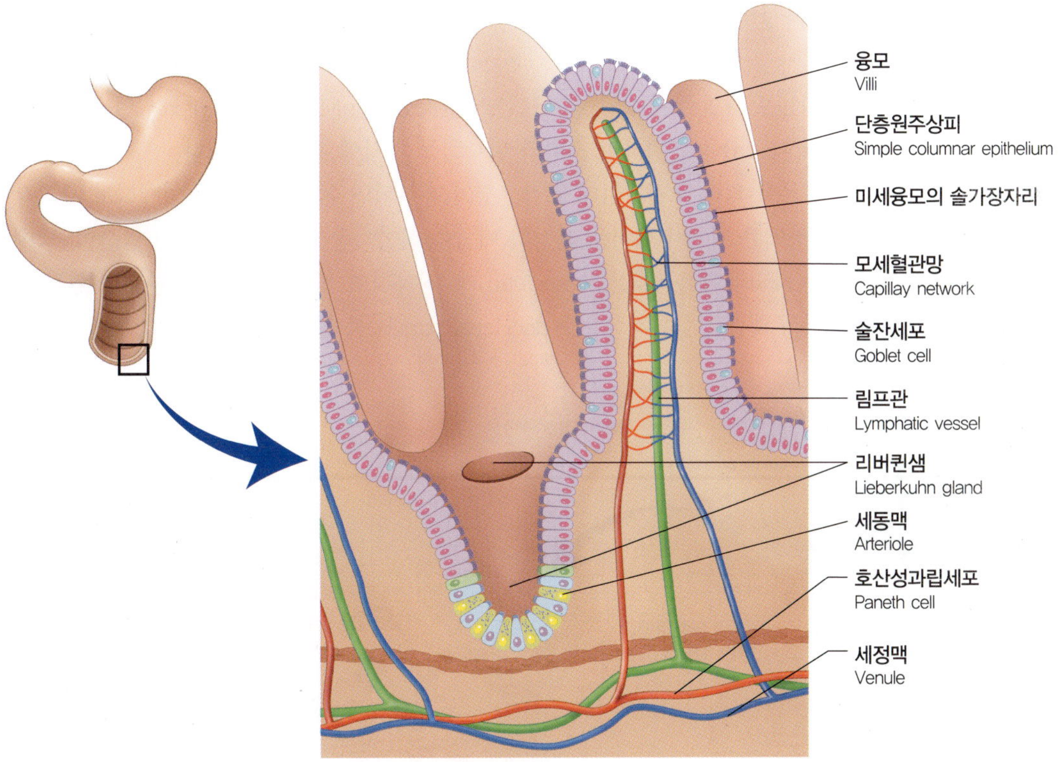

그림 8.17 소장의 융모와 장샘

용어설명

- 리버퀸샘: 소장의 융모 바닥부위에서 다량의 액체를 분비하여 소화와 미즙의 흡수 효율을 높여준다.
- 술잔세포: 척추동물의 소화관이나 기도에 존재하며 단독으로 분비 가능한 점액상피세포이다.

8.7 소장에서의 소화

학습목표 췌장액 분비에 대해 알 수 있다

췌장은 소화효소 및 알칼리성 수용액을 분비한다.

췌장(이자, pancreas)은 긴 샘 형태의 분비기관으로 십이지장굽이(duodenal flexure)에 위치하며 외분비샘(exocrine glands)과 내분비샘(endocrine gland)을 모두 가진다. 외분비샘은 포도송이 모양의 분비세포 다발인 꽈리세포(세엽세포, acinar cell)로 이루어져 있으며 각각의 꽈리세포가 모여 하나의 꽈리(acinus)를 구성하고 꽈리와 췌관(pancreatic duct)을 연결해주는 관(duct)은 관세포(duct cell)로 덮여 있다(그림 8-18).

외분비샘에서 분비되는 췌장액(pancreatic juice)은 꽈리세포와 관세포에서 생성되는데 하루 약 1L 정도 분비되고 중탄산염(HCO_3^-)을 함유하고 있어 pH 8.0~8.3으로 유지가 된다. 꽈리세포에서는 단백질 소화에 관여하는 트립신(trypsin), 키모트립신(chymotrypsin), 펩타이드카복시말단분해효소(carboxypeptidase), 탄수화물 소화에 관여하는 아밀라아제(amylase), 지방 소화에 관여하는 리파아제(lipase)가 분비되며 관세포에서는 중탄산염이 풍부한 수용성 알칼리 용액을 분비되며 위로부터 십이지장으로 운반된 산성 미즙(chyme)을 중화시켜 알칼리 성분으로 만들어 점막을 보호하거나 소화효소의 활성을 도와주는 역할을 한다.

내분비샘은 1~2백만 개의 내분비세포 다발로 구성된 랑게르한스섬(islands of Langerhans)에서 인슐린(insulin), 글루카곤(glucagon), 소마토스타틴(somatostatin)을 분비하여 소화와 탄수화물 대사에 관여하고 있다.

췌장액의 분비는 자율신경과 호르몬에 의해 조절되는데 교감신경이 흥분되면 췌장액 분비를 억제하고 부교감신경이 흥분되면 췌장액의 분비를 촉신한다. 췌상액은 위에서 내려온 산성의 미즙이 십이지상 안으로 들어오면 염산이 벽에서 분비되는 세크레틴(secretin)의 전 단계 물질인 세크레틴전구물질(prosecretin)에 작용하여 세크레틴으로 전환되어 혈관을 통하여 췌장 분비세포를 자극하여 분비된 췌장액은 췌관과 십이지장유두(duodenal papilla)를 통하여 십이지장으로 분비된다.

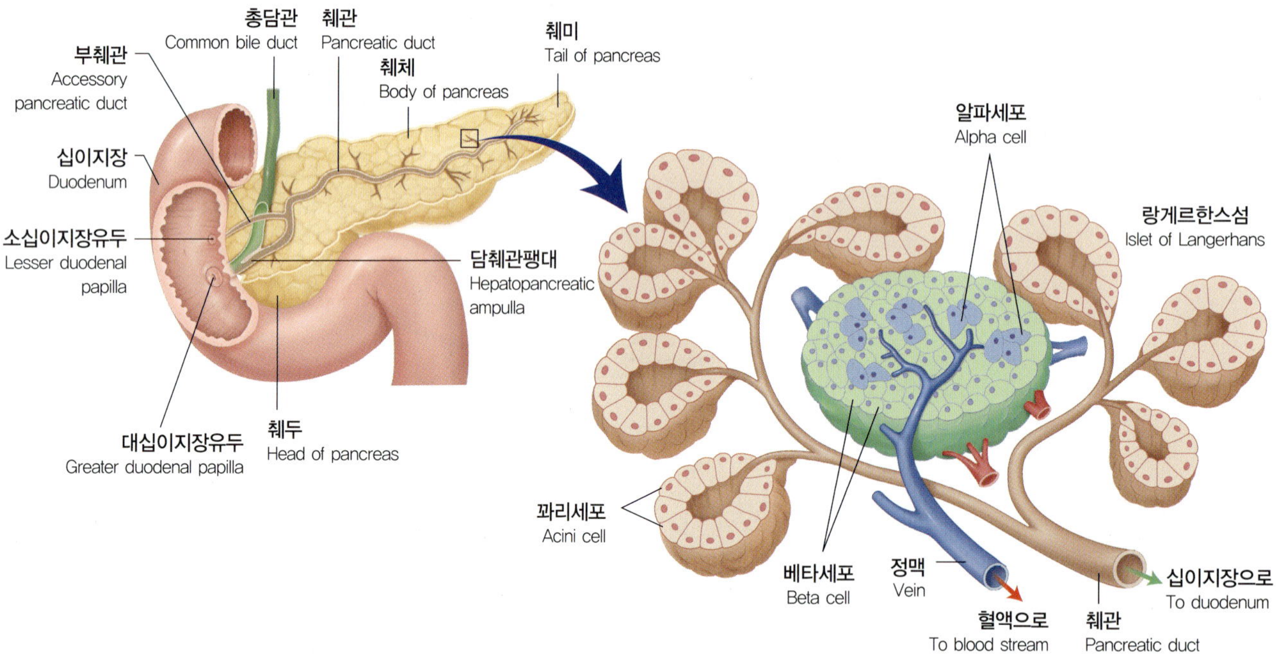

그림 8.18 췌장의 외분비샘과 내분비샘의 구성 세포

용어설명

- 알파세포(alpha cell): 췌장의 랑게르한스섬을 구성하는 세포의 하나로 글루카곤(glucagon)을 생산 및 분비를 한다.
- 베타세포(beta cell): 췌장의 랑게르한스섬을 구성하는 세포의 하나로 인슐린(insulin)을 생산 및 분비하여 혈관에 존재하는 포도당이 세포 안으로 유입되도록 촉진하는 역할을 한다.

8.7 소장에서의 소화

학습목표 췌장액의 기능에 대해 알 수 있다

췌장액은 3대 영양소를 분해하는 효소이다.

- **단백질분해 효소.** 트립시노젠(trypsinogen)이 십이지장으로 분비되면 소장 점막 내에서 분비되는 엔테로키나아제(enterokinase)에 의해 트립신(trypsin)으로 전환되어 단백질을 폴리펩타이드(polypeptide)로 분해하고 카이모트립시노젠(chymotrypsinogen)과 펩타이드카복시말단분해효소전구물질(procarboxypeptidase)은 트립신에 의해 카이모트립신(chymotrypsin)과 펩타이드카복시말단분해효소(carboxypeptidase)로 전환되어 폴리펩타이드를 다이펩타이드(dipeptide)와 아미노산(amino acids)으로 분해하는 역할을 한다.
- **탄수화물분해 효소.** 침샘의 아밀라아제(salivary amylase)에 의해 탄수화물의 소화가 시작되고 십이지장에서는 췌장의 아밀라아제(pancreatic amylase)는 다당류인 탄수화물을 가수분해하여 덱스트린(dextrin)으로 전환 후 이당류인 말토오스(maltose)로 분해하는 역할을 한다.
- **지질분해 효소.** 췌장의 리파아제(pancreatic lipase)는 소화계통에서 유일하게 지방 소화를 위해 분비되며 담즙산염(bile salt)에 의해 유화작용을 받은 지질을 지방산(fatty acid)과 글리세롤(glycerol)로 가수분해한다(그림 8-19).

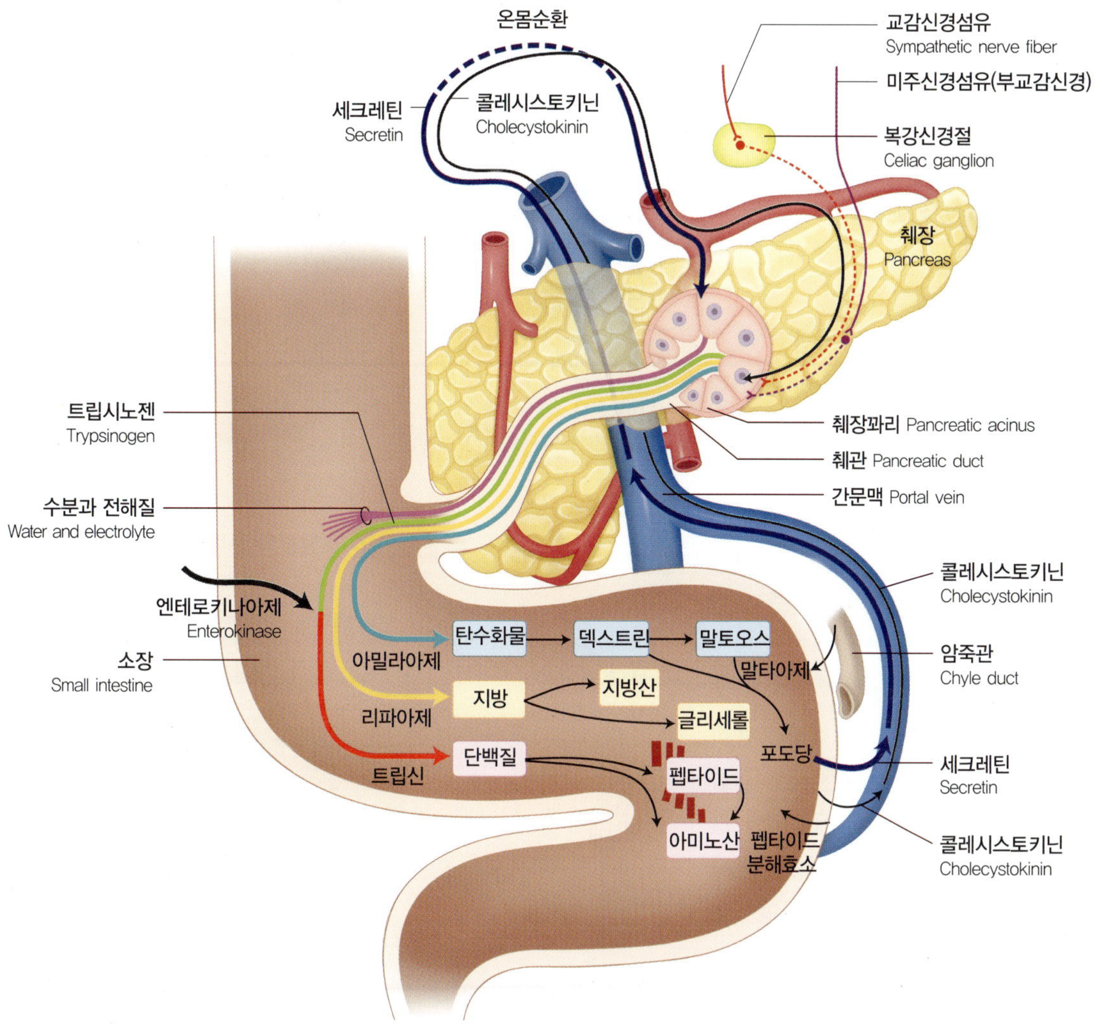

그림 8.19 **췌장액의 소화.** 십이지장으로 들어온 미즙에 반응하여 미주신경과 호르몬은 췌장액 및 효소 분비를 자극한다.

8.7 소장에서의 소화

학습목표 담즙에 대해 알 수 있다

담즙은 지질의 소화와 흡수를 도와준다.

- **담즙의 분비 조절.** 담즙(쓸개즙, bile)은 간세포(hepatocyte)에서 생성되어 하루에 500~1,000mL 정도 분비되며 pH 7.8~8.6이고 담낭 속에서는 약 20배 이상 농축되어 무기염과 전해질이 흡수되어 약알칼리성 성분을 가진다. 물(97% 이상), 담즙염(bile salt), 콜레스테롤(cholesterol), 레시틴(lecithin), 담즙색소(bile pigment) 등으로 구성되어 간관(hepatic duct), 담관(bile duct)을 통해 담낭(gallbladder)에 농축된다. 담즙의 배출은 호르몬과 신경에 의해 조절되는데, 소장에서 지질 성분이 들어와 소화가 진행되면 소장의 점막에서 세크레틴(secretin), 콜레시스토키닌(cholecystokinin, CCK), 가스트린(gastrin) 등의 호르몬이 혈중으로 분비되어 담낭을 수축시키고 오디조임근(sphincter of Oddi)을 이완시켜 총담관(온쓸개관, common bile duct)과 십이지장으로 연결된 십이지장유두(duodenal papilla)를 통하여 십이지장으로 배출된다. 또한 냄새, 생각, 음식의 맛과 같은 자극이 숨뇌를 자극하면 부교감신경이 흥분되어 미주신경은 오디조임근을 이완시켜 배출한다. 미즙이 없을 때는 교감신경이 흥분되어 오디조임근이 수축되어 배출되지 않는다(그림 8-20).
- **담즙의 생리작용.** 담즙 성분 중 담즙염은 지질과 물 사이의 표면장력(surface tension)을 감소시키므로 표면적이 넓어져 지질을 유화(emulsification)시켜 지질 분해효소인 리파아제의 작용을 쉽게 받아 지방산, 글리세롤, 모노글리세리드 등의 미세한 입자로 분해된다. 담즙염의 농도가 임계농도 2mM 이상으로 증가 되면 지방산, 모노글리세리드, 콜레스테롤, 인지질 등이 응집되어 미포(micelle)를 형성하고 소장으로 이동하는 동안 효과적으로 점막을 통하여 흡수된다. 지질의 흡수가 끝나게 되면 담즙염의 80~90%가 회장(ileum)에서 흡수되어 간문맥(portal vein)을 통하여 간으로 되돌아가 다시 담낭으로 저장이 되어 십이지장으로 분비되는 것을 **장간순환(창자간순환, enterohepatic circulation)**이라 한다. 그리고 지용성비타민(vit A, D, E, K)과 철, 칼슘의 흡수를 촉진하고 소장 내부 미즙의 부패를 방지하고 담즙색소(bile pigment), 호르몬, 독극물, 약물 등의 배설작용과 소장의 연동운동을 증진시킨다(그림 8-21).

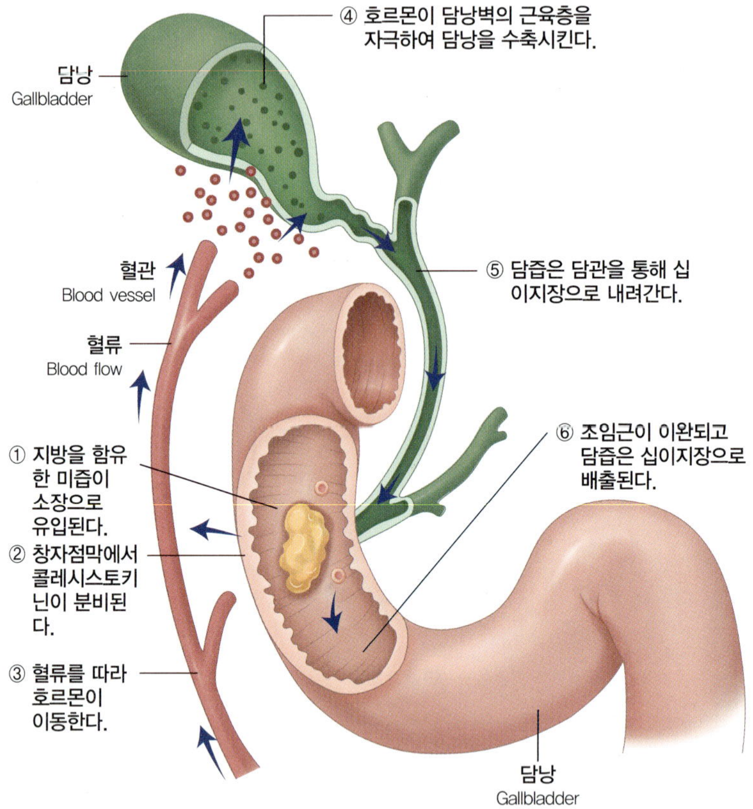

그림 8.20 담즙의 분비과정

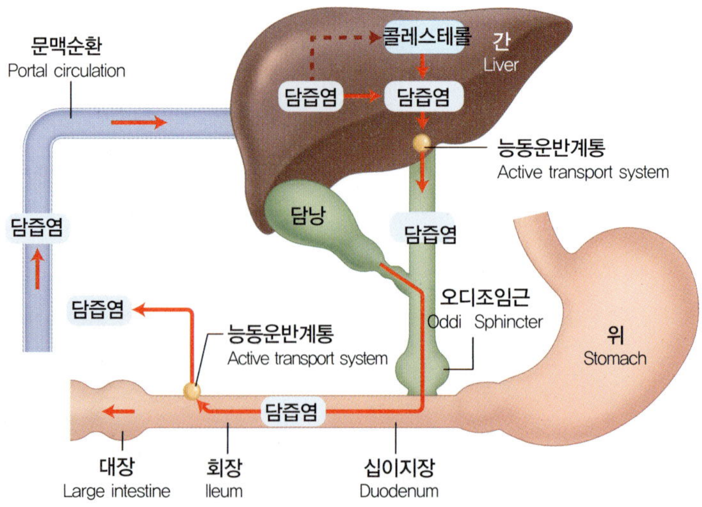

그림 8.21 담즙염의 순환경로

8.7 소장에서의 소화

학습목표 간의 구조와 기능에 대해 알 수 있다

간의 기본구조는 육각형 벌집모양의 간소엽이다.

간(liver)은 가로막(diaphragm) 바로 아래 오른쪽 윗배 부위에 위치하고 성인 기준으로 약 1.5kg 정도의 우리 몸에서 가장 큰 기관으로 대사기능과 담즙을 생성하는 기능을 한다.

간은 우엽(right lobe), 좌엽(left lobe), 네모엽(사각엽, quadrate lobe), 꼬리엽(미상엽, caudate lobe) 4개의 엽과 각각의 엽은 간의 기능적 단위인 간소엽(hepatic lobule)으로 구성되며 우엽의 아랫면에는 담낭이 위치하고 있다(그림 8-22).

간으로 유입되는 혈액량은 성인 기준으로 분당 1~1.8L 정도로 20%는 고유간동맥(proper hepatic artery)으로 유입되어 간세포의 기능에 필요한 산소를 공급하고 80%는 간문맥(portal vein)으로 유입되어 혈액으로 운반된 영양소를 받아 간으로 운반하는 역할을 한다.

- **고유간동맥** Proper hepatic artery 우위동맥(right gastric artery)에서 일어나 간으로 들어가는 동맥으로 간문에서 좌 · 우 간동맥(left · right hepatic arteries)이 된 후 간으로 들어가서 엽사이동맥(interlobar arteries) → 소엽사이동맥(interlobular artery)이 되고 다시 간소엽 내에서 기능혈관인 소엽사이문맥과 합류하여 **굴모세혈관(sinusoidal capillary)**을 형성한다. 굴모세혈관은 직경이 20~50㎛에 달하며 굴모세혈관 벽은 **쿠퍼세포(Kupffer cells)**라는 대식세포로 되어 있어 노화된 적혈구를 파괴하고 독성물질을 제거한다.
- **간문맥** Portal vein 소화관에서 오는 영양물질을 많이 함유한 정맥혈을 운반하는 간문맥(portal vein)으로서 고유간동맥과 같이 주행하여 같은 형태로 분지한다. 즉 간문맥 → 엽사이문맥(interlobar portal veins) → 소엽사이문맥(interlobular portal veins)으로 나뉘고, 소엽 안에서 소엽사이동맥과 합류하여 굴모세혈관을 형성하여 위창자관에서 오는 영양물질을 많이 함유한 정맥혈을 운반한다. 즉 소엽에서 영양혈관인 소엽사이동맥과 기능혈관인 소엽사이문맥과 합류하여 굴모세혈관이 된다. 굴모세혈관과 담낭관을 합쳐 간세동이(hepatic triad)라고 한다(그림 8-23).

간은 담즙 생산을 포함한 중요한 기능을 한다.

- **담즙 생산.** 하루에 500~1,000mL 정도의 담즙을 생산한 후 담낭에 저장하고 자극을 받으면 십이지장 안으로 배출된다.
- **혈액의 해독작용.** 간의 모세혈관으로 들어온 혈액은 쿠퍼세포(별큰포식세포, kupffer cell)라는 특수한 내피세포가 있어 포식작용으로 각종 독성 물질을 제거한다.
- **혈액응고 및 항응고 물질 생산.** 간에서 생성된 혈액응고와 관련된 혈장단백질(plasma protein)인 섬유소원(fibrinogen), 프로트롬빈(prothrombin), 알부민(albumin)과 항응고 물질인 헤파린(heparin)을 생산하여 혈액응고기전에 관여를 한다.
- **영양분의 저장과 공급.** 간에서 과량의 포도당(glucose)은 당원(glycogen)으로 합성하여 간세포에 저장하고 필요할 때에는 다시 당원을 포도당으로 전환하여 혈액으로 분비되어 에너지원으로 사용된다.
- **지질 대사.** 혈액에서 유래한 지질(lipid), 인지질(phospholipid), 콜레스테롤(cholesterol)을 합성하여 담즙산염으로 배출하고 유리지방산(free fatty acid)을 생산하는 과정에서 케톤체(ketone body)를 생성한다.
- **혈액량 조절.** 태아시기에 조혈 기관으로 작용하여 적혈구를 생성하고 항빈혈인자인 철(Fe)을 저장하며, 태생 후에는 간에 혈액을 저장했다가 필요한 경우 방출하여 혈액량을 조절한다.
- **담즙색소 대사.** 담즙의 주요성분인 담즙색소(bile pigment)는 간, 비장, 골수 등에서 파괴된 혈색소(hemoglobin)의 대사산물로 발생되는 독성물질로 혈청의 알부민(albumin)과 결합한 담즙색소가 순환하여 간세포로 이동되면 해독작용을 거쳐 혈청 알부민과 분리되어 담낭에 농축된다.

8.1 소장에서의 소화

학습목표 간의 구조와 기능에 대해 알 수 있다

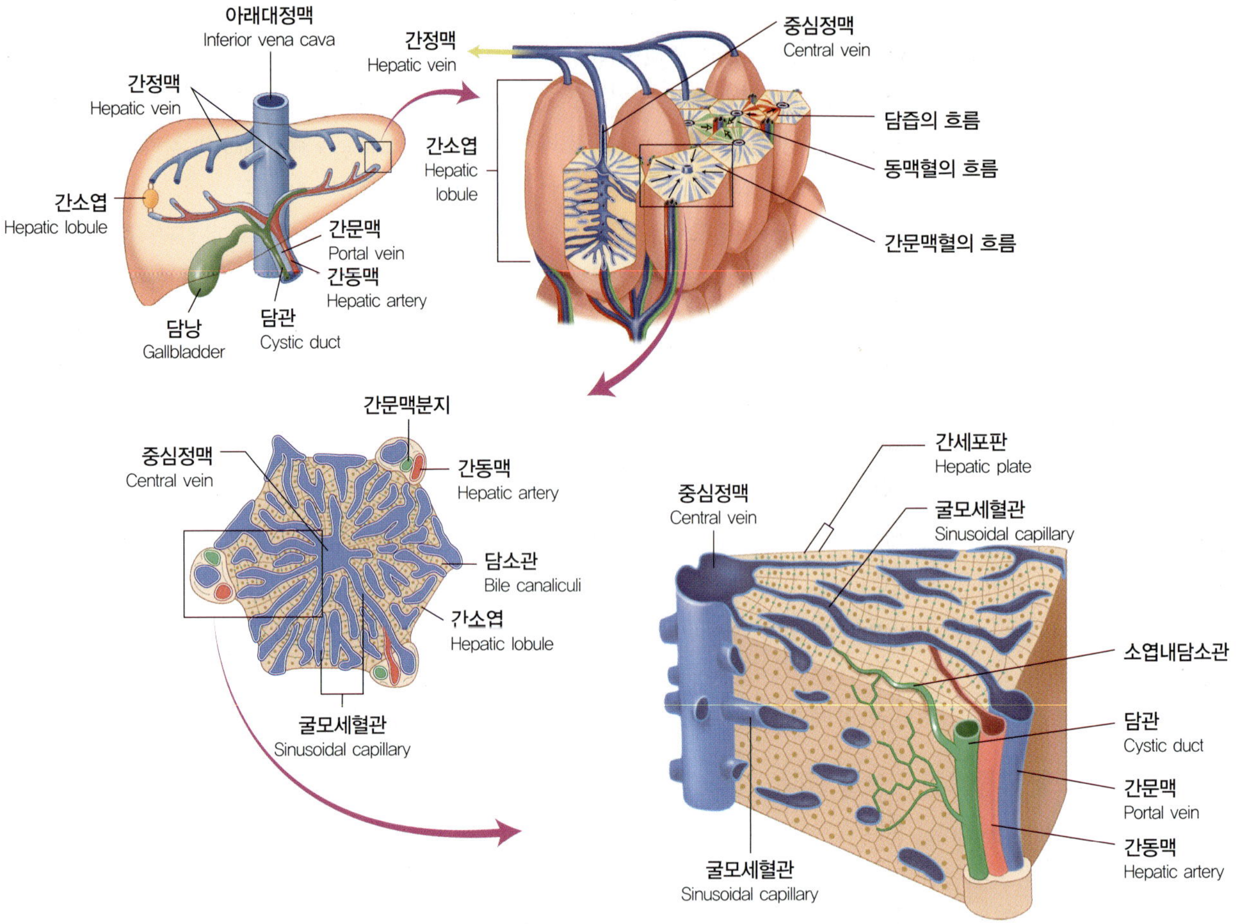

그림 8.22 간의 구조

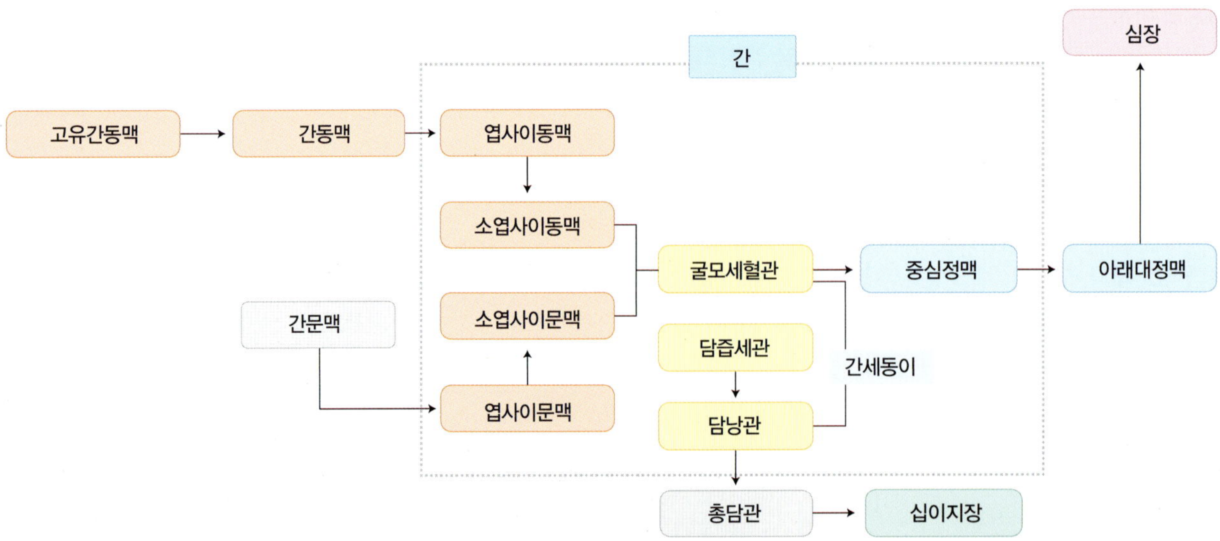

그림 8.23 간의 혈액순환

8.7 소장에서의 소화

학습목표 소장의 소화에 대해 알 수 있다

소장의 소화는 장액, 췌장액, 담즙에 의해 이루어진다.

소장의 소화는 첫째 장액(intestinal juice)에 의한 소화, 둘째 췌장액(pancratic juice)에 의한 소화, 셋째 담즙(쓸개즙, bile)에 의한 소화로 나눌 수 있다(표 8-1).

- **장액에 의한 소화.** 십이지장의 점막밑층에 있는 알칼리성의 브루너샘(Brunner gland)과 소장과 대장의 고유 층 내에 다수 존재하며 장액을 분비하는 장액샘인 리버퀸샘(Lieberkuhn gland)에서는 탄수화물분해효소인 말타아제(maltase), 수크라아제(sucrase), 락타아제(lactase)와 에렙신(erepsin), 엔테로키나아제(enterokinase)에 의해 활성화되는 단백질 분해효소가 있다.
- **췌장액에 의한 소화.** 췌장에서 분비되는 무색투명한 알칼리성 액체로 탄수화물분해효소(아밀라아제), 단백질분해효소(트립신, 카이모트립신, 펩타이드카복시말단분해효소). 지방분해효소(리파아제) 모두를 가진다. 리파아제는 췌장 내에서 전구체인 트립시노겐, 카이모트립시노겐 등의 상태로 존재한다.
- **담즙에 의한 소화.** 담즙은 간에서 생산되고 총담관을 타고 소장 내로 들어와 직접적인 소화 작용 없이 지방유화와 지용성 비타민 흡수촉진에 관여한다. 주성분은 담즙염(bile salt) 콜레스테롤(cholesterol), 무기염(inorganic salt), 담즙색소(bile pigment) 등으로 구성된다.

표 8.1 소장에서의 소화

소화액	소화효소	소화
장액	탄수화물 분해효소	이당류 → 단당류
	단백질 분해효소	중간 단계의 단백질 → 아미노산
췌액	α-아밀라아제	다당류 → 이당류
	트립신	단백질 → 중간단계의 단백질
	리파아제	지방 → 지방산, 모노글리세리드
담즙	소화효소 없음	지방을 유화시킴

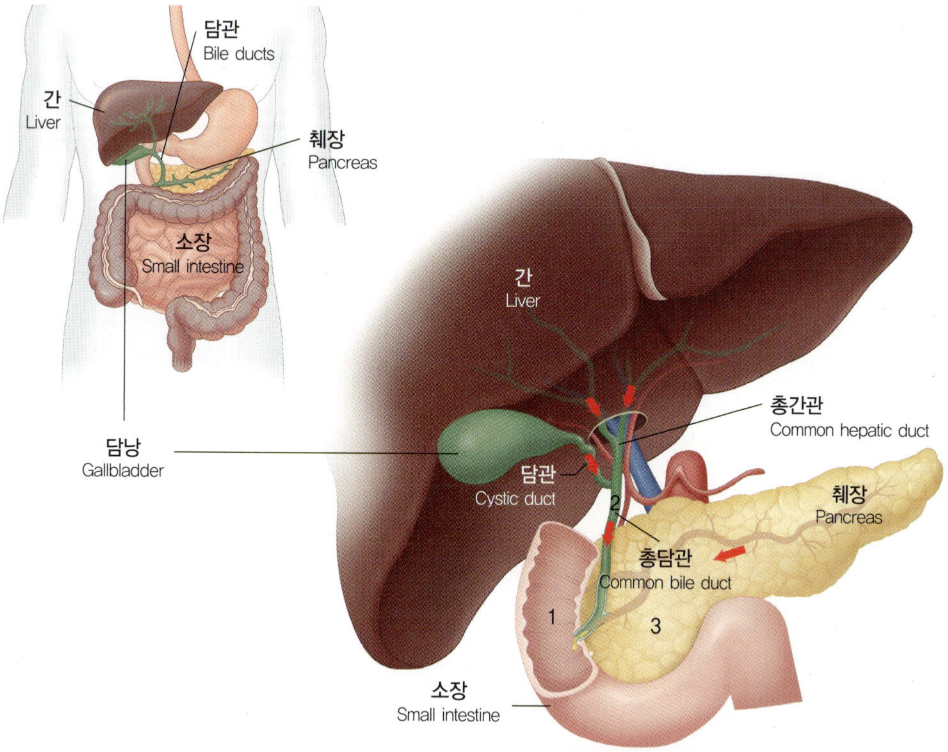

그림 8.24 **소장의 소화.** 1. 장액, 2. 담즙, 3. 췌장액에 의한 소화

8.8 소장에서의 흡수

학습목표 소장의 영양물질 흡수에 대해 알 수 있다

소장은 분해된 미즙의 영양물질을 흡수한다.

소장의 화작용으로 분해된 영양물질은 점막의 융모를 둘러싼 상피세포에 흡수되어 모세혈관과 암죽관(chyle duct)으로 이동된다. 수용성 물질인 포도당과 아미노산은 모세혈관으로 흡수되어 문맥을 통하여 간으로 이동되고, 지방산(fatty acid)과 모노글리세리드(monglyceride)는 암죽관으로 흡수된다.

소화계통은 지용성 분자인 알코올과 아스피린이 위를 구성하는 상피세포로 일차 흡수되고 대부분은 십이지장과 공장에서 전해질, 지질, 물의 흡수가 일어나고, 회장에서는 비타민 B_{12}의 흡수가 일어난다.

- **단백질의 흡수.** 단백질은 십이지장에서 분비되는 단백실 분해효소에 의해 아미노산으로 분해되지만 대부분은 작은 크기의 올리고펩타이드(oligopeptide)까지 분해된다. 소장 점막의 상피세포막에는 분해 효소가 있어 올리고펩타이드를 아미노산으로 분해된다. 분해된 아미노산은 상피세포막의 이차능동수송에 의하여 Na^+과 함께 빠르게 모세혈관으로 흡수되어 간문맥에 의해 간으로 운반된다. 일부 아미노산은 대사과정을 통해 ATP 생산에 사용되지만 사용되고 남은 아미노산은 파괴되어 일부는 당원으로 전환되지만 대부분은 지방으로 전환된다.
- **탄수화물의 흡수.** 말토오스(maltose), 덱스트린(dextrin) 등으로 분해된 이당류는 작은창자의 점막에 있는 융모의 장세포(enterocyte)에는 이당류를 분해하는 수크라아제(sucrase), 말타아제(maltase), 락타아제(lactase), 동종엿당분해효소(isomaltase)라는 소화효소가 있어 설탕은 과당(fructose)과 포도당(glucose)으로, 젖당(lactose)은 갈락토오스(반젖당, galactose)와 포도당의 형태인 난낭류로 분해된나. 분해된 포도당과 갈락토오스는 Na^+-K^+ 펌프에 의한 Na^+ 확산으로 점막의 상피세포로 흡수되고, 과당은 촉진확산에 의해서 흡수되어 모세혈관으로 흡수되고 문맥으로 이동된다.
- **지질의 흡수.** 지방산(fatty acid)과 글리세롤(glycerol)은 미포(micelle)의 형태로 점막의 상피세포로 운반되어 확산에 의하여 흡수된다. 흡수된 미포는 중성지방의 형태로 재합성되며 분자의 크기가 커서 모세혈관으로 운반되지 못해 암죽관을 통하여 림프관(lymphatic vessel)으로 흡수되어 가슴림프관(thoracic duct)을 통하여 혈액으로 이동된다.
- **비타민의 흡수.** 수용성 비타민(water soluble vitamin)은 소장 융모의 모세혈관으로 확산이나 Na^+을 이용한 이차능동수송을 통하여 빠르게 흡수되지만 B_{12}는 위의 벽세포에서 분비되는 내인자와 결합하여 회장에서 세포내이입의 작용으로 흡수된다. 지용성 비타민(fat soluble vitamin)은 지질처럼 담즙염과 섞여 미포를 형성한 후 확산으로 점막의 상피세포로 이동되고 다시 암죽미립(chylomicron)으로 전환되어 암죽관을 통하여 림프관으로 흡수되어 혈액으로 이동된다.
- **수분의 흡수.** 섭취한 물과 소화액에서 발생한 수분은 삼투압의 농도경사에 의해 세포 사이질로 수분이 흡수되고 정수압이 증가되면 모세혈관으로 수분이 혈관으로 이동하게 된다. 92%의 수분은 소장에서 흡수되지만 나머지 7%는 대장에서 흡수되고 1%는 대변으로 배출된다.

8.9 소장에서의 호르몬

학습목표 소화 호르몬에 대해 알 수 있다

위와 소장에는 다양한 호르몬이 분비되어 소화관을 조절한다.

- **가스트린** Gastrin 위에 음식물이 들어오면 가스트린이 분비되어 아래 식도조임근 수축, 위산 분비, 위의 운동성, 위점막 세포 성장을 촉진한다. 십이지장 점막에서도 분비가 되는데 기능으로는 췌장액 생산, 회장의 운동성, 대장의 운동성, 날문조임근 이완, 오디조임근을 이완하는 역할을 한다.
- **세크레틴** Secretin 위에서 내려온 산성의 미즙이 십이지장 점막을 자극하면 세크레틴이 분비된다. 세크레틴이 혈액 속으로 흡수되어 췌장을 자극하면 알칼리 성분인 췌장액 분비 촉진, 위산 분비 억제, 펩시노젠 분비 촉진, 콜레시스토키닌 분비 촉진, 날문조임근 수축 등의 역할을 하여 십이지장에서 소화기능이 조절되고 유지된다.
- **콜레시스토키닌** Cholecystokinin, CCK 폴리펩타이드, 아미노산, 지방산이 십이지장과 공장 점막과 접촉하게 되면 분비되며 세크레틴의 작용을 돕고, 췌장효소 분비촉진, 비장 수축 촉진, 날문조임근 수축, 오디조임근 이완 등의 역할을 한다.
- **엔테로가스트론** Enterogastrone 지질이 십이지장 점막을 자극하면 분비되는 위억제폴리펩타이드(gastric inhibitory polypeptide, GIP)와 혈관작용장폴리펩타이드(vasoactive intestinal polypeptide, VIP)를 말하는 것으로 위억제폴리펩타이드는 위 운동 억제, 위액 분비 억제, 인슐린 분비를 촉진하는 역할을 한다. 혈관작용장폴리펩타이드는 위액 분비 억제, 침샘 분비 촉진, 아래 식도조임근 이완, 말초혈관을 확장하는 역할을 한다(그림 8-25).

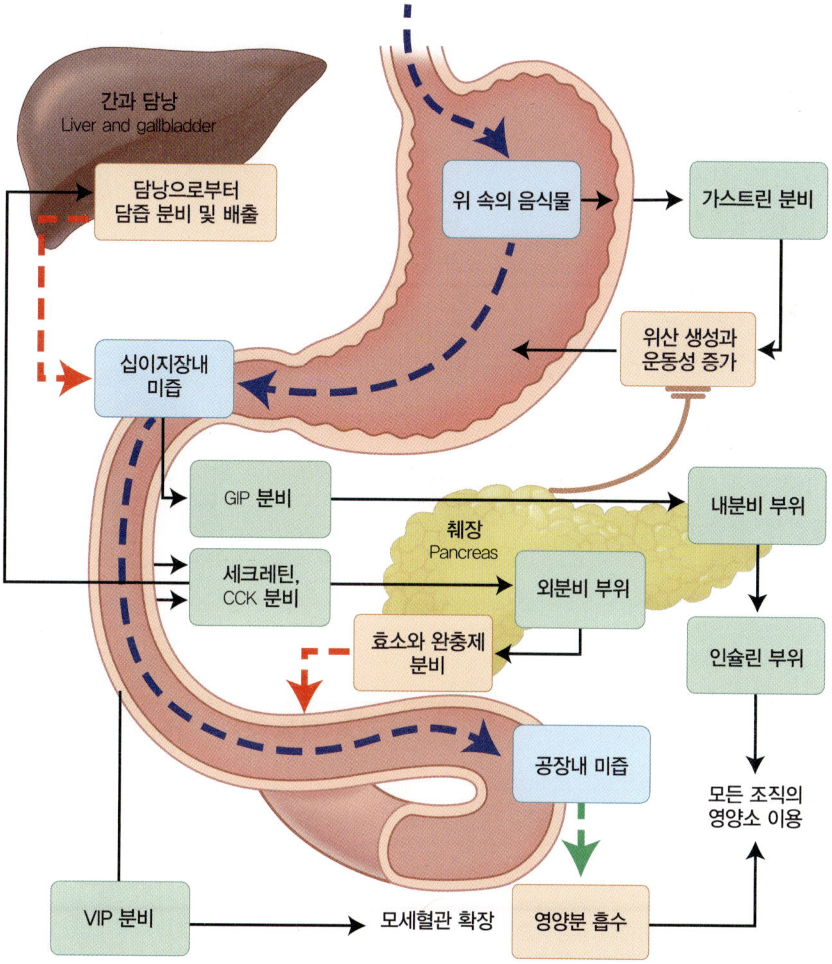

그림 8.25 소화호르몬의 분비와 작용

8.10 대장에서의 소화

학습목표 대장의 구조에 대해 알 수 있다

대장은 소장의 연속된 소화관이다.

대장(큰창자, large intestine)은 맹장(막창자, cecum), 결장(잘록창자, colon), 직장(곧창자, rectum)으로 구성되어 있고 길이 약 1.5m, 지름은 약 7.5cm인 굵은 관 형태의 소화관이다.

맹장은 소장과 대장의 연결부위 아래쪽으로 막힌 작은 주머니 형태로 되어있고, 아랫면으로 돌출된 부위에는 림프구가 저장되는 림프조직인 충수(막창자꼬리, vermiform appendix)가 있다.

대장의 대부분을 차지하는 결장은 상행결장(오름(잘록)창자, ascending colon), 횡행결장(가로(잘록)창자, transverse colon), 하행결장(내림(잘록)창자, descending colon)으로 구성되어 있고 소장과는 달리 꼬여있지 않고 직선의 형태로 소장을 감싸는 형태를 보인다.

하행결장의 끝부분에는 구불결장(구불(잘록)창자, sigmoid colon)이 S자 형태로 되어 바로 직장과 항문관(anal canal)으로 연결되어 있다.

대장에는 광범위하게 림프구(lymphocyte)와 림프절(lymph nodes)이 분포하고 있으며 점막은 원주상피세포(columnar epithelial cell)와 술잔세포(goblet cell)로 구성되어 있다. 하지만 소장과는 다르게 융모는 존재하지 않는다. 대장의 장막은 바깥쪽으로 부풀어 결장팽대(haustrum)를 형성하고 결장표면에는 충수에서 결장을 따라 종단하는 근육 띠인 결장끈(잘록창자띠, taenia coli)이 구불결장까지 연결되어 있다(그림 8-26).

대장은 소화기능은 거의 일어나지 않지만 비타민 B복합체, 비타민 K, 수분과 전해질을 흡수하고 점막에는 장샘이 있어 알칼리성의 대장 액을 분비하여 분변의 세균이나 자극성 물질로부터 점막을 보호하고 분변 배출시 점막과의 마찰을 감소시켜준다.

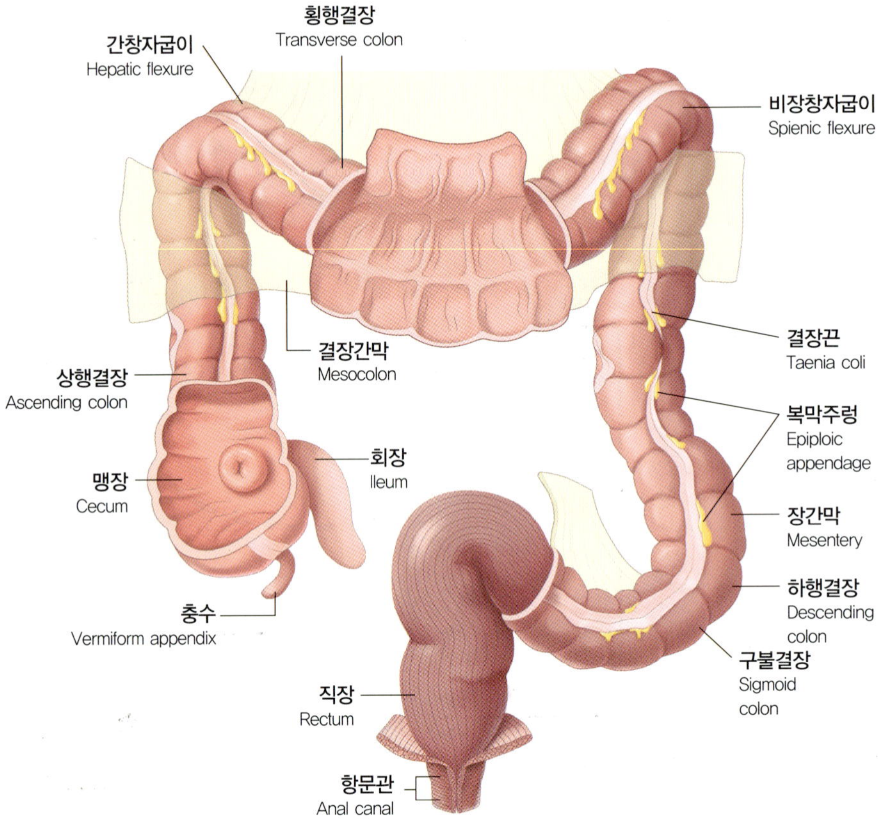

그림 8.26 **대장.** 대장은 맹장, 결장, 직장으로 구성된다.

관련질환

충수염(appendicitis)

충수의 개구부가 폐쇄되면서 염증이 발생하는 것을 말한다. 95% 이상 복통이 발생하고 식욕부진, 오심, 구토가 발생할 수 있으며 국소적으로 오른쪽 옆구리에 통증이 발생할 수도 있다.

8.10 대장에서의 소화

학습목표 대장의 운동에 대해 알 수 있다

대장의 운동으로 내용물을 항문까지 운반시킨다.

• 결장팽대수축

결장팽대수축(haustral contraction)은 대장의 분절운동으로 대장의 바깥부분을 감싸고 있는 세 갈래의 세로 근육 띠인 결장끈의 긴장과 돌림근육의 국소적 수축으로 수축하지 않는 부위는 주머니모양으로 모이게 되는 결장팽대(haustrum)를 형성한다. 이 결장팽대는 수축된 돌림근육의 위치에 따라 모양과 위치가 변화되어 내용물이 앞뒤로 이동되는 비추진성 혼합운동이 발생하여 점막표면에 노출되게 하여 대장이 흡수나 저장 기능을 수행하게 된다. 결장팽대수축은 주로 내인신경얼기와 관련된 국소적인 반사작용에 의해 조절된다.

• 집단운동

식사 후 위나 십이지장이 팽창하게 되면 위결장반사(gastrocolic reflex)와 십이지장결장반사(duodenocolic reflex)에 의하여 대장의 돌림근육과 세로근육이 강력하게 수축하여 결장팽대가 소실되면서 길이가 짧아져 내용물이 구불결장과 직장으로 이동되는 현상을 집단운동(mass movement)이라고 한다. 하루에 3~4회 정도 발생하며 거의 대장 전체가 수축하지만 주로 횡행결장과 하행결장에서 일어난다. 내용물이 직장에 도착하면 배변반사를 일으키는 부교감신경을 자극하여 변의를 느끼게 한다(그림 8-27).

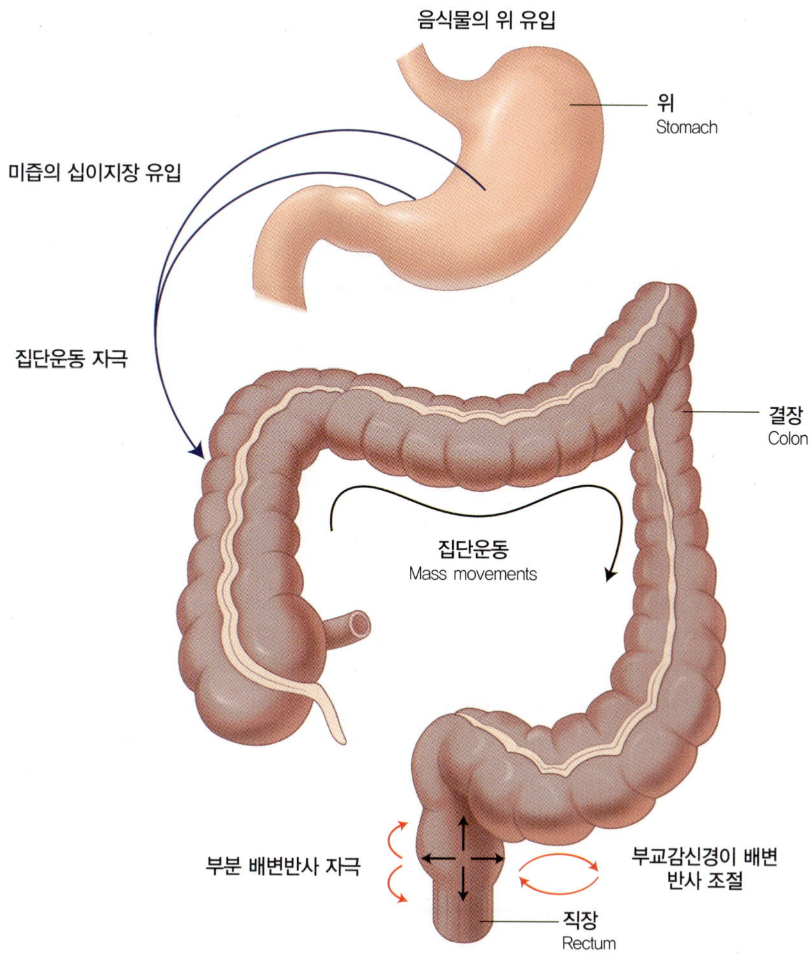

그림 8.27 대장의 운동. 음식물이 위 속으로 들어오거나 미즙이 십이지장으로 들어오면 결장의 집단운동이 촉진되고 내용물을 직장 쪽으로 이동시킨다. 직장에 내용물이 유입되면 배변반사를 일으키는 부교감신경을 자극한다.

8.10 대장에서의 소화

학습목표 배변반사에 대해 알 수 있다

대변은 배변반사에 의해 배출된다.

배변은 제대로근육(불수의근, involuntary muscle)인 속항문조임근(sphincter ani internus)과 맘대로근육(수의근, voluntary muscle)인 바깥항문조임근(sphincter ani externus)에 의해 조절되는데 대장의 집단운동으로 내용물이 직장에 들어가면 팽창되며 직장벽의 늘임수용기(stretch receptor)가 받아들인 자극을 음부신경(pudendal nerve)과 골반신경(pelvic nerve)을 통하여 배변 중추인 척수의 엉치분절과 시상하부에 전달되고 다시 오름신경로(ascending pathway)를 통해 대뇌피질로 정보를 보내게 되어 변의(defecation desire)를 느끼게 된다.

변의를 느끼면 부교감신경을 통하여 결장과 직장의 수축을 유발시키고 복압을 강하게 수축하면 직장의 내압이 100~200mmHg로 증가되면 반사적으로 속항문조임근이 이완되고, 이때 자발적으로 바깥항문조임근을 이완시켜 정상적으로 배출되는 현상을 배변반사(defecation reflex)라고 한다(그림 8-28). 그러나 자발적으로 바깥항문조임근을 수차례 수축하여 배변을 억제하면 다음 집단운동이 발생하기 전까지 변의는 줄어들 수 있다.

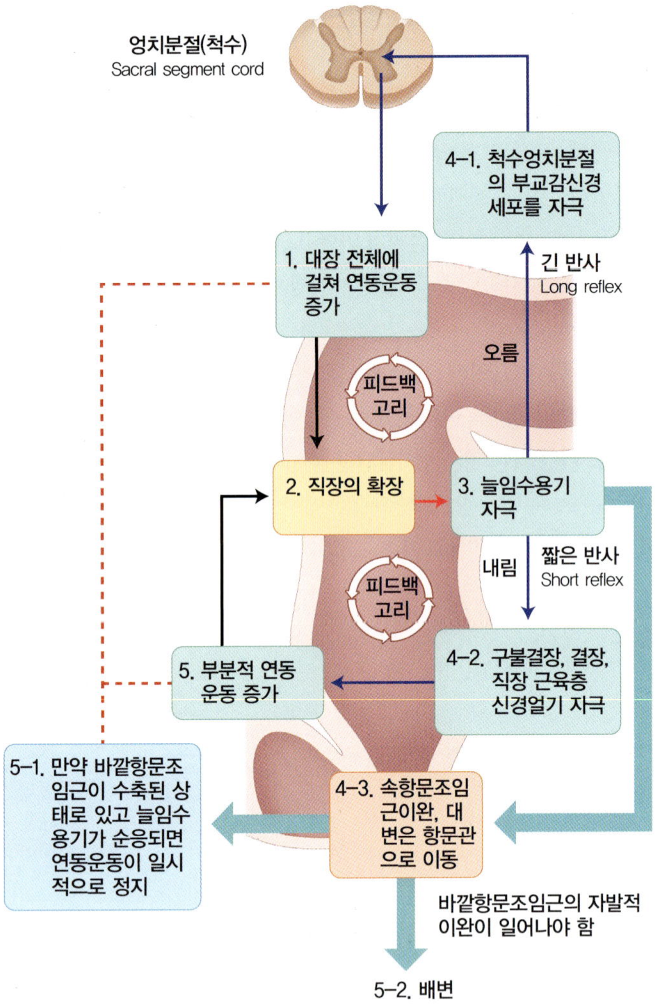

그림 8.28 배변반사 및 배변

관련질환

변비(constipation)

섭취한 음식물이 3일 이상 배출되지 않아 대장에서 내용물이 통과가 지연되는 상태를 말한다. 대장 벽의 긴장이 저하되어 내용물의 이동이 비정상적으로 느려지는 이완성 변비와 횡행결장 이하에서 경련성 수축이 유발되어 내용물의 통과가 지연되는 경련성 변비가 있다.

심화학습 Advanced Learning

창자 연동운동의 신경 조절

장 신경계(enteric nervous system)는 신경세포(nerve cell), 신경(아)교세포(glial cell), 위에서 창자까지 관찰되는 근육신경얼기(Auerbach plexus), 창자에서만 관찰되는 점막밑신경얼기(Meissner plexus)로 구성되어 있다. 장 신경계는 1억 개 이상의 신경세포, 자율신경세포(autonomic neuron), 사이신경세포(interneuron)를 가지며 중추신경계와 유사한 다양성을 가진 신경 전달물질들을 가지고 있다.

장신경얼기(enteric nervous plexus) 내의 일부 감각신경세포(sensory nerve cell)는 미주신경(vagus nerve)을 따라 이동하면서 감각 정보를 중추신경계에 전달하는데 이를 외인 들신경(extrinsic afferent)이라 하며 창자에서 50,000개 정도 있고 자율신경계의 조절에 관여한다. 장 신경얼기 내의 다른 감각신경세포는 창자 신경계의 사이 신경세포와 연접을 이루며 이를 내인 들신경(intrinsic afferent)이라고 한다. 약 1억 개 정도 있고 창자 기능의 국소적 조절에 관여한다.

예를 들어, 연동운동(peristalsis)은 창자 신경계에 의해 조절되는데 미즙(chyme) 덩어리는 장 사이신경세포를 활성화하는 내인 들신경을 자극하고 이는 운동신경세포를 자극하여 민무늬근세포(smooth muscle cell)와 카잘(Cajal)의 사이질세포에서 흥분성과 억제성 신경전달물질(neurotransmitter)이 방출된다. 민무늬근의 수축은 미즙 덩어리의 위쪽 창자에서 신경전달물질인 아세틸콜린(acetylcholine)과 물질P(substance P)에 의해 자극받고 민무늬근의 이완은 미즙 덩어리의 아래쪽 창자에서 산화질소(nitric oxide, NO), 혈관작용장폴리펩타이드(vasoactive intestinal polypeptide, VIP), 삼인산아데노신(ATP)에 의해 자극받는다(그림 8-29).

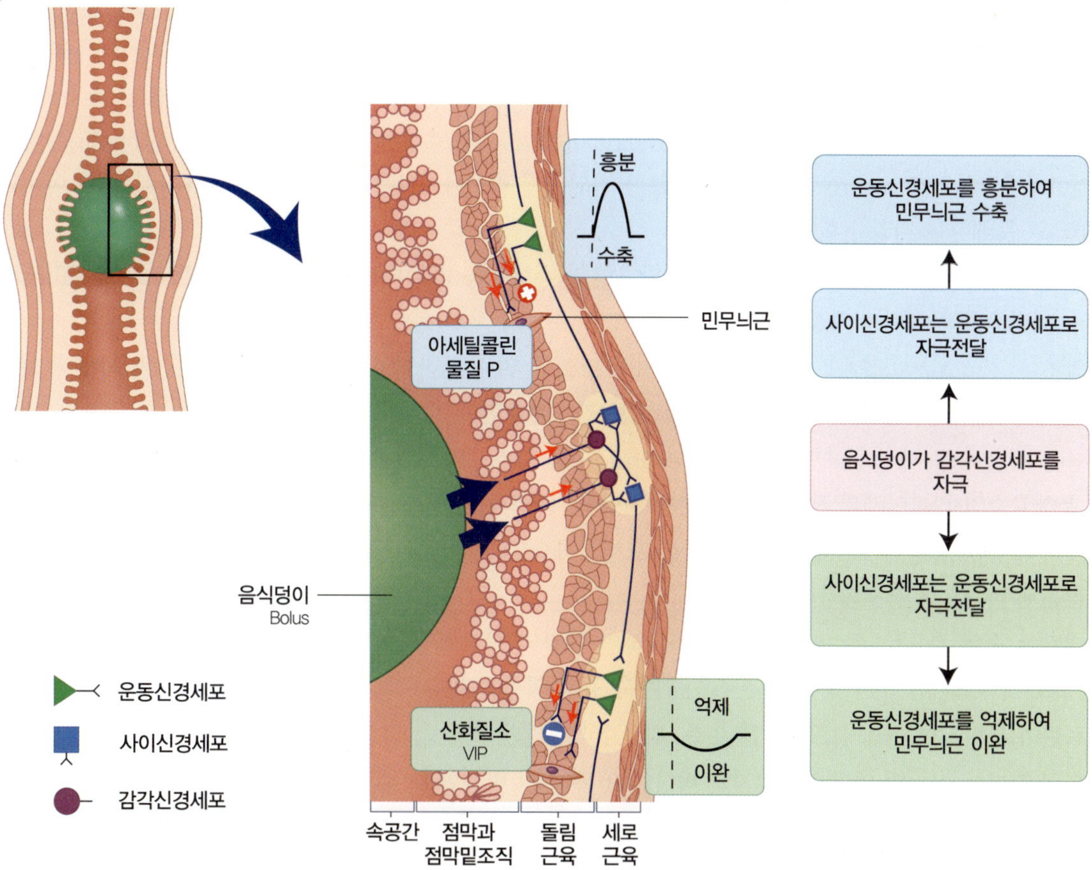

그림 8.29 연동운동의 신경조절

요약정리 및 문제 Summing-up & Test

1. (　　　)은 십이지장(샘창자, duodenum), 공장(빈창자, jejunum), 회장(돌창자, ileum)로 구성된 약 6~7m의 길이와 2.5~3cm의 직경을 가진 소화관으로 전체 소화계통에서 이루어지는 대부분의 화학적 소화와 흡수를 수행하는 중요한 역할을 한다.
2. 분절운동은 소장의 벽을 구성하는 근육층에 있는 돌림근육이 5초 간격으로 일정하게 수축과 이완을 반복하여 미즙을 1cm 이하의 분절로 나누면서 소화액 잘 섞여 가수분해 작용을 촉진시키고 점막의 융모와 접촉면을 넓혀 효율적인 흡수를 한다.
3. (　　　)은 분절운동이 끝나는 시기에 점차 시작되는 수축으로 소장 벽을 구성하는 근육층에 있는 돌림근육과 세로 근육의 수축에 의해 상부는 수축하고 하부는 이완을 반복하면서 미즙을 수축 환으로 만들어 항문 쪽으로 이동시킨다.
4. 흔들운동은 소장의 벽을 구성하는 세로근육의 일정한 수축과 이완을 반복하여 길이를 단축시켜주는 운동으로 분절운동과 교대로 발생하여 미즙의 혼합을 촉진시켜주는 역할을 한다.
5. 십이지장의 (　　　)은 알칼리성 점액과 탄산수소나트륨($NaHCO_3$)을 분비하여 산성 성분의 미즙을 알칼리성으로 희석시켜 십이지장 점막의 손상을 방지하고 소화가 잘 되도록 도와주는 역할을 한다.
6. 외분비샘에서 분비되는 (　　　)은 꽈리세포와 관세포에서 생성되는데 하루 약 1L 정도 분비되고 중탄산염(HCO_3^-)을 함유하고 있어 pH 8.0~8.3으로 유지가 된다.
7. 내분비샘은 1~2백만 개의 내분비세포 다발로 구성된 (　　　　　)에서 인슐린(insulin)과 글루카곤(glucagon), 소마토스타틴(somatostatin)을 분비하여 소화와 탄수화물대사에 관여하고 있다.
8. 트립시노젠(trypsinogen)이 십이지장으로 분비되면 소장 점막 내에서 분비되는 엔테로키나아제(enterokinase)에 의해 (　　　)으로 전환되어 단백질을 폴리펩타이드(polypeptide)로 분해하고 카이모트립시노젠(chymotrypsinogen)과 펩타이드카복시말단분해효소 전구물질(procarboxypeptidase)은 트립신에 의해 카이모트립신(chymotrypsin)과 펩타이드카복시말단분해효소(carboxypeptidase)로 전환되어 폴리펩타이드를 다이펩타이드(dipeptide)와 아미노산(amino acids)으로 분해하는 역할을 한다.
9. 췌장의 아밀라아제(pancreatic amylase)는 다당류인 탄수화물을 가수분해하여 이당류인 말토오스(maltose)와 덱스트린 (dextrin)으로 분해하는 역할을 한다.
10. 췌장의 (　　　)는 소화계통에서 유일하게 지방 소화를 위해 분비되며 담즙산염(bile salt)에 의해 유화작용을 받은 지질을 지방산(fatty acid)과 글리세롤(glycerol)로 가수분해한다.
11. 담즙염은 지질과 물 사이의 표면장력(surface tension)을 감소시켜 지질을 유화(emulsification)하며, 표면적이 넓어져 지질 분해효소인 리파아제의 작용을 쉽게 받아 지방산, 글리세롤, 모노글리세리드 등의 미세한 입자로 분해된다.
12. 소장에서 수용성 물질인 포도당과 아미노산은 모세혈관으로 흡수되어 간문맥을 통하여 간으로 이동되고, 지방산과 글리세롤은 유미관으로 흡수된다.
13. 세크레틴이 혈액 속으로 흡수되어 췌장을 자극하면 알칼리 성분인 췌장액 분비 촉진, 위산 분비 억제, 펩시노겐 분비 촉진, 콜레시스토키닌 분비 촉진, 날문조임근 수축 등의 역할을 한다.
14. 가스트린이 분비되어 아래 식도조임근 수축, 위산 분비, 위의 운동성, 위점막 세포 성장을 촉진한다.
15. 대장은 소화기능은 거의 일어나지 않지만 비타민 B 복합체, 비타민 K, 수분과 전해질을 흡수한다.

해답

1. 소장 3. 연동운동 5. 브루너샘 6. 췌장액 7. 랑게르한스섬 8. 트립신 10. 리파아제

8.11 영양과 대사

학습목표 영양과 대사에 대해 알 수 있다

영양소의 공급과 소비

몸속에 있는 각 세포는 자신의 생명유지와 몸속 항상성을 유지하기 위하여 에너지가 필요하다. 이는 외부로부터 다양한 물질을 섭취하여 대사 활동을 하고 생명을 지속적으로 유지하는 것을 영양(nutrition)이라고 하고 영양을 위하여 섭취하는 물질을 영양소(nutrient)라고 한다.

인간은 음식물을 통하여 영양소를 공급받아 유지, 성장, 재생에 사용되어 진다. 인간이 필요한 영양소는 약 50여 가지이지만 크게 5대 영양소인 단백질, 탄수화물, 지질, 비타민, 무기질로 구분한다. 섭취된 영양소는 소화계통에서 소화, 흡수, 운반 및 화학반응을 통하여 필요한 에너지와 세포 구성요소로 합성, 노폐물을 제거하는 과정을 **대사(metabolism)**라고 한다. 세포의 대사 활동은 아미노산, 지질, 단당류 등의 유기분자를 공급받아 ATP를 얻기 위하여 분해하는 것이 분해대사(catabolism)이며 생성된 ATP를 이용하여 세포 유지, 새로운 유기분자 합성을 하는 것을 합성대사(anabolism)이라고 한다. 체내에서 유기물을 합성하거나 분해할 때 에너지가 저장되는데, 이를 에너지대사(energy metabolism)라고 한다(그림 8-30).

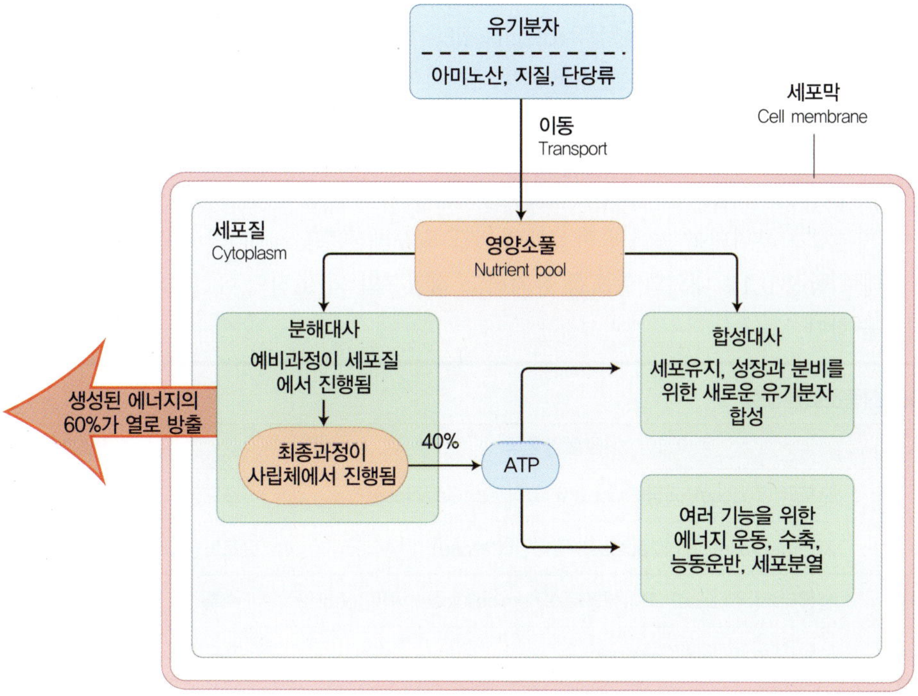

그림 8.30 세포의 대사 활동

8.11 영양과 대사

학습목표 탄수화물 종류와 기능에 대해 알 수 있다

탄수화물은 단당류, 이당류, 다당류로 분류된다.

탄수화물(carbohydrate)은 생명체의 구성성분이거나 에너지원으로 사용되고 탄소(C), 수소(H), 산소(O)가 1:2:1의 비율로 구성된 세 원소로 이루어져 있는 화합물이다. 탄수화물은 가수분해로 더 이상 분해되지 않는 화합물을 단당(류)(monosaccharide), 단당류 분자가 2개인 이당류(disaccharide), 단당류의 여러 분자가 결합한 것을 다당류(polysaccharide)라고 한다.

- **단당류.** 포도당(glucose), 과당(fructose), 갈락토스(galactose)는 대표적인 단당류이다. 포도당은 녹말(starch)과 당원(glycogen)의 가수분해에 의해 생성되며 대부분 간에서 당원 형태로 저장되어 있다가 필요시 포도당으로 분해되어 주요 에너지원으로 사용된다. 과당은 자당(sucrose)이 분해되어 생성되며 갈락토스는 젖당(lactose)이 분해되어 생성되며 단백질과 결합하여 당단백질(glycoprotein)을 형성하여 생리적으로 매우 중요한 역할을 한다.
- **이당류.** 자당, 유당, 엿당(maltose)이 대표적인 이당류로 단당류 두 분자가 결합하여 물 한 분자를 잃어버리는 탈수합성(dehydration synthesis) 결과물인 탄수화물이다. 자당은 포도당과 과당의 결합체이며 단맛을 내는 설탕이라고도 한다. 유당은 포도당과 갈락토스의 결합체로 물에 잘 녹지 않으며 우유에 많이 함유되어 있다. 엿당은 포도당 두 분자의 결합체로 물에 잘 녹고 자당의 1/2 정도의 단맛이 난다.
- **다당류.** 사람의 소화기관에서 소화되지 않는 식이섬유(dietary fiber)인 셀룰로스(cellulose), 헤미셀룰로스(hemicellulose), 펙틴(pectin)이 있고, 포도당으로 분해되는 글리코겐이 대표적이다(표 8-2).

탄수화물은 에너지를 공급하는 역할을 한다.

탄수화물은 1g당 약 4kcal의 에너지를 공급하는 에너지원으로 사용된다. 탄수화물의 섭취량이 부족하면 지질의 분해가 증가하여 지질의 대사산물인 케톤체가 분비되어 혈액의 산성화로 발생하는 케톤증(ketosis)의 예방, 단백질 대신 에너지원으로 사용, 혈액의 포도당 형태로 항상 0.1% 내외의 농도를 유지하고 적혈구와 뇌 조직의 에너지 공급, 감미료 사용, 식이섬유의 배변 촉진작용의 역할을 한다.

표 8.2 탄수화물의 종류와 최종소화분해물

당류		당질의 종류	최종소화분해물
단당류		포도당(Glucose), 과당(Fructose), 갈락토스(Galactose)	포도당, 과당, 갈락토스
이당류		자당(Sucrose), 유당(Lactose), 맥아당(Maltose)	포도당, 과당 포도당, 갈락토스 포도당
다당류	소화불가능	셀룰로스(cellulose), 헤미셀룰로스(hemicellulose), 펙틴(pectin)	수축
	소화가능	녹말(Starch), 당원(Glycogen)	포도당

8.11 영양과 대사

학습목표 탄수화물 대사에 대해 알 수 있다

포도당은 해당작용을 시작으로 에너지가 생성된다.

세포질에서 에너지 생산을 위하여 6탄당(hexose)인 포도당 한 분자를 3탄당(triose)인 파이루브산(pyruvic acid) 두 분자로 전환되는 대사 경로를 해당작용(glucolysis)이라고 한다. 해당작용에서 2분자의 NAD^+(nicotinamide adenine dinucleotide)가 환원되어 2개의 NADH(reduced nicotinamide adenine dinucleotide)가 생산되고 2개의 ADP(adenosine diphosphate)와 2개의 인산이 결합하여 2개의 ATP(adenosine triphosphate)가 생산된다.

$$\text{Glucose} + 2\,NAD^+ + 2\,ADP + 2\,Pi$$
$$\Downarrow$$
$$2\,\text{Pyruvic acid} + 2\,NADH + 2H^+ + 2H_2O + 2\,ATP$$

그림 8.31 포도당의 해당작용에 의한 에너지 생성

해당작용 이후에는 세포에서 산소의 사용 여부에 따라 무산소대사, 산소대사로 구분되어 파이루브산이 전환되는 과정이 달라진다.

무산소대사

산소가 충분히 공급되지 않을 경우 NADH의 산화를 통하여 파이루브산(pyruvic acid)은 전자와 수소이온을 얻어 젖산으로 전환되고 산화된 NAD^+가 형성된다(그림 8-32).

이처럼 포도당이 젖산(lactic acid)으로 전환되는 대사를 **무산소대사(anaerobic metabolism)**라고 하고 해당작용에서만 최종적으로 2개의 ATP가 생성되어 에너지로 소비된다. 뼈대근에서 생성된 젖산은 세포에서 방출되어 혈액에 의하여 간으로 운반된 후 젖산탈수소효소(lactate dehydrogenase)에 의해 파이루브산으로 산화되고, 다시 포도당으로 전환되는 과정을 코리회로(cori cycle)라고 한다(그림 8-33).

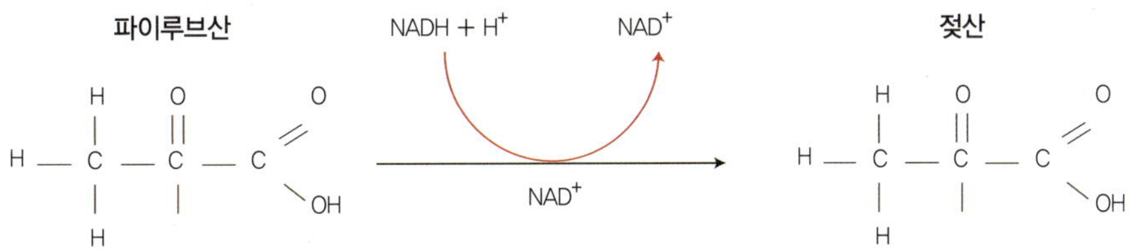

그림 8.32 젖산 형성

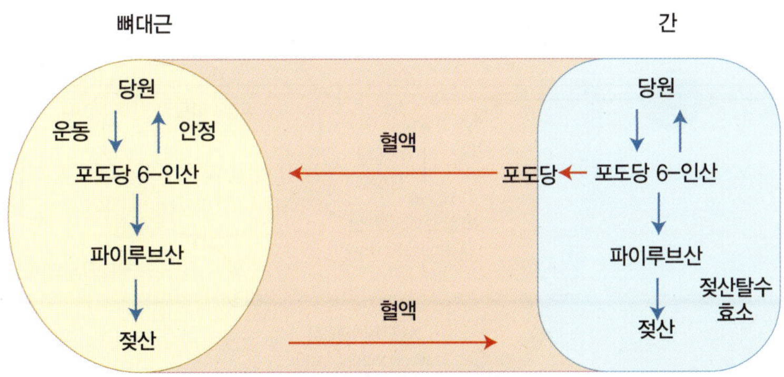

그림 8.33 코리회로

8.11 영양과 대사

학습목표 탄수화물 대사에 대해 알 수 있다

산소대사

해당작용으로 생성된 파이루브산이 세포질에서 사립체(mitochondria)의 바탕질로 이동 후 탄소(C)와 수소(H)를 소모하여 이산화탄소(CO_2), 물(H_2O)을 배출하고 36개의 ATP를 생성하는 것을 **산소대사(aerobic metabolism)**라고 한다. 산소대사 과정은 해당작용, 아세틸보조효소 A(acetyl coenzyme A, 아세틸CoA) 생성, 트라이카복실산회로(tricarboxylic acid cycle, TCA 회로), 전자전달계(electro transfer system) 총 4단계로 진행된다.

- **아세틸CoA 형성.** 사립체 바탕질로 이동된 파이루브산은 파이루브산탈수효소복합체(pyruvate dehydrogenase complex)에 의해 CO_2가 제거되어 유기산인 아세트산(acetic acid)으로 전환되고 보조효소 A(coenzyme A)와 결합되어 아세틸보조효소가 생성된다(그림 8-34). 한 분자의 파이루브산에서 각각 아세틸CoA, CO_2, NADH 1분자씩으로 전환되기 때문에 한 분자의 포도당에서 아세틸CoA, CO_2, NADH가 2분자씩 생성된다.
- **TCA 회로.** 파이루브산에서 전환된 아세틸CoA의 아세트산과 옥살로아세트산(oxaloacetic acid)이 결합하여 1분자의 시트르산(citric acid)을 형성하고 보조효소 A는 아세트산을 다른 효소로 옮기는 운반체로 작용되는데 이를 TCA회로라고 한다. TCA회로 한 사이클에 서 한 분자의 아세틸CoA은 NADH 3분자, $FADH_2$ 1분자, ATP 1분자가 생성되고 CO_2 2분자가 제거(그림 8-35)되기 때문에 한 분자의 포도당에서는 NADH 6분자, $FADH_2$ 2분자, ATP 2분자가 생성되고 CO_2 4분자가 제거된다.

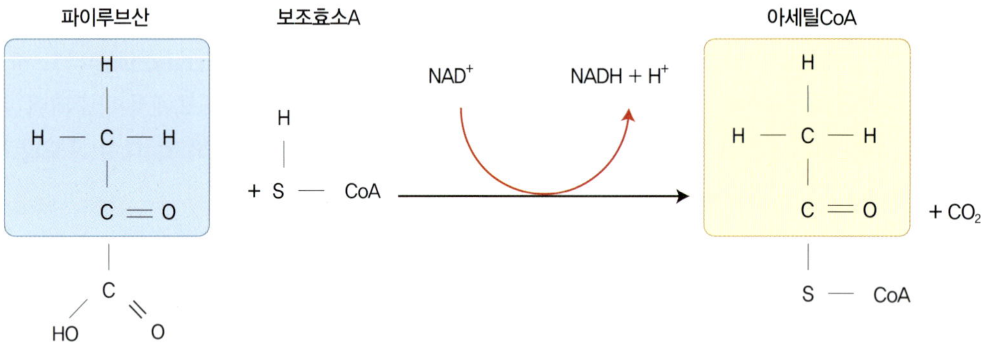

그림 8.34 아세틸CoA 형성

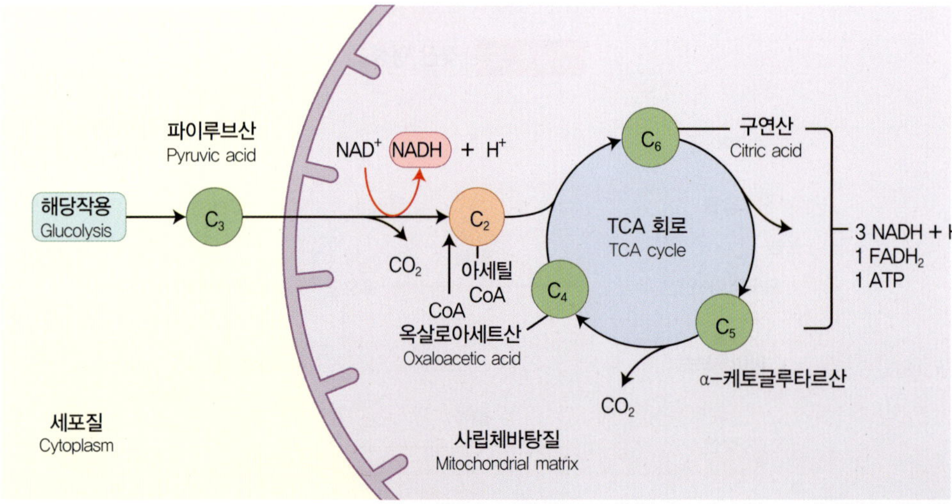

그림 8.35 TCA 회로

8.11 영양과 대사

학습목표 탄수화물 대사에 대해 알 수 있다

• **전자전달계**

사립체 속막의 능선(crista)에 존재하는 전자전달계로 작용하는 플라빈모노누클레오타이드(flavin mononucleotide)와 보조효소 Q(coenzyme Q)를 포함하는 단백질, 시토크롬(cytochrome)으로 구성되어 있다. 전자전달계는 해당작용과 TCA회로에서 생성된 NADH와 $FADH_2$에서 전자를 받아 **산화인산화(oxidative phosphorylation)** 과정을 통하여 NADH 1분자는 ATP 3분자를 $FADH_2$ 1분자는 ATP 2분자를 생성한다. 해당작용과 TCA회로에는 NADH 10분자와 $FADH_2$ 2분자가 생성되므로 전자전달계에는 총 34분자의 ATP가 생성된다(그림 8-36).

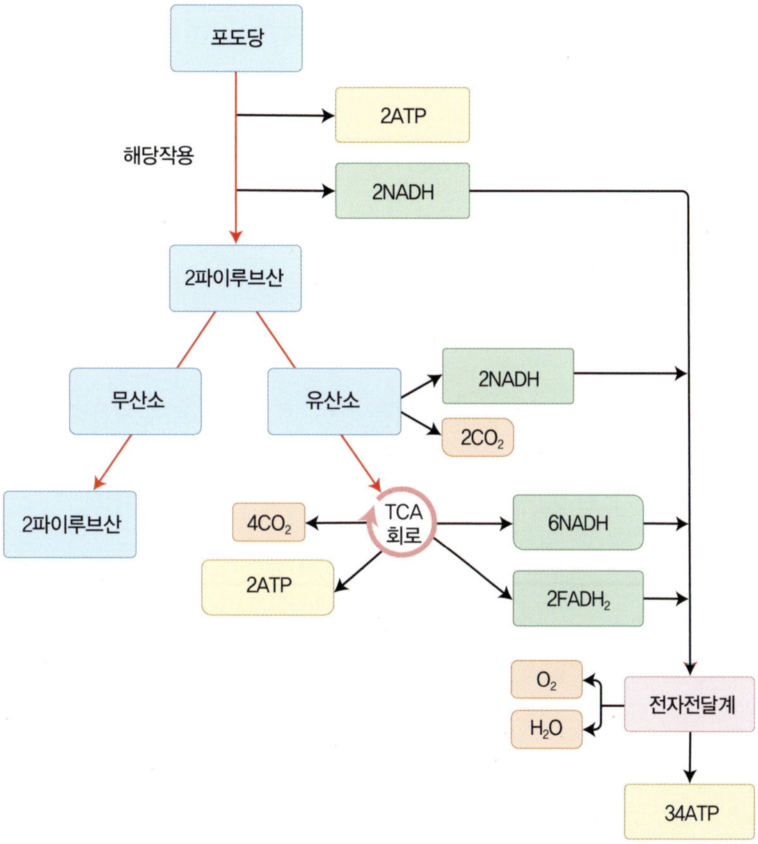

그림 8.36 **해당작용**, TCA회로와 전자전달계

용어설명

• 플라빈모노누클레오타이드(flavin mononucleotide, FMN): 플라빈-아데닌 다이뉴클레오타이드(flavin-adenine dinucleotide, FAD)와 생체의 산화환원반응에서 수소 및 전자전달의 역할을 한다.
• 조효소 Q(coenzyme Q): 사립체의 산화환원반응에 관여하는 전자전달물질이다.

8.11 영양과 대사

학습목표 단백질의 구성성분과 기능에 대해 알 수 있다

단백질은 아미노산의 결합체이다.

단백질은 다양한 기관, 효소, 호르몬 등 신체를 이루는 주성분으로 신체를 이루는 구성성분 중 물(65%) 다음으로 많이 차지하는 성분이 단백질(54%)이다. 생명유지, 발육, 생명체 구성성분으로 매우 중요한 물질이다. 단백질은 탄소(C), 수소(H), 산소(O), 질소(N), 황(S)을 포함한 매우 복잡한 유기화합물이며 일부 특수 단백질은 철(Fe), 인(P), 요오드(I), 구리(Cu) 등을 함유하기도 한다.

단백질은 가수분해 되면 최종산물인 아미노산(amino acids)이 되고, 아미노산 분자는 한쪽 끝에 1개의 카르복실기(carboxyl group, COOH)와 다른 한쪽 끝에 1개의 아미노기(amino group, NH_2)를 가지고 있고 하나의 아미노산 카르복실기와 다른 아미노산 아미노기 간의 펩타이드결합(peptide bond)을 형성한다(그림 8-37).

단백질의 기능

- **신체조직 구성성분.** 모든 세포조직의 구성성분으로 몸속의 근육, 피부, 머리카락, 내부 장기 등을 형성하고 아교질의 형태로 뼈의 단단함을 증가시켜주는 역할을 하고 있다.
- **효소, 호르몬, 면역체 합성.** 혈액 중의 혈청 단백질, 효소, 호르몬, 항체 등 생성하는데 어떠한 분자도 효소나 항체의 다양한 기능을 대체할 수 없다.
- **수분 평형 조절.** 혈장단백질인 알부민과 글로불린으로 교질삼투압을 발생하여 혈관 밖으로 수분이 과도하게 유출되지 않도록 유지한다.
- **체액의 pH 유지.** 몸속의 산과 염기와 반응하여 혈액의 pH를 7.35~7.45 정도로 유지한다.
- **에너지 공급원.** 탄수화물과 같이 1g당 약 4kcal 공급한다.
- **포도당신생합성 물질.** 포도당 결핍 시 포도당신생합성의 원료로 포도당 합성에 사용된다.

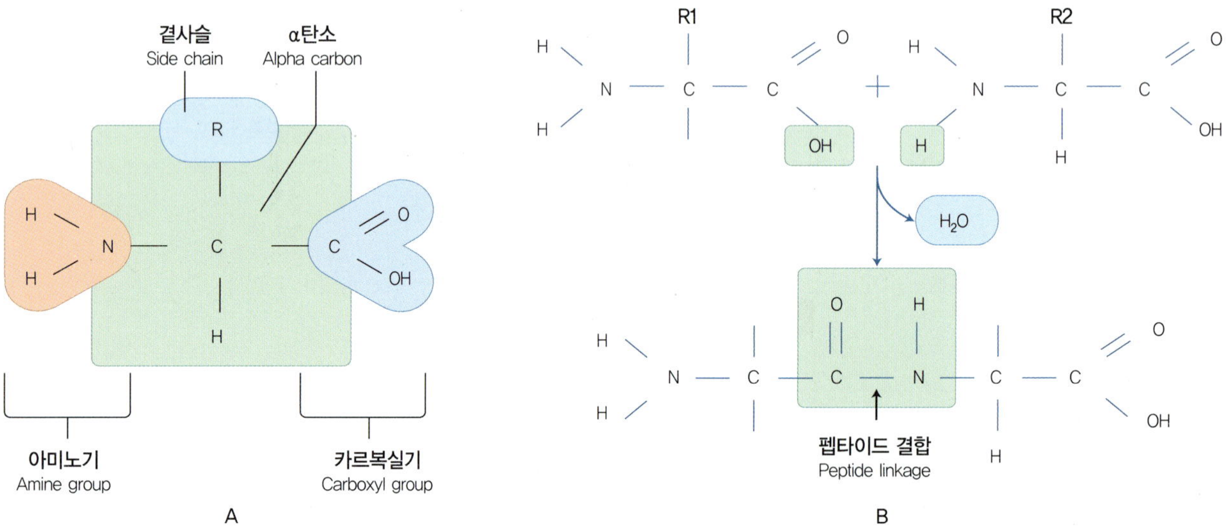

그림 8.37 아미노산의 구조와 펩타이드 결합. A: 구조, B: 펩타이드 결합

8.11 영양과 대사

학습목표 단백질의 종류에 대해 알 수 있다

단백질은 구성성분에 따라 세 종류로 구분된다.

- **단순단백질.** 가수분해하면 α-아미노산으로만 구성된 단백질을 단순단백질(simple protein)이라고 한다. 혈청(serum), 계란, 콩 등에 존재하는 알부민(albumin)과 글로불린(globulin), 세포핵 속에 존재하는 히스톤(histone)으로 구분된다. 알부민은 동식물의 세포질과 조직에 존재하는 물에 잘 용해되고 가열하면 응고되는 단백질로 삼투압 조절에 중요한 역할을 한다. 글로불린은 알부민과 함께 동식물의 조직 및 체액에 존재하며 물에 잘 용해되지 않는 단백질로 약산성을 띄며 가열하면 응고된다. 히스톤은 동물 세포에만 존재하며 적혈구와 백혈구의 세포핵에 풍부하게 존재한다.
- **복합단백질.** 복합단백질(conjugated protein)은 아미노산 외에 다른 성분을 포함하는 단백질로 핵단백질(nucleoprotein), 당단백질(glycoprotein), 인단백질(phosphoprotein), 지질단백질(lipoprotein), 색소단백질(chromoprotein) 등이 있다. 핵단백질은 단순단백질과 핵산이 결합한 단백질로 세포핵을 구성하는 데옥시리보핵산(Deoxyribonucleic acid, DNA), 리보핵산(ribonucleic acid, RNA)이 여기에 포함된다. 당단백질은 단순단백질과 탄수화물이 결합한 것을 말하며 난포자극호르몬(follicle-stimulating hormone), 황체형성호르몬(luteinizing hormone), 갑상샘자극호르몬(thyroid-stimulating hormone) 등 각종 호르몬, 장 점막세포에서 분비하는 점액소(mucin) 등이 있다. 인단백질은 인산(phosphate)과 지질단백질은 지질(lipid)과 결합된 단백질이다.
- **유도단백질.** 유도단백질(derived protein)은 천연 단백질이 각종 화학물질 또는 효소의 화학적인 변화나 열 등으로 발생하는 물리적 변화를 받아 생성된 단백질로 변성단백질(denatured protein)과 분해단백질로 구분이 된다. 변성단백질은 단백질의 변성에 의해 물에 녹지 않으며 분해단백질은 효소나 산에 의해 가수분해 되어 아미노산이 되는 과정의 중간 단계의 생성물로 펩톤(peptone), 펩타이드(peptide), 프로테우스(proteus) 등이 있다.

8.11 영양과 대사

학습목표 단백질의 대사에 대해 알 수 있다

단백질은 분해되어 세포조직을 구성하거나 일부는 에너지원으로 사용된다.

단백질의 최종산물인 아미노산은 소장을 통하여 흡수되어 간문맥을 거쳐 간으로 흡수된다. 흡수된 아미노산은 아미노기(amino group) 한 분자, 탈아미노(desamination)반응으로 생성된 암모니아(NH_3) 한 분자, 케토산(ketoacid) 한 분자로 분해된다.

아미노산은 세포의 조직을 생성과 유지하는 데 사용되고 혈색소, 혈장단백질(알부민(albumin), 면역글로불린(immunoglobulin), 섬유소원(fibrinogen), 효소(enzyme), 호르몬(hormone), 항체(antibody), 퓨린(purine), 크레아틴(creatine) 등 특수화된 신체의 생산물을 생성한다. 단백질의 과잉 공급으로 아미노산이 남거나 탄수화물 공급 부족으로 에너지원으로 사용될 경우 간에서 탈아미노반응으로 포도당과 지방산으로 전환되어 에너지를 발생하거나 지질의 형태로 전환되어 체내에 저장된다.

아미노산에서 아미노기를 제거하여 케토산과 암모니아로 전환 시키는 것을 산화 탈아미노(oxidative desamination) 또는 아미노기 전이(transference)라고 한다. 이는 한 분자의 아미노기가 다른 아미노산으로부터 케토산이 전이되어 다른 아미노산을 생성하는 것으로 이 작용에서 발생한 케토산과 파이루브산은 TCA 회로와 전자전달계로 들어가 ATP 합성에 사용되고 암모니아는 세포 독성물질이므로 간에서 요소(urea)로 전환된 후 혈류를 타고 신장으로 이동되어 소변으로 배설된다(그림 8-38).

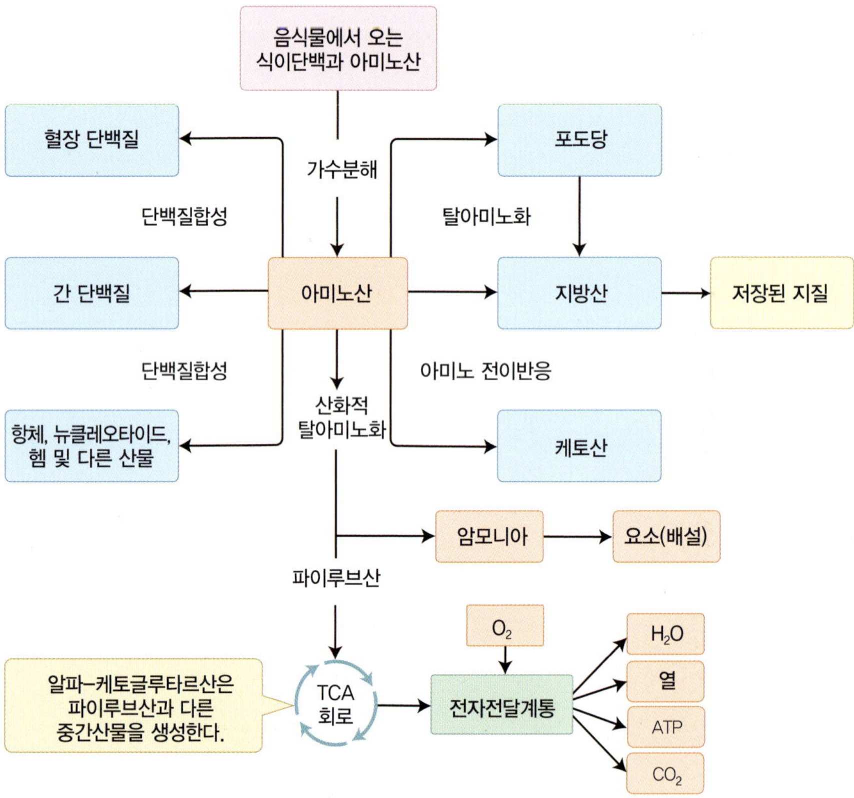

그림 8.38 단백질 대사 과정

용어설명

- 탈아미노: 아미노기를 갖는 화합물로부터 아미노기를 떼어내 암모니아를 생성하는 생화학 반응이다.
- 아미노기 전이: 아미노기 한 분자를 다른 분자로 이동시키는 것을 말한다.

8.11 영양과 대사

학습목표 지질의 종류와 기능에 대해 알 수 있다

지질은 탄수화물과 같이 에너지를 공급한다.

지질은 생체를 구성하는 물질 중에서 물에 잘 녹지 않는 지방(fat), 기름(oil), 지질유사물질(lipoid) 등을 포함한다. 지질은 3대 영양소 중에서 가장 많은 1g당 9kcal 열량을 공급하며 포도당이 부족하면 세포는 지질을 이용하여 에너지원으로 사용한다.

- **지질의 종류.** 지방산(fatty acid)과 글리세롤(glycerol)로 구성되며 결합되는 지방산에 따라 세 종류로 나누어진다. 인간이 섭취하는 지질의 95%는 글리세롤에 3개의 지방산 분자가 결합 되는 형태인 중성지방(triglyceride), 지방산 중 이중결합(conjugate double bond)이 있는 지방산을 불포화지방산(unsaturated fatty acid), 이중결합이 없는 지방산을 포화지방산(saturated fatty acid)이라고 한다. 지질은 이자액에서 분비되는 리파아제에 의해 지방산과 글리세롤로 분해되어 소장의 점막으로 흡수된 후 다시 소장의 세포내에서 중성지방으로 다시 결합하여 암죽관으로 이동된다.

  지질은 단순지질(simple lipid), 복합지질(complex lipid), 유도지질(derived lipid) 세 가지로 분류가 된다. 단순지질은 지방산과 글리세롤만으로 구성되며 중성지방, 밀납(wax) 등이 있고, 복합지질은 지방산과 글리세롤 이외의 인(phosphorus), 당원(glycogen), 단백질(protein) 등의 성분이 포함되어 인지질(phospholipid), 당지질(glycolipid), 지질단백질(lipoprotein) 등이 있으며 유도지질은 단순지질, 복합지질의 가수분해로 얻어지는데 물에 용해되지 않지만 유기용매에는 녹는다. 지방산, 글리세롤, 콜레스테롤(cholesterol), 지용성비타민(fat-soluble vitamins) 등이 포함된다.
- **지질의 기능.** 지질의 주요기능은 농축된 에너지를 신체에 공급하고, 필수 지방산인 리놀레산(linoleic acid), 리놀렌산(linolenic acid)을 공급하고 지용성비타민의 흡수 촉진, 생체조직 구성성분, 체온유지, 외부충격을 흡수하는 역할을 한다.

용어설명

- 리놀레산: 주로 식물성 기름에 발견되고 2개의 이중결합을 가지는 불포화지방산으로 물에 녹지 않고 에테르, 알코올에는 녹는다.
- 리놀렌산: 3개의 이중결합을 가지는 불포화지방산으로 리놀레산과 매우 흡사한 분포를 보인다.
- 지용성비타민: 물에 녹지 않고 지질에 녹는 비타민으로 비타민 A, D, E, K 등이 있다. 신체 발육이나 생식 기능 등의 생체 유지에 필수적이다.

8.11 영양과 대사

학습목표 지질의 대사에 대해 알 수 있다

지질은 다양한 대사경로를 거쳐 ATP를 생성한다.

음식물로 섭취한 지질은 지질단백질(lipoprotein) 복합체인 암죽미립(chylomicron)의 형태로 간으로 운반되고 간에 존재하는 내인성 지질은 간에서 초저밀도지단백질(very low density lipoprotein, VLDL) 형태로 간에서 다른 조직으로 이동한다. 암죽미립은 흡수된 중성지방의 양에 따라 양이 변하지만 초저밀도지단백질은 적은 양이지만 일정한 양을 유지한다. 암죽미립과 초저밀도지단백질 이외에도 혈청 내에는 크기와 구성성분이 다른 저밀도지단백질(low density lipoprotein, LDL), 중밀도지단백질(intermediate density lipoprotein, IDL), 고밀도지단백질(high density lipoprotein, HDL)이라는 지질 운반에 관여하는 지단백질이 있다. 여러 지단백질 중 특히 암죽미립과 초저밀도지단백실에는 에너지로 산화될 수 있는 나량의 중성지방으로 구성된다. 중성지방이 리파아제에 의해 지방산과 글리세롤로 분해가 되는데 이 중 글리세롤은 글리세르알데히드-3-인산(glyceraldehyde-3-phosphoric acid)으로 전환되어 해당작용과 TCA회로를 거쳐 ATP를 생성한다.

지방산은 혈액으로 유리되어 알부민과 결합한 형태로 운반되어 조직에 흡수되어 특히 뼈대근육과 간세포는 지방산을 주요 에너지원으로 사용된다. 에너지원으로 사용되기 위해서는 지방산이 β-산화 과정을 통해 아세틸CoA로 전환 된 후 TCA회로를 거쳐 ATP를 생성한다.

영양결핍이나 당뇨병일 경우 β-산화 과정으로 발생한 아세틸CoA가 TCA회로에서 소모되는 아세틸CoA보다 많아지는데 간세포가 충분한 양의 ATP를 가지고 있어 더 이상 ATP 생산이 필요 없을 경우 남은 아세틸CoA는 아세토아세트산(aceto-acetic acid), β-하이드록시낙산(β-hydroxy butyric acid), 아세톤(acetone)이라는 케돈체(ketone body)를 형성하고 혈류로 방출되어 대부분은 뼈대근육으로 이동되어 아세틸CoA로 전환된 후 TCA회로를 거쳐 ATP를 생성한다.

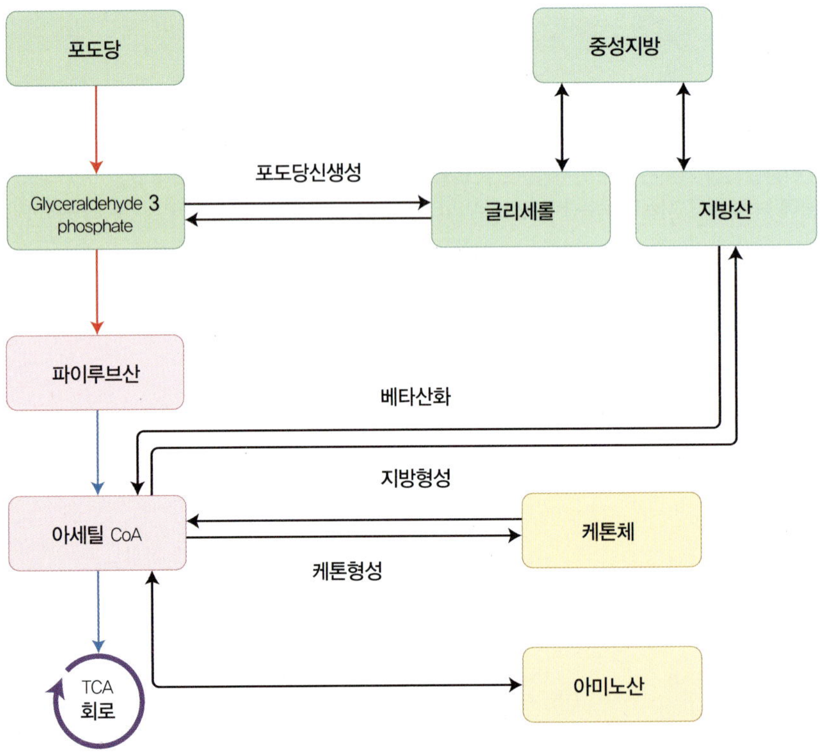

그림 8.39 지질대사 과정

8.11 영양과 대사

학습목표 비타민의 종류와 기능에 대해 알 수 있다

비타민은 물질대사, 생리 기능을 조절하는 필수 영양소이다.

비타민(vitamin)은 미량으로 신체기능을 조절하는 유기화합물로 신체의 합성되지 않거나 합성되더라도 충분하지 못하기 때문에 외부로부터 섭취되어야 한다. 비타민은 탄수화물, 단백질, 지질과는 달리 에너지를 생성하지 못하고 신체의 여러 기능을 조절한다.

일반적으로 비타민은 지용성비타민(fat-soluble vitamins)과 수용성비타민(water soluble vitamin)으로 분류된다. 지용성비타민은 지질이나 지질을 녹이는 유기용매에 용해되는 비타민으로 수용성비타민보다 열에 강하여 음식물 조리 시 손상이 적게 되고 소장에서 지질과 함께 흡수되고 섭취량이 포화상태이면 체내에 저장한다. 수용성비타민은 물에 용해되는 비타민으로 필요한 만큼 사용되고 나머지는 배출된다(표 8-3).

표 8.3 비타민의 종류와 주요 기능

구분	비타민	기능	결핍현상	과다현상
수용성 비타민	비타민 B_1 (thiamine)	에너지 대사 및 당질 대사의 조효소	각기병, 심장비대, 울혈성심부전	저혈압
	비타민 B_2 (riboflavin)	단백질 및 당질 대사의 조효소	혀염, 입안염, 피부건조, 안구건조	-
	비타민 B_5 (pantothenic acid)	뇌의 콜린 성분이 신경전달물질인 아세틸콜린으로 전환 보조	성장지연, CNS 장애	-
	비타민 B_6 (pyridoxine)	혈색소 구성성분인 헴 합성 과정에 관여	빈혈, 피로, 우울, 신경과민	CNS 변질
	비타민 B_{12} (cobalamin)	DNA 합성, 적혈구 형성	악성빈혈, 신경장애	다혈구혈증
	비타민 C (ascobic acid)	콜라젠, 호르몬합성에 관여, 감염의 저항성	상처치유 지연, 뼈, 치아발육 지연 및 성장 장애	신장결석
	니이아신 (niacin)	에너지 대사에 관여	피부염, 입안염	혈관확장
	엽산 (folic acid)	핵산 및 아미노산 합성에 관여, 적혈구 분화	대적혈구성 빈혈	-
	비오틴 (biotin)	지방 및 당질 대사에 관여	피로, 근육통	-
지용성 비타민	비타민 A (β-carotene)	상피조직 생성 및 기능 유지, 시력에 관여	뼈의 성장 저하, 야맹증, 각막연화증	간 손상, 식욕부진, 구토
	비타민 D (cholecalciferol)	칼슘 및 인의 체내 흡수	성장 및 발육지연, 구루병	칼슘침착, 칼슘혈증
	비타민 E (tocopherol)	불포화 지방산의 과산화 작용 진행 방지, 항산화 비타민	적혈구 용혈, 빈혈	비타민 K 작용으로 혈액응고 저하
	비타민 K (menaquinone)	혈액응고 과정에서 프로트롬빈 형성	혈액응고 지연	황달, 용혈성 빈혈

8.11 영양과 대사

학습목표 무기질의 종류와 기능에 대해 알 수 있다

무기질은 대사에 필수적인 무기 원소이다.

신체를 구성하는 원소는 54종이며 유기물질인 탄소(C), 수소(H), 산소(O), 질소(N)를 제외한 50종의 원소를 무기질(mineral)이라고 한다. 어떤 생명체도 무기질을 합성하지 못하여 반드시 음식물을 통해서 얻을 수 있으며 단일 원소 자체가 필수 영양소가 되고 유기물이 아니기 때문에 에너지를 만들지 못한다. 체중의 약 4%를 차지하는 미량의 영양소지만 적절한 양을 섭취하지 못하면 신체의 성장에 영향을 미치게 되어 질병에 걸릴 수 있다. 인간이 정상적인 성장과 건강을 유지하기 위해서는 20여 종의 무기질이 필요하다고 한다. 다량 무기질(macro mineral)과 미량 무기질(micro mineral)로 구분되는데 하루 필요량이 100mg 이상인 다량 무기질의 종류는 나트륨(Na), 칼륨(K), 마그네슘(Mg), 칼슘(Ca), 인(P), 염소(Cl), 황(S) 등이 있고, 하루 필요량이 20mg 이하인 미량무기질은 철(Fe), 아연(Zn), 구리(Cu), 몰리브덴(Mo), 크롬(Cr), 셀레니움(Se) 등이 있다(표 8-4).

무기질은 체액과 전해질 균형을 이루고, 신경 및 근육세포의 흥분전달, 호르몬 및 효소의 구성성분, 심장의 규칙적인 박동유지, 혈액응고, 특히 칼슘(Ca)은 체내에 가장 많으며 뼈를 구성하는 성분이다.

표 8.4 다량무기질의 종류

다량무기질	기능	결핍현상	과잉현상
칼슘(Ca)	뼈와 치아 구성	뼈 형성 장애, 발육부진, 골절 경향	놀
나트륨(Na)	세포외액의 삼투압 및 수분 이동조절, 대사 촉진, pH 조절, 신경자극 전달	오심, 근육경련	부종, 고혈압
칼륨(K)	세포 내 삼투압 유지, 대사촉진, pH 조절, 신경자극 전달	부정맥, 심장이상, 근육 약화	–
인(P)	뼈와 치아 구성	발육부진	–
황(S)	아미노산, 티아민, 인슐린의 필수 요소	–	–
염소(Cl)	세포외액의 삼투압 유지, pH 조절	근육경련	구토
마그네슘(Mg)	ATP 생산에 관여	신경근 이상	설사

표 8.5 미량무기질의 종류

미량무기질	기능	결핍현상	과잉현상
철분(Fe)	혈색소 구성, 효소작용 조절	빈혈	혈철소증
구리(Cu)	혈색소 합성, 뼈성장, 말이집 형성	빈혈	–
요오드(I)	갑상샘 호르몬 구성	갑상샘호르몬 합성 저하	갑상샘종양
코발트(Co)	비타민 B_{12} 구성	악성빈혈	심장질환
아연(Zn)	소화, 호흡, 간대사, 뼈대사, 상처치유	상처치유 지연, 면역장애, 후각 및 미각 장애, 학습장애	구토, 설사
불소(F)	치아구성	충치	치아 착색
셀레니움(Se)	효소 구성	구토, 간 손상	피로, 구토
크롬(Cr)	탄수화물대사	–	–
망간(Mn)	지방산과 콜레스테롤 합성, 신경계통 효소 구성	–	–

심화학습 Advanced Learning

대사 균형조절

창자에서 에너지의 흡수는 음식물 섭취 후 약 4시간에 걸쳐 높은 수준으로 증가하다가 다음 음식물 섭취까지는 거의 흡수가 일어나지 않는다. 이렇게 에너지가 흡수되지 않음에도 불구하고 체내의 포도당과 같은 물질의 농도는 일정하게 유지된다. 창자로 부터 소화 생성물의 흡수 중 에너지 기질은 혈액에서 제거되어 에너지원으로 저장되고 이 에너지 저장물질은 단식 상태에서 사용된다. 이처럼 에너지 기질의 적절한 혈장농도가 조직 대사를 언제나 유지될 수 있는 원동력이 된다. 에너지 기질의 축적이나 사용, 다른 에너지 기질로의 전환 등은 호르몬에 의해 조절된다. 합성대사와 분해대사의 평형은 인슐린, 글루카곤, 성장호르몬, 타이록신 등으로 대항효과에 의해 결정된다(그림 8-40)(표 8-6).

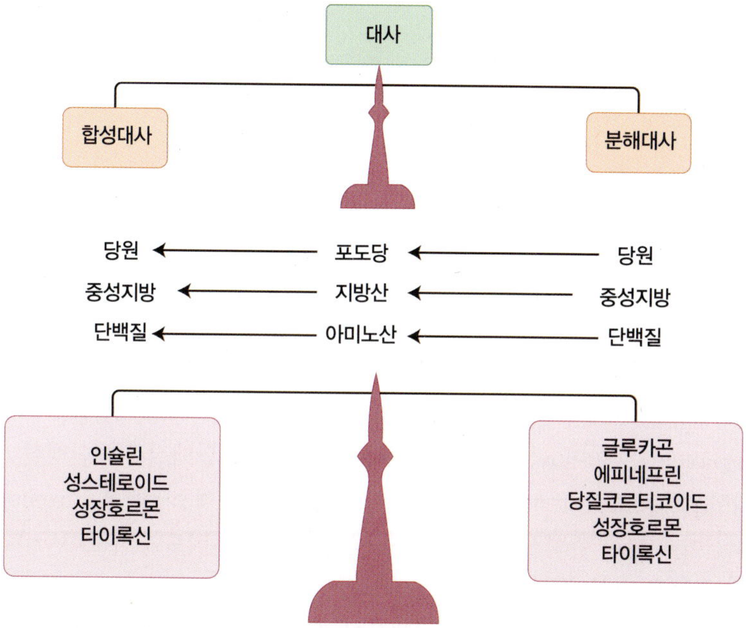

그림 8.40 대사의 균형 조절

표 8.6 대사의 내분비 조절

호르몬	혈액 포도당	탄수화물대사	단백질대사	지질대사
인슐린	감소	당원 합성 증가 당원 분해 감소 포도당신생성 감소	단백질 합성 증가	지방 합성 증가 지방 분해 감소 케톤체 생성 감소
글루카곤	증가	당원 합성 감소 당원 분해 증가 포도당신생성 증가	직접적인 효과는 없음	지방 합성 증가 케톤체 생성 증가
성장호르몬	증가	당원 합성 증가 당원 분해 증가 포도당신생성 감소	단백질 합성 증가	지방 합성 감소 지방 분해 증가 케톤체 생성 증가
당질코르티코이드 (하이드로코르티손)	증가	당원 합성 증가 포도당신생성 증가	단백질 합성 감소	지방 합성 감소 지방 분해 증가 케톤체 생성 증가
에피네프린	증가	당원 합성 감소 당원 분해 증가 포도당신생성 증가	직접적인 효과는 없음	지방 분해 증가 케톤체 생성 증가
갑상샘호르몬	효과 없음	포도당 이용 증가	단백질 합성 증가	직접적인 효과는 없음

요약정리 및 문제 Summing-up & Test

1. 외부로부터 다양한 물질을 섭취하여 대사 활동을 하고 생명을 지속적으로 유지하는 것을 영양(nutrition)라고 하고 영양을 위하여 섭취하는 물질을 영양소(nutrient)라고 한다.
2. 소화계통에서 소화, 흡수, 운반 및 화학반응을 통하여 필요한 에너지와 세포 구성요소로 합성, 노폐물을 제거하는 과정을 (　　　)라고 한다.
3. 세포의 대사 활동은 아미노산, 지질, 단당류 등의 유기분자를 공급받아 ATP를 얻기 위하여 분해하는 것이 분해대사(catabolism)이며, 생성된 ATP를 이용하여 세포 유지, 새로운 유기분자 합성을 하는 것을 합성대사(anabolism)이라고 한다.
4. (　　　)은 생명체의 구성성분이거나 에너지원으로 사용되고 탄소(C), 수소(H), 산소(O)가 1:2:1의 비율로 구성된 세 원소로 이루어져 있는 화합물이다.
5. 세포질에서 에너지 생산을 위하여 6탄당(hexose)인 포도당 한 분자를 3탄당(triose)인 파이루브산(pyruvic acid) 두 분자로 전환되는 대사 경로를 (　　　)이라고 한다.
6. 포도당이 젖산(lactic acid)으로 전환되는 대사를 (　　　)라고 하고 해당작용에서 만 최종적으로 2개의 ATP가 생성되어 에너지로 소비된다.
7. 파이루브산에서 전환된 아세틸CoA의 아세트산과 옥살로아세트산(oxaloacetic acid)이 결합하여 1분자의 시트르산(citric acid)을 형성하고 보조효소 A는 아세트산을 다른 효소로 옮기는 운반체로 작용되는데 이를 (　　　)라고 한다.
8. 가수분해하면 α-아미노산으로만 구성된 단백질을 단순단백질(simple protein)이라고 한다. 혈청, 계란, 콩 등에 존재하는 알부민(albumin)과 글로불린(globulin), 세포핵 속에 존재하는 히스톤(histone)으로 구분된다.
9. 복합단백질(conjugated protein)은 아미노산 외에 다른 성분을 포함하는 단백질로 핵단백질(nucleoprotein), 당단백질(glycoprotein), 인단백질(phosphoprotein), 지질단백질(lipoprotein), 색소단백질(chromoprotein) 등이 있다. 핵단백질은 단순단백질과 핵산이 결합한 단백질로 세포핵을 구성하는 데옥시리보핵산(deoxyribonucleic acid, DNA), 리보핵산(ribonucleic acid, RNA)이 여기에 포함된다.
10. 유도단백질(derived protein)은 천연 단백질이 각종 화학물질 또는 효소의 화학적인 변화나 열 등으로 발생하는 물리적 변화를 받아 생성된 단백질로 변성단백질(denatured protein)과 분해단백질로 구분된다.
11. 단백질의 과잉 공급으로 아미노산이 남거나 탄수화물 공급 부족으로 에너지원으로 사용될 경우 간에서 탈아미노반응으로 포도당과 지방산으로 전환되어 에너지를 발생하거나 지질의 형태로 전환되어 체내에 저장된다.
12. (　　　)의 주요기능은 농축된 에너지를 신체에 공급하고, 필수 지방산인 리놀레산(linoleic acid)을 공급하고 지용성 비타민의 흡수촉진, 생체조직 구성성분, 체온유지, 외부충격을 흡수하는 역할을 한다.
13. 비타민(vitamin)은 미량으로 신체기능을 조절하는 유기화합물로 신체의 합성되지 않거나 합성되더라도 충분하지 못하기 때문에 외부로부터 섭취되어야 한다. 비타민은 탄수화물, 단백질, 지질과는 달리 에너지를 생성하지 못하고 신체의 여러 기능을 조절한다.

해답

2. 대사 4. 탄수화물 5. 해당작용 6. 무산소대사 7. TCA 회로 12. 지질

PART 4

유무선 항상성 조절

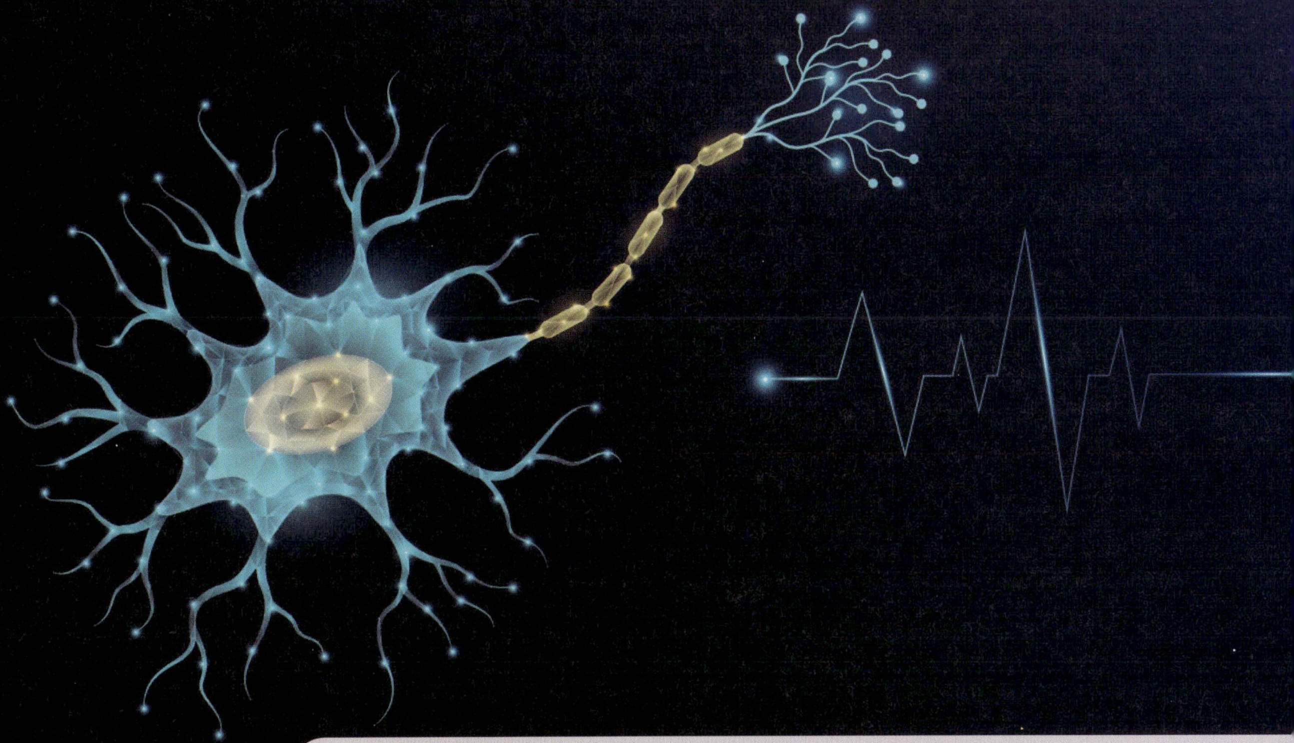

제9장

신경생리

PHYSIOLOGY

9.1 신경세포의 구조와 기능

학습목표 신경세포에 대해 알 수 있다

신경세포는 신경계통의 구조 및 기능적 단위이다.

신경세포(신경원, neuron)는 신경계통의 구조적 · 기능적 단위이며, 신체 내에 대략 1,000억 개 이상 존재한다. 신경세포가 생존하기 위해서는 산소와 포도당의 공급이 필요하다. 신경세포는 신경세포체, 가지돌기 및 축삭으로 구성된다(그림 9-1).

- **세포의 생명활동을 하는 신경세포체**

  신경세포체(cell body)는 가지돌기와 축삭을 제외한 핵과 세포질을 말하며 핵에는 유전자 관련 정보가 내재되어 있고 많은 세포소기관들로 둘러싸여 있다.

- **신경흥분을 받아들이는 가지돌기**

  가지돌기(dentrite)는 신경세포체로부터 밖으로 뻗은 가늘고 짧은 돌기이다. 세포체로 들어오는 신경흥분을 받아들이는 역할을 하며 감각신경에서는 감각수용기로 운동신경에서는 연접(시냅스, synapse)을 형성한다.

- **활동전위를 전달하는 축삭**

  축삭(axon)은 신경세포체에서 받은 활동전위를 전달하며 척수 바깥부분과 대뇌의 깊은 곳에 존재하는 긴 돌기이다. 말이집(myelin)의 유무에 따라 민말이집신경(unmyelinated nerve)과 말이집신경(myelinated nerve)으로 나눈다. 말이집의 굵기에 따라 신경전달 속도가 다르다.

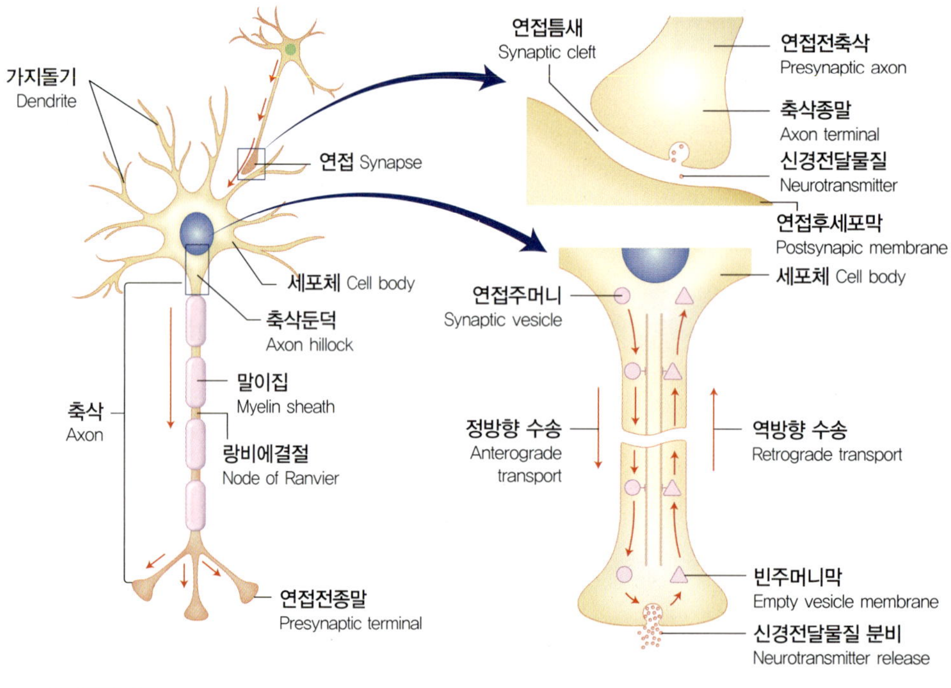

그림 9.1 **신경세포의 기능적 분류.** 신경세포체, 축삭, 가지돌기로 구성되어 있다.

이해상자

신경계통은 어디서 시작되나?

신경계통은 세포가 조밀하게 모여 단단하게 얽혀 있는 신경조직(nervous tissue)으로 되어 있다. 신경조직은 전기적 신호를 보내는 신경세포(neuron)와 신경세포를 둘러싸고 있는 지지세포인 신경(아)교세포(neuroglial cell)로 구성되어 있다. 또한 신경세포와 신경(아)교세포는 배아조직인 신경관(neural tube)과 신경능선(neural crest)에서 발생한다.

9.1 신경세포의 구조와 기능

학습목표 신경세포를 기능적 · 구조적으로 분류할 수 있다

신경세포는 자극의 전달방향 및 부위에 따라 기능적으로 분류한다.

신경세포는 신경자극의 전달방향 및 부위에 따라 기능적으로 분류한다. 전달방향에 따라 들신경(afferent nerve, 감각)과 날신경(efferent nerve, 운동)으로 분류하고, 전달부위에 따라 몸(somatic)신경과 내장(visceral)신경으로 나뉜다.

- **감각신경세포** Sensory neuron 들신경세포라고도 한다. 말초신경계통의 감각부분을 형성하여 수용기로부터 중추신경계통으로 자극을 전달한다. 모든 감각신경세포는 홑극신경세포이며 세포체는 중추신경계통의 밖에 있는 신경절(ganglion)에 있다.
- **운동신경세포** Motor neuron 날신경세포라고도 한다. 중추신경계통에서 효과기관(근육, 샘)으로 자극을 전달한다. 대부분 다극신경세포(multipolar neuron)이며 자율신경계통의 신경세포를 제외하고 세포체는 중추신경계통에 있다.
- **사이신경세포** Interneuron 연합신경세포라고도 한다. 중추신경계통 내에서 운동신경세포와 감각신경세포사이에 위치한다. 중추신경계통에서 많은 정보를 처리하며 신경세포의 대부분을 차지한다.

신경세포의 형태와 배열에 따라 분류한다.

세포체에서 뻗어 나온 돌기의 수에 따라 단극, 양극, 다극신경세포로 나뉜다(그림 9-2).

- **단극신경세포(홑극신경세포)** Unipolar neuron 세포체에서 하나의 돌기가 나오는 세포이다 홑극신경세포의 변형으로 T 자형태의 2개의 돌기로 갈라지는 것을 거짓홑극신경세포(pseudounipolar neuron)라고 한다. 척수신경절과 일부 뇌신경절을 이루며 중추신경계통으로 향하는 가지를 중심돌기라고 하고 말초로 향하는 가지를 말초돌기라고 한다(그림 9-2 D).
- **양극신경세포** Bipolar neuron 세포체에서 양쪽으로 두 개의 돌기가 뻗어 나와 있다. 특수한 감각기관(속귀, 후각상피, 망막)에 존재한다(그림 9-2 A).
- **다극신경세포** Multipolar neuron 여러 개의 가지돌기와 하나의 축삭을 가진 대부분의 신경세포에 해당된다. 운동신경세포와 사이신경세포가 해당한다(그림 9-2 B, C).

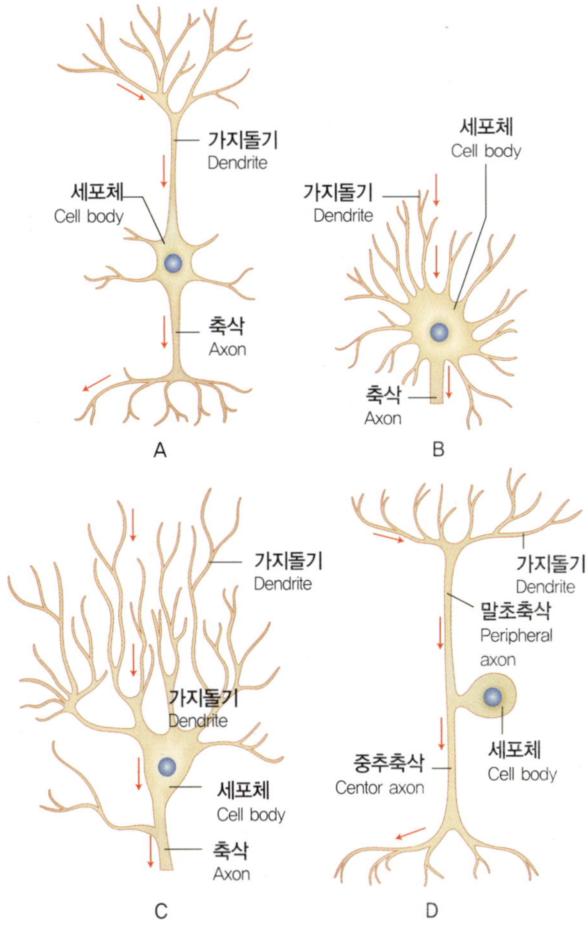

그림 9.2 **신경세포의 구조적 분류.** A: 양극-망막, B: 다극-운동신경세포, C: 다극-소뇌세포, D: 단극-몸감각세포

관련질환

왈러변성(Wallerian degeneration)

축삭이나 가지돌기가 세포체와 연결이 절단되면 절단된 부분보다 먼쪽 부위가 변성하여 그 기능이 소실되나 세포체 가까이 있는 부분은 변성이 일어나지 않는 변성이다. 왈러변성을 순행변성이라고도 한다. 역행변성(retrograde degeneration)은 축삭이 절단된 후 세포체 쪽으로 일어나는 변성을 말한다.

9.2 신경(아)교세포의 구조와 기능

학습목표 신경(아)교세포의 분류와 기능을 알 수 있다

신경(아)교세포는 신경세포를 지지하고 보호하는 기능을 한다.

신경(아)교세포(glial cell, neuroglia)는 신경계의 구조적 · 기능적 단위인 신경세포를 지지하고 보호하는 역할을 담당한다. 신경세포보다 그 수가 많으며 자기복제와 분열이 가능하다. 기능과 역할에 따라 기능적으로 분류하고 구조와 크기에 따라 구조적으로 분류한다(그림 9-3, 표 9-1).

역할에 따른 기능적 분류

- **별아교세포** Astrocyte 별 모양으로 중추 신경계통에서 가장 많으며 수많은 돌기들은 신경세포와 모세혈관에 부착되어 있다. 신경세포가 다량의 글루탐산염(glutamate)을 연접에 방출하면 글루탐산 흡수 속도를 증가시킨다. 동시에 접하고 있는 모세혈관에서 혈당을 공급받아 글루탐산염의 흡수에 필요한 에너지를 저장한다.
- **뇌실막세포** Ependymal cell 뇌실을 채우고 있는 뇌척수액(cerebrospinal fluid)과 중추신경계통을 싸고 있는 조직액 사이에서 투과성 막을 형성하고 뇌척수액의 순환을 돕기도 한다.
- **미세(아)교세포** Microglial cell 중추신경계통에서 크기와 수가 가장 적다. 뇌의 면역계통으로 작용하여 손상, 감염, 질환 후 활동을 시작하여 포식세포 기능을 담당한다. 세포체에서 여러 방향으로 가늘고 긴 돌기들이 뻗어 나와 있는 모양을 하고 있다. 외상 혹은 감염시 미세(아)교세포가 활성화되면서 아메바 모양이 되고 포식성과 운동성세포로 변형된다. 포식세포는 손상 혹은 감염부위로 이동하여 항염증 화학물질을 방출한다.
- **희소돌기아교세포** Oligodendrocyte 가지(dendra)가 적다(oligo)는 의미에서 지어진 이름으로 중추신경계통에서 축삭의 주위를 에워싸고 있으며, 축삭을 감아 말이집(myelin sheath)이라는 절연막(insulating covering)을 형성한다.
- **슈반세포(신경집세포)** Schwann cell 말초신경계통의 축삭을 감싸서 말이집을 형성한다. 슈반세포의 연속적인 둘러 감기가 축삭에 절연을 제공함으로써 랑비에결절만이 신경전달이 되도록 한다.
- **위성세포** Satellite cell 말초신경계통의 신경절에서 신경세포의 세포체를 감싸고 지지와 보호하는 역할을 한다.

표 9.1 신경(아)교세포의 분류

이름	크기	위치	기능
별아교 세포	큼	중추	신경세포 주위의 이온을 조절하고 신경의 성장에 필요한 물질들을 공급하여 신경조직에서 시냅스의 형성에 관여하며 기억에 관여하는 칼슘 신호를 전달
희소돌기아교세포			중추신경계통에서 축삭의 주위를 애워싸고 있으며, 축석을 감아 말이집이라는 절연막을 형성
미세(아)교세포	작음		뇌의 면역계통으로 작용하여 손상, 감염, 질환
뇌실막세포			뇌실을 채우고 있는 뇌척수액과 중추신경계통을 싸고 있는 조직액 사이에서 투과성 막을 형성하여 뇌척수액 순환에 도움
슈반세포		말초	말초신경계통의 축삭을 감싸서 말이집을 형성
위성세포			말초신경계통의 신경절에서 신경세포의 세포체를 감싸는 역할

별아교세포의 기능

- 별아교세포의 종말단추는 모세혈관을 둘러싸고 있어 혈액으로부터 포도당 흡수
- 신경세포의 축삭종말(axon terminal)로부터 방출된 신경전달물질 흡수
- 중추신경계통의 연접에 필요
- 세포외액으로부터 K^+ 흡수
- 신경세포 기능을 돕는 젖산 방출
- 혈액뇌장벽(Blood Brain Barrier, BBB)형성유도
- 신경세포의 기능을 조절하는 화학전달물질 방출
- 성인 뇌에서 신경발생(neurogenesis) 조절
- 신경(아)교세포 주 유래신경인자(glial cell line-derived neurotrophic factor, GDNF) 분비

**혈액뇌장벽: 혈액속의 물질 중 선택된 일부 물질만이 뇌 속으로 이동할 수 있도록 하는 중추신경계통의 미세혈관 구조의 특성이다. 혈관과 조직이 매우 촘촘하게 그물을 형성하여 해로운 물질이 뇌로 도달하는 것을 막는다. 예를 들면 물, 산소, 이산화탄소, 전신마취제 등이 뇌로 들어올 수 있게 하지만, 세균이나 대다수의 항암제 같은 물질들이 뇌로 이동하는 것은 차단한다.

9.2 신경(아)교세포의 구조와 기능

학습목표 신경(아)교세포의 분류와 기능을 알 수 있다

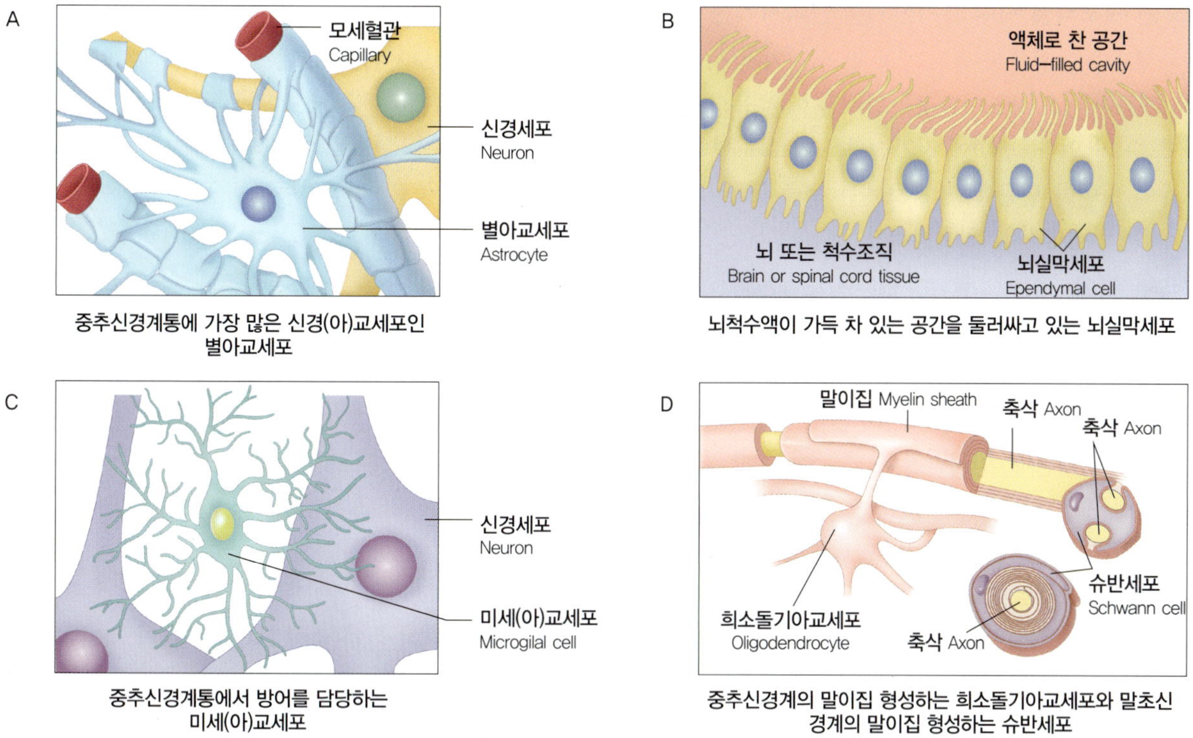

그림 9.3 **신경(아)교세포.** A: 별아교세포, B: 뇌실막세포, C: 미세(아)교세포, D: 희소돌기아교세포와 슈반세포

관련질환

말이집 탈락 질환

- 말초신경계통 손상: 말초신경병증은 말이집이 형성 된 감각과 운동신경섬유가 파괴되어 고유감각과 근육약화를 나타내는데 대표적인 질환으로 기앵-바레증후군(Guillain-Barre syndrome)이라고 한다.
- 말중추신경계통 손상: 뇌와 척수의 말이집이 손상당하는 것으로 다발경화증(multiple sclerosis)이 대표적 질환이다. 말이집이 자신의 항체에 의해 공격을 받는 자가면역질환(autoimmune disease)이다(그림 9-4).

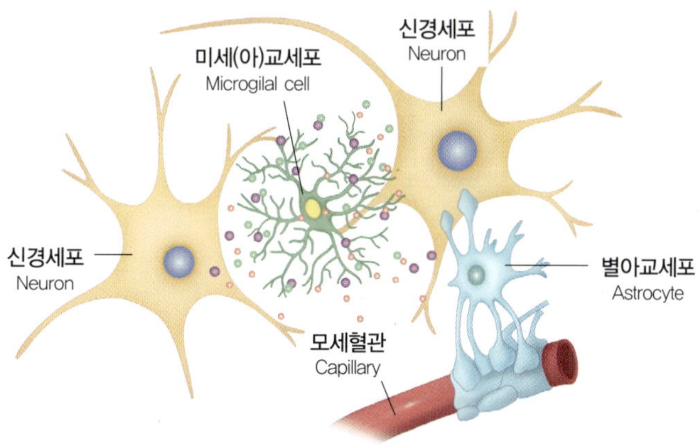

그림 9.4 **신경(아)교세포의 신경염증 반응.** 허혈성 뇌졸중 이후 신경염증반응으로 미세(아)교세포는 염증과 항염증 화학물질을 유리한다. 별아교세포는 글루탐산염과 같은 신경독소를 유리한다. 죽은 신경세포는 더 많은 (아)교세포를 자극한다.

9.3 신경세포의 흥분과 막전위변화

학습목표 막전위에 대해 알 수 있다

신경세포는 세포막을 지나 전기전위를 변화시키는 기능이 있다.

막전위는 세포막을 경계로 세포 안과 밖의 전기적 성질을 띠고 있는 이온의 농도차이에 의해 발생한다. 세포막 밖은 Na^+, Cl^-, HCO_3^-등이 많고 세포안은 K^+, 단백질 이온 등의 농도가 높다. 대부분의 음이온들은 세포막의 투과성이 낮아서 세포막을 통과할 수 가 없다. 반면에 전기전위를 빠르게 변화시키는 것이 신경세포의 기능으로 이 전위는 세포막의 양쪽에서 전류의 흐름에 차이를 만든다. 막통로에는 누출통로, 양식관문통로, 리간드관문통로, 전압작동통로 등 4가지 통로가 있다. 전기전위에는 안정막전위, 활동전위가 있다.

안정막전위는 막에서 이온의 흐름이 없는 상태

신경세포가 정보를 전달하지 않을 때의 전기전위와 안정 상태에서 세포의 세포막은 안쪽과 바깥쪽 사이에 전압차이가 발생하는데 이를 안정막전위(resting potential)라고 한다. 세포막의 안쪽과 바깥쪽 사이에 전압의 차이를 비교하여 측정한다. 세포막은 전류의 흐름을 저장하고 전하를 구별하는 축전기 역할을 하게 되는데, 이온의 흐름을 농도경사와 전기경사에 의해 불균형하게 분배한다. 안정막전위는 근육세포막은 −80∼−90mV이고 신경세포막은 −70mV를 보인다.

안쪽이 음성을 유지하는 안정막전위의 요인은 다음과 같다.

1. 통로를 통과하기에 커서 신경세포 안에 남아있는 음전하 분자 때문이다.
2. 세포막에서 막통로가 아닌 경로로 통과하는 이온의 수동확산이다.
3. Na^+−K^+펌프: 전기화학경사에 저항하여 막을 통해 능동적으로 이온을 움직이게 하는 세포막펌프로 각 주기 당 2개의 K^+이온을 세포 안으로 운반하고 3개의 Na^+이온을 세포 밖으로 내보낸다.

국소전위는 막전위의 최초 변화

신경전도는 신경세포의 입력부에서 국소전위(local potential)로 시작된다. 감각신경세포는 감각수용기(수용체전위)이고, 신경세포는 연접후막(연접전위)이다. 막전위의 최초 변화를 국소전위라고 하는데 짧은 거리를 수동적으로 가는 작은 영역의 막에 해당된다. 충분하게 탈분극을 유발하게 되면 이때 활동전위가 발생한다. 말초수용기는 양식관문통로를 통해 감각신경세포가 늘어나거나 압박을 받아 국소 수용체전위가 발생한다(그림 9-5).

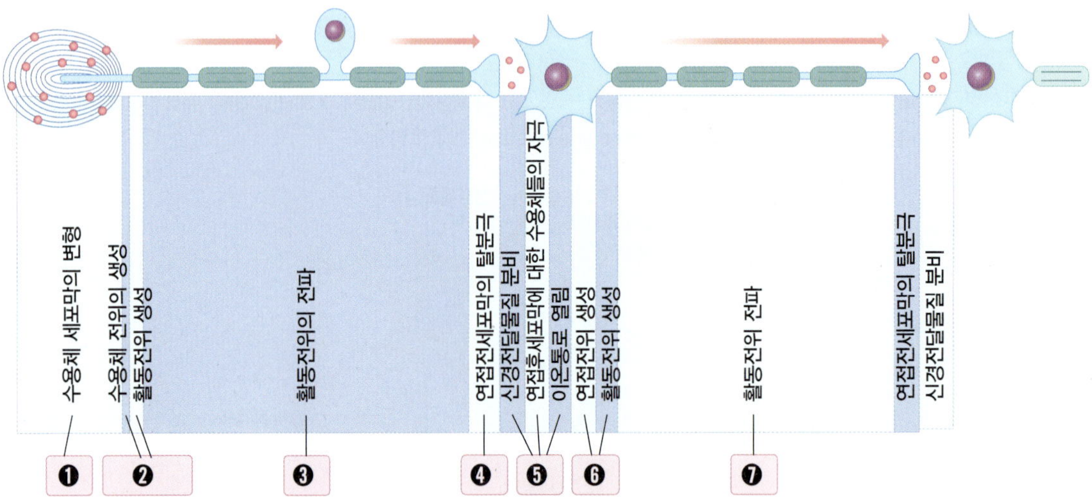

그림 9.5 **국소전위와 활동전위의 단계.** ❶감각자극으로 말초수용기의 변형 → ❷수용체전위발생(국소전위) → ❸활동전위발생 및 전달 → ❹탈분극 및 연접전종말에서 신경전달물질 유리 → ❺리간드관문수용체에 신경전달물질 결합(연접후막) → ❻연접전위(연접후막에서) → ❼활동전위발생 및 전달(❸과 같은 역할) 국소전위와 활동전위의 순서 ❶에서부터 시작하여 ❻까지 발생하고 ❼번부터 다시 발생한다.

9.3 신경세포의 흥분과 막전위변화

학습목표 이온통로에 대해 알 수 있다

다양한 이온통로를 이해할 수 있다.

- **누출통로** Leak channel 세포막을 통해 느린 비율로 소수의 이온이 확산되는 것으로 문(gate)을 통하는 것은 아니다.
- **양식관문통로** Modality gated channel 감각신경세포에 분포하는 통로이며 기계적 자극, 온도, 화학물질에 반응하여 문이 열린다(그림 9-5 ❶, ❷).
- **리간드관문통로** Ligand gated channel 연접후막의 수용체가 신경전달물질에 의해 문이 열리는 통로이며 이때 국소전위가 발생한다(그림 9-5 ❺).
- **전압작동통로** Voltage gated channel 세포막을 통한 전위변화로 문이 열리는데 활동전위가 형성되어 신경전달물질이 유리된다(그림 9-5 ❸, ❹).

흥분연접의 힘을 증가시키는 가중

연접전위는 가지돌기와 세포체로부터 이동하여 축삭둔덕에 모여서 통합되는데 이를 가중(summation)이라고 한다.

- **시간가중** Temporal summation mm/sec 내에 나타나는 수용체전위나 연접전위가 계속 시간적으로 누적되어 발생한다. 같은 연접에서 발생하는 흥분 입력이 짧은 시간 간격을 두고 연이어 연접후 세포에 도달하여 통합되면 더 큰 탈분극을 일으킨다.
- **공간가중** Spatial summation 신경세포의 여러 영역에서 수용체전위나 연접전위가 모이는 것이다. 여러 연접의 흥분 입력이 동시에 연접후 세포에 도달하여 국소전위와 활동전위는 전달방법, 크기, 막에서의 변화 및 이온통로에 따라 차이가 있다(표 9-2).

표 9.2 국소전위와 활동전위의 차이

전위	전달방법	막에서 변화	크기	이온통로
국소전위	수동	탈분극 과분극	작다	• 수용체전위(감각): 양식 – 관문통로 • 연접(운동– 연접후막):리간드 – 관문통로
활동전위	능동, 수동	탈분극	크다	전압작동통로

신경전달물질에 따라 억제성과 흥분성으로 나눌 수 있다.

운동신경세포와 사이신경세포가 다른 신경세포로부터 자극받은 국소연접전위에서 연접전 세포가 신경전달물질을 유리하면 화학물질이 연접틈새를 가로질러 연접후 세포막에 있는 수용기에 부착한다. 연접후막에 리간드관문통로가 열려 안정막전위가 변한다. 신경전달물질의 특성에 따라 탈분극(흥분성) 혹은 과분극(억제성)으로 나누어진다(그림 9-6, 9-7).

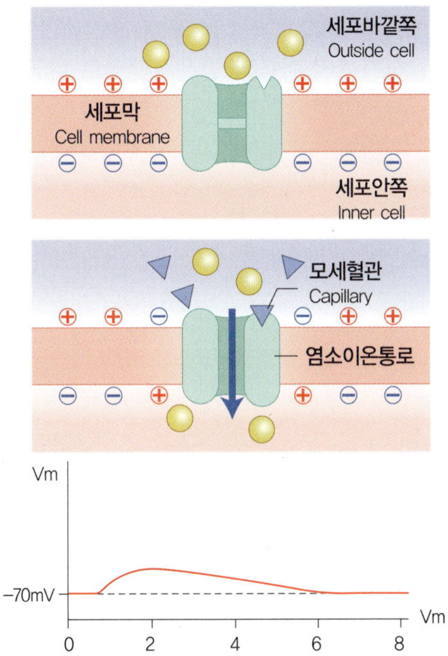

그림 9.6 신경전달물질의 흥분성. 흥분성 특성에 의해 탈분극이 된다.

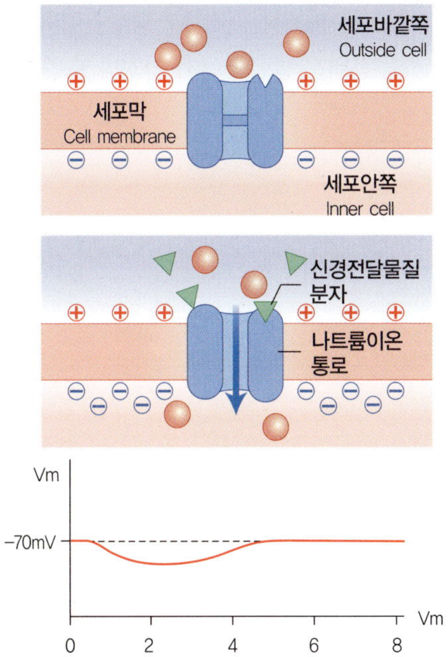

그림 9.7 신경전달물질의 억제성. 억제성 특성에 의해 분극이 된다.

9.3 신경세포의 흥분과 막전위변화

학습목표 활동전위에 대해 알 수 있다

활동전위는 4단계의 발생단계를 거친다.

전위 변화를 활동전위(action potential)라고 한다. 국소전위가 짧은 거리만 이동하기에 정보를 빨리 전달하기 위해 활동전위가 필요하다. 활동전위는 신호를 반복적으로 발생시키는 방법으로 축삭을 따라 능동적으로 전파된다.

문턱전위

활동전위를 유발할 수 있는 경계전위를 문턱전위(역치전위, threshold potential)라고 문턱전위 이하에서는 아무리 자극해도 활동전위가 유발되지 않고 국소에만 반응하게 된다. 세포체의 내부전위가 높아져 축삭둔덕의 국소전위(local potential)가 탈분극화(depolarization)에 필요한 전위수준의 문턱을 초과하게 된다.

국소전위 수준이 역치를 넘어서면 전위수준에 따라 열리고 닫히는 이온 채널 중 Na^+ 이온채널(전압-관문조절)이 먼저 열린다. 내 · 외부 농도차이가 있는 Na^+이 먼저 세포막 외부로부터 내부로 들어옴에 따라 내부의 전위가 계속 높아지게 된다.

탈분극

축삭 막이 전극의 자극에 의해 문턱 수준으로 탈분극 되면 Na^+ 관문이 열리고 막은 Na^+에 대해 투과성을 갖게 되는데 Na^+는 확산에 의해 축삭으로 들어가고 결국 막을 탈분극시킨다. Na^+ 통로의 관문이 전압-조절되기 때문에 추가적인 탈분극으로 더 많은 Na^+ 통로를 열리게 하여 막이 Na^+에 대해 더 높은 투과성을 갖게 되고 더 많은 Na^+가 세포 안으로 들어오게 되고 탈분극이 발생한다. Na^+ 투과성의 폭발적인 증가로 막 전위가 −70mV에서 +30mV(역전 전위)로 역전된다(그림9-8). 이를 탈분극(depolarization)이라고 한다.

재분극

역전 된 후 Na^+ 통로가 닫혀 Na^+ 투과성은 빠르게 감소한다. 감소된 탈분극 때문에 전압-관문 K^+ 통로가 열리고 K^+는 세포 밖으로 빨리 확산된다. K^+는 양전하를 띠기 때문에 K^+가 세포 밖으로 나가면 세포 안쪽은 더 음성이 되고 결국 원래의 안정막전위인 −70mV를 회복한다. 이를 재분극(repolarization)이라 한다.

과분극

막전위는 K^+가 계속 세포 밖으로 나가면 안정막전위를 약간 초과하여 과분극(hyperpolarization)을 일으킨다. 그러나 관문 K^+ 통로는 이 과분극이 K^+ 평형전위에 도달할 수 있기 전에 닫힌다. 과분극은 사라지고 안정막전위로 회복된다.

활동전위는 탈분극에서 안정막 수준으로 도달하기까지 다음과 같은 4단계로 나눌 수 있다(그림 9-8, 표 9-3).

9.3 신경세포의 흥분과 막전위변화

학습목표 활동전위의 4단계에 대해 알 수 있다

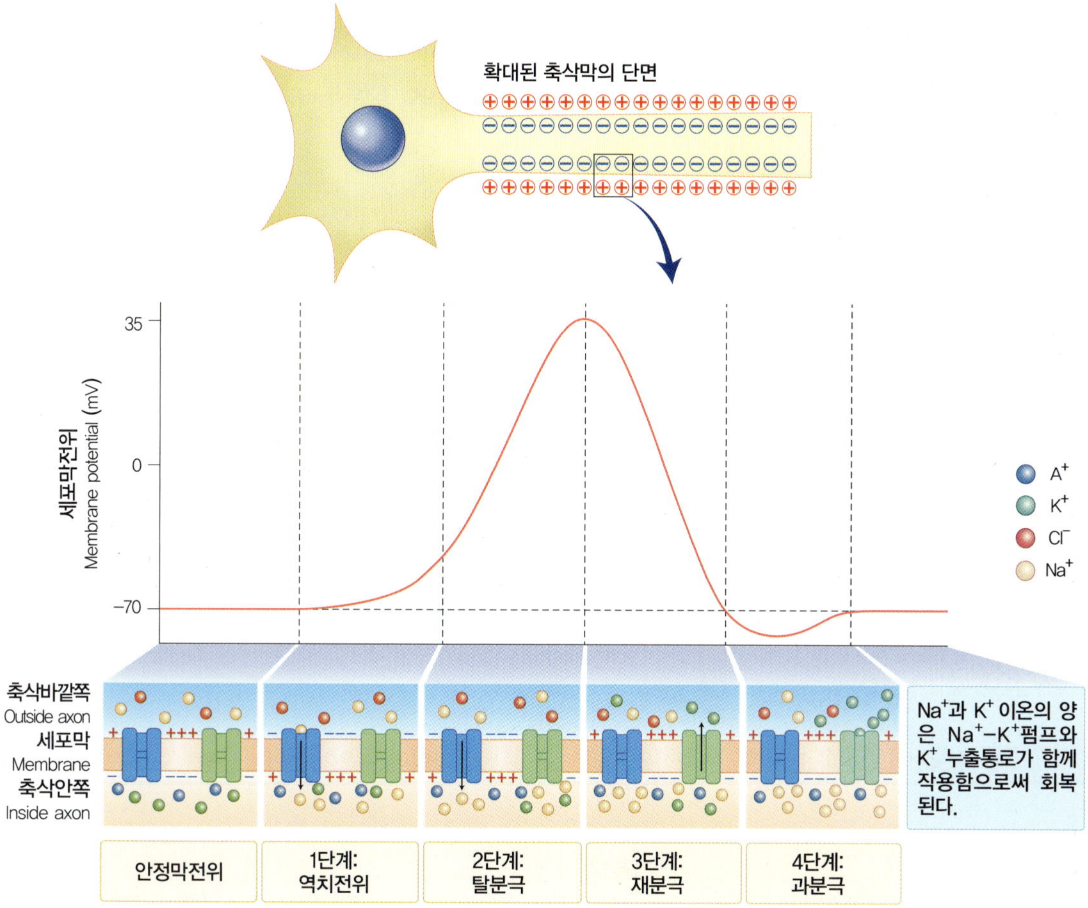

그림 9.8 **활동전위의 4단계.** 안정막전위에서 탈분극, 재분극, 과분극, 다시 안정막전위로 되돌아온다.

표 9.3 활동전위의 단계

측정	정상범위
1단계 (역치전위)	국소전위가 문턱수준까지 탈분극시키고, 전압작동 Na^+ 통로가 열리고 Na^+이 축삭으로 들어오고 탈분극 되기 시작
2단계 (탈분극)	전압작동 Na^+ 통로 활성화 → Na^+ 세포내부로 유입 → 막전위 역전(−70mV~+30mV)
3단계 (재분극)	Na^+ 통로 비활성화(문이 닫힘) → 전압작동 K^+ 통로 활성화되어 세포 밖으로 나감 → 재분극 시작
4단계 (과분극)	문턱수준까지 Na^+ 회복 → 안정막 수준에 이르면 K^+ 통로 닫힘 → 닫히는 속도가 느려 일시적 과분극 → 안정막 수준으로 회복

9.3 신경세포의 흥분과 막전위변화

학습목표 활동전위 전파에 대해 알 수 있다

활동전위는 축삭을 통해 전파된다.

활동전위가 발생하면 축삭을 따라 수동적으로 퍼져나간다. 전류는 극성이 바뀌면서 도미노처럼 변화된다. 탈분극 → 문턱값 도달 → 활동전위의 순서로 계속해서 전달된다. 축삭의 크기와 말이집형성에 따라 그 속도가 달라진다(그림 9-9).

- 축삭직경의 크기: 축삭의 직경이 크면 저항이 없어 시간을 줄이고 더 많은 양의 전류를 전할 수 있다.
- 말이집형성: 말이집은 도약전도가 가능하기에 말이집이 형성된 축삭은 전달속도가 빠르다.

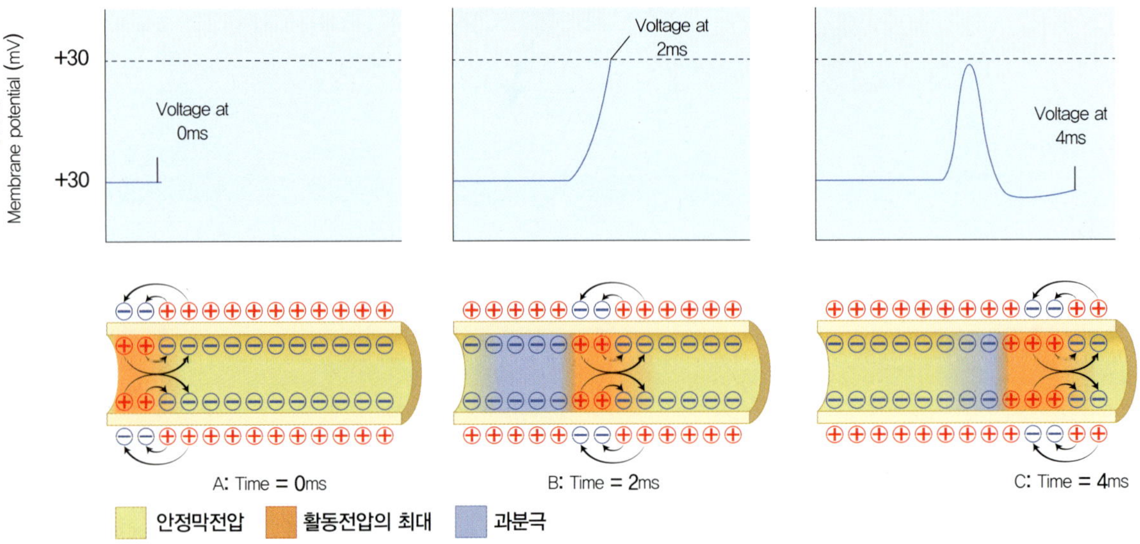

그림 9.9 **활동전위의 전파.** 활동전위는 축삭을 따라 ⊕→ ⊖로 전파되며, 불응기에 의해 단방향으로 전달된다.

실무율

신경에 자극을 가할 때 문턱값 이상일 때 반응을 일으키고 문턱값 이하일 때는 아무리 강한 자극이 주어져도 활동전위가 나타나지 않고 문턱값 이상에서는 아무리 큰 자극이 주어져도 같은 크기의 활동전위가 유발되는 것이다.

불응기

-절대불응기: 활동전위의 탈분극이 발생하고 소멸하는 기간이라 하고 Na^+ 통로가 열려있는 기간이다. 축삭을 아무리 자극해도 새로운 활동전위가 유발되지 않는다.

-상대불응기: 재분극 기간 동안에는 축삭을 전기자극하면 활동전위를 발생시킬 수 있지만 평상시 보다 더 강한 자극이 필요한 시기를 상대불응기라고 한다.

이해상자

전위(electric potential)란 무엇인가?

실물화(real scale)에 필요한 일(work)의 가능 상태를 말하며, 에너지의 변화를 내포한다. 실물화를 위한 전위의 본질은 에너지이다. 에너지는 물질은 아니지만 물질로 변형될 수 있으며, 수용된 일의 양으로 측정된다. 일과 에너지가 J(주울)의 단위를 갖고 전하량(quantity of electric charge)은 C(쿨롱) 단위의 국제단위체계 전위는 J/C의 단위를 가지며 V(볼트)로 표시한다. 만일 한 지점에서 전하를 가져오려고 할 때 한 지점의 전위가 10V라면 무한 거리에서 그 점까지 10C의 양전하를 가져오기 위한 외부의 힘이 100J의 필요하다는 의미이다. 에너지의 효율은 엔트로피(entropy)로 계산할 수 있다. 엔트로피는 어떤 시스템에서 사용되지 않는 일이나 에너지의 양을 말한다.

9.4 연접의 구조와 기능

학습목표 연접의 구성과 연접의 종류에 대해 알 수 있다

연접은 연접전종말, 연접후종말, 연접틈새로 구성된다.

연접에서 신경세포와 연접후 세포는 서로 연결되어 있다. 연접후 세포는 기관의 세포, 샘, 혈관, 근육세포, 다른 신경세포이다. 연접은 연접전종말, 연접후종말, 연접틈새로 구성된다.

연접 방법에 따라 분류

축삭세포체 연접은 축삭과 세포체가 연접 하는 형태이다. 축삭가지돌기 연접은 축삭과 가지돌기가 연접하는 형태이고, 가지가지돌기연접은 가지돌기와 가지돌기가 연접하는 형태이며, 축삭축삭연접은 축삭과 축삭이 연접하는 형태 등이 있다.

연접의 정보 전달 방법에 따라 분류

- **화학연접** Chemical synapse 신경전달물질에 의해 신호가 전달되는 구조로 특수화된 막단백질인 수용체에 작용하는 것을 말하며 신경전달물질의 특성에 따라 흥분성과 억제성으로 나눌 수 있다. 흥분성은 Na^+, Ca^{2+} 통로의 투과성은 높이고 억제성은 K^+, Cl^- 통로의 투과성을 높인다.
- **전기연접** Electrical synapse 세포와 세포가 틈새이음에 의해 연결되어 활동전위에 의해 생긴 국소전류를 유리하여 직접 다음 세포로 전달하는 연접을 말하며 심장근육이나 민무늬근육에서 일어난다(표 9-4).

표 9.4 화학연접과 전기연접

연접종류	전달방향	구조	연접 지연	전달	간격
화학연접	한쪽	연접전막 연접틈새 연접후막	있음	신경전달물질	20~40nm
전기연접	양쪽	틈새이음	없음	이온전류	3.5nm

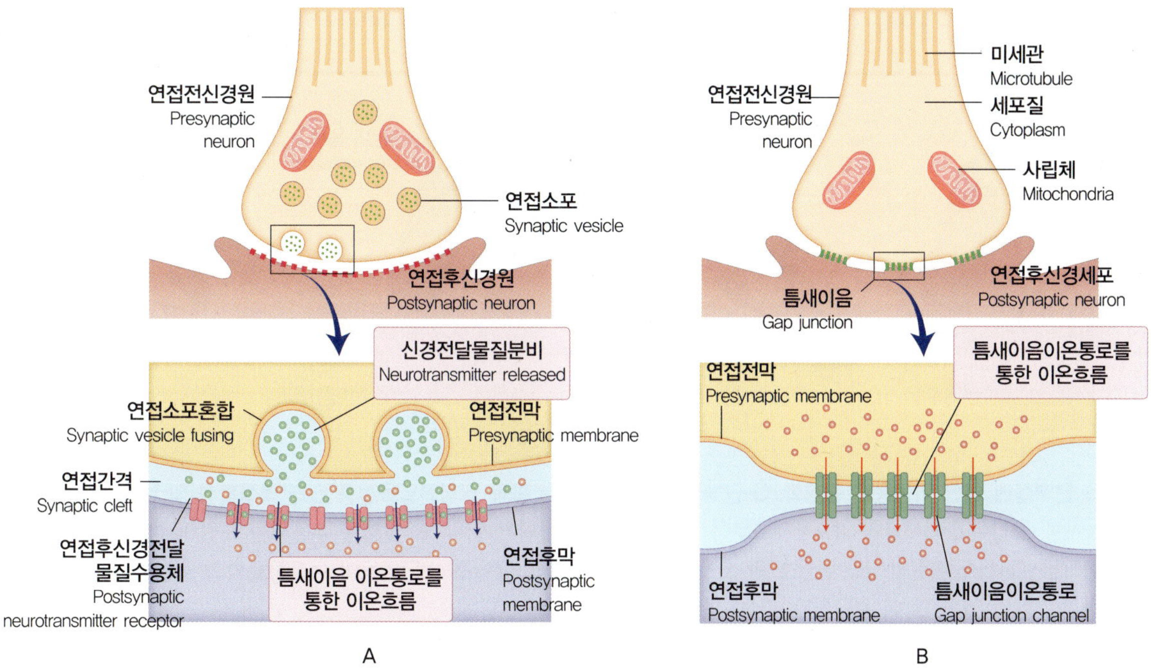

그림 9.10 **연접의 종류.** A: 화학연접, B: 전기연접

9.4 연접의 구조와 기능

학습목표 연접 전달체계에 대해 알 수 있다

연접 전달체계는 직접적 혹은 간접적 활동에 의해 이루어진다.

연접이후 수용체는 신호를 변화시키기 위해 빠르게 혹은 느리게 반응하며 세 가지 기전으로 활동한다. 직접적, 간접적, 세포내 반응으로 나눌 수 있다.

이온통로를 통한 직접 활성

신경전달물질을 위한 수용체와 이온수용체와 같은 단백질로 구성되는 리간드관문통로(ligand gated channel)는 이온통로를 직접적으로 활성화시킨다. 휴식상태에서는 닫혀 있다가 특정 신경전달물질이 수용체와 결합하여 통로는 열리고 특정 이온이 신경세포막을 통과하여 선날된다. 신경전달물실이 연섭틈새에 있기 때문에 빠르게 열고 닫을 수 있다(그림 9-10).

대사수용체를 통한 간접 활성

- **G-단백질에 의한 이온통로 활성화**

  이온통로의 간접적 활동으로 대사수용체를 사용하여 간접적으로 열 수 있다. G-단백질은 세포막의 내부 표면에 있는 수용체와 표적 효과기 단백질 사이를 이동하는 역할로 이온통로를 간접적으로 열게 된다(그림 9-11).

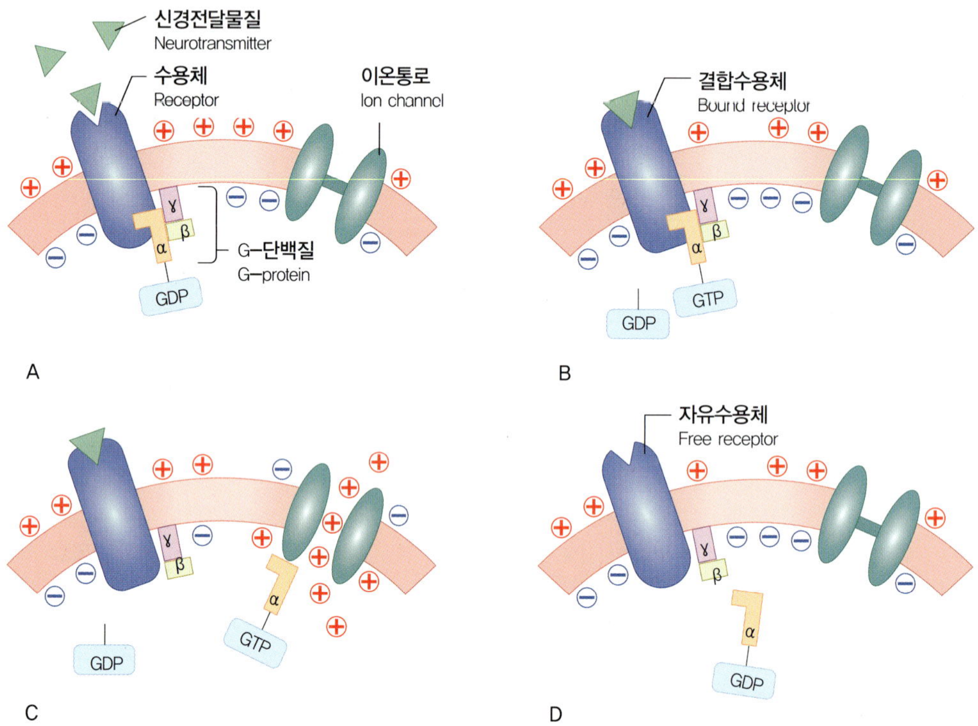

그림 9.11 **G-단백질에 의한 이온통로 활성화.** G-단백질을 통한 간접적 활동 신경전달물질은 G-단백질활성 및 배치 변화를 위해 막수용체에 결합하고 G사슬이 막수용체로부터 떨어져 나와 활성화가 된다. A: 단백질 수용체는 모양이 변함. B: G-단백질이 활성화됨. C: G-단백질의 소단위인 α 와 β, γ 는 수용체로부터 떨어져 소단위들이 이온통로막과 결합하면 이온통로 모양이 바뀌고 문이 열림. D: 이 소단위들이 수용체와 재결합함

9.4 연접의 구조와 기능

학습목표 연접 전달체계에 대해 알 수 있다

• **이차전령을 통한 세포내 반응유도**

G-단백질, 이차전령체계는 신경계에서 깊고 길게 지속되는 변화에 반응한다. 인간 유전체(genome)에서 G-단백질 유전자가 가장 많다. 감정, 통증지각, 움직임, 동기, 인지를 조절하는 지속적인 체계와 연관된다(그림 9-12).

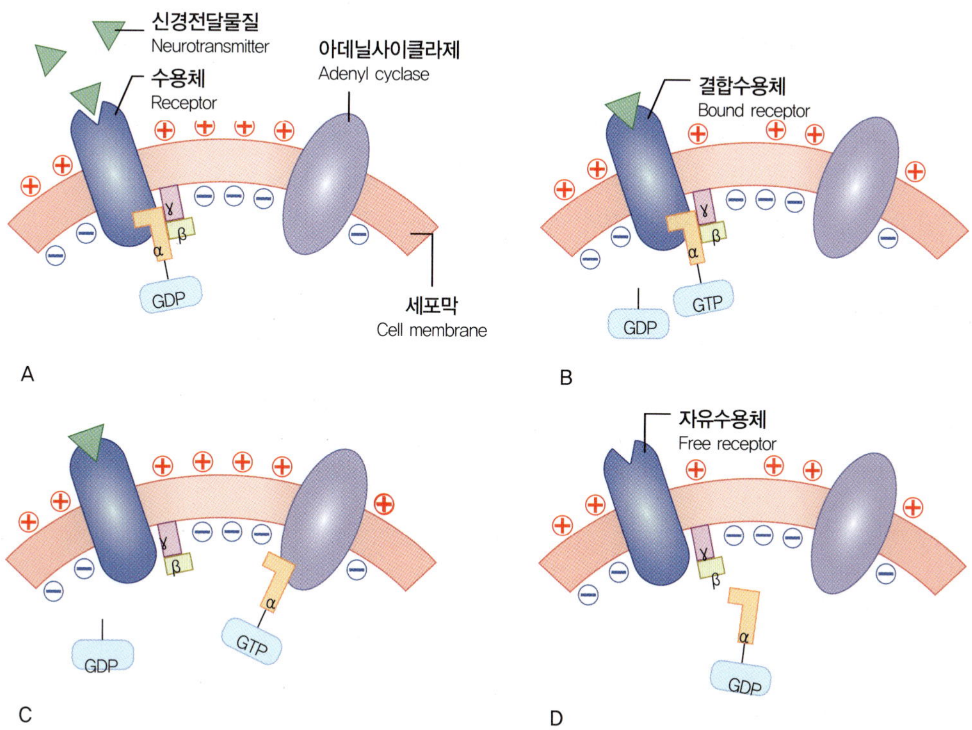

그림 9.12 **세포내 반응인 이차전령체계.** α -GTP 복합체는 아데닐산고리화효소라 불리는 막에 걸쳐져 있는 G단백질 효소와 결합한다. A: 단백질 수용체는 모양이 변하고, B: G-단백질이 활성화됨. C: G-단백질의 소단위인 α 와 β , γ 는 수용체로부터 떨어져 소단위들이 아데닐산고리화효소에 결합하면 이 효소의 작용에 의해 ATP가 이차전령인 cAMP로 전환되고 cAMP는 이온통로가 있는 막단백질에 작용하여 이온통로를 열고, 세포 내의 효소인 단백질효소A(protein kinase A)를 활성화시키며 활성화된 효소는 표적세포(target cell)의 인산화반응을 유도하여 세포내 반응을 유도한다. D: 소단위들은 수용체와 재결합한다.

이해상자

수용체전위와 활동전위

자극이 최초로 도달하면 감각수용기가 자극에 예민하게 반응하여 전압의 변동을 일으킨다. 이때 일정한 크기의 전압변동이 있으면 활동전위(action potential, AP)가 유발되는데 수용체는 원래 문턱값(threshold)이 낮고 높은 흥분성을 가지고 있어서 주어진 자극을 계기로 자극부위를 전기적 상태로 변환시키는 매우 민감한 변환장치(transducer)의 역할을 담당한다. 이때 수용체에서 발생한 전압변동을 수용체전위(receptor potential) 혹은 발생기전위(generator potential)라고 부른다.

자극이 지속적으로 주어지면 계속 발생하며, 자극 강도가 커질수록 증가되는 점진적 반응(graded response)을 보이는데, 수용체전위의 크기가 일정한 한계점에 도달하면 국소적으로 유발된 전기활동이 활동전위로 변화되어 흥분충동의 발사과정이 연결되어 축삭을 따라 퍼져간다.

수용체는 자극이 강할수록, 자극시간이 길수록 더 강한 수용체전위를 형성하는데, 수용체전위는 불응기(refractory period)를 갖지 않아 신속하게 이어지는 자극이 연속적으로 주어지면 가중(summation)되어 투과도가 높아지고 빠른 전달이 일어난다.

9.5 신경전달물질의 기능

학습목표 신경전달물질의 기능을 알 수 있다

신경전달물질은 신경세포들 간의 정보를 직접적 혹은 간접적정보로 전달하는 화학물질이다.

신경전달물질은 연접전 신경세포에 의해 분비되어 직접적으로 연접후 이온채널을 활성화하거나 혹은 간접적으로 연접후 신경세포 내부의 단백질을 활성화시킨다(표 9-5).

신경전달물질과 신경조절물질의 차이

신경전달물질(neurotransmitter)은 연접틈새(synaptic cleft)에 직접적으로 방출하여 연접후막(postsynaptic membrane)에 있는 수용체와 결합하여 직접적 혹은 간접적으로 활동하며 신경세포들 간의 정보전달을 담당한다. 신경조절물질(neuromodulator)은 세포외액으로 나와서 신경세포들의 활성을 조절한다. 연접틈새에서 떨어진 거리에서 활동하여 신경기능을 변화시키는데 신경전달물질보다 효과가 늦게 나타나서 더 오래 지속되기도 한다. 물질p(substance p)는 척수에서 신경세포들 사이에서는 통증정보를 전달하는 신경전달물질로 활동하지만 시상하부에서는 신경조절물질로 활동하기도 한다(그림 9-13).

표 9.5 신경전달물질의 활동

종류	시간	속도	역할
간접활동	< 1/10 sec	느린 활동	연접후신경세포 내부의 단백질을 활성화시킴
직접활동	< 1/1000 sec	빠른 활동	직접적으로 이온통로를 활성화시킴(이온성)

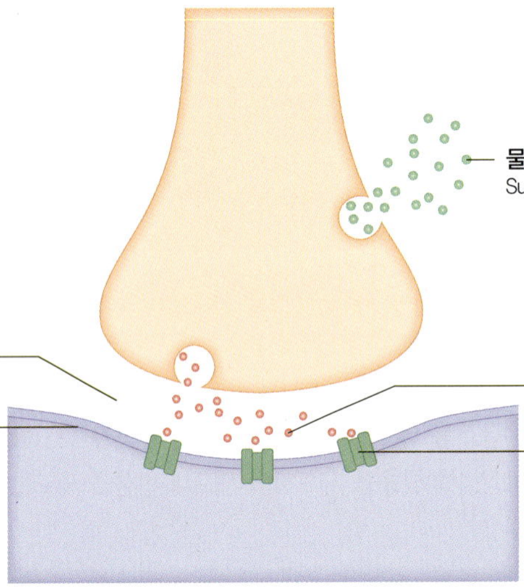

그림 9.13 **신경전달물질과 조절물질의 차이.** 물질 P는 신경조절물질이고 글루탐산염은 신경전달물질로 활동하고 있다. 통증을 전달하여 통증지각 및 인지에서 발생하는 것인데 글루탐산염의 방출이 극대화되었을 때 신경조절물질인 물질 P가 방출된다.

관련질환

- **중증근무력증:** 신경근육접합부(neuromuscular junction)에서 연접 전달에 영향을 받는 질병은 중증근무력증(myasthenia gravis)이다. 자가면역질환으로 항체는 근육세포의 니코틴수용체(nicotine receptor)를 공격하고 파괴한다. 연접틈새로 정상적인 양의 아세틸콜린(Ach)이 분비되지만 결합할 수용체가 거의 없기 때문이다. 근육의 반복적인 사용으로 근력약화가 일어난다. 주로 자주 사용하는 근육들(눈의 움직임, 눈꺼풀 올리는 근육)이 약화되어 눈꺼풀이 쳐지게 된다. 얼굴표정근육, 삼킴 근육, 몸쪽 사지움직임근육, 호흡조정 근육들이 침범된다.
- **램버트-이튼근무력증후군(Lambert-Eaton myasthenic syndrome):** 연접전 종말에 전압작동 Ca^{2+} 통로를 파괴하는 항체를 가지고 있어서 종말부분으로 Ca^{2+}이 유출되지 않으면 신경전달물질의 분비가 감소하게 되어 근육자극이 감소하게 되어 근육약화를 초래한다.

9.5 신경전달물질의 기능

학습목표 신경전달물질의 기능과 분류를 알 수 있다

신경전달물질의 기능은 다양하다.

하나의 신경세포는 한 종류의 전달 물질만 생성해내지만 수용체 분자의 성질에 따라 흥분적으로 작용하기도 하고 억제적으로 작용하기도 한다. 즉, 연접후막이 신경전달물질에 의해 탈분극(depolarization)되는 경우는 흥분성 반응을 일으키고, 과분극(hyperpolarization)이 되는 경우는 억제성 반응을 일으킨다. 약 100여 개 정도의 신경전달물질이 알려져 있으며, 이들은 대개 소분자전달물질(small-molecule transmitter), 신경펩타이드(neuropeptide), 기타 등 세 그룹으로 나눈다. 대표적인 신경전달물질은 아세틸콜린(acetylcholine), 감마아미노뷰티르산(gamma amminobutyric acid, GABA), 노르에피네프린(norepinephrine, NE), 도파민(dopamine) 등이 있다.

신경전달물질의 위치에 따라 기능과 활동이 다르게 나타난다(표 9-6).

표 9.6 신경전달물질의 종류

분류	신경전달물질/조절물질	위치	기능	연접후막에서의 활동
콜린성 (cholinergic)	아세틸콜린 (acetylcholine, ACh)	중추(줄무늬체 아래)	느린활동-물체에 대한 주의 집중과 움직임 조절	흥분
		말초	느린활동-심장박동수와 자율신경계	
		말초	빠른활동-뼈대근섬유와 연접	
아미노산 (amino acid)	감마아미노뷰티르산(GABA)	중추	척수의 사이신경세포에서 억제	억제
	글루탐산염(glutamate, Glu)	중추	학습과 발달동안 신경가소성을 유발, 세포죽음	흥분
	글라이신(glycine, Gly)	중추	뇌줄기와 척수에서 억제	억제(척수)
	아스파트산(aspartate)	중추	뇌전증이나 뇌졸중 환자에게서 때때로 증가	흥분
아민 (amine)	도파민(dopamine, DA)	뇌의 전반, 흑(색)질	운동, 인지 행동, 기쁨과 보상체계	수용기에 따라 다름
	히스타민(histamin)	시상하부	시상하부에서 호르몬 기능 조절-각성 증가	대부분 억제
	노르에피네프린 (norepinephrine, NE)	말초-부신	공격-도피반응	수용기에 따라 다름
		중추-뇌줄기핵, 시상, 시상하부	둘레계통과 연결되어 두려움과 공포 청색반점과 연결되어 통증	
	세로토닌(serotonin, 5-HT)	뇌줄기-솔기핵	기분조절, 통증인지억제, 각성조절, 수면 및 우울증과 관련	대부분 억제
펩타이드 (peptide)	엔돌핀(endorphins)	시상하부	통증지각과 관련하여 억제	대부분 억제
	엔케팔린(enkephalins)	시상하부	통증지각과 관련하여 억제	대부분 억제
	물질 P(substance P)	신경전달물질	척수에서 뇌까지 정보전달	대부분 흥분
		신경조절물질	흑(색)질, 편도체, 시상하부, 대뇌피질	
가스 (gas)	아산화질소(nitric oxide)	말초	혈관계조절	대부분 흥분
		중추	연접후막반응과 세포사멸	대부분 흥분

심화학습 Advanced Learning

반사에 대해 알 수 있다.

반사는 반사궁을 통해 발생된다.

반사궁(reflex arc)은 가장 단순한 반사행동을 일으키는 신경계통의 기본구조이다. 자극에 대해 빠르고 자동적인 운동반응인 반사(reflex)는 반사궁을 통해 발생되는 능동적인 행동이다. 뜨거운 난로를 만졌을 때 손을 반사적으로 떼는 것이나 자극 있는 음식에 대한 위의 구토 반응이 그 예이다.

반사에는 뼈대근육을 수축시키는 몸반사(somatic reflex)와 민무늬 근육, 심장근육 및 샘에 작용하는 내장반사(visceral reflex)가 있다. 기본석으로 보든 반사궁은 아래와 같이 5가지의 필수 구성 요소가 있다.

- **수용체** Receptor 자극을 감지하는 부분이며, 감각신경세포의 말초돌기 끝에 존재한다. 바늘로 피부를 찔렀을 때 감각 신경세포의 통각수용기가 자극되는 과정이다.
- **감각신경세포** Sensory neuron 중추신경계통으로 신호를 보내는 동심(들, concentric) 신경세포이다.
- **통합중추** Integration center 중추신경계통에서 하나 혹은 그 이상의 연접을 이룬다. 가장 단순한 반사궁은 감각신경세포와 운동신경세포 사이에 하나의 연접을 이루고 있다. 더욱 복잡한 반사에서는 여러 개의 연접들이 연결되며 사이신경세포의 긴 사슬을 통해 뇌와 같은 중추신경계 통의 다른 영역으로 신호를 보낸다.
- **운동신경세포** Motor neuron 반사중추에서 효과기관으로 날 신호를 보내는 편심(날, eccentric) 신경세포이다.
- **효과기관** Effector 날 신호에 반응하여 수축하거나 분비 작용을 하는 근육이나 샘 세포를 말한다.

단일연접반사

가장 단순한 반사인 단일연접반사(monosynaptic reflex)는 감각신경세포와 운동신경세포 사이에 사이신경세포가 없고 단 하나의 연접만이 존재한다. 무릎뼈인대(patellar ligament)를 반사망치로 치면 넓적다리네갈래근(quadriceps femoris muscle)이 펴지는 무릎반사가 예이다. 근육이 늘어나면 감각신경세포는 즉시 척수의 운동신경세포를 활성화시키고 운동신경세포는 넙적다리네갈래근이 수축하도록 신호를 보내게 된다. 그 결과 망치로 쳐서 늘어난 근육이 다시 수축한다. 인체의 많은 근육들은 단일연접반사의 일종인 늘임반사(stretch reflex)로 몸의 균형과 자세를 유지한다. 몸이 흔들리면 감각신경세포가 근육의 늘임(stretch)을 감지하고 운동신경세포가 근육을 수축시켜 넘어지는 것을 막기 위하여 자세를 유지한다. 연접이 하나 밖에 없기 때문에 늘임반사는 반사들 중에 가장 빠른 반사이므로 우리가 넘어지지 않고 몸의 자세를 유지할 수 있게 한다.

다연접반사

인체에서 단일연접반사보다 훨씬 흔한 반사는 다연접반사(polysynaptic reflex)로, 하나 혹은 그 이상의 사이신경세포가 감각신경세포와 운동신경세포 사이에서 반사경로를 형성하고 있다. 사이신경세포가 존재하면 적어도 두 개 이상의 연접이 존재한다는 것을 의미하므로 다연접반사라고 한다. 회피반사(withdrawal reflex)는 벗어나려는 행동으로 세 개의 신경세포가 관여하는 다연접반사이다. 바늘로 손가락을 찌르면 감각신경세포는 자극을 받아들이고 중추신경계통의 사이신경세포에 신호를 보내 활성화시킨다. 사이신경세포는 운동신경세포에 신호를 보내 근육을 수축시켜 회피반응을 일으킨다.

요약정리 및 문제 Summing-up & Test

1. (　　　)는 세포의 생명활동을 한다. (　　　)는 신경흥분을 받아들인다. (　　　)은 활동전위를 전달한다.
2. 신경세포는 자극의 전달방향 및 부위에 따라 기능적으로 분류한다. 전달방향에 따라 들신경(afferent nerve, 감각)과 날신경(efferent nerve, 운동)으로 분류하고, 전달부위에 따라 몸(somatic)과 내장(visceral)으로 나뉜다.
3. 신경세포의 형태와 배열에 따라 구조적으로 분류할 수 있는데, 세포체에서 뻗어 나온 돌기의 수에 따라 단극, 양극, 다극신경세포로 나뉜다.
4. 신경아교세포의 역할에 따라 기능적으로 분류 하는데 별아교세포, 뇌실막세포, 미세(아)교세포, 희소돌기아교세포, 슈반세포로 나뉘고, 그 위치에 따라 중추와 말초로도 구분된다.
   (　　　)는 중추신경계통에서 축삭의 주위를 에워싸고 있으며, 축삭을 감아 말이집이라는 절연막을 형성한다.
   (　　　)는 뇌의 면역계통으로 작용하여 손상, 감염, 질환 후 활동을 시작하여 포식세포 기능을 담당한다.
5. (　　　)은 축삭의 전기적 흐름이 원활하도록 절연 층을 형성한다.
6. 신경섬유는 축삭의 전도속도와 직경에 따라 분류된다.
7. 막에서 이온의 흐름이 없는 상태를 (　　　)라고 한다. 막전위의 최초 변화를 (　　　)라고 한다. 국소전위의 힘을 증가시킬 수 있는 (　　　)이 있다.
8. 활동전위는 4단계의 발생단계가 있다.
   (　　　): 전압작동 Na^+ 통로가 열리고 Na^+이 축삭으로 들어오고 탈분극되기 시작한다(1단계).
   (　　　): 전압작동 Na^+ 통로가 더 많이 열려서 빠르게 축삭 안으로 이동하면서 1m/sec 안에 닫힌다(2단계).
   (　　　): K^+이 세포바깥으로 많이 나가면서 양전하를 바깥으로 가져가면서 재분극되기 시작한다(3단계).
   (　　　): Na^+-K^+ 펌프와 K^+이 유출되면서 일시적으로 과분극되었지만, 안정막 수준으로 회복되었다(4단계).
9. 연접은 연접전종말, 연접후종말, 연접틈새로 구성된다. 연접에서 신경세포와 연접후 세포는 서로 연결되어 있다. 연접후 세포는 기관의 세포, 샘, 혈관, 근육세포, 다른 신경세포이다.
10. 연접후 수용체는 신호를 변화시키기 위한 빠르게 혹은 느리게 반응하며 세 가지 기전으로 활동한다. 직접적, 간접적, 세포내 반응으로 나눌 수 있다.
11. 신경전달물질은 신경세포들 간의 정보를 직접적 혹은 간접적 정보로 전달하는 화학물질로 연접전 신경세포에 의해 분비되어 직접적으로 연접후 이온채널을 활성화하거나 혹은 간접적으로 연접후 신경세포 내부의 단백질을 활성화시킨다. 또한 연접후막에서의 활동에 따라 신경전달물질을 분류할 수 있다.
    (　　　)은 뼈대근섬유와 연접하는 빠른 활동을 하거나 심박동수와 자율신경계통에 기능을 하는 신경전달물질이다.
    (　　　)은 학습과 발달 동안 신경가소성을 유발하며 신경세포 죽음과 연관된다.
    (　　　)은 기분조절 및 통증인지억제기능이 있으며, 각성조절과 수면 및 우울증과도 연관되는 기능이 있다.

해답

1. 신경세포, 가지돌기, 축삭 4. 희소돌기아교세포, 미세(아)교세포 5. 말이집 7. 안정막전위, 국소전위, 가중 8. 문턱전위(threshold potential), 탈분극, 재분극, 과분극
11. 아세틸콜린, 글루탐산염, 세로토닌

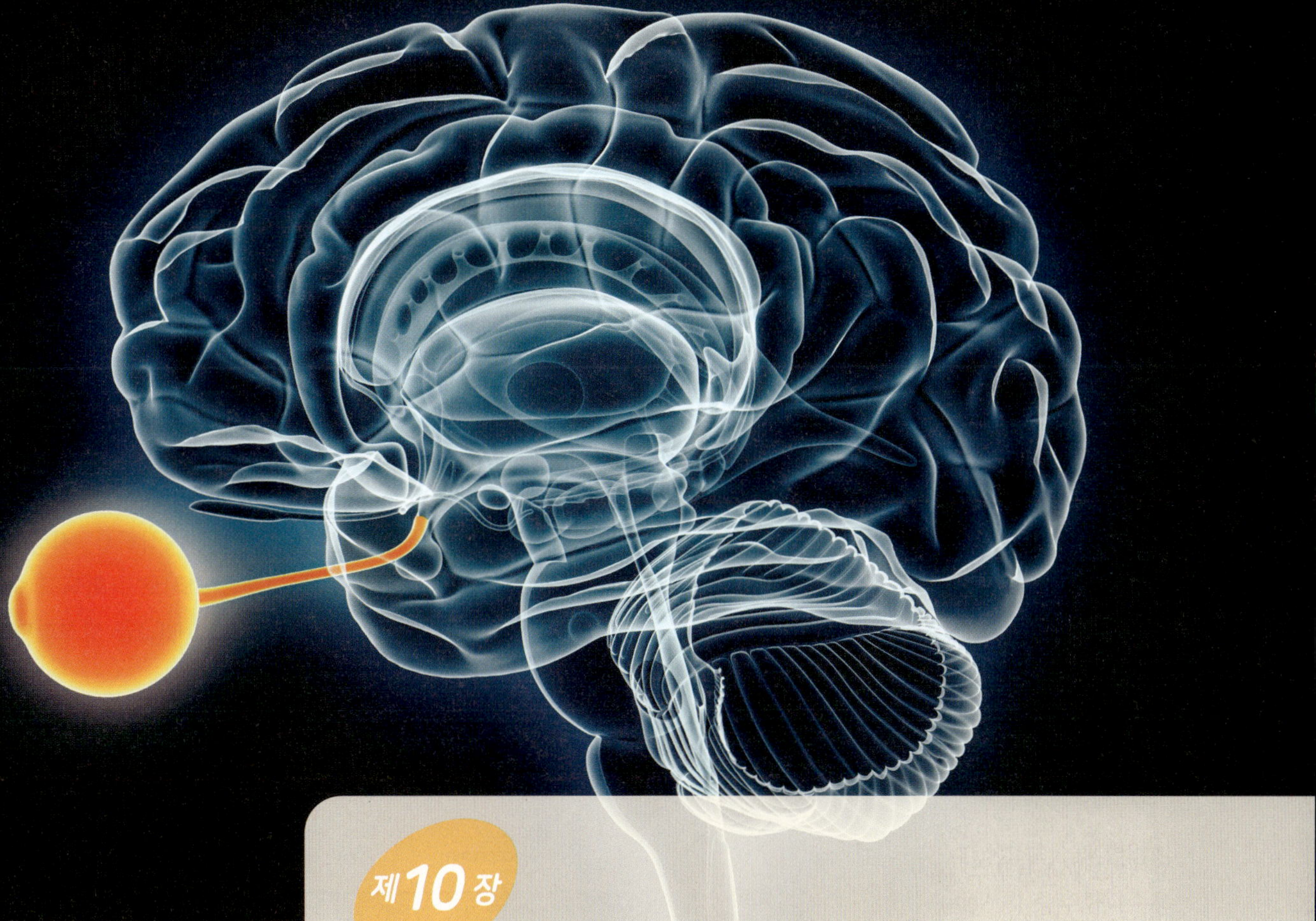

P H Y S I O L O G Y

제 10 장

중추신경계

10.1 중추신경계의 발생

학습목표 중추신경계의 발생을 알 수 있다

중추신경계는 신경관으로부터 분화된다.

신경계통은 외배엽(ectoderm)의 관이 세로로 두꺼워져 배아 3주경 신경판(neural plate)을 형성하고 신경주름(neural fold), 신경고랑(neural groove)이 말초신경계를 발생시키는 신경능선(neural fold)과 중추신경계를 발생시키는 신경관(neural tube)을 형성하는데, 이를 신경관형성(neurulation)이라고 한다(그림 10-1A).

배아 4주경에는 신경관의 머리 쪽이 세 곳으로 팽대되어 일차뇌(소)포(primary vesicle)가 된다(그림 10-1B).

배아 5주경에는 다섯 곳으로 팽대되어 이차뇌(소)포(secondary vesicle)를 형성하는데 즉 앞뇌는 끝뇌와 사이뇌로, 중(간)뇌는 중(간)뇌로, 마름뇌(후뇌, rhombencephalon)는 다음뇌(뒤뇌, metencephalon)와 숨뇌로 분화된다(그림 10-1C).

발생 13주 이후부터 성인 뇌에 이르기까지 끝뇌는 양쪽 대뇌반구인 대뇌로, 사이뇌는 시상, 시상하부, 시상상부(시상윗부, epithalamus), 시상밑부로 중(간)뇌는 중(간)뇌, 다음뇌의 앞쪽은 다리뇌로 뒤쪽 덮개는 소뇌로 분화되고 숨뇌는 숨뇌로 분화 된다(그림 10-1D). 발생의 끝 단계에서 신경관의 가운데 공간이 커지면서 뇌실(ventricle)을 형성한다(그림 10-1E).

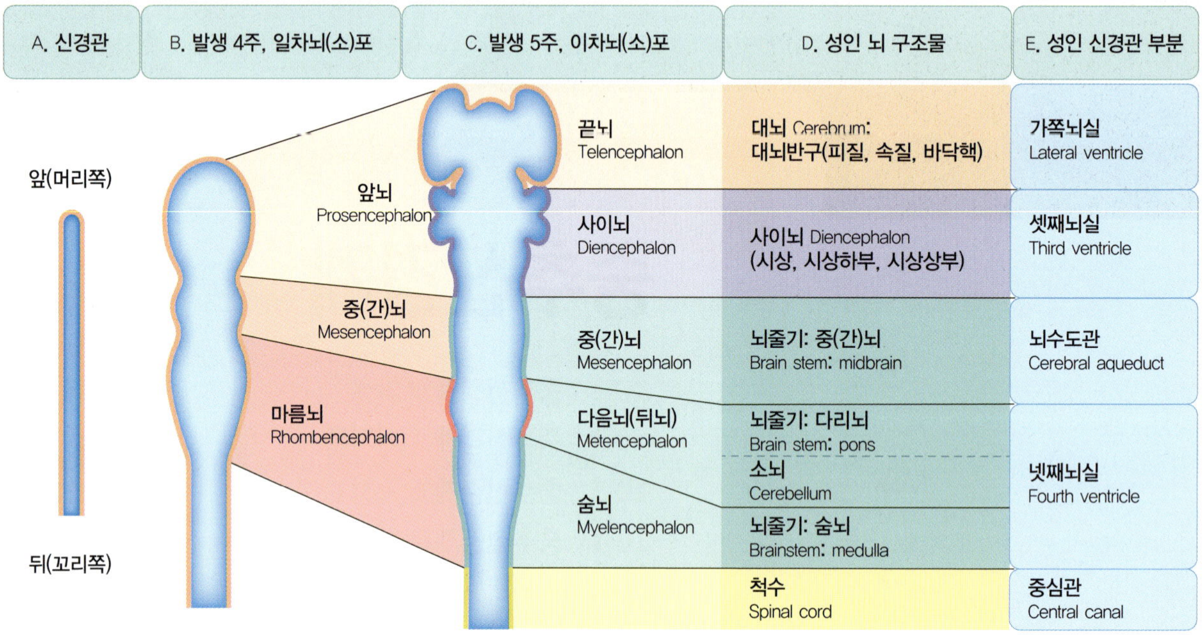

그림 10.1 중추신경계의 발생과정

이해상자

중추신경계의 뇌실과 수도관은 어떻게 발생할까?

중추신경계는 외배엽에서 유래한 신경관(neural tube)으로부터 발생하는데 신경관은 속이 빈 관이므로, 이 속 공간을 중심관(central canal/neurocoel)이라고 한다. 중심관이 이후 뇌실(ventricle)과 수도관(aqueduct)이 된다.

10.2 중추신경계 지지계통

학습목표 뇌척수막에 대해 알 수 있다

뇌는 뇌척수막과 뇌실에 의해 보호받는다.

뇌는 머리뼈와 머리뼈 사이에 있는 뇌척수막에 의해 지지되고 내부에는 뇌실이라는 공간에 의해 보호받는다.

- **뇌척수막** Meninges 뇌와 척수의 바로 바깥쪽을 감싸는 3층의 결합조직으로 구성된 막이며 중추신경계를 덮고 보호하며 중추신경계에 혈액을 공급하는 혈관을 보호하며 뇌척수액을 함유한다. 뇌척수막의 구성은 희고 질긴 섬유성 결합조직인 경막(dura mater) 중간층으로 거미줄처럼 얽혀 있는 거미막, 혈관이 분포해있는 가장 안쪽의 막인 연막(pia mater)으로 구성되어 있다. 또한 거미막과 연막 사이 공간을 거미막밑공간(subarachnoid space)이라하고 뇌척수액으로 채워져 있다(그림 10-2).
- **경막** Dura mater 뇌의 경막은 두 겹이고 척수는 한 겹으로 치밀한 결합조직섬유로 바깥층은 뼈막층, 안쪽 층은 수막층으로 경막정맥굴에 의해 분리되어 있다. 안쪽으로 확장하여 머리뼈 안을 나누기도 하는데 이 구획으로는 대뇌낫, 소뇌낫, 소뇌천막이 있다.
- **거미막** Arachnoid membrane 경막의 바로 아래에 있으며 거미막 위에 경막밑공간이 있다. 거미막 아래 깊은 곳에서 아래쪽 연막과 연결시켜주는 거미집 같은 섬유 공간을 거미막밑공간이라고 한다. 여기에 뇌척수액으로 채워져 있고 혈액을 공급하는 큰 동맥이 위치한다. 거미막에 돌출한 거미막과립은 뇌척수액이 거미막밑공간에서 경막정맥굴로 흘러가게 한다.
- **연막** Pia mater 가는 혈관들이 많이 분포하는 막으로 뇌 표면에 밀착되어 고랑 속으로 들어간다.

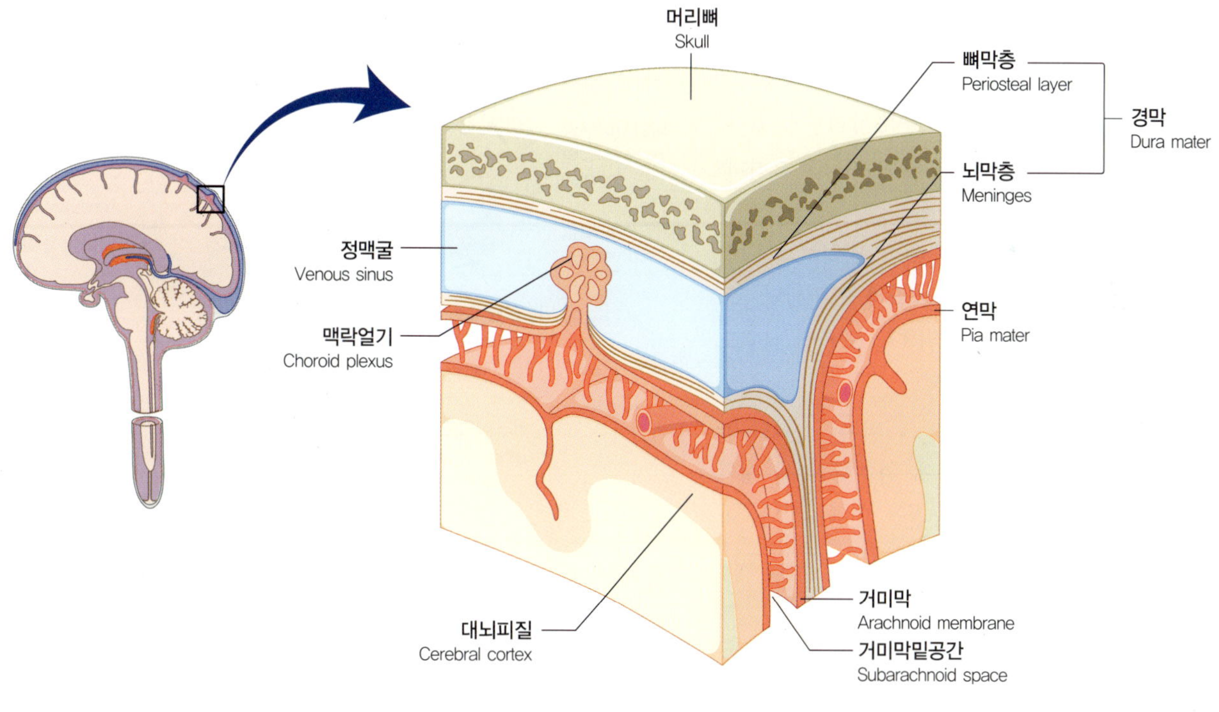

그림 10.2 **뇌척수막.** 뇌척수막은 3겹의 막으로 구성된다.

용어설명

- 대뇌낫(falx cerebri): 크기가 크고 모양은 낫처럼 생겼으며 수직 방향의 섬유로 대뇌반구의 세로틈새를 따라 내려간다.
- 소뇌낫(falx cerebelli): 대뇌낫의 뒤 부분에 연결된 소뇌낫은 뒤머리뼈오목에 있는 소뇌벌레를 수직방향으로 내려간다.
- 소뇌천막(tentorium cerebelli): 소뇌의 윗부분을 천막처럼 덮고 있으며 대뇌와 소뇌를 가로방향으로 나눈다.

10.2 중추신경계 지지계통

학습목표 뇌척수액에 대해 알 수 있다

뇌척수액은 중추신경계를 보호하고 영양소를 공급한다.

뇌실

뇌실(ventricle)은 뇌의 가운데 공간이 확장된 것으로 뇌실막세포(ependymal cell)에서 분비한 뇌척수액(cerebrospinal fluid)이 있고 여러 개의 뇌실들은 서로 연결되어 있으며 척수의 중심관으로 연결되어 있다. 양쪽 대뇌반구 안에 위치한 가쪽뇌실(lateral ventricle)은 뇌실사이구멍(interventricular foramen)에 의해 서로 이어져 셋째뇌실(third ventricle)과 연결되며, 셋째뇌실은 뇌수도관(cerebral aqueduct)에 의해 넷째뇌실(fourth ventricle)로 연결된다. 넷째뇌실은 한 개의 정중구멍(median foramen)과 두 개의 가쪽구멍(lateral foramen)에 의해 거미막밑 공간으로 이어져 뇌척수액이 순환한다.

- **가쪽뇌실** Lateral ventricle 대뇌반구가 발생할 때 말발굽모양으로 앞뿔, 뒤뿔, 아래뿔로 C자 모양으로 굽어있으며 양쪽 뇌실사이에 투명사이막이 있다. 또한 가쪽뇌실 위에 맞교차섬유인 뇌들보(corpus collosum)가 위치한다.
- **셋째뇌실** Third ventricle 사이뇌 속에 위치하며 뇌실사이구멍에 의해 양쪽 가쪽뇌실과 연결된다. 또한 중(간)뇌의 약간 뒤쪽에 위치한 도관인 뇌수도관에 의해 넷째뇌실과 연결된다.
- **넷째뇌실** Fourth ventricle 뇌줄기의 뒤쪽, 소뇌의 앞쪽에 위치하며 소뇌의 앞쪽에 위치하며 세 개의 구멍으로 뇌실과 거미막밑공간을 연결시킨다. 아래쪽으로는 척수의 중심관과 연결된다(그림 10-3, 10-4).

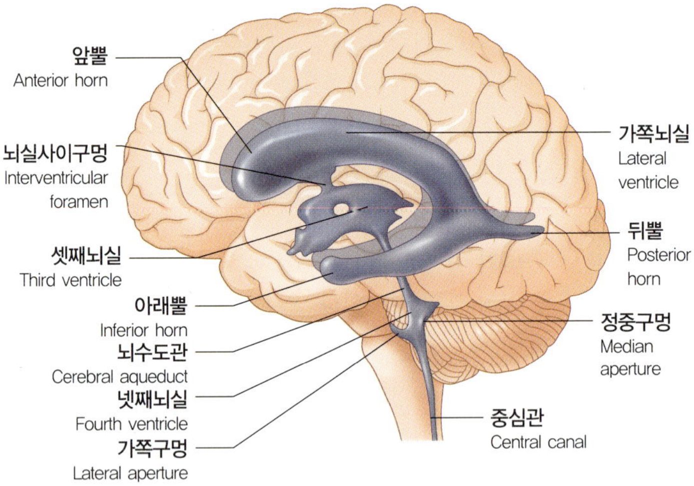

그림 10.3 뇌실의 구조. 2개의 가쪽뇌실, 1개의 셋째뇌실과 넷째뇌실

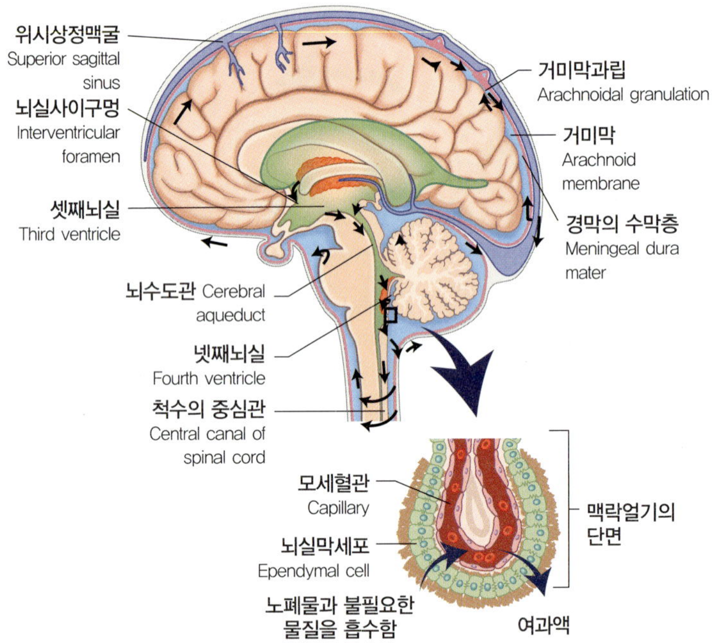

그림 10.4 뇌척수액의 흐름. 가쪽뇌실-셋째뇌실-넷째뇌실-거미막밑공간

용어설명

뇌척수액(cerebrospinal fluid, CSF): 뇌실벽에 있는 맥락얼기(choroid plexus)에 의해 생성되고 이 맥락얼기는 뇌실막세포와 모세혈관으로 구성된다. 뇌척수액은 약 500ml/일 생산되고 평균 7~8시간 마다 교체된다. 뇌척수액은 중추신경계를 감싸고 부력을 제공하며 혈장과 성분이 비슷하며 섬세한 뇌구조를 보호해준다. 또한 사이질액과의 끊임없는 화학적 교류를 통하여 영양분 공급, 노폐물을 수송한다.

10.3 중추신경계의 구성

학습목표 중추신경계를 네 부분으로 나누고 특징을 알 수 있다

뇌의 크게 네 부분으로 나눌 수 있다.

뇌는 크게 뇌줄기(brainstem), 소뇌(cerebellum), 사이뇌(diencephalon), 대뇌(cerebrum)로 구분할 수 있다. 뇌줄기는 숨뇌(medullaroblongata), 다리뇌(pons), 중(간)뇌(midbrain)를 말하며 소뇌는 뇌줄기와 넷째뇌실 뒤에 위치하며 사이뇌는 시상, 시상하부, 시상상부, 시상밑부를 말한다. 대뇌는 두 개의 대뇌반구(cerebral hemisphere)로 나타난다(그림 10-5). 각 뇌의 특징은 표 10-1과 같다.

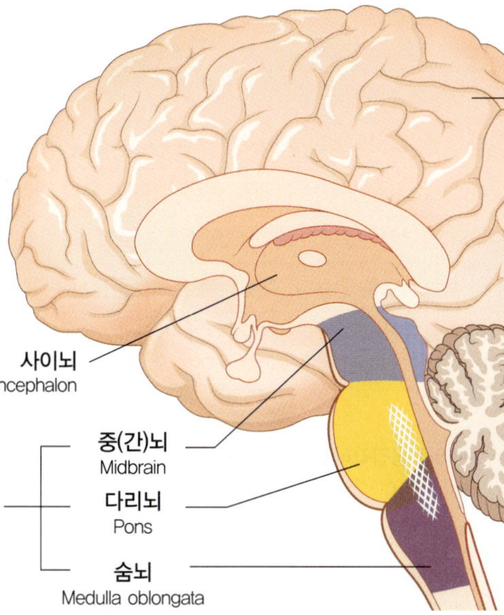

그림 10.5 뇌의 구분

표 10.1 뇌의 구성과 특징

부분	특징	기능
대뇌	뇌 중 가장 큰 부분. 뇌들보에 의해 이어져 있는 두 개의 반구로 구성	감각흥분 해석(지각, 인지), 근육운동 시작, 기억저장, 추론, 지능 결정 등 뇌의 고위 기능 조절
바닥핵	대뇌반구 내 심부에 있는 회색질의 신경핵 덩어리	대뇌피질의 기원되는 운동흥분을 중계하여 뇌줄기와 척수로 전달
사이뇌	회색질 집단, 시상과 시상하부가 포함됨	시상은 감각흥분이 대뇌피질로 상행하는 것을 중계하며, 시상하부는 내장 활동, 내분비계통의 활동성을 조절하고 통합
뇌줄기	대뇌반구를 척수와 연결시키는 뇌의 줄기부분, 중(간)뇌, 다리뇌, 숨뇌로 구성	뇌신경핵이 위치하며 오름 · 내림신경로가 통과
중(간)뇌	척수와 뇌의 고위 중추를 이어주는 회색질 집단과 신경섬유 집단으로 구성	눈과 머리를 움직이고 선행적 자세를 유지하는 반사 중추 포함
다리뇌	뇌줄기 앞쪽의 팽대된 부분으로 신경세포와 신경섬유 집단으로 구성	숨뇌와 소뇌로 이어지는 신경흥분은 중계하고 호흡의 빈도와 깊이를 조절
숨뇌	큰구멍에서부터 다리뇌까지 척수가 팽대되어 연속된 부분, 신경세포와 신경섬유 집단으로 구성	뇌와 척수 사이를 오르내리는 정보를 전달하고, 심장, 혈관운동, 호흡조절중추 등 생존유지중추와 여러 반사중추를 포함
소뇌	대뇌의 아래, 뇌줄기의 뒤쪽에 있으며, 가쪽에 있는 두 개의 반구를 소뇌벌레가 이어줌	몸의 위치에 대한 감각정보를 사용하여 근육운동을 조절하고 자세를 유지

10.4 중추신경계의 통합기능

학습목표 뇌의 질서 정연한 규칙을 이해할 수 있다

중추신경계의 구조상 규칙적인 기능을 가지고 있다.

• 첫째. 중추신경계의 앞쪽 구조물은 운동 담당

표 10.2 운동을 담당하는 중추계통과 특징

영역	부위	특징
대뇌	일차운동피질	중심고랑 앞에 있는 앞중심이랑으로 자발적움직임을 조절
	운동앞피질	운동을 계획하고 조절한 후 일차 운동피질로 전달하여 운동수행
	보완운동피질	복잡하고 숙련된 운동을 수행하도록 눈의 자발적움직임에 관여
	브로카운동피질	말 표현을 위한 운동조절에 관여
시상	앞쪽핵	운동시상이라고 한다. 바닥핵과 소뇌로부터 운동정보를 받아 대뇌피질로 전달
뇌줄기	중(간)뇌의 대뇌다리	중(간)뇌의 흑(색)질의 앞에 있는 다리로 속섬유막으로부터 내려온 운동정보를 다리뇌로 전달
	다리뇌의 앞쪽섬유	대뇌다리로부터 전달된 운동정보와 소뇌의 운동정보를 숨뇌로 전달
	숨뇌의 추체	다리뇌로부터 운동정보를 받는다. 추체외로로도 운동정보가 전달
척수	척수의 앞뿔 및 앞쪽백질	대뇌피질, 소뇌, 뇌줄기로부터 온 운동정보가 연접하고 말초신경계로 전달

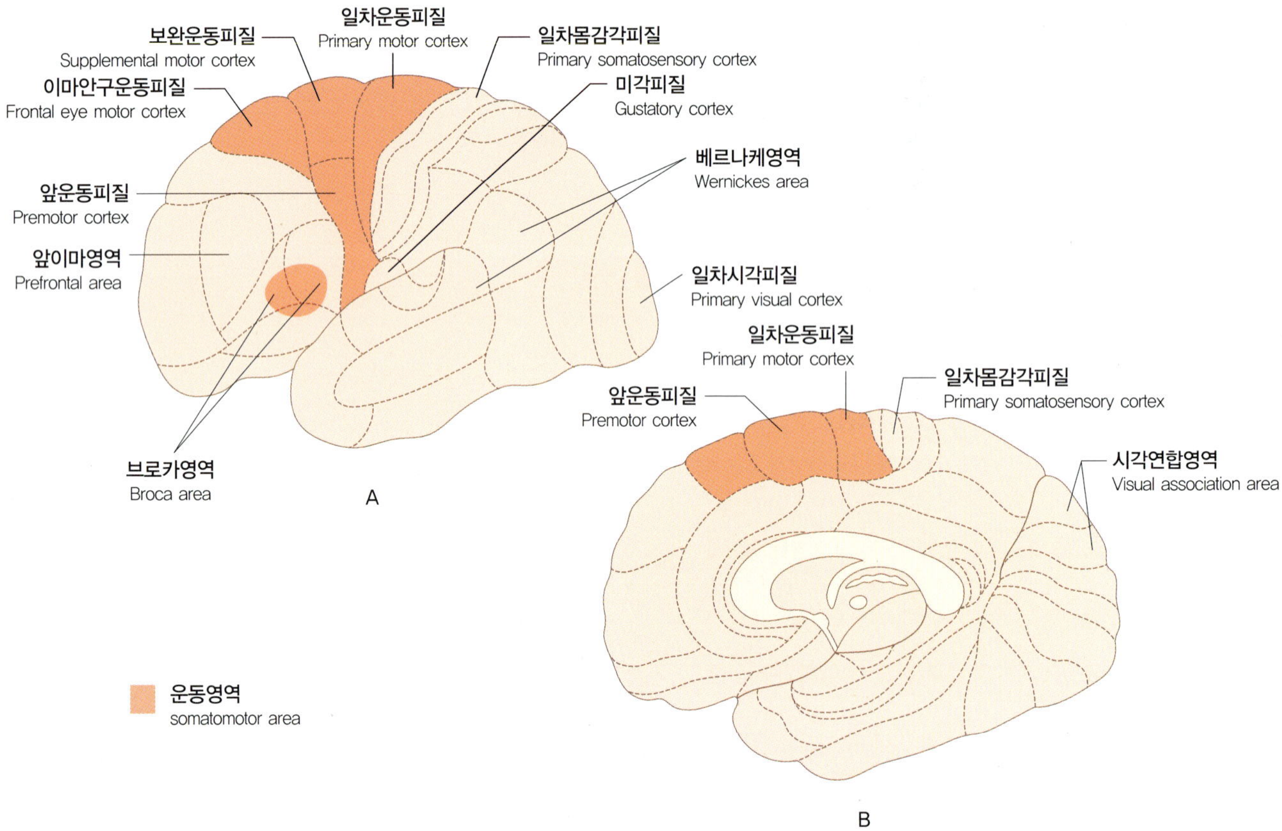

그림 10.6 **대뇌의 운동영역.** 대뇌의 앞쪽 구조물은 운동을 담당한다. A: 겉면, B: 속면

10.4 중추신경계의 통합기능

학습목표 뇌의 질서 정연한 규칙을 이해할 수 있다

- **둘째, 중추신경계의 뒤쪽 구조물은 감각 담당**

  대뇌의 일차감각피질과 시상의 뒤쪽핵, 무릎체, 중(간)뇌의 덮개, 숨뇌의 쐐기핵, 널판핵, 척수의 뒤뿔, 뒤쪽 백질(뒤기둥)은 감각을 담당한다(표 10-4).

- **셋째, 회색질은 역할과 기능이 있는 핵**

  대뇌피질과 시상의 시상핵, 바닥핵, 소뇌의 깊은핵, 중(간)뇌의 적핵, 흑(색)질, 다리뇌의 다리뇌핵, 청색반점, 숨뇌의 솔기핵, 쐐기핵, 널판핵, 뇌줄기의 뇌신경 핵들, 척수의 회색질은 기능이 있는 핵이다(표 10-3, 그림 10-12,13).

- **넷째, 백질(white matter)은 투사섬유, 맞교차섬유, 연합섬유에 의해 회색질과 회색질 사이의 전달기능 담당**

  대뇌의 속섬유막, 시각로, 시각부챗살, 중(간)뇌의 대뇌다리, 숨뇌의 추체(pyramid), 소뇌의 소뇌다리, 척수의 뒤기둥이다.

- **다섯째, 관상면의 일차운동피질과 일차감각피질은 해부학적 위치에 의해 안쪽은 다리 바깥쪽은 팔을 담당**

  대뇌의 관상면을 보면 대뇌의 일차운동피질 안쪽은 다리와 몸통에 해당하는 부위가 있는데 발가락, 발목, 무릎, 엉덩이, 몸통이다. 바깥쪽은 팔과 얼굴에 해당하는데 어깨, 팔꿈치, 손목, 손가락, 목, 이마, 눈썹, 입술, 턱, 혀이다. 또한 대뇌의 일차감각피질 안쪽은 생식기, 발가락에서 시작하여 다리부분을 담당하고 바깥쪽은 어깨, 손, 손가락, 눈, 입술, 치아, 삼킴을 담당한다(그림 10-7, 8). 몸 표면을 담당하고 있는 피질영역의 배열과 비율을 보면 손가락과 입술이 차지하는 비율이 높은 것을 알 수 있다. 이는 수용체의 밀도가 높으며 섬세한 움직임 조절을 의미한다.

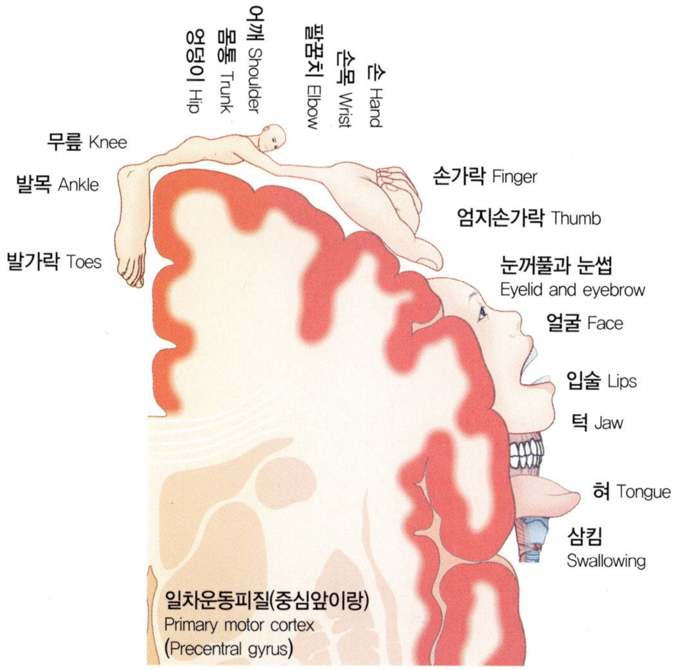

그림 10.7 운동축소인간(motor homunculus). 일차운동피질에서 기능적 배열을 보여준다. .

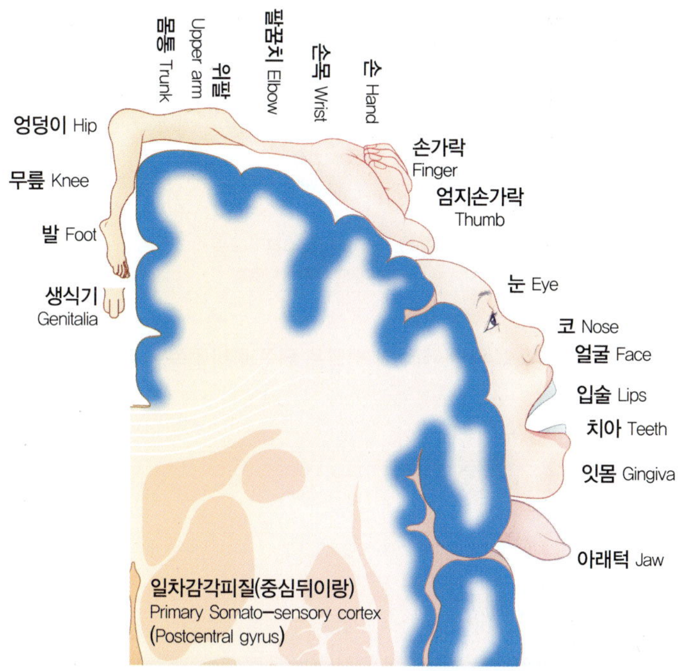

그림 10.8 감각축소인간(senssory homunculus). 일차감각피질의 기능적 배열을 볼 수 있다.

10.4 중추신경계의 통합기능

학습목표 척수의 질서정연한 규칙을 이해할 수 있다

• 여섯째. 척수의 가로면의 백질의 안쪽과 앞쪽은 운동로, 뒤가쪽은 감각로

척수의 바깥쪽에 위치한 백질은 감각과 운동의 연결통로 역할을 한다. 앞쪽과 안쪽은 자세와 몸쪽근육을 담당하는 운동로가 정지하며 바깥쪽과 뒤쪽은 감각로이며, 미세운동을 담당하는 운동로가 정지한다(그림 10-9).

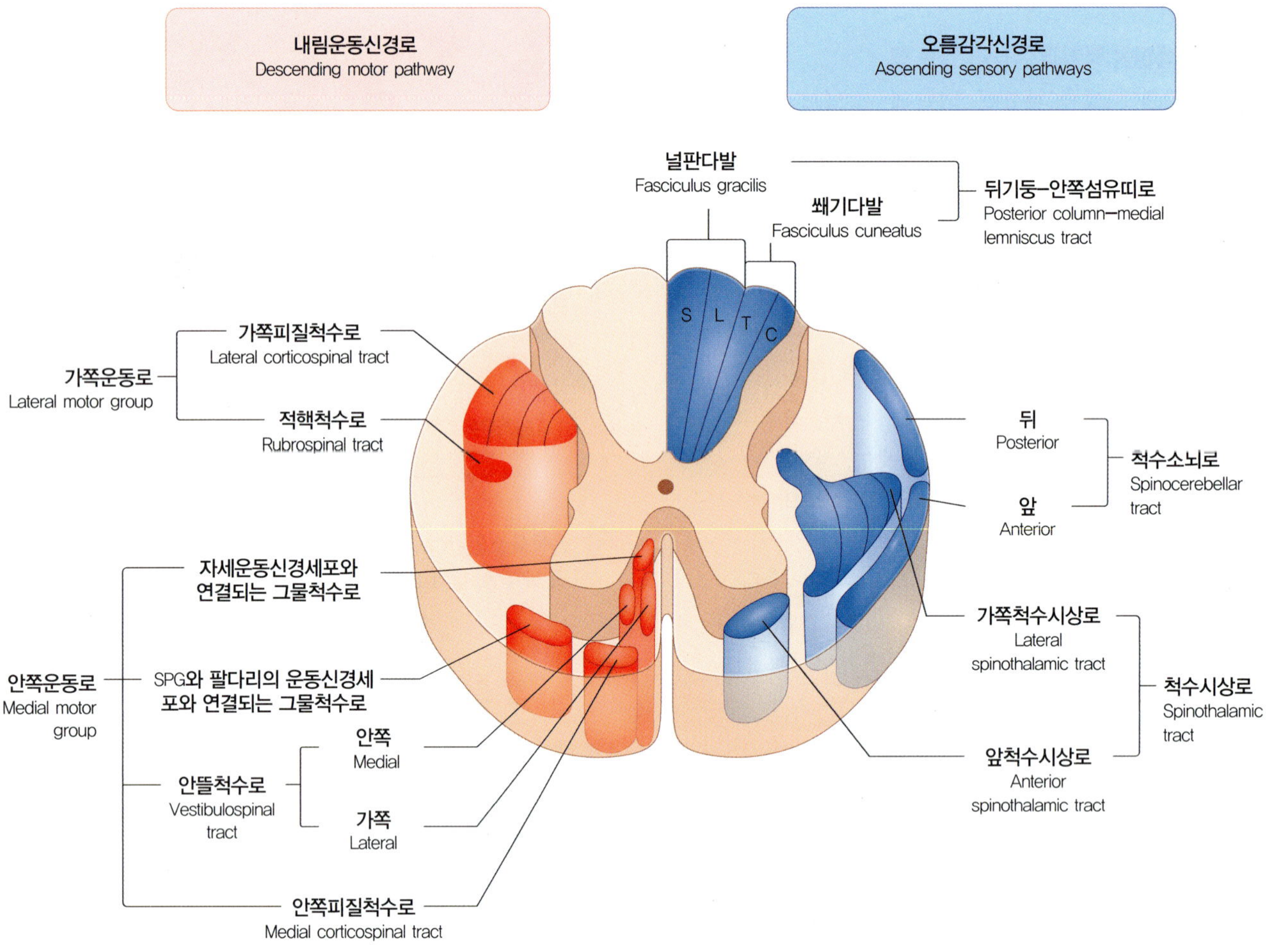

그림 10.9 **척수의 단면.** 척수의 백질은 뒤쪽과 바깥쪽은 감각로와 미세운동을 담당하고 앞쪽과 안쪽은 자세근육을 담당하는 운동로이다.

10.4 중추신경계의 통합기능

학습목표 중추신경계와 말초신경계의 연관성을 알 수 있다

중추신경계는 감각정보를 받아들이고, 운동하도록 지시한다.

중추신경계(central nervous system, CNS)는 뇌(brain)와 척수(spinal cord)로서 신경계통의 명령중추(command center)이며 통합체이다. 이 계통은 몸 안팎에서 들어오는 감각정보를 해석하고 과거의 경험과 현재 상태에 근거하여 반응하도록 지시한다(그림 10-11).

- **감각정보 입력** Sensory input 몸 외부에서 발생하는 변화를 모니터한다. 신경계통은 수백만 개의 감각수용기들을 가지고 있으며 자극(stimuli)으로부터 얻어진 정보를 감각정보라고 한다. 감각신경부분 즉, 들신경(afferent) 부분은 몸 전체에 분포하는 감각수용기로부터 중추신경계로 자극을 전달하는 신경섬유로 되어 있다.
- **통합** Integration 감각정보를 분석, 해석하고, 각 상황에서 무엇을 해야 하는지 결정한다.
- **운동정보 출력** Motor output 중추신경계로부터 효과기관으로 명령을 전달한다. 효과기관(effector organ)인 근육과 샘(gland)들을 활성화시켜 반응한다. 이들은 근육을 수축시켜 운동반응을 일으키고 분비샘을 활성화시켜 분비를 유발한다.

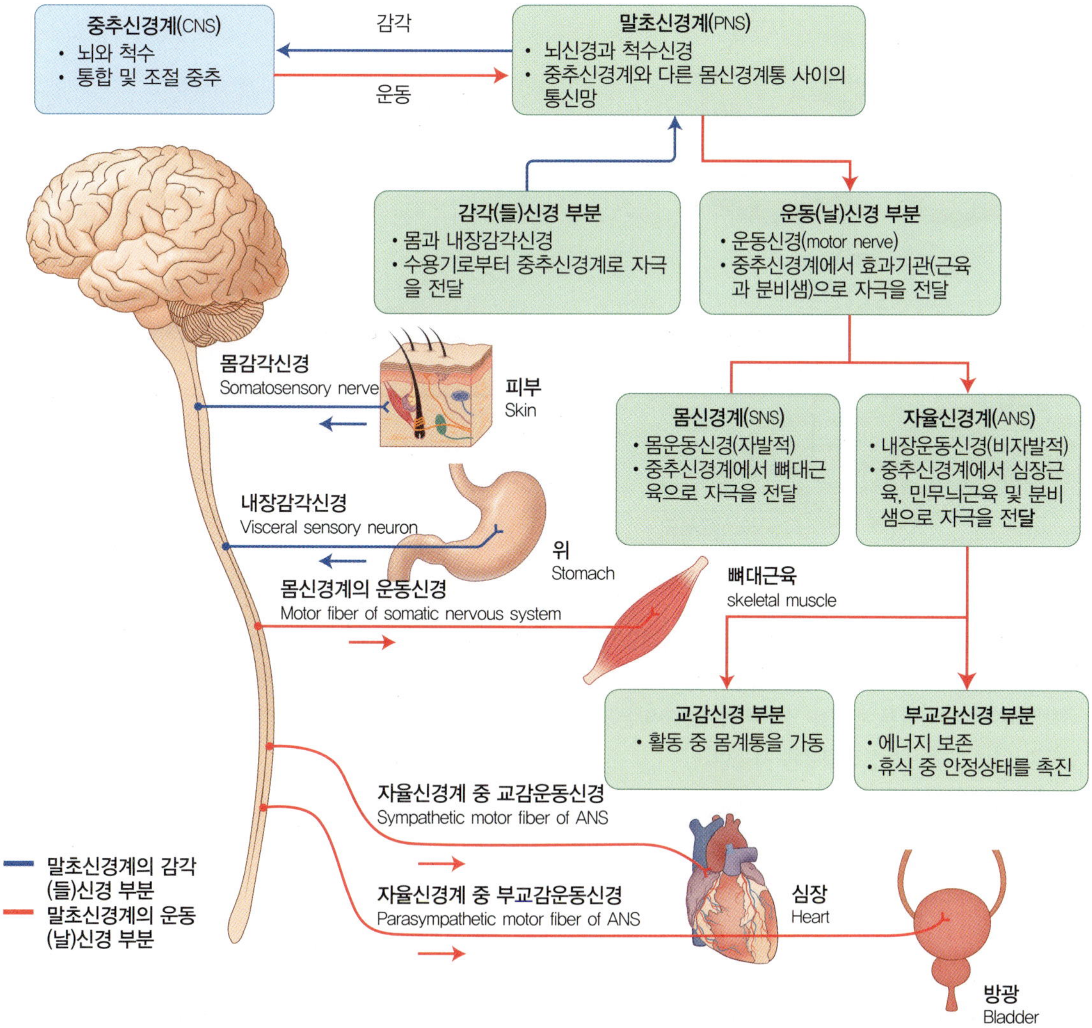

그림 10.10 **신경계통의 상호 연결성.** 피부 등 말초기관, 내장기관으로부터 감각이 중추신경계로 입력되고 통합된 후, 몸 운동신경과 자율신경계통을 통해 말초기관 및 내장기관을 지배한다.

10.4 중추신경계의 통합기능

학습목표 중추신경계와 말초신경계의 연관성을 알 수 있다

중추신경계는 말초신경계를 통합하는 기능이 있다.

중추신경계와 말초신경계 사이의 통합(integration between the CNS and PNS)은 신경회로로 감각신경세포(sensory neuron)와 운동신경세포(motor neuron) 사이에 존재하는 사이신경세포(interneuron)로 구성된다.

사이신경세포는 중추신경계 내 신경세포이다. 통증 자극과 관련된 신경로에 대한 예를 들면, 손가락이 문고리에 압박되면 즉각적으로 척수반사가 나타나 반사적으로 유해한 자극으로부터 회피한다. 동시에 감각정보는 피질 경로를 따라 뇌까지 간다. 사이신경의 긴 신경섬유가 이 자극을, 감각신호를 해석하는 뇌 영역에 전달하면 통증감각을 인지하게 된다(그림 10-11). 일반적으로는 반사적으로 손을 멀리하고 나서야 동증을 느끼게 되는데, 이는 중추신경계가 정보를 처리하는 데 시간이 필요하기 때문이다.

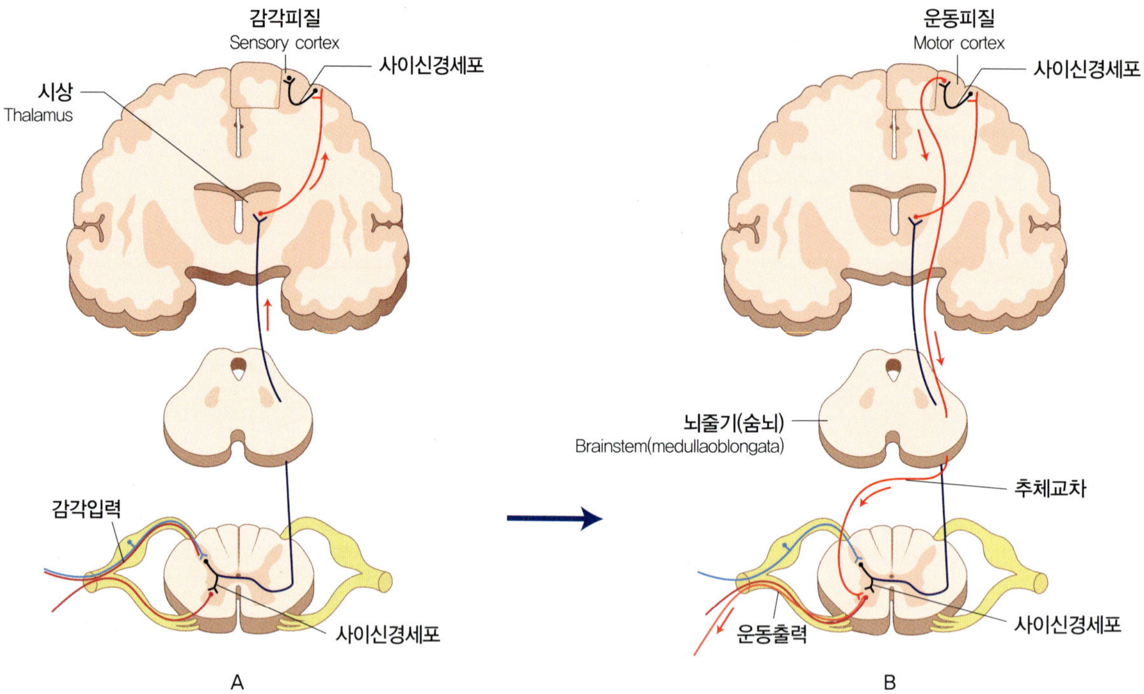

그림 10.11 **중추신경계와 말초신경계의 통합.** 중추신경계와 말초신경계 사이의 통합은 신경회로로 감각신경세포와 운동신경세포 사이에 존재하는 사이신경세포에 의해 일어난다. A: 회색질에서의 통합-다양한 사이신경세포는 신경자극을 감지하고 자극부위를 확인하여 이에 따른 반응을 결정한다. B: 자발운동반응-비 반사적 운동 반응은 회색질에서 시작하여 백질의 내림성 축삭을 따라 내려가 몸운동신경세포를 자극한다.

10.5 대뇌의 구조와 생리학적 기능

학습목표 피질 및 피질 아래 구조물을 알 수 있다

대뇌는 피질과 피질 아래 구조물로 구분된다.

대뇌(cerebrum)는 뇌의 약 80%를 차지하고 뇌의 가장 위쪽 부분으로 두 개의 대뇌반구로 구성된다. 대뇌반구는 대뇌 세로 틈새와 가로 틈새가 있어 뇌의 주요 부분을 구분할 수 있다. 회색질인 대뇌피질은 좁은 고랑과 이랑이 있고 깊은 고랑으로 대뇌반구를 다섯 개의 엽으로 구분하는데 전두엽(이마엽, frontal lobe), 두정엽(마루엽, parietal lobe), 측두엽(관자엽, temporal lobe) 대뇌섬(insula), 후두엽(뒤통수엽, occipital lobe)이다. 이 엽들은 엽을 덮고 있는 뼈들의 이름과 동일하다.

피질하조직은 백질과 백질 속에 위치한 깊은 회색질로 구성

피질하조직(피질밑조직, subcortex)에는 백질(white matter)이 분포한다. 백질은 회색질(핵, 세포체)과 회색질(gray matter)사이 혹은 양쪽 대뇌반구 사이 및 양쪽 대뇌반구 사이를 연결시켜주는 축삭다발로 그 위치에 따라 이름이 다양하다. 백질 아래 깊숙이 있는 회색질, 즉 핵은 바닥핵과 앞뇌바닥핵이 있다. 백질은 구조가 다르고 그 위치에 따라 이름도 다르지만 연결이라는 동일한 기능을 가지고 있으나 회색질은 구조에 따라 기능이 다르다(그림 10-12, 13, 표 10-3).

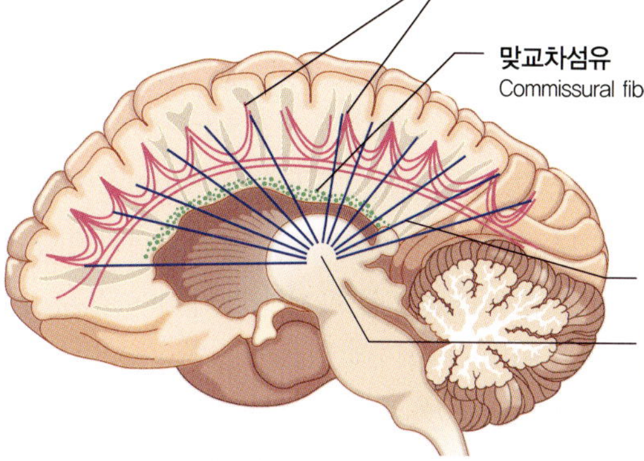

그림 10.12 **연합섬유.** 연합섬유는 같은 쪽 대뇌반구를 연결한다.

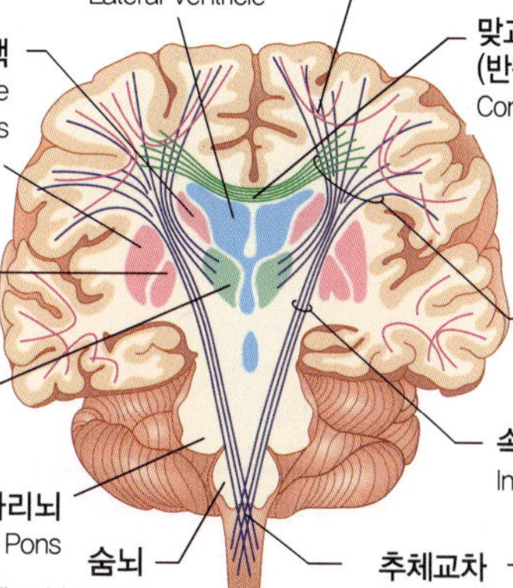

그림 10.13 **투사섬유와 맞교차섬유.** 투사섬유는 상위중추와 하위중추를 연결하고, 맞교차섬유는 반대쪽 대뇌반구를 연결한다.

표 10.3 대뇌의 백질과 회색질의 구성

구분	명칭	구성	기능
백질	속섬유막, 오름투사, 내림투사, 시각부챗살	투사섬유	대뇌피질, 척수, 뇌줄기 등을 서로 연결
	짧은 연합섬유, 긴 연합섬유, 위세로다발, 아래세로다발, 띠다발, 갈고리다발	연합섬유	하나의 대뇌반구 내에서 피질 영역들을 서로 연결
	뇌들보, 앞맞교차(anterior commissure) 뒤맞교차(posterior commissure) 시상사이붙음 (interthalamic adhesion)	맞교차섬유	양쪽 대뇌반구 사이의 유사한 영역을 서로 연결
회색질	꼬리핵, 조가비핵, 창백핵	바닥핵	운동피질과 상호 연결되어 운동조절에 관여
	기댐핵(nucleus accumbens), 마이너트 무명질 (substantia innominata of Meynert)	앞뇌바닥핵	줄무늬체 아래와 앞에 있는 앞뇌바닥핵 구조는 아세틸콜린 생성에 중요한 역할

10.5 대뇌의 구조와 생리학적 기능

학습목표 대뇌피질의 5개의 엽을 알 수 있다

대뇌피질은 5개의 엽으로 구분되며 고유한 기능이 있다.

대뇌피질은 고랑(sulcus) 혹은 틈새(fissure)를 경계로 5개의 엽으로 구분된다(그림 10-14).

- **전두엽** Frontal lobe 대뇌 전체 약 40%를 차지하고 이마뼈 깊은 곳에 위치하며 대뇌피질의 앞부분에 해당된다. 중심고랑(central sulcus)으로 전두엽과 두정엽을 구분하며 가쪽고랑(lateral sulcus)으로 전두엽과 측두엽으로 구분된다. 중심고랑 앞에 위치한 중심앞이랑(precentral gyrus)은 일차운동피질(primary motor cortex)이다. 운동과 언어에 대한 계획, 개시 및 집행을 담당한다. 의식적인 운동기능과 고차원적인 인지기능을 담당한다.
- **두정엽** Parietal lobe 대뇌 전체 약 20%를 차지하고 마루뼈 깊은 곳에 위치하며 중심고랑 뒤쪽부터 두정후두고랑(마루뒤통수고랑, parietooccipital sulcus) 사이에 있으며 가쪽고랑으로 두정엽과 측두엽으로 구분된다. 중심고랑 바로 뒤에 위치한 중심뒤이랑(postcentral gyrus)은 일차몸감각피질(primary sensory cortex)이다. 일반몸감각, 안뜰감각(머리의 위치와 움직임을 인지)을 인식하고 입체감각 및 공간적 환경을 기억한다. 또한 언어이해(왼쪽 대뇌반구), 공간관계인식(오른쪽 대뇌반구)을 담당한다.
- **측두엽** Temporal lobe 대뇌 전체 약 20%를 차지하고 관자뼈 깊은 곳에 위치하며 가쪽고랑에 의해 구분된 전두엽과 두정엽의 아래에서 두정후두고랑까지 이어진다. 청각, 후각 및 소리를 분류하며 인식하도록 하며 감정반응과 기억을 담당한다.
- **후두엽** Occipital lobe 대뇌 전체 약 17%를 차지하고 뒤통수뼈 깊은 곳에 위치하며 대뇌피질의 뒤쪽 부분을 형성한다. 두정후두고랑에 의해 두정엽과 구분되며 새발톱고랑에 의해 측두엽과 구분된다. 시각피질로 시각 정보를 받아 분석한다.
- **대뇌섬** Insula 가쪽고랑보다 더 깊은 곳에 있다. 대뇌섬은 측두엽, 전두엽 및 두정엽에 의해서도 덮여 있다. 미각기능과 내장감각을 담당한다.

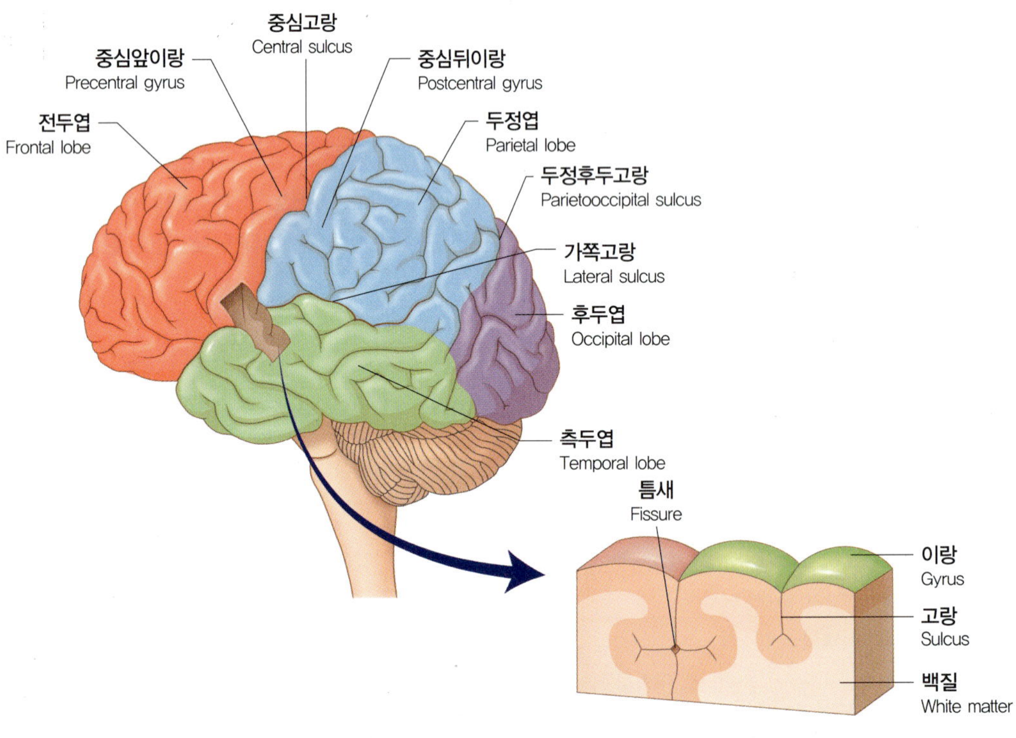

그림 10.14 대뇌의 피질의 5개의 엽과 고랑에 의한 구분

10.5 대뇌의 구조와 생리학적 기능

학습목표 대뇌피질의 기능적 영역을 알 수 있다

대뇌피질의 세 가지 기능적 영역이 있다.

대뇌피질(cerebral cortex)은 크게 3가지 기능적 영역으로 구분할 수 있다. 감각영역은 의식적 감각을 인식하는 영역이고 연합영역은 다양한 감각 및 인지 정보를 통합하고 적절한 수행을 하도록 한다. 그리고 운동영역은 자발적 움직임을 담당한다.

대뇌피질은 여러 감각을 피질로 수용

감각영역은 두정엽, 측두엽 및 후두엽에 있으며 일반 몸 감각, 시각, 청각, 후각, 미각, 안뜰감각을 담당한다. 일차감각피질은 감각을 인식하고 감각연합피질은 감각을 분석하고 의미를 해석한다(표 10-4, 그림 10-15).

표 10.4 대뇌피질의 감각기능

영역	피질	위치	기능
몸감각	일차몸감각피질	중심고랑 바로 뒤인 두정엽의 중심뒤이랑	몸의 의식적 일반감각인식(통증, 온도,압력, 고유수용성, 촉각, 진동 등)
	몸감각연합영역	일차몸감각피질 바로 뒤	몸의 일반감각을 분석 · 인지
시각	일차시각피질	후두엽의 뒤안쪽인 새발톱고랑(calcarine sulcus)	눈에서 들어오는 시각정보를 수용
	시각연합영역	일차시각피질을 둘러싸고 있고 새발톱고랑과 두정후두고랑 뒤쪽	색상, 형태 및 움직임 등의 시각정보를 분석 · 해석하며 인지
청각	일차청각피질	가쪽고랑 아래쪽과 측두엽의 위쪽	소리의 강도, 리듬 및 고저 등을 수용
	청각연합영역	일차청각피질의 아래와 뒤가쪽	수용된 소리를 분석 · 해석하며 인지
후각	일차후각피질	측두엽의 안쪽인 조롱박피질(priform cortex)	냄새를 수용하여 인식
미각	미각피질	대뇌섬	맛을 인식
안뜰	안뜰피질	대뇌섬의 뒤쪽부위	머리의 위치를 인식

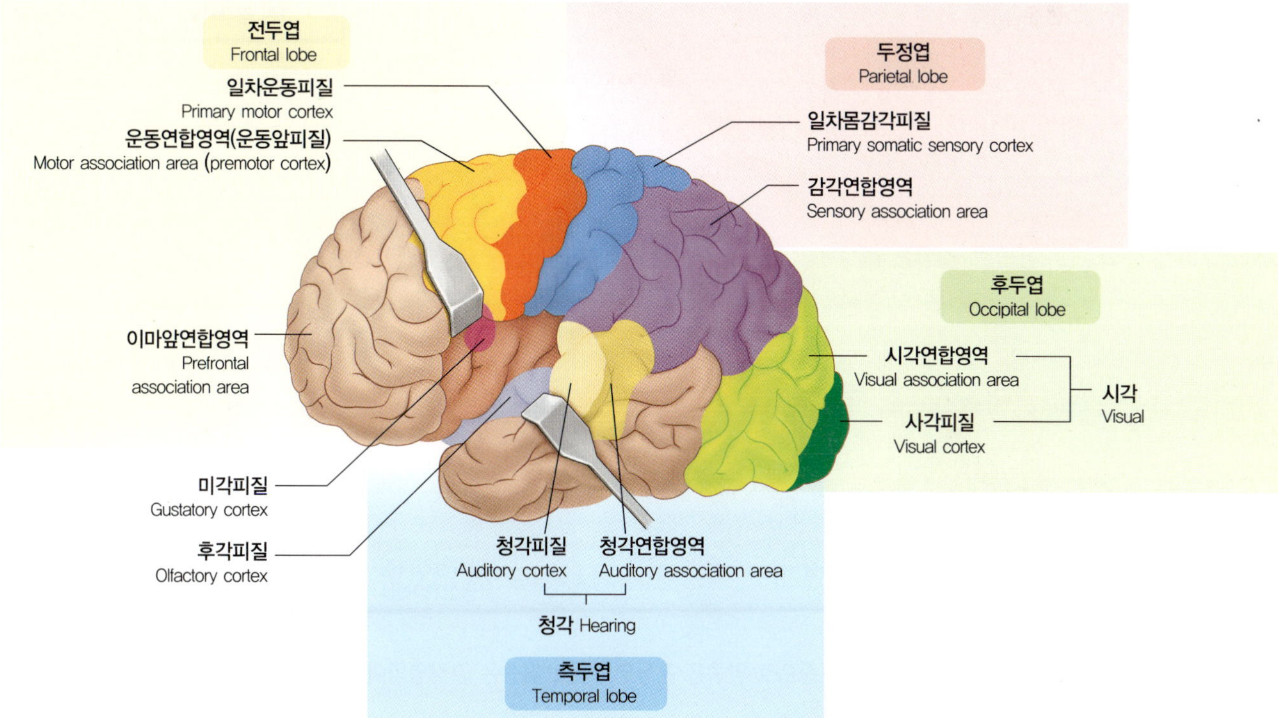

그림 10.15 **대뇌피질의 영역.** 대뇌피질은 다양한 기능을 담당하는 영역들로 구분된다.

10.5 대뇌의 구조와 생리학적 기능

학습목표 대뇌피질의 운동영역과 기능을 알 수 있다

대뇌피질 운동영역의 다양한 기능

대뇌피질의 운동영역(motor of cerebral area)은 중심고랑 앞쪽에 위치하며 전두엽의 뒷부분에 해당하며 운동을 담당하는 피질은 일차운동피질, 운동앞피질, 보완운동피질, 브로카언어피질이다. 보완운동피질은 대뇌세로틈새 부분으로 전두엽눈운동영역이라고도 하며 브로카언어피질은 우성인 왼쪽 대뇌반구와 오른쪽 대뇌반구의 기능이 서로 다르다(표 10-5, 그림 10-16).

표 10.5 대뇌피질의 운동영역

피질	위치	기능
일차운동피질	중심고랑 앞쪽이며 이마엽의 가장 뒤쪽인 중심앞이랑(precentral gyrus)	뼈대근육의 자발적 운동을 조절하며 몸의 부위가 공간적으로 배열
운동앞피질	일차운동피질 앞에 위치	운동을 계획하고 조절한 후 일차운동피질로 전달하여 운동을 수행
보완운동피질	운동앞피질의 위와 앞쪽	복잡하고 숙련된 운동을 수행하도록 빨리 쳐다보거나 물체를 주시하도록 눈의 자발적 움직임에 관여
브로카언어피질	운동앞피질 아래부분의 앞쪽-왼쪽 대뇌반구	말 표현을 위한 운동을 조절
	운동앞피질 아래부분의 앞쪽-오른쪽대뇌반구	단어의 감정을 조절하는 직관- 감정 영역

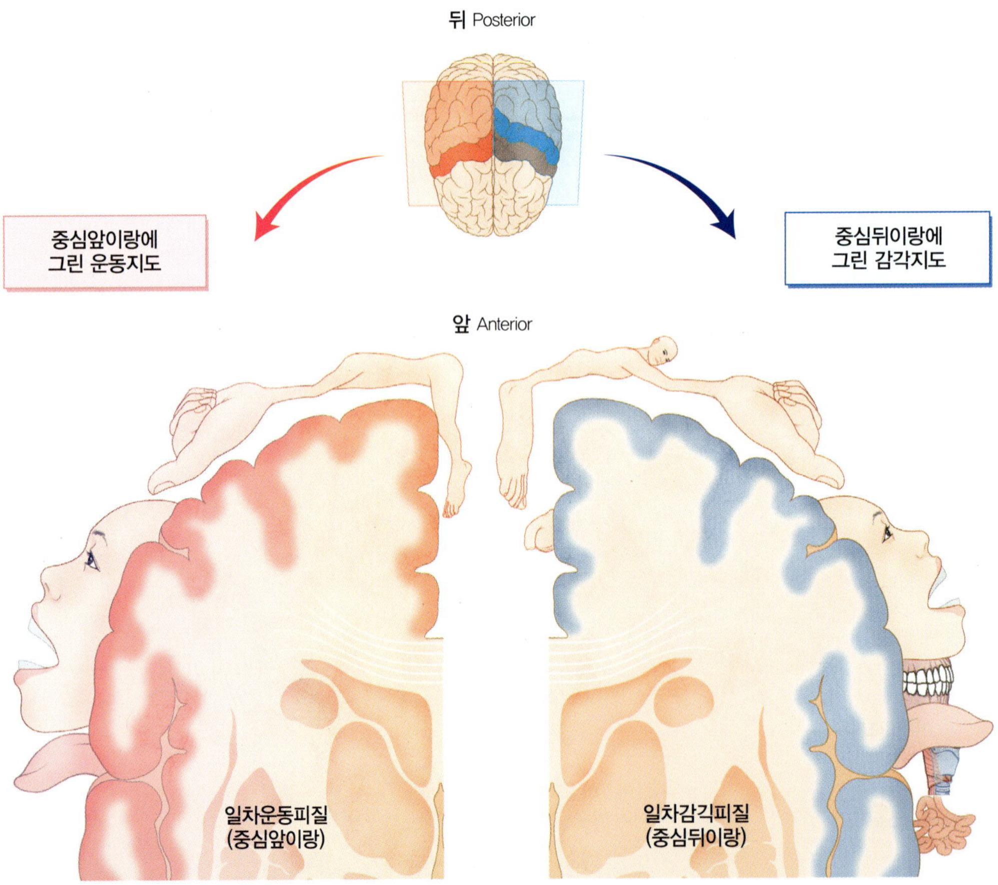

그림 10.16 **운동지도와 감각지도.** 중심고랑을 기준으로 앞쪽은 운동영역이고 뒤쪽은 감각영역이다. 중심앞이랑은 운동지도이고 중심뒤이랑은 감각지도이다.

10.5 대뇌의 구조와 생리학적 기능

학습목표 대뇌피질의 연합영역과 기능을 알 수 있다

대뇌피질 연합영역의 기능

대뇌피질의 연합영역(association of cerebral area)은 감각이나 운동에 직접적으로 연결되지는 않지만 일차와 감각연합의 감각을 수용하여 자신의 과거 경험과 연결시켜 가장 적절한 운동을 계획하며 성격, 감각의 통합, 기억, 감정생성과 같은 복잡한 능력을 담당한다.

그 부위는 등가쪽이마앞 연합피질인 앞연합영역, 두정측두연합영역인 뒤연합영역과 배안쪽전두앞연합피질인 둘레영역의 세 가지 영역이 포함된다(표 10-6, 그림 10-17).

표 10.6 대뇌피질의 연합영역

영역	피질	위치(브로드만 번호)		기능
앞연합영역	등가쪽 전두앞피질	전두앞피질의 등쪽과 가쪽(8, 9)		뒤연합에서 전달된 감각해석을 수용하여 둘레피질과 연합. 조화움직임분석반응, 문제해결, 공감능력, 분석판단, 본능조절, 사고분석, 경험분석, 감각통합, 운동계획수립, 목표 결정, 계획수행, 수행 후 피드백
뒤연합영역	뒤쪽두정피질 관자피질	두정측두연합피질(39, 40, 7, 19, 21, 22, 37)	오른쪽	공간관계에 대한 이해, 물체의 공간적인 관련성을 이해하고 인식(등쪽흐름: dorsal stream), 몸도식 및 몸상, 단어의 감정적 함축성 조절에 관여
			왼쪽	언어이해와 언어소통, 눈에 보이는 사물의 이름을 대고 단어를 읽는 언어의 시각과 청각을 통합(배쪽흐름: ventral stream)
둘레연합영역	배쪽, 안쪽등쪽 전두앞연합피질	대뇌반구의 안쪽면의 전두엽(8, 9, 10, 11, 44, 45, 47)		과거경험과 통합하여 기억을 형성 인격과 사회 상호작용에 대한 감정을 처리 감정반응을 조절 타인에 대한 믿음과 의도를 추정

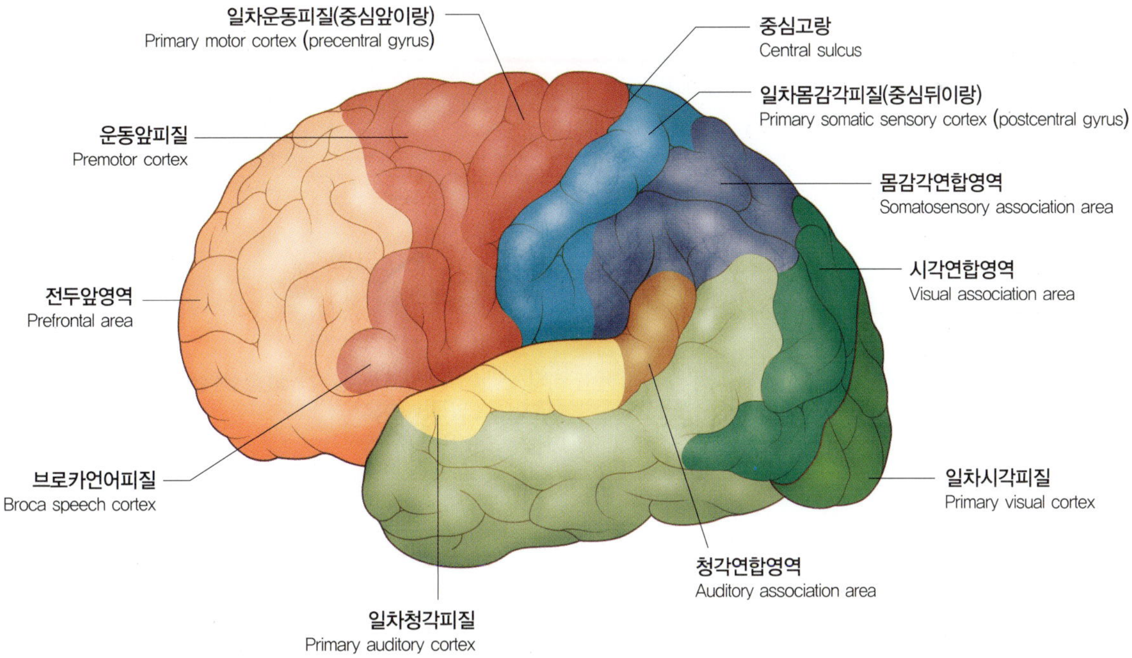

그림 10.17 **대뇌피질의 기능영역.** 숫자는 브로드만의 기능적 영역을 표시한다. 중심고랑을 기준으로 1번부터 시작된다.

10.5 대뇌의 구조와 생리학적 기능

학습목표 대뇌피질의 의사소통 기능을 알 수 있다

의사소통

사람의 95%정도가 왼쪽 대뇌반구의 피질영역에서 언어를 이해하고 표현하는 기능을 담당한다고한다. 언어를 이해하는 대뇌피질 영역과 언어를 표현하는 대뇌피질이 다르다.

또한 사람은 의사소통할 때 언어적 비언어적 방법을 사용한다. 구두 언어를 이해하고 표현하는 언어적 의사소통과 몸짓, 얼굴표정 등을 사용하는 비언어적 의사소통이 있다.

언어적 의사소통

대부분의 사람들은 언어적 의사소통은 왼쪽 대뇌반구에서 담당한다. 상징에 기초한 의사소통 체계인 언어(language)와 구두 출력에 의한 언어(speech)의 차이는 이 기능을 담당하는 대뇌피질이 서로 다르기 때문이다. 구두 언어의 이해는 왼쪽 대뇌반구 두정측두피질의 작은 부위인 베르니케 영역(Wernicke area)에서 담당하고 언어의 표현은 왼쪽대뇌반구의 전두엽의 브로카 영역(Broca area)에서 구두 출력을 명령한다. 이 출력 명령대로 말을 할 수 있도록 운동을 계획하고 정확한 문법에 근거한 구두 표현이 이루어지도록 한다. 정상적인 대화를 위해서는 청각영역뿐 만아니라 읽기, 쓰인 것을 인식하기 위한 시각영역 및 시각연합영역 및 해석을 위한 베르니케 영역이 서로 상호 연결되어야 한다(그림 10-18).

비언어적 의사소통

대부분의 사람들은 비언어적 의사소통은 오른쪽 대뇌반구에서 담당한다. 몸짓, 얼굴표정, 목소리의 억양, 자세 등은 구두 언어와 더불어 의미를 전달하고 의사소통에 중요한 역할을 담당한다. 오른쪽 대뇌반구에서 왼쪽 대뇌반구의 베르니케에 해당하는 부위는 다른 사람들로부터 발생하는 비언어적 신호를 해석하는 기능을 담당하고 왼쪽 대뇌반구의 브로카에 해당하는 부위는 감정적 몸짓, 억양, 표정 등과 같은 비언어적 표현을 지시 내린다.

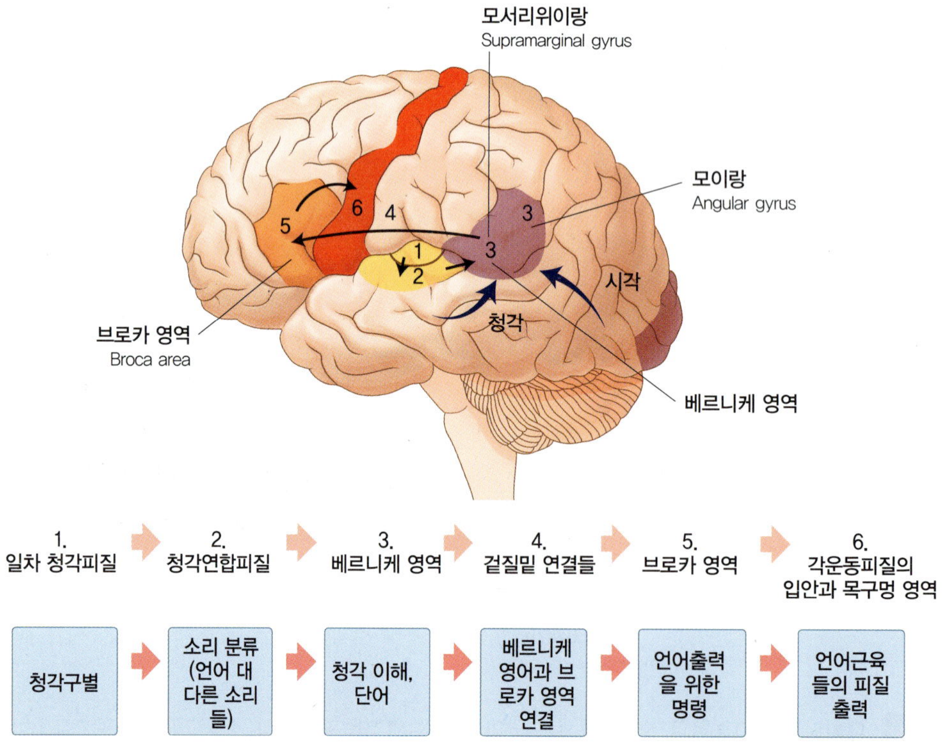

그림 10.18 언어적 의사소통의 경로.

10.5 대뇌의 구조와 생리학적 기능

학습목표 바닥핵에 대해 알 수 있다

대뇌피질 아래의 깊은 회색질인 바닥핵이 있다.

바닥핵(basal nucleus)은 대뇌 백질 아래에 위치한 핵의 집단으로 기능적 바닥핵과 구조적 바닥핵이 있다. 기능적 바닥핵에는 꼬리핵, 조가비핵, 창백핵, 시상밑핵, 흑(색)질이 있으며, 다른 피질 영역으로부터 정보를 받아 운동앞피질(premotor cortex)을 통해 운동을 계획하고 조절하며 대뇌피질에 의해 미리되먹임기전에 의해 운동의 시작, 정지 및 근력을 조절하며 선택적 운동이 일어나도록 한다. 또한 반복적인 움직임을 통해 운동조절 및 학습에도 관여한다. 구조적 바닥핵은 해부학적 위치로 가까이 있는 구조물로 꼬리핵, 조가비핵, 창백핵, 편도체가 있다(그림 10-19).

바닥핵의 기능은 근육의 긴장도를 조절하며, 대뇌의 과다한 뼈대근육을 억제하는 데 있다. 바닥핵의 병변은 경직(rigidity), 안정떨림(resting tremor), 운동마비를 증상으로 하는 파킨슨병(Parkinson disease) 및 팔다리의 먼쪽, 위, 혀, 표정근, 삼킴근육 등이 연속적으로 빠르게 움직이는 증상을 보이는 무도증(chorea), 사지와 얼굴을 불규칙하게 뒤틀거나 꿈틀거리는 지속적이고 느린 동작을 불수의적으로 나타내는 근육경련(muscle spasm) 형태를 보이는 느린비틀림운동(무정위운동, athetosis) 등이 있다.

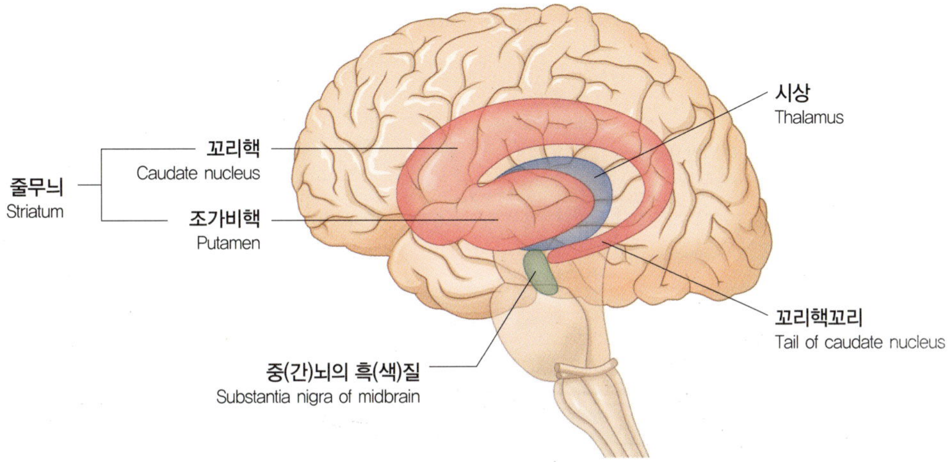

그림 10.19 **기능적 바닥핵.** 줄무늬(꼬리핵, 조가비핵)와 창백핵, 시상밑핵, 흑(색)질이 있다.

이해상자

바닥핵은 운동조절을 어떻게 일으킬까?

바닥핵은 소뇌와 함께 시상을 통해 대뇌피질에서 뇌줄기와 척수에 있는 아래운동신경세포(LMN)에 영향을 미친다. 바닥핵이 주도하는 느리고 조절된 운동과 소뇌가 주도하는 빠른 운동이 혼합되어 숙련된 움직임을 만들어 낸다.

바닥핵은 대뇌의 출력강도를 조절하는 트랜지스터(transistor)역할을 한다고 할 수 있다. 여러 수용체(receptor)로부터 들어오는 정보를 받아 지속적으로 운동출력을 변형하는 역할이다. 바닥핵과 소뇌는 대뇌의 운동계획과 모니터링에 관여하지만 직접적으로 척수에 출력을 보내지 않고 운동피질과 운동앞피질에 주로 작용한다(그림 10-20).

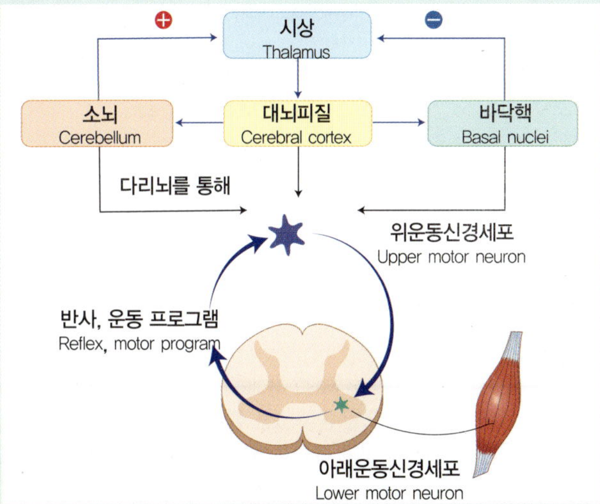

그림 10.20 **바닥핵의 조절기능**

10.6 사이뇌의 구조와 생리학적 기능

학습목표 사이뇌의 구조와 기능을 알 수 있다

사이뇌는 네 부분으로 나누어진다.

사이뇌(diencephalon)는 시상, 시상하부, 시상상부, 시상밑부로 구분되지만 시상밑부는 바닥핵의 일부분으로 운동조절역할을 감당한다. 사이뇌 사이에는 셋째뇌실이 있고 대뇌의 중심부에 위치한다(그림 10-21).

일차뇌(소)포(발생 4주)에서 이차뇌(소)포(발생 5주)로 될 때 사이뇌로 분화되고 출생 시에 사이뇌는 시상, 시상하부, 시상상부로 분화된다.

- **시상** Thalamus 한 쌍의 타원형구조로 26쌍의 핵이 있다. 감각과 운동정보를 연결하고 처리하는 중추이다.
- **시상하부** Hypothalamus 시상의 앞 아래 부분에 있으며 체온 조절, 전해질과 체액조절, 섭식조절의 항상성기전과 정서행동과 수면각성주기와도 연결되어 있다.
- **시상상부** Epithalamus 시상의 위와 뒤쪽에 있고 셋째뇌실의 천장을 형성하는데 주요구조물로는 솔방울샘(pineal gland)으로 교감신경계에 의해 조절되는 내분비샘이다. 멜라토닌을 분비하여 생체시계로 수면리듬을 조절한다.
- **시상밑부** Subthalamus 심부구조물이고 시상의 꼬리부분에 위치한다. 도파민(dopamine)을 사용하는 세포를 포함하며 되먹임과 미리되먹임 순환을 연결하는 바닥핵의 구조물로 행동선택기능을 한다. 일부학자는 충동조절 기능도 있다고 주장한다.

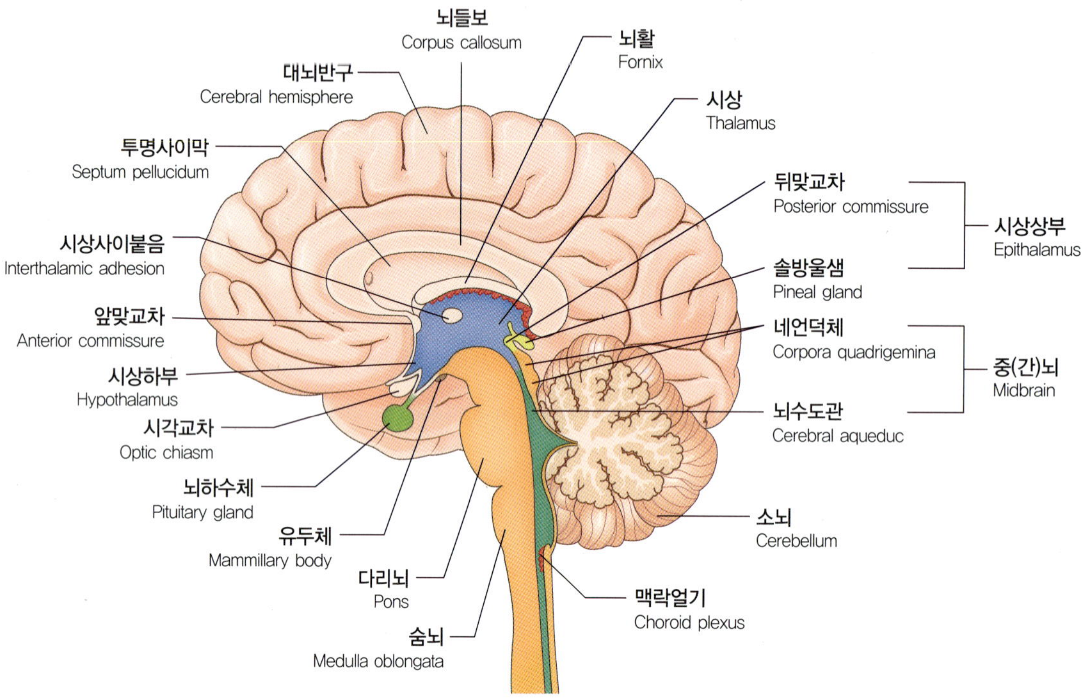

그림 10.21 **사이뇌의 구분.** 사이뇌는 서로 다른 역할과 기능을 가진 4가지 영역으로 나누어진다.

용어설명

- 수면-각성주기(sleep-wake cycles): 시상상부의 솔방울샘은 내분비기관이며, 호르몬 멜라토닌(melatonin)을 합성하고 수면-각성주기를 조절한다. 또한 몸에 있는 생물학적 시계라고 할 수 있는 시상하부의 시신경교차위핵(suprachiasmatic nucleus)은 시(각)신경을 통해 전달된 빛과 어둠에 반응하여 24시간 하루주기리듬(circadian rhythm)을 동기화시킨다. 이런 자극에 반응하여 수면을 유도하는 시각앞핵(preoptic nucleus)이 수면-각성주기를 조절한다.

10.6 사이뇌의 구조와 생리학적 기능

학습목표 시상의 기능과 연결경로를 알 수 있다

시상은 감각과 운동정보를 연결하며 처리한다.

시상(thalamus)은 여러 개의 작은 핵들로 구성되어 있으며(그림 10-22), 감각과 운동정보를 연결하며 처리하는 중추이다. 시상과 연결되는 구조물로는 피질(모든 엽), 뇌줄기, 그물체, 시상하부, 둘레계통 구조물(예: 편도체와 해마), 바닥핵과 소뇌가 포함된다(표 10-7).

표 10.7 시상의 연결

기능적 구분	신경핵	기능	들신경연결	날신경연결
중계핵	배쪽앞핵(VA)	운동	창백핵	운동계획영역
	배쪽가쪽핵(VL)	운동	소뇌의 치(상)핵	운동피질, 운동계획영역
	배쪽뒤가쪽핵(VPL)	몸통과 팔다리의 몸감각	척수시상로, 안쪽섬유띠로	몸감각피질
	배쪽뒤안쪽핵(VPM)	얼굴의 몸감각	삼차신경핵	몸감각피질
	안쪽무릎신경핵(MG)	청각	아래둔덕	청각피질
	가쪽무릎신경핵(LG)	시각	시각로, 위둔덕	시각피질
연합핵	앞시상핵(A)	둘레계	둘레계 피질	둘레계 피질
	안쪽등쪽핵(MD)	둘레계	둘레계 피질	둘레계 피질
	가쪽등쪽핵(LD)	둘레계	둘레계 피질	둘레계 피질
	가쪽뒤핵(LP)	감각통합	두정엽피질	두정엽피질
	시상베개(P)	감각통합	두정엽, 후두엽 및 측두엽피질	두정엽, 후두엽 및 측두엽피질
비특수 시상핵	정중핵(M)	둘레계	내장기관	시상하부, 편도체, 대뇌피질
	섬유판속핵(I)	둘레계, 각성계	오름그물활성계	광범위한 대뇌피질
	시상그물핵(R)	시상활동조절	다른 시상핵	다른 시상핵

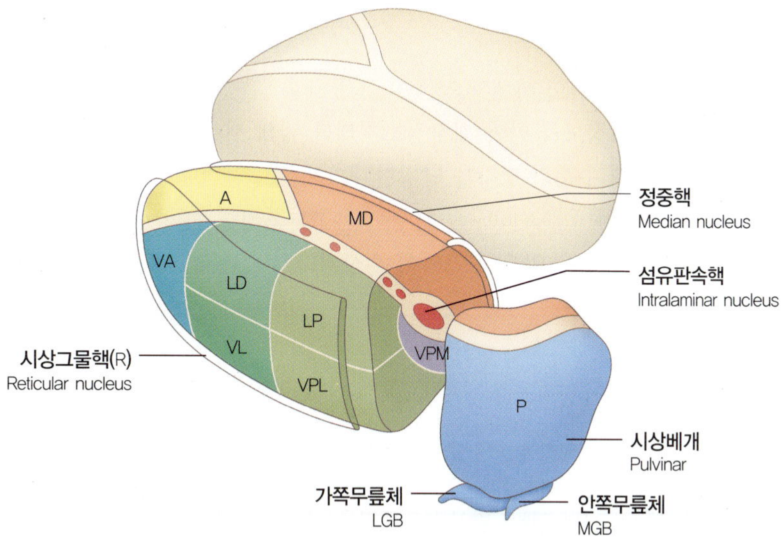

그림 10.22 시상의 핵

10.6 사이뇌의 구조와 생리학적 기능

학습목표 시상의 기능과 연결경로를 알 수 있다

시상은 6개의 경로를 통해 다른 신경조직들과 연결된다.

- **감각 들신경 경로** Sensory afferent pathway 말초신경계의 감각수용기는 척수신경에 감각정보를 투사하고 척수신경은 척수로에 감각정보를 운반하여 시상을 거쳐 마지막으로 일차 몸감각피질(SS1)로 간다. 또한 무의식적 감각정보는 말초신경계의 척수신경에서 척수로 운반되고 아래소뇌다리를 통해 소뇌로 투사되고 소뇌는 감각정보를 위소뇌다리를 통해 시상으로 보내기도 한다. 일차 감각 외에 감각정보(예: 만성통증)는 그물체, 수도관주위회색질의 뇌줄기로 투사되기도 한다(그림 10-23).
- **운동 날신경 경로** Motor efferent pathway 운동정보는 피질(일차운동영역-M1)에서 시상까지 보내지고 뇌줄기, 척수, 발초신경계의 근육으로 보내진다. 또는 시상에서 소뇌로도 투사된다.
- **렌즈핵고리 경로** Ansa lenticularis pathway 렌즈핵고리 경로는 바닥핵에서 시상의 등가쪽까지 운동정보를 운반한 뒤 일차운동영역(M1)에 보내진다. 바닥핵과 피질이 서로 연결되도록 한다.
- **위둔덕경로** Superior colliculi pathway 중(간)뇌의 위둔덕은 시각경로의 시상 가쪽무릎핵에서 감각정보를 받고 안쪽세로다발을 통해 시상으로 보내 시각정보에 반응하여 눈과 머리의 위치를 조절하도록 한다.

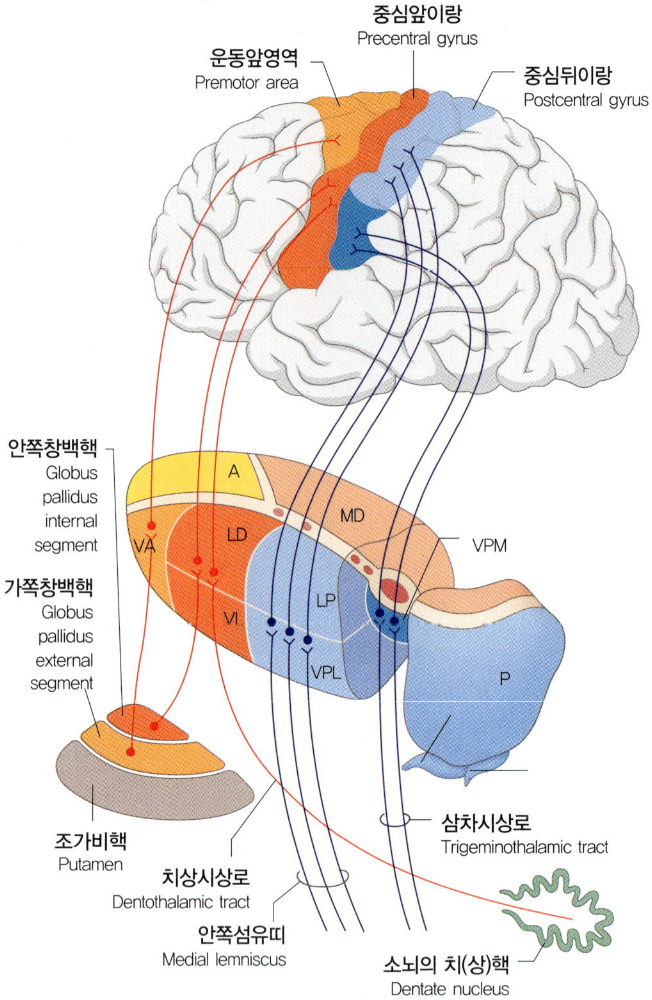

그림 10.23 시상의 감각 들신경경로

- **아래둔덕 경로** Inferior colliculi pathway 중(간)뇌의 아래둔은 시상 안쪽무릎핵과 청각피질에서 청각정보를 받아 청각정보처리를 위해 시상과 청각피질로 다시 보낸다. 이 경로는 원시 청각경로로서 무의식적 또는 피질아래 수준의 청각을 담당한다.
- **시상의 안쪽등쪽핵 경로** Thalamic mediodorsal nucleus pathway 시상의 안쪽등쪽핵은 관자피질, 흑(색)질, 편도체에서 감각정보를 받거나 투사하는데 이 안쪽등쪽핵이 손상을 입으면 기억이 손상된다.

관련질환

시상통증증후군(thalamic pain syndrome)

시상은 모든 감각의 중계핵이기 때문에 시상 손상은 오름감각로의 손상을 일으켜 반대쪽 감각상실이 나타난다. 특히 뒤기둥신경로(posterior column pathway)를 통해 전달되는 고유감각의 손상이 심하게 나타난다. 시상은 다른 뇌구조에 비해서 여러 혈관(뒤대뇌동맥, 뒤교통동맥, 뇌하수체동맥)으로부터 지배를 받기 때문에 저산소증이나 허혈(ischemia)에 취약하다. 그래서 시상 손상 시 드물게 외부자극의 유무와 상관없이 심한통증을 호소하는 증후군이 발생할 수 있다.

10.6 사이뇌의 구조와 생리학적 기능

학습목표 시상하부의 기능을 알 수 있다

시상하부는 항상성조절을 한다.

시상하부(hypothalamus)는 여러 개의 핵이 있고 인간의 종족과 생존에 필수적이며, 내부 장기의 활동을 조절한다. 뇌하수체에서 분비되는 호르몬과 시상하부가 상호조절하며 피질, 둘레계, 뇌줄기 척수와 연결되어 서로 상호작용한다. 뇌하수체샘은 성장조절, 재생산 활동과 대사과정을 조절하는 호르몬을 분비하는 내분비샘(endocrine gland)으로 시상하부 아래에 위치한 한 개의 구조물이다. 9개의 호르몬 분비와 합성은 시상하부로부터 유리된 신경펩타이드(neuropeptide)에 의해 조절된다(그림 10-24).

- 자율신경계통 조절(control of the ANS)
- 감정반응 조절(control of emotional responses)
- 체온 조절(regulation of body temperature)
- 배고픔과 갈증 조절(regulation of hunger and thirst sensations)
- 행동 조절(control of behavior)
- 수면주기 조절(regulation of sleep-wake cycles)
- 내분비계통 조절(control of the endocrine system)
- 기억 형성(formation of memory)

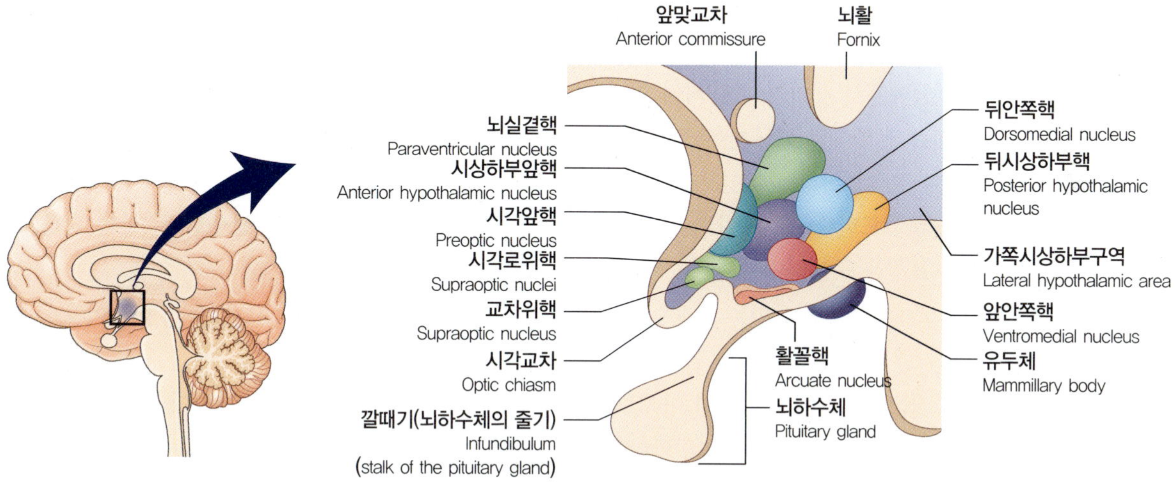

그림 10.24 **시상하부의 주요 핵.** 시상하부의 회색질에는 여러 개의 뇌핵이 있으며 내부장기 활동을 조절한다.

시상하부는 뇌하수체 전엽 및 후엽과 관련된 9개의 호르몬을 조절하고 시신경교차위핵(suprachiasmatic nucleus)과 연결되어 하루주기 리듬을 조절하고 교감 및 부교감신경과 연결되어 몸과 내분비 반응을 조절한다.

뇌하수체 조절

뇌하수체는 시상하부 바로 아래에 위치하며 뇌하수체후엽은 사이뇌에서 유래되고 뇌하수체 줄기에 의해 연결되어 있다. 시상하부의 시각로위핵(supraoptic nucleus)은 옥시토신과 항이뇨호르몬(바소프레신, ADH)를 분비한다. 또한 시상하부의 신경세포는 혈액을 통해 뇌하수체전엽에서 방출 및 억제호르몬의 분비를 조절한다.

하루주기 리듬 조절

시상하부의 앞쪽 안에 위치한 시신경교차위핵은 생체 하루주기리듬(일주기리듬, Circadian Rhythm)을 조절하는 핵으로 24시간 간격으로 반복되는 대사, 수면, 체온, 혈압, 호르몬 같은 반응을 잘 조절되려면 낮/밤 주기가 같이 공조되어야 한다. 체온의 하루주기리듬, 섭식, 운동, 자율신경계 및 내분비샘의 분비에 영향을 미친다. 또한 시신경교차위핵은 부신에서 코티졸이 분비되도록 하고 하루주기리듬에서 중요한 조절물질인 멜라토닌(솔방울샘에서 분비)의 분비에도 영향을 미친다.

자율신경 조절

시상하부는 우리 몸속의 자동온도 조절장치가 있고 교감신경과 부교감신경과 같이 협력하여 몸과 내분비를 조절한다. 또한 시상하부는 갈증과 항이뇨호르몬의 방출을 조절하는 삼투압수용체도 있다.

10.7 둘레계통의 구조와 생리학적 기능

학습목표 둘레계통의 기능을 알 수 있다

둘레계통은 가장 오래된 원시피질로 감정, 기억, 학습에 관여한다.

계통발생학적으로 둘레계통(limbic system)은 뇌의 중심 안에 깊숙이 위치하는 뇌의 가장 오래된 부분이다. 전두엽에 의해 조절되기 전에 정제하지 않은 감정의 근원이며 장기기억(특히, 강한 감정과 연관된 기억)을 위한 정보를 형성하고 검색하는 기관이다. 둘레계통이 감정에 주된 기능을 하는 분리되고 명확한 신경영역이라기보다는 감정, 행동, 기억재생과 검색 그리고 후각을 담당하여 뇌의 많은 영역과 깊이 연관된 시스템으로 생각된다(그림 10-25).

- **띠이랑** Cingulate gyrus 뇌들보(corpus callosum) 위에 있으며 대뇌피질과 연결되며 감각에 대한 감정적 반응을 조절하기 때문에 통증에 나쁜 기분이 생기며 감정에 대한 내부 장기 및 행동반응을 유발한다.
- **전전두엽** Prefrontal lobe 전전두엽은 전체 피질의 30%를 차지할 정도로 큰 영역이다. 고위인지기능과 사회적 상호작용에도 관여한다. 이런 기능을 수행하기 위해 뇌의 다른 영역들과 긴밀하게 연결되어 있다.
- **해마체** Hippocampal formation 해마(hippocampus), 치이랑(dentate gyrus), 해마이행부(subiculum of hippocampus)로 구성되어 있으며, 기억과 학습에 주된 역할을 한다. 스트레스는 이 해마의 능력을 감소시키는 것으로 밝혀졌는데 외상후스트레스장애(PTSD)환자들에게서 해마가 위축되어 있다고 한다. 또한 스트레스를 받는 중에는 부신피질에서 분비되는 코티솔(cortisol)이 증가하는데 해마와 편도체에 코티솔에 반응하는 수용체가 존재한다고 한다.
- **편도체** Amygdala body 편도체는 두려움과 공포 및 교감신경반응을 조절하는 핵으로 두려움과 관련된 기억형성하여 위기상황에서 판단할 수 있노록 유노한다. 또한 기억이 감정 내용을 갖고 있을 때 기억형성에 관여한다. 양쪽 편도체가 손상받았을 때 화나고 두려운 표정을 구분하지 못한다.
- **해마곁이랑** Parahippocampal gyrus 측두엽에 있는 가장 안쪽이며 가장 깊은 곳에 위치한 이랑으로 현재 상황을 어떻게 조정할 것인가를 결정하기 위해 장기기억에서 저장된 것과 현재의 것을 비교하는 기능을 한다.
- **뇌활** Fornix 뇌활 몸통은 갈고리이랑에서 시작한 아치모양의 쌍(pair) 섬유이며 유두체를 둘러싼다.
- **기타** 이밖에 그물체(retcular formation)와 시상하부도 기능적으로 둘레계통에 속한다.

둘레계통은 감정, 기억, 정서 반응 이외에도 체온조절, 삼투질농도조절, 식이, 체중조절 등 몸 내부의 환경을 담당하는 것으로 영양기능(vegetative function)과 씹기, 삼킴 등 침 분비 같은 자율신경반응, 섭식행위, 성행위, 모성행위와 같은 본능적 행동을 조절한다.

10.7 둘레계통의 구조와 생리학적 기능

학습목표 둘레계통의 기능을 알 수 있다

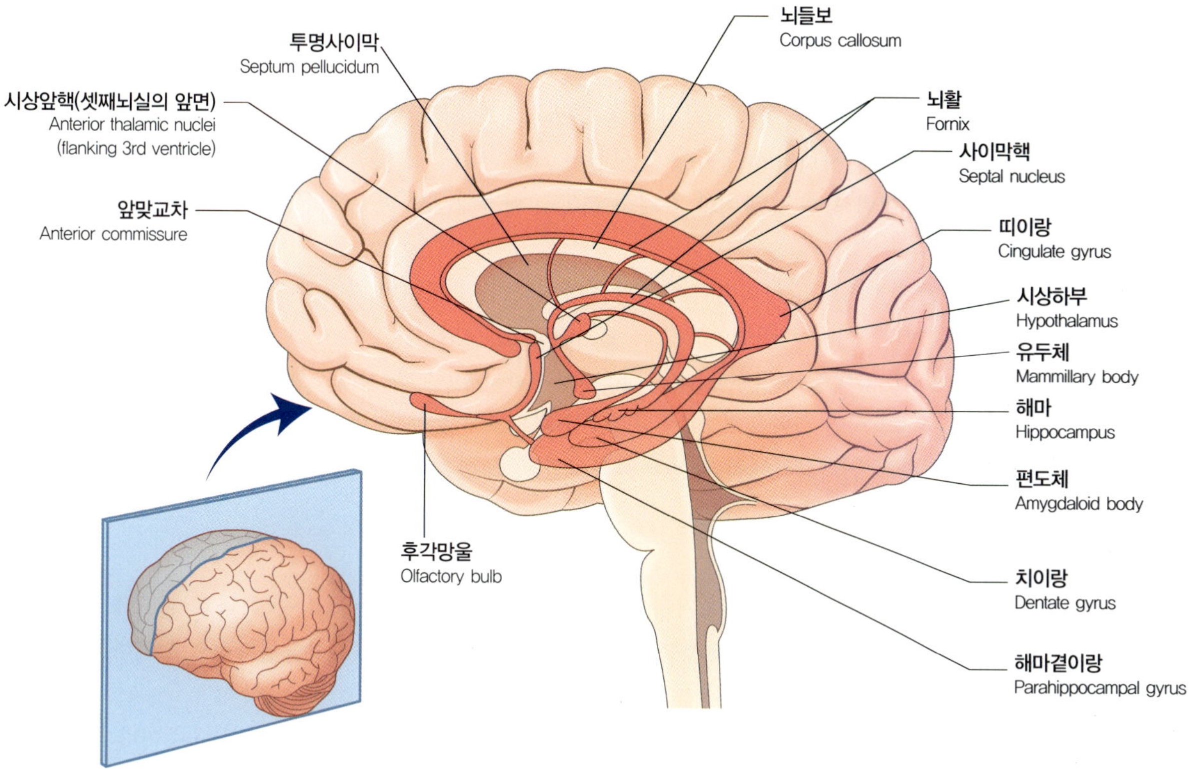

그림 10.25 둘레계통

전전두피질(prefrontal cortex, PFC)

전전두피질에는 배외측전전두피질(dorsolateral prefrontal cortex), 안와전두피질(orbitofrontal cortex), 내측전전두피질(ventromedial prefrontal cortex)이 속한다.

위 3개의 영역은 뇌의 해마, 편도체 등 다양한 뇌 영역과 연결되어 있으며 기능은 다음과 같다.

- 인지기능: 문제해결, 추론, 계획, 판단 등의 고위 인지기능
- 행동조절: 감정조절, 자기통제, 윤리적 판단, 사회적 행동을 조절하고 관리
- 사회적 상호작용: 다른 사람과의 대화 및 상호작용을 하고 사회적 규칙을 이해하고 준수
- 극단적인 행동억제: 충동적이거나 위험한 행동을 억제하고 적절한 행동을 선택하도록 조절
- 기억과 학습: 새로운 정보의 습득과 장기기억형성에 관여

둘레계통과 시상하부가 감정과 행동에 미치는 영향– 동물실험에 근거하여

-공격성: 편도체를 자극하면 공격적이 되거나 온순하게 될 수도 있다.

-공포: 공포는 편도체와 시상하부를 전기적으로 자극했을 때 일어났고 둘레계통을 제거했을 때 두려움이 없어졌다고 한다. 편도체가 손상 입은 사람은 얼굴에 나타난 공포와 분노의 표정을 알 수 없다고 한다.

-섭식: 시상하부는 섭식중추와 포만중추가 있다. 시상하부의 가쪽을 자극하면 계속 먹이를 찾는 행위를 해서 비만이 되고 시상하부의 안쪽을 자극하면 먹이를 거부하였다고 한다.

-성: 둘레계통과 시상하부는 성적 충동과 행동을 조절한다.

-보상과 처벌: 전전두피질과 시상하부의 연결은 보상과 처벌의 감정을 느끼게 한다.

심화학습 Advanced Learning

둘레계통과 연관된 질병

편도체와 자폐증 Amygdaloid body & autistic disorder

편도체(amygdaloid body)는 측두엽 앞에 위치하며 아몬드 모양의 1쌍의 핵으로 전전두피질, 꼬리핵, 시상하부, 시상, 해마, 후두엽과 전두엽으로 연결된 연합섬유, 중(간)뇌의 배쪽 뒤판영역과 상호 연결되어 있다. 공포, 화, 불안의 일차적인 감정의 중재역할을 감당하는데 특히 사회적인 공감능력(empathy)과 사회적 실마리를 해석하는 역할뿐만 아니라 감정을 유발한 그 사건을 기억해 낸다. 이런 능력을 상실한 자폐증(autism)환자에게서 편도체의 크기가 작고 가지돌기의 수가 절대적으로 감소되어 있다.

편도체 병변이나 손상환자는 감정적이고 사회적인 실마리를 해석하기 힘 드는데 타인의 공포와 어려움이 깃든 얼굴과 목소리를 인식하고 해석하지 못한다. 이에 사회불안장애(social phobia), 사회적불안(social anxiety), 자폐증(autism spectrum disorder), 중독(addiction), 강박장애(obsessive-compulsive disorder), 외상후스트레스장애(post-traumatic stress disorder, PTSD)와 연관된다. 일반적인 사람들의 뇌는 피질에서 편도로 가는 신경로 보다 편도에서 피질로 가는 신경로가 더 많기에 불안과 근심을 유발하고 위기상황에서 피질을 각성시킨다. 또한 편도체는 뇌 보상체계(brain reward system)로 활동한다.

해마와 기억손상 Hippocampus & memory lesion

해마는 해마곁이랑 안에 있으며 외상 또는 감정적 기억에 대한 장기기억의 중요한 창고 중 하나로 편도에 의해 제어되고 억압된 기억의 저장창고이다. 또한 친근한 지리와 길을 찾는 공간기억능력도 있다. 신경발생학적으로 해마는 성숙과 세포발생이 인간생애 전반에 걸쳐 이루어진다.

전두엽 손상이후 단기기억은 손상되지만 해마가 담당하는 장기기억은 보존되는 경우가 많다. 우울증이나 외상 후 스트레스장애 환자는 해마의 부피와 세포증식이 감소되기에 세포증식을 촉진하는 항우울제(antidepressant drugs)를 치료제로 사용한다. 또한 만성스트레스도 해마의 세포증식을 감소시킨다고 한다. 기억손상이 주된 증상인 알츠하이머병 환자는 해마손상이 나타나는데 지남력장애, 기억력손상, 공간기억손상을 야기한다.

중간둘레계통과 보상시스템 Mesolimbic system & compensation system

중간둘레계통은 피질, 중(간)뇌, 둘레계통과 상호 연결된 구조로 행동을 보상 또는 회피할 것인지를 의사결정하고 행동할 수 있도록 다른 뇌 영역에 전달한다. 1차 신경로는 중(간)뇌의 배쪽 뒤판영역에서 시작하여 전두엽의 깊고 아래에 위치한 기댐핵(nucleus accumbens)에 투사한다.

중간둘레계통의 도파민계(mesolimbic dopamine system)는 약물(물질)남용에 의한 행복감과 연관되어 뇌의 보상시스템에 영향을 미친다. 보상시스템은 복잡한 신경회로를 가지면서 생존적 지지를 위한 기쁨 행동인 식욕, 갈망, 내성, 성행위 등을 계속하게 한다. 만성적으로 약물(물질)을 사용하면 중간둘레계통의 구조와 기능변화를 일으킨다.

- 내성: 약물(물질)을 만성적으로 사용할 때는 더 이상 같은 행복감이 나타나지 않는다.
- 갈망: 중독된 뇌는 약물(물질)사용을 단계적으로 증가시켜 더 많은 약물(물질)을 요구한다.
- 민감화: 금단기간 동안 뇌는 약물(물질)부족에 적응하기 위해 물질에 대한 높은 민감화(sensitization)가 시작되어 재발을 야기하게 되어 중단하지 못하고 실패를 거듭하면서 재발이 반복된다.

10.8 그물체의 구조와 생리학적 기능

학습목표 그물체의 기능을 알 수 있다

그물체는 뇌를 전체적으로 각성시킨다.

그물체(reticular formation)는 뇌줄기에 두루 퍼져있고 정보들이 피질 도착 전에 구별하는 역할을 한다. 인지하지 못했거나 덜 중요하다고 느끼는 정보는 감소시키지만, 생존기능에 위험한 정보는 증폭하여 전달한다. 그물체활성계와 그물체억제계가 있다(그림 10-26).

- **그물체활성계** Reticular activating system, RAS 그물체활성계는 두 개의 영역으로 나눈다. 한 영역은 시상으로 돌출하는 뇌줄기 내 아세틸콜린을 방출하는 신경세포를 포함하고 이 신경세포는 시상부터 대뇌피질로 감각정보를 증가시킨다. 다른 영역은 시상하부와 바닥앞뇌(basal forebrain)에 위치한 영역으로 모노아민(도파민, 노르에피네프린, 히스타민, 세로토닌)을 방출하는 대뇌피질 내 여러 부위와 연결되어 있다. 뇌 활동의 전반적 수준을 설정하며 각성하고 깨어 있을 수 있도록 하는 영역으로 중요한 감각자극에 주의를 기울일 수 있도록 피질을 각성시킨다.
- **그물체억제계** Reticular inhibiting system, RIS 그물체억제계는 꼬리쪽 중(간)뇌(caudal midbrain)에서부터 꼬리쪽 숨뇌(caudal medulla)까지 퍼져있으며, 수면, 실신, 혼수와 같은 무의식의 상태(unconsciousness)와 관련된 뇌줄기의 중요영역이다. 정보를 잘 선별하여 중요하지 않은 것은 습관화 혹은 감소시키고 피질이 생존에 관한 위험한 상황과 목표지향적 행동에 집중할 수 있도록 한다. 시상하부의 배가쪽 시각로 앞핵에 위치한 신경세포와 연결되어 억제성 신경전달물질(GABA)를 방출하는데 수면의 깊이에 따라 증가하고 수면과 안정화를 시킨다.
- **그물체에 존재하는 핵과 신경전달물질.** 그물핵은 중추신경계통 전역에 걸쳐 신경활동을 조절한다. 각 핵에서는 다른 신경전달물질을 분비하는데 대표적인 그물핵에는 앞쪽 뒤판영역, 다리뇌핵, 솔기핵, 청색반점과 안쪽그물영역이 있다.

  앞쪽 뒤판영역에는 도파민(dopamine)이 존재하고 다리뇌핵에는 아세틸콜린(acetylcholine), 솔기핵(raphe nucleus)에는 세로토닌(serotonin), 청색반점과 안쪽그물영역에는 노르에피네프린(norepinephrine)이 존재한다.

  배가쪽 시각로 앞핵의 억제신경세포와 모노아민 신경전달물질을 방출하는 활성신경세포들은 서로 상호 억제함으로써 자고 깨는 것을 통제하는 스위치 역할을 한다.

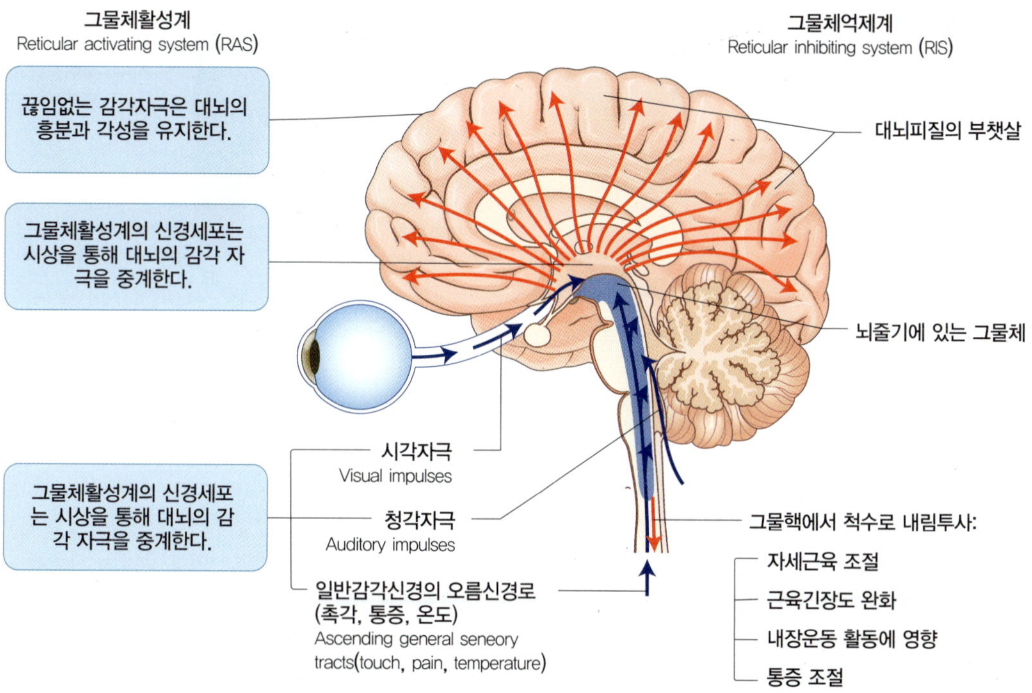

그림 10.26 **그물체활성계와 그물체억제계의 기능.** 감각신경로가 그물체활성계와 연접한 뒤 시상을 통해 대뇌에 전달한다. 계속되는 감각자극으로 인해 대뇌에서는 흥분과 각성을 유지하게 된다. 또한 그물체억제계는 그물핵에서 척수로 내림투사를 통해 자세, 긴장도 및 통증을 조절한다.

10.9 뇌줄기의 구조와 생리학적 기능

학습목표 뇌줄기의 기능을 알 수 있다

뇌줄기는 통로역할을 한다.

뇌줄기(brainstem)는 중(간)뇌(midbrain), 다리뇌(pons), 숨뇌(medullar oblongata)로 이루어진 줄기 모양으로 뇌와 척수를 오가는 모든 신경로가 거쳐 가는 통로 역할을 한다(그림 10-27). 즉 고위중추와 말초의 정보 자극을 전도하는 들신경과 날신경의 통로로서 중계역할을 한다. 또한 청각반사와 시각반사를 통합하는데 중(간)뇌의 위둔덕과 아래둔덕에 의해 무의식적인 시각과 청각을 통합한다. 또한 12쌍의 뇌신경 중에서 10쌍이 뇌줄기에서 시작하여 얼굴과 머리부위의 신경을 지배한다. 뇌줄기는 척수반사, 머리와 목 반사, 근육의 긴장성 유지, 몸의 균형과 자세반사조절, 평형과 균형반사 및 척수반사를 조절하며 생존에 필수적인 엄격하게 조정된 자율적인 행동들을 유발한다. 또한 자율신경계통과 관련된 심장과 호흡중추, 혈관운동, 땀 분비, 구토, 삼킴중추와 연결된 생명중추의 조절기능에 관여한다.

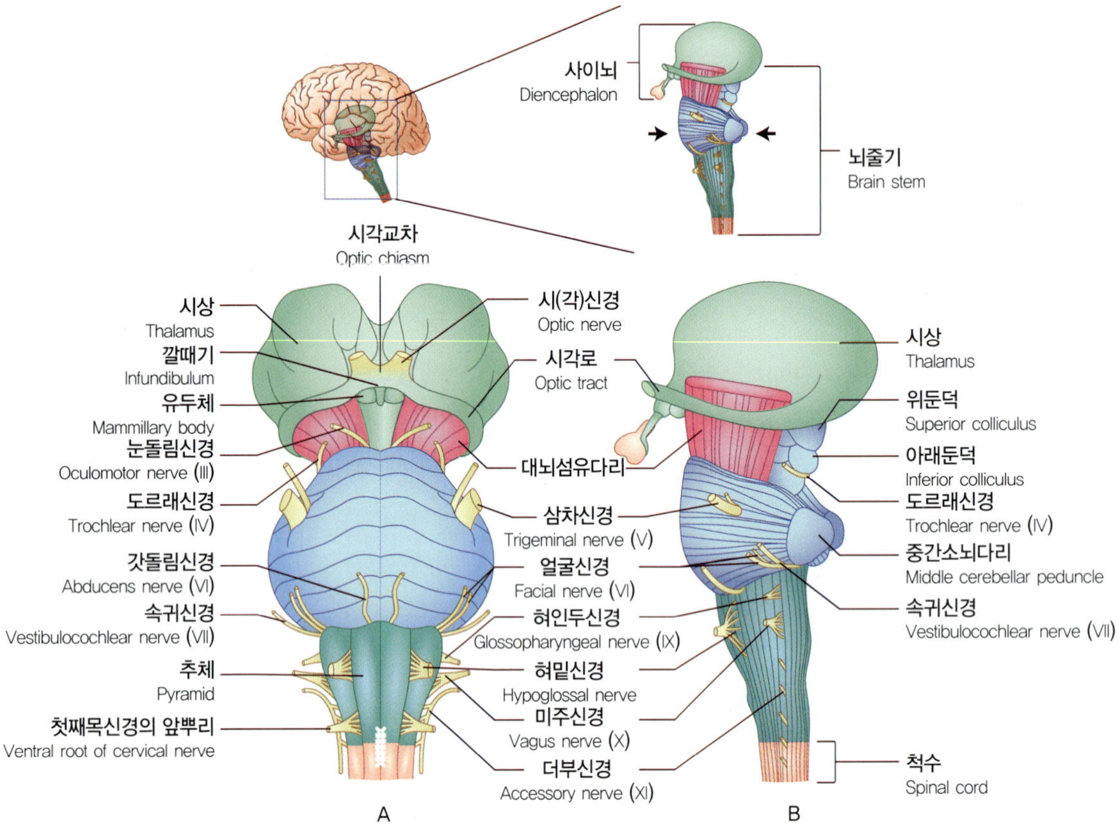

그림 10.27 **뇌줄기.** A: 앞면, B: 옆면. 다리뇌는 중(간)뇌, 숨뇌 사이에 있고 소뇌의 앞에 있어 연결시키는 구조물이다. 숨뇌는 척수와 뇌를 연결시키는 구조물이다.

이해상자

뇌줄기의 오름 그물체활성계는 의식에 어떤 영향을 주는가?

의식(consciousness)은 자신과 주위 환경을 인식하는 것으로 각성, 수면, 주의집중을 조절한다. 의식계통에는 그물체와 오름그물체활성계통(ascending reticular activating system, ARAS)과 관련된다. ARAS의 축삭은 의식과 관련된 대뇌영역(시상하부의 앞쪽인 앞뇌, 시상, 대뇌피질)에 투사된다. 정상적인 수면-각성 주기와 깨어있는 동안 집중하려면 모든 뇌줄기와 대뇌 영역들이 기능적이어야 한다. 그물체의 세포들은 시상의 정중핵과 섬유판속핵을 통해 대뇌피질로 투사되며, 이 오름그물체활성계가 활동하면 대뇌피질 전체가 긴장하며 각성된다. 만성통증도 통증신호가 시상의 정중핵과 섬유판속핵을 통해 대뇌피질의 감정적인 영역인 둘레계통에 투사되기 때문에 각성되고 예민하며 자신의 통증에 집중하며 불쾌한 감정까지 부과된다.

10.9 뇌줄기의 구조와 생리학적 기능

학습목표 뇌줄기의 각 부분의 기능을 알 수 있다

중(간)뇌는 무의식적인 시각과 청각의 통합기능을 한다.

중(간)뇌(midbrain)는 사이뇌와 다리뇌 사이에 있고 앞에는 대뇌다리, 가운데 공간에는 뇌수도관, 뒤쪽에는 덮개가 있다.

- **대뇌다리.** 대뇌에서 척수로 향하는 운동섬유가 있는 중(간)뇌의 앞쪽 구조물이다.
- **흑(색)질.** 대뇌다리 뒤쪽에 위치하는 검은색 핵의 띠 모양인 흑(색)질이 있고 멜라닌 색소를 함유하고 있으며 기능적인 바닥핵으로 자발운동 조절기능을 한다.
- **적핵.** 흑(색)질 뒤에 있는 붉은색의 핵으로 팔다리의 굽힘작용을 한다.
- **수도관주위회색질.** 뇌수도관주위를 감싸고 있는 회색질로 교감신경과 작용하여 통증억제기능(솔기척수로를 활성화시킴)과 내부 장기의 통증반응(구토)에 관여한다.
- **위둔덕.** 중(간)뇌의 뒤를 덮고 있는 덮개의 위쪽에 있는 한 쌍의 핵으로 물체를 바라볼 때 움직이는 물체를 따라가는 무의식적 눈 운동을 담당한다.
- **아래둔덕.** 중(간)뇌의 뒤를 덮고 있는 덮개의 아래쪽에 있는 한 쌍의 핵으로 소리에 반응하여 소리가 나는 곳으로 머리와 눈을 향하게 하는 청각반사를 담당한다.
- **위소뇌다리.** 중(간)뇌와 소뇌를 연결시키며 뒤쪽에 위치한다.
- **뇌신경핵.** 눈돌림신경핵(III), 도르래신경핵(IV)이 중(간)뇌에 있다.

다리뇌는 자발운동에 관여한다.

다리뇌(pons)는 중(간)뇌와 숨뇌 사이에 있고 그 뒤쪽에는 소뇌가 있어서 다리처럼 연결시킨다는 의미로 다리뇌라고 한다(그림 10-21).

- **다리뇌 앞쪽.** 대뇌피질로부터 추체까지 이어지는 운동섬유이다.
- **다리뇌핵.** 대뇌피질과 소뇌를 연결하고 대뇌피질에서 추체까지 이어지는 일부 운동섬유를 연결하여 자발운동(voluntary movement)을 조절한다.
- **그물체핵.** 자율신경과 통증정보(척수그물로) 및 선행적 움직임정보(그물척수로) 기능을 한다.
- **뇌신경핵.** 삼차신경핵(Ⅴ), 갓돌림신경핵(VI), 얼굴신경핵(VII)이 다리뇌에 있다.
- **중간소뇌다리.** 다리뇌핵과 소뇌를 연결시킨다.
- **청색반점.** 멜라닌색소를 갖는 신경세포가 모여서 청반핵을 형성하여 뇌의 광범위한 영역과 상호작용한다.

숨뇌는 척수와 뇌를 연결시키는 핵심구조물이다.

숨뇌(medulla oblongata)는 뇌줄기의 꼬리쪽에 위치하며 척수와 연결된다. 척수와 대뇌를 연결하는 모든 신경로의 통로가 된다.

- **추체.** 숨뇌의 앞에 있는 양쪽세로능선으로 대뇌의 의식적인 운동정보가 추체를 거쳐 척수로 내려가는데 추체교차점에서 약 80~90% 정도 교차한다.
- **올리브.** 추체 가쪽에 위치하며 소뇌로 전달하는 감각정보를 전달하는 기능을 한다.
- **널판핵.** 다리의 피부와 고유감각기에서 시작된 오름감각섬유(의식적 고유감각, 식별촉각 등)의 중계핵으로 교차하여 일차감각피질 안쪽에 도착한다. 숨뇌의 뒤안쪽에 위치한다.
- **쐐기핵.** 팔의 피부와 고유감각기에서 시작된 오름감각섬유(의식적 고유감각, 식별촉각 등)의 중계핵으로 교차하여 일차감각피질 가쪽에 도착한다. 숨뇌의 뒤가쪽에 위치한다.
- **뇌신경핵.** 속귀신경핵(VIII), 혀인두신경핵(Ⅸ), 미주신경핵(Ⅹ), 혀밑신경핵(XII)이 숨뇌에 있다.
- **그물체핵.** 심장중추, 혈관운동중추, 숨뇌 호흡중추로서 내장 활동을 한다.
- **솔기핵.** 숨뇌의 중앙부의 신경핵 무리로 세로토닌을 분비하여 통증억제조절을 한다.
- **아래소뇌다리.** 숨뇌와 소뇌를 연결한다.

10.10 소뇌의 구조와 생리학적 기능

학습목표 소뇌의 3가지 기능을 알 수 있다

소뇌는 '3'을 좋아한다.

소뇌(cerebellem)는 구조적으로 회색질, 안쪽 백질과 깊은 회색질인 세 부분으로 구분되며 소뇌반구는 앞엽, 뒤엽과 타래결절엽(flocculonodular lobe)으로 세 엽으로 구성되며 앞엽과 뒤엽은 몸통과 팔다리의 움직임을 조정하고, 타래결절엽은 머리와 눈의 움직임 및 자세조정에 관여한다. 기능학적으로 새소뇌, 옛소뇌와 원시소뇌의 세 부분으로 나누어진다. 원시소뇌는 안뜰계통과 연결되고 옛소뇌는 척수와 연결되며, 새소뇌는 대뇌와 연결된다. 또한 중앙의 소뇌벌레와 양쪽의 소뇌반구로 구성되며, 뇌줄기로 연결되는 위, 중간, 아래소뇌다리가 있는데(그림 10-28) 이 소뇌다리는 소뇌와 뇌줄기가 같이 있는 구조물이 바깥쪽 피질인 회색질, 소뇌나무인 백질과 백질 깊은 곳에 위치한 소뇌 깊은핵인 회색질로 구분한다. 깊은 소뇌핵은 피질의 정보를 다른 뇌 부분으로 중계한다.

움직임을 부드럽고, 조화롭게, 자세를 유지하는 소뇌

소뇌는 뇌의 다른 부분들에 의해 조절된 움직임을 부드럽게 조정하고, 협응하여 자세와 평형을 유지하도록 한다.

- 소뇌는 대뇌에서 몸을 움직이려는 계획이 세워질 때부터 대뇌에서 정보를 받는다. 대뇌의 운동피질(motor cortex)은 자발운동을 시작하게 하고 그 정보는 대뇌피질을 거쳐 다리뇌의 다리뇌핵을 지나 소뇌의 앞엽 및 뒤엽의 가쪽 부분에 정보가 도달한다.
- 소뇌는 계획된 움직임과 현재 몸의 위치 및 운동과 비교한다. 평형 및 머리 위치 정보가 숨뇌에 있는 안뜰핵에서부터 타래결절엽으로 전달된다. 팔다리, 목과 몸통의 현재 근육 상태는 고유감각기를 통해 척수를 거쳐 소뇌벌레와 앞엽 및 뒤엽의 안쪽 부분에 정보가 도달된다.
- 소뇌는 계획된 운동과 현재 몸의 위치 사이의 차이점에 대해 어떻게 하면 조율이 가능한지에 대한 정보를 대뇌피질로 보낸다. 소뇌로부터의 되먹임을 받아 대뇌의 운동피질은 척수로 전달된 운동명령을 계속해서 재조정하여 운동들을 미세하게 조절함으로써 운동들이 잘 조화를 이루도록 한다.

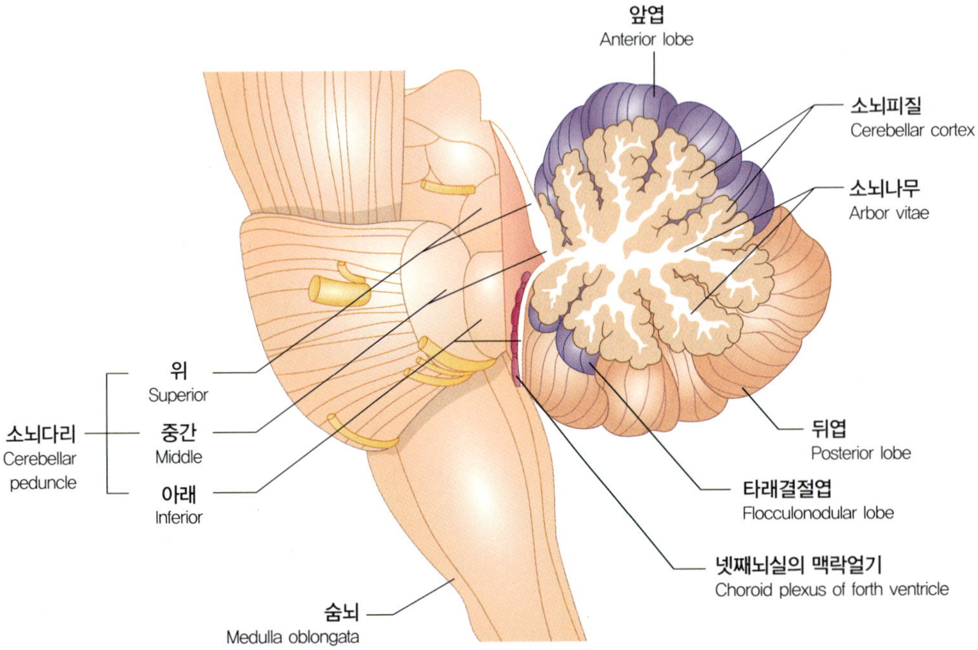

그림 10.28 **소뇌의 옆면.** 소뇌는 소뇌다리를 통해 뇌줄기와 연결되고 앞엽, 뒤엽과 타래결절엽으로 구성된다.

10.11 척수의 구조와 생리학적 기능

학습목표 척수의 기능을 알 수 있다

척수는 감각 및 운동, 신호전달, 반사작용을 한다.

척수(spinal cord)는 척수신경(spinal nerve)을 통해 머리 아래쪽 몸의 감각과 운동을 지배하고 백질 속에 있는 오름신경로와 내림신경로를 통해 척수는 뇌와 몸 사이의 신호를 전달한다. 또한 회색질에서의 감각신경과 운동신경이 통합되어 척수는 반사 작용을 한다.

각각의 척수분절에서 척수신경이 시작

척수는 발생 3개월에 꼬리뼈까지 성장하지만 그 이후에는 척추뼈만 자라고 척수성장은 멈추기 때문에 척수는 척주관 끝까지 가지 못한다. 출생 시 척수 끝은 L3이고 성인이 되면 L1~L2에 해당한다.

31쌍의 척수신경은 앞뿌리(anterior root)와 뒤뿌리(posterior root)가 척수에 연결되며 목분절 8쌍(목뼈 7개), 가슴분절 12쌍(가슴뼈 12개), 허리분절 5쌍(허리뼈 5개), 엉치분절 5쌍(엉치뼈 1개)와 꼬리분절 1쌍(꼬리뼈 1개)으로 구성되는데, 목분절은 첫 번째 목뼈 위에 한 쌍의 신경이 더 있다. 목팽대와 허리팽대 및 말총(cauda equina)이 있다.

척수분절(spinal segmental)은 척수신경의 축삭이 시작되는 척수부위를 의미한다. L1 분절은 척수의 허리분절의 첫 번째 부위에서 시작된 신경을 의미한다(그림 10-29, 30).

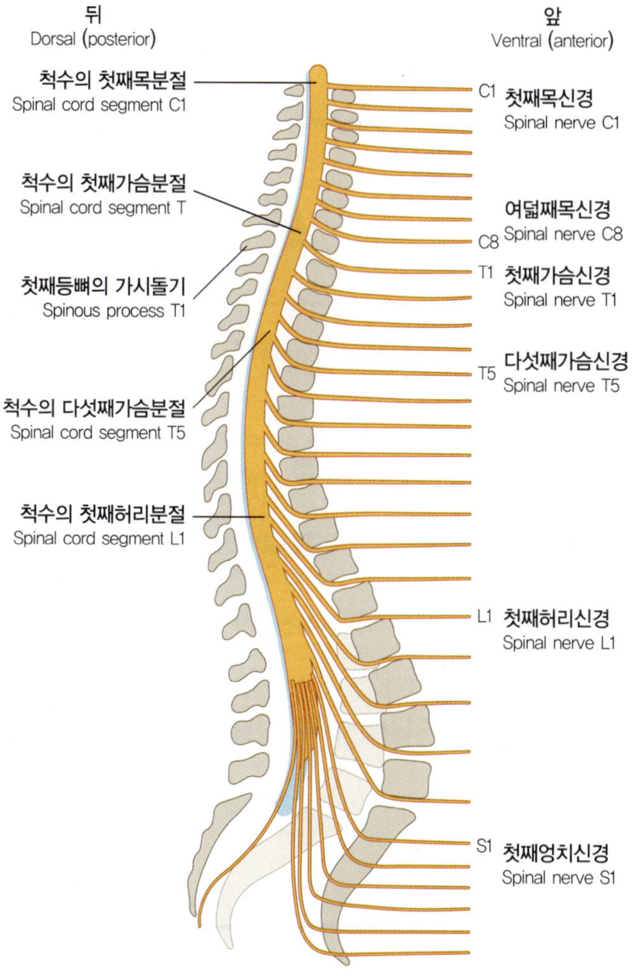

그림 10.29 **척수뼈와 척수신경의 옆면.** 각각의 척수분절에서 척수신경이 시작된다.

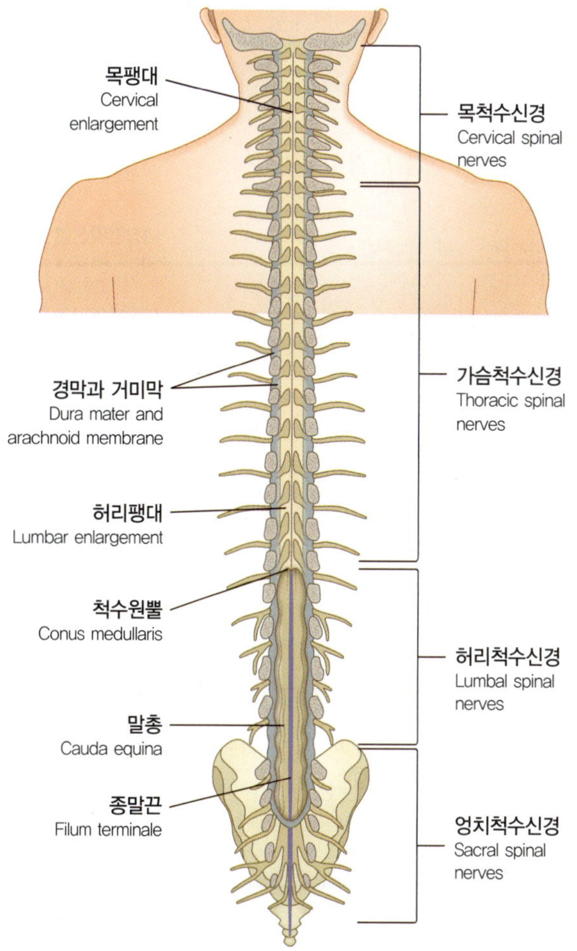

그림 10.30 **척수신경과 척추뼈의 뒷면.** 척수신경의 목팽대와 허리팽대가 있다.

10.1 척수의 구조와 생리학적 기능

학습목표 척수의 기능을 알 수 있다

척수의 백질은 척수의 백질과 회색질은 세 부분으로 구별된다.

척수의 백질(white matter)은 앞쪽, 뒤쪽 및 가쪽섬유단(funiculus)을 구성하며 척수의 피질에 위치한다. 척수와 뇌줄기, 소뇌 및 대뇌를 연결시키는 축삭들로 구성되며 정보를 전달하는 방향(오름, 내림)으로 구분한다.

척수의 백질

- **앞쪽 다발** Anterior fasciculus
  주로 척수의 내림신경섬유가 존재하며 내림신경섬유는 대뇌와 뇌줄기에서 시작된 운동정보를 척수로 전달하여 뼈대근, 내장근 및 샘을 자극한다.
- **뒤쪽 다발** Posterior fasciculus
  주로 척수의 오름신경섬유가 존재하며 오름신경섬유는 뒤기둥(널판다발, 쐐기다발)같은 구조물이 있으며 몸의 감각정보를 뇌에 전달한다.
- **가쪽 다발** Lateral fasciculus
  주로 내림과 오름섬유가 혼재하고 있으며 또한 교차섬유(한쪽 척수의 정보를 다른 쪽 척수로 전달하는 교차섬유)도 존재한다.

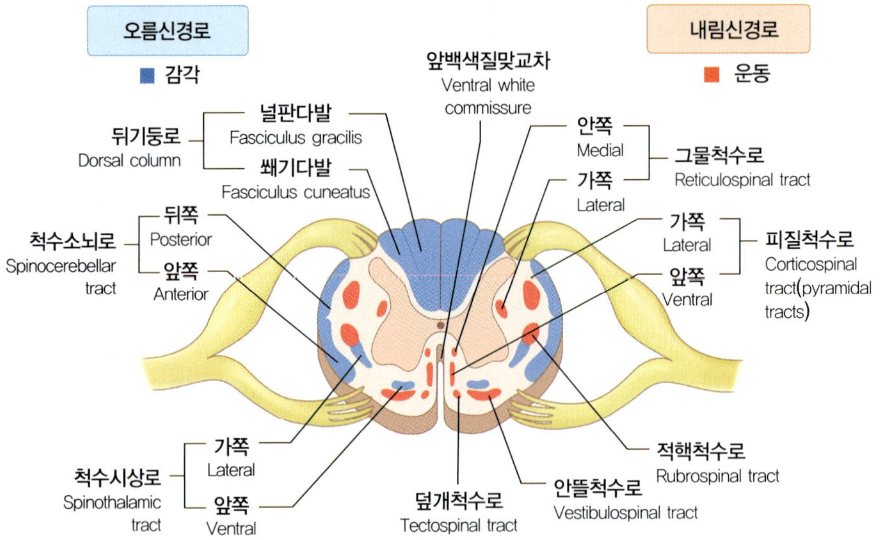

그림 10.31 **척수의 백질.** 백질에는 운동섬유와 감각섬유가 존재한다.

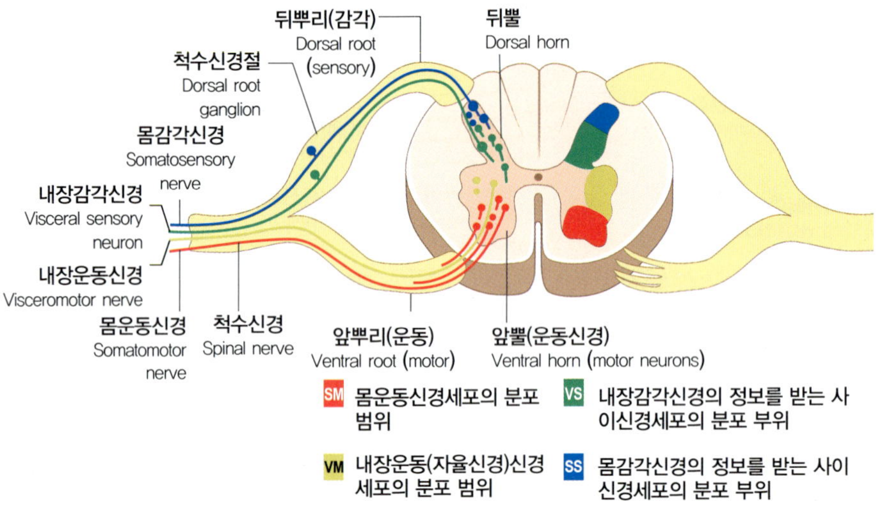

그림 10.32 **척수의 회색질.** 회색질의 뒤쪽은 감각, 앞쪽은 운동섬유가 연접한다.

척수의 회색질

척수의 회색질(gray matter)은 세포체(cell body), 교차섬유(축삭-백질)가 있으며 척수의 백질 안에 있는 'H'모양이며 H자의 가로 부위를 회색질 맞교차라고 한다(그림 10-31). H 의 앞부분은 앞뿔, 뒤쪽은 뒤뿔이라고 명명하고 가슴과 위허리척수의 가쪽에 있는 것은 가쪽뿔이라고 한다(그림 10-32). 또한 몸 감각 및 운동, 내장 감각 및 운동으로 구분한다.

- **앞뿔** Anterior horn 운동신경세포가 존재하며 지배하는 뼈대근육의 양에 따라 목과 허리척수의 앞뿔이 커서 목팽대, 허리팽대라고 하며 앞뿌리를 통해 축삭을 보내어 근육과 샘을 지배한다.
- **가쪽뿔** Lateral horn 가슴척수(T1)에서 위 허리척수(L2)분절의 가쪽에 작은 회색질이 덧붙여 있는데 교감신경세포체가 존재하며 앞뿌리를 통해 축삭을 보내어 근육과 샘을 지배한다.
- **뒤뿔** Posterior horn 통증, 온도와 거친 촉각의 일차감각신경세포가 뒤뿌리신경절(dorsal root ganglion, DRG)과 뒤뿌리를 통해 뒤뿔(dorsal horn)로 들어온다.

10.12 뇌파의 기능

학습목표 뇌파에 대해 알 수 있다

주파수와 진폭에 따라 4가지 뇌파로 분류하며 대뇌기능을 평가하는 주요 수단이다.

뇌는 심장처럼 조직적이고 주기적인 활동전위를 만들어내는데 이를 뇌파 혹은 뇌전도(electroencephalogram, EEG)라고 한다. 이 뇌파는 주파수와 진폭에 따라 알파파(α wave), 베타파(β wave), 세타파(θ wave), 델타파(δ wave)로 나눈다(표 10-8).

뇌파는 의식상태의 변화, 정신활동 및 자극, 뇌 질환이나 병리적 요인에 따라 변하며 뇌의 기능적 변화를 나타내므로 대뇌의 기능을 평가하는 주요 수단으로 이용되고 있다. 뇌파는 연령 등 개인별로 다르고, 각성 시와 수면 시에도 차이를 보인다. 일반적으로 정상적인 상태에서는 알파파가 우세파로 나타나며 흥분 시에는 베타파가 우세하다. 또한 휴식이나 이완상태에서는 알파파 외에 델타파나 세타파와 같은 서파(slow wave)가 나타나는 경향이 있다. 이렇게 구분된 4가지 파형은 진단 및 진단보조로 역할을 하는데 대표적으로 뇌사(brain death), 뇌종양(brain tumor), 뇌전증(epilepsy) 등에 사용된다.

• 후두엽에서 주로 나타나며 8~12Hz를 가진 알파파

알파파(α wave)는 후두엽에서 쉽게 나타나고 주파수는 8~12Hz이며 진폭은 50mV이다. 이 파는 깨어있지만 눈을 감고 쉬고 있을 때, 즉 명상, 안정, 휴식 시에 뇌가 각성하지 않은 상태에서 나타난다. 눈을 뜨면 베타파로 변경된다. 규칙적인 알파파는 동기성 뇌파라 하고 점점 불규칙적으로 되어 신경세포의 활성화가 나타나는 것을 비동기성 뇌파라고 한다.

• 대뇌피질에서 주로 나타나며 14~30Hz를 가진 베타파

베타파(β wave)는 대뇌피질 모든 부위에서 나타나며 주파수 14~30Hz, 진폭은 5~10mV이다. 이 파는 깨어 있는 상태로 정신적인 활동이나 긴장상태에서 나타난다. 알파파에 감각자극이 일어나 각성되면 나타나는 파이다.

• 두정엽과 측두엽에서 나타나며 4~7Hz를 가진 세타파

세타파(θ wave)는 두정엽과 측두엽에서 주로 관찰되며 4~7Hz, 진폭은 불규칙하다. 유아에게서 볼 수 있으며 성인에게서는 잘 나타나지 않지만 어른의 경우는 수면 1단계에서 나타나거나 감정적인 스트레스(즉, 불쾌, 화 등) 상황에서 증가하는 것으로 나타난다.

• 대뇌의 전 영역에서 나타나며 0.5~3Hz를 가진 델타파

델타파(δ wave)는 수면파라고도 알려져 있으며 수면 3~4단계에 나타나며 대뇌의 전 영역에서 보인다. 주파수는 0.5~3Hz이고 진폭은 20~2,000mV이다. 가벼운 수면 시는 낮은 빈도의 델타파가 나타나며 깊은 수면단계에서는 델타파가 많이 나타난다. 성인이 수면 이외의 상태에서 델타파가 보인다는 것은 병적인 상태를 의미한다. 예를 들면, 종양, 중독, 정신혼란, 뇌전증 등을 나타낸다.

용어설명

- 동기화(synchronization): 수면 시의 진폭이 크고 주파수가 느린 뇌파를 동기화라고 한다.
- 비동기화(desynchronization): 깨어있을 때의 뇌파는 저 진폭의 속파가 나타나는데 이를 비동기화 또는 알파차단(alpha blocking)이라고 한다.

10.12 뇌파의 기능

학습목표 뇌파에 대해 알 수 있다

표 10.8 뇌파별로 감지위치, 주파수, 진폭, 관찰되는 시점, 수면과의 연관성

파형	감지위치	주파수	진폭	관찰되는 시점	수면과의 연관성
알파	후두엽	8~13Hz	50mV	눈을 감고 쉬고 있는 상태	수면과 상관없음
베타파	대뇌피질 전 영역	14~30Hz	5~10mV	깨어 있는 상태	수면과 상관없음
세타파	두정엽과 측두엽	4~7Hz	–	불규칙 감정적인 스트레스 상태	1단계 수면
델타파	대뇌의 전 영역	0.5~3Hz	20~2,000mV	수면 중	3~4단계 수면

이해상자

뇌파는 어떻게 측정하는가?

대뇌의 머리뼈 밑에 있는 각각 뇌막 사이사이에는 얇은 틈이 있는데 특히 거미막과 연막 사이에 있는 거미막밑공간에는 뇌척수액이 지나가는 매우 중요한 공간이 있다. 그 틈 때문에 뇌의 한 부위에서 뇌파가 방출되어도 틈을 통해 사방으로 퍼져나가기 때문에 뇌 전역에서 뇌 신호가 관찰될 수 있는 것이다.

뇌파를 측정하는 방법에서 사용되는 수학적 요소가 있는데, 한 전극쌍(채널이라 부르며, 채널은 보통 2의 배수로 증가한다)에서 측정한 값으로만 뇌파를 결정하는 것이 아니라 뇌에서 발생하는 전기적 신호를 둘 이상의 채널에서 동시에 지속적으로 측정하여, 각 채널에서 측정되는 신호 값들의 평균을 분석해서 뇌파를 결정한다(그림 10-33).

따라서 오늘날의 뇌파를 이용한 뇌과학 분석은 결국 통계 및 확률적 방법을 사용하여 연구자가 얻고자 하는 신호 그 자체를 완벽하게 얻어낼 수는 없지만 원래 신호에 거의 근접한 결과물을 낼 수는 있으며, 그 결과물을 원래 신호와 거의 같다고 간주하고 분석하는 방법을 택한다.

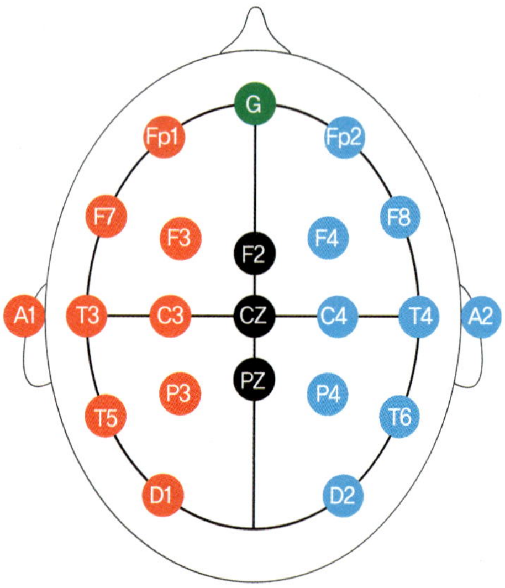

사용방법;
F–Frontal lobe 전두엽
T–Temporal lobe 측두엽
C–Central lobe 중심엽
P–Parietal lobe 두정엽
O–Occipital lobe 후두엽

'Z'는 중앙선에 놓인 전극 배치를 나타낸다.
'Z'refers to an electrode placed on the mid–line.

그림 10.33 뇌파의 측정 위치

10.13 뇌파와 수면

학습목표 수면에 대해 알 수 있다

수면은 중추신경계가 각성되어 있는 상태이다.

수면은 무의식상태로 알려져 있지만 중추신경계는 각성되어 있는 상태이다. 또한 수면은 뇌파의 형태에 따라 서파수면과 급속안구운동수면(REM)으로 나누어진다(그림 10-34).

- **수면-각성주기는 외부환경에 생물학적 리듬을 맞춤**

  수면-각성주기(sleep-awake cycle)는 매일 되풀이되는 것으로 체온, 내분비 기능, 대사활동 등 많은 생물학적 리듬과 연관되어 있다. 수면리듬은 환경의 영향을 받으므로 동굴과 같은 폐쇄된 곳이나 시간의 속박을 받지 않는 환경에서 생활하게 되면 대부분의 사람들은 24시간보다 긴 하루주기리듬을 지닌다. 관련되는 시간자극(zeitgeber)으로는 태양광선 노출, 시계, 식사 시간, 근무시간 등이 있다.

- **신경계통이 수면과 연관**

  그물체활성계가 활성되면 뇌가 각성되고 비활성되면(그물체억제계) 뇌가 수면상태가 되는데, 이것을 시상하부가 조절한다. 시상하부에서 하이포크레인과 가바(GABA)를 분비하여 그물체활성계와 억제계를 조절한다. 스트레스에 민감한 시상하부는 우울, 불안, 분노, 불규칙한 근무환경 등으로 인해 이 조절능력을 상실하게 될 수도 있다. 불면증은 이런 신경계통의 조절능력 상실로 발생되는 경우가 많다.

- **수면과 연관된 뇌파는 델타파와 베타파**

  깊이 잠이 들었을 때 나타나는 델타파(서파)가 수면 중에 잘 나타나야 하는데 베타파가 나오게 되면 숙면을 취할 수 없고 계속 잠이 깨게 된다.

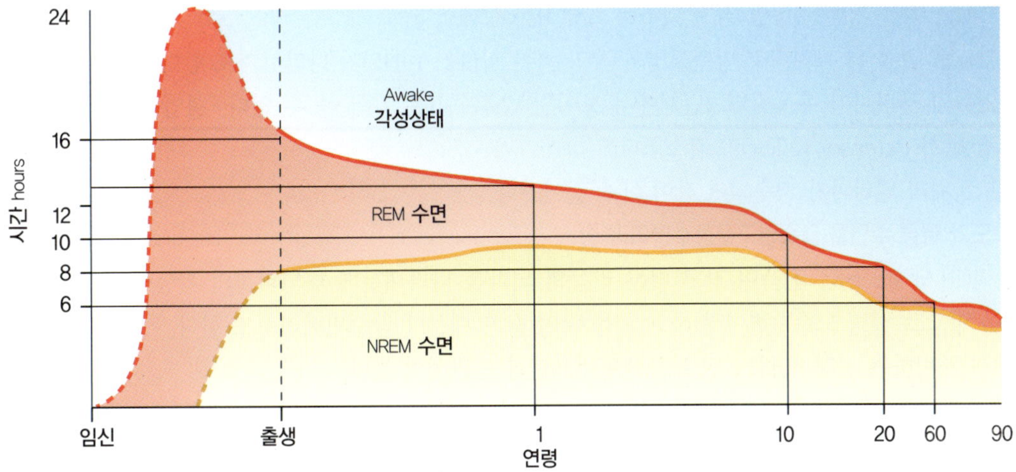

그림 10.34 **수면과 관련된 뇌파의 파형.** 출생이전의 꿈은 렘수면이 대부분이지만, 노화가 발생할수록 렘수면이 감소하고 각성되는 시간이 늘어난다.

이해상자

- **수면-각성주기는 태어날 때부터 있을까?**

2세 이후부터 수면-각성주기가 발생한다. 그래서 일정한 규칙 없이 자고 깨는 현상을 보인다.

- **왜 나이가 들면 잠귀가 밝아질까?**

나이가 들면 잠귀가 밝아지고 초저녁잠이 많고 아침잠이 사라진다. 총 수면시간과 수면효율은 감소하고 또 서파수면(깊은 수면)과 전체 렘수면(꿈수면)도 감소하게 된다. 대신 1, 2단계 수면이 증가하여 잠귀가 밝아지며 조그만 소리에도 반응하게 된다. 나이 들수록 예민해진 것이라고 착각해서는 안 된다.

10.13 뇌파와 수면

학습목표 수면에 대해 알 수 있다

수면 중에는 다양한 생리적 변화가 나타난다.

각성상태와 수면(렘수면, 비 렘수면) 상태 간에는 다양한 생리적 변화가 나타난다.

- 감각자극의 역치가 높아져 운동신경의 흥분성이 감소된다. 이에 근육긴장도 및 반사가 감소한다.
- 소화기관의 변화: 삼킴 작용, 식도운동이 수면 중에 감소하기에 위의 내용물이 식도로 역류하는 병의 증상이 수면 중에 악화되며, 위산이 역류해 식도염과 가슴의 통증이 나타난다.
- 대사활동 및 심호흡계의 활동 감소: 비 렘수면(서파수면-깊은 수면) 중에는 대사활동이 감소하여 맥박수와 혈압도 최소화하고 호흡수와 뇌혈류량도 감소한다.
- 기초체온의 변화: 렘수면 상태에서는 체온조절능력이 상실되어 체온이 감소한다.
- 심호흡계의 변화: 호흡운동이 불규칙하여 무호흡이나 저호흡이 나타난다. 불규칙한 심박동수, 부정맥이나 혈압상승으로 인한 심장기능장애가 발생할 수 있다.
- 생식계통의 변화: 렘수면 중에 남성 성기가 발기된다.

• 뇌파의 형태에 따라 서파수면과 급속안구운동수면으로 나눔

정상적인 수면은 몸의 생리적 변화 및 뇌파의 형태에 따라 서파수면(slow wave sleep-비급속안구운동수면)과 급속안구운동수면(REM sleep)으로 나눈다.

• 진폭은 크지민 속도가 느린 서파수면은 4단계로 나눔

서파수면은 뇌파의 진폭은 크고 속도는 느리며 비급속안구운동수면(non-rapid eye movement sleep, non REM sleep)이라고 한다. 4단계로 구분한다.

- 1단계: 7~10Hz, 잠을 청하는 동안 점차 뇌파는 느려지는 상태이다.
- 2단계: 3~7Hz로 점점 더 느려지고 방추모양의 작고 빠른 파(12-14Hz)가 나타나기도 한다.
- 3단계: 1~2Hz의 델타파가 우세하며 2단계에서 보이던 방추수면은 거의 볼 수 없다. 혈압과 심박동수가 감소하며 동공축소 및 폄 반사(extensor reflex)가 감소한다.
- 4단계: 높은 전위의 델타파가 지속되며 잠이 아주 깊어진다.

• 진폭이 작고 속도가 빠른 수면을 급속안구운동수면이라 함

급속안구운동수면(REM sleep)은 진폭이 작고 빠른 리듬의 뇌파를 나타내는데 대뇌피질의 활동이 활발하여 서파수면보다 더 깊은 수면을 함으로 일명 모순수면이라 하고 꿈을 많이 꾸기 때문에 꿈수면이라고도 한다.

- 청색반점에서 분비하는 신경전달물질인 노르에피네프린과 연관성이 높다.
- 심박동수와 호흡수가 증가한다.
- 시간은 20분간 지속되고 90분마다 다시 반복되며 아침이 가까울수록 그 지속시간이 길어진다.
- 영아에 비해 성인이 이 수면시간이 길다.

용어설명

- 청색반점(locus ceruleus): 다리뇌의 뒤쪽에 있는 넷째뇌실의 가쪽벽과 경계에 작은 청색내지 청흑색의 반점이 보인다. 멜라닌색소를 갖는 신경세포가 모여서 청색반점을 형성하며 시상하부, 둘레계통, 소뇌피질 등 뇌의 광범한 영역과 상호작용한다.
- 청색반점척수로(ceruleospinal tract): 다리뇌의 청색반점에서 시작하며 자극 시 노르에피네프린이 뒤뿔의 척수시상로에 붙는다. 척수시상로에 노르에피네프린이 붙어 물질 P의 방출을 억압해서 피질에 통증정보 전달을 감소시킨다.

심화학습 Advanced Learning

뇌파활동관련 질병과 수면장애

뇌파활동과 관련된 질병

- 알파파(α wave)

가장 빈번하게 나타나며 정상 성인의 안정, 각성 시에 대부분을 차지한다. 명상과 내부의 고요함 또는 평화로움과 많은 연관이 있으며, 눈을 뜨면 현저히 감소하거나 소실되고 베타파로 바뀐다. 특별히 각성되거나 흥분하지 않고 조용히 휴식을 취할 때 나타나는 8~12Hz의 규칙적인 뇌파, 눈을 뜨고 있을 때보다 감고 있을 때 훨씬 더 잘 나타난다.

- 베타파(β wave)

불규칙적인 뇌파로 알파파에서 감각자극이 가해지면 변하는 뇌파다. 정신활동과 관련이 있으며, 흥분하거나 특정한 과제에 집중할 때 우세하게 나타난다.

- 세타파(θ wave)

수면파라고도 한다. 두뇌기능이 완전히 이완된 깊은 수면상태에서 우세하게 나타난다. 정상 상태의 유아 또는 뇌종양이나 간질 등의 병적이거나 이상 상태의 뇌에서 지배적으로 나타난다. 주의력결핍과다활동장애(ADHD)나 학습장애가 있는 아동에게 세타파뿐만 아니라 델타파도 넓게 퍼져있으므로, 세타 대역과 함께 델타 대역 부분의 억제를 시도할 수 있다.

- 델타파(δ wave)

델타파는 이상 파형이다. 이 파가 나타나면 이상으로 판정되나 수면 시에 나타나는 경우에는 이상이라고 할 수 없다. δ-파는 의식장애, 특히 혼수상태에서는 뇌 전체에 광범위하게 출현한다. δ-파는 또한 경막밑출혈, 뇌종양 등에서는 병변부위에 국지성으로 나타나 병변위치를 알려주는 데 도움이 된다.

수면-각성 장애의 하위 유형

수면장애(sleep disturbance)란 건강한 수면을 취하지 못 하거나, 충분한 수면을 취하고 있음에도 낮 동안에 각성을 유지하지 못 하는 상태 또는 수면리듬이 흐트러져 있어서 잠자거나 깨어있을 때 어려움을 겪는 상태를 포함하는 매우 폭넓은 개념이다. 수면의 양이나 질의 문제로 인해 수면-각성에 대한 어려움을 나타내는 많은 하위 장애로 분류한다.

- **불면장애.** 자려는 시간에 잠을 못 자며 수면 중 자주 깨는 것이 1개월 이상 지속되는 것
- **과다수면장애.** 충분한 수면을 했음에도 졸린 상태가 지속되거나 많은 잠을 자려는 상태
- **호흡 관련 수면장애.** 수면 중 자주 호흡곤란으로 수면에 방해가 나타나는 상태
- **하루주기리듬 수면-각성장애.** 근무환경의 변화로 인해 수면을 취하는 시간이 일정하지 않아 수면에 곤란을 겪는 상태
- **수면발작증.** 낮에 갑자기 힘이 빠지고 못 견딜 정도의 졸음으로 인해 일상생활에 어려움이 있는 상태
- **REM수면 행동장애.** REM수면기간에 소리를 내거나 옆 사람에게 피해를 주는 움직임을 계속 나타내는 상태
- **비 REM 수면-각성장애.** 수면 중에 일어나 걸어 다니거나 흥분 또는 공포를 느껴 잠에서 깨는 상태
- **물질 혹은 약물 유도성 수면장애.** 약물 중독이나 금단증상으로 인한 심각한 수면장애를 보이는 상태
- **악몽장애.** 수면 중 무서운 악몽을 꾸게 되어 자주 깨는 상태
- **하지 불안 증후군.** 다리에 불쾌한 감각을 느껴 계속 다리를 움직이려는 상태

요약정리 및 문제 Summing-up & Test

1. 신경계통은 (　　　　)의 관이 세로로 비후해서 배아 3주경 신경판(neural plate)을 형성하고 신경주름(neural fold), 신경고랑(neural groove)이 말초신경계를 발생시키는 (　　　　)과 중추신경계를 발생시키는 (　　　　)을 형성한다.
2. 배아 4주경 신경관의 머리쪽이 세 곳으로 팽대되어 (　　　　)가 되고 배아 5주경 5곳으로 팽대되어 (　　　　)를 형성하는데, 즉 앞뇌는 끝뇌와 사이뇌로 중(간)뇌는 중(간)뇌로 후뇌는 뒤뇌와 숨뇌로 분화된다.
3. 뇌는 뇌척수막과 뇌실에 의해 보호받는다. 뇌는 머리뼈와 머리뼈 사이에 있는 (　　　　)에 의해 지지되고 내부에는 (　　　　)이라는 공간에 의해 보호받는다.
4. 뇌척수액은 중추신경계를 보호하고 영양소를 공급한다.
   (　　　　): 사이뇌 속에 위치하며 뇌실사이구멍에 의해 양쪽 가쪽뇌실과 연결된다. 또한 뇌수도관에 의해 넷째뇌실과 연결된다.
5. 중추신경계(central nervous system, CNS)은 뇌(brain)와 척수(spinal cord)로서 신경계통의 명령중추(command center)이며 통합체이다. 이 계통은 몸 안팎에서 들어오는 감각정보를 해석하고 과거의 경험과 현재 상태에 근거하여 반응하도록 지시한다.
6. 대뇌는 피질, 피질아래 구조물로 구분된다. 회색질인 대뇌피질은 좁은 고랑과 이랑이 있다.
7. 피질아래는 백질과 백질 속에 위치한 깊은 회색질로 구성된다. 피질아래(subcortex)에는 백질(white matter)이 분포한다.
8. 백질은 회색질과 회색질 사이 혹은 양쪽 대뇌반구 사이 양쪽 대뇌반구 사이를 연결시켜주는 축삭다발로 그 위치에 따라 이름이 다양하다.
   (　　　　): 같은 대뇌반구의 서로 다른 부위를 연결시키는 기능을 하며 짧고 긴 섬유가 있다.
9. 백질 아래 깊숙이 있는 회색질 즉 핵은 바닥핵과 앞뇌바닥핵이 있다.
10. 대뇌피질은 크게 세 가지 기능적 영역으로 구분할 수 있다. (　　　　)은 의식적 감각을 인식하는 영역이고 (　　　　)은 다양한 감각 및 인지 정보를 통합하고 적절한 수행을 하도록 한다. (　　　　)은 자발운동을 담당한다.
11. 대뇌피질의 감각영역은 두정엽, 측두엽 및 후두엽에 있으며 일반몸감각, 시각, 청각, 후각, 미각, 안뜰감각을 담당한다. (　　　　)은 감각을 인식하고 (　　　　)은 감각을 분석하고 의미를 해석한다.
12. 대뇌피질의 (　　　　)은 중심고랑 앞쪽에 위치하며 전두엽의 뒷부분에 해당하며 운동을 담당하는 피질은 일차운동피질, 운동앞피질, 보완운동피질, 브로카언어피질이다.
13. 대뇌피질의 (　　　　)은 감각이나 운동에 직접적으로 연결되지는 않지만 일차와 감각연합의 감각을 수용하여 자신의 과거 경험과 연결시켜 가장 적절한 운동을 계획하며 성격, 감각의 통합, 기억, 감정생성과 같은 복잡한 능력을 담당한다.
14. 사이뇌는 시상하부, 시상상부, 시상, 시상밑부로 구분되지만 시상밑부는 바닥핵의 일부분으로 운동조절역할을 감당한다. 사이뇌 사이에는 셋째뇌실이 있고 대뇌의 중심부에 위치한다.
    (　　　　): 한 쌍의 타원형구조로 26쌍의 핵이 있다. 감각과 운동정보를 연결하고 처리하는 중추이다.
    (　　　　): 시상의 앞 아랫부분에 있으며 체온 조절, 전해질과 체액의 조절, 섭식의 조절의 항상성기전과 정서행동과 수면각성주기와도 연결되어 있다.
15. 계통발생학적으로 (　　　　)은 뇌의 가장 오래된 부분으로 고려된다. 뇌의 중심 안에 깊숙이 위치한다. 전두엽에 의해 조절되기 전에 정제하지 않은 감정의 근원이며 장기기억을 위한 정보를 형성하고 검색하는 기관이다.
16. (　　　　)는 뇌줄기에 두루 퍼져있고 정보들이 피질 도착 전에 구별하는 역할을 한다. 인지하지 못했거나 덜 중요하다고 느끼는 정보는 감소시키지만 생존기능에 위험한 정보는 증폭하여 전달한다.

요약정리 및 문제 Summing-up & Test

17. (　　　)는 뇌와 척수를 오가는 모든 신경로가 거쳐 가는 통로이며 청각과 시간반사를 통합한다. 중(간)뇌, 다리뇌, 숨뇌가 있다.

(　　　)는 무의식적인 시각과 청각의 통합기능을 한다.

(　　　)는 자발운동에 관여한다.

(　　　)는 척수와 대뇌를 연결하는 모든 신경로의 통로가 된다.

18. (　　　)는 움직임을 부드럽게, 조화롭게, 자세를 유지하는 기능을 한다.

19. 척수는 감각 및 운동, 신호전달, 반사작용을 한다. 척수신경을 통해 척수는 머리 아래쪽 몸의 감각과 운동을 지배한다. 백질 속에 있는 오름신경로와 내림신경로를 통해 척수는 뇌와 몸 사이의 신호를 전달한다.

20. 회색질에서의 감각신경과 운동신경이 통합되어 척수는 반사작용을 하며 세 부분으로 나눈다.

(　　　): 운동신경세포가 존재하며 지배하는 뼈대근육의 양에 따라 목과 허리척수의 앞뿔이 커서 목팽대, 허리팽대라고 하며 앞뿌리를 통해 축삭을 보내서 근육과 샘을 지배한다.

(　　　): 가슴척수(T1)에서 위 허리척수(L2)분절의 가쪽에 작은 회색질이 덧붙여있는데 교감신경세포체가 존재하며 앞뿌리를 통해 축삭을 보내서 근육과 샘을 지배한다.

(　　　): 통증, 온도와 거친촉각의 일차감각신경세포가 뒤뿌리신경절(dorsal root ganglion)과 뒤뿌리를 통해 뒤뿔로 들어온다.

21. 각각의 (　　　)에서 척수신경이 시작된다. (　　　)은 척수신경의 축삭이 시작되는 척수부위를 의미하고 각각의 (　　　)은 척수신경이 시작되는 부위를 의미하며 L1분절은 척수의 허리분절의 첫 번째 부위에서 시작된 신경을 의미한다.

22. 주파수와 진폭에 따라 4가지 뇌파로 분류하며 대뇌기능을 평가하는 주요수단이다. 주파수와 진폭에 따라 알파파(α wave), 베타파(β wave), 세타파(θ wave), 델타파(δ wave)로 나눈다.

(　　　)는 후두엽에서 주로 나타나며 8~13Hz이다.

(　　　)는 대뇌피질에서 주로 나타나며 14~30Hz이다.

(　　　)는 두정엽과 측두엽에서 나타나며 4~7Hz이다.

(　　　)는 대뇌의 전 영역에서 나타나며 0.5~3Hz이다.

23. 수면은 뇌파의 형태에 따라 서파수면과 급속안구운동수면으로 나눈다.

(　　　)은 뇌파의 진폭은 크고 속도는 느리며 비급속안구운동수면(non-rapid eye movement sleep, non REM sleep)이라고 한다.

(　　　)은 진폭이 작고 빠른 리듬의 뇌파를 나타내는데, 대뇌피질의 활동이 활발하여 뇌파는 빠르지만 서파수면보다 더 깊은 수면을 함으로 일명 모순수면이라 하고 꿈을 많이 꾸기 때문에 꿈수면이라고도 한다.

해답

1. 외배엽, 신경능선, 신경관 2. 일차뇌(소)포, 이차뇌(소)포 3. 뇌척수막, 뇌실 4. 셋째뇌실 8. 연합섬유 10. 감각영역, 연합영역, 운동영역 11. 감각영역, 일차감각피질, 감각연합피질 12. 운동영역 13. 연합영역 14. 시상, 시상하부 15. 둘레계통 16. 그물체 17. 뇌줄기, 중(간)뇌, 다리뇌, 숨뇌 18. 소뇌 20. 앞뿔, 가쪽뿔, 뒤뿔 21. 척수분절 22. 알파파, 베타파, 세타파, 델타파 23. 서파수면, 급속안구운동수면

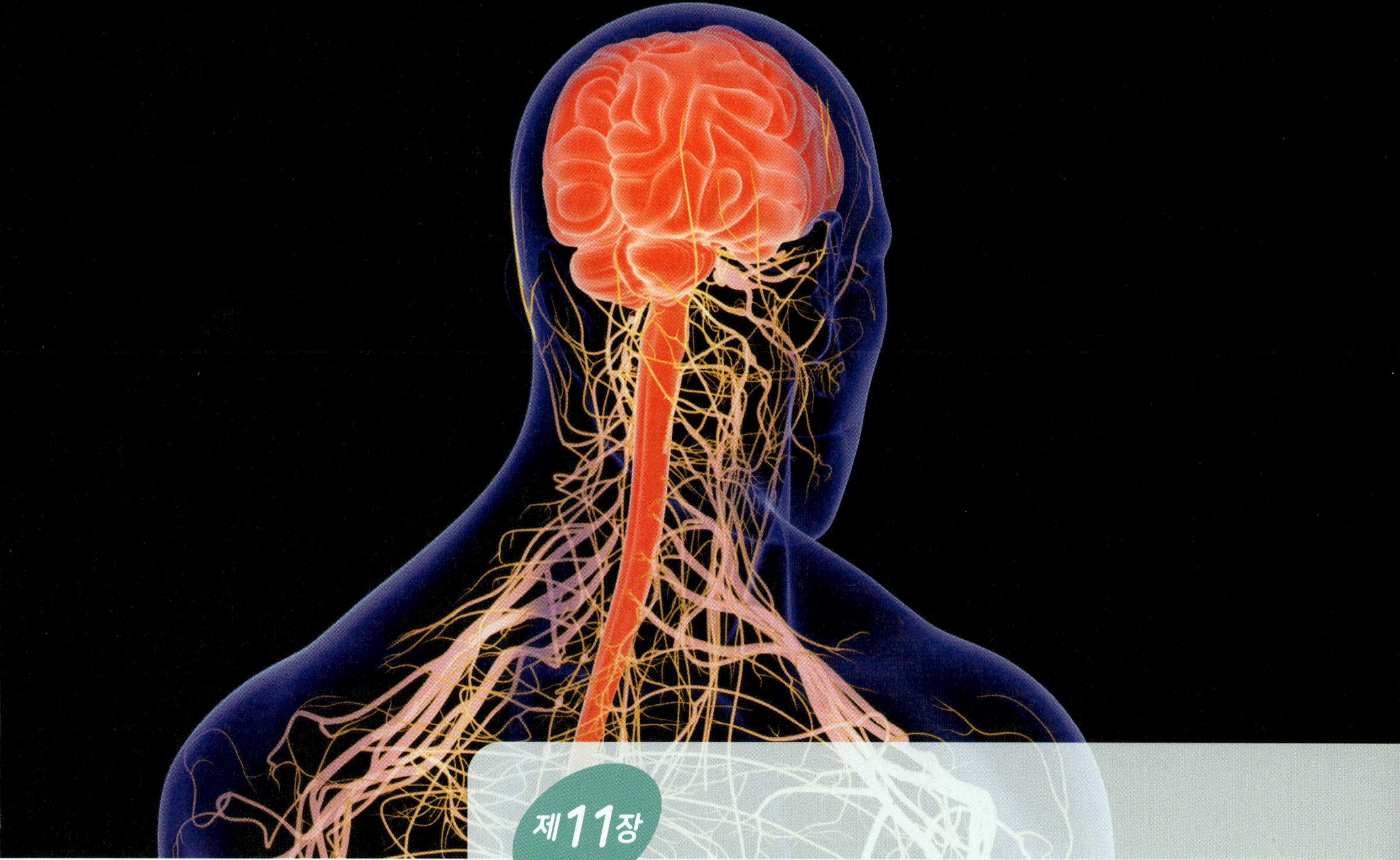

PHYSIOLOGY

제11장

말초신경계

11.1 말초신경계의 구성과 기능

학습목표 말초신경계의 구성을 알 수 있다

말초신경계는 기능적으로 감각신경과 운동신경으로 나뉜다.

말초신경계(peripheral nervous system, PNS)의 감각신경과 운동신경은 몸(somatic)과 내장(visceral)으로 다시 분류된다. 또한 감각은 일반감각(general)과 특수감각(special)으로 구분된다. 말초신경계의 내장운동은 자율신경계(autonomic nervous system)이며, 이는 교감신경(sympathetic nerve)과 부교감신경(parasympathetic nerve)으로 나누어진다(그림 11-1).

• 감각수용기 Sensory receptor

인체 내부와 외부로부터의 자극(환경 변화)을 받아들여 감각신경 축삭(sensory axon) 말단으로 신호를 전달한다.

감각수용기(sensory receptor)는 몸 내부 또는 외부 환경의 자극에 반응하여 감각을 전달하는 특수한 세포 또는 세포돌기이다. 감각수용기는 각 수용체에 맞는 적합한 자극에 반응하여 신호 전달을 시작하며, 감각신경세포에서 활동전위를 생성하게 하여 뇌의 특정 부위들로 전도되어 감각 정보가 적절하게 해석된다.

• 신경과 신경절 Nerve and Ganglion

신경은 말초에 있는 축삭의 다발이며, 신경절(ganglion)은 감각신경의 세포체와 같이 말초에 있는 신경세포체의 집단이다. 대부분의 신경은 감각신경과 운동신경의 축삭을 포함하고 있어 혼합된 신경(mixed nerve)이다.

• 운동종말판 Motor endplate

근육과 샘(선, gland)과 같은 효과기 기관에 분포하는 운동신경 축삭의 말단이다.

운동신경과 뼈대근육섬유 사이의 연접을 신경근접합부라고도 하는데 그 연접후막에 해당하는 부분의 근섬유막. 운동종판은 약 50nm의 연접간격을 두고 신경종말과 맞대어 있다. 운동종판의 세포막은 세포골격이 풍부하게 분포하고 있어서 비후된 것처럼 나타나며 또한 신경종말의 신경전달물질(이 경우는 아세틸콜린)을 방출하는 활성대에 일치하여 주름모양으로 함입되어 있어 아세틸콜린수용체나 아세틸콜린에스터분해효소가 고밀도로 분포하고 있다.

운동신경의 충격이 종말에 전달되면 아세틸콜린이 방출되어 종판의 수용체에 결합하여 같은 단백질 내에 있는 양이온채널이 활성화되어 나트륨이온이 유입되는 결과로 근섬유막이 탈분극된다. 이 전위는 연접전위의 일종으로 종판전위(EPP)라고도 한다.

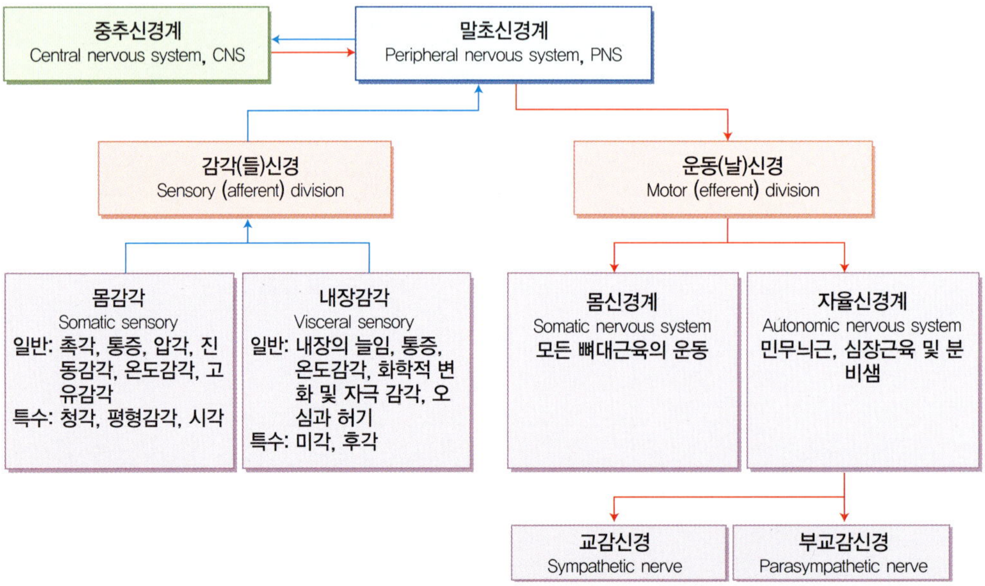

그림 11.1 **말초신경계의 구성.** 말초신경계는 기능적으로 감각신경과 운동신경으로 나뉜다.

11.1 말초신경계의 구성과 기능

학습목표 말초감각수용기에 대해 알 수 있다

말초감각수용기는 위치와 자극의 형태에 따라 구조적·기능적 분류를 할 수 있다.

- 자유신경종말은 모든 조직에 존재하며 상피와 결합조직에 많다. 통각수용기(nociceptor)와 온도수용기(thermoreceptor)에서 볼 수 있다.
- 피막신경종말은 결합조직성 피막으로 둘러싸인 하나 또는 그 이상의 감각신경섬유의 종말로 구성된다. 이는 모두 기계적 수용기로 피막은 자극을 증폭시키거나 잘못된 형태의 자극을 걸러낸다. 피부는 감각을 받는 감각기이고 이러한 감각은 피부의 신경종말소체(감각소체)에 의해서 이루어진다. 종말신경소체는 말단의 피막으로 덮인 신경섬유의 총칭으로 여러 종류가 있으며 소체의 구조, 위치배열도 다르고 또 받는 자극도 같지 않다. 일반적인 구조로서는 신경섬유의 말단이 얼마간 분지해서 끝나는 주위에 감각세포가 모여 그 가쪽을 결합조직의 막이 둘러싼 형태가 비교적 많다.
- 고유감각기는 운동기관에서 사지의 위치, 방향, 운동을 감지하는 피막에 둘러싸여진 신경종말들이다. 고유감각기에는 근육방추(muscle spindle), 골지힘줄기관(Golgi tendon organ), 관절수용기(joint receptor)가 있다(표 11-1).

표 11.1 말초감각수용기의 구조적 · 기능적 분류

구조적 분류		기능적 분류		부위
		위치	자극형태	
자유신경종말	자유신경종말 (free nerve ending)	외수용기, 내부자극수용기, 고유감각기	통각수용기(통증), 온도수용기(열, 냉), 기계적수용기(압력), 화학수용체	대부분의 인체 조직, 치밀결합조직(인대, 힘줄, 관절주머니, 뼈막)과 상피(표피, 각막, 점막, 샘)
	메르켈원반 (Merkel disc)	외수용기	기계적수용기(가벼운 압력)	표피
	모낭주머니수용기 (hair capsule receptor)	외수용기	기계적수용기(털의 움직임)	모낭의 안과 주변을 둘러쌈
피막신경종말	촉각소체 (마이스너소체, Meissner corpuscle)	외수용기	기계적수용기(가벼운 압력, 촉각의 식별, 저주파 진동)	털이 없는 피부의 진피, 젖꼭지, 외부생식기, 손가락끝, 눈꺼풀
	망울소체 (루피니종말, Ruffini ending)	외수용기, 내수용기, 고유감각기	기계적수용기(심부 압력, 늘임, 고주파 진동), 빠르게 적응	진피와 피부밑조직(피하조직), 뼈막, 창자간막, 힘줄, 인대, 관절주머니, 발바닥, 외수용기, 젖꼭지
	망울소체(루피니종말)	외수용기, 고유감각기	기계적수용기(심부 압력, 늘임): 느리게 적응	진피 깊은 부분, 피부밑조직, 관절주머니
고유감각기	근육방추 (muscle spindle)	고유감각기	기계적수용기(근육의 늘임)	뼈대근육, 특히 팔다리의 뼈대근육
	힘줄기관 (Golgi tendon organ)	고유감각기	기계적수용기(힘줄의 늘임)	힘줄
	관절수용기 (joint receptor)	고유감각기	기계적수용기, 통각수용기	윤활관절의 관절주머니

용어설명

- 외수용기(exteroceptor): 인체 외부에서 발생하는 자극에 민감하다. 대부분의 외수용기는 인체 표면이나 그 가까이에 위치한다. 촉각, 압각, 통각, 온도수용기와 대부분의 특수감각수용기가 이에 속한다.
- 내수용기(interoceptor): 내장수용기(visceroceptor)라고 하며 소화관, 방광, 폐와 같은 내장기관의 자극을 받아들인다. 서로 다른 내수용기는 화학적 농도의 변화, 미각 자극, 조직의 늘임, 온도와 같은 다양한 자극을 감지한다. 이들의 활성화는 내장 통증, 오심, 허기 또는 포만감을 느끼도록 한다.
- 고유감각기(proprioceptor): 뼈대근육, 힘줄, 관절, 인대와 같은 뼈대근육기관에 위치한다. 고유감각기는 운동기관(locomotory organ)의 늘인(stretch) 정도를 감시하고 인체의 움직임을 중추신경계로 전달한다.

11.1 말초신경계의 구성과 기능

학습목표 피부감각수용기에 대해 알 수 있다

감각수용기는 자유신경종말과 신경종말소체로 나눈다.

넓게 분포된 감각수용기는 온도, 통각, 촉각, 압각, 진동, 늘임 및 고유감각을 감지하는 감각신경의 신경종말이다. 구조적으로 감각수용기는 자유신경종말(free nerve ending)과 신경종말소체(terminal corpuscle)가 있다. 자유신경종말은 신체 어느 부위에나 존재하며 털과 연관된 털집종말(terminal of hair follicle)도 일종의 자유신경종말에 속한다.

신경종말소체는 결합조직의 피막에 싸여 있는 피막신경종말(encapsulated nerve ending)과 피막에 싸여 있지 않는 무피막신경종말(unencapsulated nerve ending)로 나눌 수 있다. 피막신경종말은 마이스너소체, 파치니소체, 골지소체(Golgi corpusclc), 루피니소체, 크라우제끝망울(Krause end bubs), 근육방추, 골지힘줄기관 등이다. 무피막신경종말은 메르켈소체, 안뜰신경종말 등이다.

피부에는 다양한 기계수용기와 신경말단이 있다. 피부 층 가장 바깥쪽에는 마이스너소체(Meissner corpuscle)가 있어 약한 촉각에도 매우 민감하다. 피부바깥층에 있는 촉각수용기(tactile receptor)는 마이스너소체와 달리 적응이 느리며 부분적으로 일어나며, 부위에 따라 밀도가 다르다. 피부 속층에는 신경원세포의 가지돌기가 털뿌리(모근, hair root)를 감싸고 있어 털이 움직일 때마다 자극을 받는다. 양파처럼 생긴 파치니소체(층판소체, Pacini corpuscles)가 있어 압력을 감지하고 루피니소체(Ruffini corpuscles)는 온도를 감지하는 피부감각수용기이다(그림 11-2).

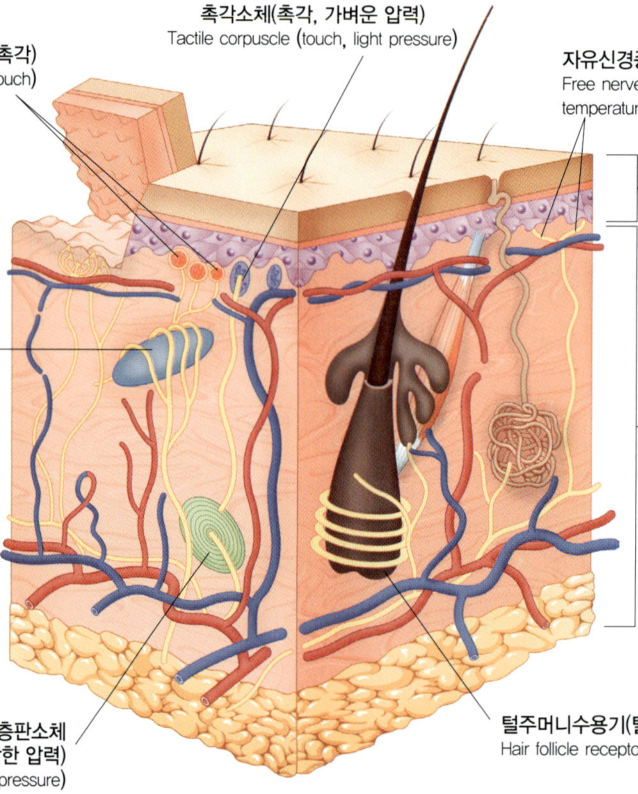

그림 11.2 **피부감각수용기.** 피부감각수용기는 표피와 진피 및 피부밑조직에 있다.

11.1 말초신경계의 구성과 기능

학습목표 근육방추에 대해 알 수 있다

방추속근섬유는 근길이 및 속도에 민감하다.

근육길이 변화를 측정하여 원래 길이로 돌리는 방추속근섬유

근육방추(muscle spindle)는 근육이 수축할 때 근육의 길이의 변화를 측정하고 늘어난 것을 원래의 길이로 돌린다. 평균적으로 하나의 근육은 50~100개의 근육방추를 가지고 있다.

2가지 감각신경종말의 지배를 받는 방추속근섬유

일차감각신경종말[primary sensory ending, 고리나선종말(annulospiral ending)]은 방추 중심에 있는 방추속근섬유의 중심을 고리 모양으로 휘감고 있으며 늘이는 비율과 크기에 의해 자극된다.

이차감각신경종말[secondary sensory ending, 꽃술신경종말(flower spray ending)]은 방추끝(spindle end)이 수축되는 것을 감시하고 늘이는 정도에 반응한다.

길이 변화를 감지하는 근육방추

전체 근육이 늘어났을 때 방추속근섬유도 늘어난다. 근육이 늘어나면 방추에 연결된 일차 · 이차감각신경종말을 활성화시킨다. 중추신경계는 알파 날신경[α(alpha) efferent neuron]이라 불리는 척수운동신경세포를 자극하여 근육을 수축시키고 과도하게 늘어나지 않도록 방지한다. 또한 늘임에 저항하여 수축되지 않은 근육에 의해 생기는 근육의 긴장도는 소뇌에 의해 조절될 수 있다(그림 11-3).

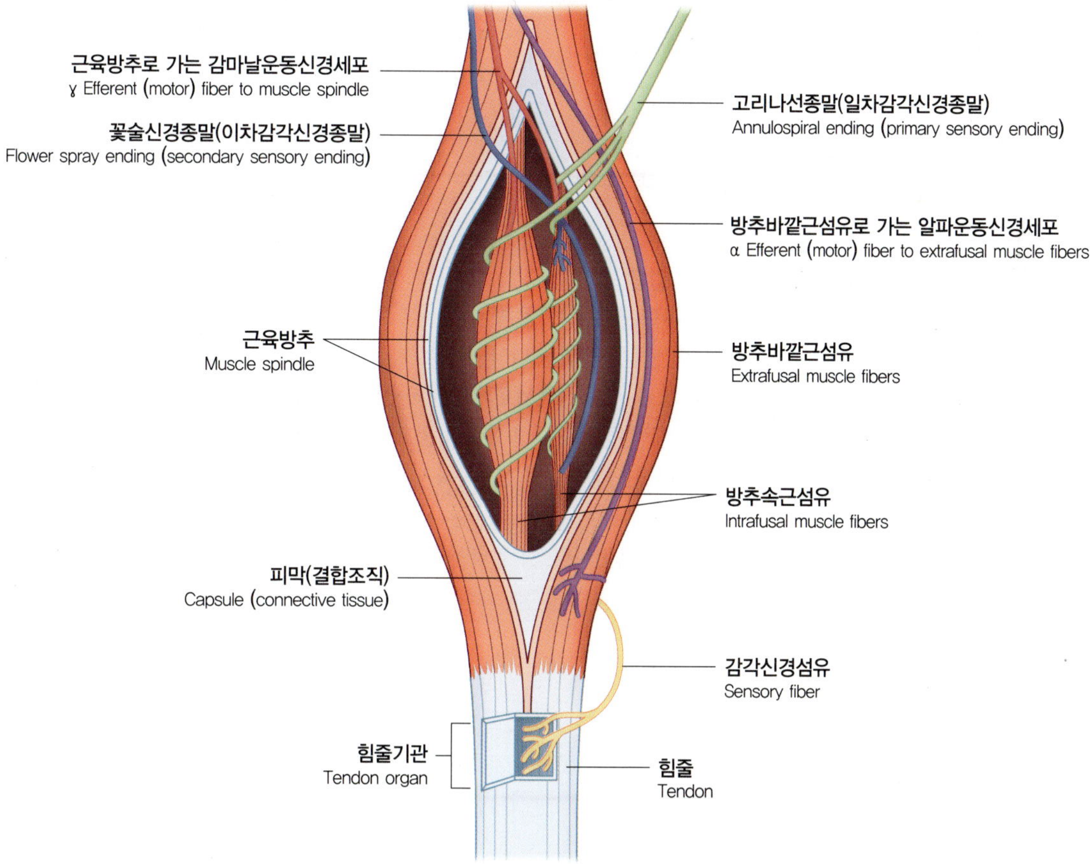

그림 11.3 **근육방추.** 방추속근섬유는 두 종류의 감각신경종말의 지배를 받으며, 근육의 길이 변화를 감지한다.

11.1 말초신경계의 구성과 기능

학습목표 근육방추에 대해 알 수 있다

감마운동신경세포는 길이 변화를 감지할 수 있다.

근육방추(muscle spindle)는 구조적으로 각 결합조직 피막에 둘러싸인 방추속근섬유(intrafusal muscle fiber)라 부르는 변형된 뼈대근육섬유를 가지고 있다. 방추속근섬유는 방추바깥근섬유(extrafusal muscle fiber)보다 가로무늬(횡문, striation)가 훨씬 적다. 이러한 반응은 낙상을 방지하는 단일연접척수반사(monosynaptic spinal reflex)에 의해 시작될 수 있다.

감마운동신경(γ-motor nerve)은 능동적인 수축의 결과로 근육이 짧아질 때, 근육방추 감각섬유가 활동하지 않는 것을 방지하여 근육방추가 근육전체 길이에 걸쳐 길이 변화를 감지할 수 있도록 한다.

그림 11-4A는 수동적으로 늘일 시 알파가 활성화되어 근육활동이 감지되면 Ia 들신경이 활성화되고, 연이어 감마가 활성화되어 근육긴장도를 일정하게 유지시켜주는 것이다. 그림 11-4B는 피질척수로에 의해 알파운동신경세포가 흥분하면 감마운동신경세포도 활성화되어야 하는데 활성화되지 않는 병적상태를 의미한다. 그림 11-4C는 정상적으로 능동근육수축 시 알파와 감마가 동시 활성화가 일어나고 감마운동신경세포의 활성화로 인해 근육긴장도가 일정하게 유지되는 것이다.

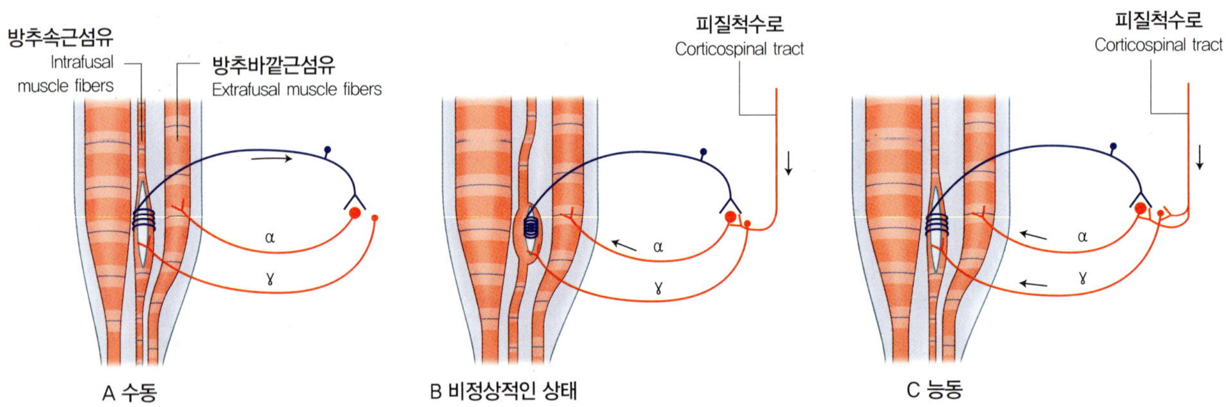

그림 11.4 **수동·능동적으로 작용하는 근육방추의 활동.**
A 수동: 수동 늘임 시, 근육방추는 근육이 늘어나는 만큼 늘어난다. 이러한 늘임은 근육방추의 감각수용기를 활성화시킨다. 화살표는 Ia 들신경섬유에 의해 전달되는 활동전위를 나타낸다.
B 비정상적인 상태 : 피질척수로에 의해 α- 운동신경세포가 흥분하면 방추바깥근섬유의 수축이 일어난다. 방추바깥근섬유에서 α- 운동신경세포가 흥분할 때 γ- 운동신경세포가 발화하지 않으면, 방추속근섬유의 가운데 부분이 이완되며 결과적으로 들신경세포가 활동을 하지 않게 된다. 이것은 정상적인 신경근육계에서는 나타나지 않는다.
C 능동: 능동근수축 시 α와 γ- 운동신경세포는 동시에 작동한다. γ- 운동신경세포의 활동은 방추속근섬유의 말단을 수축하며, 이것은 방추속근섬유의 가운데 부분이 늘어나며, 이 영역에 위치한 감각종말이 늘임을 감지할 수 있게 한다.

11.2 뇌신경의 구성과 기능

학습목표 뇌신경의 구성과 특징을 알 수 있다

뇌신경은 뇌로부터 나오는 12쌍의 말초신경이다.

뇌신경(cranial nerve)은 대뇌에서 숨뇌의 방향으로 명명되거나 앞쪽(전두엽)에서 뒤쪽(후두엽) 방향으로 I~XII까지 순서가 정해져있다. I, II번 뇌신경은 앞뇌에 있으므로 말초신경인 뇌신경이라 하지 않고 뇌의 일부라고 명명하기도 한다. III~XII번 뇌신경은 뇌줄기에 있는데, X번(미주신경)은 배부까지 신경가지가 뻗어 있으며, XI(더부신경)은 목척수 5번까지 뻗어 있고 나머지 뇌신경은 머리를 지배한다(그림 11-5).

감각, 운동, 혼합, 부교감신경으로 분류할 수 있는 뇌신경

- **감각신경(I, II, VIII).** 냄새(I), 시각(II), 청각과 평형감각(VIII)을 담당하는 특수감각섬유가 있다.
- **운동신경(III, IV, VI, XI, XII).** 눈, 목, 혀의 뼈대근육을 지배하는 몸운동섬유가 있다.
- **혼합신경(V, VII, IX, X).** 미각을 포함하여, 얼굴, 입, 내장으로 각 신경을 보낸다.
- **4개의 뇌신경[운동신경(III, VII, IX, X)].** 내장근육과 분비샘(gland)을 조절하는 일반내장운동섬유(general visceral motor fiber)이다. 이 운동섬유들은 자율신경계(autonomic nervous system, ANS)의 부교감신경에 속한다. 자율신경계는 2개의 운동신경이 연접을 통해 장기를 지배하며 두 번째 신경의 세포체는 말초신경계의 자율신경절(autonomic motor ganglion)에 있다.

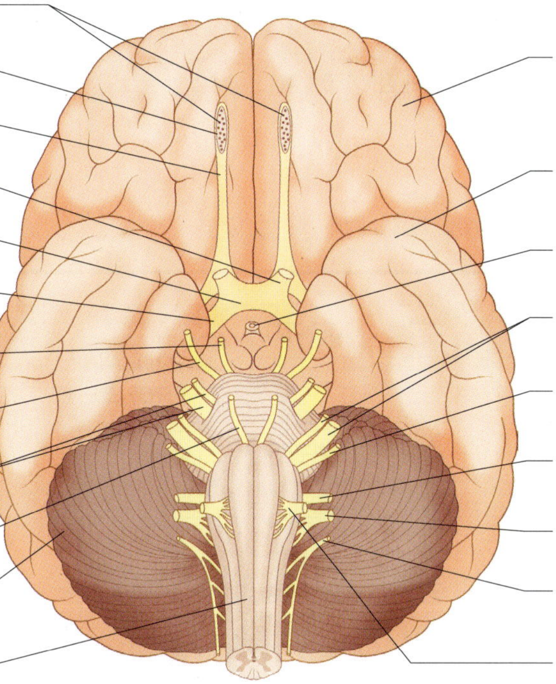

그림 11.5 **뇌신경.** 뇌신경은 대뇌에서 숨뇌의 방향으로 명명되거나 앞쪽(전두엽)에서 뒤쪽(후두엽) 방향으로 I~XII까지 순서가 정해져 있다.

용어설명

- 감각신경: 12뇌신경 중에 들신경으로 감각기능을 담당하는 감각섬유를 말한다.
- 운동신경: 12뇌신경 중에 날신경으로 운동기능을 담당하는 운동섬유를 말한다.
- 혼합신경: 12뇌신경 중에 들신경과 날신경을 가지고 있으면서 감각과 운동기능을 모두 담당하고 있는 섬유를 말한다.

11.2 뇌신경의 구성과 기능

학습목표 뇌신경의 경로와 기능을 알 수 있다

감각과 운동기능을 담당하는 뇌신경

뇌신경의 번호대로 시작위치, 경로를 알 수 있고 감각기능과 운동기능으로 나눌 수 있다(표 11-2).

표 11.2 뇌신경의 감각과 운동기능

<table>
<tr><th rowspan="2">번호 · 이름</th><th rowspan="2" colspan="2">시작</th><th rowspan="2" colspan="3">경로</th><th colspan="3">감각기능</th><th colspan="2">운동기능</th></tr>
<tr><th colspan="2">몸감각</th><th>내장감각</th><th>몸운동</th><th>내장운동</th></tr>
<tr><td>I. 후각신경</td><td colspan="2">후각수용기세포–코 안의 후각상피세포에 위치</td><td colspan="3">후각망울신경세포의 후각신경섬유 → 후각로 → 일차후각피질</td><td colspan="2">–</td><td>특수–후각</td><td>–</td><td>–</td></tr>
<tr><td>II. 시(각)신경</td><td colspan="2">안구의 망막</td><td colspan="3">시(각)신경 → 시각교차 → 시각로 → 시상(가쪽무릎체) → 일차시각피질</td><td colspan="2">특수–시각</td><td>–</td><td>–</td><td>–</td></tr>
<tr><td>III. 눈돌림신경</td><td colspan="2">눈돌림신경핵–중(간)뇌</td><td colspan="3">상안와열을 통해 눈확에 이름
부교감신경은 섬모체신경절에서 나와 홍채와 섬모체에 이름</td><td colspan="2">–</td><td>–</td><td>• 눈꺼풀올림근
• 위곧은근
• 아래곧은근
• 안쪽곧은근
• 아래빗근</td><td>부교감–
홍채의 조임근, 섬모체근
(렌즈 조절)</td></tr>
<tr><td>IV. 도르래 신경</td><td colspan="2">도르래신경핵–중(간)뇌의 등쪽</td><td colspan="3">상안와열을 통해 눈확에 이름</td><td colspan="2">–</td><td>–</td><td>• 위빗근</td><td>–</td></tr>
<tr><td rowspan="4">V. 삼차신경</td><td rowspan="2">감각</td><td rowspan="2">감각수용기(얼굴의 피부와 점막)</td><td></td><td>머리뼈</td><td>피부가지</td><td rowspan="2">V_1</td><td rowspan="2">앞이마, 위눈꺼풀, 코, 각막과 눈물샘</td><td rowspan="2">–</td><td rowspan="2">씹기근육
• 관자근
• 깨물근
• 날개근
• 두힘살근의 앞힘살</td><td rowspan="2">–</td></tr>
<tr><td>V_1</td><td>상안와열</td><td>안와 위구멍</td></tr>
<tr><td rowspan="2">운동</td><td rowspan="2">삼차신경 운동핵(다리뇌)</td><td>V_2</td><td>원형구멍</td><td>안와 아래구멍</td><td>V_2</td><td>뺨, 윗입술, 아래눈꺼풀, 입천장</td><td>–</td><td>–</td><td>–</td></tr>
<tr><td>V_3</td><td>타원구멍
턱뼈구멍</td><td>턱끝구멍</td><td>V_3</td><td>턱, 관자영역, 혀 앞쪽, 아랫니</td><td>–</td><td>–</td><td>–</td></tr>
<tr><td>VI. 갓돌림 신경</td><td colspan="2">갓돌림신경핵
(아래쪽 다리뇌)</td><td colspan="3">상안와열을 통해 눈확에 이름</td><td colspan="2">–</td><td>–</td><td>가쪽곧은근</td><td>–</td></tr>
</table>

11.2 뇌신경의 구성과 기능

학습목표 뇌신경의 경로와 기능을 알 수 있다

표 11.2 뇌신경의 감각과 운동기능(계속)

번호 · 이름	시작	경로	감각기능		운동기능	
			몸감각	내장감각	몸운동	내장운동
VII. 얼굴신경	다리뇌의 가쪽	• 내이도를 통해 측두골로 들어감(침샘과 혀에 고실가지 분포) • 붓꼭지구멍을 통해 얼굴의 가쪽면을 주행 • 부교감세포체는 날개입천장신경절과 턱밑신경절에 위치	• 귀	미각– • 혀의 앞쪽 2/3	얼굴근육 • 관자가지 • 광대가지 • 볼가지 • 아래턱가지 • 목가지 두힘살근의 뒤힘살	부교감– 눈물샘, 코샘, 입천장샘, 턱밑샘, 혀밑샘
VIII. 안뜰달팽이 신경	내이에 있는 청각기관(달팽이)과 평형기관(반고리관과 안뜰)	• 측두골의 속귀에서 속귀길을 통해 들어감–달팽이신경으로 융합되어 다리뇌로 들어감 • 안뜰신경세포체는 안뜰신경절 • 달팽이신경세포체는 나선신경절	• 안뜰신경가지: 특수몸감각, 평형감각 • 달팽이신경가지: 특수몸감각, 청각	–	–	–
IX. 혀인두신경	숨뇌	목정맥구멍을 통과하여 인두 분포 • 감각신경세포체: 위, 아래신경절 • 부교감신경세포체: 귀신경절, 삼차신경절	• 외이	미각 • 혀의 뒤 1/3 • 인두점막, 목동맥소체	인두근, 붓인두근	귀밑샘
X. 미주신경	숨뇌	목정맥구멍을 통해 목으로 내려감–가슴과 배부로 감	• 외이	• 가슴과 복부 • 인두와 후두 • 목동맥, 대동맥소체 • 후두(덮)개의 미각	인두근 후두근	심장, 폐, 배부장기에 분포– 심박동, 호흡, 소화계통의 작용조절
XI. 더부신경	• 척수신경뿌리(C1–C5)의 앞뿌리 • 뇌신경뿌리–미주신경부분 형성	척수신경뿌리는 척수를 따라 올라감–머리뼈의 큰구멍, 목정맥구멍으로 나옴	–	–	등세모근 목빗근	–
XII. 혀밑신경	숨뇌	혀밑신경관을 통해 머리뼈 밖으로 나와 혀로 감	–	–	혀의 내인근육과 외인근육	–

11.2 뇌신경의 구성과 기능

학습목표 후각신경 · 시(각)신경의 경로에 대해 알 수 있다

뇌신경에는 특수감각을 담당하는 신경이 있다.

뇌신경 I번인 후각신경, II번인 시(각)신경, VIII번인 안뜰달팽이신경은 각각 특수감각만을 주로 담당한다.

뇌신경 I번은 후각 담당

후각신경(olfactory nerve)은 특수감각인 후각을 담당한다. 코안의 후각상피세포에 위치하는 후각수용기세포(olfactory receptor cell)에서 시작하여 후각망울(olfactory bulb)과 연접하기 위하여 벌집뼈의 체판(cribriform plate of ethmoid bone)을 통과한다. 후각망울 신경세포의 후각신경섬유는 후각로(olfactory tract)가 되어 전두엽의 아래에서 뒤쪽으로 주행하여 측두엽의 일차후각피질(primary olfactory cortex)에 도달한다(그림 11-6).

뇌신경 II번은 시각 담당

시(각)신경(optic nerve)은 시각교차를 통해 시각로가 되어 일차시각피질(primary visual cortex)에 도달한다. 시(각)신경은 안구의 망막에서 시작하여 나비뼈의 시신경관(optic canal of sphenoid bone)을 통과한다. 시(각)신경은 오른쪽과 왼쪽이 서로 만나 시신경교차(시각교차, optic chiasm)를 형성하고 이곳에서 부분적으로 시(각)신경이 교차한 다음, 시각로(optic tract)가 되어 시상(thalamus)의 가쪽무릎체(lateral geniculate body)로 들어가서 연접을 이룬다. 시상섬유(thalamic fiber)는 시각부챗살(optic radiation)을 통해 후두엽(뒤통수엽, occipital lobe)의 일차시각피질(visual cortex)에 도달한다(그림 11-7).

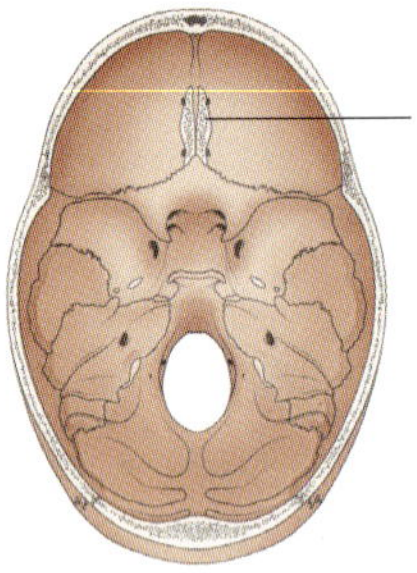

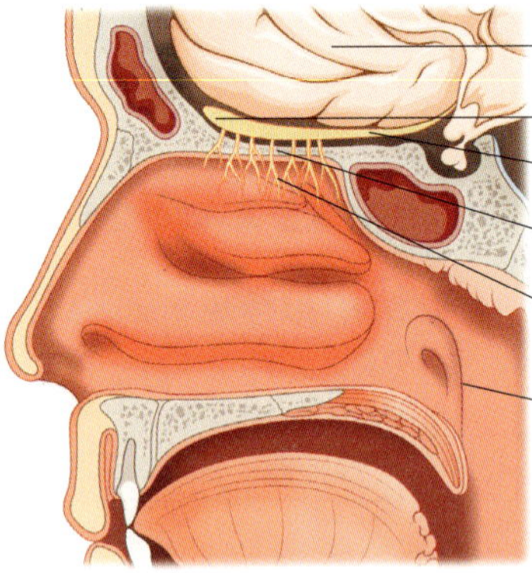

그림 11.6 **후각신경.** 후각망울 후각로를 통해 일차후각피질에 도달한다.

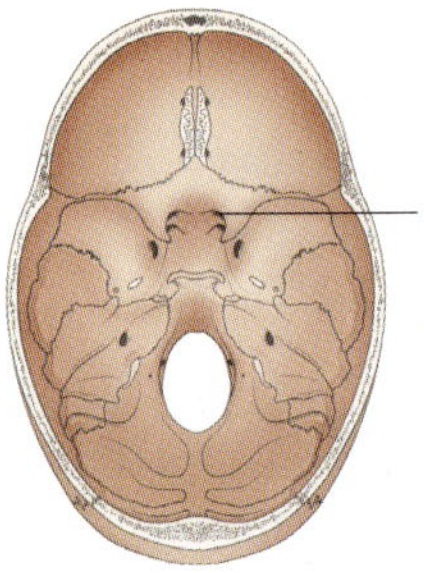

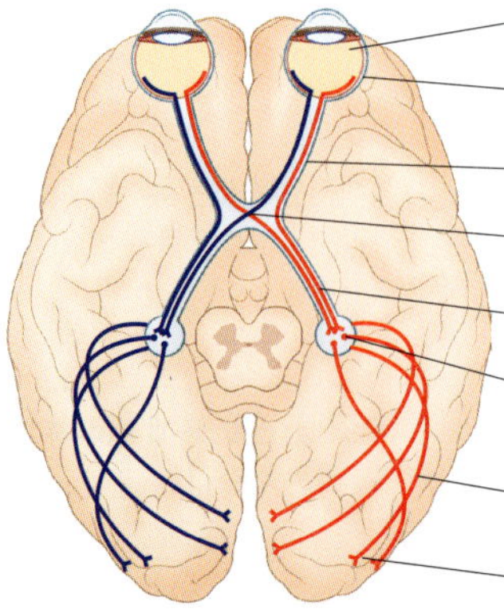

그림 11.7 **시(각)신경.** 시각교차를 통해 시각로가 되어 일차시각피질에 도달한다.

11.2 뇌신경의 구성과 기능

학습목표 안뜰달팽이신경의 경로에 대해 알 수 있다

뇌신경 VIII번은 청각과 평형감각 담당

안뜰달팽이신경(vestibulocochlear nerves)은 내이에 있는 청각기관(달팽이)과 평형기관(반고리관과 안뜰)에서 시작하여 측두엽의 내이에서 내이도(internal acoustic meatus)을 통해 들어가 안뜰달팽이신경(vestibulocochlear nerve)으로 융합되어 다리뇌로 들어간다.

안뜰신경의 감각신경세포체는 안뜰신경절(vestibular ganglion), 달팽이신경의 감각신경세포체는 달팽이 안의 나선신경절(spiral ganglion)에 있다(그림 11-8).

뇌신경과 연관된 반사

뇌신경과 연관된 7개의 반사에 따라 감각신경, 운동신경으로 구분할 수 있고 검사방법과 반응도 알 수 있다. 그 순서는 뇌신경 순서대로 기술하였다.

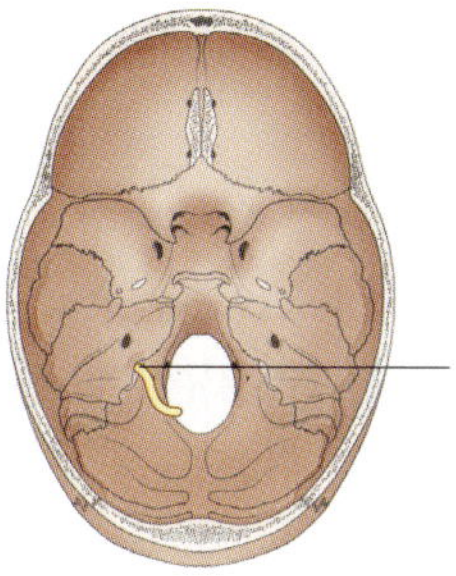

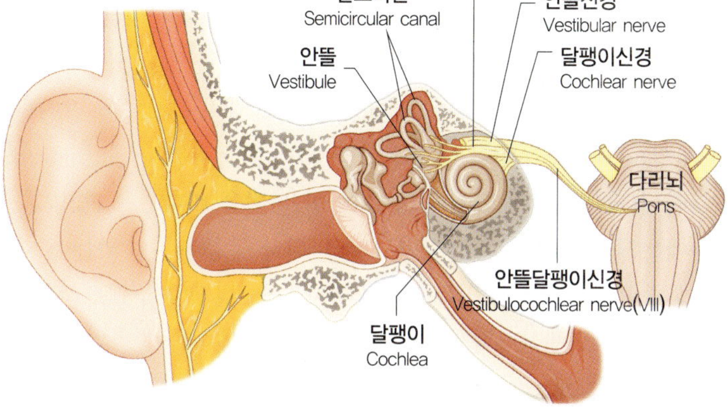

그림 11.8 **안뜰달팽이신경.** 청각과 평형감각을 담당한다.

표 11.3 뇌신경과 연관된 반사

뇌신경반사	감각(들신경)세포	운동(날신경)세포	검사 방법 및 반응
동공반사(직접 빛반사)	II(시(각)신경)	III(눈돌림신경)	한쪽 동공에 빛을 직접 비치면서 동공의 축소 여부 확인
공감빛반사(간접 빛반사)	II(시(각)신경)	III(눈돌림신경)	동공반사를 검사할 때 반대쪽 눈 동공의 축소 여부 확인
조절반사	II(시(각)신경)	III(눈돌림신경)	각막에 빛의 초점을 맞추기 위해 눈의 수정체를 조절하기 위해 동공의 수축 여부 확인
깨물기반사	V(삼차신경)	V(삼차신경)	반사용 망치로 씹기근육을 자극하면 수축 여부 확인
각막반사	V(삼차신경)	VII(얼굴신경)	눈의 각막을 면봉으로 접촉하면 눈을 감는지 여부 확인
구토반사	IX(혀인두신경)	X(미주신경)	인두를 접촉하면 인두근육이 수축하는지 여부 확인
삼킴반사	IX(혀인두신경)	X(미주신경)	음식물이 인두에 도달하면 물렁입천장이 움직이고 인두근육이 수축되는지 여부 확인

11.2 뇌신경의 구성과 기능

학습목표 눈돌림신경의 경로에 대해 알 수 있다

뇌신경에는 운동기능을 담당하는 신경이 있다.

뇌신경 III번(눈돌림), IV번(도르래), VI번(갓돌림), XI번(더부), XII번(혀밑)신경은 운동만을 주로 담당하는 뇌신경이다. 뇌신경 IV, VI번은 눈동자의 움직임을 담당하고 XI은 목을, XII번은 혀의 움직임을 담당한다.

뇌신경 III번은 4개의 바깥눈근육, 눈꺼풀올림근과 동공조임근 지배

눈돌림신경(oculomotor nerve)은 중(간)뇌의 눈돌림신경핵(oculomotor nucleus)에서 시작하여 상안와열(위눈확틈새, superior orbital fissure)을 통해 눈확에 이르러 4개의 바깥눈근육과 눈꺼풀올림근을 지배한다. 뇌줄기로부터 오는 부교감신경은 섬모체신경절(ciliary ganglion)에서 나온 신경절후신경이 홍채와 섬모에 분포하며 동공조임근과 섬모체근을 지배한다(그림 11-9).

- **눈돌림신경의 부교감신경계의 역할.** 눈돌림신경은 부교감신경핵인 에딩거–베스트팔핵(Edinger–Westphal nucleus)에 세포체가 있는 부교감섬유이다. 신경절전부교감신경섬유는 섬모체신경절에서 안구 뒤쪽에 있는 신경절후섬유와 연접하면서 동공조임근과 섬모체근을 지배한다. 동공조임근이 수축할 때 망막에 도달한 빛의 양은 감소하게 된다. 20cm보다 가까운 물체를 볼 때는 섬모체근이 수축하여 수정체의 굴절력을 증가시킨다. 빛의 굴절이 증가하여 초점이 망막에 유지되는 것을 조절(accommodation)이라고 한다.
- **동공반사, 공감빛반사.** 이 반사들은 시(각)신경과 눈돌림신경이 담당한다. 시(각)신경은 들신경인 감각신경으로 작용하고 눈돌림신경은 날신경인 운동신경의 역할을 한다. 동공반사(pupillary reflex)와 공감빛반사(consensual light reflex)는 동일한 자극에 의해서 유발되며 한쪽 눈에 밝은 빛을 비추었을 때 밝은 빛을 직접 받은 눈은 동공반사(직접 빛반사)가, 반대편 눈에는 공감빛반사(간접 빛반사)가 나타나 동공이 수축하는데 다음과 같은 경로로 이루어진다.
  - 망막에 중(간)뇌 뒤쪽에 있는 덮개앞핵까지 → 덮개앞핵에서 눈돌림신경의 부교감신경핵까지 → 눈돌림신경의 부교감신경핵에서 섬모체신경절까지 → 섬모체신경절에서 동공조임근까지
- **조절반사.** 조절반사(accommodation reflex)는 가까이 있는 물체를 보기 위해 동공이 수축하고 안구는 안으로 모아지게 되면서 수정체는 볼록해진다. 이 반사도 시(각)신경과 눈돌림신경이 담당한다.

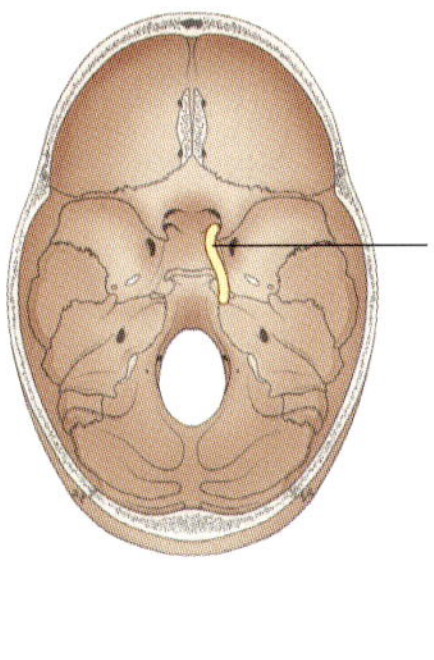

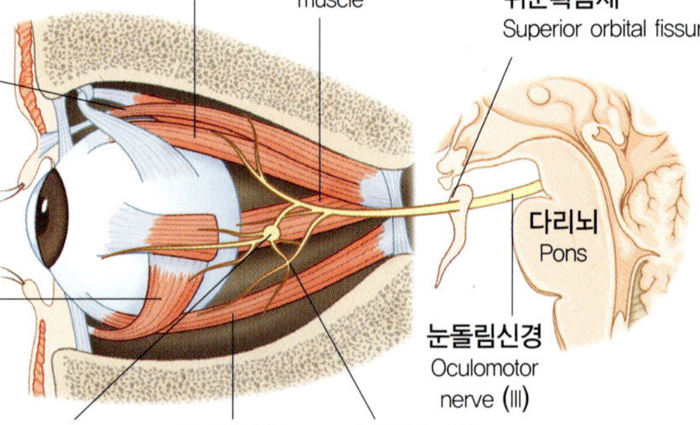

그림 11.9 **눈돌림신경.** 4개의 바깥눈근육과 눈꺼풀올림근을 지배한다.

11.2 뇌신경의 구성과 기능

학습목표 도르래신경, 갓돌림신경의 경로에 대해 알 수 있다

뇌신경 IV번은 위빗근 지배

도르래신경(trochlear nerve)은 등쪽 중(간)뇌(dorsal midbrain)의 도르래신경핵(trochlear nucleus)에서 시작하여 중(간)뇌의 앞쪽으로 나와 상안와열(위눈확틈새, superior orbital fissure)을 통하여 눈확에 들어간다. 중(간)뇌의 뒤쪽으로 나와 앞쪽으로 가면서 위빗근(superior oblique muscle)을 지배한다(그림 11-10).

뇌신경 VI번은 가쪽곧은근 지배

갓돌림신경(abducens nerve)은 아래쪽 다리뇌의 갓돌림핵에서 나와 상안와열을 통해 눈확에 들어가서 가쪽곧은근을 지배한다. 다리뇌의 갓돌림신경핵은 약간 뒤쪽에 위치하면서 신경섬유는 직선으로 뻗어서 다리뇌와 숨뇌 접합부에서 나오는데, 이는 운동척수로가 지나가는 통로이므로 뇌졸중 환자에게서 가쪽곧은근의 손상이 빈번하다(그림 11-11).

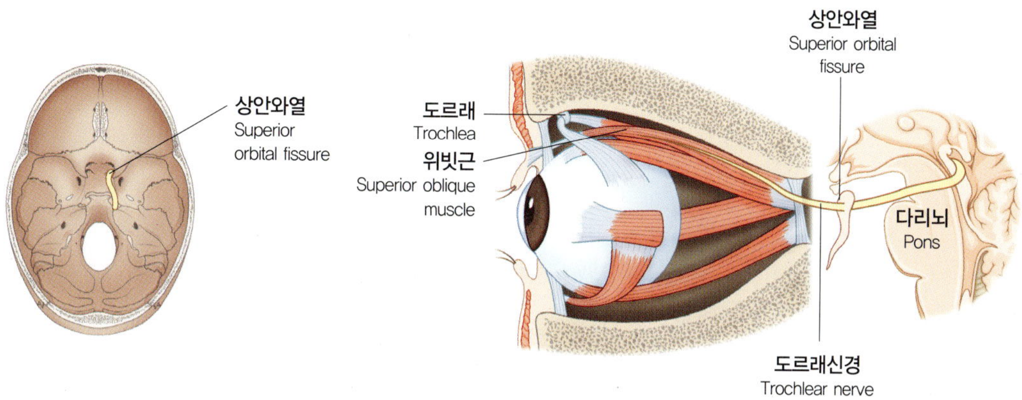

그림 11.10 **도르래신경.** 위빗근을 지배한다.

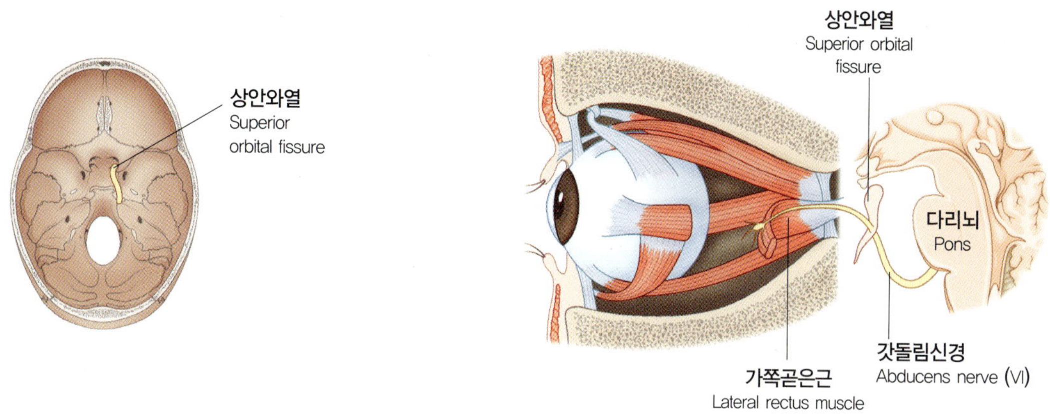

그림 11.11 **갓돌림신경.** 가쪽곧은근을 지배한다.

11.2 뇌신경의 구성과 기능

학습목표 더부신경, 혀밑신경의 경로에 대해 알 수 있다

뇌신경 XI번은 등세모근과 목빗근 지배

더부신경(accessory nerve)은 척수신경뿌리와 뇌신경뿌리가 있다. 척수신경뿌리 C1–C5의 앞뿌리에서 나오며 뇌신경과 척수신경이 합쳐지게 되는데 척수를 따라 위로 올라가 머리뼈의 큰구멍(foramen magnum)을 통과하여 목정맥구멍(jugular foramen)으로 나온다. 뇌신경뿌리는 미주신경의 한 부분을 형성한다. 등세모근(trapezius muscle)과 목빗근(sternocleidomastoid muscle, SCM)을 지배하여 목과 머리를 움직이게 한다(그림 11–12).

뇌신경 XII번은 혀의 운동 담당

혀밑신경(hypoglossal nerves)은 숨뇌의 올리브핵과 추체(pyramid) 사이에 있는 혀밑신경핵에서 시작하는데, 혀밑신경관을 통해 머리뼈 밖으로 나와 혀의 자체기원근육(내인근육, intrinsic muscle)과 바깥기원근육(외인근육, extrinsic muscle)을 지배한다(그림 11–13).

- **동반증상.** 뇌신경 III, VI, XII번의 가지는 뇌줄기의 앞쪽으로 나온다. 뇌줄기의 앞쪽은 운동섬유가 대뇌로부터 척수까지 이어지는 곳이다(예: 대뇌다리, 다리뇌 앞쪽 섬유, 숨뇌의 추체). 뇌졸중 환자는 대뇌에서 척수까지 이어지는 척수로의 문제로 마비가 발생한다. 특히 뇌신경 III, VI, XII번이 손상을 입는다. 이에 눈동자의 움직임이 원활하지 않고 혀의 마비가 발생된다.

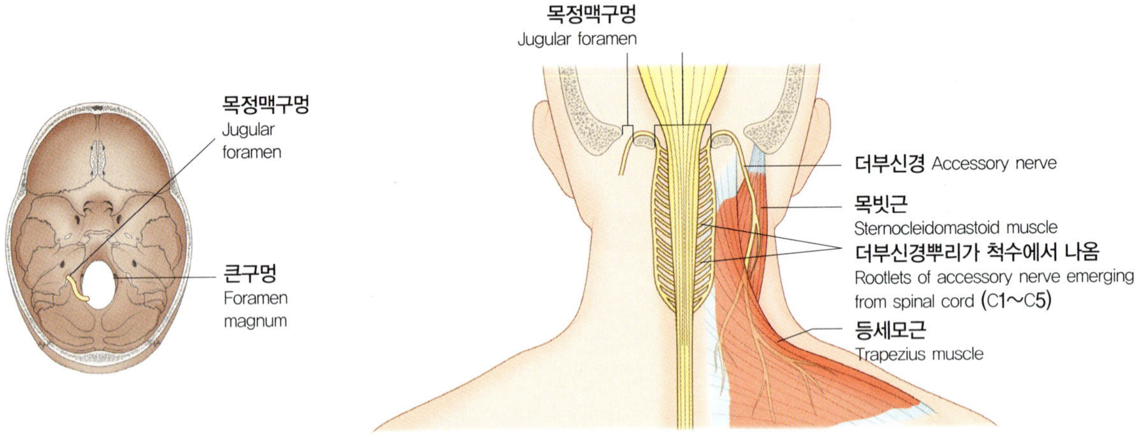

그림 11.12 **더부신경.** 등세모근과 목빗근을 지배한다.

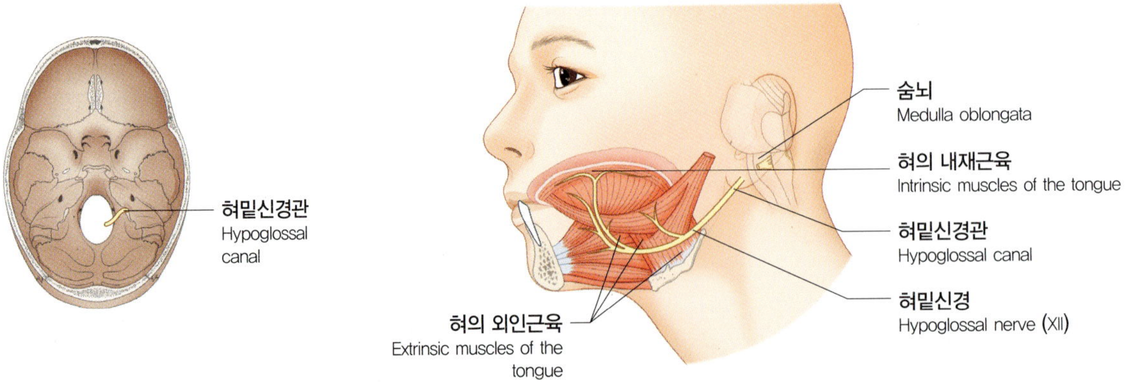

그림 11.13 **혀밑신경.** 혀의 근육을 지배한다.

11.2 뇌신경의 구성과 기능

학습목표 삼차신경의 경로에 대해 알 수 있다

뇌신경에는 운동과 감각기능을 모두 담당하는 신경이 있다.

뇌신경 V(삼차신경), VII(얼굴신경), IX(혀인두신경), X(미주신경)번은 운동과 감각기능을 모두 담당하는 신경이다.

뇌신경 V번은 감각과 운동을 담당

삼차신경(trigeminal nerve)의 감각은 얼굴의 몸감각(촉각, 온도감각, 통각 등)을 세부분으로 나누어 지배하며, 운동은 씹기근육을 지배한다.

- **얼굴감각기능**

  피부와 얼굴 점막의 감각수용기에서 시작한다. 세포체는 삼차신경절이며 눈신경(V_1, opthalmic nerve), 위턱신경(V_2, maxillary nerve), 아래턱신경(V_3, mandibular nerve)으로 나뉜다(그림 11-14A).

  - V_1은 머리뼈의 위눈확틈새를 나와 눈확위구멍을 통해 앞이마, 위눈꺼풀, 코, 코안점막, 각막과 눈물샘에 분포한다.
  - V_2는 머리뼈의 원형구멍을 나와 눈확아래구멍을 통해 뺨, 윗입술, 아래눈꺼풀, 코안 점막과 입천장, 윗니의 몸감각에 분포한다.
  - V_3는 머리뼈의 타원구멍, 턱뼈구멍을 나와 턱끝구멍을 통해 턱, 관자영역, 혀 앞쪽, 아랫니의 몸감각에 분포한다.

- **운동기능**

  다리뇌의 삼차신경운동핵에서 나와 아래턱신경(V_3)과 씹기근육(관자근, 깨물근, 날개근, 두힘살근의 앞힘살)을 지배한다(그림 11-14B).

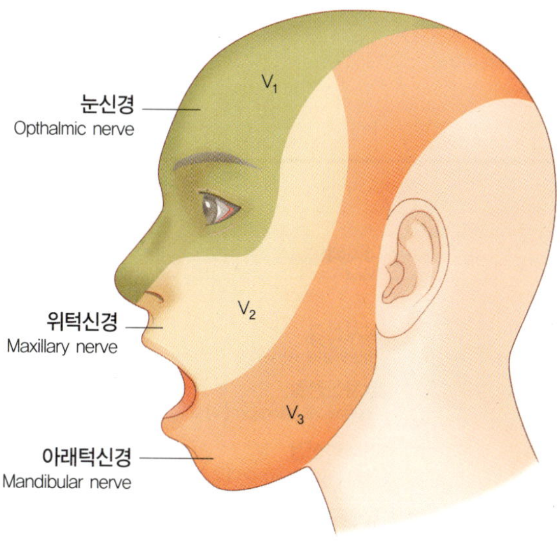

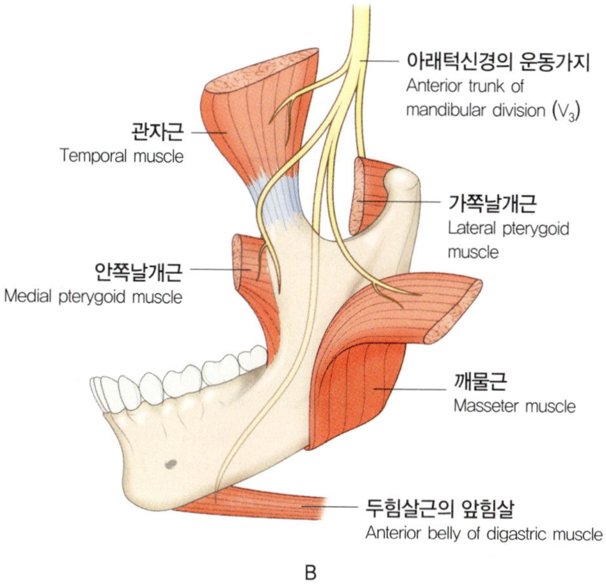

그림 11.14 **삼차신경의 분포.** A: 감각신경 분포. B: 운동신경 분포. 3개의 영역으로 나누어서 얼굴감각을 지배하며 씹기근육을 지배한다.

11.2 뇌신경의 구성과 기능

학습목표 삼차신경의 경로에 대해 알 수 있다

- **삼차신경의 신경로**
  - 삼차신경주요감각핵– 삼차시상로: 얼굴의 식별촉각, 진동감각, 고유감각은 삼차신경주요감각핵에서 연접한 뒤, 시상을 거쳐 가쪽 대뇌피질에 도달한다.
  - 삼차신경운동핵: 삼차신경운동핵 바로 옆에 있는 삼차신경운동핵은 관자근, 안쪽 및 가쪽날개근, 깨물근을 지배한다.
  - 삼차신경척수핵– 삼차시상로: 얼굴의 통증과 온도는 삼차신경 척수핵(뇌줄기에서 위목척수)에서 연접한 뒤 시상을 거쳐 가쪽 대뇌피질에 도달한다.
- **삼차신경통**

삼차신경통(trigeminal neuralgia)은 하나 이상의 삼차신경가지의 분포 영역에서 날카롭고, 찌르는 듯한 심한 통증이 나타나는 삼차신경기능의 이상이다. 먹거나 말하기, 접촉처럼 유해하지 않는 자극에 반응하여 갑자기 발생하여 몇 분간 지속되지만, 감각소실은 일어나지 않는다. 혈관의 압력으로 삼차신경핵이나 삼차신경뿌리가 민감해져서 발생하거나 말이 집탈락으로 발생하기도 한다.

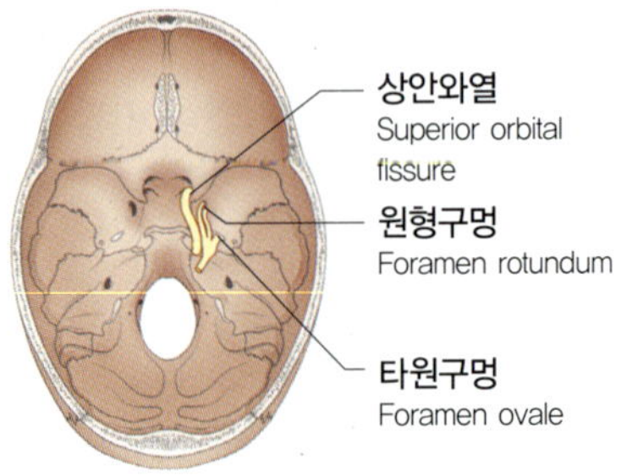

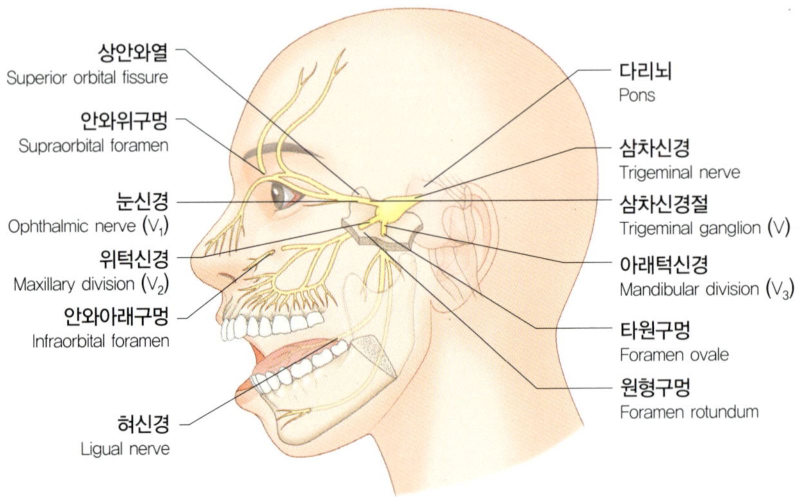

그림 11.15 **삼차신경.** 눈신경, 위턱신경, 아래턱신경으로 나뉜다.

11.2 뇌신경의 구성과 기능

학습목표 얼굴신경의 경로에 대해 알 수 있다

뇌신경 VII은 감각과 운동 담당

얼굴신경(facial nerve)은 혀의 특수감각인 미각, 운동은 얼굴의 표정근육, 부교감신경은 샘을 지배한다.

- 감각: 다리뇌 가쪽에서 나와 속귀길을 통해 관자뼈로 들어가서, 혀의 앞 2/3로 미각, 귀의 몸감각을 지배한다(그림 11–16).
- 운동: 다리뇌 가쪽에서 나와 붓꼭지구멍을 통해 빠져나와서 얼굴근육의 5개 운동가지(관자, 광대, 볼, 아래턱, 목)와 두힘살근의 뒤힘살을 지배한다(그림 11–17).
- 부교감: 신경절후 부교감신경세포체는 날개입천장신경절과 턱밑신경절에 있으며 눈물샘, 코샘, 입천장샘, 턱밑샘, 혀밑샘에 분포한다.

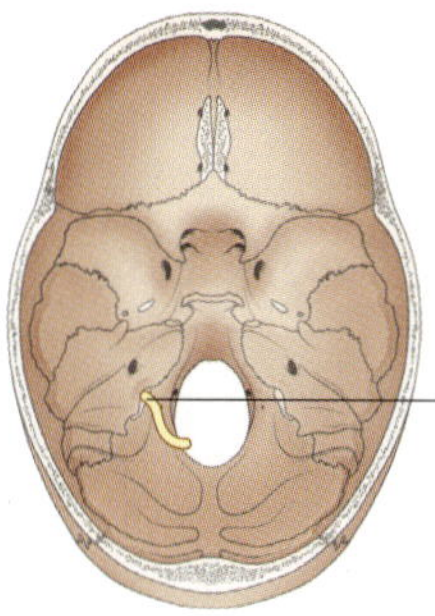

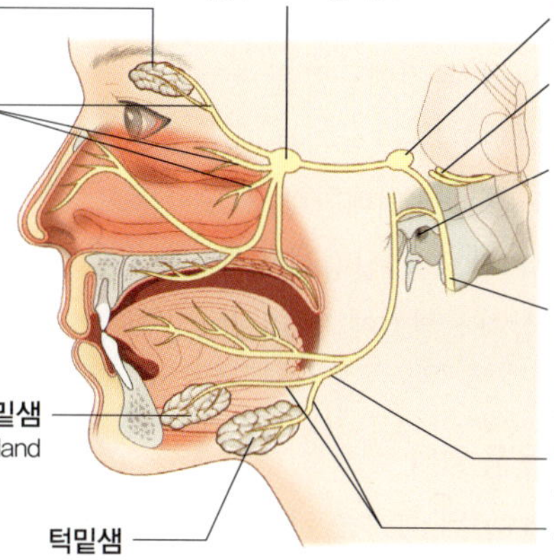

그림 11.16 **얼굴신경.** 혀의 미각과 얼굴 표정근육을 지배하며 부교감신경은 샘을 지배한다.

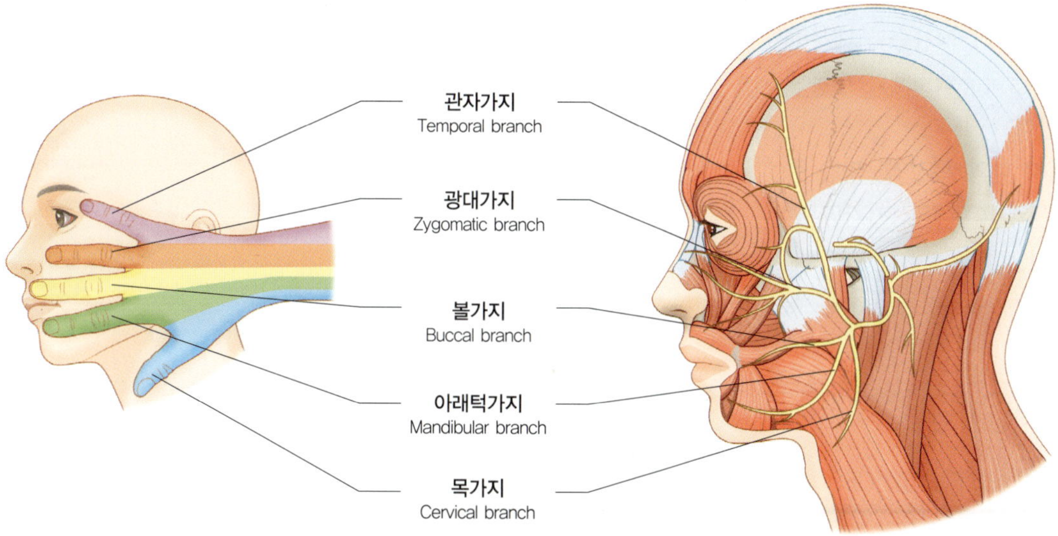

그림 11.17 **얼굴신경의 주요 운동신경 5가지.** 5가지 운동신경인 관자, 광대, 볼, 아래턱, 목가지를 낸다.

11.2 뇌신경의 구성과 기능

학습목표 혀인두신경, 미주신경의 경로에 대해 알 수 있다

뇌신경 IX은 감각과 운동 담당

혀인두신경(glossopharyngeal nerve)의 감각은 혀의 특수감각인 미각과 내장 감각을 지배하고, 운동은 인두근, 부교감신경은 샘을 지배한다(그림 11-18).

- 감각: 숨뇌에서 나와 목정맥구멍을 통과하여 인두에 분포하며 세포체는 위·아래신경절이 다. 혀의 뒤쪽 1/3 미각, 내장감각은 혀의 뒤 1/3지배, 인두점막을 지배, 목동맥소체와 목동맥팽대를 조절한다.
- 운동: 숨뇌에서 나와 목정맥구멍을 통과하여 인두근과 붓인두근(삼키는 동안 인두를 들어올리는)을 지배한다.
- 부교감: 숨뇌에서 나오며 신경세포체는 귀 신경절과 삼차신경절에 있고 귀밑샘을 지배한다.

뇌신경 X은 감각과 운동 담당

미주신경(vagus nerve)의 감각은 가슴과 배부장기, 운동은 인두와 후두근, 부교감신경은 배부장기 및 호흡, 소화계통을 지배한다(그림 11-20).

- 감각: 숨뇌에서 나와 목정맥구멍을 통과하여 목으로 내려가 가슴과 배부장기, 인두, 후두, 목동맥소체와 대동맥소체를 지배한다.
- 운동: 숨뇌에서 나와 목정맥구멍을 통과하여 인두근과 후두근(삼키기와 발성)을 지배한다.
- 부교감: 숨뇌에서 나오며 심장, 폐, 배부장기, 심박동, 호흡, 소화계통을 조절한다.

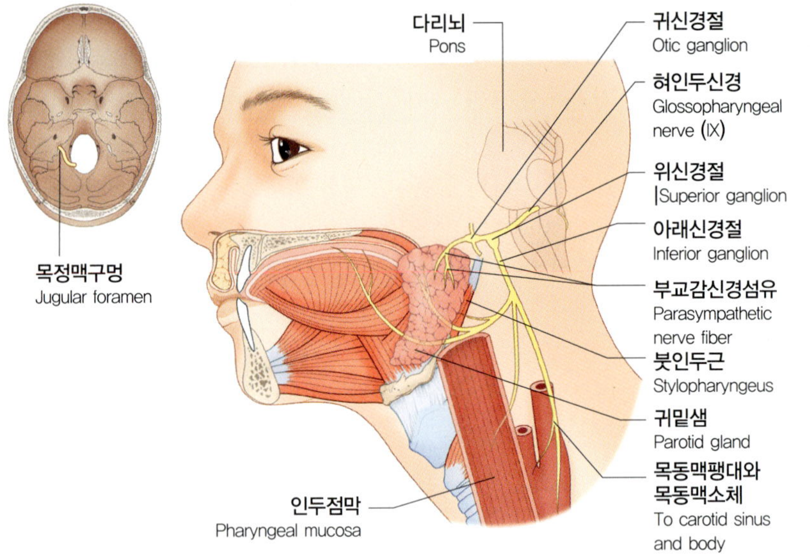

그림 11.18 혀인두신경. 혀의 미각과 인두근 및 샘을 지배한다.

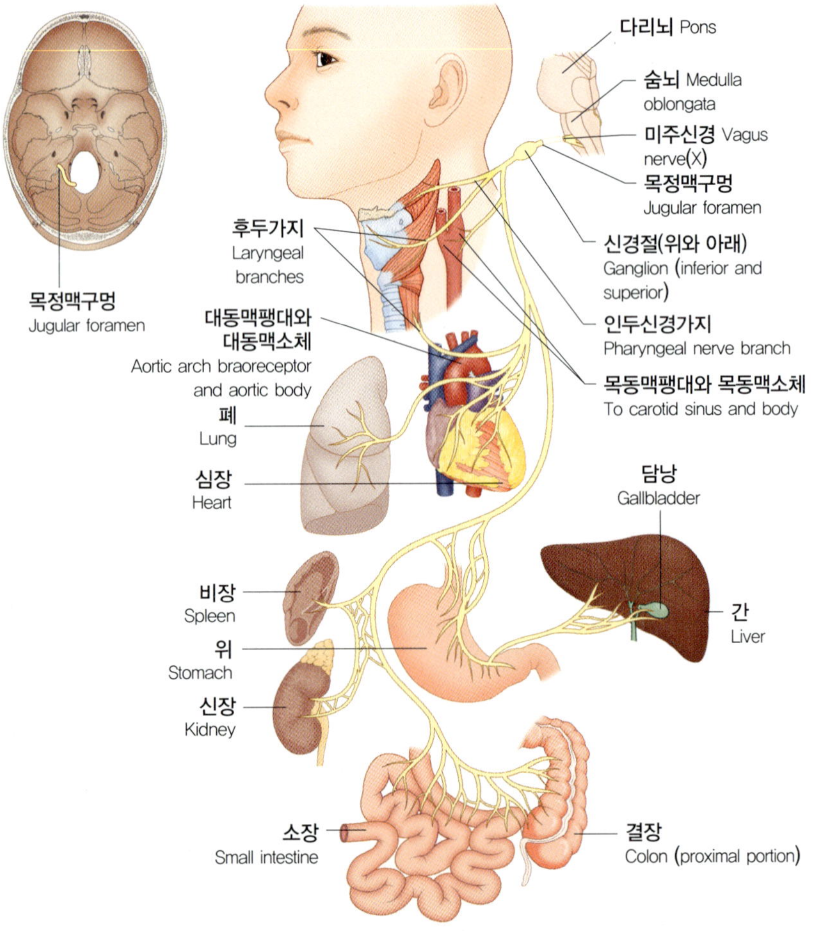

그림 11.19 미주신경. 가슴과 배부장기 및 인두와 후두근을 지배하며 부교감신경은 배부, 호흡, 소화계통을 지배한다.

11.2 뇌신경의 구성과 기능

학습목표 뇌신경의 부교감신경에 대해 알 수 있다

뇌신경에는 부교감신경이 있다.

뇌신경 III(눈돌림신경), VII(얼굴신경), IX(혀인두신경), X(미주신경)번은 부교감(내장운동기능)기능을 담당한다. 신경절전섬유는 눈돌림신경, 얼굴신경, 혀인두신경, 미주신경을 따라 주행한다(그림 11-20). 신경절전신경의 세포체는 뇌줄기의 운동 뇌신경핵(motor cranial nerve nucleus)에 위치한다.

뇌신경 III(눈돌림신경)은 동공조절과 수정체조절

섬모체신경절에서 연접하고 눈 안의 민무늬근육을 자극하여 동공수축(눈의 동공조임근)과 눈의 수정체를 볼록하게 하여 시야에서 가까운 물체에 초점(섬모체근)을 맞추도록 조절한다.

뇌신경 VII(얼굴신경)은 샘의 분비 조절

눈 위쪽의 눈물샘, 코안(비강)의 점액 분비샘, 입 아래에 있는 두 가지 침샘(혀밑샘과 턱밑샘)을 포함한 머리뼈 안에 있는 많은 샘의 분비를 조절한다.

뇌신경 IX(혀인두신경)은 샘의 분비 조절

귀 앞쪽에 위치하고 큰 침샘인 귀밑샘의 분비를 자극한다. 신경절전신경세포는 숨뇌에 있는 침분비핵에서 시작하며, 머리뼈의 타원구멍(foramen ovale) 아래쪽에 위치한 귀신경절(otic ganglion)의 신경절후신경세포와 연접한다.

뇌신경 X(미주신경)은 가슴과 대부분의 배안 내장기관 조절

미주신경은 자율신경계에서 신경절전부교감신경 섬유의 거의 대부분을 차지할 정도로 중요한 부분이다. 기능적으로 내장근육에서 휴식과 소화 활동, 소화분비를 자극(소화샘의 분비와 소화계의 민무늬근육의 운동성 증가)한다. 또한 심장박동수를 감소시키고 폐 안에 있는 기관지를 수축시킨다.

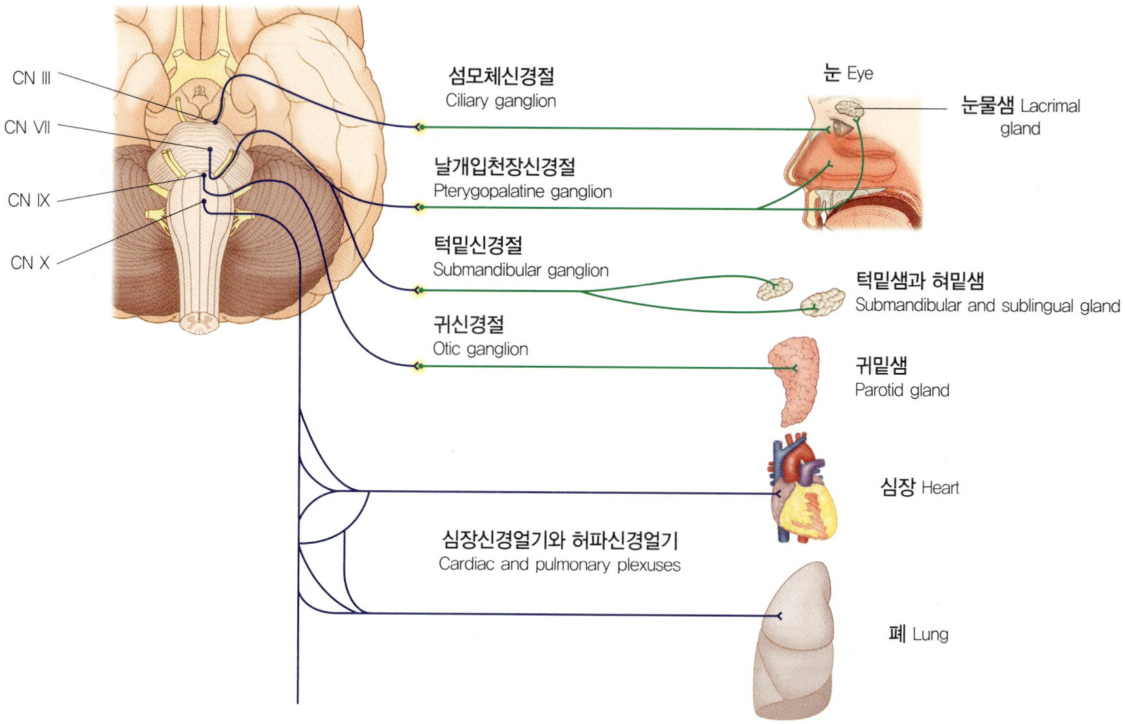

그림 11.20 뇌신경의 부교감신경. 뇌신경 III, VII, IX, X은 부교감 기능을 담당한다.

심화학습 Advanced Learning

뇌신경 손상에 관련된 질환 및 증상

I. 후각신경

한쪽손상은 한쪽 후각상실이고 양쪽 손상은 후각능력을 상실하게 된다.

II. 시(각)신경

시(각)신경 손상은 시력소실과 동공, 공감 빛반사, 조절반사가 상실된다. 이 반사들은 들신경이기 때문에 반사소실이 일어난다. 다발경화증 환자에서 볼 수 있다.

III. 눈돌림신경

- 눈꺼풀처짐(ptosis): 눈꺼풀을 올리는 근육 손상 때문이다.
- 바깥쪽과 아래쪽으로 향함: 안쪽곧은근과 아래빗근은 마비되었지만 가쪽곧은근, 위빗근의 대항작용으로 눈이 바깥쪽과 비스듬히 아래로 향해 있다.
- 겹보임(diplopia, double vision): 두 눈이 같은 방향을 볼 수 없기 때문이다.
- 같은 쪽 눈을 안쪽, 아래쪽, 위쪽으로 움직이지 못한다.
- 빛에 대한 동공반사, 공감 빛반사의 상실: 눈돌림신경이 이 반사들의 날신경(운동)섬유이기 때문이다.
- 조절반사 상실: 가까운 물체에 초점을 맞추기 위한 동공수축 상실 때문이다.

IV. 도르래신경

위빗근의 손상으로 같은 쪽 눈이 아래와 안쪽으로 비스듬히 볼 수 없게 된다. 또한 겹보임을 호소한다.

V. 삼차신경

눈신경, 위턱신경, 아래턱신경에 의해 지배되는 영역의 감각손상과 씹기근육의 마비를 초래한다.

- 눈신경(V_1): 각막반사의 들신경섬유가 손상되기에 각막반사가 소실되어 각막자극에 대한 눈깜박거림이 손상된다.
- 아래턱신경(V_3): 입을 벌릴 때 턱이 손상된 쪽으로 편위되고 씹기반사가 소실된다.
- 삼차신경통을 초래한다.

VI. 갓돌림신경

- 눈이 안쪽으로 모아지는데, 이는 가쪽곧은근의 마비로 인해 안쪽곧은근의 대항작용 때문이다. 겹보임을 호소한다.
- 안쪽세로다발(medial longitudinal fasciculus): 안쪽세로다발을 침범하는 손상은 갓돌림신경핵에서 눈돌림신경핵까지 가는 신호를 차단함으로써 신경핵 사이 눈근육마비를 발생시킨다. 예를 들어, 눈을 수평으로 움직일 때 이마엽은 신호를 다리뇌를 통해 갓돌림핵으로 보내면 같은 쪽 가쪽곧은근과 반대쪽 눈돌림신경핵에 신호를 보내게 된다. 이때 눈돌림신경핵은 눈돌림신경을 통해 안쪽곧은근을 활성화시킨다. 만약 갓돌림신경핵과 눈돌림신경핵 사이가 단절되면 손상 쪽 눈은 정상적으로 움직이지만, 손상 반대쪽 눈은 중심선을 넘어 안쪽으로 이동하지 못한다.

VII. 얼굴신경

- 얼굴신경의 각막반사에 관여하여 눈꺼풀 감는 것을 활성화시킨다. 마비되면 각막반사가 소실된다.
- 같은 쪽 근육들이 마비되어 얼굴 반쪽이 처지게 되고, 같은 쪽 눈을 완전히 감지 못한다.
- 뇌신경마비나 축삭의 손상일 경우가 있는데, 축삭이 손상되면 얼굴마비(Bell palsy)가 유발된다.
- 오른쪽 얼굴신경마비 시－오른쪽 위눈꺼풀과 아래 눈꺼풀 사이 간격이 크고 오른쪽 입이 아래로 더 처져있다. 또한 입은 왼쪽으로 돌아가고 오른쪽 눈꺼풀을 감을 수 없다.

심화학습 Advanced Learning

VIII. 안뜰달팽이신경

난청(deafness)은 일반적으로 청각계통(달팽이, 달팽이 안의 코르티기관, 속귀신경의 달팽이 가지)의 말초 구조를 침범하는 질환이다. 난청은 전도성 난청과 감각신경성 난청으로 구분된다.

- 전도난청(conductive deafness): 바깥귀 또는 중이에서 진동 전달이 방해될 때 발생한다. 중이염에 의한 발생빈도가 높다.
- 감각신경난청(sensorineural deafness): 난청 수용기세포 또는 달팽이신경 손상으로 나타난다. 그 빈도는 전도난청보다는 높지 않다.

IX. 혀인두신경

혀인두신경은 구토반사와 삼킴반사의 들신경(감각)섬유 역할을 하기 때문에 완전손상 시 두 반사가 소실되며, 침 분비가 감소한다.

X. 미주신경

구토반사와 삼킴반사의 날신경(운동)섬유 역할을 하기 때문에 미주신경 손상 시 두 반사가 소실된다. 또한 말하기와 삼키기가 어렵고 소화효소의 감소와 연동운동 감소로 인해 소화기능이 감소된다. 입천장의 비대칭으로 인해 쉰 목소리가 난다.

- 실신(faint)은 뇌에 혈류공급이 원활하지 않을 때 일시적으로 발생하는 의식상실이다. 감정이 격해지면 근육 내 세동맥의 혈관확장이 일어나 혈압을 떨어뜨리게 되면서 머리로 가는 혈류가 일시적으로 감소되어 얼굴은 창백해지고 의식이 소실된다. 이때 수평자세를 취하거나 심장 위치보다 머리 위치를 더 아래로 내릴 경우 회복된다. 실신은 주로 유해한 통증 자극 또 는 장기간의 침상자세 후 앉거나 섰을 때 미주신경이 자극받아 발생한다. 이러한 미주신경 자극의 증상을 혈관미주신경발작(vasovagal attack)이라고 한다.

XI. 더부신경

더부신경은 등세모근과 목빗근을 지배하기 때문에 더부신경의 완전손상으로 등세모근과 목빗근의 마비가 발생한다.

XII. 혀밑신경

오른쪽 혀밑신경의 손상은 오른쪽 혀를 앞으로 내밀 수 없어 왼쪽 혀만 앞으로 내밀어지기 때문에 마비된 오른쪽으로 혀가 치우친다. 즉, 중심 쪽에서 마비된 쪽으로 치우치기 때문에 말하기나 삼킴곤란이 발생한다.

- 조음장애와 연관된 뇌신경

  조음장애(구음장애, dysarthria)는 말하기 근육에 대한 장애로 발성이 부정확하여 의사소통장애를 유발한다. 언어를 이해하고, 읽고, 쓸 수도 있지만 발음 생성이 어렵다. 관련된 뇌신경은 V(씹기근육), VII(얼굴표정근육), X(입, 인두, 후두의 날신경), XII(혀근육)번이며, 뇌신경의 아래운동신경세포 손상으로 발생한다.
- 삼킴곤란을 유발하는 뇌신경

  삼킴곤란(연하곤란, dysphagia)는 삼키기 어려움을 말한다. 숨이 막히거나 입안 한쪽에 있는 음식을 인식하지 못하는 것으로 뇌신경 V, VII, IX, X, XII번의 기능이상을 의미한다.

11.3 척수신경의 구성과 기능

학습목표 척수신경의 분포를 설명할 수 있다

척수신경은 감각섬유와 운동섬유의 결합이다.

31쌍의 척수신경(spinal nerve)은 척수에서 시작하여 위치에 따라 이름을 명명했다(그림 11-21).

- 목신경 C_1-C_8 (cervical nerve): 8쌍
- 가슴신경 T_1-T_{12} (thoracic nerve): 12쌍
- 허리신경 L_1-L_5 (lumbar nerve): 5쌍
- 엉치신경 S_1-S_5 (sacral nerve); 5쌍
- 꼬리신경 C_0 (coccygeal nerve); 1쌍

목신경과 나머지 척수신경이 나옴

목뼈는 7개이지만 목신경은 8쌍인데, C_1은 첫째 목뼈보다 위쪽에 있고 C_8은 일곱째 목뼈의 밑에 있다. 나머지 척수신경은 같은 위치의 척추뼈 밑에서 나와 몸의 모든 부위를 지배한다.

척수신경의 잔뿌리, 뿌리, 신경, 가지

- **잔뿌리** Rootlets 척수분절의 전 길이를 따라 부착된 것이며 이 잔뿌리가 모여 뿌리가 된다. 척수신경의 등쪽잔뿌리(dorsal rootlets), 배쪽잔뿌리(ventral rootlets)가 있다(그림 11-22).
- **뿌리** Root 잔뿌리가 뿌리가 되면 등쪽뿌리에는 감각섬유가 배쪽뿌리에는 운동섬유가 포함된다. 이 뿌리가 결합하여 척수신경이 된다.
- **신경** Nerve 뿌리가 척수신경이 되는데, 척추뼈고리의 다리 사이에 있는 척추사이구멍 내에 위치한다. 척수신경이 가지로 분지된다.
- **가지** Ramus 척수신경이 등쪽가지(dorsal ramus)와 배쪽가지(ventral ramus)로 분지된다. 척수신경은 잔뿌리, 뿌리, 신경, 가지로 이어진다.

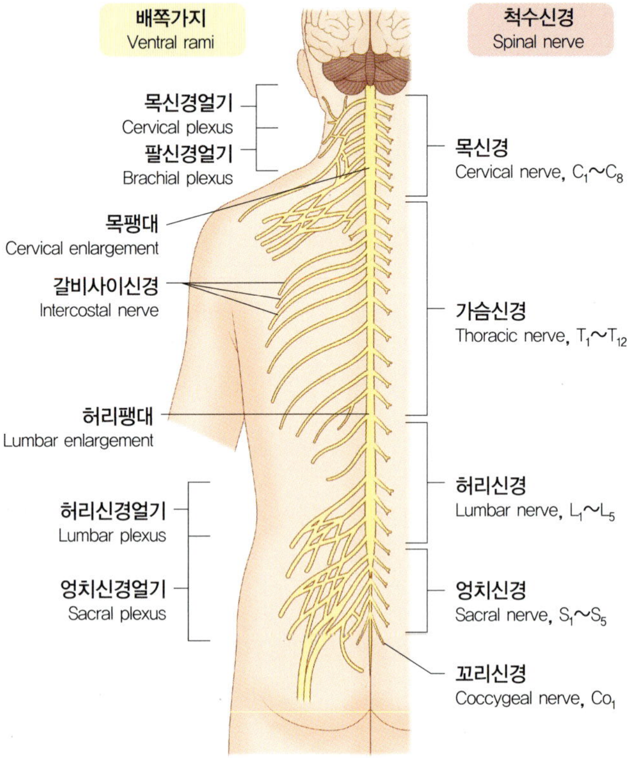

그림 11.21 **척수신경.** 척수신경은 목 8쌍, 가슴 12쌍, 허리 5쌍, 엉치 5쌍, 꼬리신경 1쌍으로 구성되어 있다.

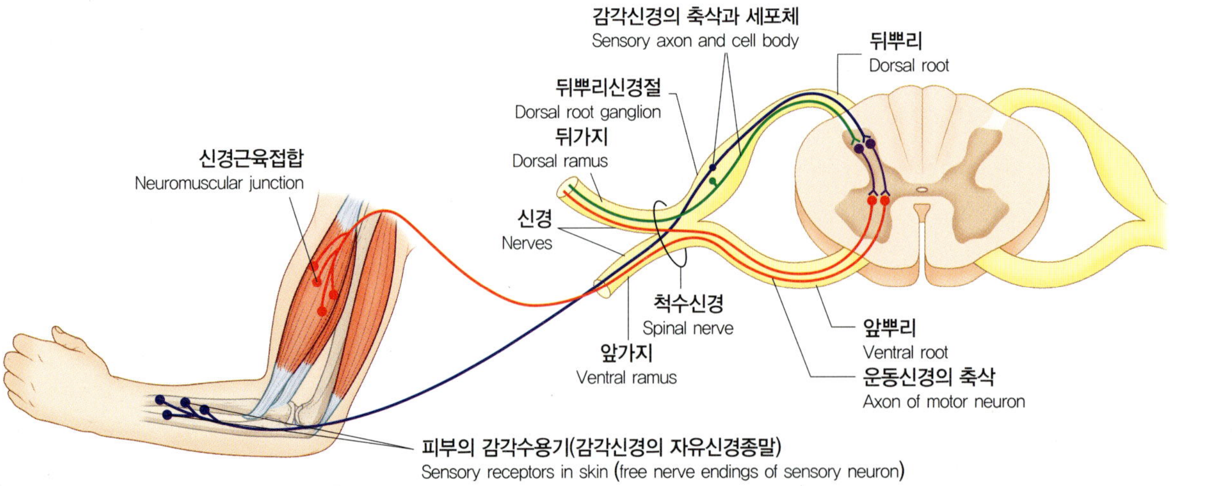

그림 11.22 **척수신경의 구성.** 뿌리, 가지(등쪽, 배쪽) 등이 척수신경을 구성한다.

11.3 척수신경의 구성과 기능

학습목표 신경가지와 신경얼기의 신경지배를 알 수 있다

신경가지와 신경얼기의 분포에 따라 신경을 지배한다.

가지런한 등쪽신경가지

등쪽신경가지의 신경지배부위는 몸통의 뒤쪽과 목이다. 각 등쪽신경가지는 척수에서 나오는 부분과 일치하여 피부와 근육에 수평으로 가지를 낸다. 배쪽신경가지보다 단순하다.

가쪽과 앞쪽피부분지로 분지하는 배쪽신경가지

가슴에는 단순하게 분할된 배쪽신경가지가 있다. 갈비사이신경은 앞쪽으로 주행하면서 갈비사이근육과 가슴의 피부, 배벽을 지배하며, 가쪽피부가지와 앞쪽피부가지로 분지한다(그림 11-23).

신경얼기는 목, 팔, 허리, 엉치신경얼기를 형성

신경얼기(신경총, nerve plexus)는 신경들의 그물망이다. 가쪽에서 복잡한 신경얼기를 형성하는데 목, 팔, 허리, 엉치신경얼기를 형성하여 주로 팔다리를 지배한다. 신경얼기의 가지는 각기 다른 척수신경으로부터 나온 신경섬유가 분포하고 각기 다른 경로나 신경가지를 통하여 말초 부위에 도달한다.

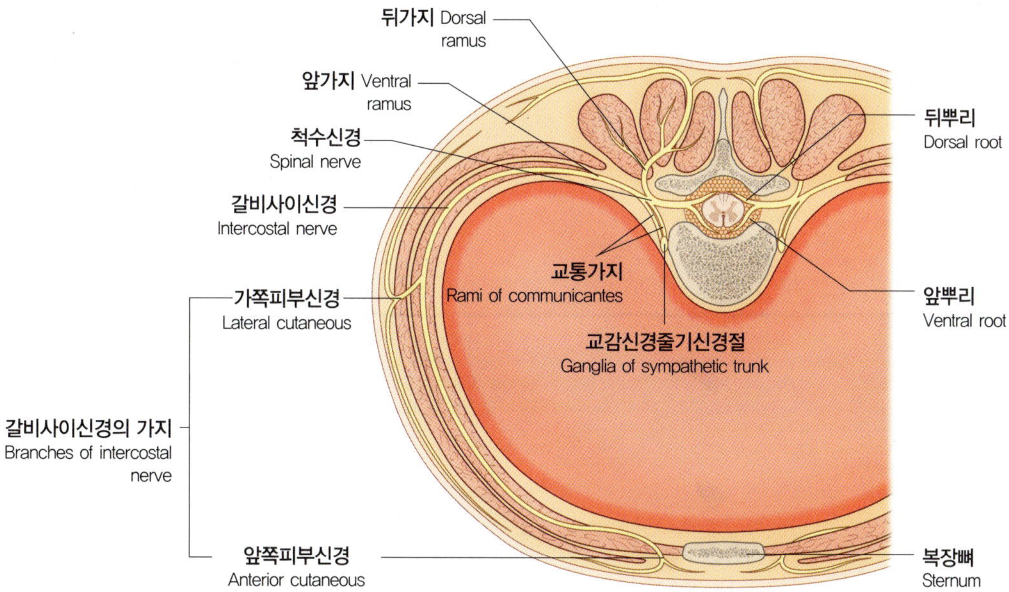

그림 11.23 **척수신경의 형성과 척수신경가지.** 등쪽과 배쪽신경가지의 분포를 볼 수 있다. 가슴에서 배쪽가지는 갈비사이신경이 되고 등쪽가지는 등의 피부와 등근육을 지배한다.

용어설명

- 척수신경의 앞쪽가지: 척수신경의 앞쪽가지 바닥부의 연결부는 교감신경줄기 신경절(sympathetic trunk ganglion)로 이어지는 교통가지(rami of communicantes)이다.
- 척수뿌리: 척수신경 안쪽에 있으며, 감각(등쪽)과 운동(배쪽)으로 나누어진다.
- 척수가지: 척수신경 가쪽분지로서 각각 감각과 운동섬유가 모두 들어 있다. 이 가지가 지배하는 구조를 이해하는 것이 척수신경에서 아주 중요하다.

11.3 척수신경의 구성과 기능

학습목표 목신경얼기에 대해 알 수 있다

목신경얼기는 목빗근 아래 깊숙이 위치한다.

목신경얼기(cervical plexus)는 목의 목빗근(sternocleidomastoid muscle, SCM) 아래 깊숙이 위치하고 목의 뒤목삼각까지 뻗어있다. C_1–C_4번 목신경으로 되어 있으며, 피부신경은 목과 머리 뒷부분, 어깨 윗부분의 감각을 전달한다. 가로막신경(phrenic nerve)은 가슴우리 아래쪽으로 가서 가로막에 분포하고 가로막의 운동과 감각을 지배한다(표 11–4).

표 11.4 목신경얼기의 운동과 감각가지

영역	신경	가지	지배영역
운동 (깊은 가지)	목신경고리	C_1~C_3	목뿔아래근육, 어깨목뿔근, 복장목뿔근, 복장방패근
	분절가지	C_1~C_5	턱끝목뿔근, 방패목뿔근, 목갈비근, 어깨올림근, 등세모근, 목빗근
	가로막신경	C_3~C_5	가로막
감각 (피부–얕은가지)	작은뒤통수신경	C_2~C_3	목의 뒤쪽
	큰귓바퀴신경		귀의 피부, 귀밑샘
	가로목신경		목의 앞면과 가쪽
	빗장위신경	C_3~C_4	가슴 앞면과 어깨부위

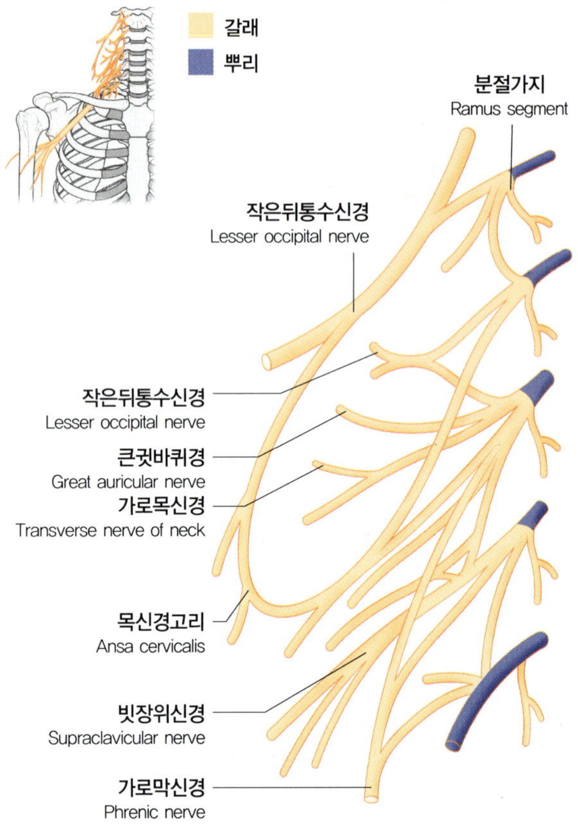

그림 11.24 목신경얼기

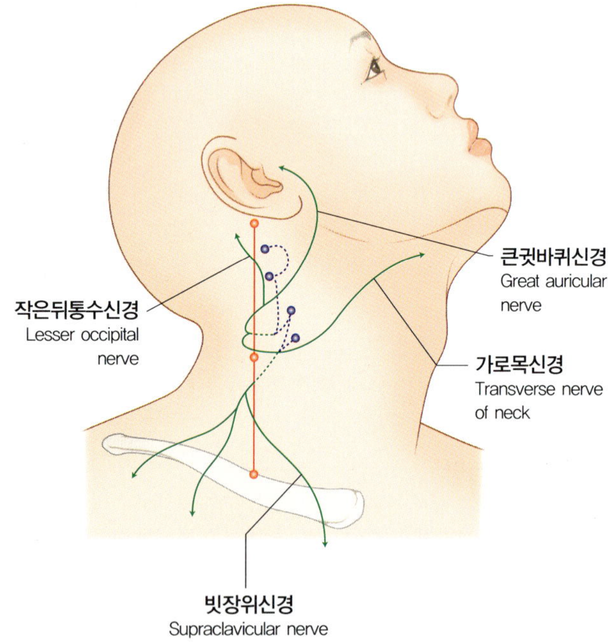

그림 11.25 목신경얼기의 가지분표

11.3 척수신경의 구성과 기능

학습목표 팔신경얼기에 대해 알 수 있다

팔신경얼기는 C_5-C_8 및 T1의 배쪽가지로 형성된다.

팔신경얼기(brachial plexus)는 목과 겨드랑에 위치하며 팔로 가는 거의 대부분의 신경이 나온다. 팔신경얼기는 목빗근의 가쪽 경계면에서 빗장뼈 바로 위쪽인 목의 뒤쪽 삼각부분에서 촉진할 수 있다.

C_5–C_8, T_1의 배쪽가지가 형성하며 또는 C_4와 T_2가 포함되기도 한다(그림 11–26). 가지에 의해 지배신경이 구분되며 지배 근육과 피부영역은 다음과 같다(표 11–5).

표 11.5 팔신경얼기의 가지, 신경 및 지배영역

가지	신경	지배근육	피부영역
C_5, C_6	겨드랑신경	작은원근, 어깨세모근	어깨피부
C_5, C_6, C_7	근육피부신경	부리위팔근, 위팔두갈래근, 위팔근	아래팔가쪽
C_5, C_6, C_7, C_8, T_1	노신경	위팔세갈래근(긴, 안쪽, 가쪽), 위팔노근, 팔꿈치근, 긴, 짧은 노쪽손목폄근, 뒤침근, 손가락폄근, 새끼폄근, 노쪽손목폄근, 긴엄지손가락벌림근, 긴(짧은)엄지손가락폄근, 집게폄근	손등의 가쪽과 아래팔의 뒤쪽
(C_5), C_6, C_7, C_8, T_1	정중신경	원엎침근, 노쪽손목굽힘근, 긴손바닥근, 얕은손바닥근, 긴엄지손가락굽힘근, 네모엎침근, 엄지두덩근, 벌레근, 깊은손바닥굽힘근	손바닥의 감각
C_8, T_1	자신경	자쪽손목굽힘근, 새끼두덩근, 뼈사이근, 벌레근	손바닥과 손등의 안쪽

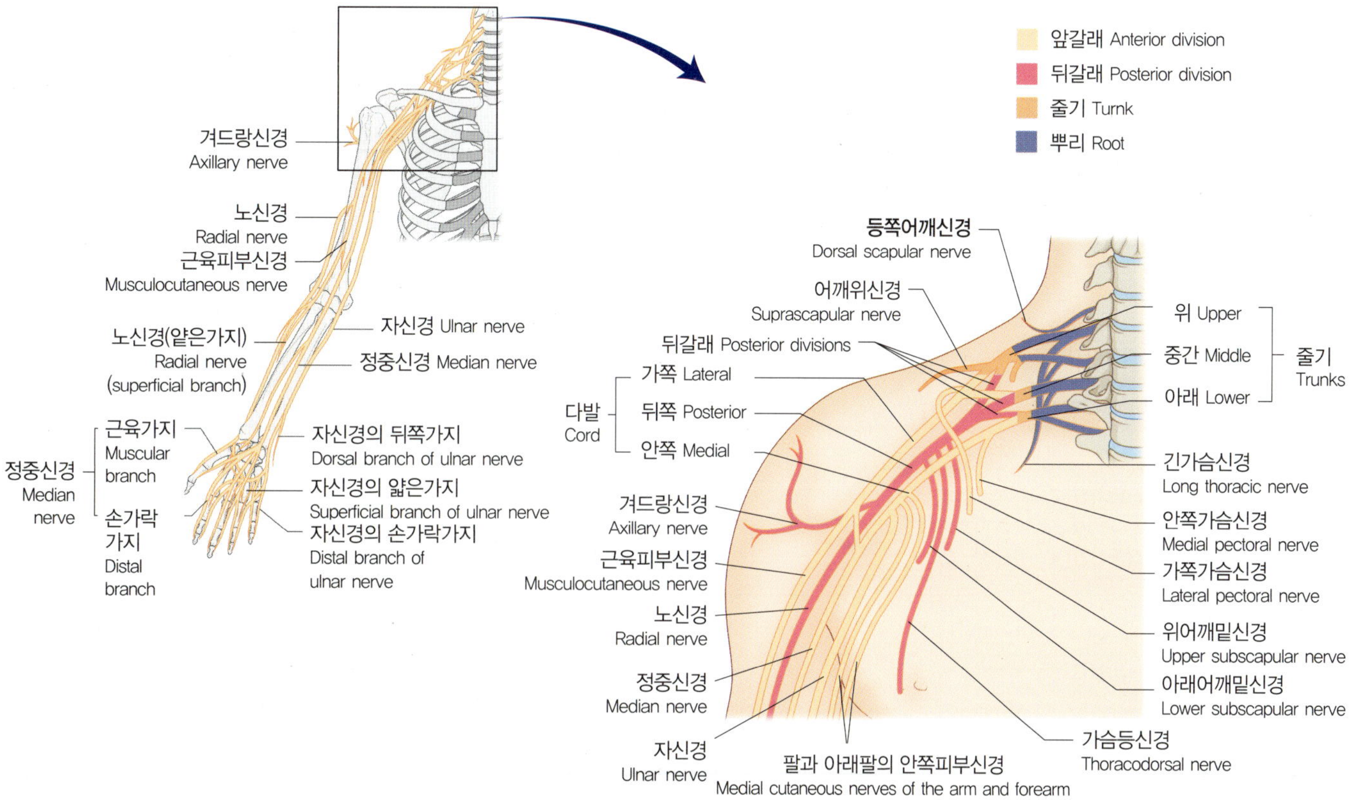

그림 11.26 **팔신경얼기의 분지.** 뿌리, 줄기, 갈래, 다발 및 가지를 형성한다. 뿌리는 뒤, 중간, 아래줄기와 앞쪽과 뒤쪽갈래와 가쪽, 안쪽다발 및 뒤쪽다발에서 5개의 종말가지를 낸다. 이에 각 영역마다 지배하는 근육과 피부영역이 달라진다.

11.3 척수신경의 구성과 기능

학습목표 팔신경얼기에 대해 알 수 있다

팔신경얼기의 겨드랑신경, 근육피부신경, 노신경, 정중신경, 자신경이 지배하는 피부영역을 볼 수 있다(그림 11-27, 11-28).

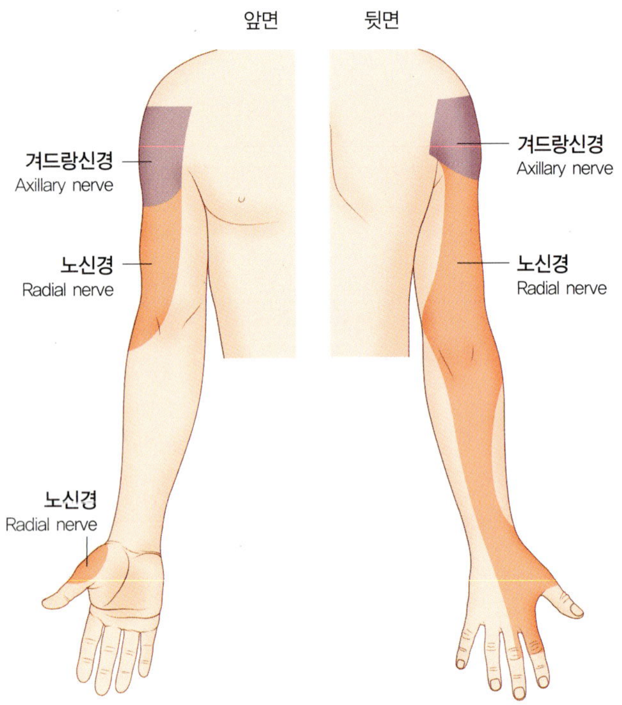

그림 11.27 **겨드랑신경과 노신경이 피부영역.** 앞면과 뒷면을 볼 수 있다. 노신경은 주로 뒷면에 분포한다.

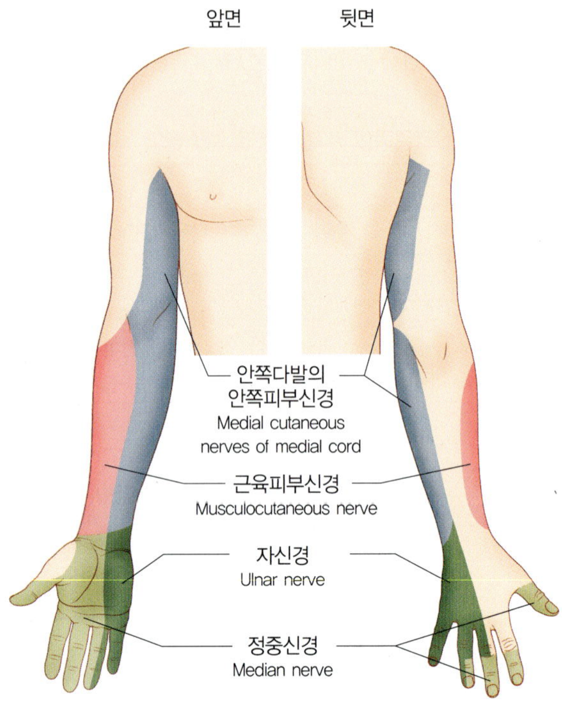

그림 11.28 **근육피부신경,** 정중신경, 자신경의 피부영역. 앞면과 뒷면에서 볼 수 있지만 정중신경은 주로 앞면에서 볼 수 있다.

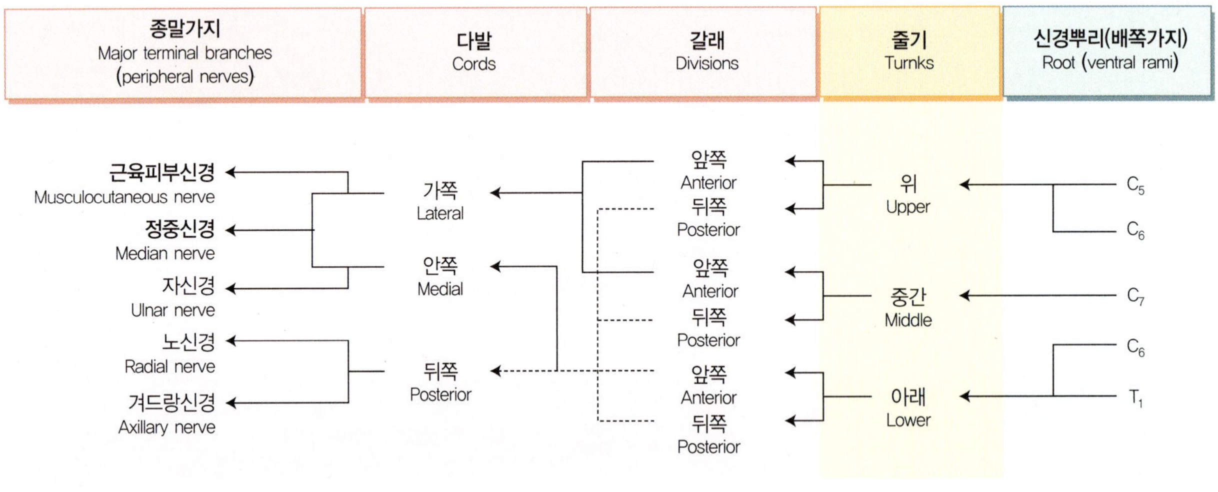

그림 11.29 **팔신경얼기의 분지.** 뿌리, 줄기, 갈래, 다발 및 가지를 형성한다. 뿌리는 뒤 중간 아래의 줄기와 앞쪽과 뒤쪽 갈래와 가쪽안쪽 및 뒤쪽 다발에서 5개의 종말가지를 낸다. 이에 각 영역마다 지배하는 근육과 피부영역이 달라진다

11.3 척수신경의 구성과 기능

학습목표 팔신경얼기의 분포에 대해 알 수 있다

팔신경얼기는 뿌리, 줄기, 갈래, 다발로 형성된다.

뿌리(roots)는 C_5-T_1의 배쪽가지이며 앞목갈비근 안에 있다. 줄기(trunk)는 위 · 중간 · 아래로 형성되고, 갈래(division)는 앞쪽과 뒤쪽으로 나누어지며, 다발(cord)은 가쪽 · 안쪽 · 뒤쪽다발로 형성된다. 종말가지는 총 5개로 앞쪽갈래에서 가쪽과 안쪽다발로 이어져서 근육피부신경, 정중신경, 자신경으로 가지를 내고 뒤쪽 갈래에서 뒤쪽다발로 노신경과 겨드랑신경으로 가지를 낸다(그림 11-26).

근육피부신경은 팔굽힘근육과 가쪽팔의 감각 지배: C_5, C_6, C_7

근육피부신경(musculocutaneous nerve)은 가쪽다발의 주요 종말신경가지로 팔 앞쪽으로 내려와 부리위팔근(coracobrachialis)을 지나 위팔두갈래근(biceps brachii)과 위팔근(brachialis) 사이로 내려와서 팔을 굽히는 근육에 작용한다. 또한 팔꿈치를 지나 아래팔의 가쪽 피부에 분포하여 아래팔 가쪽의 피부감각을 지배한다(그림 11-28, 11-30).

정중신경은 아래팔의 앞쪽근육과 손바닥의 약 2/3의 감각 지배: C_5, C_6, C_7, C_8, T_1

정중신경(median nerve)은 아래팔의 앞쪽과 손바닥의 가쪽부분 근육에 분포한다. 가쪽과 안쪽다발에서 나온 후, 가지를 내지 않고 팔로 내려와 위팔두갈래근의 안쪽과 뒤쪽으로 간다. 팔꿈치를 지나 아래팔 대부분의 굽힘근에 가지를 낸다. 손으로 내려와서는 손바닥의 가쪽에 위치한 5개의 내인근육을 지배한다. 정중신경은 아래팔을 엎침(pronation)시키고, 손가락과 손목을 굽히며 엄지손가락을 지배한다. 또한 손바닥에서 1, 2, 3번째 손가락과 4번째 손가락의 절반과 그 영역의 손바닥 감각을 담당한다(그림 11-26, 11-28, 11-30).

자신경은 손목굽힘근과 손바닥의 안쪽 피부 지배: C_8, T_1

자신경(ulnar nerve)은 팔신경얼기의 안쪽다발에서 시작하여 팔의 안쪽면을 따라 팔꿈치를 향해 내려오다 안쪽위관절융기(medial epicondyle) 뒤로 돌아 나와 아래팔의 안쪽을 따라 내려온다. 이 신경은 자쪽손목굽힘근(flexor carpi ulnaris)과 일부 깊은손가락굽힘근(flexor digitorum profundus)에 분포한다. 이 신경은 손까지 이어져 손바닥의 안쪽 피부와 대부분의 자체기원 손 근육에 분포한다. 등쪽가지는 손등의 안쪽 피부에 분포한다(그림 11-28, 11-30).

겨드랑신경은 어깨세모근과 어깨의 피부 지배: C_5, C_6

겨드랑신경(axillary nerve)은 뒤쪽다발의 가지로서 위팔뼈의 목(neck of humerus) 뒤쪽을 감아 돌면서 어깨세모근(deltoid) 및 작은원근(teres minor)과 어깨의 피부 및 관절주머니에 분포한다(그림 11-26, 11-27, 11-31).

노신경은 위팔세갈래근과 손등의 가쪽 피부 지배: C_5, C_6, C_7, C_8, T_1

노신경(radial nerve)은 노신경고랑(radial groove)을 따라서 위팔뼈(humerus)를 감싸고 위팔세갈래근(triceps brachii)에 가지를 낸다. 그 후 팔꿈치의 가쪽위관절융기(lateral epicondyle) 뒤를 돌아 앞쪽으로 주행한다. 이곳에서 얕은가지와 깊은가지로 나뉘는데, 얕은가지는 위팔노근(brachioradialis) 밑에서 노뼈의 가쪽 경계선을 따라 내려가고 손등의 가쪽면에 있는 피부에 분포한다. 깊은가지는 대부분의 아래팔 폄근에 분포하기 위해 뒤쪽으로 주행한다(그림 11-27, 11-31).

11.1 말초신경계의 구성과 기능

학습목표 팔신경얼기 분포에 대해 알 수 있다

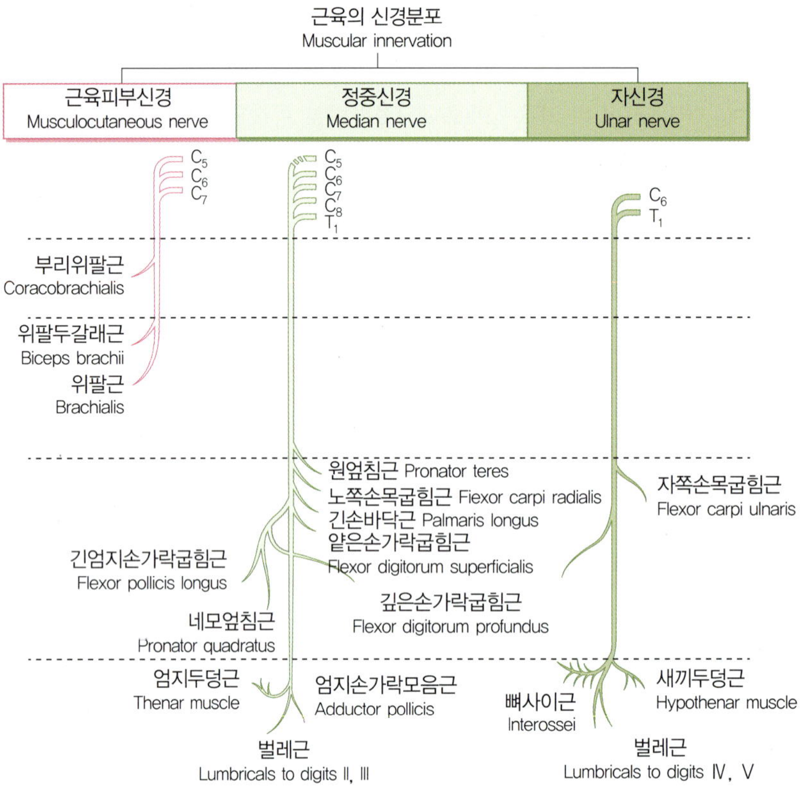

그림 11.30 **팔신경얼기의 앞쪽갈래.** 앞쪽갈래에서 가쪽과 안쪽다발을 통해 팔의 앞쪽을 지배한다. 근육피부신경, 정중신경, 자신경으로 각각 지배하는 근육을 볼 수 있다.

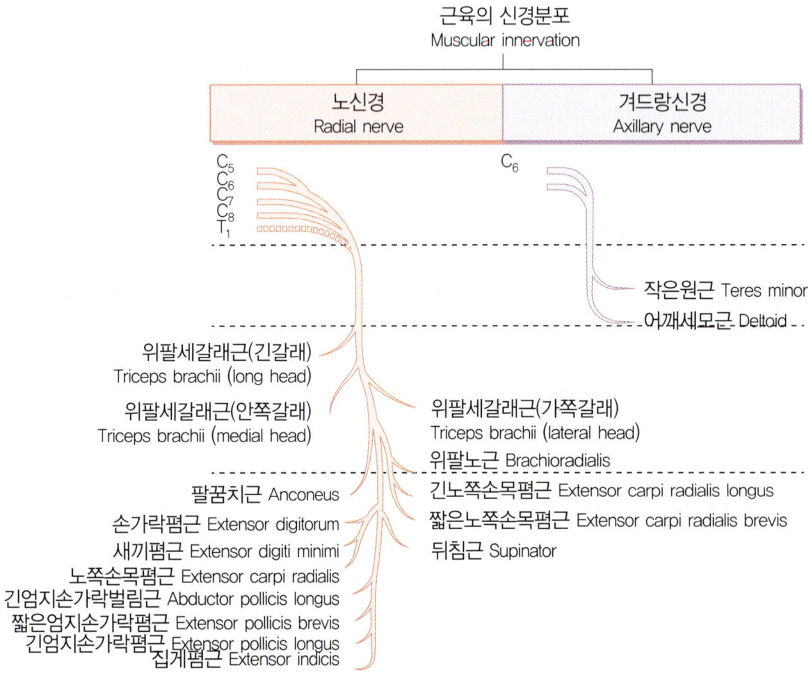

그림 11.31 **팔신경얼기의 뒤쪽갈래.** 뒤쪽갈래에서 안쪽과 뒤쪽다발을 통해 팔의 뒤쪽을 지배한다. 겨드랑신경 및 노신경이 지배하는 근육을 볼 수 있다.

11.3 척수신경의 구성과 기능

학습목표 허리신경얼기에 대해 알 수 있다

허리신경얼기는 넓적다리의 앞쪽에 분포한다.

허리신경얼기(lumbar plexus)는 4개의 허리신경(L_1~L_4)에서 시작하여 큰허리근(psoas major muscle) 속에 위치한다. 작은 신경은 배부근(abdominal)의 일부와 엉덩허리근(iliopsoa)을 지배하나, 주요 신경가지는 아래로 내려와 넓적다리의 앞쪽에 분포한다. 주요 가지는 넓적다리신경(넙다리신경, femoral nerve)과 폐쇄신경이다(표 11-6, 그림 11-32).

넓적다리신경은 넓적다리네갈래근 지배

넓적다리신경(felmoral nerve)은 가장 큰 가지로 고샅인대 안으로 넓적다리근의 앞면에 위치한 넓적다리네갈래근(넙다리네갈래근, quadriceps femoris muscle)을 포함하여 넓적다리의 주요 굽힘근과 무릎의 폄근을 지배한다. 피부가지는 넓적다리 앞면의 피부와 무릎부터 발까지의 안쪽 피부표면을 지배한다.

폐쇄신경은 넓적다리모음근 지배

폐쇄신경(obturator nerve)은 골반의 폐쇄구멍(obturator foramen)을 통과하여 넓적다리 안쪽으로 들어와 넓적다리모음근(adductor muscle)과 넓적다리의 위와 안쪽의 피부를 담당한다.

표 11.6 허리신경얼기의 가지, 신경 및 지배영역

가지	위치	신경	지배근육	피부
L_2, L_3, L_4	넓적다리 앞쪽	넓적다리신경	엉덩근, 넓적다리빗근, 넓적다리네갈래근(넓적다리곧은근, 가쪽넓은근, 중간넓은근, 안쪽넓은근), 두덩근	넓적다리 앞면, 무릎–발의 안쪽
L_2, L_3, L_4	넓적다리 안쪽	폐쇄신경	짧은모음근, 긴모음근, 두덩정강근, 큰모음근, 바깥폐쇄근	넓적다리 위와 안쪽

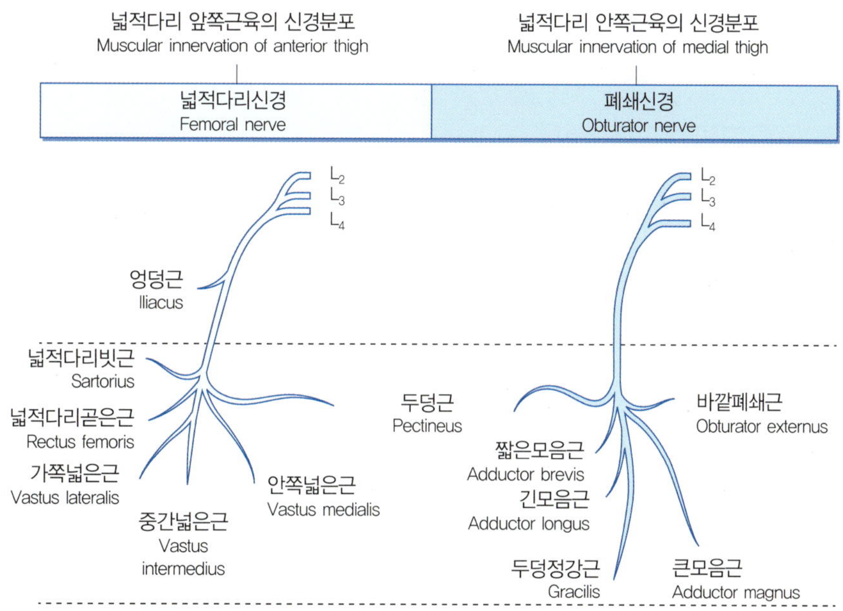

그림 11.32 **허리신경얼기의 주요가지.** 허리신경얼기의 주요가지인 넙다리신경과 폐쇄신경이 지배하는 근육들이다.허리신경얼기의 주요가지. 허리신경얼기의 주요가지인 넙다리신경과 폐쇄신경이 지배하는 근육들이다.

11.3 척수신경의 구성과 기능

학습목표 엉치신경얼기에 대해 알 수 있다

엉치신경얼기는 12개의 신경가지가 있다.

엉치신경얼기(lumbar plexus)는 L_4~S_4 척수신경에서 기시하며 허리신경얼기의 바로 아래에 위치한다. 엉치신경얼기에는 12개의 신경가지가 있는데, 1/2는 엉덩이와 다리를 지배하고, 1/2는 골반 내 기관과 회음(샅, perineum)을 지배한다.

- **엉치신경얼기의 주요 가지인 궁둥신경은 정강신경과 온종아리신경으로 나뉨**

  궁둥신경(sciatic nerve)은 엉치신경얼기의 신경가지로 인체에서 가장 굵고 긴 신경이며, 다리 전체에 분포한다.

- **정강신경은 (다리)오금을 통과하여 종아리 뒤쪽면의 근육을 지배**

  정강신경(tibial nerve)은 (다리)오금(popliteal fossa)을 통과하여 장딴지를 거쳐 가자미근(soleus muscle) 깊숙이 내려간다.

- **온종아리신경은 얕은 · 깊은종아리신경으로 나뉨**

  온종아리신경(common peroneal nerve)은 아래로 내려와 종아리뼈머리(head of the fibula)를 감싸고돌아 주행하며 얕은 · 깊은종아리신경(superficial and deep peroneal nerve)으로 나뉜다.

표 11.7 엉치신경얼기의 가지, 신경 및 지배영역

가지	위치	신경	지배근육	피부
L_4, L_5, S_1, S_2, S_3	넓적다리앞(안쪽 제외)	궁둥신경	넓적다리두갈래근(긴, 짧은), 반힘줄근, 반막양근, 큰모음근	-
	무릎뒤쪽	정강신경	장딴지근, 장딴지빗근, 오금근, 가지미근, 뒤정강근, 긴 · 짧은 발가락굽힘근, 긴 · 짧은엄지발가락굽힘근, 엄지발가락벌림근, 벌레근	발바닥, 종아리뒤쪽
	종아리가쪽	온종아리신경	긴 · 짧은종아리근, 셋째종아리근, 긴 · 짧은 발가락폄근, 앞정강근	무릎관절과 종아리 앞쪽, 가쪽, 발등

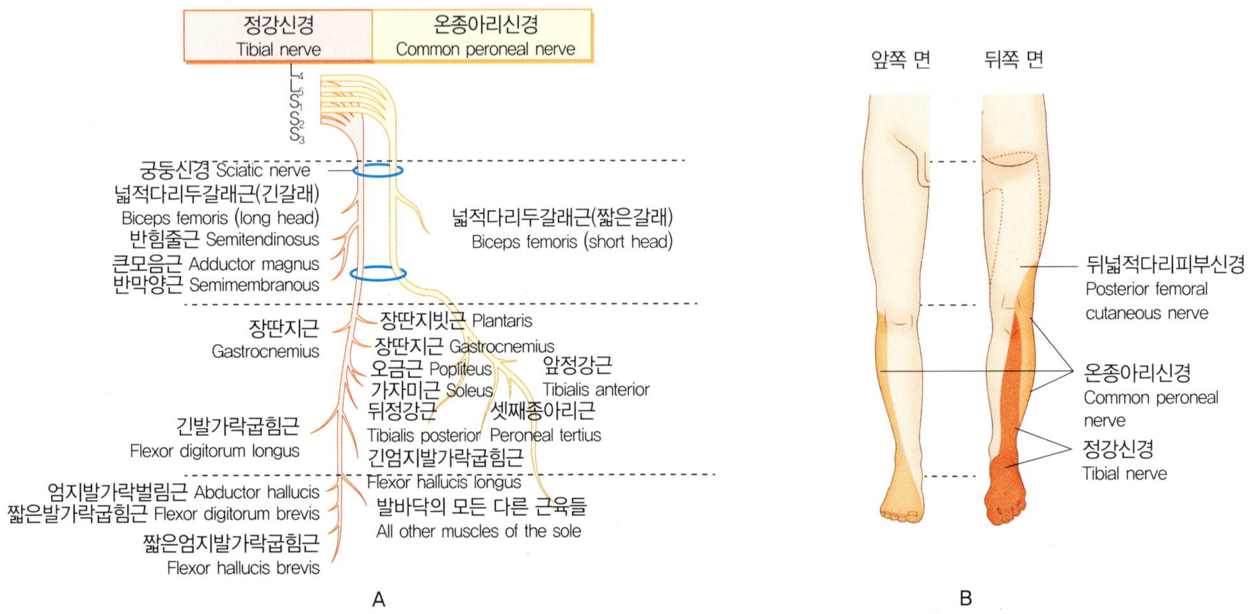

그림 11.33 정강신경과 온종아리 신경. A: 근육가지 B: 피부가지

11.3 척수신경의 구성과 기능

학습목표 피부분절에 대해 알 수 있다

모든 척수신경은 신경의 위치에 따라 피부영역을 지배한다.

피부분절(dermatome)은 하나의 척수신경에서 시작된 피부신경가지에 의해 지배를 받는 피부영역을 말한다(그림 11-34).

- C_1을 제외한 모든 척수신경은 신경의 위치에 따라 피부영역을 지배한다.
- 몸통에서 피부분절은 척수신경이 나오는 지점과 수평을 유지하며 폭이 거의 일정하다.
- 팔의 피부는 C_5~T_1(또는 T_2)의 배쪽가지인 팔신경얼기에 의해 지배된다.
- 다리에서 앞쪽은 허리신경이 담당하고, 다리의 뒤쪽은 엉치신경이 담당한다.
- 몸통의 피부분절은 약 50% 정도 명확하게 구분되지 않고 겹쳐지는 것도 있기 때문에 한 척수신경의 손상이 있더라도 완전 감각손상이 일어나지는 않는다.
- 팔다리는 겹치는 영역이 적어서 한 개의 척수신경에 의해서만 지배될 수도 있다.

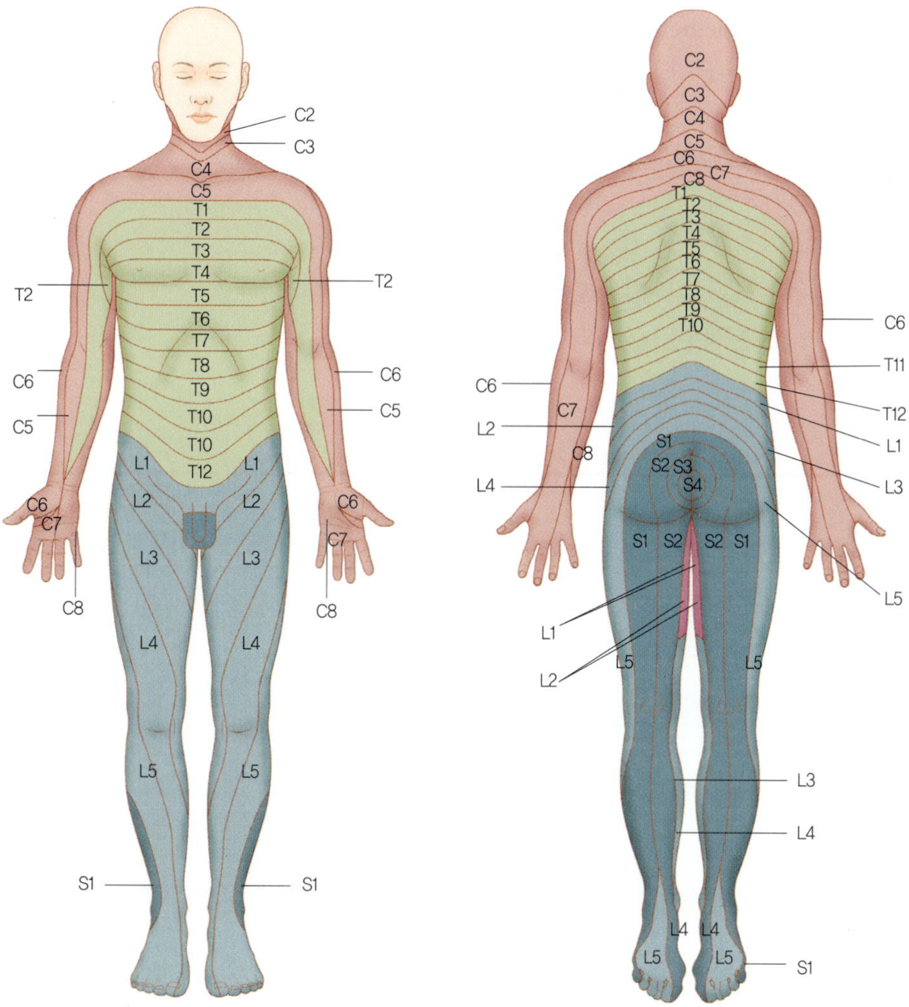

그림 11.34 피부분절지도. 하나의 척수신경에서 시작된 피부신경가지에 의해 지배를 받는 영역을 피부분절이라고 한다.

용어설명

피부분절분포도: 척수신경가지에 손상을 받은 환자의 무감각 영역의 기록에 의하여 만들어졌다. 몸통은 겹쳐지는 부위가 많고 팔다리는 적다.

11.4 자율신경계의 구성과 항상성 조절

학습목표 자율신경계를 분류할 수 있다

자율신경계는 운동신경세포이다.

자율신경계(ANS)는 민무늬근육(smooth muscle)과 심장근육(cardiac muscle), 그리고 신체의 분비샘(gland)을 지배하는 운동신경세포이다. 신체의 내부 환경을 안정적으로 유지시키기 위해 필요한 심박수, 혈압, 소화, 배뇨와 같은 내장의 기능을 조절하며, 말초신경계의 일반적인 내장운동신경계통(visceral motor division)이다.

자율신경계와 몸운동신경계통의 큰 차이점

- **몸운동신경세포는 중추신경계의 모든 경로에서부터 신경이 분포하는 근육까지 이어짐**

  각 운동단위는 단일신경세포로 구성되어 있을 뿐만 아니라, 뼈대근육세포에도 신경이 분포해 있다. 전형적인 몸운동신경 축삭은 두껍고, 신경자극을 빠르게 전달하는 두꺼운 말이집섬유(myelinated fiber)로 구성되어 있다(그림 11-35).

- **자율신경계의 운동단위는 두 개의 운동신경세포로 되어 있음**

  신경절전신경세포(preganglionic neuron)

  신경절전축삭(preganglionic axon 또는 신경절전섬유)는 이차운동신경세포인 신경절후신경 세포와 말초에 위치한 자율신경절(autonomic ganglion)에서 연접한다.

  신경절후신경세포(postganglionic neuron)

  신경절후축삭은 내장기관까지 이어진다. 기능상 신경절전신경세포는 신경절후신경세포에 신 호를 보내 효과기 관에서 근육의 수축 또는 샘분비를 자극한다. 신경절전축삭은 얇으며 말이 집섬유들로 구성되어 있고, 신경절후축삭(postganglionic axon 또는 신경절후섬유)은 더 얇고 민말이집(unmyelinated)섬유이다.

- **자율신경계를 통한 자극의 전도는 몸운동계통을 통한 전도보다 느림**

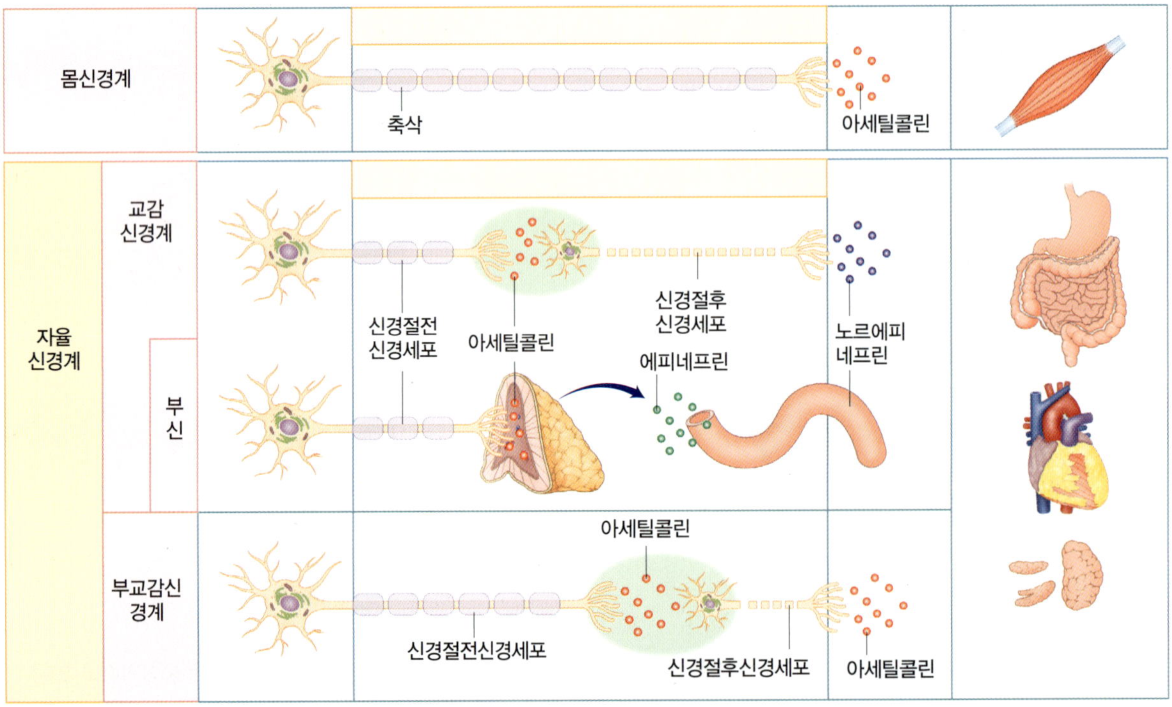

그림 11.35 몸신경계와 자율신경계의 비교

11.4 자율신경계의 구성과 항상성 조절

학습목표 교감신경계와 부교감신경계의 기능적 차이를 알수 있다

교감신경계와 부교감신경계는 기능적 차이는 다음과 같다.

신경절전신경섬유와 신경절후신경섬유의 길이 차이

- 교감신경로는 긴 신경절후섬유와 짧은 신경절전섬유를 가진다.
- 부교감신경로는 짧은 신경절후섬유와 긴 신경절전섬유를 가진다.
- 교감신경절의 위치는 척수와 척추 가까이에 있다. 신경절후섬유는 이 신경절로부터 나와 표적기관으로 간다.
- 부교감신경절의 위치는 중추신경계로부터 멀리 떨어져 있고, 내장기관의 내부 혹은 근처에 있다.

신경섬유의 숫자 차이

- 교감신경섬유는 가지가 많고 확장되어서 많은 다른 내장기관에 영향을 미친다. 이는 '맞섬도피반응'이 일어나는 동안에 많은 장기가 동시에 활동할 수 있도록 광범위하게 작용한다.
- 부교감신경섬유는 가지가 적기 때문에 더 부분적이고 개별적으로 작용한다.

신경절후신경섬유에서 분비되는 신경전달물질과 연관된 생화학적 차이

- 교감신경계에서 대부분의 신경절후섬유는 노르에피네프린(노르아드레날린)을 분비하고, 이 섬유들은 아드레날린성이지만, 뼈대근육과 땀샘은 콜린성이다.
- 부교감신경계의 신경절후 신경전달물질은 아세틸콜린(ACh)이며, 콜린성(cholinergic)이라고 부른다.
- 두 계통의 신경절전신경섬유 종말은 항상 콜린성이다.

표 11.8 교감과 부교감신경계의 기능적 차이

구분	교감신경계	부교감신경계
시작 부위	등허리척수(T1부터 L2까지의 가쪽회색질)	머리와 엉치척수(III, VII, IX, X 뇌신경/S2~S4)
신경절의 위치	척수 근처에 위치: 척추옆(교감신경줄기)과 척추앞(곁신경절)	내장기관 근처에 위치
신경절전섬유와 신경절후섬유의 길이	신경절전섬유의 길이는 짧다(내장신경은 예외). 신경절후섬유의 길이는 길다.	신경절전섬유의 길이는 길다. 신경절후섬유의 길이는 짧다.
교통가지	백교통가지-말이집 회색교통가지-민말이집	없음
기능	위급한 상황에 대처하고 강렬한 근육 활동을 준비, 맞섬도피반응	기능 유지, 에너지 보존, 휴식과 소화 반응
신경전달물질-모든 신경절전섬유에서 아세틸콜린(ACh)을 분비	대부분의 신경절후섬유는 노르에피네프린(아드레날린섬유)을 분비, 신경절후섬유는 땀샘, 뼈대근육의 혈관에서 아세틸콜린을 분비, 신경전달물질은 증가된 부신속질호르몬 분비에 의해 활동함(에피네프린과 노르에피네프린)	신경절 전과 후의 모든 섬유에서 아세틸콜린 분비(콜린성 섬유)

11.4 자율신경계의 구성과 항상성 조절

학습목표 교감신경계와 부교감신경계의 기능적 차이를 알수 있다

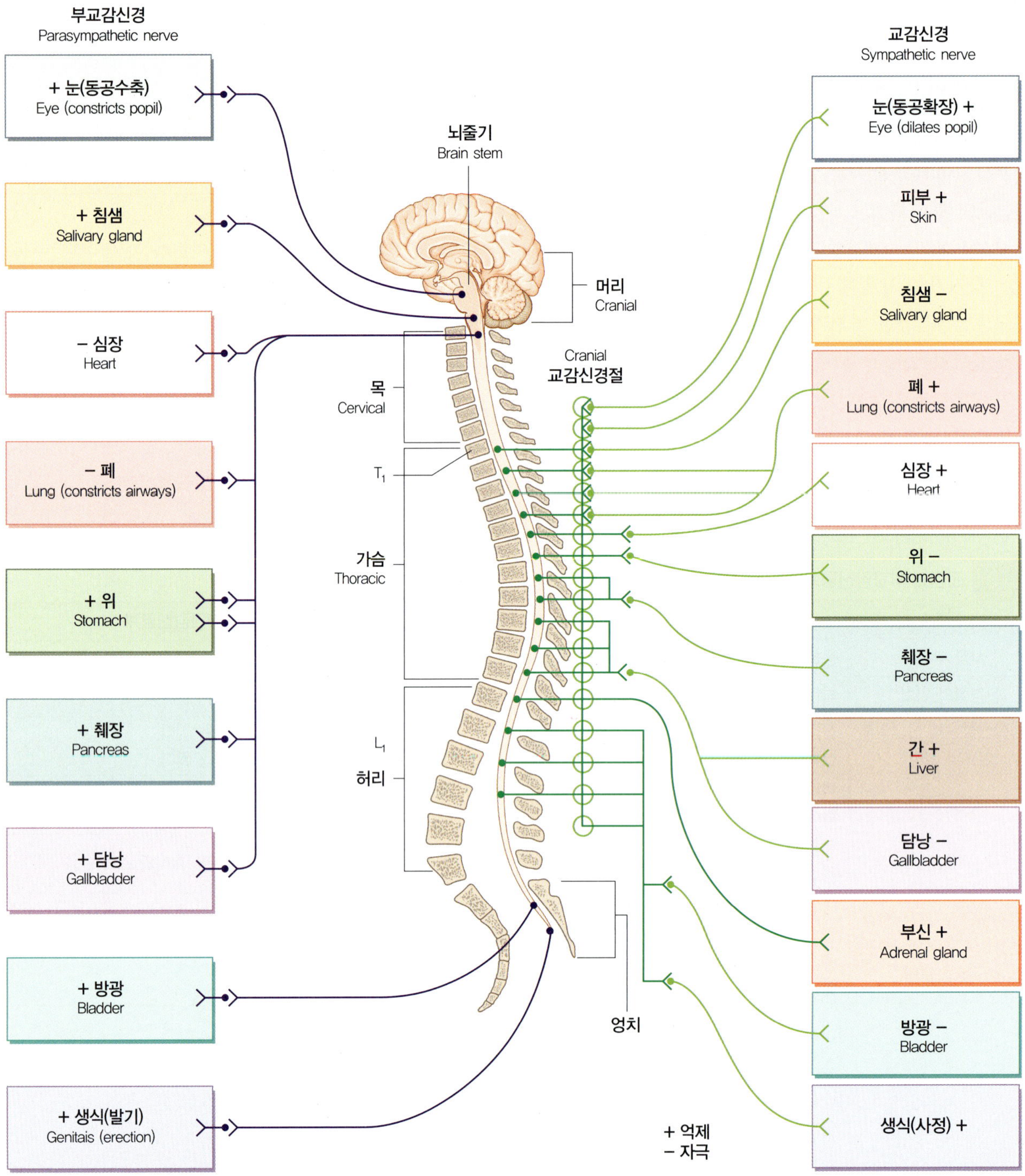

그림 11.36 **자율신경계의 기능.** 시작부위, 신경절의 위치, 사용되는 신경전달물질에 차이가 있다.

11.4 자율신경계의 구성과 항상성 조절

학습목표 자율신경계의 조절에 대해 알 수 있다

자율신경계는 대뇌피질, 시상하부, 편도, 척수, 뇌줄기에 의해 조절된다.

대뇌피질에 의한 조절

자율신경계는 대뇌피질에 의해 직접적 · 의식적으로 조절된다고 한다. 의식적 조절의 한 예로 배부호흡 및 명상 가운데 평안한 감정은 시상하부의 부교감중추에서 이루어지는데, 이 부교감신경에 영향을 미치는 것이 대뇌피질이다. 만약 교감신경의 활동으로 인한 두려움은 대뇌피질이 편도를 통해 조절을 한 것이다(그림 11- 37).

시상하부에 의한 조절

자율신경계는 시상하부(hypothalamus)에 의해서 조절된다. 시상하부의 바깥과 뒤쪽은 교감신경을 조절하고 앞쪽과 안쪽은 부교감신경을 조절한다. 시상하부는 직접적 조절하거나 그물체나 수도관주위회색질(periaqueductal gray matter, PAG)을 통해 척수의 신경절전세포에 간접적 조절을 한다. 자율신경계를 통해 시상하부가 심장 활동, 혈압, 체온, 소화기능 등을 조절한다. 또한 편도체는 둘레계통의 한 부분으로 두려움과 공포 같은 감정과 연관되며, 시상하부와 수도관주위회색질의 신경로를 통해서 과거에 학습된 두려움과 공포에 관한 행동이 일어나도록 교감신경계통의 활동을 자극한다.

뇌줄기와 척수에 의한 조절

뇌줄기의 그물체 및 척수는 자율신경기능에 직접적 조절을 한다. 숨뇌는 심장박동수(심장 중추), 혈관의 직경(혈관의 운동신경을 조절하는 중추) 및 소화활동을 조절한다. 중(간)뇌의 수도관주위회색질은 두려운 상황에서 교감신경계가 반응할 수 있도록 조절한다. 척수 수준에서의 자율신경기능 조절은 척수내장반사를 포함하지만 배변 및 배뇨반사는 예외가 되는데 이는 대뇌피질에 따른 의식적인 조절과 연관된다.

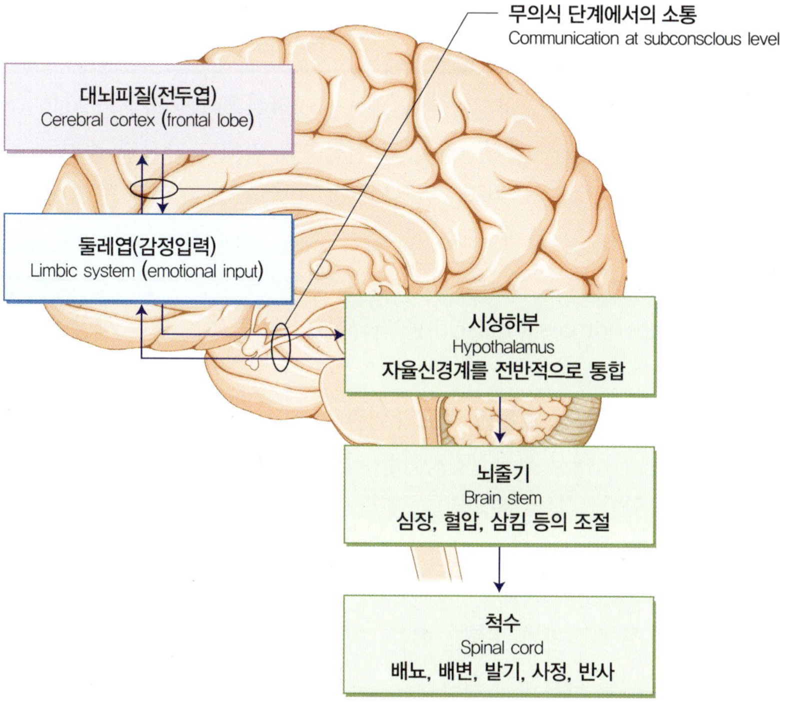

그림 11.37 자율신경계의 조절

심화학습 Advanced Learning

교감신경계통의 세 가지 경로

교감신경계통에는 세 가지 경로가 있다.

모든 신체부위로 가는 교감신경의 경로 안에서 등허리 척수분절에 위치한 신경절전신경세포는 가까운 앞뿌리(ventral root)를 통해서 척수신경, 백교통가지 및 관련된 교감신경줄기 신경절에게 운동신경축삭을 보낸다. 그 이후부터 신경절전축삭들은 다음 세 가지 경로 중 하나를 따른다.

1. 신경절전축삭은 교감신경줄기 신경절에서 같은 높이의 신경절후 신경세포와 연접하고, 같은 높이의 척수신경으로 나간다.
2. 신경절전축삭은 교감신경줄기에서 또 다른 신경절줄기와 연접하기 위해 올라가거나 또는 내려간다. 신경절후섬유는 연접부위와 같은 높이에 있는 교감신경줄기로 나간다.
3. 신경절전섬유는 교감신경줄기를 통해 지나간 후, 내장신경(splanchnic nerve)이 되어 곁신경절에서 연접한다. 신경절이후섬유는 자율신경얼기를 통하여 곁신경절에서 내장기관까지 뻗어 있다.

- **피부에 있는 땀샘, 털세움근 및 말초혈관을 자극**

신체의 말초로 가는 교감신경로는 피부에 있는 땀샘, 털세움근 및 말초혈관을 자극한다. 이 경로에서 신경절전섬유는 교감신경줄기신경절로 들어가서 신경절후 신경 세포체와 연접한다. 중추신경계에서 교감신경의 유출은 등허리 척수신경에서만 발생하기 때문에, 몇몇 신경절전축삭은 유출부위의 바깥부분과 연접하기 위해서 교감신경줄기의 위쪽이나 아래쪽으로 이동한다. 이러한 방법으로 머리, 골반 및 팔다리를 지배하게 된다. 교감신경줄기 신경절로부터 나온 신경절후섬유는 회색 교통가지에서 척수신경으로 이동한다. 그 후 축삭은 척수신경의 등쪽가지(dorsal ramus)와 배쪽가지(ventral ramus)의 가지를 따라 피부에 있는 털세움근과 땀샘을 지배한다. 이 경로를 따라 어느 곳이든 신경절후축삭은 혈관 근처로 '뛰어들어' 갈 수 있다. 그 후 그 혈관을 자극하기도 하고 따르기도 한다.

- **큰 동맥을 따라 분비샘, 민무늬근육, 머리로 가는 혈관 지배**

머리로 가는 교감신경로는 머리부위의 교감신경 분포에서 신경절전축삭은 척수의 처음 4개의 가슴분절($T_1 \sim T_4$)에서 시작된다. 이곳에서부터 축삭은 위목신경절(상경신경절)과 연접하기 위해 교감신경 줄기를 따라 올라간다. 이 신경절로부터 나오는 신경절후 축삭은 큰 동맥을 따라 분비샘, 민무늬근육, 머리로 가는 혈관을 지배한다.

기능적으로 이들 교감신경섬유는 눈물샘, 코샘, 침샘의 기능을 억제한다(그 이유로 두려움은 입안을 마르게 한다). 눈에서 동공을 확대시키는 홍채의 근육을 자극한다. 눈을 뜰 때마다 눈꺼풀이 감기는 것을 방지하는 위쪽 눈꺼풀에 있는 민무늬근육인 위눈꺼풀판근(superior tarsal muscle)을 자극한다. 이 근육은 또한 사람이 겁을 먹어 눈을 크게 뜰 때 눈꺼풀을 들어 올리는 일을 한다.

- **가슴에 있는 기관의 교감신경분포는 심장, 호흡관, 식도와 연관**

가슴에 있는 기관의 교감신경분포에서 신경절전축삭은 척수의 가슴분절($T_1 \sim T_6$)에서 시작한다. 그 경로를 따라서 신경절후섬유는 폐, 식도, 심장신경얼기를 통해 통과한다. 심장으로 가는 많은 교감신경섬유는 직접적인 경로를 통하여 지배하지 않는다. 심장(가슴기관)으로 향하는 많은 신경들은 목에서 기시한다. 왜냐하면 심장은 배아기(embryo)때 목 부위에서 발달하기 때문이다. 기능적으로 가슴 교감신경은 심장박동수를 증가시키고, 심장벽에 공급하는 혈관을 확장시킨다(심장근육 그 자체가 많은 양의 혈액을 받기 위해). 또한 호흡계통의 호흡관을 확장시키고, 식도의 근육과 분비샘을 억제하여 완전한 맞섬도피반응의 효과를 나타내게 된다.

심화학습 Advanced Learning

교감신경계통의 세 가지 경로(계속)

• 가슴내장신경, 복강신경절, 상장간막신경절 포함

배에 있는 기관의 교감신경분포에서 신경절전축삭은 등허리 척수분절(T_5~L_2)의 아래쪽 중간부분에서 시작한다. 그곳에서 부터 이 축삭은 가까운 교감신경줄기신경절을 통해 지나가고, 가슴내장신경(thoracic splanchnic nerve)을 따라 배대동맥의 큰 신경얼기인 곁신경절과 연접을 이루기 위해 이동한다. 이 신경절에는 몇몇 작은 신경절과 함께 복강신경복절(celiac mesenteric ganglion)과 상장간막신경절(위창자간막신경절, superior mesenteric ganglion)이 포함된다. 이 신경절로부터 나온 신경절후축삭은 대동맥의 주 가지를 따라 위, 간, 신장, 비장, 창자(대장의 거의 반쪽을 포함)로 간다. 대부분의 교감신경섬유는 이 내장기관에서 분비샘과 근육의 활동을 억제한다.

• 골반기관으로 가는 교감신경로는 등허리 척수분절에서 시작

골반기관(pelvic organs)의 교감신경 분포에서, 신경절전축삭은 대부분 등허리 척수분절(T_{10}~L_2)의 아래쪽 부분에서 시작한다. 그 후 교감신경줄기의 허리신경절과 엉치신경절로 내려간다. 몇몇 축삭은 하장간막신경얼기(아래창자간막신경얼기, inferior mesenteric plexus), 대동맥신경얼기(aortic plexus), 아래배신경얼기(hypogastric plexus)까지 주행한다. 신경절후축삭은 이들 얼기로부터 방광, 생식기관 및 대장의 먼쪽 부분을 포함하는 골반장기들을 지배한다. 이들 교감신경섬유는 배뇨기능을 억제하고, 사정을 일으킨다.

• 교감신경계는 부신수질에서 두 종류의 호르몬 분비

각 신장의 위쪽 표면에는 부신[adrenal(suprarenal) gland]이 놓여 있다. 이 샘의 안쪽부분인 부신수질(부신속질, adrenal medulla)은 교감신경계의 주요 기관이다. 부신수질은 신경돌기를 가지고 있지 않은 변형된 신경절후신경세포들이 모여 있는 특수화된 교감신경절이다. 이 신경세포에서 유래한 세포들은 맞섬도피반응 동안에 두 종류의 흥분성 호르몬을 모세혈관과 인접한 혈액 속으로 다량 분비한다.

분비된 호르몬은 노르에피네프린(신경전달물질로서 다른 신경절후교감신경세포에 의해 분비되는 화학물질)과 흥분에 관련된 많은 양의 분자인 아드레날린이다. 일단 한번 분비되면, 이 호르몬들은 혈류 속으로 들어가 마치 아드레날린에 휩싸인 것처럼 광범위한 흥분 효과를 경험하게 된다. 부신수질의 세포들은 척수의 T_8~L_1 분절에 있는 세포체로 부터 발생한 신경절전교감신경섬유의 자극에 의해 분비된다. 이곳에서부터 신경세포들은 가슴내장신경을 따라서 부신수질에 도착하기 전 복강신경얼기(celiac plexus)를 통과한다.

요약정리 및 문제 Summing-up & Test

1. 말초신경계는 기능적으로 감각신경과 운동신경으로 나누어지며 감각신경과 운동신경은 몸(somatic)과 내장(visceral)으로 다시 분류된다. 또한 감각은 일반감각(general)과 특수감각(special)으로 구분된다. 말초신경계의 내장운동은 자율신경계(autonomic nervous system)이며, 이는 교감신경(sympathetic nerve)과 부교감신경(parasympathetic nerve)으로 나누어진다.
2. 말초감각수용기는 위치와 자극의 형태에 따라 구조적 및 기능적 분류를 할 수 있다.
   - (　　　)은 모든 조직에 존재하며 상피와 결합조직에 많다. 통각수용기와 온도수용기에서 볼 수 있다.
   - (　　　)은 결합조직성 피막으로 둘러싸인 하나 또는 그 이상의 감각신경섬유의 종말로 구성된다. 이는 모두 기계적 수용기로 피막은 자극을 증폭시키거나 잘못된 형태의 자극을 걸러낸다.
   - (　　　)는 운동기관에서 늘임을 감지하는 피막에 둘러싸인 신경종말들이다. 이들의 종류로는 근육방추(muscle spindle), 힘줄기관(Golgi tendon organ), 관절수용기(joint kinesthetic receptor)가 있다.
3. 방추속근섬유는 근육의 길이 및 속도에 민감하여하다. 방추속근섬유는 근육의 길이변화를 측정하고 원래 길이로 돌리며, 고리나선신경종말과 꽃술신경종말이라는 두 종류의 감각신경종말의 지배를 받는다.
4. 뇌신경은 감각, 운동, 혼합신경, 부교감신경으로 분류할 수 있다.
   - (　　　)(I, II, VIII); 냄새(I), 시각(II), 청각과 평형감각(VIII)을 담당하는 특수한 감각섬유가 있다.
   - (　　　)(III, IV, VI, XI, XII); 눈, 목, 혀의 뼈대근육을 지배하는 몸운동섬유가 있다.
   - (　　　)(V, VII, IX, X); 미각을 포함하여, 얼굴, 입, 내장으로 각 신경을 보낸다.
5. 뇌신경은 감각, 운동 및 부교감 기능을 담당한다.
   - 뇌신경 I은 후각을 담당한다.
   - 뇌신경 II는 시각을 담당한다.
   - (　　　)은 4개의 바깥눈근육인 위곧은근, 아래곧은근, 안쪽곧은근, 아래빗근을 지배하며 눈꺼풀올림근과 동공조임근을 지배한다.
   - (　　　)은 1개의 바깥눈근육인 위빗근(superior oblique muscle)을 지배한다.
   - 뇌신경 V의 감각은 얼굴의 몸각각(촉각, 온도감각, 통각 등)을 세 부분으로 나누어 지배하며 운동은 씹기근육을 지배한다.
   - 뇌신경 VI은 1개의 바깥근육인 가쪽곧은근을 지배한다.
   - (　　　)는 감각은 혀의 특수 감각인 미각, 운동은 얼굴의 표정근육, 부교감신경은 샘을 지배한다.
   - 뇌신경 VIII은 청각과 평형감각을 담당한다.
   - (　　　)는 감각은 혀의 특수 감각인 미각과 내장감각, 운동은 인두근, 부교감신경은 샘을 지배한다.
   - 뇌신경 X는 감각은 가슴과 복부 장기, 운동은 인두와 후두근, 부교감신경은 복부장기 및 호흡, 소화계통을 지배한다.
   - 뇌신경 XI은 등세모근과 목빗근을 지배한다.
   - 뇌신경 XII은 혀의 내인과 외인근육을 지배한다.
6. 뇌신경 III(삼차신경), VII(얼굴신경), IX(혀인두신경), X(미주신경)은 부교감(내장운동기능)기능을 담당한다. 신경절전섬유는 눈돌림신경, 얼굴신경, 혀인두신경, 미주신경을 따라 주행한다. 신경절전신경의 세포체는 뇌줄기의 운동뇌신경핵(motor cranial nerve nucleus)에 위치한다.
7. 31쌍의 척수신경은 척수에서 시작하여 위치에 따라 이름을 명명했다.

해답

2. 자유신경종말, 피막신경종말, 고유감각기 4. 감각신경, 운동신경, 혼합신경 5. 뇌신경Ⅲ, 뇌신경Ⅳ, 뇌신경Ⅶ, 뇌신경Ⅸ

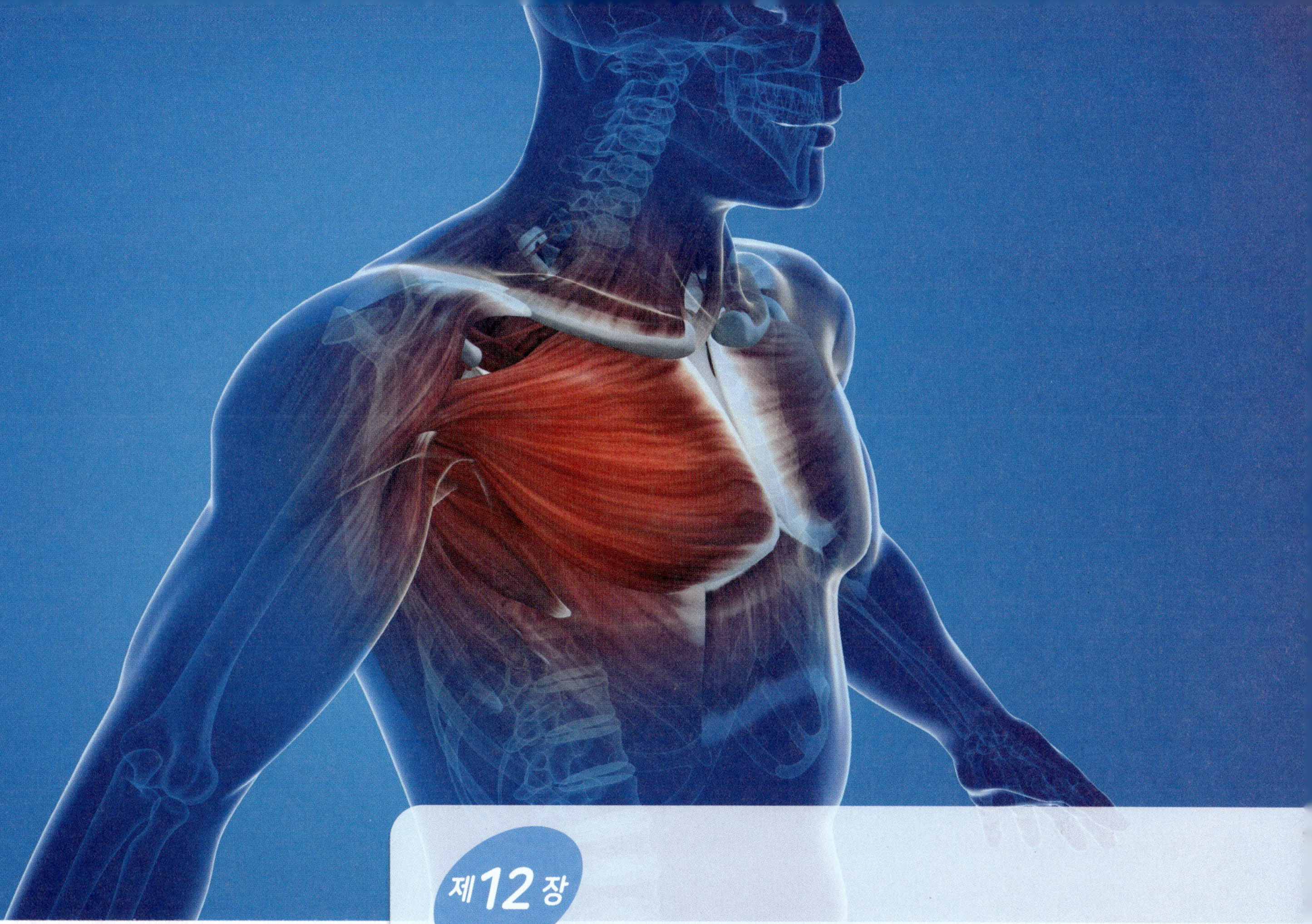

P H Y S I O L O G Y

제 12 장

근육생리

12.1 근육생리의 개요

학습목표 근육의 분류와 일반적 기능에 대해 알 수 있다

인체의 근육은 가로무늬 유무, 위치, 신경지배 형태에 따라 분류되고, 다양한 일반적 기능을 담당한다.

체중의 40~45%를 차지하는 인체의 근육은 가로무늬가 존재하는 가로무늬근육(횡문근, striated mescle)과 가로무늬가 없는 민무늬근육(평활근, smooth muscle)으로 분류되고, 존재하는 위치에 따라서는 뼈에 부착되어 움직임을 유발하는 뼈대근육(골격근, skeletal muscle), 심장벽을 구성하는 심장근육(cardiac muscle), 내부 장기의 벽을 구성하는 내장근육(visceral muscle)으로 구분된다(표 12-1). 또한 신경지배의 형태에 따라 맘대로근육(수의근, voluntary muscle)과 제대로근육(불수의근, involuntary muscle)으로 나뉜다. 뼈대근육과 심장근육은 가로무늬근육이며, 내장근육은 민무늬근육에 해당된다. 뼈대근육은 맘대로근육이며, 심장근육과 내장근육은 제대로근육이다.

근육을 구성하는 단백질은 아교질(콜라겐, collagen)과 탄력소(elastin)를 포함하는 기초단백질, 근색소(myoglobin)와 같은 효소작용과 관련된 비수축성단백질, 액틴(actin), 마이오신(myosin), 트로포닌(troponin), 트로포마이오신(tropomyosin)을 포함하는 수축성단백질로 구분할 수 있다.

뼈대근육, 심장근육, 내장근육은 각각의 기능을 수행한다. 뼈대근육은 신체의 지지 또는 이동, 자세의 변화를 위한 관절의 움직임, 호흡을 위한 가슴안(흉강, thoracic cavity)의 용적 변화 등을 담당하고, 심장벽에 존재하는 심장근육은 혈액순환의 원동력을 형성한다. 민무늬근은 기계적인 소화 작용을 위한 위창자관의 움직임, 소변 배출을 위한 방광 수축, 동공의 직경 변화 등을 포함하는 다양한 내부 장기의 기능과 관련된다. 또한 근수축 과정에서 발생되는 열은 체온 조절과도 밀접한 관련성이 있다.

표 12.1 근육의 종류

<table>
<tr><th>뼈대근육</th><th>심장근육</th><th>내장근육</th></tr>
<tr><td>긴 원기둥(다각형) 모양의 세포
가로무늬근(striated muscle)
맘대로근육(voluntary muscle)
빠른 수축속도</td><td>가지를 내고 서로 연접을 형성
가로무늬근(striated muscle)
제대로근육(involuntary muscle)
중간 수축속도</td><td>방추형 세포(fusiform cell)
민무늬근(nonstriated muscle)
제대로근육(involuntary muscle)
느린 수축속도</td></tr>
<tr><td>위치: 뼈나 피부에 붙은 뼈대근육들
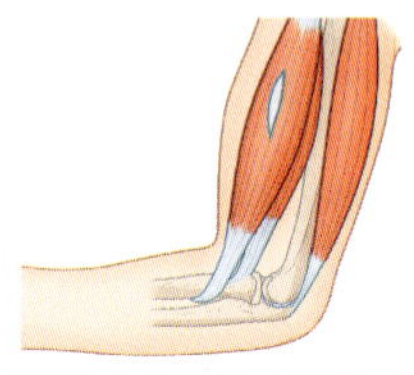</td><td>위치: 심장벽
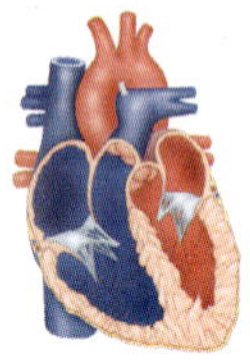</td><td>위치: 속빈장기벽의 대부분
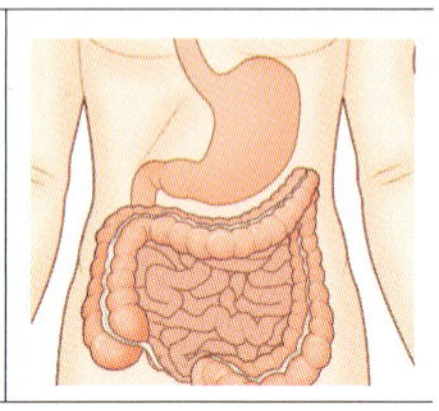</td></tr>
<tr><td>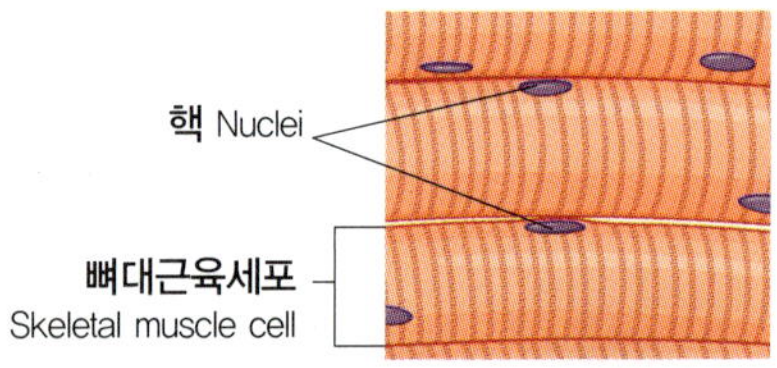
</td><td>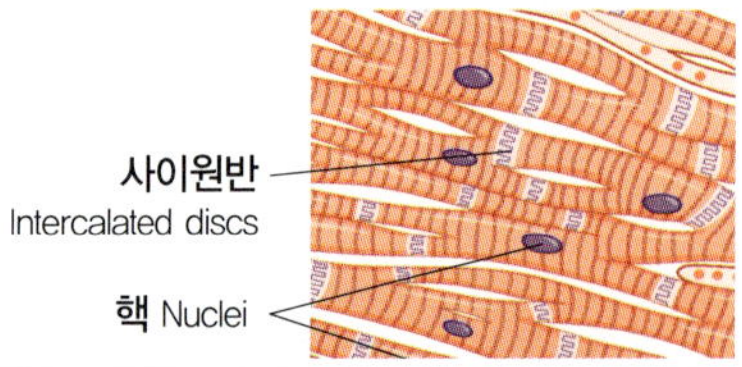
</td><td>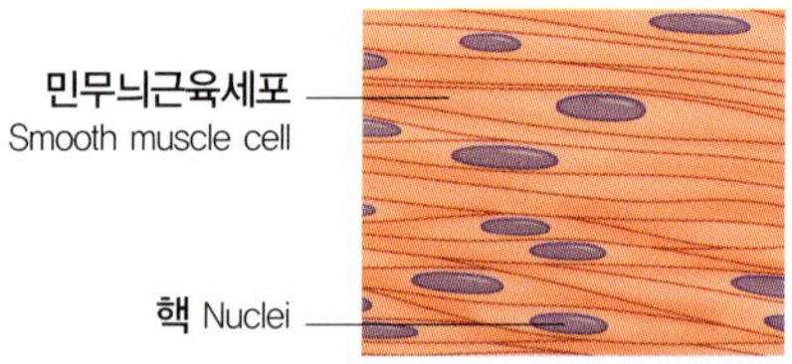
</td></tr>
<tr><td>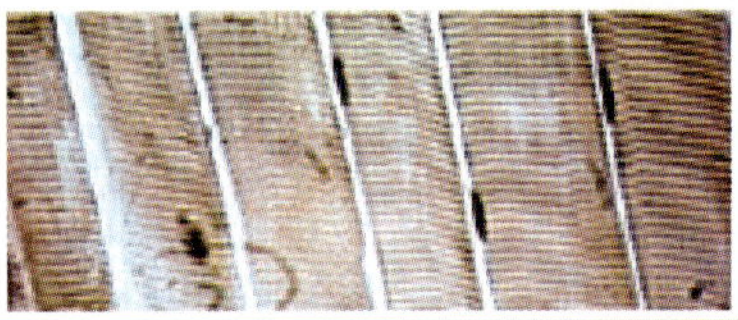</td><td>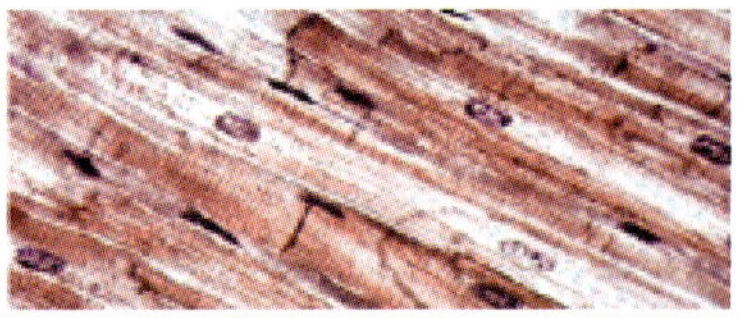</td><td>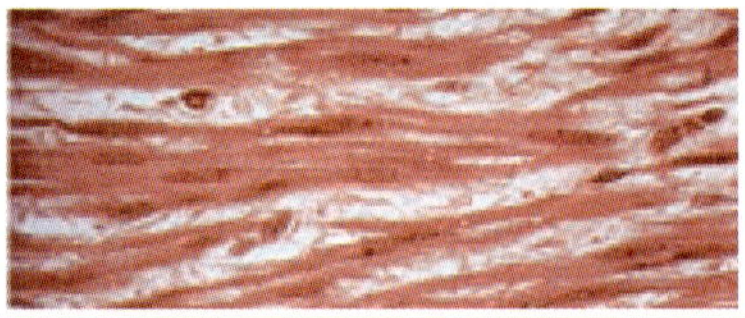</td></tr>
</table>

12.2 뼈대근육의 구조와 기능

학습목표 뼈대근육의 맨눈 구조에 대해 알 수 있다

뼈대근육은 뼈대근육세포들이 다발을 형성하여 결합조직성 막에 둘러싸여 있다.

뼈대근육세포(뼈대근섬유)는 근육내막(근육속막, endomysium)에 둘러싸인 원기둥 모양의 다핵세포로서, 근육세포질(근육형질, sarcoplasm) 내부에는 직경 1~2μm 크기의 수백에서 수천 개의 근육원섬유(myofibril)가 채워져 있는데, 이 근육원섬유들이 근육섬유 부피의 80%를 차지한다. 뼈대근육세포는 평행하게 배열된 다발을 이루어 근육다발막(perimysium)에 둘러싸여 있고, 근육다발은 근육외막(근육바깥막, epimysium)으로 덮여 있는 구조이다(그림 12-1).

근육에 분포하는 결합조직성 막은 근육세포를 보호하고, 신경과 혈관을 유도하며, 힘줄로 연결되어 근육원섬유마디(근섬유분절, sarcomere)의 수축으로 인해 발생된 근육의 장력(tension)을 전달한다.

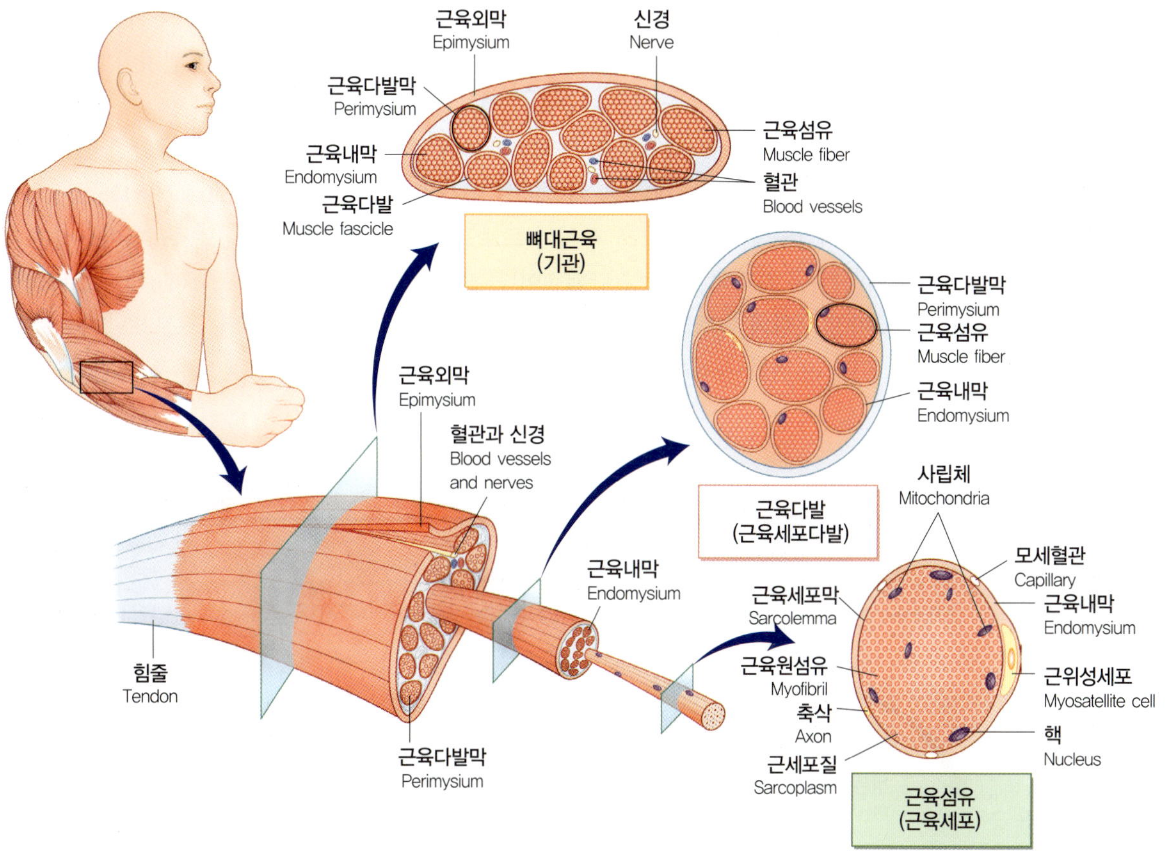

그림 12.1 **뼈대근육의 구조.** 뼈대근육세포는 근육세포다발을 형성하고, 근육세포다발은 근육을 형성한다.

이해상자

뼈대근육은 어떤 과정을 통해서 발달할까?

뼈대근육 형성(myogenesis)은 몸분절 형성(somitogenesis)의 개시 직후에 시작되고, 발달기와 출생 후 성장기에 걸쳐 진행되는 증식 및 분화의 과정을 통해서 이루어진다. 출생 전 배아발달기 동안에 중배엽으로부터 유래된 근육형성 전구세포인 근육모세포(myoblast)가 증식(proliferation) 및 융합을 통해서 근육대롱(근관, myotube)을 형성하여 다핵 근육섬유로 분화된다. 근육발생 과정에서는 여러 유전인자와 환경적 인자의 영향으로 근육세포가 증식되지만, 출생 이후의 신생아기 성장과정에서는 전체 근육섬유의 수는 변화되지 않고, 위성세포(satellite cell)의 작용에 의한 근육섬유의 크기 증가가 주로 이루어진다. 위성세포는 근육섬유의 근육세포막(근초, sarcolemma)과 바닥막 사이에 위치하고, 뼈대근육의 성장, 재생, 근비대(muscle hypertrophy)에 핵심적인 역할을 수행한다.

12.2 뼈대근육의 구조와 기능

학습목표 뼈대근육 세포의 미세구조에 대해 알 수 있다

뼈대근육세포는 액틴과 마이오신의 상호작용을 위한 세포내부의 규칙적인 배열구조를 형성한다.

근육원섬유(myofibril) 내부에는 머리와 꼬리로 구성된 수백 개의 마이오신 분자가 다발을 이룬 굵은근육잔섬유(thick filament)와 액틴, 트로포닌, 트로포마이오신이 형성하는 가는근육잔섬유(thin filament)가 있다(그림 12-2). 가로무늬(striation)를 형성하는 근육잔섬유의 규칙적인 배열은 현미경 상에서 밝은 띠인 I-띠(I-band)와 어두운 띠인 A-띠(A-band)로 나타난다. I-띠는 가는근육잔섬유로만 이루어져 있고, Z-선(Z-line)에 의해서 이분된다. 굵은근육잔섬유의 양쪽 끝이 경계가 되는 A-띠는 굵은근육잔섬유만 있는 중심부위와 가는근육잔섬유와 중첩된 가쪽부위로 이루어져 있고, A-띠의 중심부위는 굵은근육잔섬유만 있어 밝게 나타나므로, 이 부위를 H-영역(H-zone, 투명띠)이라 한다. H-영역의 중심에는 굵은근육잔섬유가 부착되는 M-선(M-line)이 위치한다. 그리고 Z-선과 Z-선 사이의 구조적 단위를 근육원섬유마디(근절, sarcomere, 길이 2.0~2.5μm)라고 하며, 이는 뼈대근육 수축의 기능적 단위이기도 하다. 또한 하나의 굵은근육잔섬유를 6개의 가는근육잔섬유가 둘러싸는 구조로 배열되어 있고, 수축 과정에서 근육잔섬유들이 미끄러져 겹쳐지며 근육원섬유마디가 짧아진다.

마이오신(분자량 500,000~600,000)은 ATPase의 활성부위와 액틴과의 부착점이 존재하는 섬유모양의 단백질이다. 수축 과정에서 마이오신 머리에 부착되는 액틴(분자량 42,000)은 이중나선 구조의 섬유상 액틴(fibrous actin)을 형성하여 가는근육잔섬유의 기본구조를 형성하고, 액틴의 이중나선 구조 사이에 트로포마이오신이 위치한다. 트로포마이오신은 나선 구조로 꼬여있는 액틴을 따라서 위치하는 두 가닥의 실 모양 단백질이다. 또한 트로포닌은 트로포닌T(TnT), 트로포닌I(TnI), 트로포닌C(TnC)의 소단위로 이루어진 구형의 단백질로서, 트로포닌C는 Ca^{2+}, 트로포닌I는 액틴, 트로포닌T는 트로포마이오신과 결합하는 특성을 가지고 있다. 이러한 특성은 뼈대근육에서 Ca^{2+} 의해서 유발되는 흥분 · 수축 연결과정에서 매우 중요하다.

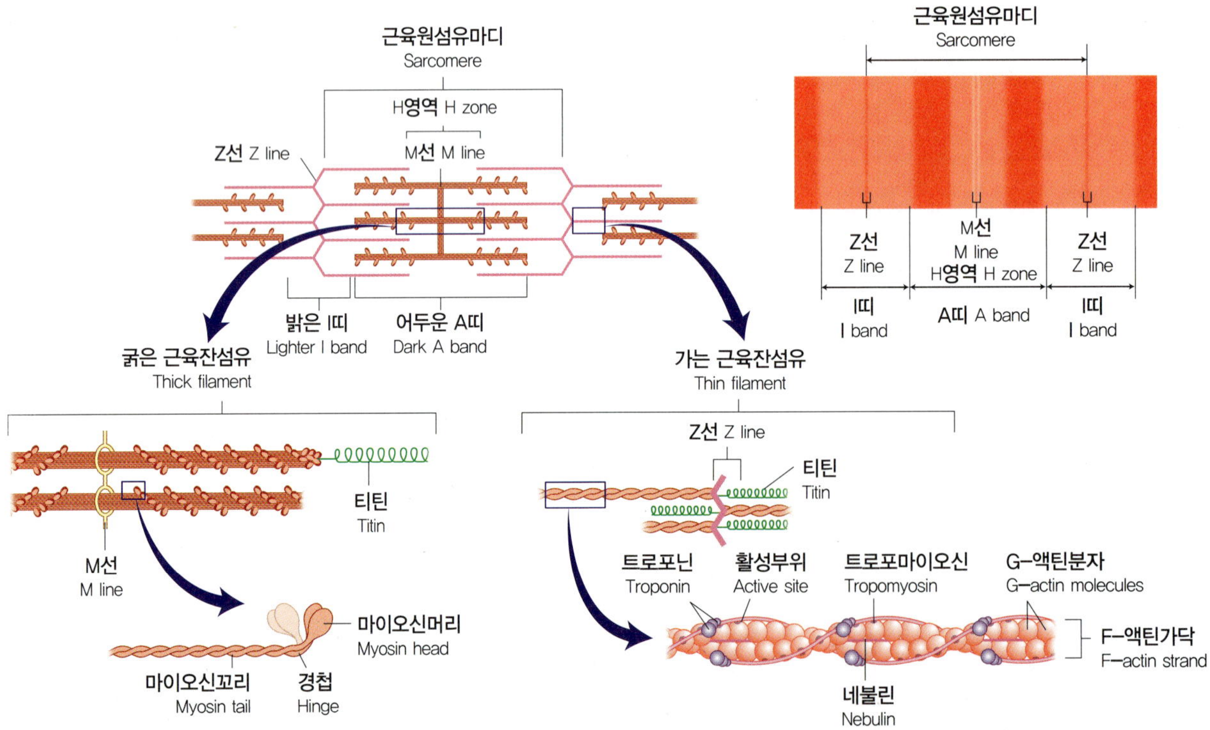

그림 12.2 **근육원섬유마디의 구성요소.** 가는근육잔섬유와 굵은근육잔섬유가 규칙적으로 배열되어 근육원섬유마디를 형성한다.

12.2 뼈대근육의 구조와 기능

학습목표 분자 수준의 뼈대근육 수축에 대해 알 수 있다

운동신경세포의 활동전위가 신경근육이음부에서 뼈대근육세포로 전달된다.

운동신경 말단부에서 유리된 아세틸콜린(acetylcholine)이 연접틈새를 거쳐서 근육세포막의 아세틸콜린 수용체에 결합하면 흥분성 반응, 즉 종말판전위(끝판전위, endplate potential)가 발생된다.

신경근육이음부의 활동전위 전달

운동신경세포의 축삭(axon)을 따라서 전달된 활동전위가 축삭 끝부분의 연접마디(종말단추, synaptic knob)에 도달하면 연접전막의 전압작동 Ca^{2+}통로(voltage-gated Ca^{2+} channel)로 Ca^{2+}이 유입되어 아세틸콜린(acetylcholine, ACh)이 세포외배출(exocytosis)을 통해서 연접틈새로 확산되고, 근육세포막의 아세틸콜린수용체(ACh receptor)에 결합한다. 활성화된 아세틸콜린수용체의 통로를 통해서 세포 바깥의 Na^+이 근육세포막 내로 유입되고, 이어서 근육세포막에 존재하는 수많은 전압작동 Na^+통로(voltage-gated Na^+ channel)가 열리면서 Na^+이 급격하게 유입되어 활동전위가 발생된다(그림 12-3). 아세틸콜린수용체에 결합한 아세틸콜린은 아세틸콜린에스터분해효소(ACh esterase)에 의해서 아세테이트(acetate)와 콜린(choline)으로 빠르게 분해된다. 그리고 콜린은 연접마디로 재흡수 된 후 아세틸보조효소(acetyl CoA)와 결합하여 아세틸콜린으로 재합성되는 과정을 거치게 된다.

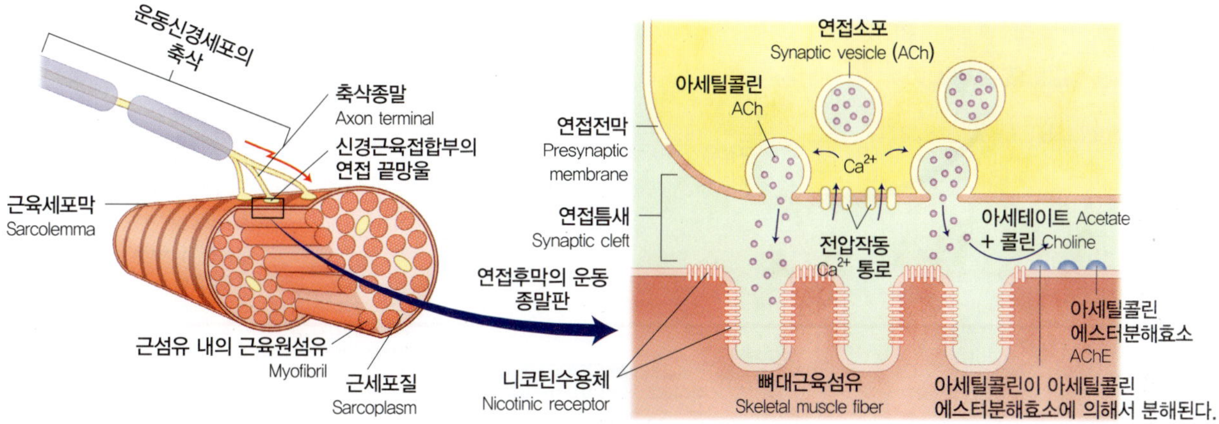

그림 12.3 **신경근육접합부의 신호전달.** 운동신경세포에서 유리된 아세틸콜린은 근육세포막에서 활동전위를 유발시키고 아세틸콜린에스터분해효소에 의해서 분해된다.

이해상자

아세틸콜린 수용체의 구조적 · 기능적 특성은 무엇인가?

아세틸콜린(ACh)은 신경근육이음부(neuromuscular junction)에서 개별 분자단위가 아닌 양자적 유리(quantal release)를 통해서 방출되어 아세틸콜린 수용체에 결합한다. 뼈대근육세포의 니코틴성(nicotinic) 아세틸콜린 수용체는 2α, β, γ, δ 소단위(subunit)로 이루어진 막관통단백질이며, 2α 소단위에 존재하는 아세틸콜린 결합부위에 아세틸콜린이 부착되면 통로가 열리고 Na^+이 유입되어 흥분성 반응이 나타난다. 카바콜(carbachol), 니코틴(nicotine)은 아세틸콜린 수용체에 작용하여 근섬유막의 국소적 탈분극을 일으키고, 큐라레(Curare)는 아세틸콜린 수용체의 이온투과성을 억제하여 탈분극을 방 해한다. 또한, 네오스티그민(neostigmine), 피소스티그민(physostigmine)은 아세틸콜린에스테라제를 불활성화시킴으로써 근육 경련을 초래할 수 있다.

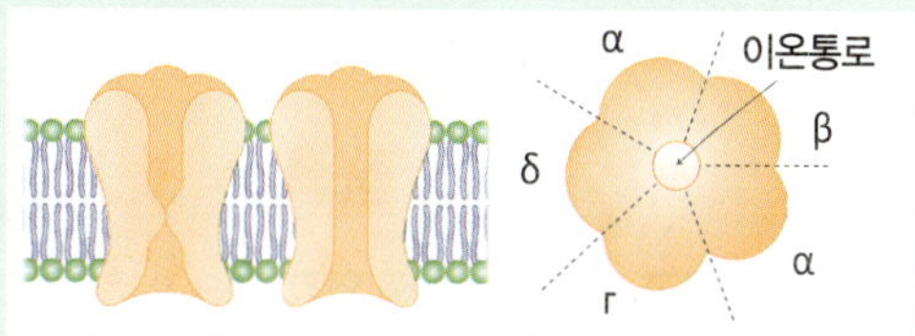

그림 12.4 **아세틸콜린수용체의 구조.** 5개의 소단위로 구성되고, 통로를 가지고 있다.

12.2 뼈대근육의 구조와 기능

학습목표 분자수준의 뼈대근육의 수축에 대해 알 수 있다

가로세관(T-세관)을 통한 활동전위의 전파와 근육세포질 내부의 Ca^{2+} 농도 증가

안정막전위(−90mV) 상태의 근육세포막에서 발생된 활동전위(action potential)는 1~5ms 동안 유지되고, 3~5m/sec의 속도로 전파된다. 활동전위는 A−띠와 I−띠의 접합부에 위치한 가로세관(횡세관, transverse tubule, T−tubule)을 따라서 근섬유 내부로 빠르게 전달되고, 수많은 근육원섬유마디(sarcomere)들이 동시에 수축함으로써 효과적으로 수축력을 발생시키게 된다. 가로세관을 통해서 전달된 전기적 신호는 가로세관 주변에 있는 근육세포질그물(sarcoplasmic reticulum)의 종말수조(terminal cistern)로부터 근육세포질로 Ca^{2+}을 유리시킨다. 이 과정은 세동이(muscle triad−가로세관 1개 + 양쪽의 종말수조) 부위에서 가로세관 벽에 존재하는 일종의 전압감지기(voltage sensor)인 디하이드로피리딘수용체(dihydropyridine receptor, DHP receptor)를 통해서 종말수조에 위치한 Ca^{2+} 통로 역할을 담당하는 리아노딘수용체(Ryanodine receptor)를 활성화시킴으로써 일어난다(그림 12−5).

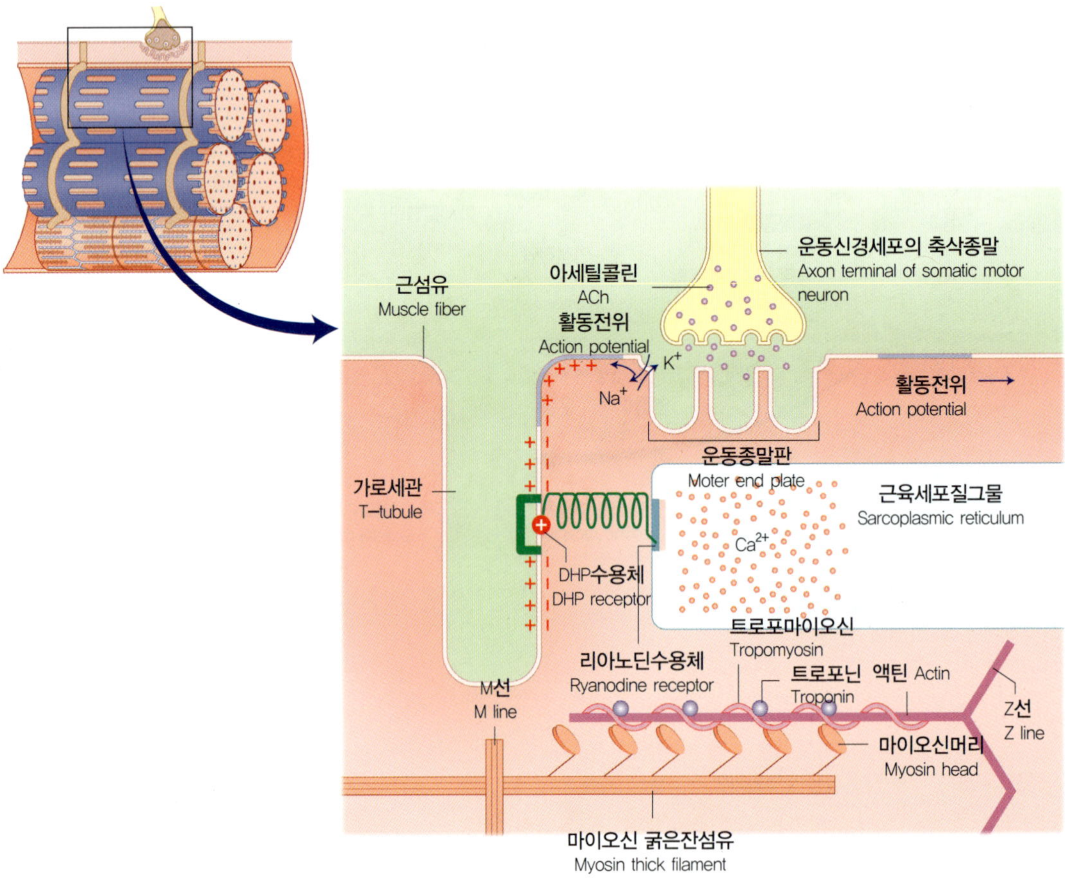

그림 12.5 **뼈대근육의 흥분·수축 연결과정.** 가로세관으로 전달된 활동전위 신호가 근육세포질세망으로부터 Ca^{2+}을 유리시킨다. 이 과정은 근세동이에 위치한 디하이드로피리딘수용체와 리아노딘수용체의 작용을 통해서 이루어진다.

12.2 뼈대근육의 구조와 기능

학습목표 분자수준의 뼈대근육의 수축에 대해 알 수 있다

뼈대근육의 수축은 교차다리를 통해서 가는근육잔섬유를 안쪽으로 당기는 과정이다.

뼈대근육이 이완된 상태에서는 가는근육잔섬유의 트로포마이오신 분자가 마이오신과 결합하기 위한 액틴의 결합 부위를 차단하고 있어서 수축이 일어나지 않고, 근육세포질그물 내의 Ca^{2+}이 근육세포질로 유리되면 수축성 반응이 개시된다.

Ca^{2+}에 의한 흥분 · 수축 연결과정

근육의 이완 상태에서는 트로포닌I가 액틴과 강하게 결합하고, 트로포마이오신이 두 가닥으로 꼬여있는 섬유상 액틴 사이에 끼어서 액틴과 마이오신의 결합을 방해하고 있다. 가로세관을 통해서 전달된 전기적 신호에 의해서 근육세포질그물로부터 Ca^{2+}이 유리되어 수축 전 10^{-7}M에서 10^{-5}~10^{-6}M로 농도가 증가되면 수축 반응이 일어난다. 근육세포질 내로 유리된 Ca^{2+}이 가는근육잔섬유의 트로포닌 C에 결합하면 트로포닌-트로포마이오신 복합체의 위치가 변화되어 액틴 분자의 결합 부위가 노출되고, 이 부위에 마이오신의 머리가 연결되어 교차다리(cross bridge)가 형성된다(그림 12-6).

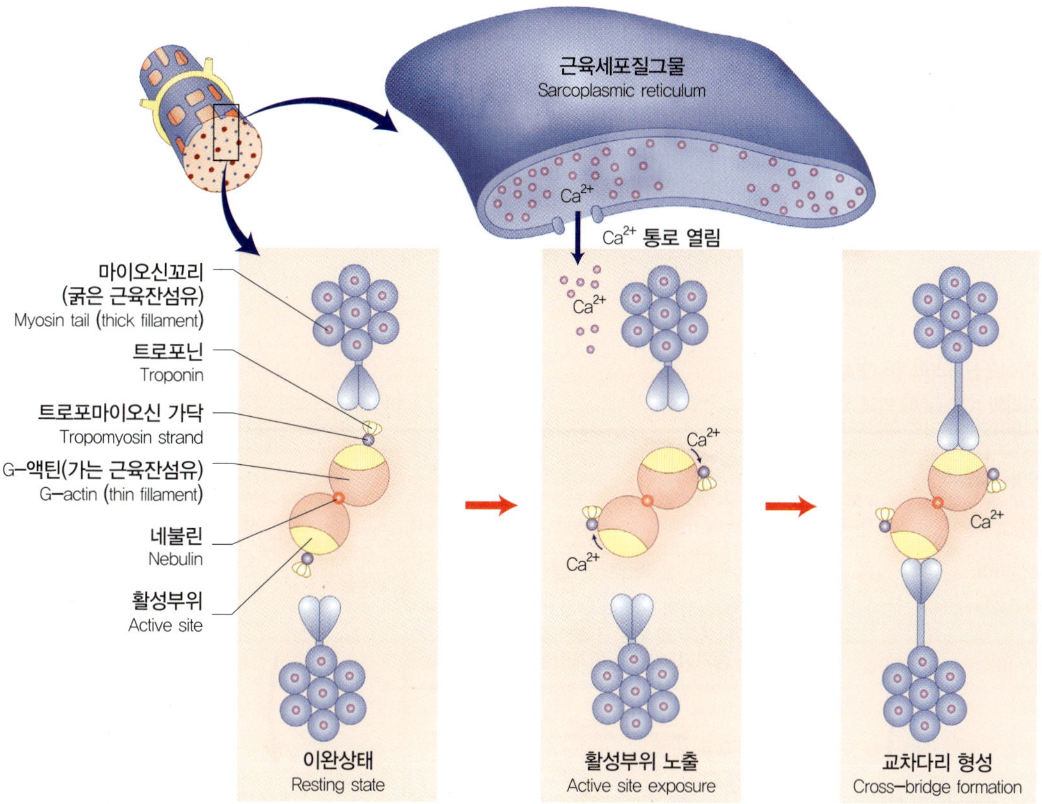

그림 12.6 **Ca^{2+}에 의한 흥분·수축 연결과정.** 근육세포질그물로부터 유리된 Ca^{2+}이 트로포닌C에 결합하면 액틴과 마이오신의 교차다리가 연결된다.

이해상자

사망 후에 몸이 굳어지는 이유는 무엇인가?

사후경축(rigor mortis)은 사망 후 2시간 정도가 경과한 시점부터 시작되어 2일가량 지속되는 비가역적 경화 현상이다. 이는 사망으로 인해 ATP가 고갈되어 근육세포질로부터 근육세포질그물로 Ca^{2+}의 능동적 회수가 이루어지지 않아서 마이오신과 액틴의 결합, 즉 액틴-마이오신 복합체(actin-myosin complex)의 형성을 억제시킬 수 없기 때문에 발생된다. 즉, 교차다리의 연결이 유지되기 때문이다. 사망 후 15~25시간이 경과되면 세포 내의 용해소체 효소에 의한 자가용해작용(autolysis)이 일어나 수축성 단백질이 분해되므로 사후경축이 소실된다.

12.2 뼈대근육의 구조와 기능

학습목표 분자수준의 뼈대근육의 수축에 대해 알 수 있다

교차다리 형성에 의한 근육잔섬유들의 중첩

교차다리를 형성하는 마이오신머리에는 액틴과의 결합부위와 ATPase 효소부위가 위치한다. ATPase는 수축 과정에서 Mg^{2+}과 결합한 ATP를 ADP와 무기인산(P_i)으로 분해하여 에너지를 생성하고, 이 에너지가 수축 과정 에 이용된다. 굵은근육잔섬유를 구성하는 마이오신 분자의 머리 부분이 교차다리를 형성한 후 액틴을 끌어당기는 '파워 스트로크(Power stroke)'를 일으켜 가는근육잔섬유를 A−띠의 중앙으로 당긴다. 이후 마이오신머리에 새로운 ATP 분자가 결합하여 ADP가 방출되면 액틴과 마이오신머리의 교차다리가 분리된다. 이러한 교차다리의 연결과 분리 과정이 반복되어 근육원섬유마디(Z line~Z line)의 길이가 연속적으로 짧아지게 된다(그림 12−7). 이와 같은 뼈대근육의 수축 기전을 '활주이론(sliding filament theory)'이라 한다. 활주이론은 용어에서도 드러난 바와 같이 근육잔섬유의 단축은 일어나지 않고, 굵은근육잔섬유와 가는근육잔섬유의 중첩 부위가 증가되어 근육원섬유마디의 길이가 단축되는 것이 특징이다.

근육세포질 내부 Ca^{2+}의 회수에 따른 근육 이완

운동신경세포에 의한 활동전위가 사라지면 교차다리 연결과 분리의 주기도 중단된다. 흥분수축 연결과정에 관여했던 근육세포질의 Ca^{2+}이 근육세포질그물의 Ca^{2+} 펌프(ATP를 사용하는 능동수송)에 의해 회수되어 근육세포질 내의 Ca^{2+} 농도가 감소되면, 트로포닌으로부터 Ca^{2+}이 분리되어 트로포닌−트로포마이오신 복합체에 의한 교차다리 차단 효과가 상실된다. 즉, 액틴에 위치하는 마이오신 결합부위를 트로포마이오신이 덮어서 새로운 교차다리를 형성할 수 없으므로 근육이 이완된다. 단일수축에서 완전한 이완을 위해서는 Ca^{2+}의 회수와 단축된 근육원섬유마디의 회복이 이루어져야 하고, 일반적으로 최내장력 형성 이후에 50msec 이상의 시간이 필요하다.

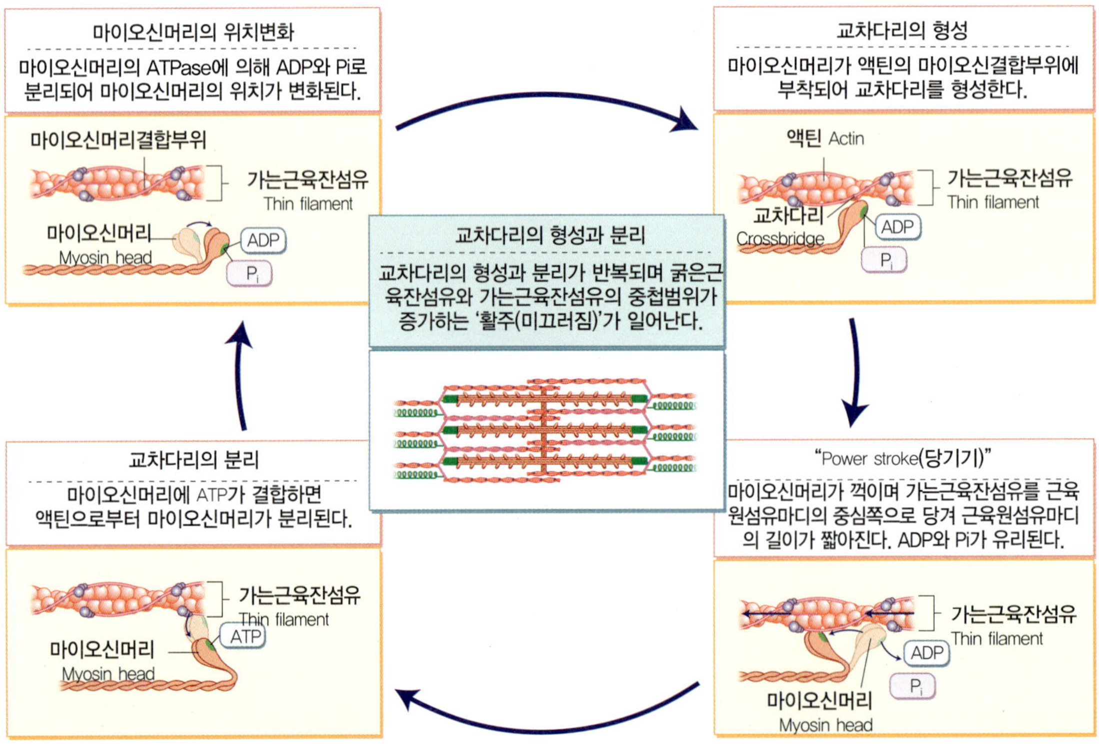

그림 12.7 **액틴과 마이오신의 교차다리 연결과 분리 과정.** 근수축 과정에서 교차다리가 형성되어 가는근육전섬유를 끌어당기고, 교차다리의 분리를 위해서는 ATP가 필요하다.

12.2 뼈대근육의 구조와 기능

학습목표 근수축 반응의 조절과 관련된 특성에 대해 알 수 있다

근육세포의 수축은 자극빈도에 따라서 단일수축과 강축의 형태로 나타난다.

단일 자극에 의한 단일수축

근육섬유는 문턱값(역치, threshold) 이상의 자극에 대해서 활동전위를 발생시켜 수축한다. 문턱값보다 낮은 강도의 자극에 대해서는 반응이 일어나지 않으며, 이를 실무율(all or none response)이라 한다. 뼈대근육에서도 자극이 주어지고 이후에 새로운 자극에 대한 반응이 일어나기 위해서 약 0.005초의 시간이 필요하고, 이를 불응기(refractory period)라 한다. 불응기는 활동전위가 발생되면 자극의 종류와 크기에 상관없이 반응이 일어나지 않는 절대불응기(absolute refractory period)와 이전 자극보다 강한 자극에 대해서 반응이 일어나는 상대불응기(relative refractory period)로 구분된다.

단일 활동전위에 대한 근육섬유의 수축 반응을 단일수축(twitch)이라 한다. 근육섬유의 단일수축은 크기가 동일하고, 잠재기(잠복기, latent period, 10ms), 수축기(contraction period, 40ms), 이완기(relaxation period, 50ms)의 3단계로 장력의 변화가 나타난다(그림 12-8). 이러한 단일수축은 생체 내의 정상적인 조건에서는 유발될 수 없다.

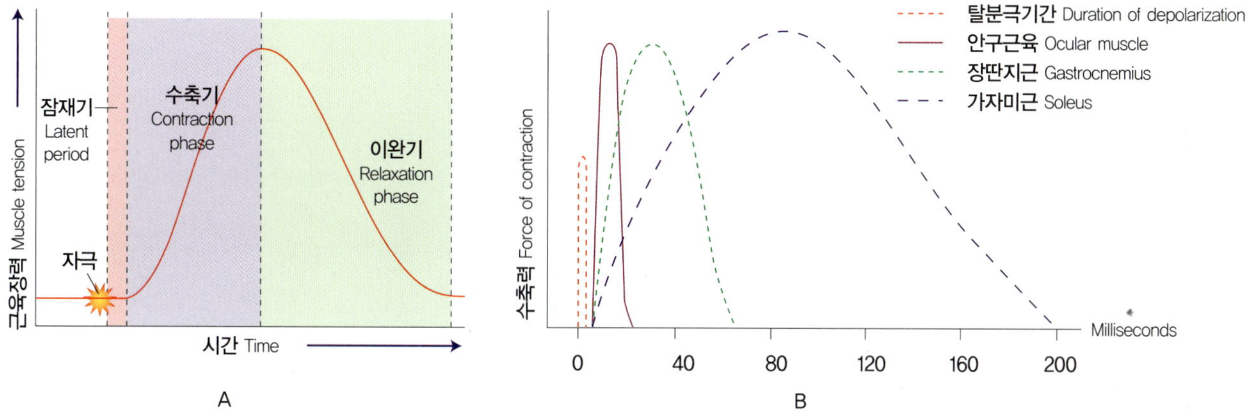

그림 12.8 **뼈대근육의 단일수축(Lt.)과 근육별 단일수축(Rt.)의 형태.** A: 단일수축은 잠재기, 수축기, 이완기로 구분된다. B: 근육의 종류에 따라서 단일수축의 형태가 다르다.

이해상자

근육장력을 발생시키는 최적의 근육섬유의 길이는 무엇인가?

근육의 길이에 따른 장력의 크기를 나타낸 곡선이 길이-장력곡선(length-tension curve)이다(그림 12-9). 근육섬유의 최대 장력은 안정시 길이에서 발생되고, 그 길이보다 짧거나 길어진 위치에서는 장력이 감소하는 특성이 있다. 이는 앞서 "활주이론"으로 설명한 근수축기전과 관련된다. 수축시 장력의 크기는 교차다리의 수에 비례하므로, 근육원섬유마디의 평균길이가 2.0~2.25μm(100~120%)일 때 최대 장력이 발생된다. 그러나 근육원섬유마디의 길이가 60% 이하로 줄어들거나 175% 이상으로 길어지면 장력이 발생하지 않는다.

근육원섬유마디의 길이가 짧아지면 마이오신머리가 없는 H-영역으로 가는근육잔섬유가 진입하고, 최대로 짧아진 위치에서는 굵은근육잔섬유와 가는근육잔섬유들이 서로 충돌하게 되어 장력이 감소된다. 근육원섬유마디가 길어지면 굵은근육잔섬유와 가는근육잔섬유의 중첩 부위가 감소하여 연결된 교차다리의 수가 감소하므로 장력이 감소한다.

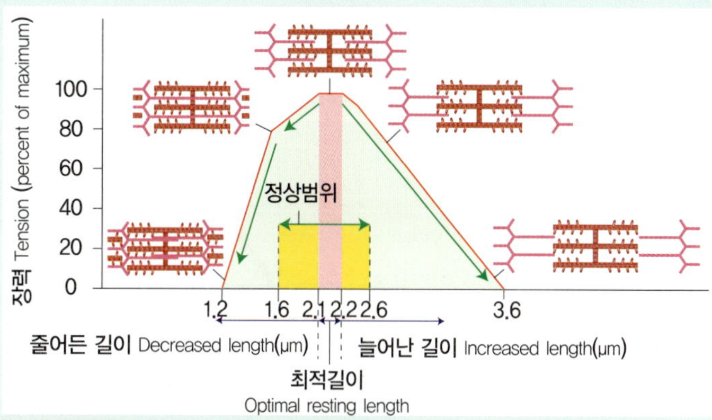

그림 12.9 **능동장력곡선.** 근육원섬유마디 길이에 따라서 발생되는 장력의 크기가 달라진다.

12.2 뼈대근육의 구조와 기능

학습목표 근수축 반응의 조절과 관련된 특성에 대해 알 수 있다

단일수축의 중첩에 의한 강축

활동전위 기간은 1~2msec로서 단일수축 기간인 100msec보다 짧기 때문에 고빈도 자극이 주어지면 하나의 단일수축이 종료되기 전에 추가적인 새로운 자극에 의한 단일수축이 발생하여 서로 중첩되는 강축(tetanus)이 나타난다(그림 12-10). 강축은 단일수축의 빈도가중(frequency summation)이며, 신경연접의 시간가중(temporal summation)과 유사하다. 일반적으로 강축은 단일수축보다 3~4배 강한 수축을 유발하는데, 이는 활동전위의 빈도가 증가하여 근육세포질 내의 Ca^{2+} 농도가 높게 유지되어 근육원섬유 내에서 연결된 교차다리의 수가 증가하기 때문이다. 일반적으로 강축은 자극빈도에 따라서 두 가지 형태로 구분한다. 초(sec)당 20~40회의 자극빈도에서 단일수축이 불완전하게 중첩되어 톱니모양의 강축 곡선을 이루는 불완전강축(incomplete tetanus)과 초당 40~50회로 자극빈도가 증가되어 단일수축의 중첩이 지속적으로 유지되어 완만한 곡선을 이루는 완전강축(complete tetanus)의 형태로 나타난다.

강축에 의한 뼈대근육의 최대 수축력은 근육 가로단면 $1cm^2$당 3~4kg 정도이고, 넓적다리네갈래근의 최대 장력은 800lbs(1lb=0.453592kg)에 달한다.

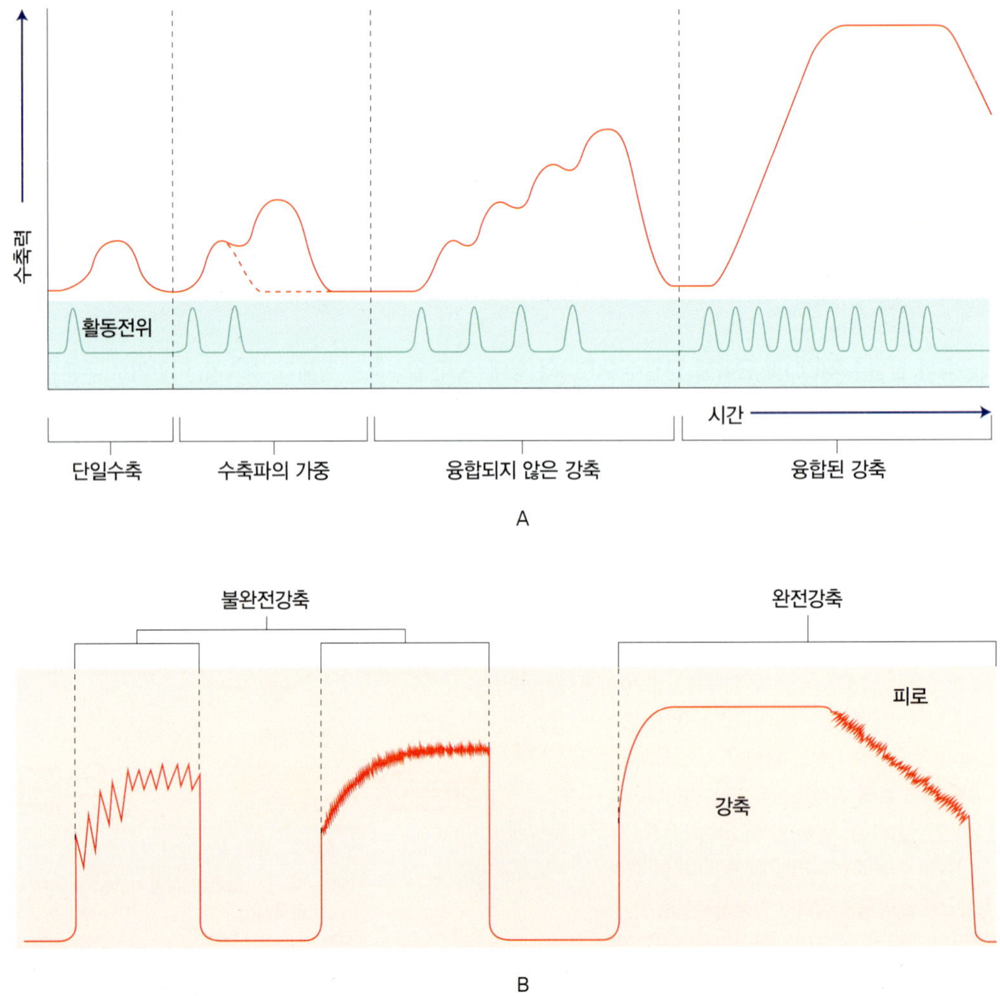

그림 12.10 강축의 발생과 형태. A: 자극빈도의 증가에 따른 단일수축의 중첩. B: 불완전강축과 완전강축

12.2 뼈대근육의 구조와 기능

학습목표 근수축 반응의 조절과 관련된 특성에 대해 알 수 있다

근육은 동원된 근육섬유의 종류와 수, 자극빈도에 따라 수축력이 변화된다.

근육섬유 다발로 이루어진 근육이 전체 장력의 크기를 증가시키기 위해서는 수축에 동원(활성운동단위증가)되는 근섬유의 종류와 수, 자극빈도에 따른 발화율(firing rate) 등이 조절되어야 한다.

수축 과정에 동원되는 운동단위(motor unit)의 수가 많을수록 동시에 활성화되는 근섬유의 수가 증가하므로 발생되는 장력은 증가한다. 이를 다수 섬유의 가중(multiple fiber summation)으로 이해할 수 있다(그림 12-11). 운동단위는 하나의 α-운동신경세포와 이 운동신경의 축삭분지에 의해서 지배되는 여러 개의 근섬유를 함께 칭하는 용어이다. 하나의 운동신경세포가 지배하는 근섬유의 수는 근섬유의 종류와 기능에 따라서 다양하며, 이를 신경지배비율(innervation ratio)이라 한다. 섬세한 조절이 필요한 안구근육이나 손의 자체기원근육(내인근육, intrinsic muscle)은 비율이 낮고(안구의 가쪽곧은근 1:6), 다리의 근육과 같이 높은 장력을 생성하는 대 근육은 비율이 높다(넓적다리네갈래근 1:500~1000, 장딴지근 1:2000).

수축력을 증가시키기 위한 추가적인 기전으로서 활동전위의 발화율을 조절한다. 수축을 유지하거나 수축강도를 증가시키기 위해서 활동전위의 발생 빈도를 증가시켜 단일수축이 중첩되는 강축을 유도하고, 수축에 참여하는 근육섬유의 동시수축을 이끌어낼 수 있다.

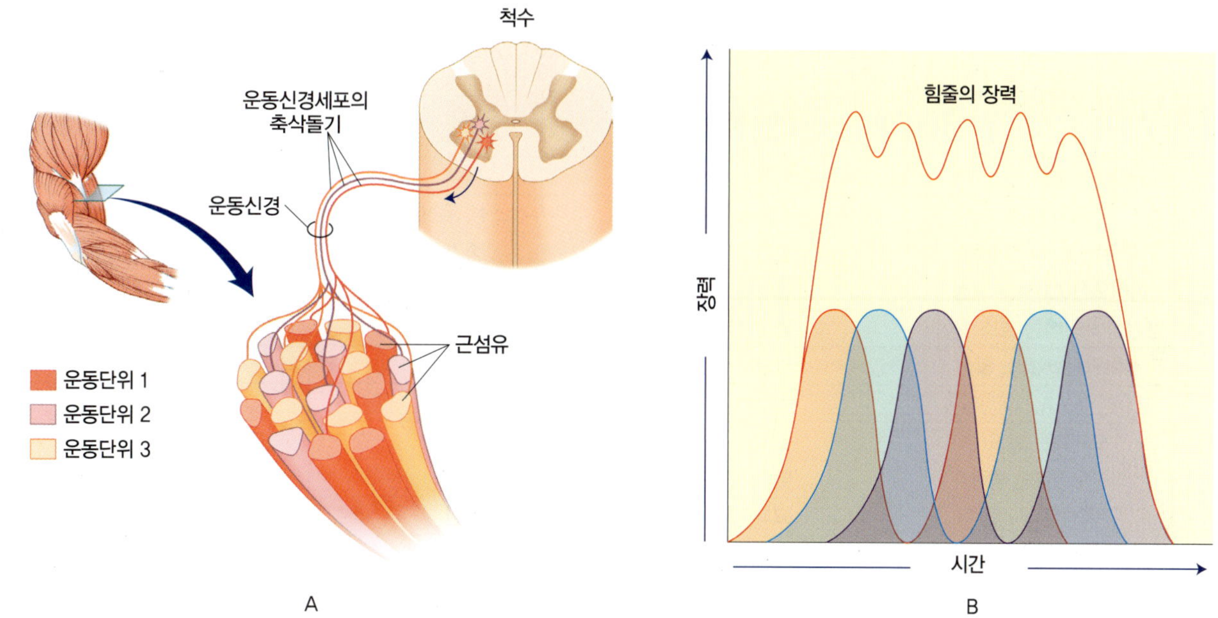

그림 12.11 **운동단위의 동원(활성운동단위증가).** A: 운동단위. B: 동원에 의한 근육 장력의 증가

이해상자

근긴장도가 변화되는 이유는 무엇일까?

뼈대근육은 활동전위가 일어나지 않으면 수축하지 않지만 수축활동이 없는 휴지기에도 매우 낮은 수준의 장력이 유지되는데, 이는 소수의 운동단위가 활성화되어 수축이 이루어지기 때문이다. 이러한 근육의 장력을 근긴장도(muscle tone)라고 한다. 기능적인 움직임을 위한 근긴장도의 조절을 위해서 근육에 분포하는 고유감각기인 근육방추(muscle spindle)의 작용이 필요하다. 고위중추의 내림신경로를 통한 영향과 더불어 말초의 근육방추 들신경되먹임, 즉 감마고리(γ-loop)에 의해 근긴장도가 적절히 변화된다.

12.2 뼈대근육의 구조와 기능

학습목표 뼈대근육섬유의 유형별 특성에 대해 알 수 있다

뼈대근육섬유는 대사 및 수축 특성에 따라서 3가지 유형으로 분류된다.

뼈대근육섬유는 구조적 및 기능적(대사와 수축) 특성에 따라서 빠른-당분해(해당)섬유(fast glycolytic fiber; FG, Type IIb), 빠른-산화섬유(fast oxidative fiber; FOG, Type IIa), 느린-산화섬유(slow oxidative fiber; SO, Type I)로 분류된다(표 12-2). 일반적으로 뼈대근육은 세 가지 유형의 근육섬유들이 특정 비율로 섞여서 구성되고, 그 비율에 따라서 근육의 기능적 특성도 결정된다.

단일수축의 속도에 따라서 ATPase 활성도가 높은 빠른 섬유와 ATPase 활성도가 낮은 느린 섬유로 구분된다. 마이오신 ATPase의 활성도가 높을수록 ATP를 빠르게 분해하여 액틴과 마이오신의 교차다리 형성과 분리 주기가 짧아지게 된다. ATP 합성 및 사용의 특성에 따라서 유산소 세포호흡을 통해 ATP를 생성하는 산화계 섬유와 무산소 당 분해 과정을 거치는 해당계 섬유로 나뉜다. 뼈대근육섬유는 이러한 분류기준의 조합을 통해서 3가지 유형으로 분류한다.

표 12.2 뼈대근육섬유의 분류

구분		빠른-당분해섬유	빠른-산화섬유	느린-산화섬유
수축속도(단일수축의 형태)		빠르다(빠른 단일수축)	빠르다(빠른 단일수축)	느리다(느린 단일수축)
		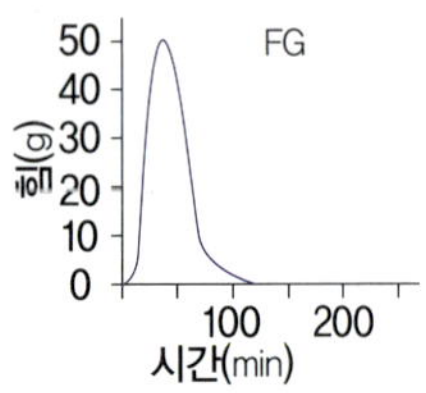	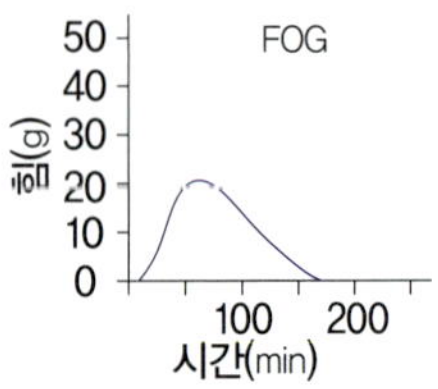	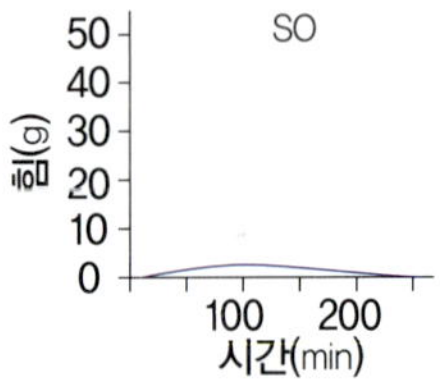
근육섬유의 색깔		백색	백색	적색
대사적 특성	ATP 합성	무산소성(해당작용)	무산소성, 유산소성	유산소성(산화인산화)
	당원(glycogen) 함량	높다	중간	낮다
	마이오신 ATPase 활성	높다	중간	낮다
	혐기성 해당작용 효소 활성	높다	중간	낮다
	산화인산화 효소 활성	낮다	중간	높다
구조적 특성	사립체(mitochondria)의 수	적다	많다	많다
	모세혈관 밀도	낮다	높다	높다
	마이오글로빈 함량	낮다	높다	높다
	근육섬유의 직경	크다	중간	작다
기능적 특성	근피로에 대한 저항성	낮다	중간	높다
		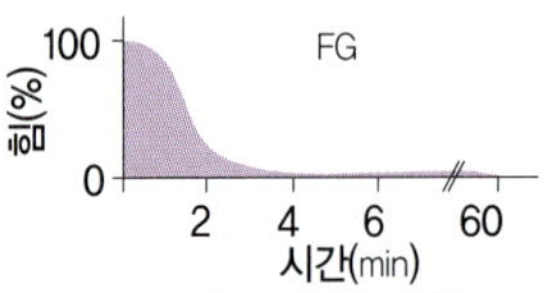	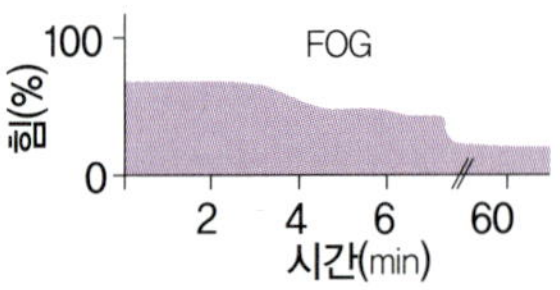	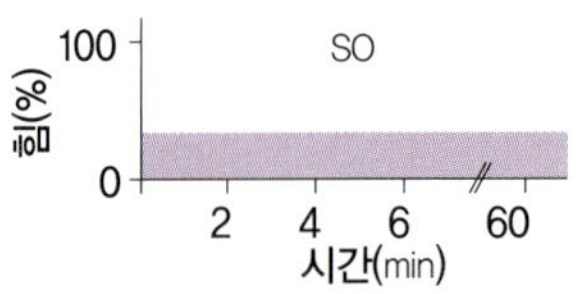
	관련된 활동의 예	단거리 달리기, 근력강화운동	중거리 달리기	장거리 달리기, 지구력강화운동

이해상자

뼈대근육을 적색근육과 백색근육으로 분류하는 기준은 무엇인가?

뼈대근육세포를 모세혈관 분포와 근색소(myoglobin) 함량에 따라서 적색근육(red muscle)과 백색근육(white muscle)으로 분류한다. 적색근육은 산소를 운반하는 모세혈관의 밀도와 근육조직에 산소를 저장하는 근색소의 함량이 높기 때문에 낮은 강도로 장시간 수축을 유지하는 "지구력"을 요하는 활동에 관여하는 근육(예: 마라톤선수의 근육, 자세유지근육)이 해당된다. 이에 반해, 백색근육은 모세혈관 밀도와 근색소 함량이 상대적으로 낮기 때문에 수축 지속시간은 짧지만 강한 수축을 요하는 활동을 수행하는 근육(예: 단거리선수의 근육)이 해당된다.

12.2 뼈대근육의 구조와 기능

학습목표 운동단위의 종류와 특성에 대해 알 수 있다

운동단위는 구성하는 운동신경원과 근육섬유의 특성에 따라 3가지 유형으로 분류된다.

운동단위(motor unit)는 FF 운동단위(빠른단일수축-피로, fast twitch-fatigable), FR 운동단위(빠른단일수축-피로저항성, fast twitch-fatigue resistant), S 운동단위(느린단일수축-피로저항성, slow twitch-fatigue resistant)의 3가지 유형이 있다(그림 12-12A). 운동단위는 α-운동신경세포와 근육섬유로 이루어지므로 문턱값, 신경전도속도와 같은 운동신경세포의 특성과 함께 앞서 설명한 뼈대근육섬유의 유형별 특성을 관련지어 이해해야 한다(표 12-3).

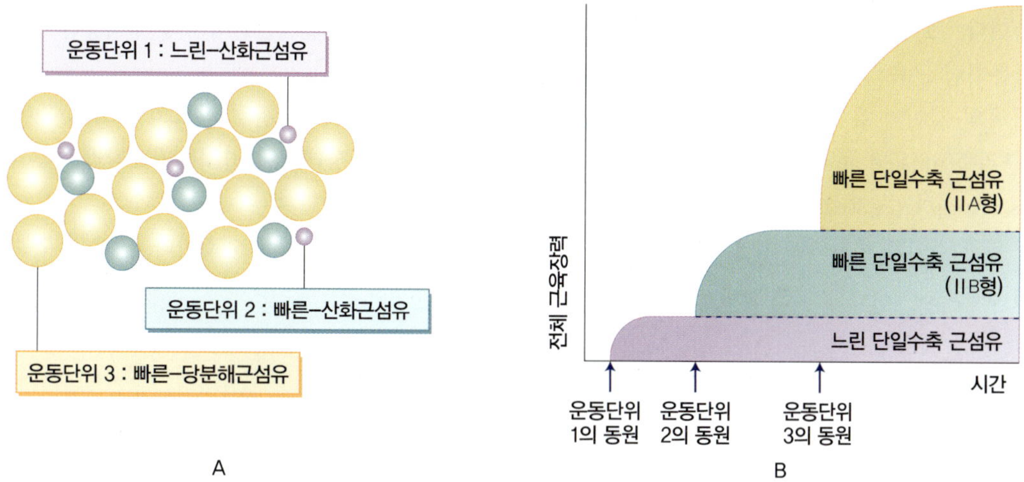

그림 12.12 운동단위 동원에 의한 장력 증가. A: 운동단위의 구성. B: 운동단위의 동원에 의한 근육장력의 증가

표 12.3 운동단위의 유형별 특성

운동단위		FF	FR	S
운동 신경원	종류	α_1	α_1	α_2
	크기	큼	큼	작음
	전도속도	빠름	빠름	느림
	신경지배비율	높음	높음(중간)	낮음
	동원역치	높음	높음(중간)	낮음
근육 섬유	단일수축	빠름	빠른 산화성(및 당분해성)	느림
	대사특성(조직화학적 특성)	빠른 당분해성(fast glycolytic, FG)	빠른 산화성(및 당분해성)(fast oxidative glycolytic, FOG)	느린 산화성(slow oxidative, SO)
	다른 명칭	Type II B(X), 백색근(white m.)	Type II A, 백색근(white m.)	Type I, 적색근(red m.)

이해상자

근육의 운동단위는 어떻게 동원되어 수축력이 증가될까?

뼈대근육은 3종류의 운동단위로 구성되어 있고, 기능적 요구에 따라 동시에 활성화된 운동단위의 수를 늘림으로써 근육의 장력을 증가시킨다. 이러한 운동단위의 활성운동단위증가(recruitment)는 헤너만(Henneman)의 '크기의 원리(size principle)'를 따른다(그림 12-12B). 즉, 운동단위의 크기가 작은 S 운동단위가 먼저 활성화되고, 이어서 FR 운동단위, 그리고 마지막으로 크기가 가장 큰 FF 운동단위 순서로 활성화되어 근육의 전체 장력이 증가하게 된다. 이를 통해서 장력을 섬세하고 부드럽게 변화시킬 수 있고, 근수축을 지속하여 자세를 유지하거나 순간적인 큰 힘을 발휘하는 등의 다양한 상황에서 근육 장력을 기능적으로 조절할 수 있다.

12.2 뼈대근육의 구조와 기능

학습목표 근수축의 형태에 대해 알 수 있다

뼈대근육의 수축 형태는 등장성, 등척성, 등속성 수축이 있다.

일상생활활동을 위한 신체의 움직임은 뼈대근육의 수축을 통해서 이루어진다. 이러한 뼈대근육의 수축은 등장(isotonic), 등척(isometric), 등속(isokinetic)수축의 세 가지 형태로 설명된다(그림 12-13).

- **등장수축.** 근육의 길이는 변하지만 장력이 일정한 형태의 수축으로서, 관절 각도를 변화시킨다. 등장수축은 동심수축(concentric contraction) 과 편심수축(eccentric contraction)으로 구분된다. 동심수축은 팔꿉치관절을 굽혀 손에 든 물건을 들어 올리는 동작에서 위팔두갈래근(상완이두근, biceps brachii)의 작용처럼 근육의 길이가 짧아지면서 장력이 발생되는 수축이다. 그리고 편심수축은 이와 반대로 손에 든 물건을 팔꿉치관절을 펴서 서서히 내려놓는 동작에서 위팔두갈래근의 작용처럼 근육의 길이가 길어지면서 장력이 발생되는 수축이다.
- **등척수축.** 근육의 길이가 유지되는 상태에서 장력이 발생되는 형태의 수축이므로 관절 각도의 변화가 동반되지 않는다. 골절 이후 근위축(muscle atrophy)을 방지할 목적으로 무릎관절을 고정한 상태에서 넓적다리네갈래근을 수축하는 운동(quadriceps setting exercise)이 좋은 예이다.
- **등속수축.** 근육의 길이가 변화되어 관절 각도가 변화되지만, 근수축의 속도가 일정한 수축이다. 근육의 수축 속도를 유지하기 위해서 Biodex 시스템과 같은 등속 운동장비가 필요하다.

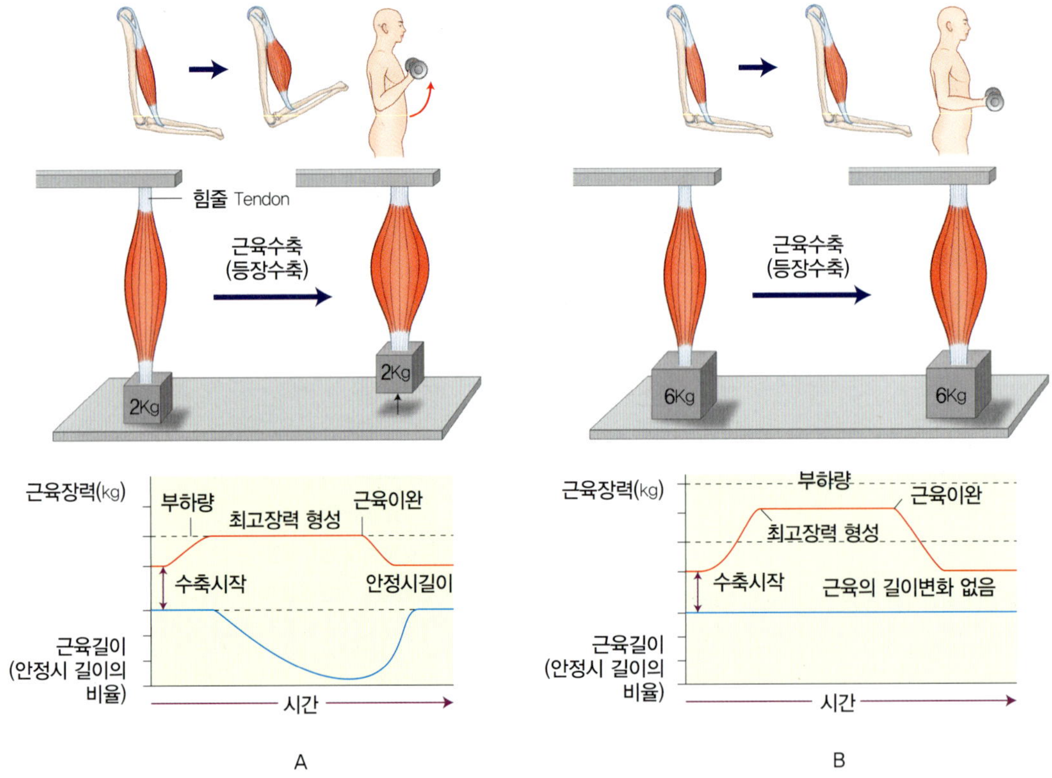

그림 12.13 **뼈대근의 수축형태.** A: 등장수축. B: 등척수축. 등장수축은 근장력이 일정하고, 등척수축은 근길이가 일정하게 유지되는 수축이다.

용어설명

- **근위축(atrophy):** 장기간의 고정 또는 신경지배 상실 등과 같이 근육에 대한 기능적 요구가 감소 또는 소실되면 근육세포의 직경이 감소하여 세포질 및 세포내소기관의 양이나 수가 줄어드는 가역성 세포적응(cellular adaptation)의 한 형태이다.
- **근비대(hypertrophy):** 강한 부하가 작용하는 조건의 근육수축이 반복되면 개별 근육섬유 내의 근육잔섬유가 증가되어 근육원섬유의 크기가 증가되고, 빠른 에너지 공급이 가능한 구조로 변화되는 가역성 세포적응 현상이다.

12.2 뼈대근육의 구조와 기능

학습목표 뼈대근육의 에너지 대상에 대해 알 수 있다

뼈대근육 수축활동이 지속됨에 따라서 ATP 생성을 위한 3가지 시스템이 작동된다.

뼈대근육 수축의 에너지 공급 시스템

근육의 수축 과정에서는 ATP(adenosine triphosphate, 삼인산아데노신), 당원(glycogen), 유기인산염과 산소는 소모되고, 무기인산염, 젖산(lactic acid), 이산화탄소가 생성된다. 그리고 공급되는 산소량에 따라서 근수축의 에너지 효율성이 변화될 수 있다.

뼈대근육의 수축 과정에는 ATP가 필요하다. ATP는 아데노신에 3 인산염(phosphate)이 결합한 구조이며, ATPase에 의해서 ADP(adenosine diphosphate, 이인산아데노신)와 무기인산(Pi)로 분해되어 에너지가 생성된다. 이 에너지가 마이오신 머리의 '파워스트로크(power stroke)'를 일으키고, 새로운 ATP가 마이오신에 결합하면 마이오신 머리와 액틴이 분리된다.

근수축 과정을 위한 에너지원은 탄수화물이 대부분을 차지한다. 수축활동이 지속됨에 따라서 혈액 내의 포도당(혈당, blood glucose), 근육 내부의 포도당, 당원 형태로 간에 저장된 포도당을 순차적으로 사용하여 ATP를 생성한다. ATP는 근수축의 강도나 지속시간 등에 따라서 ATP-크레아틴인산(Creatin phsphate, CP) 시스템, 당분해(해당)시스템(glycolytic system), 유산소 시스템(aerobic system)의 세 가지 시스템을 통해서 생성된다(그림 12-14, 12-15)(표 12-4).

- **ATP-포스포크레아티닌 시스템.** 10~15초의 짧은 수축에서 이용되고, 크레아틴키나아제(creatine kinase)에 의해서 고에너지 화합물인 크레아틴인산이 크레아틴과 무기인산(P_i)으로 분해되며, 이 무기인산이 ADP와 결합하여 ATP가 생성된다. 이를 통해 ATP가 재생산되어 근수축에 이용된다.
- **당분해(해당) 시스템.** 15~60초의 짧은 기간 동안 혈중 포도당과 간의 당원을 에너지원으로 사용하고, 산소를 사용하지 않는 당분해작용(glycolysis)을 통해서 포도당으로부터 파이루브산(pyruvic acid)을 형성한다. 이 과정에서 1 분자의 포도당으로부터 2 분자의 ATP가 생성된다.
- **유산소 시스템.** 3분 이상의 지속적인 근육 활동에서 산소를 이용해서 ATP를 생성하는 과정으로서 사립체의 산화적 인산화 반응을 거친다. 당분해과정을 통해서 형성된 피이루브산으로부터 아세틸보조효소(acetyl CoA)를 전구체로 Krebs 회로와 전자전달계(electron transport system)를 거쳐서 36분자의 ATP가 생성된다. 탄수화물(포도당), 지방(지방산), 단백질(아미노산)을 에너지원으로 사용하는 시스템으로서, ATP 합성의 효율성이 매우 높으므로 장거리 달리기와 같은 운동에 필수적인 시스템이다.

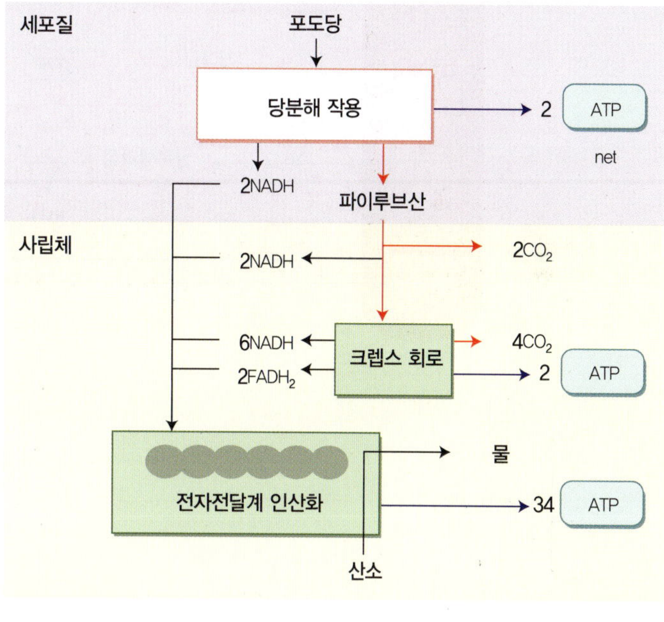

그림 12.14 **ATP 생성 과정.** 세포질 내의 당 분해작용과 사립체의 Krebs 회로 및 전자 전달 효소작용을 통해서 ATP가 생성된다.

표 12.4 근수축 시의 에너지 생성

근수축의 에너지 시스템	ATP 생성 기전	근수축 유지시간
ATP-크레아틴인산 시스템	ATP + H_2O − ATPase → ADP + P_i ADP + 크레아틴인산 → ATP + 크레아틴	15초(초단기적 ATP 사용)
당분해 시스템	포도당 → 무산소당분해작용	130초(단기적 ATP 사용)
유산소 시스템	포도당 → 유산소세포호흡(산화인산화)	40분(장기적 ATP 사용)

12.2 뼈대근육의 구조와 기능

학습목표 뼈대근육의 에너지 대사에 대해 알 수 있다

뼈대근육의 활동 수준별 에너지 대사

뼈대근육은 활동 수준에 따라서 적절한 에너지 대사기전을 통해서 ATP를 생성한다.

- **안정 시의 근육.** ATP 요구량이 낮고 산소가 충분히 공급되므로, 지방산(fatty acid)이 흡수되고 분해되어 ATP가 생성된다. 사립체에서 생성된 ATP를 사용해서 흡수한 포도당을 당원으로, 크레아틴을 크레아틴인산으로 전환시켜 에너지를 축적시킨다(그림 12-16A).
- **중등도의 근육 활동.** ATP 요구량이 증가하지만, 사립체의 대사과정에 필요한 충분한 산소가 공급되므로, 당원으로부터 전환된 포도당의 호기성 대사과정을 통해서 ATP를 생성하여 근육수축에 이용한다. 그리고 당원 저장량이 감소하면, 지방산과 같은 다른 성분을 분해한다(그림 12-16B).
- **최대 수준의 근육활동.** ATP 요구량이 급격히 증가함에도 불구하고 산소 공급이 불충분하므로 사립체는 필요한 ATP량의 $\frac{1}{3}$ 정도를 생성하고, 나머지의 ATP는 당 분해작용을 통해서 빠르게 생성된다. 세포질 내에 파이루브산 농도가 상승하고, 파이루브산이 젖산(lactic acid)으로 전환되며, ATP 가수분해로부터 형성된 H^+(hydrogen ion)이 세포질의 산증(acidosis)을 유발한다(그림 12-16C).

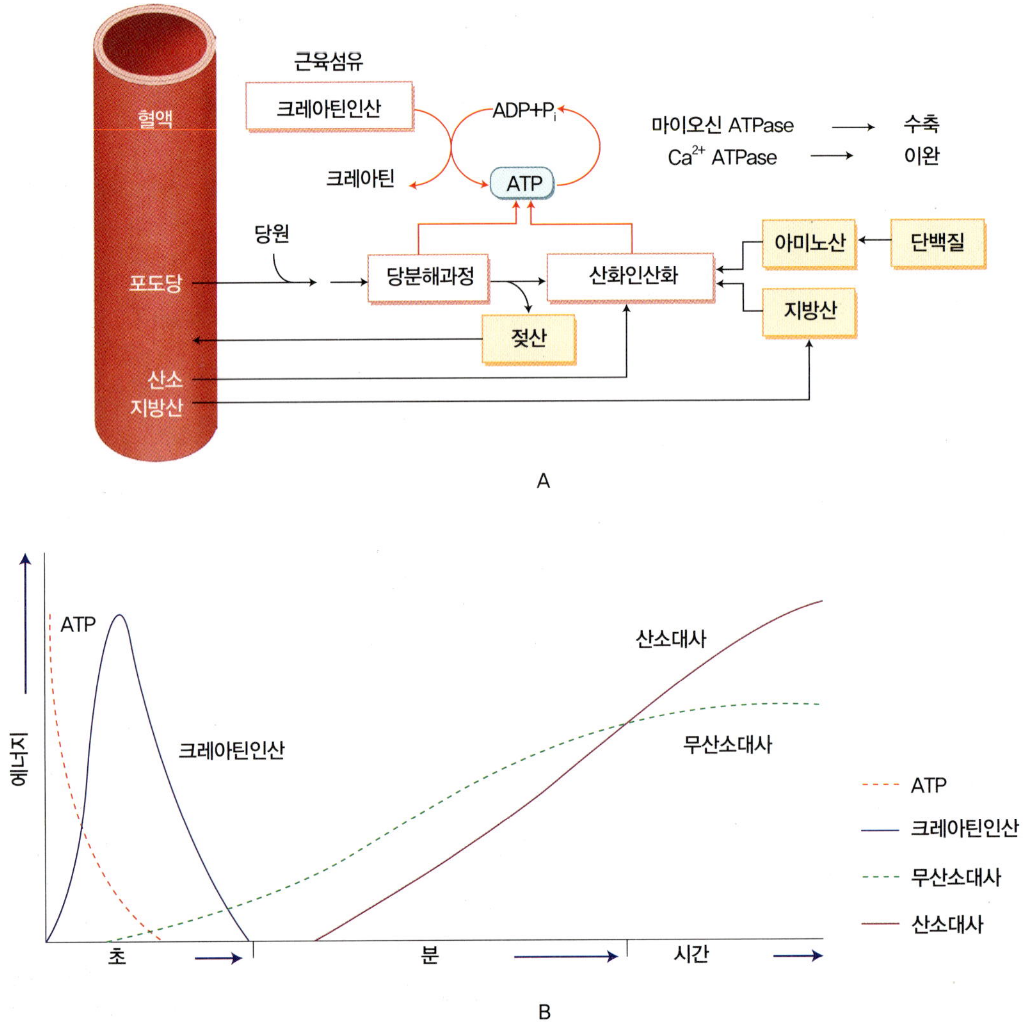

그림 12.15 근수축 시의 에너지. A: 근수축시의 에너지 생성. B: 근수축시의 에너지 사용

12.2 뼈대근육의 구조와 기능

학습목표 뼈대근육의 에너지 대사에 대해 알 수 있다

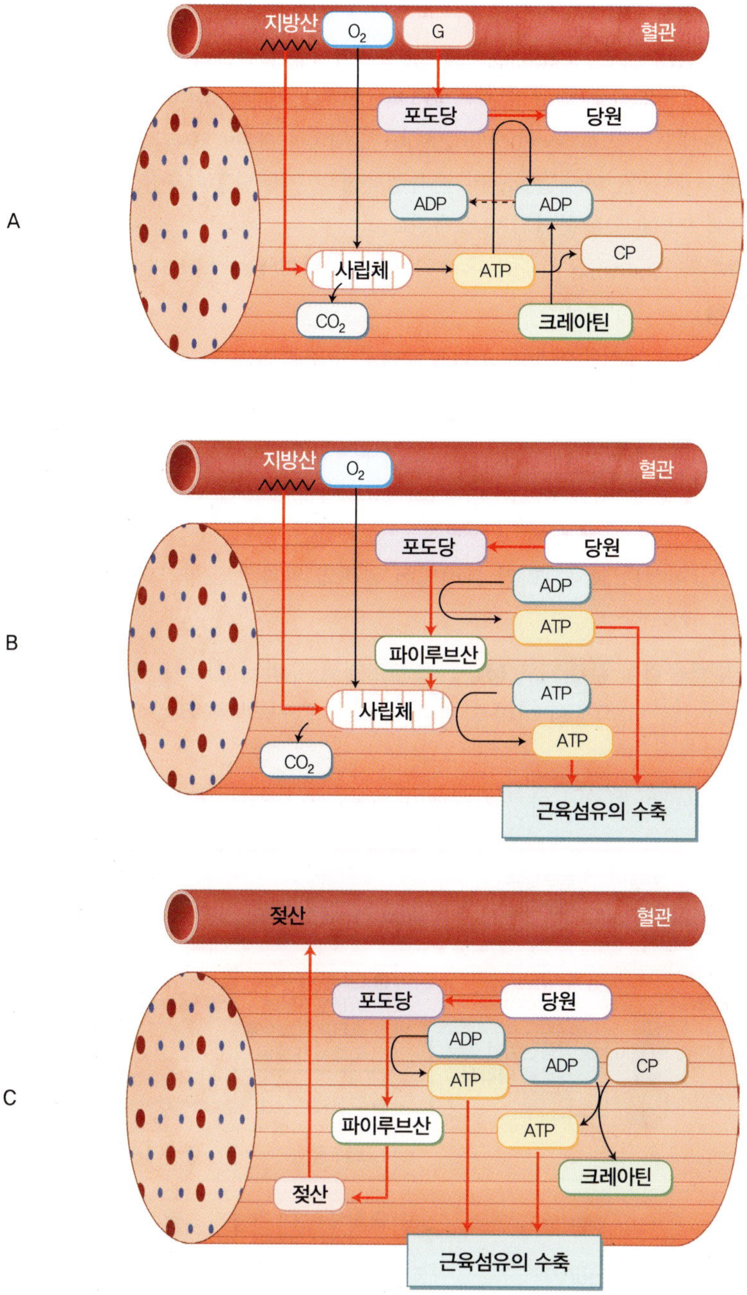

그림 12.16 근육의 활동 수준별 에너지 대사과정. A: 안정시 근육, B: 중등도 근육활동, C: 최대 근육활동

이해상자

산소부채가 발생하는 이유는 무엇일까?

운동의 강도와 지속시간이 증가함에 따라서 호흡계통과 순환계통의 대응작용을 통해서 근육조직에 대한 산소공급이 증가된다. 그러나 고강도의 근육활동이 지속되면 근육조직에서 필요한 산소를 충분히 공급하지 못하므로 산소부채(oxygen debt)가 발생된다. 산소부채는 운동 이후에 산소 공급을 증가시켜 운동 이전의 상태로 회복시키기 위한 산소량을 말한다. 운동 이후에 나타나는 호흡수, 심박수의 증가는 산소부채와 관련되고, 증가된 산소는 ATP를 보충하고 크레아틴인산, 젖산을 재합성하여 포도당으로 전환시키는 과정에 필요하다.

12.2 뼈대근육의 구조와 기능

학습목표 뼈대근육의 수축과 이완 과정을 요약할 수 있다

뼈대근육의 수축과 이완 과정을 요약하면 다음과 같다(그림 12-17).

수축 Contraction

- 활동전위가 운동신경원의 축삭 말단부에 도달하면 전압작동 Ca^{2+} 통로(voltage-gated Ca^{2+} channel)가 열리게 되고, 세포내부의 Ca^{2+} 농도가 증가하여 아세틸콜린(acetylcholine, ACh)이 세포외배출(exocytosis) 방식으로 유리된다.
- 연접틈새(synaptic cleft)를 통해서 확산된 아세틸콜린이 근육섬유막의 아세틸콜린수용체에 결합하여(❶) Na^{+}의 세포내 유입이 급속히 이루어지고 근육세포막에서 활동전위가 발생된다.
- 근육섬유막의 활동전위가 가로세관(transverse tubule)을 따라서 전파되면(❷), 다량의 Ca^{2+}이 근육세포질그물 종말수조로부터 근육세포질로 유리된다(❸).
- Ca^{2+}이 가는근육잔섬유의 트로포닌C에 결합하여 트로포닌복합체의 구조적변화가 유발된다.
- 마이오신머리가 부착되는 액틴의 결합부위가 노출되어 액틴–마이오신 복합체(acto–myosin complex), 즉 교차다리(cross bridge)가 형성된다(❹).
- 교차다리의 마이오신머리가 힘차게 꺾여서("power stroke"), 가는근육잔섬유가 굵은근육잔섬유의 주변에서 미끄러지며 서로 중첩된다(❺).
- 마이오신 머리에 ATP가 결합되고, 형성된 교차다리가 분리되어 원래의 위치로 돌아간다.

이완 Relaxation

- 운동신경원으로부터 유리된 아세틸콜린이 분해되고(❻), 근육세포질로 유리된 Ca^{2+}이 근육세포질그물로 회수된다(❼).
- 트로포닌 C에 결합된 Ca^{2+}이 분리되면, 마이오신 머리를 위한 액틴의 결합부위가 차단되고 추가적인 교차다리 형성이 제한된다(❽).
- 수축이 종료되어(❾), 근육원섬유마디의 길이가 안정 시 길이(resting length)로 되돌아간다(❿).

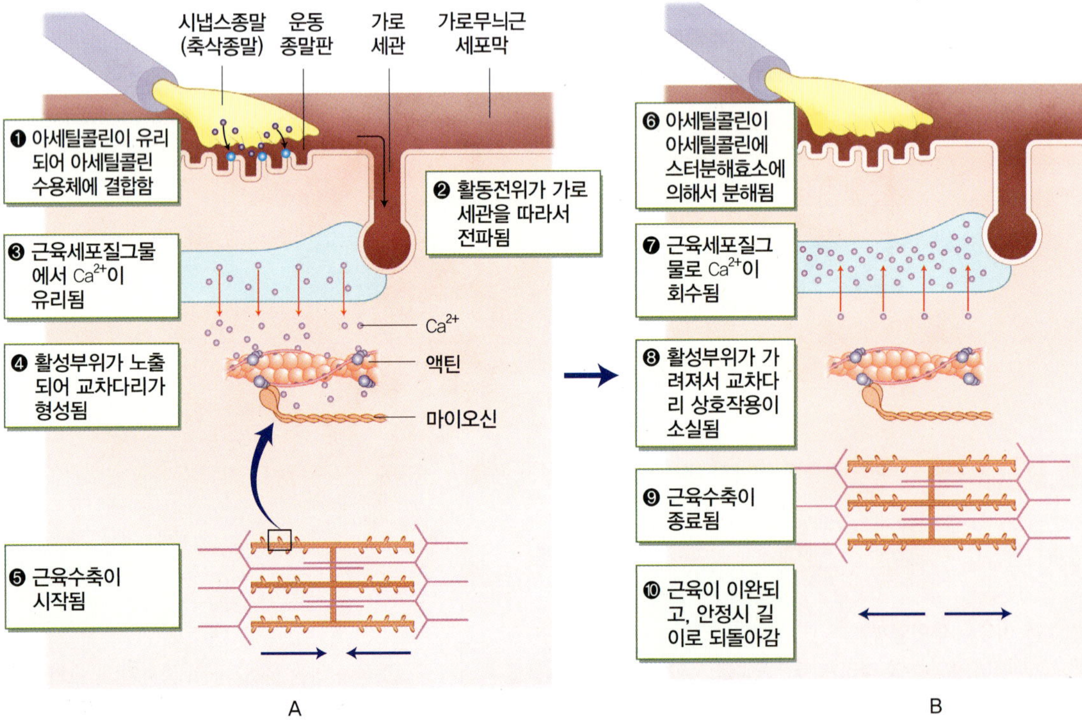

그림 12.17 **뼈대근육의 수축과 이완.** A: 근육수축 단계. B: 근육이완 단계

12.2 뼈대근육의 구조와 기능

학습목표 근수축과 관련된 이상 현상에 대해 알 수 있다

근육수축이 적절히 이루어지지 않는 다양한 현상이 발생될 수 있다.

근피로 Muscle fatigue

근피로는 지속적 자극에 대해서 근육의 장력이 점차적으로 감소되는 현상이며(그림 12-18), 젖산의 축적, pH 저하와 같은 말초적 요인(peripheral factor)과 고위 중추 및 운동신경원에 기인한 근육활성 감소를 포함하는 중추적 요인(central factor)에 의해서 유발된다. 근피로 조건에서는 잠재기의 지연(지연된 반응), 최대 장력의 감소, 이완의 지연 현상이 나타나 적절한 근수축이 일어나지 않는다.

운동 마비 Motor paralysis

신경근육계통(신경, 신경근육접합부, 근육섬유 등)에서 신경신호 전달체계 또는 근육의 수축반응이 손상되어 침범된 특정 신체 부위에서 적절한 자발적인 움직임을 수행할 수 없는 상태를 말한다.

구축 Contracture

근육이 활동전압이 없는 상태에서 비가역적으로 경화되는 상태를 말한다.

경련 Cramp

통증이 동반된 비자발적인 근수축 현상으로 격렬한 운동 시에 흔히 발생한다. 산소부족, 신경계의 자극, 과도한 땀 분비로 인한 혈중 Na^+, Cl^- 농도 감소 등이 원인으로 알려져 있다.

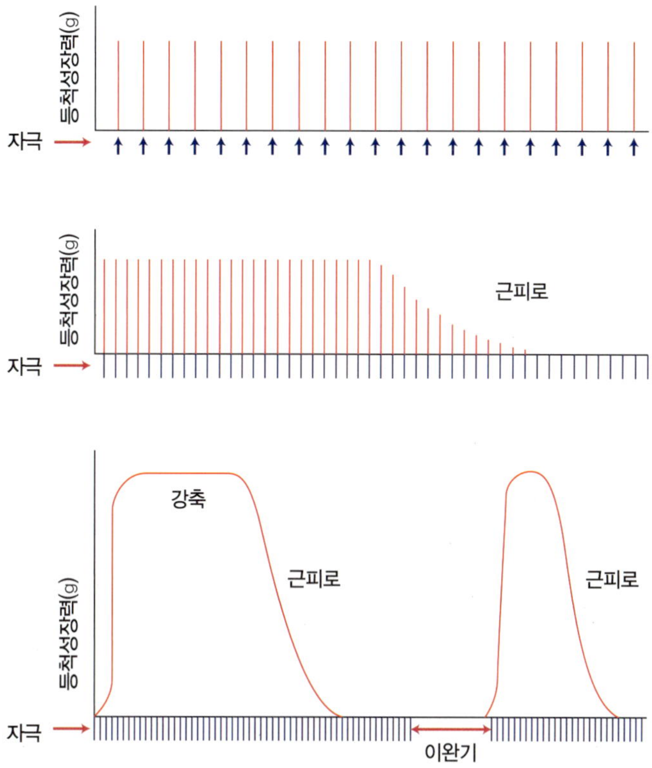

그림 12.18 근피로에 의한 장력의 변화. 근육의 수축이 지속되면 근육의 장력이 감소되는 근피로가 발생된다.

관련질환

근디스트로피(muscular dystrophy)

근육섬유가 점진적으로 파괴되어 근육위축과 약화가 초래되는 선천적인 질환군으로서, 다양한 유형으로 나타난다. 특히, 디스트로핀(dystrophin) 유전자 돌연변이에 의한 디스트로핀 단백 결핍이 원인인 뒤센느형(Duchenne type)은 임상적 예후가 나빠 13세 이전에 독립보행이 제한되고, 청년기 이전에 사망에 이르게 된다. 근육섬유가 지방세포로 대체되는 거짓비대(가성근비대, pseudohypertrophy)와 같은 퇴행성 소견이 동반된다.

12.3 민무늬근육의 구조와 기능

학습목표 민무늬근육세포의 유형별 특성에 대해 알 수 있다

민무늬근육은 단단위민무늬근육과 다단위민무늬근육으로 구분된다.

내장근육(visceral muscle)으로도 불리는 민무늬근육(smooth muscle)은 직경 2~5μm, 길이 20~500μm로서 뼈대근육세포에 비해서 매우 작은 방추형 세포로 이루어져 있다. 일반적으로 내장기관에 분포하고, 자율신경의 지배, 박동조율기 활동(길잡이 활동, pacemaker activity), 호르몬의 영향, 기계적 자극(stretch), 화학적 자극(O_2 농도 감소, CO_2 농도 증가, pH 감소, 특정약물) 등에 반응하여 수축한다. 가로세관과 근육세포질그물의 발달은 매우 미약하다. 근육세포질 내부와 세포막에는 중간잔섬유(intermediate filament)에 의해 고정된 치밀소체(dense body)들이 있고, 치밀소체는 뼈대근육의 Z-원반(Z-disc)에 해당된다. 치밀소체에 부착된 많은 수의 액틴근육잔섬유가 마이오신 근육잔섬유 쪽으로 뻗어 나와 마이오신 근육잔섬유와 겹쳐지는 수축성 미세구조를 형성하고 있다(그림 12-19).

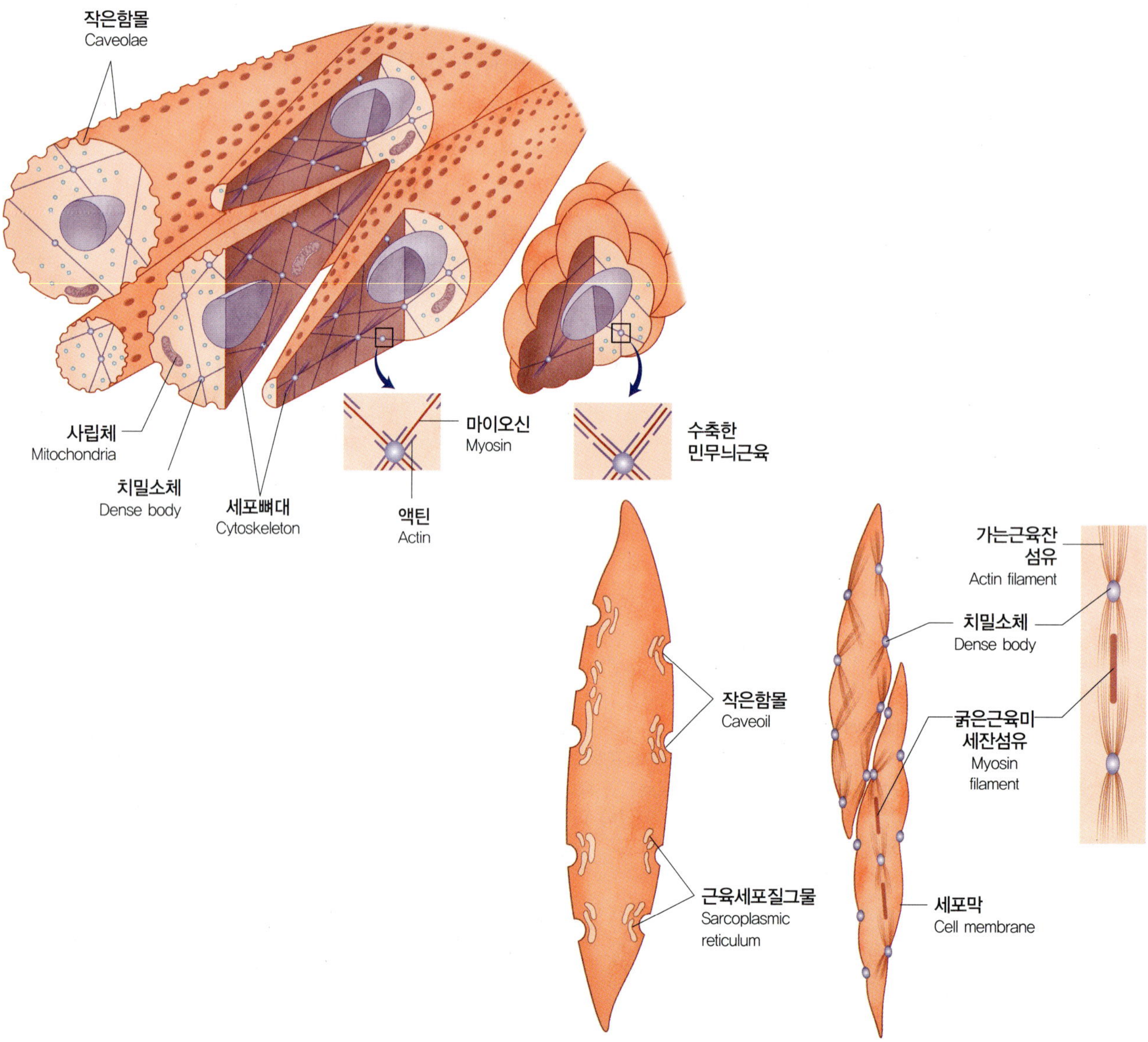

그림 12.19 **민무늬근육세포의 구조.** 민무늬근육은 방추형 세포로서, 액틴, 마이오신 근육잔섬유의 배열 구조가 뼈대근육과 다르다.

12.3 민무늬근육의 구조와 기능

학습목표 민무늬근육세포의 유형별 특성에 대해 알 수 있다

민무늬근육의 분류

민무늬근육은 자극에 대한 반응, 신경지배 및 수축 특성 등에 따라서 다단위 민무늬근육(multiunit type)과 단일단위 민무늬근육(single unit, unitary, syncytial type)으로 구분된다(그림 12-20).

- **다단위 민무늬근육.** 다른 근육세포들과 독립적으로 조절되고, 신경에 의해서 지배된다. 피부의 털세움근(piloerector muscle), 눈의 홍채(iris)와 섬모체근(ciliary muscle)이 대표적인 다단위 민무늬근육의 예에 해당된다.
- **단일단위 민무늬근육.** 수많은 근육세포들이 틈새이음(gap junction)을 통해서 빠르게 활동전위를 전달하여 하나의 단위처럼 동시에 수축할 수 있는 기능적 융합체(합포체, functional syncytium)를 이루고 있다. 이러한 기능적 특성이 요구되는 소장(small intestine), 자궁(uterus), 방광(bladder), 혈관(blood vessel)과 같은 내부 장기의 벽(근육층)을 구성한다.

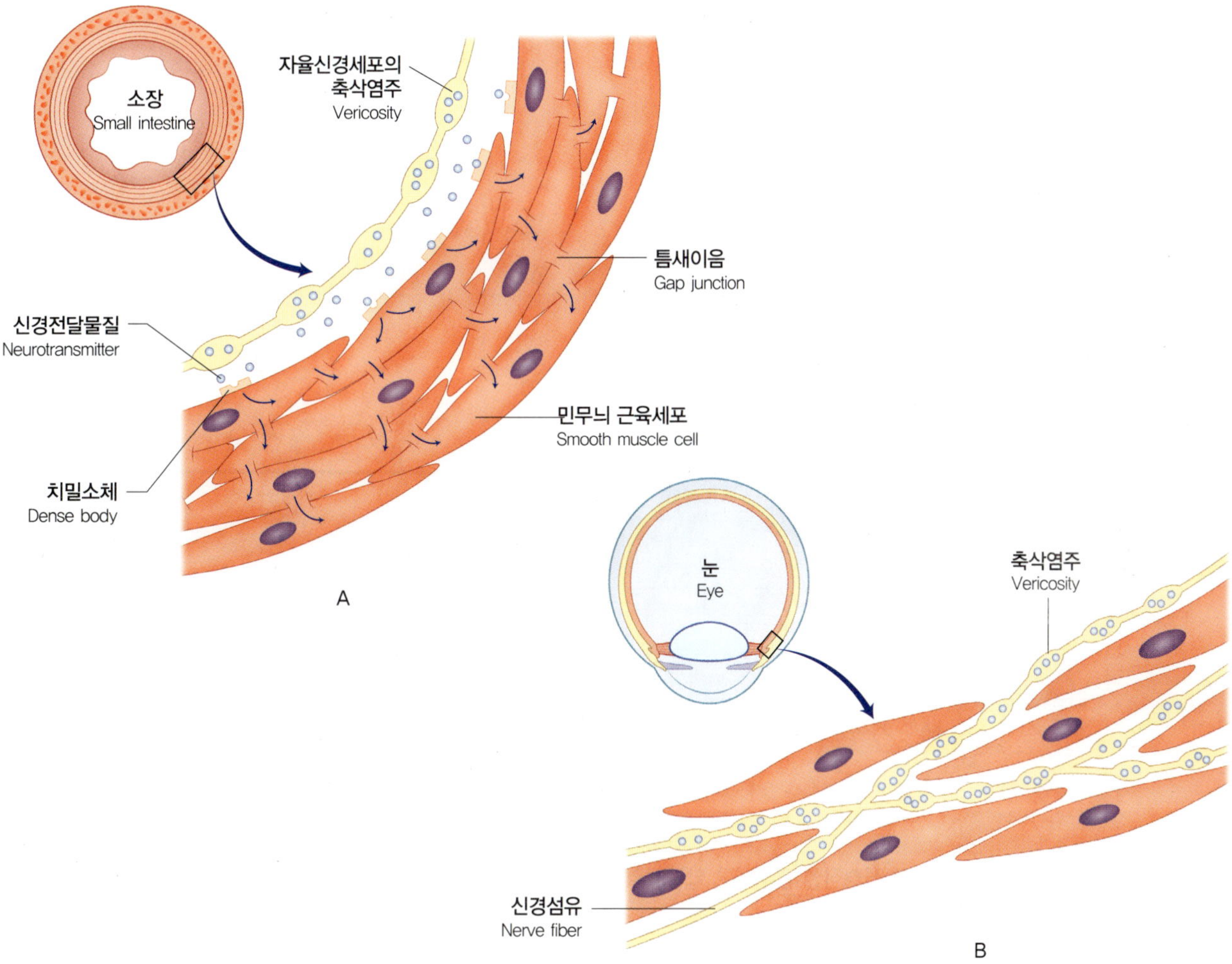

그림 12.20 **민무늬근육의 분류.** A: 단일단위 민무늬근육, B: 다단위 민무늬근육

12.3 민무늬근육의 구조와 기능

학습목표 민무늬근육세포의 수축기전에 대해 알 수 있다

민무늬근육의 수축은 액틴과 마이오신 근육잔섬유 사이의 미끄러짐에 의해 일어난다.

민무늬근육의 수축 과정은 뼈대근육에 비해 매우 느리고, 자동성(automatism), 가소성(plasticity)의 고유한 특성을 가지고 있다.

민무늬근육의 수축과 관련된 고유한 기능적 특성

- 단일단위 민무늬근육은 −70~−30mV의 범위에서 느린 탈분극과 재분극이 자발적 · 율동적으로 반복되는 박동조율기 활동(slow wave potential; pacemaker wave), 즉 자동성(automatism) 특성을 가지고 있다(그림 12-21). 이는 Na^+ 펌프의 기능이 율동적으로 증가 · 감소되는 현상에서 기인되는 것으로 알려져 있다.
- 위나 방광과 같이 속이 비어있는 내장기관에 내용물이 채워져 팽창될수록 내장기관의 벽을 구성하는 근육의 길이도 늘어나게 된다. 이때 내부 압력이 증가하지 않고 유지되는 가소성 특성을 나타낸다. 수용 이완(receptive relaxation) 또는 긴장 이완(stress relaxation)이라고도 한다.
- 민무늬근육은 느리게 수축하지만 교차다리의 분리가 지연되는 잠금 기전(latch mechanism)에 의해 에너지 소모율이 낮고, 피로에 강한 특성을 보인다.

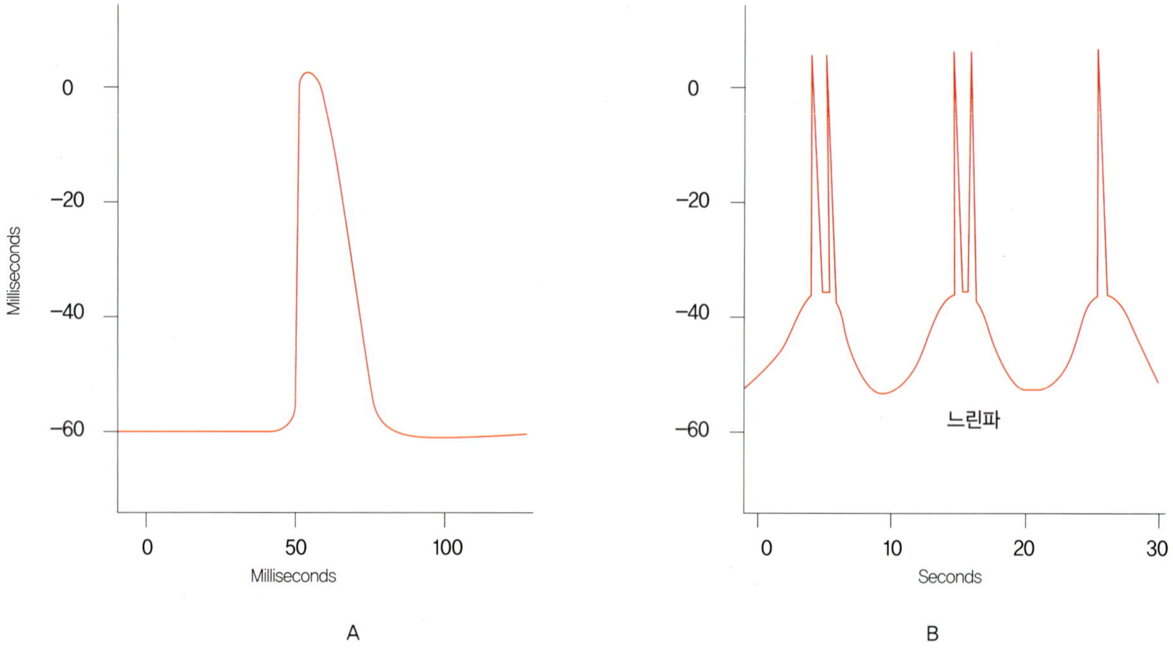

그림 12.21 **민무늬근의 활동전위.** A: 전형적인 민무늬근 활동전위. B: 장관벽 민무늬근육의 자발적/규칙적 가시전위(spike potential)

용어설명

소성(plasticity): 폭넓게는 어떤 유전자의 발현이 특정한 환경 요인을 따라 특정방향으로 변하는 성질. 뇌의 신경가소성은 뇌의 신경로가 외부자극, 경험, 학습 등에 의해 구조적 · 기능적으로 변하고 재 조직화되는 현상이다.

12.3 민무늬근육의 구조와 기능

학습목표 민무늬근육의 수축기전에 대해 알 수 있다

민무늬근육의 수축 과정 (그림 12-22)

- 세포 외부 Ca^{2+}의 세포 내부 유입(대부분)과 세포 내부 세포질그물로부터 Ca^{2+}의 유리(일부)로 인해 세포질의 Ca^{2+} 농도가 높아지면, Ca^{2+}이 칼모듈린(calmodulin)과 결합하여 Ca^{2+}–칼모듈린 복합체를 형성한다.
- Ca^{2+}–칼모듈린 복합체에 의해서 활성화된 마이오신 가벼운 사슬 인산화효소(myosin light chain kinase, MLCK)는 마이오신을 인산화 시키고, ATPase가 활성화된다(ATP를 ADP와 P_i로 분해).
- 마이오신이 액틴에 결합하여 교차다리를 형성한 후, 교차다리 연결 · 분리 주기를 반복하여 액틴 및 마이오신 근육잔섬유가 서로 미끄러져 중첩되면서 수축이 이루어진다.
- Ca^{2+} 펌프의 작용을 통해서 세포질의 Ca^{2+} 농도가 감소되고, 마이오신 가벼운 사슬 인산염분해효소(myosin light chain phosphatase, MLCP)의 작용에 의한 마이오신 탈인산화로 ATPase의 작용이 비 활성화되어 민무늬근육이 이완된다.

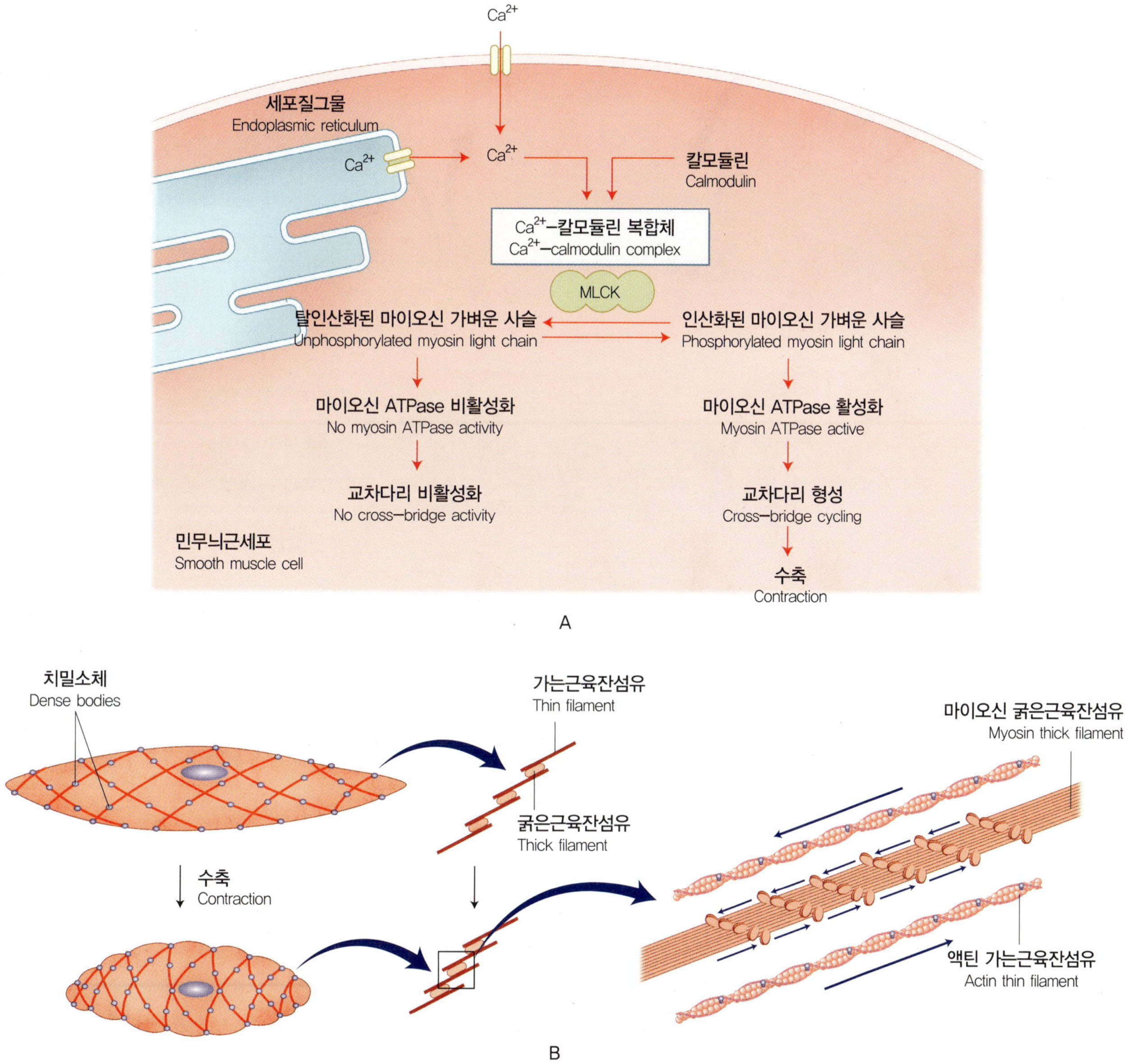

그림 12.22 민무늬근의 수축. A: 민무늬근의 수축 과정. B: 수축 시의 형태 변화

12.4 심장근육의 구조와 기능

학습목표 심장근육의 수축과 관련된 구조적 기능적 특성에 대해 알 수 있다

박동조율기 전위가 심장근육세포 사이원반의 틈새이음을 통해서 전달되어 심장근육의 수축이 유발된다.

심장근육세포는 다발 형태로 배열되어 심장벽을 구성하는 지름 15μm, 길이 50~100μm의 세포이다. 세포의 중심에 1개의 핵이 위치하고, 가로세관(1개)과 근육세포질그물(1개)이 두동이(diad)를 형성한다. 심장근육세포들 사이의 결합부위인 사이원반(개재원반, intercalated disc)에는 전기연접(electrical synapse) 구조인 틈새이음이 존재하므로 인접한 심장근육세포로 빠르게 흥분성 신호를 전달한다. 단일단위 민무늬근과 같이 기능적 융합체(syncytium)를 이루고 있다(그림 12-23).

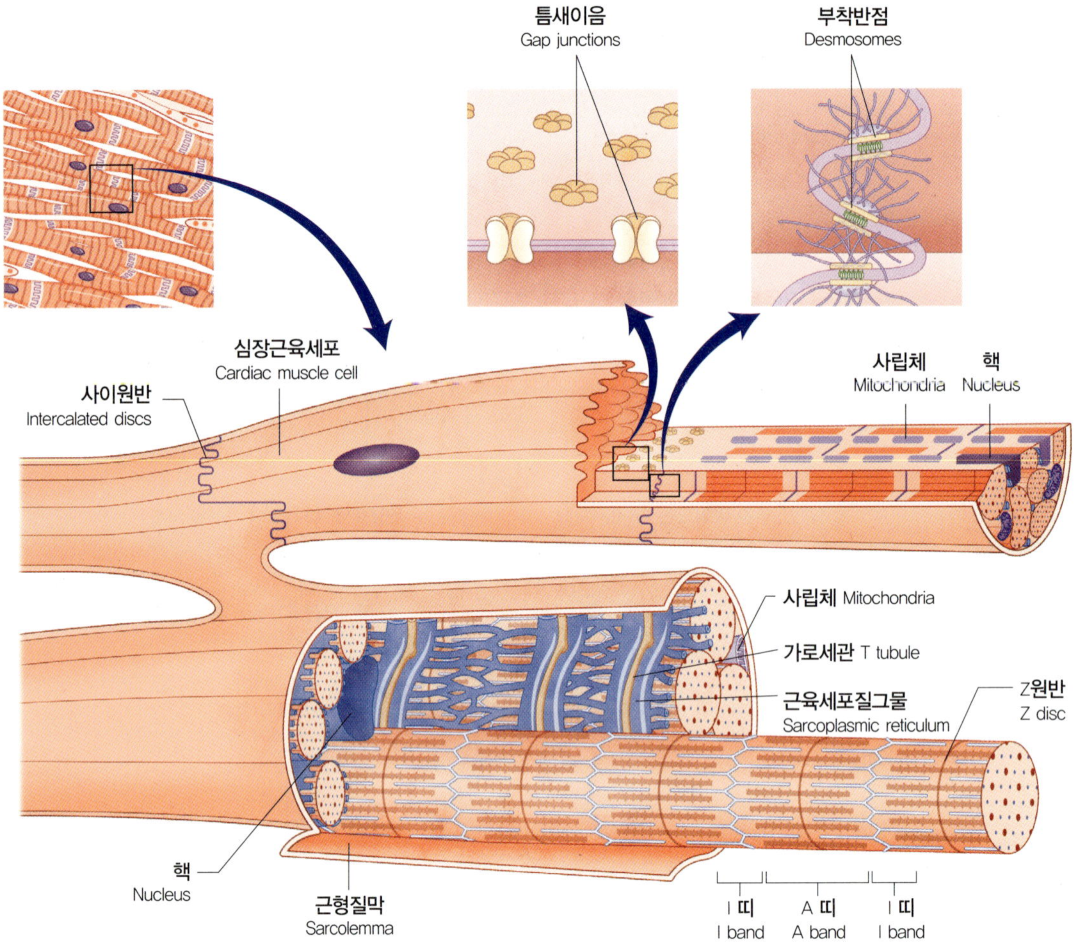

그림 12.23 **심장근육세포의 구조.** 심장근육세포들 사이에는 틈새이음이 존재하여 기능적 융합체를 이루고 있다.

12.4 심장근육의 구조와 기능

학습목표 심장근육의 수축과 관련된 구조적 기능적 특성에 대해 알 수 있다

막전위 및 수축과 관련된 특성

- 심장의 흥분성 신호는 특수한 근육세포들로 구성된 굴심방결절(동(심)방결절, sinuatrial node)과 방실결절(atrioventricular node)에서 형성되고, 이 부위는 박동조율기로서 작용한다. 박동조율기 전압(길잡이 전압, pacemaker potential), 즉 자발성 활동전위는 이 부위에 존재하는 세포 고유의 높은 Na^+ 투과도로 인해서 나타나고, 뼈대근육의 일정한 안정막전압과 달리 안정막전압이 느린 Na^+ 통로에 의해 −65~−40 mV로 불안정하게 변화되므로[−65mV를 최대이완기전압(maximal diastolic potential)이라 함], 문턱값(−40mV)에 도달한 시점에서 Ca^{2+}통로의 활동으로 활동전위가 형성되고 K^+의 유출로 활동전위가 종료된다(그림 12−24A). 이러한 막접압의 변화는 규칙적으로 반복되어 자동적 박동성(automatic rhythmicity)을 나타낸다.
- 심장근육세포의 활동전압은 빠른 Na^+ 유입에 의한 급속한 탈분극 이후에 느린 Ca^{2+} 유입에 의한 정점지속기(고원기, plateau)를 거쳐서 K^+ 유출로 인한 느린 재분극 단계로 진행되며, 200~300msec의 시간이 소요된다(그림 12−24B).
- 심장근육세포의 흥분 · 수축 연결과정에는 Ca^{2+}이 필수적이고, 근육세포질그물에서 유리된 Ca^{2+}만 이용하는 뼈대근육과 달리 심장근육세포에서는 세포막의 전압−의존성 Ca^{2+} 통로를 통해서 세포 외부로부터 유입된 Ca^{2+}과 근육세포질그물로부터 유리된 Ca^{2+}이 이용된다. 심장근육의 수축 시에는 잠재기가 10msec로서 뼈대근육의 2msec에 비해서 매우 길고, 수축곡선의 1/2이 경과되기 전까지는 절대불응기에 해당되므로 가중(summation)이 유발되지 않아 수축 · 이완의 주기가 명확히 유지될 수 있다.

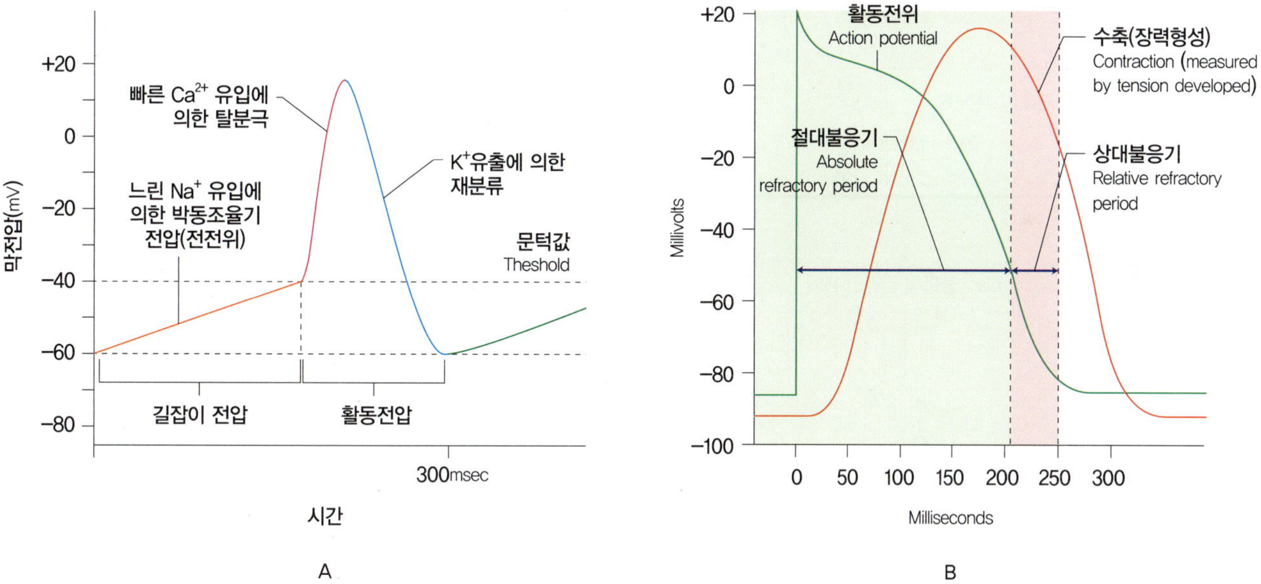

그림 12.24 **심장수축.** A: 심장 박동조율기 전압의 형성. B: 심장근육세포의 활동전압과 수축

12.4 심장근육의 구조와 기능

학습목표 심장근육의 수축기전에 대해 알 수 있다

심장근육세포의 수축 및 이완 과정(그림 12-25)

- 굴심방결절에서 형성된 박동조율기 전압이 특수자극전도계통을 통해서 심장근육세포로 전달되면 인접한 심장근육세포들로 활동전위가 빠른 속도로 전파된다.
- 심장근육세포막의 활동전위가 가로세관을 따라서 세포 내부로 전달되고(❶), 전압작동 Ca^{2+} 통로(voltage gated Ca^{2+} channel)가 열리게 되어 세포외부의 Ca^{2+}이 세포 내부로 유입되고(❷), Ca^{2+} 유도 Ca^{2+} 유리(Ca^{2+} induced Ca^{2+} release; CICR) 기전에 의해 세포질그물로부터 Ca^{2+}이 유리되어(❸) 세포내부 Ca^{2+} 농도가 급격히 증가된다(❺).
- 트로포닌에 Ca^{2+}이 결합하고, 굵은근육잔섬유의 마이오신 머리와 가는근육잔섬유의 액틴이 결합하여 근육잔섬유 사이의 미끄러짐이 일어나게 된다(❻).
- 트로포닌과 결합했던 Ca^{2+}이 분리되어(❼) 근육이 이완된다.
- 근육세포질그물의 Ca^{2+} 펌프(❽)와 세포막의 Na^+–K^+ 펌프(❿) 및 Na^+–Ca^{2+} 역운반체(NCX antiporter)(❾)의 작용으로 세포내부의 이온 농도가 회복되어, 다음 자극에 반응할 수 있게 된다.

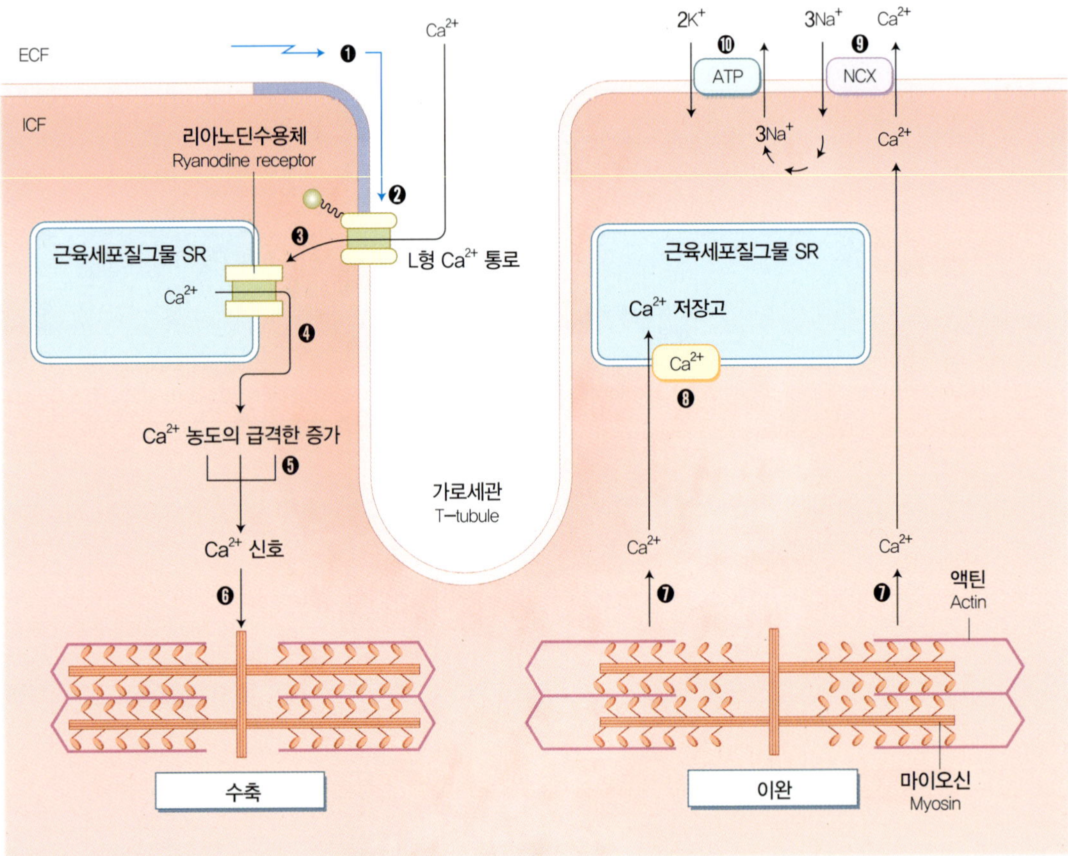

그림 12.25 심장근육세포의 수축과 이완

관련질환

조기수축(premature contraction), (주)기외수축(extrasystole): 심장근육의 수축 시에 절대불응기 이후(수축곡선의 1/2 이상경과)에 다음 자극이 가해지면 이전 수축곡선보다 큰 반응이 나타나게 되는데, 굴심방결절의 정상적 신호가 전달되기 전에 예상되지 않은 다른 자극에 의해서 수축하는 현상을 조기수축 또는 (주)기외수축이라 한다. 이 현상은 부정맥(arrhythmia)과 관련된다.

12.5 근육의 종류별 비교

학습목표 뼈대근육, 심장근육, 내장근육의 구조적 · 기능적 특성을 비교할 수 있다

뼈대근육, 심장근육, 내장근육은 구조적 및 기능적으로 다음과 같은 특성을 가진다.

표 12.5 근육의 종류별 구조적 · 기능적 특성

특성 \ 근육의 종류		뼈대근육	심장근육	내장근육	
				단일단위	다단위
구조적 특성	분포	뼈대에 부착됨	심장벽을 구성함	소화관, 요관의 벽 등을 구성함	눈, 털주머니 등에 분포함
	신경지배	몸신경계통(α-운동신경) → 맘대로(수의)운동	자율신경계통 → 제대로(불수의)운동	자율신경계통 → 제대로(불수의)운동	
	가로세관	있음	있음	없음 (흔적구조인 작은함몰 형태로 나타남)	
	근육세포질그물	매우 발달됨	발달됨	발달이 미약함	
	근육잔섬유	있음	있음	있음	
	가로무늬	있음	있음	없음	
	틈새이음	없음	있음	있음	없음(매우 미약)
	Ca^{2+} 결합 단백질	트로포닌	트로포닌	칼모듈린	
기능적 특성	수축 기전	근육원섬유의 미끄러짐	근육원섬유의 미끄러짐	근육원섬유의 미끄러짐	
	수축의 유발	신경성 조절	근원성 조절(박동조율기 활동)	근원성 조절	신경성 조절
	신경성 신호에 대한 반응	수축의 시작 (흥분성 반응)	수축의 조절 (흥분성 또는 억제성 반응)	수축의 조절 (흥분성 또는 억제성 반응)	수축의 시작 (흥분성 반응)
	호르몬에 대한 반응	없음	있음	있음	
	Ca^{2+}의 원천	근육세포질그물	근육세포질그물과 세포바깥액	근육세포질그물과 세포바깥액	
	Ca^{2+}의 작용	트로포닌과 결합한 후, 트로포닌-트로포마이오신의 물리적 재배치를 통해 교차다리를 연결시킴	트로포닌과 결합한 후, 트로포닌-트로포마이오신의 물리적 재배치를 통해 교차다리를 연결시킴	칼모듈린과 결합한 후, 마이오신 교차다리의 화학적 반응(인산화)을 통해 교차다리를 연결시킴	
	마이오신 ATPase의 활성에 따른 수축속도	빠름(근육섬유의 종류에 따라서 빠르거나 느림)	느림	매우 느림	
	길이-장력 관계	적용됨	적용됨	적용되지 않음	
	동원(활성운동단위증가) 여부	가능	없음	없음	가능
	박동조율기의 활동	없음	있음	없음	있음

심화학습 Advanced Learning

기능적인 요구에 반응하는 근육의 적응 현상

근육은 활동 시에 요구되는 기능적 요구에 따라서 단 · 장기적으로 반응하는 특성을 가지고 있다. 근육을 지배하는 신경 신호의 양상도 변화하고, 근육 내의 구조적 · 기능적 변화가 일어나게 된다.

산화적 대사기능의 향상

지구력을 요하는 수영, 장거리 달리기 등과 같은 운동을 오랜 기간 동안 규칙적으로 하면 근섬유 내의 산화 대사와 관련된 구조적 · 기능적 변화가 일어나 산소를 효과적으로 이용할 수 있게 된다. 대표적인 변화로서 근육조직 내부의 모세혈관 밀도가 증가하고, 세포내소기관인 사립체(mitochondria)의 수와 크기가 증가되며, 근색소(myoglobin)의 양도 증가된다.

근비대와 근위축

근육에 가해지는 기능적 부하의 크기에 따라서 근섬유의 직경, 세포내 수축성 단백질(액틴, 마이오신 등)과 세포내소기관(사립체, 근육세포질그물 등)의 수와 크기가 변화된다. 큰 부하가 작용하는 강한 근수축이 반복되면, 근섬유의 직경이 증가하는 근비대(muscle hypertrophy)가 나타나고, 장기간의 침상안정과 같이 근육활동이 감소하면 단백질의 합성 감소와 분해 증가로 인해서 근위축(muscle atrophy)이 발생된다. 또한 노화과정에서 근육량이 감소하는 경향을 보이는데, 특히 50세 이후에는 이러한 변화가 가속화되어 80세에 이르면 40%가 추가적으로 감소된다.

근섬유 길이의 변화

근섬유는 정상보다 길어지거나 짧아진 위치에서 유지되면, 근육원섬유마디의 수가 증가되거나 감소되어 길이가 변화될 수 있다. 이를 통해서 근육이 지속적으로 재구성됨으로써 효과적인 근수축을 위한 최적의 길이를 유지할 수 있다.

호르몬의 영향

대표적인 남성호르몬인 테스토스테론(testosterone)은 근섬유 내의 액틴과 마이오신의 합성 및 구조형성을 촉진시키는 작용을 통해 근육 강화를 유도한다. 이러한 테스토스테론의 영향으로 여성에 비해서 남성의 근육 부피가 크고 근력도 강하다. 이러한 효과 때문에 근육량 증가를 목적으로 운동선수들이 불법적인 스테로이드호르몬(anabolic androgenic steroid)을 사용하여 적발되는 사례도 지속적으로 발생하고 있다. 이와 관련된 연구에서 10주간의 스테로이드 사용으로 근육량이 4kg 증가하였다고 보고한 바 있다. 스테로이드 약물의 오남용은 심혈관계통과 생식계통 등에 다양한 부작용(죽상동맥경화증으로 인한 심혈관질환, 여성호르몬 감소에 의한 남성화 등)을 유발할 뿐만 아니라 중독성으로 인한 문제도 초래한다.

신경지배 제거(denervation)의 영향

근육에 대한 정상적인 신경지배가 제거되면 생리적 자극의 소실로 인해 근위축이 발생한다. 손상 후 2개월이 경과하면 근섬유의 퇴행성 변화가 시작되고, 3개월 이후에는 기능 회복이 점차적으로 감소하여 1~2년이 지나면 기능회복이 불가능해진다. 대부분의 근섬유가 파괴되어 섬유 또는 지방조직으로 대체되고 구축(contracture)이 발생하게 된다.

요약정리 및 문제 Summing-up & Test

1. 뼈대근육과 심장근육은 가로무늬근(striated muscle)이며, 내장근육은 민무늬근육(smooth muscle)으로 분류된다.
2. 뼈대근육은 결합조직성 막에 둘러싸여 있는데, 근육섬유는 근육내막(endomysium), 근육세포다발은 (　　　　), 근육다발들은 (　　　　)으로 덮여 있다.
3. 뼈대근육은 배아발달기 동안에 중배엽으로부터 유래한 근육형성 전구세포인 (　　　　)가 증식 및 융합을 통해서 근육대롱(myotube)을 형성한 후 근육섬유로 분화된다.
4. 뼈대근육의 가는근육잔섬유(thin filament)는 액틴(actin), (　　　　), (　　　　)으로 구성되어 있다.
5. 아세틸콜린은 (　　　　)에 의해서 아세테이트(acetate)와 콜린(choline)으로 분해된다.
6. 뼈대근육의 수축과정에서 세포내부의 Ca^{2+}은 트로포닌C와 결합하고, 민무늬근육의 수축과정에서는 (　　　　)과 결합한다.
7. 마이오신 머리에서 ATPase는 수축 과정에서 Mg^{2+}과 결합한 ATP를 ADP와 무기인산(P_i)으로 분해하여 에너지를 생성하고, 이 에너지가 수축 과정에 이용된다.
8. 뼈대근육 수축 시 장력의 크기는 형성된 교차다리의 수에 비례하므로, 근육원섬유마디의 평균길이가 2.0~2.25μm(100~120%)일 때 최대의 장력이 발생된다.
9. 강축(tetanus)에 의한 뼈대근육의 최대 수축력은 근육 가로단면 $1cm^2$당 3~4kg 정도이다.
10. 하나의 운동신경세포가 지배하는 근섬유의 수는 근섬유의 종류와 기능에 따라서 다양하며, 이를 (　　　　)이라 한다.
11. 뼈대근육섬유는 구조, 대사 및 수축 특성에 따라서 빠른-당분해섬유(fast glycolytic fiber; FG, Type IIb), 빠른-산화섬유(fast oxidative fiber; FOG, Type IIa), 느린-산화섬유(slow oxidative fiber; SO, Type I)로 분류된다.
12. ATP는 근수축의 강도나 지속시간 등에 따라서 ATP-크레아틴인산(creatin phsphate) 시스템, 당분해 시스템(glycolytic system), 유산소 시스템(aerobic system)을 이용해 생성된다.
13. 뼈대근육의 단일수축은 (　　　　), 수축기(contraction period, 40ms), 이완기(relaxation period, 50ms)의 3단계로 진행된다.
14. 뼈대근육의 강축(tetanus)은 단일수축(twitch)의 빈도가중(frequency summation)이다.
15. 단일단위 민무늬근육은 많은 근육세포들 사이에 존재하는 (　　　　)을 통해서 빠르게 활동전위를 전달하여 동시에 수축할 수 있는 기능적 융합체(functional syncytium)를 이루고 있다.
16. 뼈대근육과 심장근육에서는 길이-장력관계가 적용되지만, 내장근육에서는 적용되지 않는다.
17. 심장근육세포의 활동전압은 빠른 Na^+ 유입에 의한 급속한 탈분극, 느린 Ca^{2+} 유입에 의한 편평기(plateau), K^+ 유출로 인한 느린 재분극 단계로 진행되며, (　　　　)의 시간이 소요된다.
18. 근수축 과정에서 근육세포질그물에서 유리된 Ca^{2+}만 이용하는 뼈대근육과 달리 심장근육세포는 세포 외부로부터 유입된 Ca^{2+}과 근육세포질그물부터 유리된 Ca^{2+}을 이용한다.
19. 심장에서 굴심방결절의 정상적 신호가 전달되기 전에 예상되지 않은 다른 자극에 의해서 수축하는 현상을 조기수축 또는 (　　　　)이라 한다.

해답

2. 근육다발막, 근육바깥막 3. 근육모세포 4. 트로포닌, 트포포마이오신 5. 아세틸콜린에스터분해효소 6. 칼모듈린 10. 신경지배비율 13. 잠재기 15. 틈새이음 17. 200~300msec 19. (주)기외수축

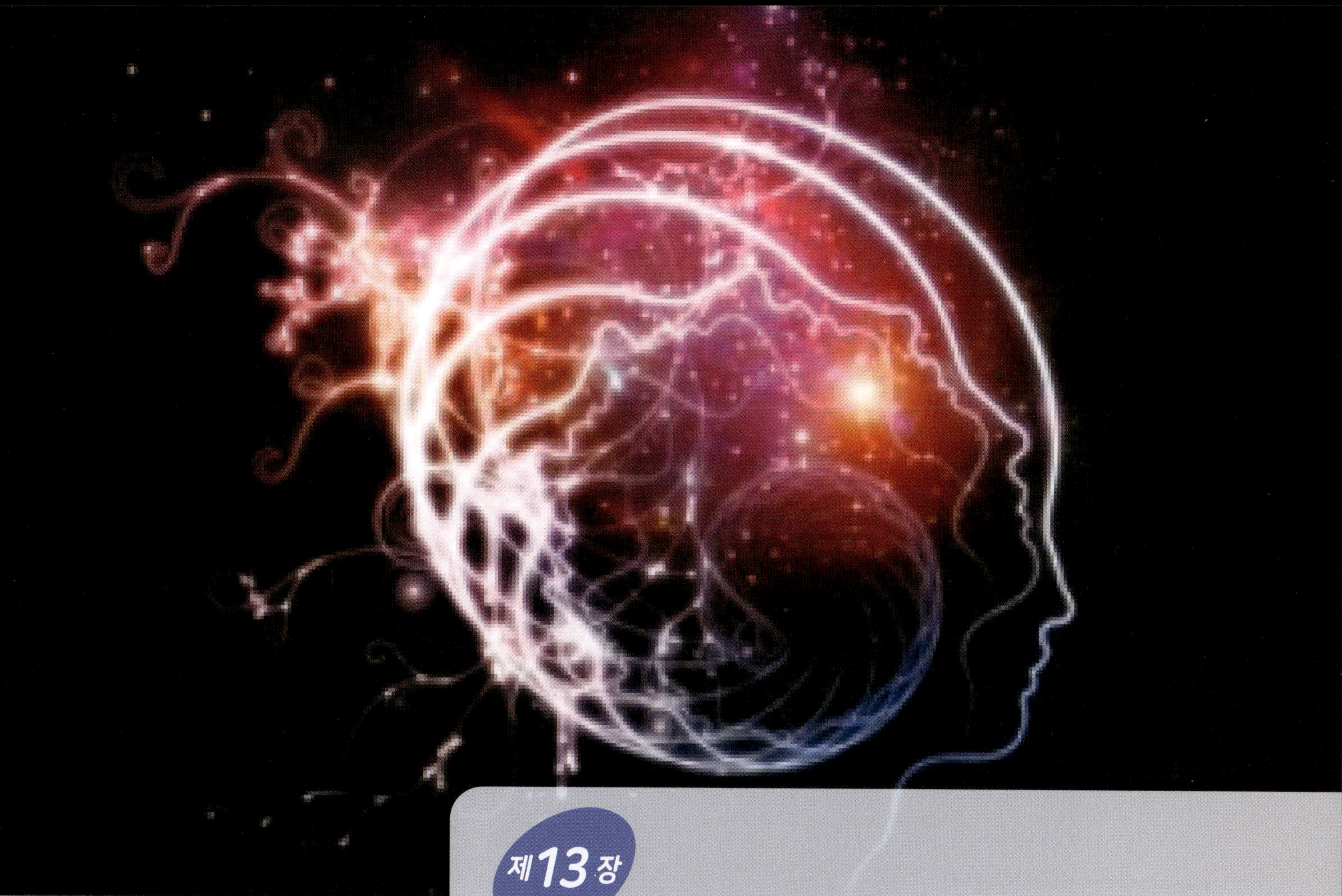

P H Y S I O L O G Y

제 13 장

감각생리

13.1 감각계의 개요

학습목표 감각계에 대해 알 수 있다

감각계는 주변 세계를 인식하게 해준다.

슬픈 영화를 보고 눈물이 난 적이 있는가? 스크린에서 보내는 빛은 눈의 망막에서 수용된 후에 뇌로 신호를 보내게 되는데, 뇌에서는 정보를 해석하여 슬픈 감정을 느끼고 눈물샘을 자극하는 신호를 보내게 된다. 신 레몬을 보면 얼굴을 찡그리게 되는데, 맛보지 않아도 경험에 의해 혀에서 '맛이 시다'는 정보를 뇌로 보내고 위에서는 위액이 분비된다. 이 신호를 받아 뇌에서는 얼굴 근육의 일부를 움직여서 얼굴을 찡그리게 만든다.

이처럼 감각기관은 온몸에 신호를 보내고 뇌로 정보를 전달하여 주변 세계에 반응하게 한다. 감각은 삶에서 행복을 느끼게 하고, 안전하게 일상생활을 유지하는 데도 중요한 기여를 한다. 또한 감각이 존재하는 한, 하나의 감각장애가 발생하더라도 뇌에서 다른 감각정보의 보상기전을 통해 종합적인 해석을 통한 지각(perception)을 형성하여 인체의 항상성을 조절하게 도와준다.

인간의 의식변화를 일으키는 감각

감각(sensation)은 내 · 외의 자극에 대해 인간의 의식변화가 생기는 것을 의미한다. 감각기관이 물리적 자극에 반응하여 신경충동(nerve impulse)을 생성해서 전기적 신호를 뇌로 전달시키면, 뇌 속에는 다양한 변화가 생기는데, 그중 하나가 의식변화이다.

즉, 자극이 신체에 수용되었을 때 뇌에서 일어나는 대응반응을 감각이라 하고, 감각의 수용을 담당하는 말단부의 기능은 감각세포의 수용체(receptor)가 담당한다. 그러므로 감각이 생기기 위해서는 그림 13-1과 같은 감각전달과정(sensory transmission)이 필요하다.

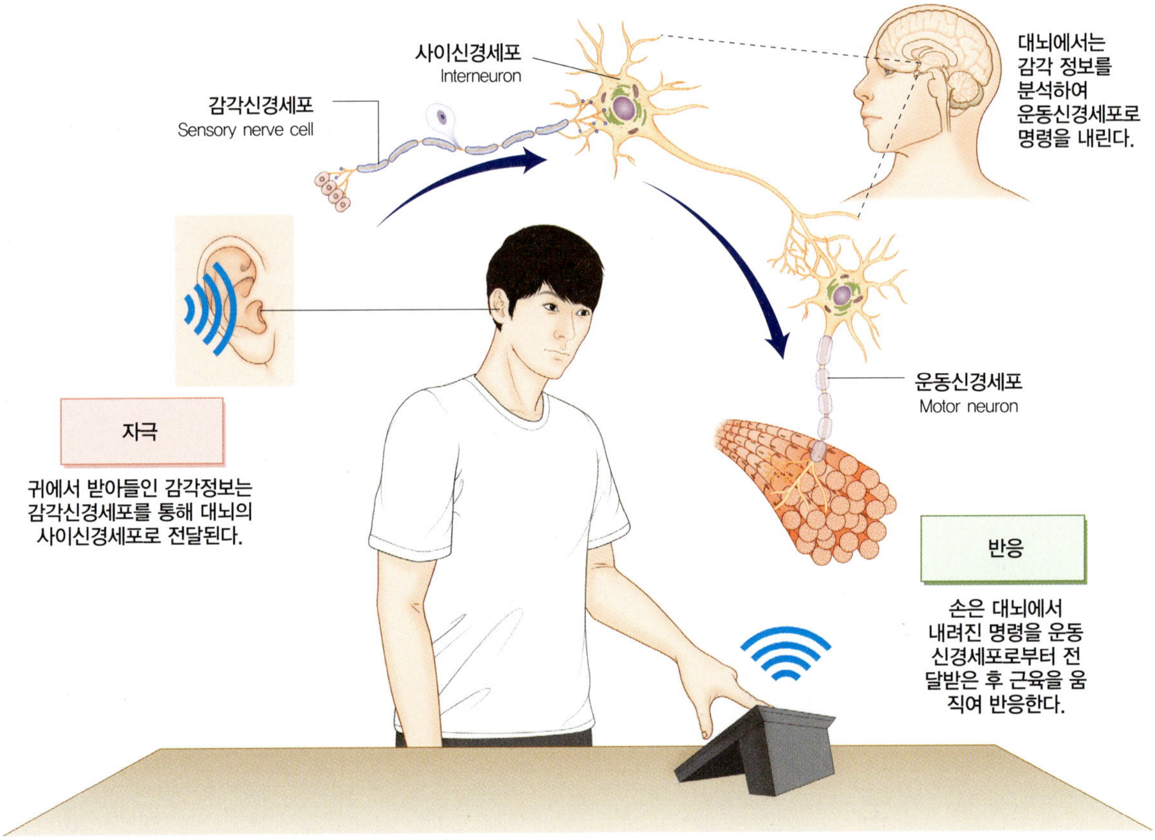

그림 13.1 **감각전달과정**. 감각신경의 말단에 위치한 감각수용기에서 받아들인 자극은 축삭을 따라 중추신경계로 전달된다. 전달된 정보를 인지하면 반응으로 나타난다.

13.1 감각계의 개요

학습목표 감각의 전달과 인식과정에 대해 알 수 있다

지각은 전달된 정보를 해석하는 과정

감각수용기가 받아들인 자극을 대뇌피질에서 의미 있는 형태로 해석한 것을 지각(perception)이라 한다(그림 13-2). 감각이 발생한 부위의 위치(localization), 감각의 강도를 식별(discrimination)하여 감각의 통합 과정을 거치면 지각이 형성된다. 감각의 종류에 따라 수용기, 전달하는 신경의 형태, 대뇌로 올라가는 경로가 각기 달라진다. 이를테면, 앞서 10장에서 소개된 대뇌피질로 전달되어 지각되는 감각인 의식적 고유감각(conscious proprioception)과 운동학습이나 운동조절과 관련되어 뇌줄기나 소뇌로 전달되는 감각인 무의식적 고유감각(unconscious proprioception)이 있다(그림 13-3).

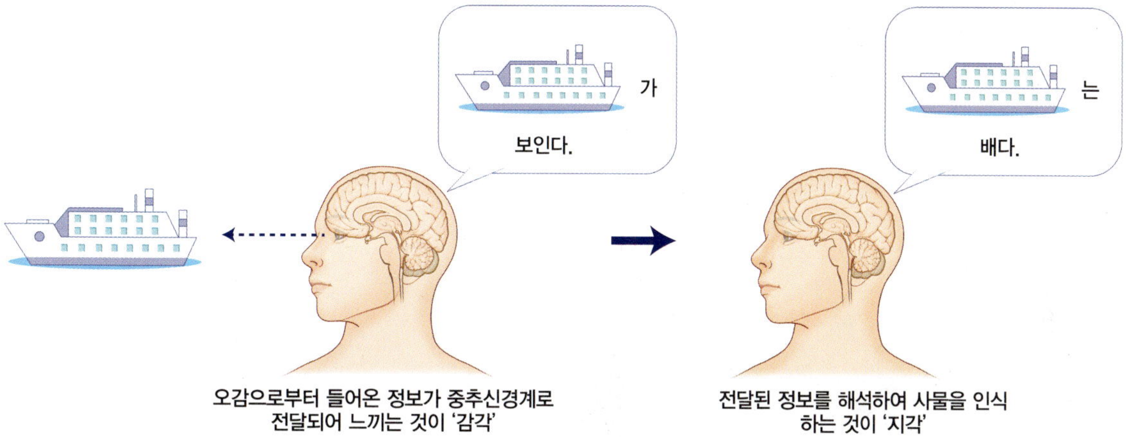

그림 13.2 감각을 인식하는 지각

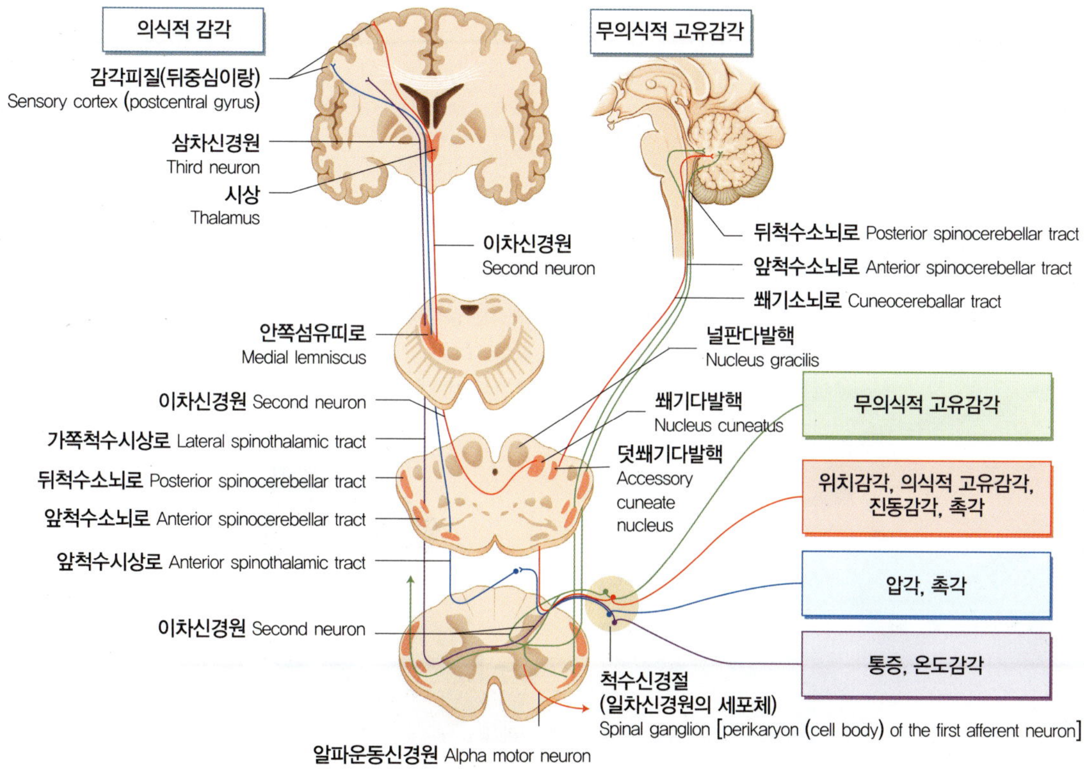

그림 13.3 감각의 전달경로

13.1 감각계의 개요

학습목표 감각의 처리에 대해 알 수 있다

모든 지각과정은 창조적 과정이다.

감각과 지각 그리고 반응(response)은 일련의 연속적인 과정이다. 감각이 입력되어 전달되는 초기에는 감각이 의식되지 않는다. 즉 시각의 경우 망막에서 상이 맺힌 후 일차시각피질에 도달하는 0.05초까지는 무엇을 보았는지 전혀 의식할 수 없다. 이 시각의 흐름은 관자엽(temporal lobe)으로 시각이 처리되는 과정이 진행되어 0.1초가 지나면 감각이 의식되어 색깔과 형태를 지각하게 되는 과정이 일어난다.

그러므로 단편적 감각자극이 '무엇인지' 이해하기 위해 수억 개 이상의 신경세포가 상호 연결되어 놀라운 인식작용을 창출하는 창조적 과정이 일어나야 한다.

또한 감각단서가 '무엇을 의미하는지'를 안다는 것은 이전의 기억이 인출되는 정신작용이 일어나야 하므로 감각은 지각과 기억(memory)으로 진행되는 사람마다 특별하고 고유한 창조적 과정이라 할 수 있다(그림 13-4).

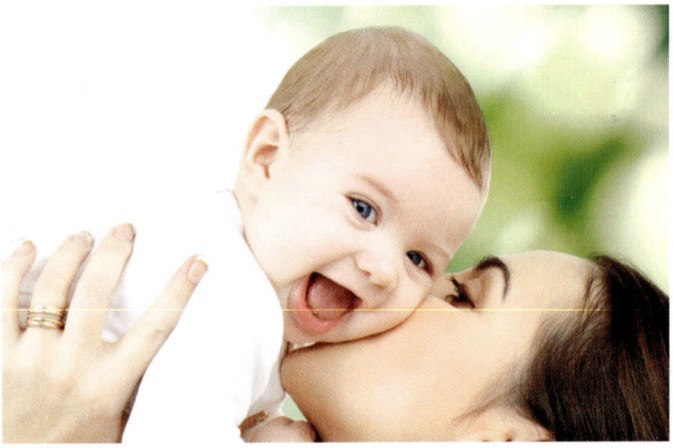

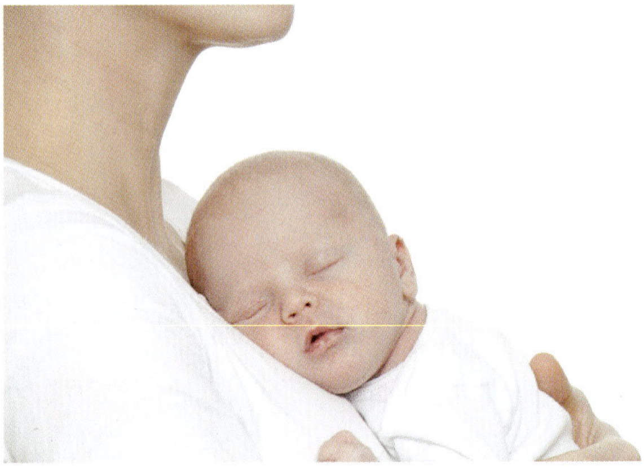

그림 13.4 **의식적 지각과정.** 사랑을 느끼고, 아기가 편안함과 안정감을 느끼는 모든 일련의 과정은 신체와 환경에서 감각을 통해 들어오는 정 보가 뇌에서 처리되어 조직되는 통합적 과정이다.

이해상자

감각통합(sensory integration)이란 무엇인가?

유아는 환경에 대한 정보를 받아들여 사회적 상호작용을 이루고, 뇌 발달을 통해 환경 안에서 신체를 효과적으로 쓰는 법을 익힌다. 다양한 감각정보의 처리와 뇌의 조직화에 어려움을 갖는 것을 감각통합장애라고 하는데, 감각통합치료를 통해 다양한 감각경험을 제공하여 각종 감각을 통합하고 조직화하도록 훈련한다.

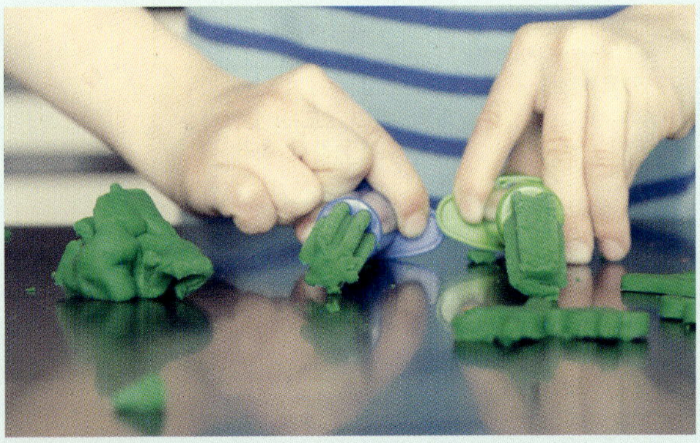

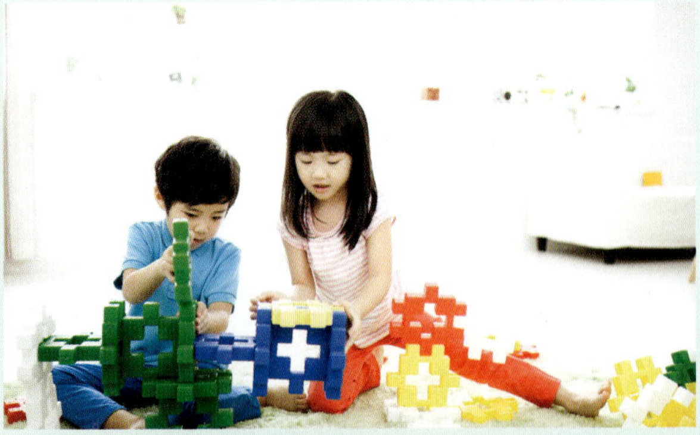

그림 13.5 **감각통합**

13.2 감각수용기의 종류와 기능

학습목표 감각수용기의 개념에 대해 알 수 있다

감각수용기는 환경에서 오는 자극에 반응하는 구조이다.

감각수용기(sensory receptor)는 다양한 종류의 감각신경(sensory nerve)의 말단부로서 자극에 반응하여 감각을 신경충동(nerve impulse)으로 바꿔주는 특수한 구조를 말한다. 각각의 수용체는 자기에 맞는 적합한 자극을 수용하여 전기신호형태로 전달하는데, 축삭을 통하여 뇌로 전달된 감각은 해석을 통해 지각(perception)을 형성한다.

감각수용기는 자극을 신호로 전환하는 자극변환기

감각은 감각신경세포 축삭(axon)의 말단에 위치한 감각수용기에서 받아들여져서, 전기신호인 활동전위(action potential) 형태로 변환되어 몸쪽 방향으로 전달된다. 이처럼 감각수용기가 없다면 몸에 가해지는 모든 자극을 수용하여 신호로 전환할 수 없으며, 자극에 대해 우리 몸의 항상성을 일정하게 유지할 수 없다. 이렇게 생성된 신호는 축삭을 통해 척수(spinal cord)로 전달된 후, 신경로(tract)를 형성하여 대뇌(cerebrum)와 소뇌(cerebellum), 뇌줄기(brainstem) 등으로 전달되어 처리된다(그림 13-6).

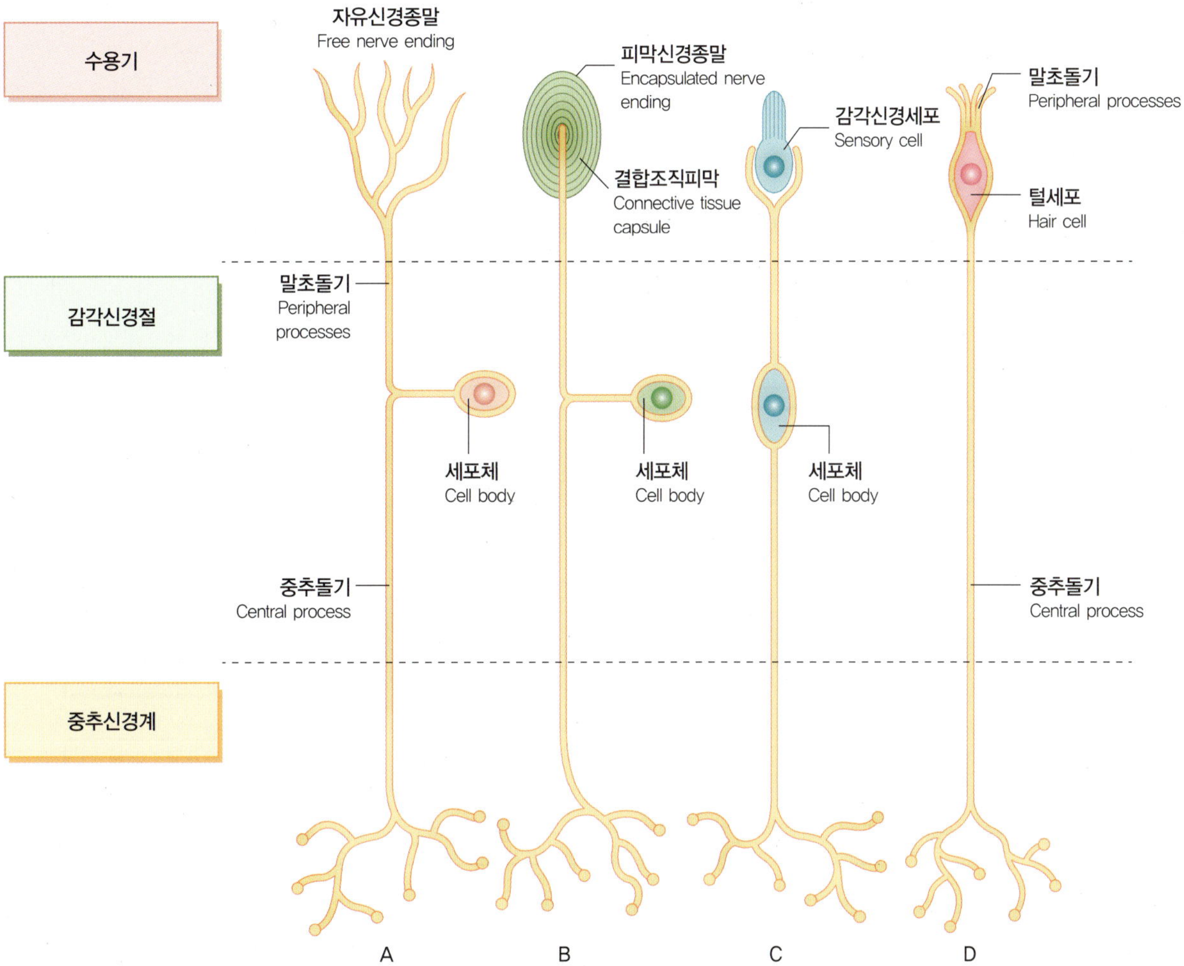

그림 13.6 감각신경의 형태별 감각수용기 구조. 감각신경의 말단에 위치한 감각수용기에서 받아들인 자극은 축삭을 따라 중추신경계로 전달된다.

A: 무피막신경종말(unencapsulated nerve ending)인 자유신경종말(free nerve ending)

B: 결합조직으로 쌓여있는 피막신경종말(encapsulated nerve ending)

C: 시(각)신경세포인 양극세포(bipolar cell)

D: 팽대된 종말부분이 수용기세포를 둘러싸고 있는 평형감각기관(vestibular organ)의 제Ⅰ형 털세포(type Ⅰ hair cell)

13.2 감각수용기의 종류와 기능

학습목표 감각수용기의 분류방법을 알 수 있다

인체에는 다양한 감각수용기가 존재한다.

일반적으로 감각수용기(sensory receptors)를 분류하는 방법은 다양하지만, 크게 Sherrington의 기능에 따른 분류, 감각수용기의 위치에 따른 분류, 감각수용기가 감지하는 자극의 종류와 성질에 따라 분류한다.

Sherrington의 감각수용기 분류

Sherrington은 외부의 자극을 받아들이는 외수용기와 인체 내부의 자극을 수용하는 내수용기 그리고 뼈대근육이나 관절의 위치와 움직임을 감지하는 고유감각기로 분류하였다(그림 13-7).

- **외수용기** Exteroceptor 외부의 환경변화에 민감하게 반응하며, 인체의 표면이나 가까이에 위치하는 촉각, 압각, 통각, 온도감각 등의 피부감각(cutaneous sensation)과 대부분의 특수감각(specific sense) 등의 외수용감각(exteroceptive sensation)을 수용한다.
- **내수용기** Interoceptor 내장수용기(visceroceptor)라고 하며, 체내의 변화를 감지하여 항상성을 유지하는데 이용되는 수용체로서 내장의 장기 벽에 존재하여 장기의 압력자극, 통증, 배고픔, 목마름, 충만감(fullness) 또는 산소농도, 혈압, 삼투압 등의 인체가 직접적으로 느끼지 못하는 감각 등을 받아들여 감지하는 역할을 한다.
- **고유감각기** Proprioceptor 힘줄, 관절, 인대, 근육 같은 기관에 존재하여 인체의 자세와 움직임을 조절하는 고유감각(proprioception)을 감지한다.

감각수용기의 위치에 따른 분류

분포하고 있는 위치에 따라 피부에 존재하는 피부수용기(cutaneous receptor), 근육과 관절에 존재하는 근육관절수용기(musculojoint receptor), 장기에 위치하는 내장수용기(visceroceptor)로 나뉜다.

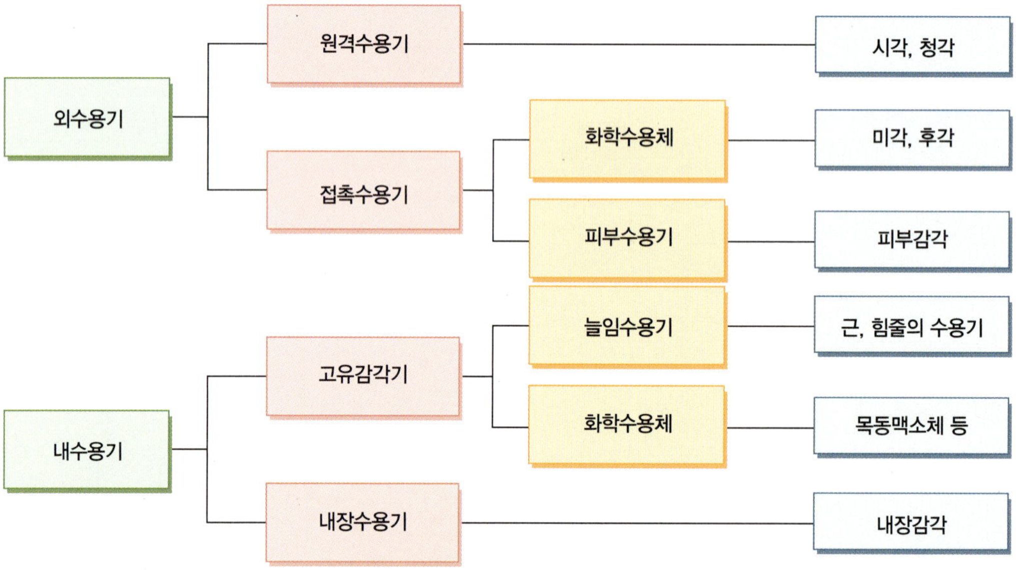

그림 13.7 수용체의 기능적 분류

13.2 감각수용기의 종류와 기능

학습목표 감각수용기의 분류방법을 알 수 있다

감각수용기가 감지하는 자극의 성질에 따른 분류

- **기계적수용기** Mechanoreceptor 촉각, 압박, 늘임, 진동 등의 기계적 변형에 반응하는 수용체이다.
- **화학수용체** Chemoreceptor 환경이나 혈액의 화학물질에 반응하는 수용체로 산소분압, 세포손상 시 세포에서 유리되는 물질 등에 반응하는 수용체이다.
- **온도수용기** Thermoreceptor 열이나 추위에 반응하는 수용체이다.
- **통각수용기** Nociceptor 유해한 자극에 반응하는 수용기로 다른 수용체에 비해 강한 자극이 주어져야 활성화되는 수용기이며, 통증형태로 전달된다.

표 13.1 감각별 수용기 분류

분류			종류	감각수용기
일반감각	몸감각	피부감각	촉각	마이스너소체
			압각	파치니소체
			통각	자유신경종말
			온도감각	루피니소체
		고유감각	근육의 늘임	근육방추
			힘줄의 장력	골지힘줄기관
			관절의 위치와 운동	루피니소체
	내장 감각		중심정맥혈압	대정맥벽, 심방벽
			혈액 산소분압	목동맥토소체
			혈액 삼투압	시상하부
			혈액 이산화탄소분압	숨뇌의 들숨중추
			뇌척수액 pH	숨뇌의 화학감수체
			폐포 확장	폐, 부교감신경 말단부
			머리 혈액 온도	시상하부
특수감각			시각	시각세포(원뿔세포, 막대세포)
			청각	코르티기관(털세포)
			후각	코안 후각세포
			미각	맛봉오리
			혈당	시상하부
			선가속	평형모래막(털세포)
			회전가속	팽대능선(털세포)

이해상자

하나의 감각수용기가 서로 다른 종류의 자극에 반응할 수 있나?

그렇다. 둔탁하고 강한 압력으로 눈에 충격을 받으면, 압력이 느껴지는 것이 아니라 불이 번쩍하는 시각이 느껴지는 것이 그 예이다. 특수신경에너지의 법칙(law of specific nerve energy)에 의하면 다양한 종류의 자극이 한 형태의 수용체를 활성화시킬 수 있다. 그러나 항상 적합자극(adequate stimulus)이 존재하는데, 이는 가장 적은 에너지로 수용체를 활성화시켜 신경충동을 유발할 수 있는 자극을 말하며, 눈에 대한 적합자극은 광선(light)이고, 귀에 대한 적합자극은 음파(sound wave)이다.

13.3 수용체전위

학습목표 자극의 변환과정을 이해할 수 있다

수용체전위와 '흥분충동 발사과정'

자극이 최초로 도달하면 감각수용기가 자극에 예민하게 반응하여 전압의 변동을 일으킨다. 수용체는 원래 문턱값(threshold)이 낮고 높은 흥분성을 가지고 있어서 주어진 자극을 전기 · 화학적 상태로 변환시키는 매우 민감한 변환장치(transducer)의 역할을 담당한다. 수용체에서 발생한 전압변동을 수용체전위(receptor potential) 혹은 발생기전위(generator potential)라고 부른다(그림 13-8).

자극이 지속적으로 주어지면 계속 발생하며, 자극 강도가 커질수록 증가되는 점진적 반응(graded response)을 보이는데, 수용체전위의 크기가 일정한 한계점에 도달하면 국소적으로 유발된 전기활동이 활동전위로 변화되어 흥분충동의 발사과정에 의해 축삭을 따라 퍼져간다. 이런 수용체는 크게 두 종류로 나뉜다(그림 13-9).

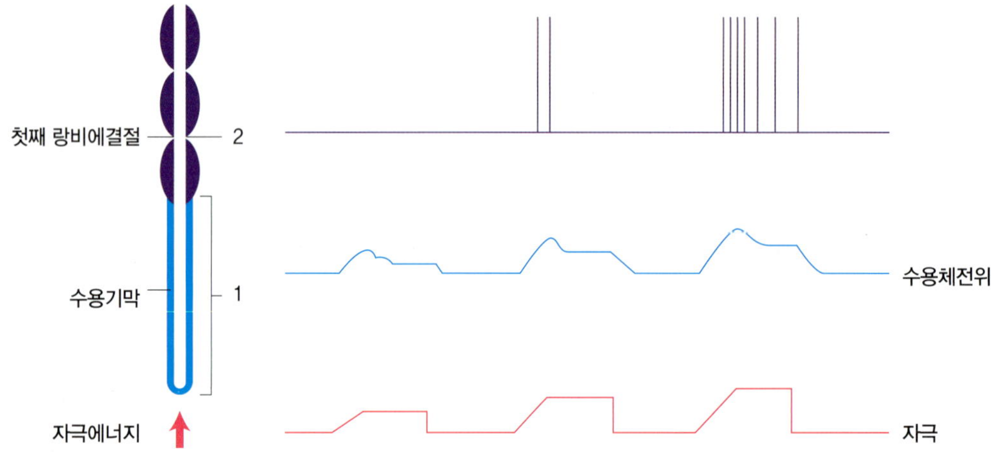

그림 13.8 **수용체전위의 발생.** 수용체막(1)에서 수용체전위가 유발되면 축삭의 첫 번째 랑비에결절(2)에서 활동전위를 생성시킨다.

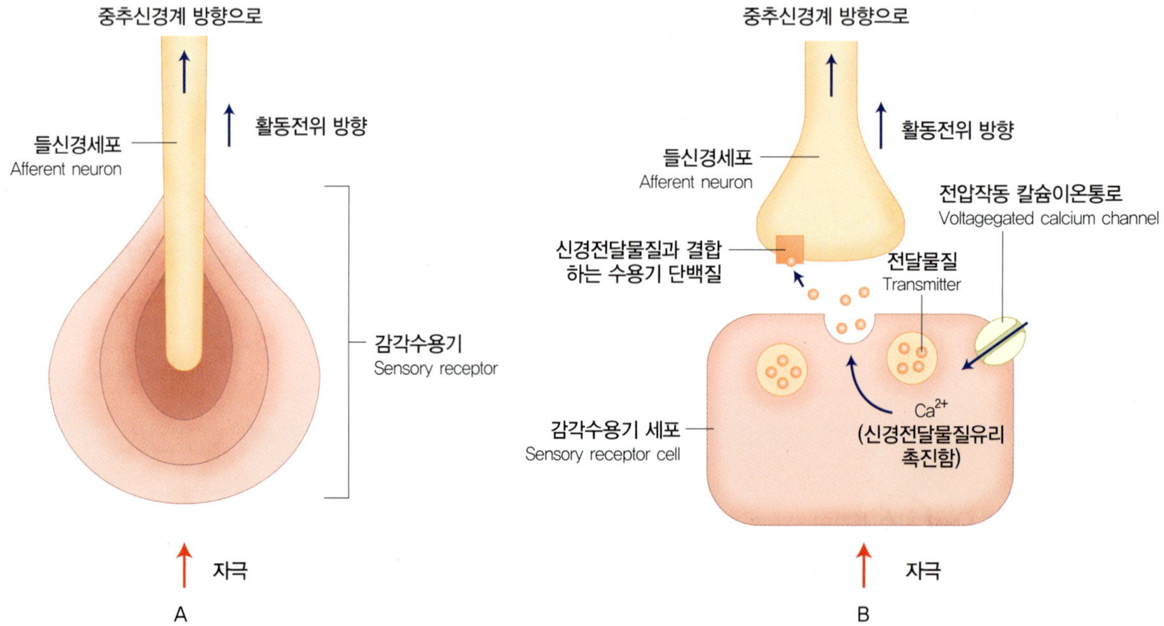

그림 13.9 **수용체의 두 가지 형태.** A: 감각수용기와 신경이 하나의 세포로 구성. B: 감각수용기와 신경이 별도의 세포로 구성

13.3 수용체전위

학습목표 자극의 변환과정을 이해할 수 있다

각 수용체의 흥분충동 발사과정

그림 13-9A의 경우 감각신경원의 말단부 끝이 특수하게 변형된 형태인데, 이온통로(ion channel) 중 전압 변화에 민감한 전압작동통로(voltage gated channel)를 가지고 있다. 이는 자극을 받으면 수용체의 Na^+ 통로가 열려 점진적 전위(graded potentials)의 일종인 수용체전위(receptor potentials)가 발생한 후, 연결된 축삭을 따라 빠르게 신호가 전달되어 간다. 반면, B의 경우는 신경원의 말단부위에 결합된 별개의 수용체가 존재한다. 이 수용체가 자극을 받으면 화학물질인 신경전달물질을 유리하고 이 물질이 확산되어 전달되면 수용체와 떨어진 축삭의 신경말단부에서 화학물질에 민감한 화학개폐이온통로(리간드이온통로, ligand-gate ion channel)를 열어 자극을 전달한다. 구조적 차이 외에는 그 나머지 반응은 동일하게 발생한다(그림 13-10).

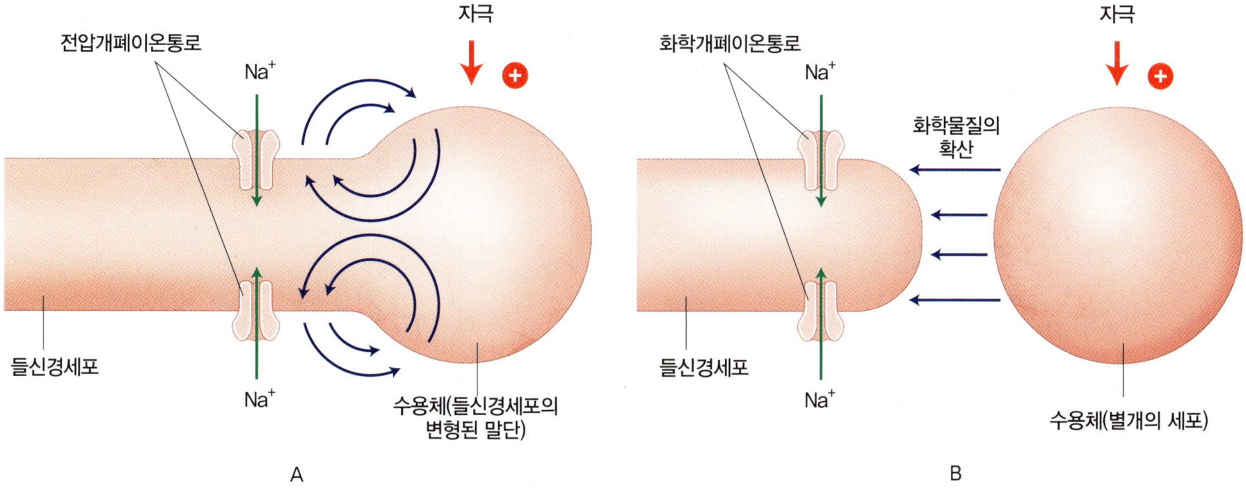

그림 13.10 **수용체의 두 가지 형태별 흥분충동 발사과정.** A: 특수화된 말단부 수용체의 전기충동이 전압개폐 Na^+ 통로를 열어 활동전위를 생성한다. B: 별개의 수용체 화학물질의 확산. 화학물질에 민감한 화학개폐이온통로가 열려 활동전위를 형성한다.

이해상자

수용체가 자극을 받으면 어떻게 수용체전위가 발생하는가?

수용체는 자극이 발생하면 수용체 세포막의 Na+에 대한 막투과성이 증가되면서 그 결과 수용체의 탈분극이 야기되어 전기긴장(electrotonus)이 주위로 전달되는데, 문턱값을 넘으면 활동전위가 발생하여 신호 전달이 일어난다. 각각의 수용체는 특정자극에 대한 반응에 신호를 생성할 수 있도록 특수하게 분화되어 있으며, 뇌 또는 척수의 특정부위에 연결된 특정한 축삭에 연결되어 있어 자극을 전달한다. 감각세포의 특징은 이온통로(ion channel)를 가지고 있다는 것과 수용체(receptor)를 통해 자극에 반응한다는 것이다.

이해상자

이온통로란 무엇인가?

생명체계의 기본적 요소인 이온통로는 이온이 통과하는 세포막의 막단백질(protein channel)인데, 이온채널을 열고 닫는 방법은 전기 · 기계적 · 화학신호를 통해 가능하다. 이온통로(ion channel)의 개폐방법에 따라 화학개폐(ligand gated, 특정 리간드분자, 화학물질에 반응), 인산화개폐[phosphorylation gated, ATP의 인산(P)이 결합하면 반응], 전압개폐(voltage gated, 전압 차이에 반응), 압력개폐[pressure gated, 세포를 구성하는 세포뼈대계(cytoskeleton)의 물리적인 힘에 반응] 통로로 나뉠 수 있다.

13.3 수용체전위

학습목표 수용영역을 이해할 수 있다

수용체의 수용영역은 자극으로 흥분시킬 수 있는 말초영역의 범위를 말한다.

자극에 의해 뉴런의 흥분 발사율이 변화한 지역으로 수용영역(receptive field)은 수용체의 밀도에 반비례한다. 몸쪽에서 먼쪽으로 갈수록 감각수용기의 밀도가 높아지고, 지배하는 감각신경의 수가 많아지며 하나의 감각신경이 좁은 영역을 지배하기 때문에 자극을 쉽게 할 수 있다.

수용체는 자극이 강할수록, 자극시간이 길수록 더 강한 수용체전위를 형성하는데, 수용체전위(receptor potential)는 불응기(refractory period)를 갖지 않아 신속하게 이어지는 자극이 연속적으로 주어지면 가중(합계, summation)되어 투과도가 높아지고 빠른 전달이 일어난다(그림 13-11).

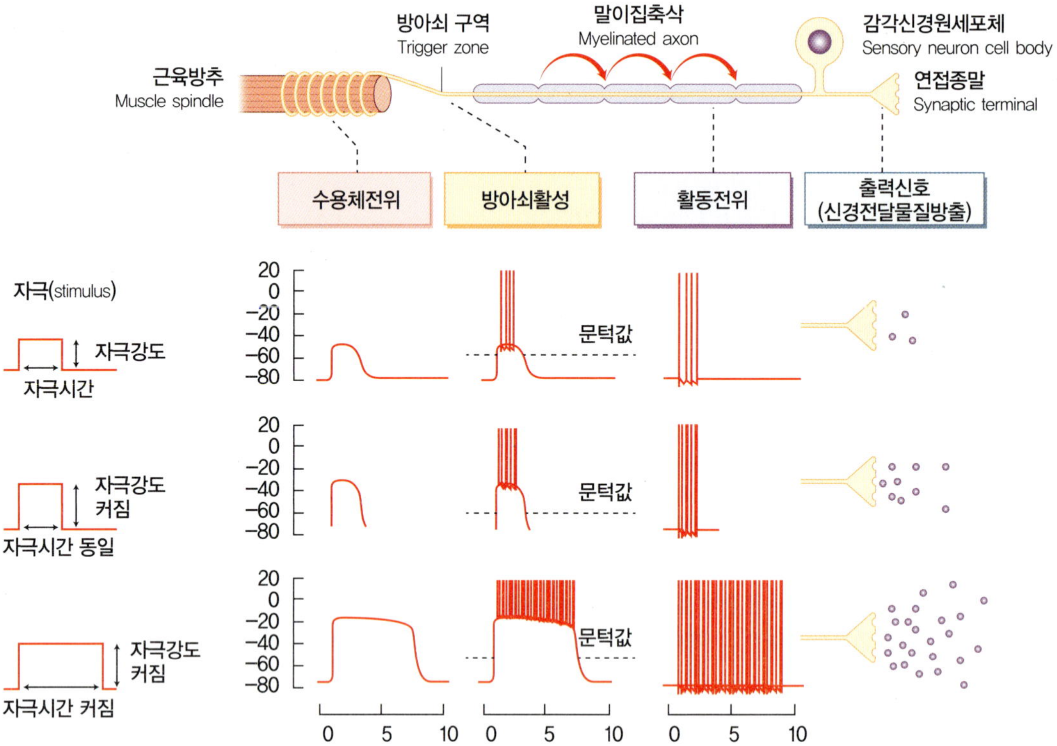

그림 13.11 자극시간과 강도에 따른 활동전위와 신경전달물질의 방출

용어설명

- 불응기(refractory period): 활동전위가 생성된 후, 일정기간 동안 아무리 더 큰 자극을 가해도 또 다른 자극에 반응하지 않는 기간을 의미한다. 절대불응기와 상대불응기로 나뉜다.
- 가중(summation): 문턱값에 미치지 못하는 자극이라도 신호의 가중은 문턱밑 국소전위를 통합하게 하여 막전위의 문턱을 넘어 활동전위를 유발시킨다. 시간가중(temporal summation), 공간가중(spatial summation)이 있다.

이해상자

악수를 할 때 느껴지는 손의 악력 차이를 어떻게 느낄까?

피부의 압력수용기의 기계적 변형을 수용체에서 전기화학적 신호로 변환하여 뇌로 전달된다. 세포막에 위치한 수용체의 모양이 변화되며, 세포 안팎의 전압차이에 의해 이온통로가 열려서 세포의 탈분극이 발생되는데, 탈분극은 활동전위를 생성하게 되고, 이는 신경세포의 축삭을 따라 대뇌까지 전기적 신호로 전달된다. 손에 느껴지는 힘의 차이에 따라 수용기전위는 강하고 빠르게 전달된다.

13.3 수용체전위

학습목표 수용영역을 이해할 수 있다

두점식별문턱값 Two point threshold

피부에 접촉한 두 점을 별개의 점으로 인식할 수 있는 최소 거리를 말하며, 촉각 명확도의 지표가 된다(그림 13-12).

측부억제 Lateral inhibition

감각의 뚜렷함을 인식하는 중추신경계의 작용으로 가장 강하게 자극받은 수용영역만을 인지하는데, 하나의 신호만 중추신경계에 전달한다. 청각의 음정을 구분하고 시각의 명암 구분과 후각의 냄새판별을 가능하게 한다(그림 13-13).

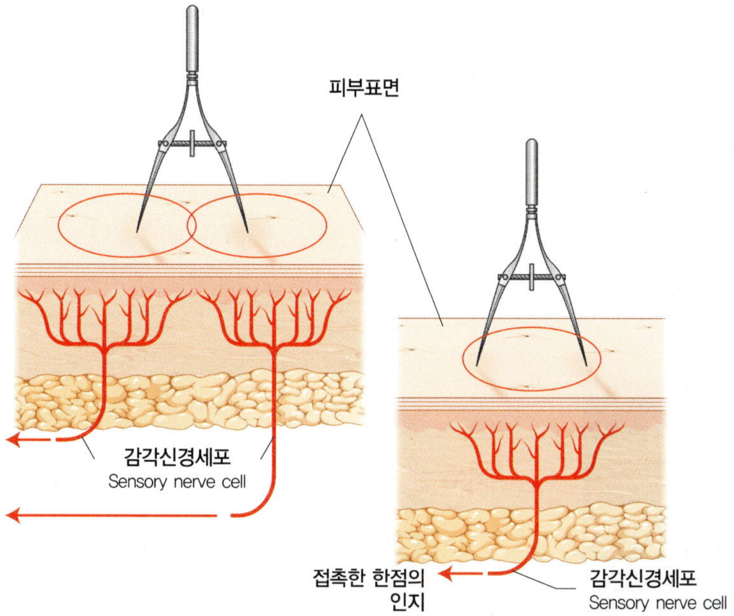

신체부위	두점 접촉역치(mm)
혀끝	2
둘째손가락 끝	3
손바닥	13
이마	18
배부	36
등	42
넓적다리	46
손목	48
발바닥	22
엄지발가락	10

그림 13.12 **두점식별문턱값.** 두 점을 캠퍼스로 동시에 접촉했을 때 너무 가까우면 두 점으로 감각되지 않고 한 점으로 감각된다. 두 점 사이의 거리를 점점 크게 하면 최초로 두 점이 판별되는 그 지점을 두점식별문턱값이라고 부른다. 손가락이나 혀끝, 입술 같은 곳은 두점식별문턱값이 좁으며 촉각의 신경지배가 밀접하여 감각수용영역이 좁다.

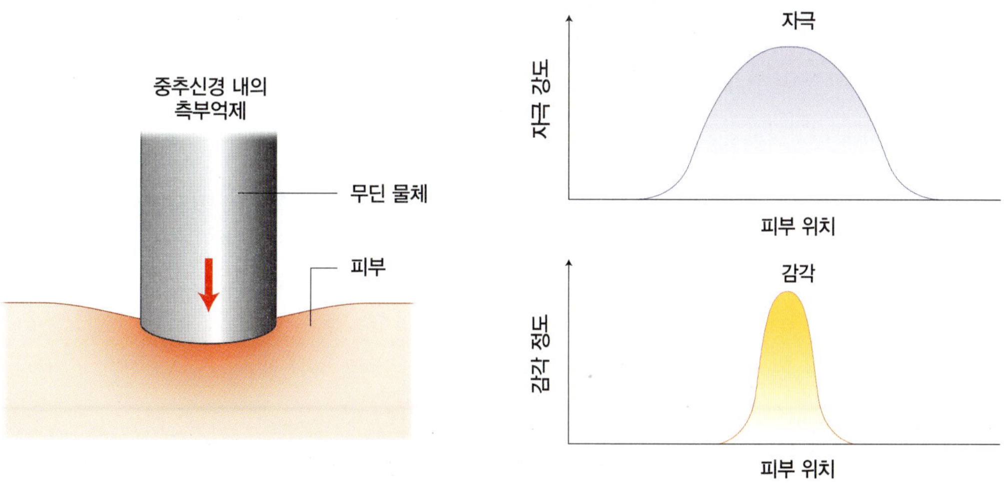

그림 13.13 측부억제

13.3 수용체전위

학습목표 수용체의 순응을 이해할 수 있다

수용체의 순응은 우리를 행복하게 한다.

아침에 옷을 입을 때 옷의 감촉이 즉시 느껴지지만, 어느새 옷이 피부에 닿고 있다는 느낌이 없어지는 경험을 한다. 만약 하루 종일 옷이 피부에 닿는 느낌을 계속 받고 있다면 일상생활을 하는 동안 우리는 어쩌면 참기 어려운 불편을 경험할지도 모른다. 이처럼 일상생활 중에 불쾌한 냄새, 수영장에 들어갈 때 느껴지는 차가운 물의 감촉 등은 시간이 지나면서 자극에 대한 민감도가 약해지는 현상이 나타난다.

이를 수용체의 순응(adaptation)이라 하고, 감각수용기의 순응은 어떤 자극을 같은 크기로 반복적으로 가하면 가해지는 시간의 길이와 비례해서 감각의 크기가 작아지는 현상을 의미하며, 감각의 흥분 발사되는 빈도가 줄어들어 어느 고정된 값을 유지하는 것 또는 완전히 흥분 발사가 없어지는 상태로 변화되는 것을 감각의 순응(adaptation of sensation) 또는 수용체의 순응(adaptation of receptor)이라 한다. 순응의 종류는 수용체의 종류에 따라 다른데, 촉각은 순응이 빠르고 위치감각은 순응이 아주 느리게 나타난다.

색 잔상 효과

색을 지각하는 망막의 원뿔세포(cone cell)는 표면에서 반사되는 빛의 파장을 부호화(coding)하는데, 오랫동안 한 가지 색을 쳐다보면 그 색에 반응하는 원뿔세포를 피로하게 하고, 뇌는 원뿔세포의 보호를 위해 보색관계의 색 잔상(color afterimage)이라는 일종의 감각순응을 낳게 된다(그림 13-14).

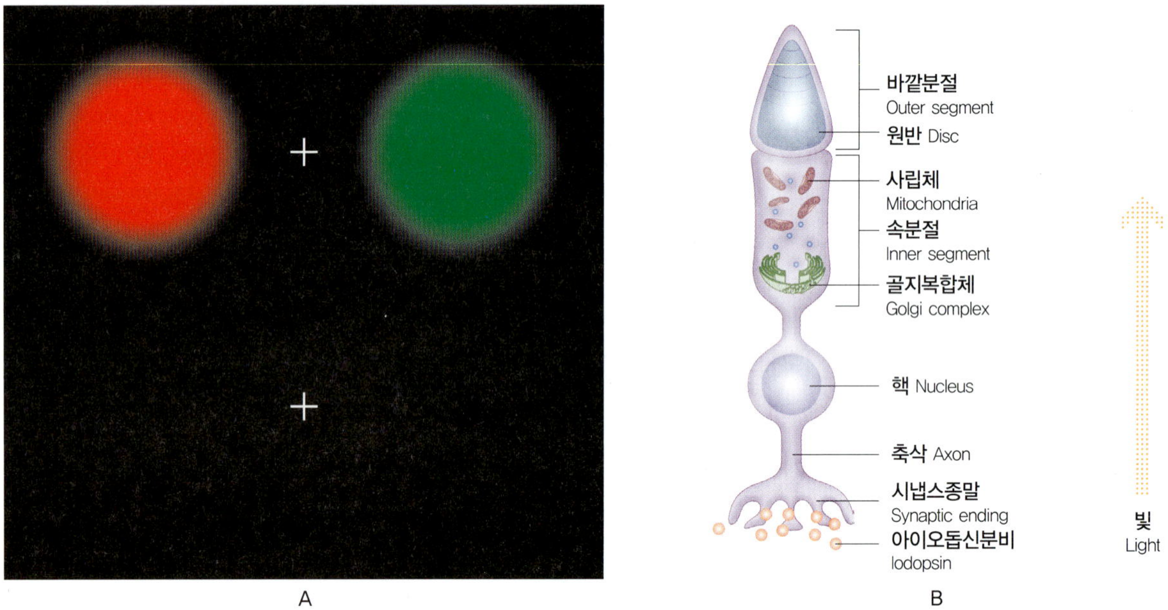

그림 13.14 **색 잔상 효과.** A: 두 개의 색 조각 사이에 있는 위의 십자 모양을 1분간 지속적으로 쳐다본 1분 후, 아래쪽의 십자가 모양으로 응시점을 옮기면 1분 이상 지속되는 생생한 색 잔상효과를 보게 된다. 빨간 색 조각이 초록색 잔상을, 초록색 색 조각이 빨간색으로 보이는 대립적 잔상을 낳게 된다. B: 원뿔세포의 피로 때문에 발생한다.

이해상자

수술복의 색깔은 왜 초록색일까?

수술시 의사들은 몇 시간씩 다량의 피에 계속 노출되는데, 만약 이 상태로 흰 가운을 보게 되면 보색 잔상효과에 의해 녹색 잔상이 발생하기 때문에 수술에 집중할 수 없다. 그러므로 수술실 관련 물품은 모두 초록색으로 처리되어 있다. 또한 파란색 수술복은 지방의 색이 노란색이기 때문에 심리적 보색인 파란색 수술복을 입는데, 특수 환경에서 보색 잔상효과를 막기 위해 색의 배치를 중요하게 다루고 있다.

요약정리 및 문제 Summing-up & Test

1. 주변세계를 인지하고 안전하게 자신을 보호하도록 항상성을 조절하는 기관들을 감각계라고 한다. 감각이 존재하는 한, 하나의 감각장애가 발생하더라도 뇌의 다른 보상기전을 통해 종합적인 해석을 통한 지각(perception)을 형성하여 항상성을 유지할 수 있다.
2. 감각전달과정(sensory transmission)의 자극을 수용하는 곳은 (   )이고, 이러한 정보를 감각신경의 축삭을 따라 전달하면 전기적 신호로 해석하여 뇌에서 의식변화가 일어난다. 뇌가 운동신경을 통해 다시 명령을 내리면, 근육의 움직임을 통해 (   )으로 나타난다.
3. 감각수용기가 받아들인 자극을 대뇌피질에서 의미 있는 형태로 해석한 것을 (   )이라 한다.
4. 모든 지각은 창조적인 과정인데, 감각, 지각, 반응으로 연속적인 과정이 일어나야 하며, 인식이란 창조적 과정으로 연결되어야 한다.
5. 감각수용기는 환경에서 오는 자극에 반응하는 1차구조로 자극을 신호로 변환하기 때문에 (   )라 한다.
   1) 외부의 환경변화에 민감하게 반응하며, 피부감각, 특수감각 등의 인체의 표면이나 가까이에 위치하는 감각을 (   )이라 한다.
   2) 내수용기는 체내의 변화를 감지하는 항상성 수용체로 내장감각 등을 감지한다.
   3) 힘줄, 관절, 인대, 근육과 같은 기관에 존재하여 인체의 자세나 움직임을 조절하는 수용체를 (   )이라 한다.
   4) 유해한 자극에 반응하여 통증형태로 전달하는 수용체를 통각수용기(nociceptor)라 한다.
6. 감각수용기가 자극을 변환하여 전압의 변동을 가져오는 최초의 전위를 (   )라 한다.
7. 수용체전위가 발생하면 축삭을 따라 흥분충동이 전달되는데, 수용체에 따라 순응(adaptation)이 다르다. 아침에 옷을 입을 때, 옷의 감촉이 즉시 느껴지지만 이내 사라진다. 이러한 감각의 순응은 수용체의 순응에 의해 가능하다.

해답

2. 수용체, 반응 3. 지각 5. 자극변환기 1) 외수용기 3) 고유감각기 6. 수용체전위

13.4 일반감각

학습목표 몸감각을 분류할 수 있다

일반감각은 수용체의 위치에 따라 몸감각과 내장감각으로 나뉜다.

감각수용기에서 다루었듯이 인체의 감각은 일반감각(general sense)과 특수감각(special sense)으로 나뉜다. 일반감각은 분포된 수용체에 따라 몸감각(somatic sense)과 내장감각(visceral sense)으로 구분되는데, 일반 감각은 신체의 많은 부위에 분포하면서 인체 어디에서든 느낄 수 있는 감각을 의미하며, 구조가 매우 단순한 형태를 띤다.

몸감각

피부감각(cutaneous sense)과 고유감각(proprioception)으로 나뉜다(그림 13-15).

- **피부감각.** 피부에서 느껴지는 감각으로 촉각, 압각, 진동감각, 통각, 온도감각 등 기계적 자극을 감지하는 감각이 해당된다.
- **고유감각.** 주로 인체의 움직임이나 위치, 자세변화를 감지하는 감각을 말하며, 근육의 근육방추(muscle spindle), 골지힘줄기관(Golgi tendon organ), 관절의 기계적수용기인 루피니소체(Ruffini corpuscle) 등이 여기에 속한다.

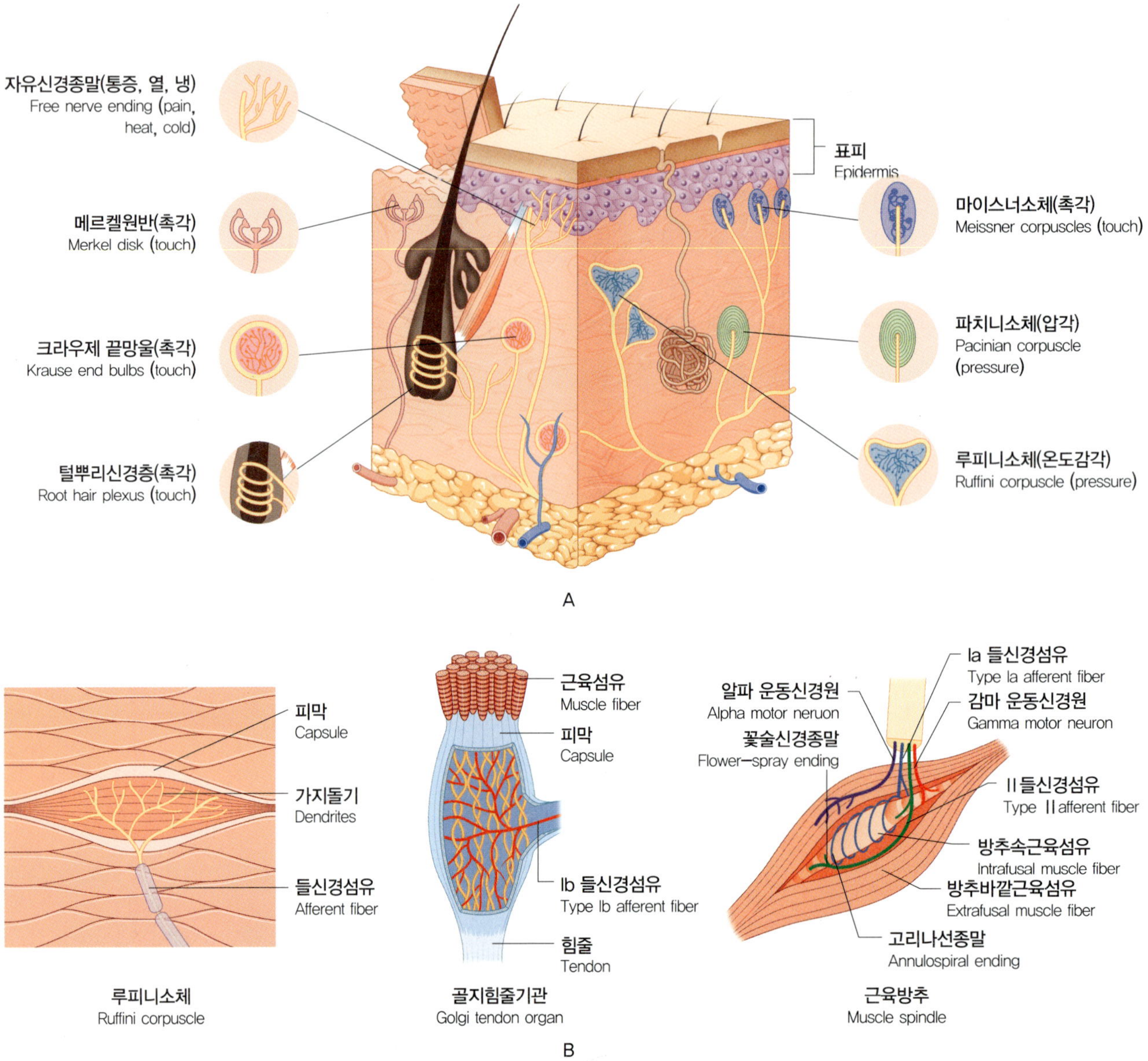

그림 13.15 몸감각 수용기. A: 피부감각수용기, B: 고유감각기

13.4 일반감각

학습목표 피부감각을 알 수 있다

피부감각

피부 바로 밑이나 아래 깊은 곳에 위치한 여러 종류의 기계적 자극에 반응하는 기계적 수용체에 의해 느껴지는 감각으로 신경막이 늘어나거나 눌리면 그 자극에 의해 수용체전위가 발생하거나 촉각수용체 말단에 부착 된 수용체들이 가벼운 접촉이나 진동, 찌르기 등의 정보에 반응한다.

촉각과 압각

- **파치니소체** Pacinian corpuscle
  깊은 압력이나 지속적인 자극에 반응하여 진동감각, 압각에 대한 정보를 전달하는데, 관절의 (윤)활막이나 손바닥, 발바닥, 가슴, 생식기 등의 근육다발막에 분포한다.
- **마이스너소체** Meissner corpuscle
  피부의 가벼운 촉각을 감지하는데, 손바닥, 발바닥, 젖꼭지, 외부생식기, 입술, 혀끝, 눈꺼풀 등 진피의 유두층에 존재 한다.
- **크라우제 끝망울** Krause end bulb
  점액층에 많이 분포하여 약한 압력과 진동을 감지하며, 혀의 점막, 입술, 눈의 결막, 신경의 신경바깥막 등에 존재한다.
- **자유신경종말** Free nerve ending
  인체에 광범위하게 분포하여 통증, 온도감각, 가려움 등을 감지한다.
- **루피니소체** Ruffini corpuscle
  진피와 피부밑조직, 관절주머니에 위치해 있으며, 지속적인 압력에 반응하는 수용체이다.

통증과 온도감각

- **통증** Pain
  통각수용기(nociceptor)는 인체의 광범위한 곳에 존재하며, 인체의 유해자극에 대해 자유신경종말(free nerve ending)의 자극으로 위험신호를 자각하게 된다. 또한 모든 피부감각수용기는 자극강도가 지나치게 강하면 유해자극으로 받아들여 통증으로 인식하게 되는데, 강한 촉각, 과도한 온도, 특정 화학물질에 의한 자극 모두 통증으로 활성화된다. 통증은 순응이 거의 일어나지 않아 자극이 주어지면 중추신경계로 계속 전달된다.
- **온도감각** Temperature sense
  온도 자극을 수용하여 일어나는 감각으로 온각과 냉각으로 분화되는데, 피부의 냉각수용기(cold receptor)는 열수용기(heat receptor)보다 10배 이상 더 많다. 그러나 온각이 자극될 때 냉각섬유는 억제되는데, 온각의 역치는 0.001℃/sec이고, 냉각의 역치는 0.004℃/sec이기 때문이다. 오랫동안 16~41℃의 같은 온도에 노출되면 순응이 나타나 온도감각이 소실되는데, 이 범위를 무관온도(indifferent temperature)라고 하고, 그 범위 밖에는 끊임없이 뜨겁거나 차갑게 느끼는 현상이 나타난다.

이해상자

국소마취(local anesthesia)의 기전은 무엇인가?

수술 시 특정부위에 외용 또는 피하주사로 마취를 일으키는 약물로 일시적으로 무감각 또는 통증을 상실하게 만드는 처치법이다. 전신마취제와 달 리 신경세포막의 Na^+ 이온통로와 결합하여 외부자극에 대한 활동전위의 발생을 막아 통증을 차단한다. 감각신경과 운동신경 차단 모두 가능하다.

13.4 일반감각

학습목표 고유감각에 대해 알 수 있다

고유감각

인체의 움직임과 위치에 대한 정보를 전달하는 감각을 고유감각이라 하고, 고유감각기(proprioceptor)는 힘줄, 근육, 관절에 위치하고 있다.

근육의 길이와 속도감각

- **근육방추** Muscle spindle

방추형의 방추속근육섬유(intrafusal muscle fiber)로 근육의 방추바깥근육섬유(extrafusal muscle fiber)와 나란히 부착되어 있다. 근육의 길이를 감지하여 뇌에 정보를 제공하고 근육의 변화에 대한 정보를 제공하여 인체의 자세를 유지하고 정밀한 움직임을 가능하게 한다.

버스를 타고 가다 선채로 피곤해서 졸게 되었다고 가정해보자. 한쪽 무릎이 구부려지면 근육의 길이가 과도하게 늘어나서 손상될 수 있는데, 이때 근육방추는 길이 변화를 척수로 전달하고, 이는 곧바로 늘임반사(stretch reflex)를 일으켜 넓적다리네갈래근(quadriceps femoris muscle)의 수축으로 무릎을 펴는 동작이 이어진다. 이는 근육의 파열을 막고 움직임을 조절하여 자세 유지를 돕는다(그림 13-16).

근육의 긴장변화 감지

- **골지힘줄기관** Golgi tendon organ

근육의 긴장이 변화하는 것을 감지하여 근육이 얼마나 많은 힘을 쓰는 지에 대한 정보를 제공한다. 근육과 힘줄의 연결부위에 위치하여 피막에 싸여져 있으며, 주로 근육이 수축하면 힘줄은 신장되어, 골지힘줄기관이 높은 장력이 감지되면 근육파열을 막는 안전장치로 작용하는데, 분포된 Ib 섬유를 통해 척수에 정보를 전달하여 억제반사를 유도한다. 이는 과도한 근육수축을 막아 근육을 보호한다(그림 13-17).

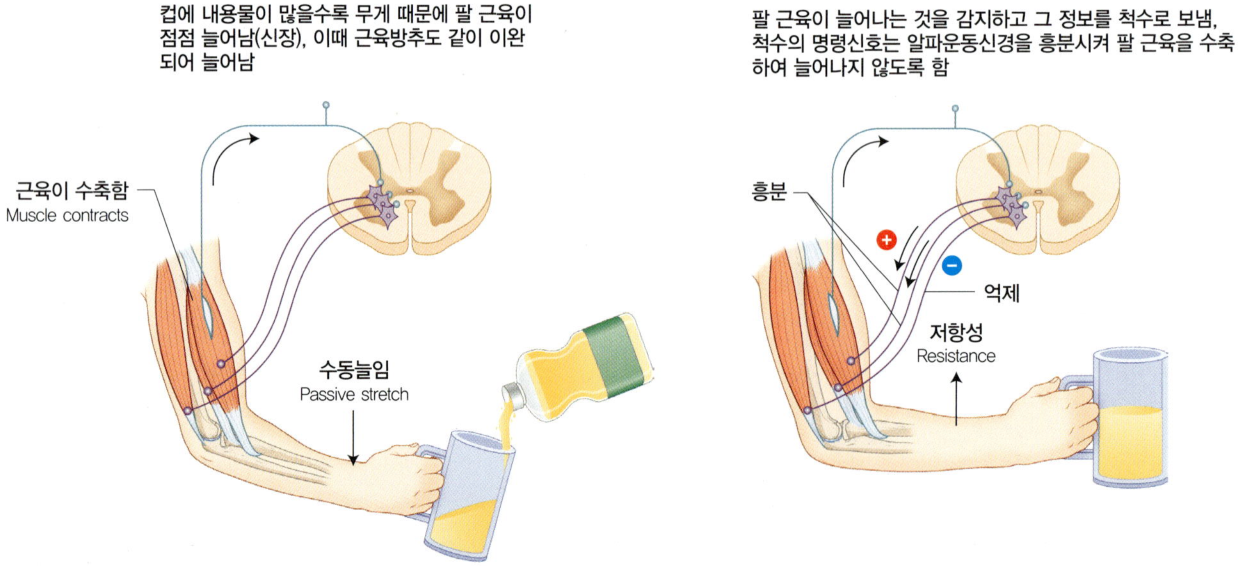

그림 13.16 **근육방추.** 근육변화 정보를 제공하여 근육을 보호한다.

13.4 일반감각

학습목표 고유감각에 대해 알 수 있다

관절의 방향, 속도, 위치정보를 전달하는 관절수용기

- **루피니소체** Ruffini ending

관절주머니의 바깥층에 있으면서 관절바깥층의 긴장을 지속적으로 감지하여 반사적으로 자세를 조절한다. 관절의 특별한 움직임 없이도 문턱값이 낮기 때문에 항상 활동하며, 느린 적응성을 보이는 정적수용기로 작용한다. 늘이는 것에 민감하며 움직이는 관절에서 운동방향, 크기, 속도를 신호화하여 감지하며, 움직이지 않는 관절에서는 계속적으로 관절의 위치정보를 전달해주는 역할을 담당한다.

- **파치니소체** Pacinian corpuscle

관절주머니 깊은 곳에 존재하고 고정된 관절에서는 활성화되지 않고 반사작용이나 속도가 있는 움직임을 감지한다. 관절이 늘어날 때와 운동할 때 압력에 대한 정보를 받아 긴장도가 증가된다.

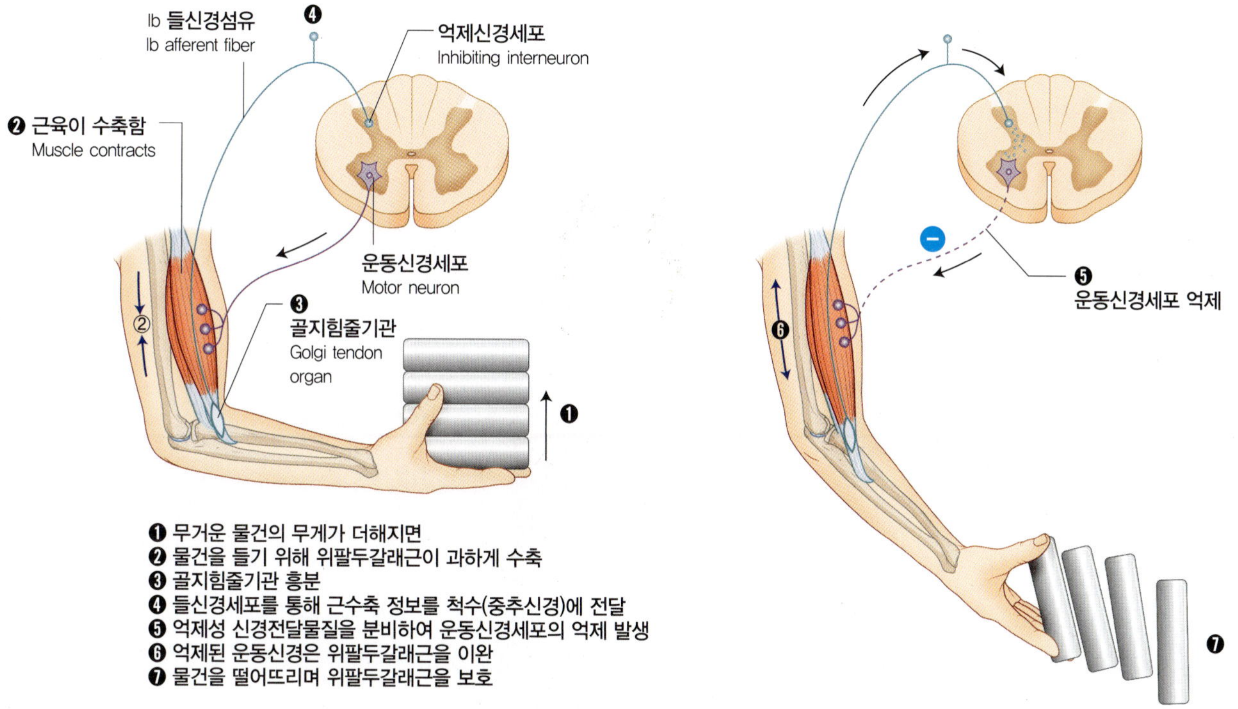

그림 13.17 **골지힘줄기관.** 무리한 근육수축으로 인한 부상을 방지하여 보호한다.

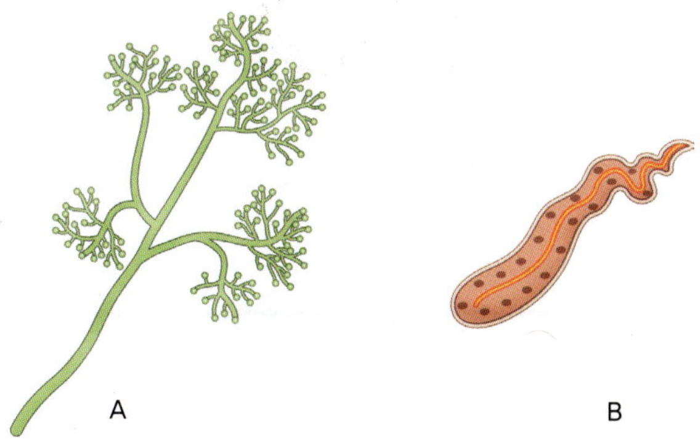

그림 13.18 **관절수용기.** A: 루피니소체, B: 파치니소체

13.4 일반감각

학습목표 내장감각에 대해 알 수 있다

내장감각

내장감각(visceral sense)은 수용체가 치밀하게 분포되어 있지 않아 명확한 부위를 알 수 없는데, 급성충수염(acute appendicitis) 시 배꼽 주변이 아프게 느껴지는 것이 그 예이다. 위, 소장, 심장은 통각수용기인 자유신경종말이 존재하지만, 폐, 간, 신장 등의 장기에는 통각수용기가 없어 병이 생겨도 통증을 느끼지 않는다.

장기의 급격한 팽창이나 강한 수축, 공복통증 등 불쾌감이 느껴지는 둔한 통각인 내장통증(visceral pain)은 유발자극이 일반통증과는 다르다. 소화기관의 경우 많은 양의 음식이나 위산이 과다되는 경우처럼 넓은 부위가 동시에 자극되면 통각을 느끼지만, 바늘로 찌르거나 가위로 자르는 국소자극에는 반응하지 않는다. 즉, 통각수용기가 피부의 1/50 밖에 없기 때문에 상당수의 통각수용기가 동시에 흥분해야만 자극을 느껴 전달하게 된다.

또한 내장통증만을 전달하는 신경세포가 척수에는 없기 때문에, 인체의 일반통증을 전달하는 신경세포가 내장통증을 함께 전달한다. 따라서 이러한 구조적 이유로 내장통증은 때때로 피부의 통증으로 나타나는데, 이를 연관통증(reffered pain)이라 한다. 협심증(angina pectoris)이 발생한 경우, 가슴과 팔 안쪽에서 손까지 통증이 퍼지는 경우가 그 예이다(그림 13-19).

내장감각을 전달하는 수용체는 자유신경종말, 화학변화에 민감한 화학수용체, 혈장삼투압이나 혈당변화에 반응하는 수용체, 파치니소체 등이 존재한다.

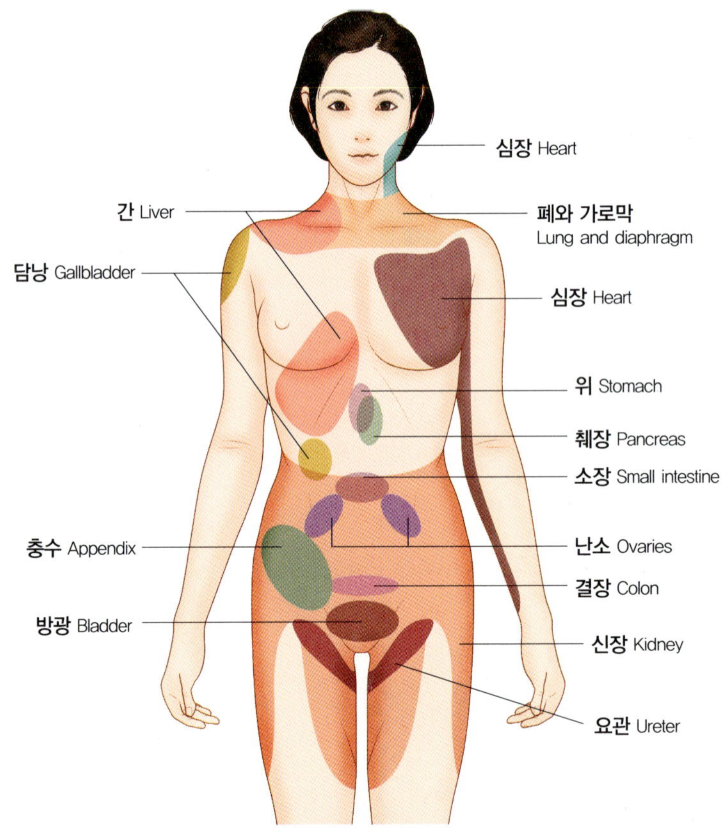

그림 13.19 연관통증

13.5 특수감각

학습목표 시각과 안구의 구조에 대해 알 수 있다

인간은 외부환경에 대한 대부분의 정보를 시각을 통해서 얻는다.

시각

시각(vision)은 외부세계의 빛에 반응하는 눈(eye)의 구조에 의해 가능한데 생활환경에 존재하는 사물의 형태나 움직임, 색깔 등을 감지한 다음, 공간 안에서 움직임과 위치를 파악한다. 시각기관은 눈이지만 시세포가 존재하는 눈의 망막을 통해서만 빛을 느끼며, 그 외의 눈의 구조는 빛을 정확하게 망막으로 도달시키도록 돕는 역할을 한다. 이와 같은 시각형성과 관련된 눈의 구조와 기능에 대해 살펴보자.

눈의 구조

눈확(orbit)에 의해 둘러싸여 있고, 안구는 섬유막, 혈관막, 신경막 3개의 층으로 둘러싸여져 있다(표 13-2, 그림 13-19).

- **섬유막** Fibrous membrane 안구의 가장 바깥면을 싸고 있는 혈관이 없는 층으로 질기고 단단한 부위이며, 안구모양을 유지한다.
- **혈관막** Vascular membrane 혈관의 분포가 많으며, 안구에 영양 및 산소를 공급한다.
- **신경막** Nervous membrane 안구의 가장 안쪽, 망막과 시(각)신경으로 이루어진다.

표 13.2 안구의 구조별 특징

분류			세부 구조		특징
안구벽	바깥막	섬유막	각막(cornea)		외부의 빛을 받아들이는 창 역할, 각막반사
			공막(sclera)		안구의 형태 유지, 바깥눈근육 부착점
	중(간)막	혈관막	홍채(iris)		수정체(lens) 앞면에 위치하며 눈의 색깔을 나타냄. 색소과립 세포로 인해 여러 색을 나타내며 유전인자에 따라 결정됨. 홍채 가운데 빈 공간을 동공(pupil)이라고 함, 동공의 크기를 변화시켜 눈으로 들어오는 빛의 양을 조절
			섬모체(ciliary body)		섬모체근과 섬모체돌기로 구성, 수정체의 굴절을 조절함
			맥락막(choroid membrane)		공막과 망막 사이 위치, 혈관과 멜라닌 풍부, 주변조직 영양공급, 망막에 상이 선명히 맺히도록 광선을 흡수함
	속막	신경막	망막(retina)		카메라의 필름과 유사, 중심부는 중심오목(fover), 중심오목부근, 중심오목 주위는 잔토필(Xanthophyll)이라는 색소가 풍부하여 황반(yellow spot)이라고 함. 10개의 층으로 구성. 빛에너지가 망막세포에 흡수되면 전기에너지가 발생, 망막내층에서 증폭되어 뇌로 전달됨
			빛수용기세포 (photoreceptor cell)	막대세포 (rod cell)	1억 2천만 개, 로돕신(rhodopsin) 함유, 밝은 빛에 분해되며 어두운 빛에서 생성. 명암구별, 밤눈보기
				원뿔세포 (cone cell)	600만~700만 개, 색상에 민감, 아이오돕신(iodopsin) 함유, 밝은 곳의 시각에 관여, 파란, 초록, 빨간색에 민감하게 반응, 문제 시 색맹이 나타남, 낮 눈보기
			시(각)신경(optic nerve)		자극에 의한 빛수용기세포의 흥분은 시(각)신경을 통해 시(각)신경관을 지나 머리뼈 안으로 들어감

13.5 특수감각

학습목표 빛 수용에 관여하는 눈의 구조에 대해 알 수 있다

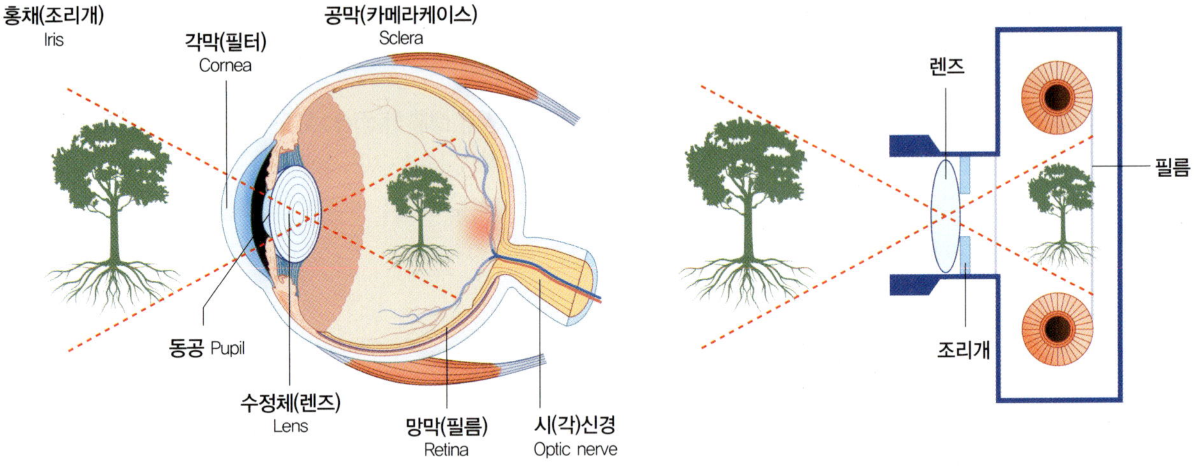

A

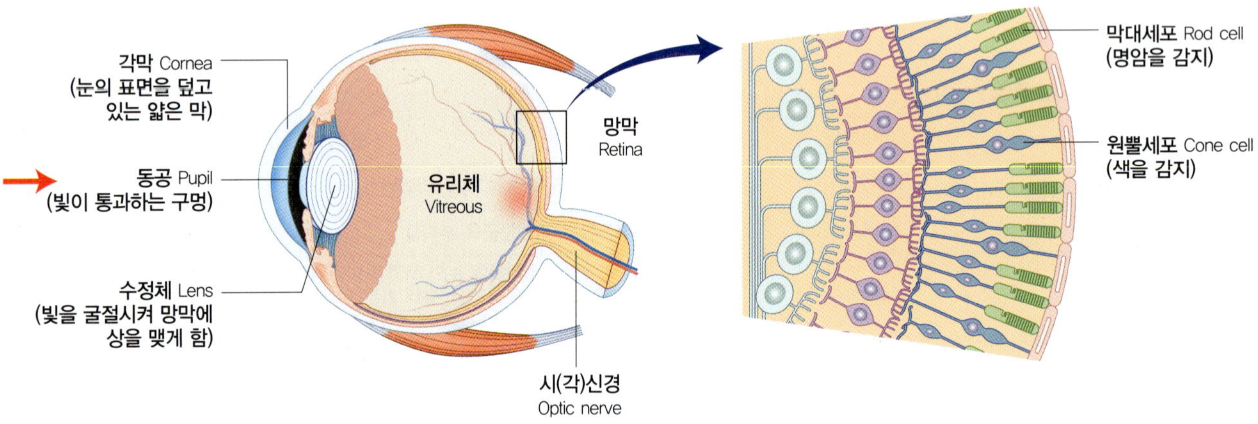

B

그림 13.20 **빛 수용에 관여하는 눈의 구조.** A: 눈은 정교한 카메라의 구조와 유사한데, 사물은 정보를 수용하여 시각을 형성한다. B: 시각이 성립되는 경로는 빛 → 각막 → 수정체 → 유리체 → 망막(시각세포) → 시(각)신경 → 대뇌의 시각중추로 전달된다. 먼저 빛이 각막을 통과하면 수정체가 빛을 굴절시켜 망막에 상 맺기를 한다. 망막에는 외부의 이미지를 수용하는 빛수용기세포가 존재하는데, 빛이 막대세포의 로돕신(시홍, rhodopsin)에 닿으면 로돕신의 레티날 부분이 변형되어 신호변환을 시작한다. 반면, 밝은 곳에서 색상에 대한 자극은 원뿔세포의 아이오돕신(요오돕신, iodopsin)에 의해 흥분되어 신호변환을 시작하는데, 이후 2차 신경원인 양극세포(bipolar cell)와 3차 신경원인 신경절세포(ganglion cell)에 연접된 후 축삭은 시신경유두에서 시(각)신경(optic nerve)을 형성하여 안구를 빠져나간다.

이해상자

초점을 고정한 채로 글씨를 읽을 수 있는 이유는 무엇인가?

망막에는 황반(macula lutea)이란 노란부위가 있는데, 이 부위의 가운데 약간 함몰된 부위를 중심오목(fovea centralis)이라 한다. 원뿔세포는 여기에 주로 분포하며 빛수용기 세포가 밀집되어 있어 상이 맺히는 중심점이 된다. 중심오목의 시각각도 안에 대략 들어가는 글자의 수는 5~6 글자로, 그 숫자 안의 글자를 읽으려면 눈동자를 움직일 필요가 없다.

13.5 특수감각

학습목표 시각전도로를 알 수 있다

시각전도로

망막을 통해 받아들인 정보는 시(각)신경(optic nerve)을 통해 전기적 형태로 변환되고, 뇌의 시각중추(visual center)인 일차시각영역(primary visual 17)으로 전달되어 인식하게 된다. 외부의 광선은 관자쪽 반과 코쪽 반의 시야 영역으로 나뉘어 수정체를 통과한 후, 망막의 반대편에 투사된다. 망막에 빛수용기 세포가 자극을 받아들여 시(각)신경(optic nerve)을 형성하여 시(각)신경관(optic canal)을 지나 머리뼈안으로 들어간다. 이때 코쪽에서 유입된 자극을 받은 시각신경은 시신경교차(시각교차, optic chiasm)를 통해 반대편 시각로로 유입되고, 관자쪽에서 시작된 자극을 받은 시(각)신경은 같은 쪽 시각로를 구성한다(그림 13-21A).

20%의 시각신경은 중(간)뇌의 위둔덕으로 보내져 자동 반사를 일으키는데 사용되고, 나머지 80%는 시상의 가쪽무릎체에서 시각부챗살(optic radiation)을 형성하여 뒤통수엽의 일차시각피질에 도달한 후, 시각신호처리과정을 거치게 된다(그림 13-21B).

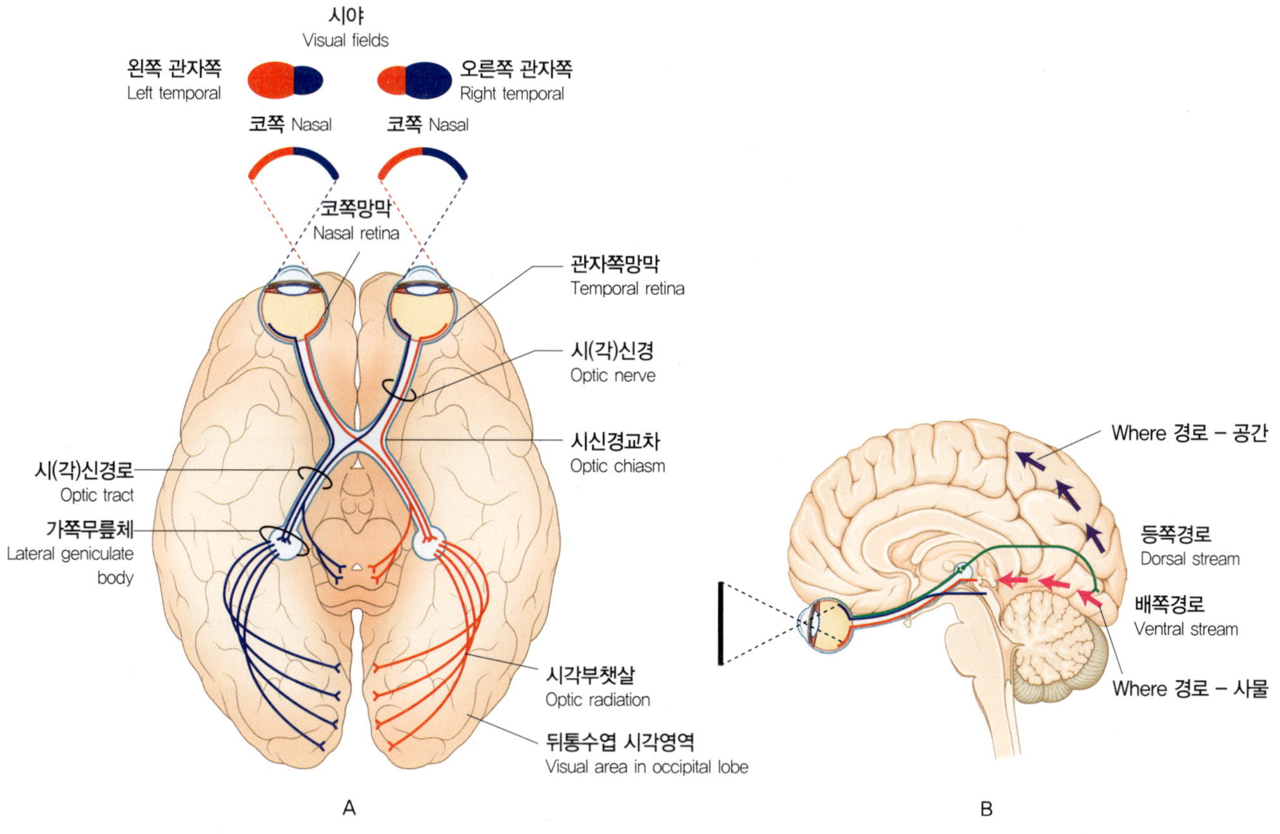

그림 13.21 **시각전달경로.** A: 시각전달과정, B: 시각신호처리과정

용어설명

- 시신경교차(optic chiasm): 왼쪽과 오른쪽의 시(각)신경이 반대편으로 교차된다는 것을 의미하는데, 하등동물일수록 모두 교차가 나타나고 인간처럼 고등 동물에 갈수록 반반 나누어 반대방향과 원래방향으로 교차된다.
- 시각신호처리과정: 일차시각피질에 시각정보가 도달 했을 때, 시각을 의식할 수 있는 것이 아니고 추가적인 신호 처리과정이 진행되는데, 아래마루엽(inferior parietal lobe)과 관자엽(temporal lobe) 두 경로로 신호를 보낸다. 아래마루엽으로 가는 등쪽경로(dorsal stream)는 대상의 움직임을 지각 한 후, 손 운동을 유도하는 무의식적인 시각 처리를 담당하며, 관자엽으로 가는 배쪽경로(ventral stream)는 대상의 형태와 사물을 인식하고 색깔을 구별하는 의식적 시각을 담당한다.

13.5 특수감각

학습목표 시각을 이해할 수 있다

밝기, 색깔, 공간감각, 깊이감각을 느낄 수 있다.

밝기 감각

빛의 감각 중에 빛의 양이 많고 적음을 구별시키는 것이 밝기 감각이다. 외부의 상황에 따라 밝기 감각은 달라지는데, 어두운 곳에 있으면 망막의 감수성이 높아지고, 밝은 곳에 있으면 망막의 감수성은 낮아지게 된다.

색의 감각

보통 사람이 구별할 수 있는 색상은 약 160가지 정도인데, 주로 빛의 파장과 관련이 있다. 사람이 인지할 수 있는 빛의 파장은 380~760nm인데, 보통 스펙트럼으로 구별되는 색상은 빨간색에서 보라색까지이다. 빛이 충분히 밝은 강도이면 노란색은 밝고, 보라색은 어둡게 보인다. 그러나 빛이 약해지면 가장 밝게 보이는 부 분이 녹색 쪽으로 옮겨감으로써, 해질 무렵 어두워지는 빛에서는 파란색이 뚜렷하게 보이는 경향이 있다(그림 13-22).

공간감각

물체의 위치, 형태, 거리 등을 알아차리는 특성을 공간감각(spatial sense)이라 하는데, 사람의 공간감각 능력은 경험을 바탕으로 발달하며, 망막에 맺히는 상으로부터 거리를 판정하고 공간상의 배치를 눈대중하는 능력을 의미한다. 앞쪽을 똑바로 바라보고 있을 때, 왼쪽과 오른쪽의 눈에 보이는 범위를 시야(visual field)라하고, 물체의 모양을 구별하는 능력을 시력(visiual acuity, VA)이라고 한다.

시야 Visual field

눈을 움직이지 않은 채로 어떤 한 점을 응시할 때 볼 수 있는 범위를 말하고, 대부분의 시야는 두눈보기 시야이다. 시선 방향 안에서 뚜렷하게 보이는 것을 중심시야, 완전하지 않아도 사물의 존재를 파악할 수 있는 시야를 주변시야라고 한다(그림 13-23).

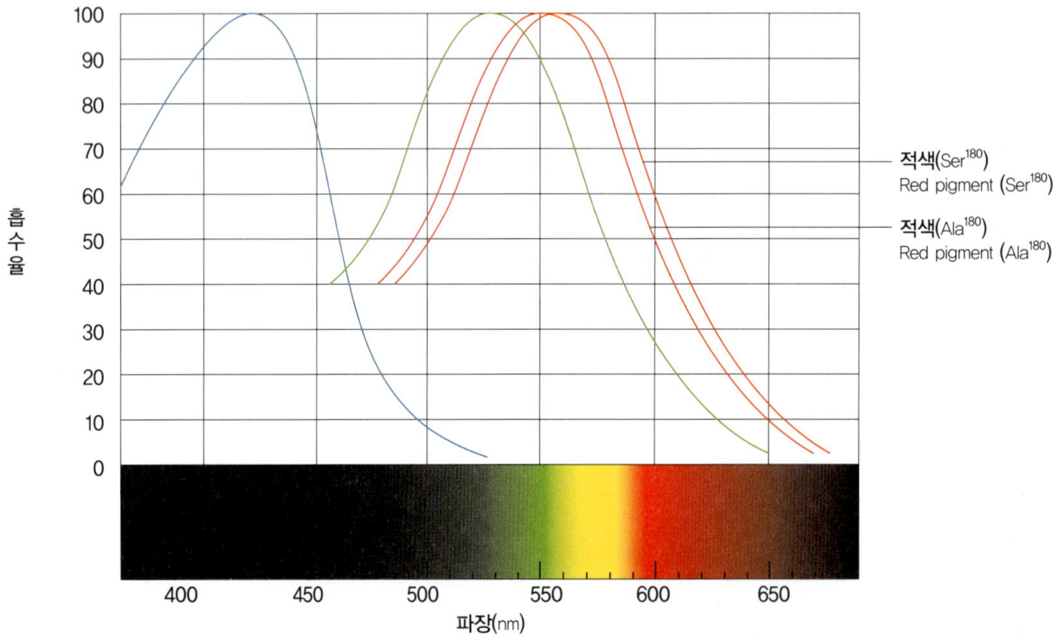

그림 13.22 빛의 파장에 따른 기본감도곡선

13.5 특수감각

학습목표 시각을 이해할 수 있다

깊이감각

삼차원의 세상에서 생존하기 위해 가장 중요한 역할을 하는 것은 깊이에 대한 지각능력이다. 망막을 통해 받은 상은 흔히 양쪽 눈에서 들어오는 정보인 두눈단서와 상대적으로 크기와 높이, 상대적인 움직임, 빛의 그림자 정보, 중첩 같은 한눈단서를 합쳐서 삼차원적인 깊이감각(depth preception)이 가능해진다. 대개 이 감각은 선천적으로 유전되는 능력인 것으로 알려져 있으며, 선천적 특성과 더불어 다양한 환경에 대한 경험이 더해져 출생 후 6개월이 지나야 나타난다.

망막에 맺히는 상의 차이인 망막불일치(retinal disparity)와 지각되는 물체의 거리에 따라 눈의 초점을 움직이는 수렴(convergence)에 의해 양쪽 눈에서 들어오는 두눈단서(양안단서, binocular cues)가 결정되며, 삼차원적 세상의 지각을 위한 중요한 정보를 제공한다(그림 13-24). 또한 한눈단서(단안단서, monocular cues)는 주변 환경과 경험을 통해 얻은 물체의 크기와 거리의 관계를 해석하는 능력을 의미하는데, 이차원의 정보를 삼차원의 정보로 변환하는 능력을 말한다.

깊이감각을 통해 높은 위치의 높이에서 뛰어내릴지에 대한 자신의 행동을 조절하게 되고, 물체의 거리를 예측하여 위험으로부터 피하게 해준다.

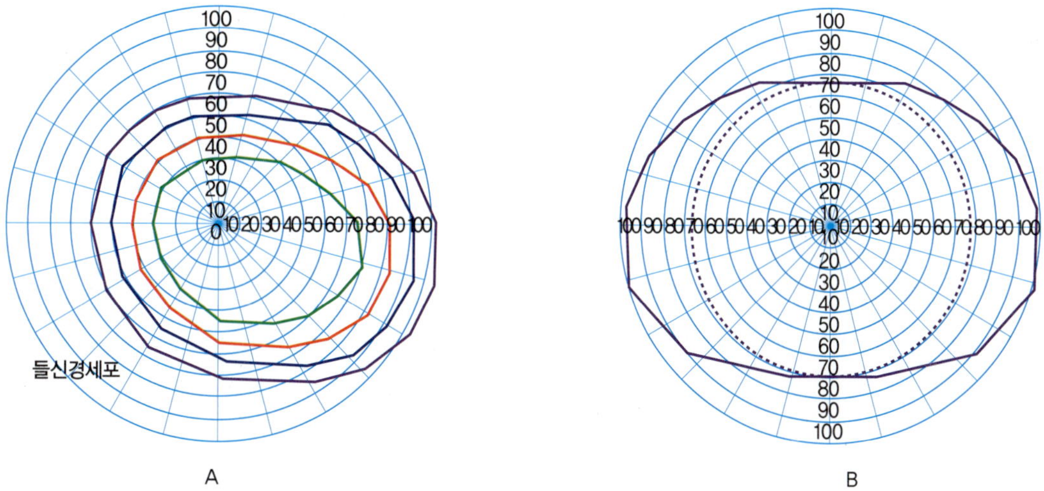

그림 13.23 **시야.** A: 오른쪽 눈, B: 두눈보기 시야

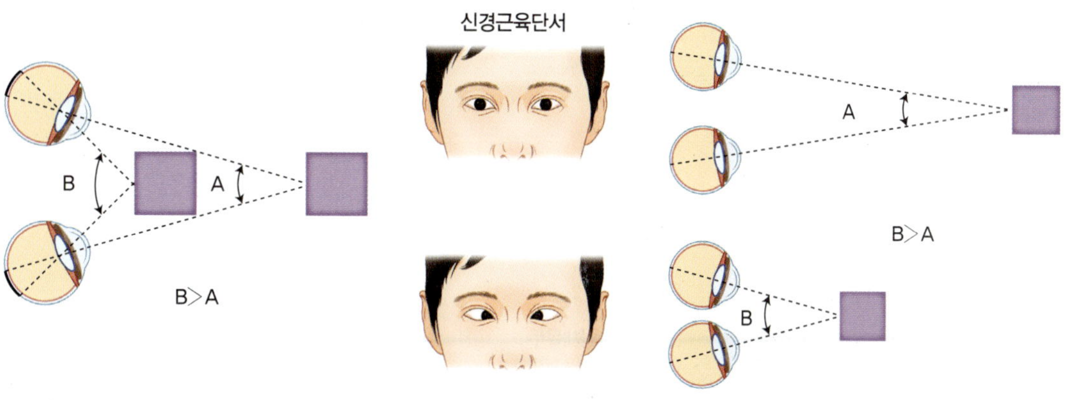

그림 13.24 **두눈단서**

13.5 특수감각

학습목표 미각과 미각수용기에 대해 알 수 있다

미각은 인간의 생존을 위한 음식섭취 및 삶의 즐거움과 행복에 관여한다.

미각은 미각수용기인 맛봉오리에 의해 수용되는 화학적 반응이다. 음식을 섭취할 것인가 거부할 것인가 결정 에 중요한 감각정보를 전달함으로 에너지를 공급하고 생존에 필수적인 역할과 동시에 삶의 질에 필수적인 감각정보를 준다.

미각수용기

맛을 감지하는 미각수용기(taste receptor)는 혀의 유두(papilla) 내 맛봉오리(taste bud)에 존재한다. 평균 10일의 수명을 가지고 있으며 바닥세포층을 통해 계속 재생된다. 혀의 표면에 있는 작은돌기를 유두라 하고, 맛봉오리 안에 미각수용기세포가 20~30개씩 모여 있는데, 맛봉오리는 미각구멍(taste pore)과 감각신경, 미각수용기세포로 구성되는 조직이다. 맛봉오리의 종류는 다음과 같다(표 13-3, 그림 13-25).

표 13.3 맛봉오리의 종류별 특징

종류	감각수용기
실모양유두(filiform papillae)	혀의 표면에 가장 많이 분포, 미각에 관여하지 않음, 음식의 촉감에 대한 감각느낌, 맛봉오리가 없음
잎새유두(foliate papillae)	혀 뒷부분의 가쪽면에 평행능선으로 형성, 2~3세경 퇴화함, 약 1,280개 정도의 맛봉오리를 가지고 있음
버섯유두(fungiform papillae)	혀의 옆면과 끝면에 주로 분포, 약 200~300개가 있으며, 약 1,600개의 맛봉오리를 가지고 있음
성곽유두(vallate papillae)	혀의 뒷부분에 V자 모양으로 배열되어 있으며, 약 7~12개의 성곽유두만 존재하며, 전체 평균 3,000개의 맛봉오리를 가지고 있음. 가장 큰 혀유두, 맛봉오리가 가장 많이 분포된 곳

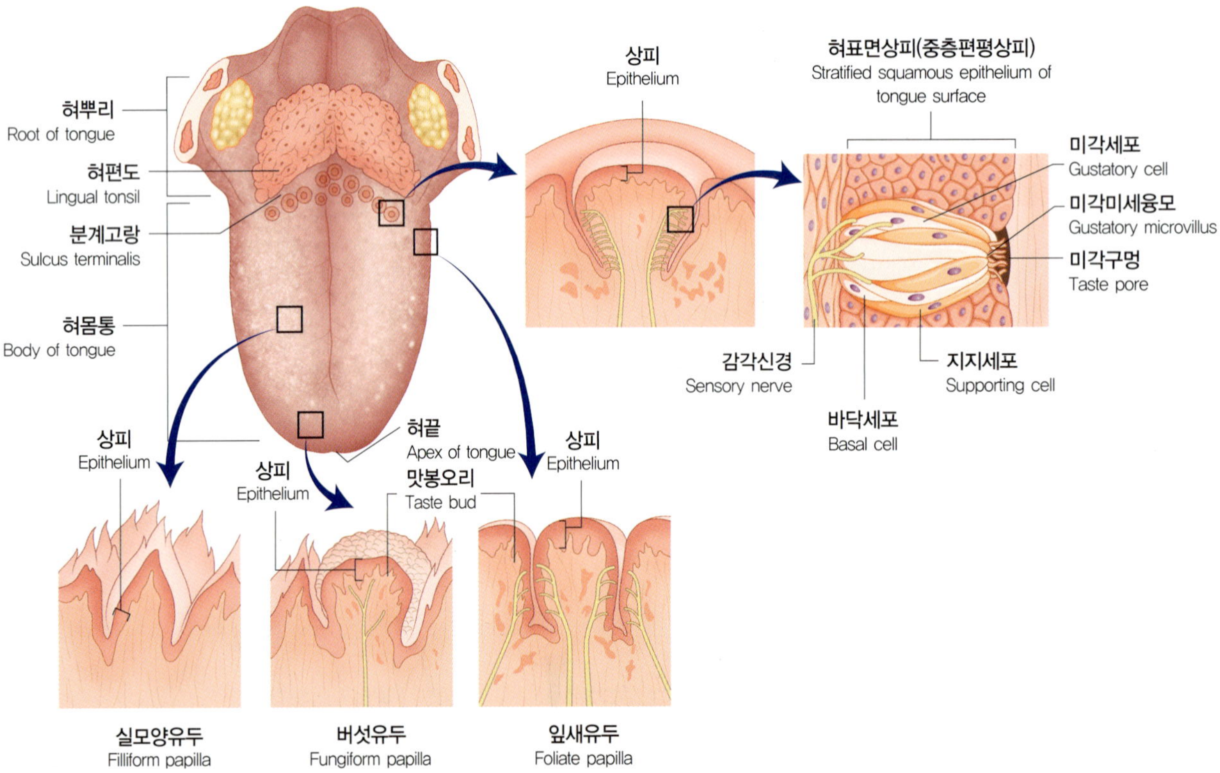

그림 13.25 미각수용기

13.5 특수감각

학습목표 미각의 전도로에 대해 알 수 있다

미각의 종류

미각수용기는 다양한 화학반응의 결과로 짠맛, 단맛, 쓴맛, 신맛 등의 제한된 감각을 유발하는데, 미각에는 단맛, 짠맛, 신맛, 쓴맛 4가지와 미각이 아닌 통각의 일부로 매운맛, 최근 일본에 의해 발견된 감칠맛(umami) 등이 포함된다. 미각수용기가 특정 맛에 대해 특별한 반응을 코딩하는 것이 아니라 특정 맛에 대해 더 민감성이 높다는 가설이 주장되고 있다. 미각은 후각에 큰 영향을 받으며, 촉감이나 색에도 영향을 받는다고 보고되었다.

미각전도로

미각수용기로 전달받은 감각은 얼굴신경(facial nerve)의 고실끈신경(chorda tympani nerve)에 의해 혀 앞 쪽 2/3에 있는 감각정보를 전달하고, 혀인두신경(glossopharyngeal nerve)에 의해 혀 뒤쪽 1/3의 감각정보를 뇌로 전달하게 된다. 또한 입천장, 인두, 후두(덮)개 등의 맛봉오리로부터 오는 감각정보는 미주신경(vagus nerve) 에 의해 전달한다. 맛 정보는 내장기관과 미각기관에서 오는 정보를 받는 숨뇌의 고립핵(nucleus of solitary tract)에 처음 중계되고, 이후 시상을 거쳐 대뇌피질의 마루엽 아래쪽과 대뇌섬(insula) 앞쪽의 일차미각피질(primary gustatory cortex)로 전달된다. 미각은 같은 쪽에서 받은 정보가 같은 쪽 뇌로 전달된다(그림 13-26).

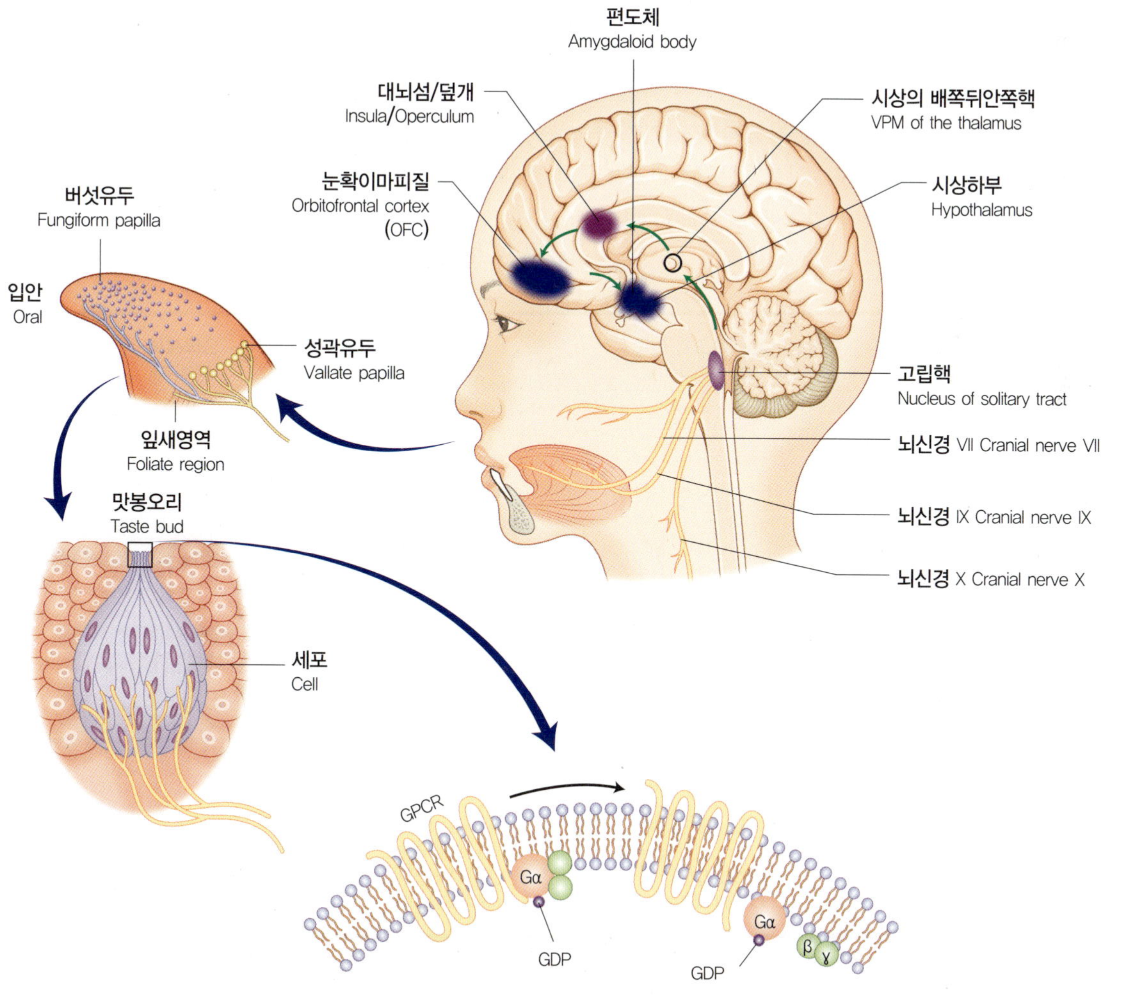

그림 13.26 미각전달로

13.5 특수감각

학습목표 후각수용기와 후각전도로에 대해 알 수 있다

외부냄새에 반응하는 감각을 후각이라 한다.

후각(olfactory sense)은 외부냄새에 반응하는 감각인데, 화학물질의 분자에 대한 화학반응으로 일어나며, 코안 점막의 후각수용기(olfactory receptor)에 활동전위가 발생하면, 후각신경을 통해 대뇌에 전달된다. 인간은 400개 이상의 후각수용기를 가지는데, 2,000~4,000 종류의 서로 다른 냄새를 맡을 수 있으나, 사람의 감각 중 가장 예민하여 쉽게 피로해진다(그림 13-27).

후각수용기

코안의 점막에는 후각상피(olfactory epithelium)가 있으며, 여기에는 냄새에 반응하는 양극세포인 후각세포(olfactory cell)가 존재하는데, 후각세포의 가지돌기는 상피표면으로 연장되어 긴 후각섬모(olfactory cilia)로 변형되어 있으며, 이는 화학분자들 과 결합하여 화학반응을 일으킨다.

후각전도로

화학자극이 코 안으로 들어오면 코의 점막샘에서 분비한 점액에 녹아 후각털과 만나게 되는데, 이때 전기적으로 흥분하게 되어 후각세포로 감각을 전달한다. 후각세포에서 나오는 축삭을 따라 벌집뼈의 체판(cribriform plate)의 구멍을 통과해 후각망울(olfactory bulb)로 들어가서 첫 번째 뇌신경인 후각신경(olfactory nerve)이 형성되는데, 이후 후각자극이 후각로(olfactory tract)를 따라서 관자엽 안쪽의 일차후각피질(primary olfactory cortex)로 이동하면서 후각정보가 지각된다. 후각은 유일하게 뇌로 유입될 때 시상을 통과하지 않는다.

후각은 뇌에 전달된 후, 감정중추에 저장되어 장기기억으로 저장되기 때문에 한번 맡은 냄새도 오랫동안 기억에 저장되어 평생기억으로 남을 수 있다. 구수하고 얼큰한 된장찌개의 냄새는 애틋한 그리움과 함께 고향의 어머니를 연상하게 한다. 이처 럼 냄새와 관련된 기억은 감정을 담당하는 편도체(amygdaloid body) 영역에 저장되어 향기에 대한 기억으로 저장된다.

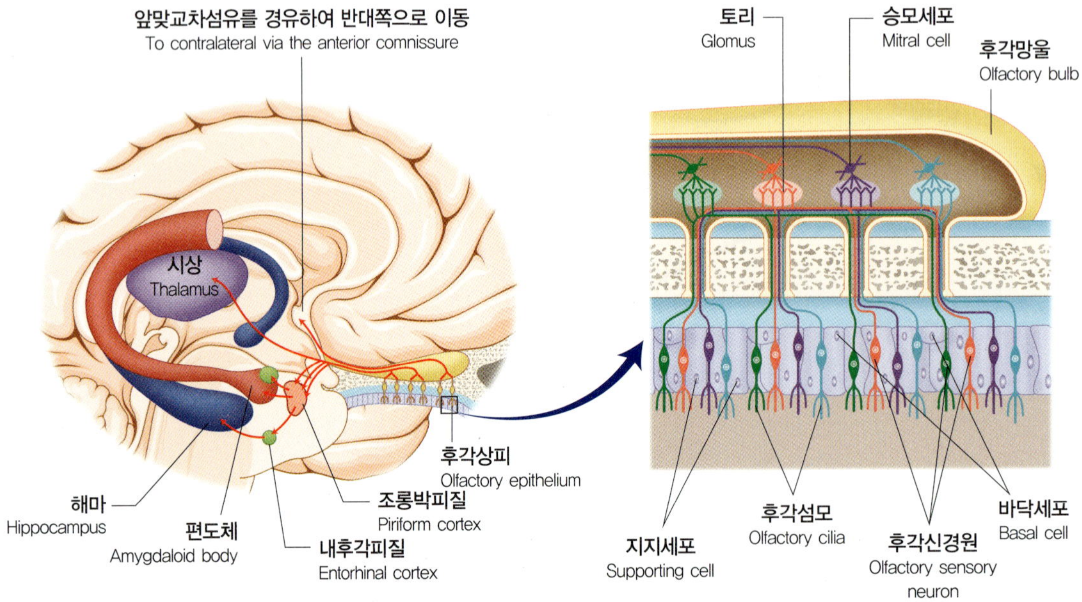

그림 13.27 후각수용기와 후각전달로

13.5 특수감각

학습목표 귀의 구조에 대해 알 수 있다

청각은 공기 중의 분자의 떨림에 의한 소리를 감지하는 감각이고, 평형감각은 머리의 움직임과 위치에 대한 정보를 알아내는 감각이다.

청각과 평형감각은 주로 귀에 의해 이루어지며, 귀는 외이, 중이, 내이로 구성된다(표 13-4, 그림 13-28). 따라서 귀의 구조를 알아보고 청각과 평형감각의 수용과정 및 전달로에 대해 알아보자.

귀의 구조

외이(바깥귀) Outer ear

공기의 진동을 모아 고막(tympanic membrane)으로 전달한다. 2~4kH 범위의 소리를 증폭한다. 고막은 소리에 의해 진동하는 얇은 막이며, 귓바퀴와 외이도, 털과 기름샘, 귀지샘 등이 분포한다.

중이(가운데귀) Middle ear

직경 약 1cm인 고막에 의해 바깥귀와 분리되며, 고실(tympanic cavity)이라는 공기로 가득 찬 통로를 의미한다. 코인두와 연결되어 대기의 압력과 고실의 압력을 동일하게 조절하는 귀관(auditory tube)과 관자뼈의 꼭지벌집으로 연결되는 고실위오목(epitympanic recess)의 2개의 통로로 나뉜다. 또한 3개의 귓속뼈(이소골, auditory ossicles)인 망치뼈(malleus), 모루뼈(incus) 그리고 인체에서 가장 작은 뼈인 등자뼈(stapes)가 있으며, 인대에 의해 고실벽에 부착되어 고막의 진동을 속귀의 안뜰창으로 진동을 전달하는 역할을 한다. 고막은 귓속뼈로 소리가 전달될 때 800~1500Hz 범위의 소리를 증폭하여 전달하고, 귓속뼈는 막미로안의 달팽이관으로 소리를 약 27dB 정도로 증폭하여 전달한다.

내이(속귀) Inner ear

청각수용기와 평형감각수용기가 있는 중요한 기관으로 형태와 구조가 복잡해 미로(labyrinth)라고 부른다. 미로 내부에는 림프가 들어 있다(그림 13-29).

표 13.4 귀의 구조와 특징

<table>
<tr><th>기능</th><th>위치</th><th colspan="2">세부 구조</th><th colspan="2">특징</th></tr>
<tr><td rowspan="13">청각과 평형감각</td><td rowspan="2">외이</td><td colspan="2">귓바퀴(outer ear)</td><td colspan="2">음파를 모아 외이도로 전달함</td></tr>
<tr><td colspan="2">외이도(external acoustic meatus)</td><td colspan="2">음파를 고막까지 전달, 3cm의 관, 털로 이물질의 진입을 막고, 귀지샘이 분비하는 귀지(ear wax)는 먼지나 곤충유입을 차단함</td></tr>
<tr><td rowspan="3">중이</td><td colspan="2">고막(tympanic membrane)</td><td colspan="2">0.1mm 정도, 바깥귀와 분리함</td></tr>
<tr><td colspan="2">고실(tympanic)</td><td colspan="2">공기로 가득 찬 공간, 고실위오목, 귀관(압력 유지)</td></tr>
<tr><td colspan="2">귓속뼈(auditory ossicles)</td><td colspan="2">고막의 진동을 증폭함, 망치뼈, 모루뼈, 등자뼈 3종으로 구성됨</td></tr>
<tr><td rowspan="8">내이</td><td rowspan="3">뼈미로(bony labyrinth)</td><td>달팽이(cochlea)</td><td colspan="2">달팽이 껍질모양, 3개의 구획인 안뜰계단, 고실계단, 달팽이관으로 분리됨</td></tr>
<tr><td>안뜰(vestibule)</td><td colspan="2">뼈미로의 중심부분</td></tr>
<tr><td>반고리뼈관
(semicicular canals)</td><td colspan="2">앞, 뒤, 가쪽 3개의 반고리뼈관으로 구성됨</td></tr>
<tr><td rowspan="4">막미로(membranous labyrinth)</td><td>달팽이관
(cochlear duct)</td><td>달팽이 내에 위치</td><td>바닥막에 청각수용기인 코르티기관이 존재, 음파를 신경흥분으로 변환하여 청각에 관여함</td></tr>
<tr><td>둥근주머니(saccule)</td><td>달팽이관 가까이에 위치</td><td rowspan="2">평형반이란 평형감각수용기에 의해 평형감각 감지, 몸의 기울기(신체의 위치와 움직임의 상태)를 소뇌로 전달시킴</td></tr>
<tr><td>타원주머니(utricle)</td><td>안뜰의 뒤쪽에 위치</td></tr>
<tr><td>반고리관
(semicircular ducts)</td><td>3개의 팽대부안에 위치</td><td>운동방향이나 회전방향을 파악함</td></tr>
</table>

13.5 특수감각

학습목표 귀의 구조에 대해 알 수 있다

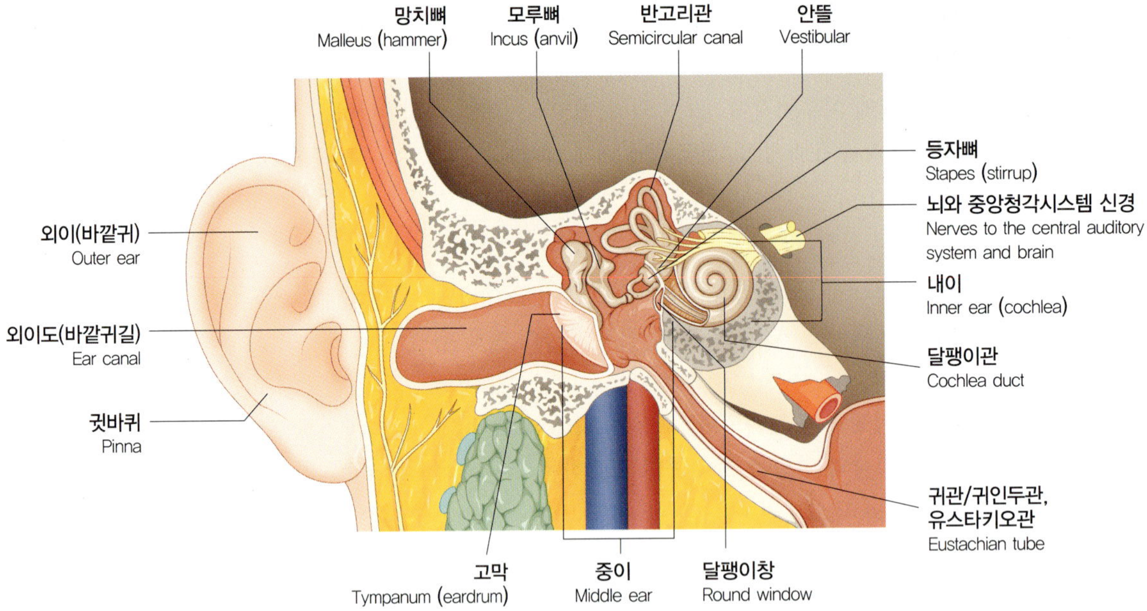

그림 13.28 **귀의 구조.** 청각과 평행감각을 담당하는 귀는 외이, 중이, 내이로 구성된다.

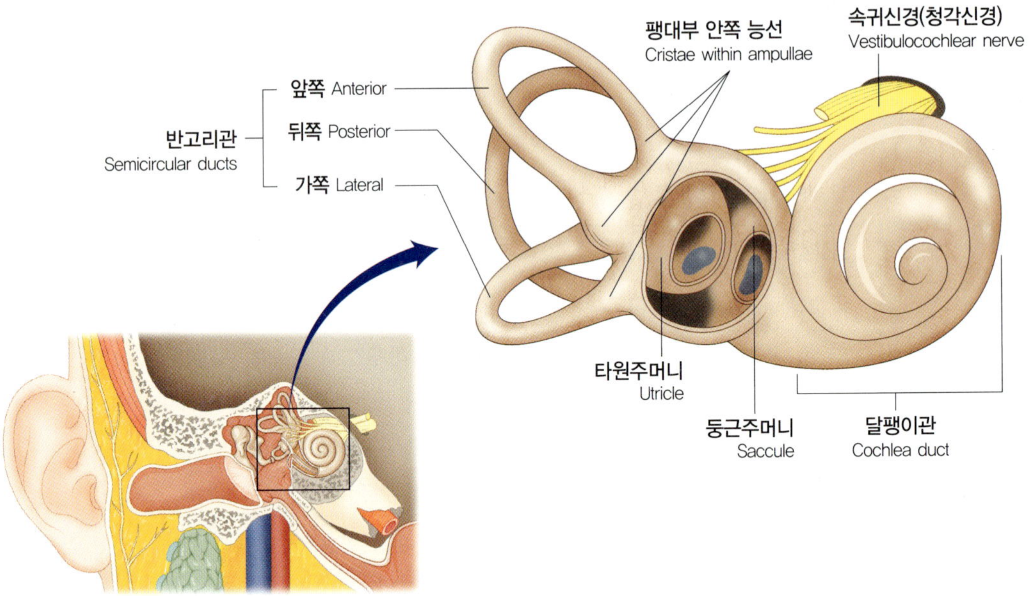

그림 13.29 **속귀의 미로구조.** 뼈미로인 달팽이, 안뜰, 반고리뼈관과 뼈미로의 내부구조인 막미로는 세 개의 반고리관, 안뜰 내의 타원주머니와 둥근주머니, 달팽이 내의 달팽이관으로 구성된다.

13.5 특수감각

학습목표 청각수용기와 청각정도로에 대해 알 수 있다

청각전도로

- **청각수용기** Auditory receptor (코르티기관)

달팽이관 바닥막(basilar membrane)에는 음파를 뇌가 이해할 수 있는 형태의 신경흥분으로 변환하는 특수감각상피인 코르티기관(organ of Corti)이 있다. 이탈리아의 해부학자인 알폰소 코르티(Alfonso Corti)의 이름에서 유래하였는데, 구조 안에는 털세포들이 존재한다. 3,500개의 안쪽털세포(inner hair cell)는 1열로 배치되어 있고, 약 12,000개 이상의 바깥털세포(outer hair cell)는 3열로 배열되어 있는데, 덮개막(tectorial membrane)에 덮여 보호받는다. 소리가 들리면 안쪽털세포에서 주로 전기자극을 생성하여 달팽이신경으로 전달하며, 바깥털세포는 다른 진동수에 달팽이의 반응을 조율해서 안쪽털세포의 신경흥분을 돕는 역할을 한다(그림 13-30).

- **청각전달**

코르티기관(organ of Corti)의 털세포의 신경흥분은 달팽이신경으로 전달되고 이는 안뜰신경(vestibular nerve)과 합쳐져 속귀신경(청각신경, auditory nerve/vestibulocochlear nerve)을 형성한 다음 뇌줄기의 달팽이핵(vestibular nucleus)과 중(간)뇌의 아래둔덕으로 신호를 보낸다. 아래둔덕으로 간 신호는 다시 시상을 통해 대뇌의 청각피질로 전달되어 인지된다.

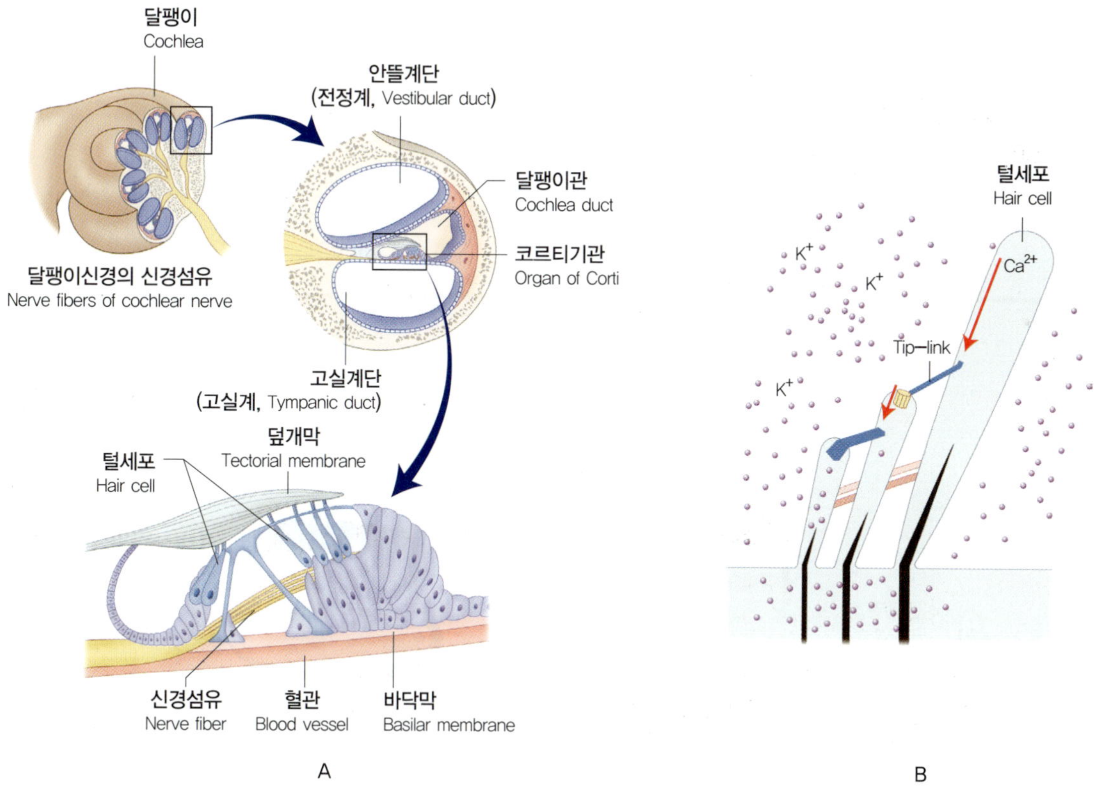

A B

그림 13.30 **코르티기관.** A: 음파는 바닥막과 덮개막을 상하로 진동시키는데, 이는 털세포의 섬모를 휘어지게 만든다. 바깥털세포의 섬모 끝은 덮개막과 닿아있어서 진동시 섬모가 휘며, 안쪽털세포의 섬모는 덮개막과 닿아있지는 않지만, 바닥막과 덮개막의 움직임이 달팽이관 내부의 림프액을 흐르게 만들어 섬유를 휘게 만든다. B: 털세포들은 그림의 tip-link라는 팽팽한 연결섬유들로 이어져 있는데, 섬모들이 긴 섬모쪽으로 기울어지면 더 팽팽해지는 경향이 있다. 보통 림프액안 에는 칼륨(K+)이 풍부한데, 소리진동에 의해 털세포의 섬모가 굽으면 이온통로가 열려서 섬모로 유입되는 양이온의 양이 많아져서 탈분극을 일으키고, 이는 청각의 수용체전위(recepter potential)를 발생시켜 활동전위를 일으킨다.

특수감각

학습목표 평형감각과 전도로에 대해 알 수 있다

평형감각전도로

- **평형감각전달.** 안뜰 내 두 개의 막주머니인 타원주머니는 수평방향의 움직임을, 둥근주머니는 수직방향의 움직임을 감지하는데, 내부에 특수한 감각세포의 모임인 평형반(macula)을 가지고 있다. 몸을 앞으로 기울거나 옆으로 기울었을 때 중력에 의해 평형반 안의 평형모래(평형사, statoconia)의 움직임이 발생하고 무게에 의해 압박을 받은 털세포(hair cell)의 섬모(cilia)를 구부러지게 하여 방향에 대한 정보를 감지하면, 이 자극을 소뇌로 전달하는 역할을 한다(그림 13-31).

반고리관은 내부에 림프액이 채워져 서로 직각을 이룬 세 개의 고리를 통해 모든 방향의 기울기를 인지하는데, 특히 그 위치에 따라 앞반고리관은 수직회전가속도를 인지, 가쪽반고리관은 수평회전가속도, 뒤반고리관은 수직회전가속도를 인지하여 회전감각과 가속도를 전달한다. 세 개의 관 근처에는 팽대부(ampullar)라는 장소가 있고, 이 안에는 젤라틴으로 둘러싸인 마루(cupula)가 있는데, 팽대능선 안에 존재하는 털세포(hair cell)는 움직임의 방향을 감지하는 감각수용기이다. 자극은 안뜰신경(vestibular nerve)을 거쳐 속귀신경으로 합쳐져 뇌로 전달된다(그림 13-32).

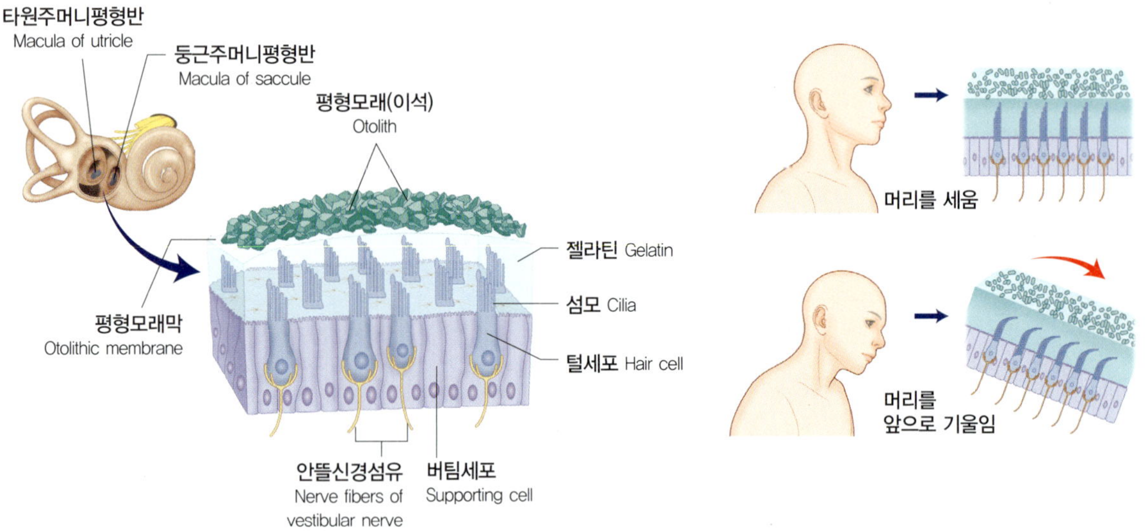

그림 13.31 타원주머니와 둥근주머니의 작용

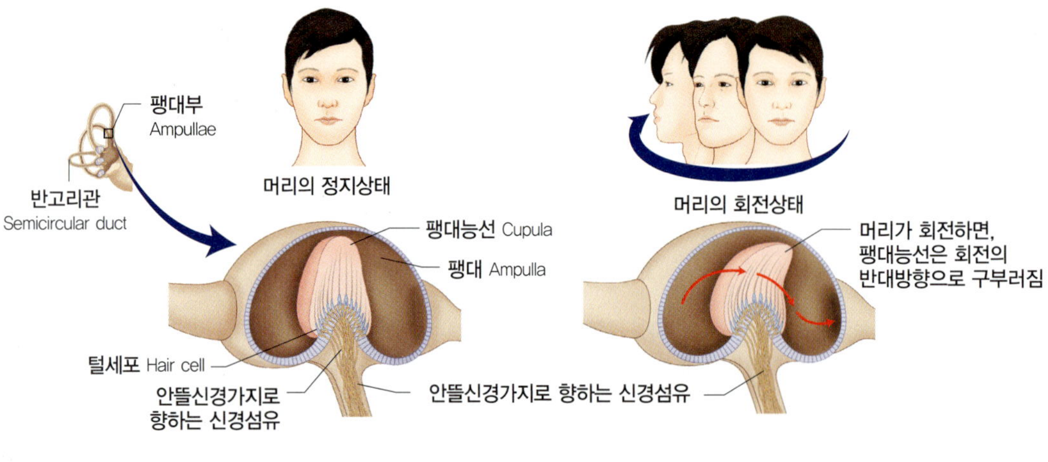

그림 13.32 **반고리관과 팽대부의 작용.** 반고리관의 부풀어진 팽대부에는 마루가 존재하는데, 회전운동의 가속감각을 인지한다. 원뿔모양의 구조로 이루어져 털세포 위에 존재하는데, 몸이 기울어지면 털세포의 기울어지는 정도로 자극을 감지하여 운동방향이나 회전방향을 뇌로 전달한다.

심화학습 Advanced Learning

우리가 맛을 느끼는 과정은 어떻게 일어날까?

미각을 느끼는 수용체는 침에 녹은 화화적 분자에 반응하는 미각수용기세포(taste recepter cells)로 혀의 표면 가까이에 있는 첨단부(apical end)라고 불리는 미각수용기의 작은 막부분이다. 미각수용기세포는 미각구멍(taste pore)이라는 구멍을 통해서 입안의 음식물을 인지하게 된다. 미각수용기세포 말단에는 미세융모(microvilli)가 뻗어있는데, 미세융모에서 전달된 감각은 맛봉오리(taste bud)의 바닥근처에서 축삭의 말단부와 연접을 이루고 음식물에 의해 활성화되면 막전위(membrane potential)의 변화로 전압의 변화를 가져와 수용체전위(receptor potential)를 발생시키고 활동전위를 전달하게 된다.

혀의 각 부분의 맛봉오리들은 구조적으로는 비슷하나 기본 미각에 대한 감수성은 모두 다르다. 혀의 끝부분은 단맛, 앞부분은 짠맛, 옆 부분은 신맛, 뒤부분은 쓴맛에 민감하지만 그 구분은 불명확하며, 섬세한 감각인 만큼 구강 염증, 흡연, 바이러스감염 등 수용기의 감수성을 낮추어 미각 감퇴를 초래한다.

짠맛은 혀의 전체 면에서 잘 느껴지는데, 염분이 수용체에서 이온화하여 Na^+가 수용기로 확산되어 탈분극이 일어난다. 신맛은 보통 산미로 표현되는데, 보통 수소이온의 미각을 표현한다. H^+이 H^+에 민감한 이온통로를 통과하여 H^+이 K^+이온통로를 막음으로 탈분극이 발생한다. 또한 단맛은 설탕이나 꿀 등의 음식에서 느끼는 맛의 하나로 감미라고 표현한다. 단맛을 제 외한 나머지 맛은 농도가 일정 값을 넘으면 쾌감에서 불쾌감으로 질적 변화를 보이게 되는데, 단맛만 농도에 상관없이 쾌감을 유지한다. 단맛은 수용체(CPCR)에 결합하여 G-protein을 활성화하여 cAMP를 생성하고 K^+ 통로를 막는다. 쓴맛은 주로 혀 의 안쪽 부분에서 느끼며 일반적으로 물에 녹지 않지만 맛을 느끼는 시간이 길고, 또 맛이 오래남아 가시지 않는 특징을 가지고 있다. 쓴맛은 수용체에 결합하여 G-protein을 활성화하여 IP_3 생성하면 소포체막의 Ca^{2+} 이온을 열어 Ca^{2+} 방출하여 쓴맛을 전달하는 과정으로 일어난다.

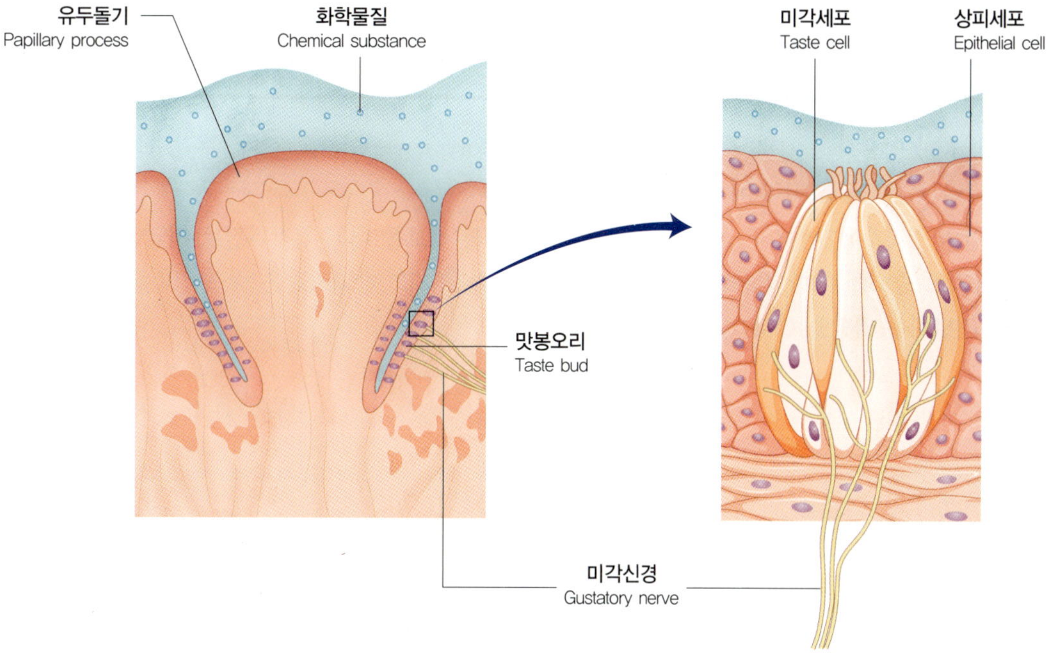

그림 13.33 미각의 감지

요약정리 및 문제 Summing-up & Test

1. 인체의 감각은 일반감각(general sense)와 특수감각(special sense)으로 나뉜다.
2. 일반감각은 수용기의 분포에 따라 몸감각(somatic sense)과 내장감각(visceral sense)으로 구분되어진다. 몸감각은 다시 피부감각(cutaneous sense)과 고유감각(proprioception)으로 나뉜다.
   1) 몸감각 중 피부의 기계적 자극을 감지하는 감각을 (   )감각이라 하고, 신체의 움직임이나 위치, 자세감각을 감지하는 감각을 (   )감각이라고 한다.
   2) 촉각과 압각을 담당하는 수용기 중 신체에서 광범위하게 분포하여 통증, 온도감각, 가려움을 전달하는 감각수용기를 자유신경종말(free nerve ending)이라고 한다. 이는 자극강도가 강해지면 통각수용기(nociceptor)로 활동하여 통증을 활성화하는 역할도 담당한다.
   3) 고유감각 중 근육의 변화에 대한 정보를 뇌에 제공하고, 더 강한 수축을 유발해서 자세유지를 돕는 속도와 근육 길이에 민감한 수용체는 (   )이다.
   4) 무리한 근육수축으로 인한 부상을 방지하고 근육을 보호하는 아래의 수용체는 (   )이다.
   5) 내장감각은 수용체가 치밀하지 않아 명확한 부위를 알 수 없으며, 내장통증(visceral pain)과 연관통증(reffered pain)으로 나뉜다. 자유신경종말, 화학수용체, 혈장삼투압이나 혈당변화에 반응하는 수용체, 파치니소체 등의 수용체가 있다.
3. 특수감각은 시각, 미각, 후각, 청각 및 평형감각 같은 구조가 특별하고 복잡하며 인체 특별한 위치에 존재하는 수용체에 의해 감지되는 감각으로 외부환경에 대한 정보를 제공한다.
   1) 시각(vision)은 외부세계의 인지 및 사물의 형태나 움직임, 색깔의 정보를 제공하여 시각을 형성하는데, 카메라의 구조와 유사한 눈에 의해 가능하다.
   2) (   )은 인간의 생존을 위한 음식섭취 및 삶의 즐거움과 행복에 관여하는데, 수용기로는 혀의 유두(papilla) 내의 맛봉오리(taste bud) 안의 미각수용기가 대표적이다.
   3) 외부냄새에 반응하여 감각을 기억해두는 감각을 후각(olfactory sense)이라고 한다. 후각수용기는 벌집뼈의 체판에 존재하며 자극을 후각신경을 따라 뇌로 전달된다.
   4) 청각은 속귀안의 청각수용기인 (   )이 담당하며 음파의 정보를 대뇌 청각피질로 전달한다. (   )는 평형감각수용기로 중력에 대한 작용에 반응하여 움직임을 감지하고, 반고리관은 림프액의 움직임을 통해 회전감각과 가속도를 전달하는 역할을 한다.

해답

2. 1) 피부, 고유 3) 근육방추 4) 골지힘줄기관 3. 2) 미각 4) 코르티기관, 둥근주머니와 타원주머니

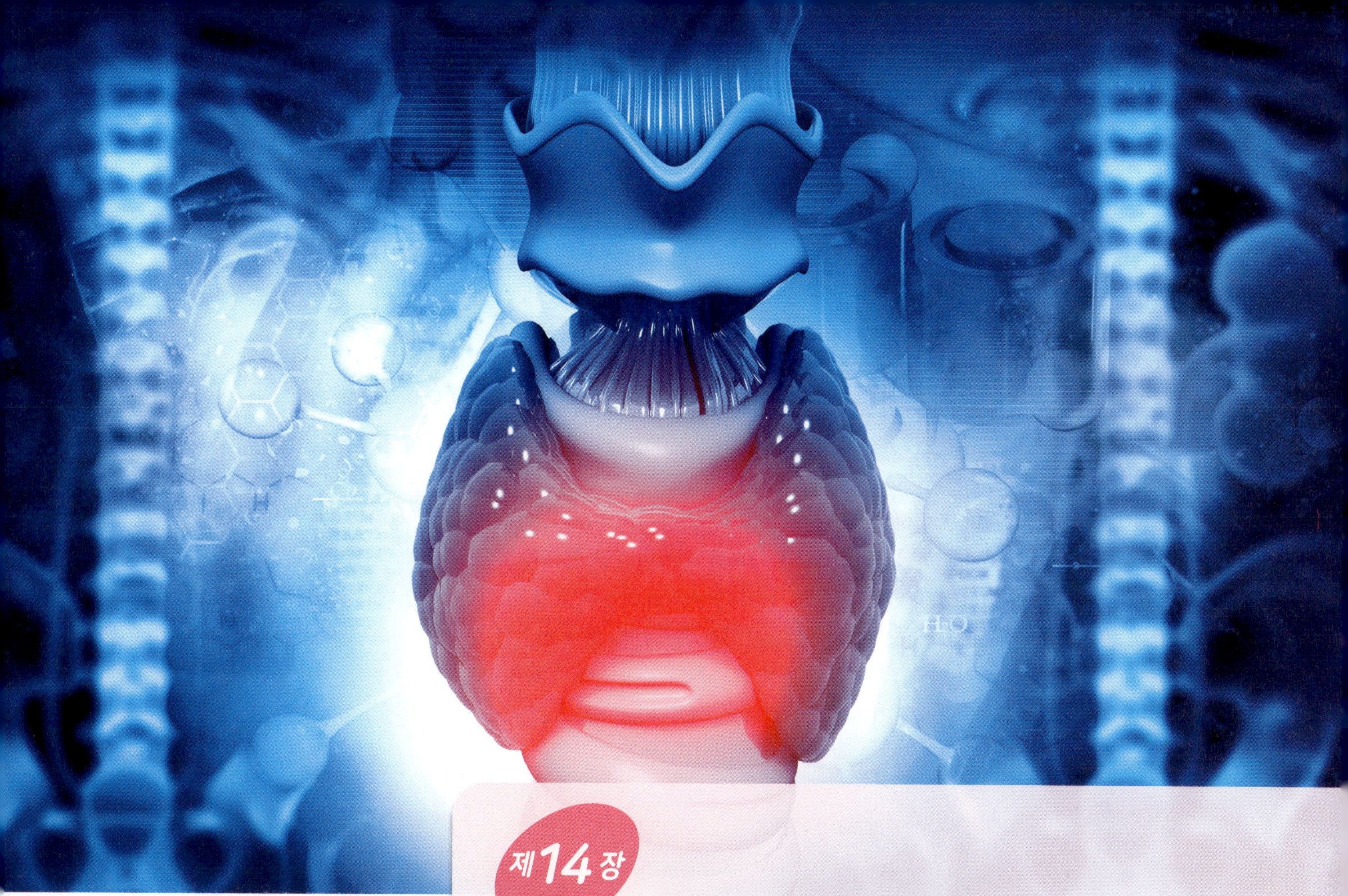

제 14 장

내분비생리

PHYSIOLOGY

14.1 내분비계의 항상성 조절

학습목표 내분비계에 대해 이해할 수 있다

내분비계는 항상성을 조절하는 중요한 기관계이다.

내분비(endocrine)란 신호를 전달하는 기관(또는 세포)이 표적세포의 조절을 위해 혈액 중으로 호르몬을 분비하는 과정을 의미한다. 내분비계(endocrine system)에서 화학전령(화학적 신호전달물질, chemical messenger)인 화학물질(리간드, ligand)을 통칭해서 호르몬(hormone)이라고 부르는데, 이를 분비하는 샘(gland)을 내분비샘(endocrine gland)이라고 한다. 이들이 분비하는 각각의 호르몬에 반응하는 세포를 표적세포(target cell)라 하고, 각 표적세포마다 호르몬과 결합하는 특수한 수용체(receptor)를 가지고 있다(그림 14-1, 14-2).

한 개의 호르몬이 한 개의 표적세포를 조절할 수도 있고 동시에 여러 기관을 조절하여 인체의 대사를 변화시킬 수도 있다. 만약 신호전달과 표적이 되는 세포가 서로 밀접하게 위치한다면 혈류의 도움을 받지 않고 단순확산 과정을 통해 조절하게 되는데, 이를 주변분비(paracrine)라 하고, 자기 자신이 표적기관일 경우 자가분비(autocrine)라고 한다. 그 외의 대부분의 먼 거리에 위치하는 표적세포를 조절하게 되는 경우 호르몬을 혈액 안으로 분비하여 조절한다.

이처럼 내분비계는 몸의 항상성을 유지하기 위해 호르몬의 일정 농도를 유지하여 각종 대사와 세포 간의 소통, 생식 등의 중요한 조절자 역할을 하며, 생리적 기능을 조정한다.

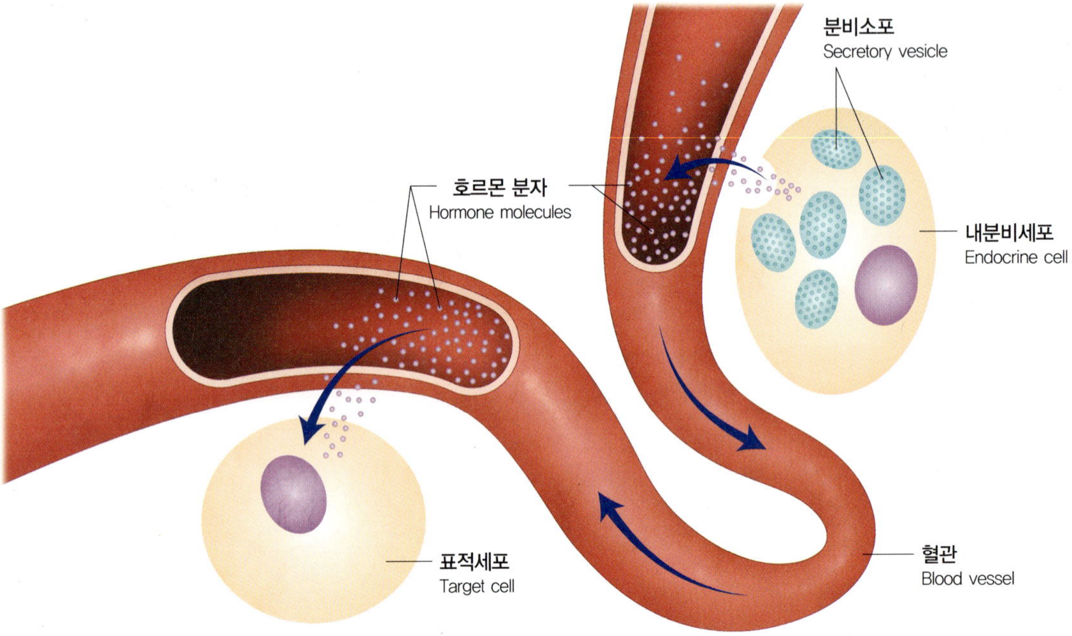

그림 14.1 **호르몬과 표적세포.** 내분비샘에서 생성된 호르몬은 화학적 신호의 역할을 하는데. 내분비세포에서 혈관으로 직접 분비된 호르몬 분자가 순환계를 이동해 표적세포와 결합하여 작용한다.

14.1 내분비계의 항상성 조절

학습목표 내분비계에 대해 이해할 수 있다

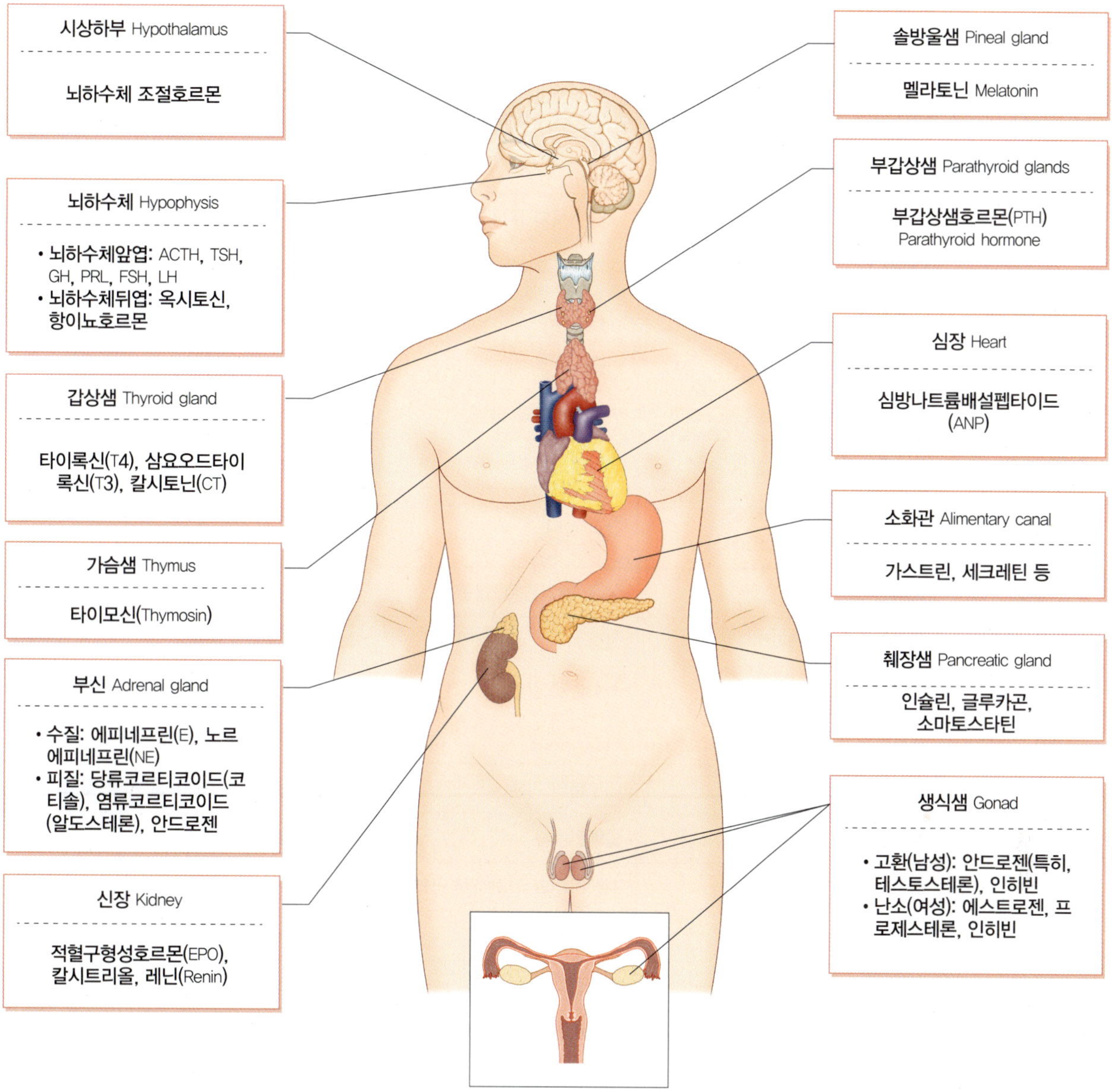

그림 14.2 주요 내분비기관과 분비호르몬의 종류

14.1 내분비계의 항상성 조절

학습목표 내분비샘에 대해 이해할 수 있다

내분비샘은 내분비계를 구성하는 가장 중요한 구조이다.

내분비계를 구성하는 가장 중요한 것은 내분비샘(endocrine gland)이다. 12개 이상의 주요한 샘으로 구성되는데, 내분비샘의 가장 인접한 곳에 혈관이 존재하여 직접 접촉하고 있다. 신체의 다양한 곳에서 화학적으로 다른 형태의 호르몬을 분비하지만, 기능적으로 항상성을 위해 상호작용을 한다고 볼 수 있다(표 14-1).

표 14.1 내분비샘의 종류와 기능

종류	호르몬	1차 표적기관	기능
췌장 (랑게르한스섬)	인슐린	대부분의 기관	포도당의 흡수, 당원 및 지방합성 촉진
	글루카곤	간과 지방조직	당원 및 지방분해 촉진
간	소마토메딘	연골	성장 촉진, 세포 분열
난소	에스트라디올17β와 프로제스테론	여성생식기와 젖샘	여성의 2차 성징 촉진, 구조 유지
고환(정세관)	테스토스테론	전립샘, 정낭 등	남성의 2차 성징 촉진 및 정자발생 촉진
부신피질	당류코르티코이드(코티솔) 염류코르티코이드(알도스테론)	간과 신장	포도당 대사 조절 Na^+ 보유와 K^+ 배설 촉진
부신수질	에피네프린	심장, 세기관지, 혈관	아드레날린 작용 촉진
심장	심방나트륨배설펩타이드	신장	Na^+와 물의 배설 촉진
시상하부	분비 자극 및 억제호르몬	뇌하수체 앞엽	뇌하수체 앞엽 호르몬 조절
소장	세크레틴과 콜레시스토키닌	위, 간, 췌장	위 운동억제와 담즙 및 췌장액 분비 촉진
갑상샘	타이록신과 삼요오드타이로닌	대부분의 기관	성장발달 촉진, 기초대사율 자극 및 조절
	칼시토닌	혈액안	혈액의 Ca^{2+} 농도 조절
솔방울샘	멜라토닌	시상하부와 뇌하수체 앞엽	생활리듬 조절, 사춘기의 시작 조절
위	가스트린	위	위산분비 촉진
가슴샘	타이모신	림프절	백혈구 생성 자극
뇌하수체 앞엽	자극 호르몬	내분비샘 및 작용 기관	표적기관 성장
뇌하수체 뒤엽	옥시토신 항이뇨호르몬	자궁과 젖샘 신장과 혈관	자궁수축과 젖샘분비 촉진 물 보유와 혈관수축 촉진

이해상자

호르몬이 표적세포에만 작용하는 것이 가능한가?

가능하다. 열쇠와 자물쇠의 작용(interaction of a key and a lock)이라 하고, 특정호르몬에 반응하는 표적세포는 특이적인 수용체단백질을 가지고 있어서 서로 결합하고 선택하여 상호작용을 한다. 만약, 호르몬이 표적세포가 아닌 세포로 들어가면 세포 내에서 분해되거나 불활성되어 노폐물로 방출된다. 즉, 세포 내에서 단백질호르몬은 용해소체(lysosome)에 의해 용해되고, 스테로이드 호르몬은 글루큐론산(glucuronic acid)이나 황산염(sulfate) 등의 친수성 분자를 첨가(conjugation)하여 노폐물로 방출된다. 표적세포 내 호르몬이 결합하는 수용체단백질의 위치는 호르몬의 화학적 특성에 따라 달라지는데, 친지질성 호르몬(스테로이드와 타이록신)은 세포 내에 위치하며, 수용성 호르몬은 막 표면에 위치하고 있다. 동일한 호르몬이 다양한 표적세포와 결합할 수 있는데, 세포가 다르면 다른 반응으로 나타날 수 있다.

14.1 내분비계의 항상성 조절

학습목표 내분비샘과 외분비샘의 특징을 이해할 수 있다

내분비샘과 외분비샘의 차이는 구조와 분비형태이다.

내분비샘(endocrine gland)은 대개 직선 또는 꼬여진 모양으로 배열된 샘세포의 집단이거나 얇은 층판 모양의 형태로 되어 있는데, 분비관이 없고 혈관 벽이 두꺼운 특징이 있으며, 모세혈관을 통해 호르몬을 분비한다. 반면에 외분비샘(exocrine gland)은 침, 땀, 점액 등의 분비와 관련 있는데, 깊숙한 곳의 세포들이 분비기능을 갖게 될 때 분비물을 긴 관(duct)을 통해 몸의 표면(땀샘)이나 소화기관내(소화샘) 등의 외부로 분비하는 특징이 있다(그림 14-3). 두 구조와 분비형태는 다르지만 각각의 구조는 음성되먹임기전(negative feedback) 에 의해 조절되며 항상성 유지에 중요한 역할을 담당한다.

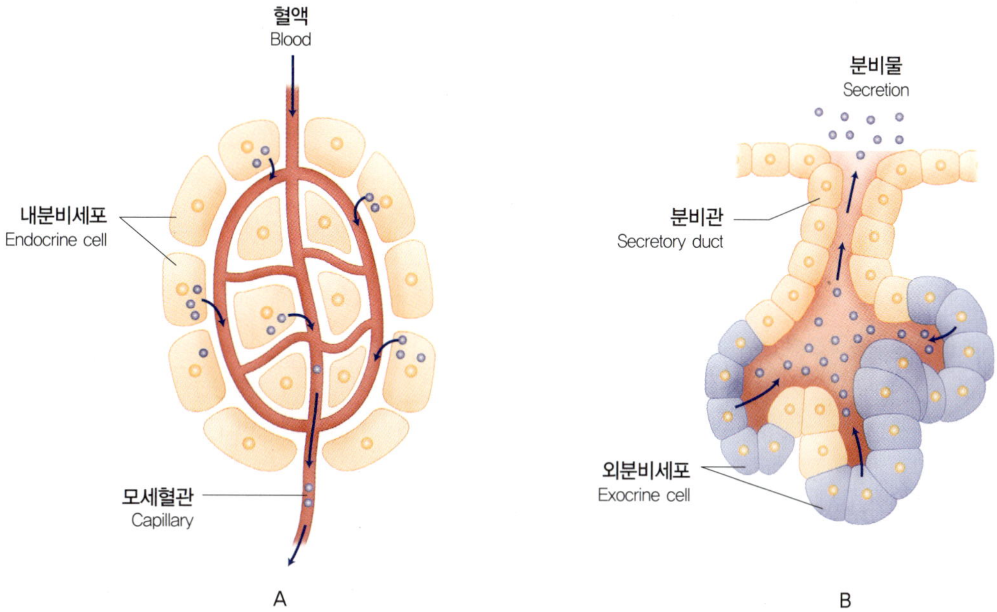

그림 14.3 **분비샘.** A: 내분비샘, B: 외분비샘

이해상자

화학 전령(chemical messenger)인 화학물질(리간드, ligand)은 무엇인가?

생화학 용어로 세포 간 소통(cell-to-cell communication)을 위해 작용하는 물질을 의미하며, 작용 시 세포막의 수용체(receptor)와 결합하여 일련의 연속되는 변화를 일으켜 세포간의 화학적 신호전달(signal transduction)을 일으키는 물질을 통칭해서 말한다. 효소, 호르몬 등이 그 예이며, 화학물질의 농도와 세포막에 존재하는 수용체의 수에 비례하여 표적기관의 반응이 달라지는데 특정물질을 세포 안으로 들어오게 하거나 나가게 명령하며 분열을 지시한다.

이해상자

내분비계와 신경계의 차이는 무엇인가?

내분비계와 신경계는 인체의 항상성을 조절하는 주요조절계이다. 둘은 서로에게 영향을 미치며 상호의존적인 작용을 한다. 내분비계의 조절은 신경계 조절과 기본적으로는 유사하지만, 정보전달속도, 부위 등의 몇 가지 면에서 차이점을 보인다.

구분	전달매체	전달속도	전달물질	지속시간	적용범위	특징
신경계	신경세포	매우 빠른 속도	신경전달물질	빨리 사라짐	좁음	특정방향 진행
내분비계	혈액	비교적 느린 속도	호르몬	오래 지속됨	넓음	표적기관 작용

14.2 호르몬의 분류

학습목표 호르몬의 분류에 대해 이해할 수 있다

내분비샘에서 분비되는 호르몬은 몇 개의 화학군으로 분류할 수 있다.

호르몬(hormone)은 아미노산(amino acid)에서 기원한 펩타이드호르몬과 단백질호르몬 그리고 아민호르몬(amine hormone)과 콜레스테롤에서 유래한 스테로이드호르몬(steroid hormone)으로 크게 구별된다.

아민(amine)은 아미노산인 타이로신(tyrosine)과 트립토판(tryptophan) 등에서 유래하여 갑상샘, 부신수질, 솔방울샘 등에서 분비하는 호르몬을 생산한다. 펩타이드(peptide)는 두 개 이상의 아미노산이 결합한 형태로 100개 이하의 아미노산이 결합한 폴리펩타이드(polypeptide)호르몬인 항이뇨호르몬, 옥시토신, 소마토스테인 등의 호르몬이 있으며, 100개 이상의 아미노산이 결합한 단백질(protein)호르몬인 성장호르몬, 프로락틴 등이 있다(표 14-2).

또한 표적세포는 작용에 따라 극성인 세포막을 통과할 수 없는 수용성 호르몬(water soluble hormone)과 비극성인 불용성 호르몬(insoluble hormone)으로 나눌 수 있다. 비극성인 불용성 호르몬은 일반적으로 지질에 잘 녹아서 지용성(liposoluble)이며, 표적세포막을 쉽게 통과하여 작용한다. 일반적으로 스테로이드호르몬(steroid hormone)과 갑상샘호르몬(thyroid hormone)인 타이록신(thyroxine) 등이 여기에 속한다. 갑상샘호르몬은 아민계 호르몬으로 스테로이드호르몬은 아니지만, 두 분자의 아미노산인 타이로신(tyrosine)으로 구성된 유도체로 비교적 스테로이드와 특징이 비슷하여 빠른 작용을 한다(그림 14-4).

표 14.2 화학구조에 따른 호르몬의 분류

형태	전구물질	호르몬
단백질	아미노산	부갑상샘호르몬, 성장호르몬, 프로락틴 등
폴리펩타이드	아미노산	항이뇨호르몬, 옥시토신, 소마토스테인 등
아민	아미노산	노르에피네프린, 에피네프린 등
당단백질	단백질	난포자극호르몬, 항체호르몬, 갑상샘자극호르몬 등
스테로이드	콜레스테롤	에스트로젠, 프로제스테론, 테스토스테론, 알도스테론, 코티솔, 안드로젠 등

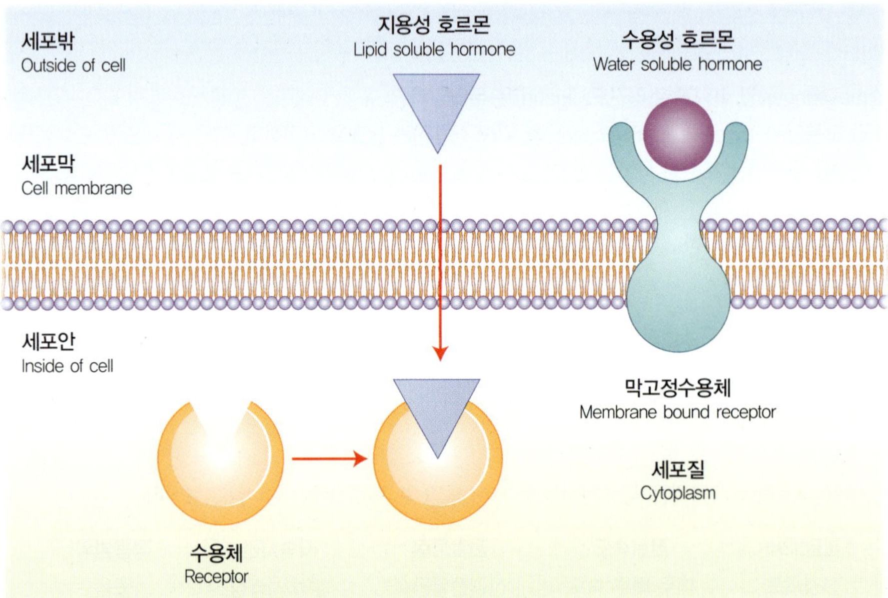

그림 14.4 수용성 호르몬과 지용성 호르몬

14.3 호르몬의 작용기전

학습목표 호르몬의 작용에 대해 이해할 수 있다

수용성과 지용성 호르몬의 작용기전은 서로 다르다.

앞서 설명한 것처럼 호르몬과 반응하는 표적세포는 그 호르몬과 결합하는 특정 수용체(receptor)를 가지고 있다. 따라서 수용체가 없는 세포는 반응하지 않는다. 그러므로 호르몬과 결합하는 수용체의 특징과 종류가 호르몬의 작용에 매우 중요한 역할을 한다고 볼 수 있다.

호르몬의 작용은 크게 두 가지로 요약할 수 있는데, 첫째, 수용성 호르몬(water soluble hormone)은 세포막을 통과할 수 없기 때문에 세포막에 존재하는 수용체와 결합한 후, 다양한 전령(전달자, messenger)을 이용해서 기능과 활동을 조절한다. 두 번째 지용성 호르몬(lipid soluble hormone)은 표적세포막을 쉽게 통과할 수 있기 때문에 세포막의 수용체가 아닌 세포질에 있는 수용체와 결합한 후, 다시 핵으로 들어가거나 핵의 수용체와 직접 결합하여 유전자에 직접적인 영향을 미친다.

수용성 호르몬은 세포막을 통과할 수 없다.

혈액을 통해 이동한 수용성 호르몬은 극성이기 때문에 세포막에 막혀 세포 안으로 통과할 수 없다. 그러므로 수용성 호르몬의 수용체는 일반적으로 세포막에 존재하는 막단백질로 구성되어 세포막의 표면에 위치하고 있다. 세포막의 수용체와 호르몬이 결합하면 세포 내부의 특정 신호전달체계가 연속적으로 활성화되어 화학전령(리간드)의 역할을 대신하여 세포의 생리적 작용을 촉진시킨다.

수용성 호르몬의 활성화 순서는 다음과 같다(표 14-3, 그림 14-5).

표 14.3 수용성 호르몬의 신호전달과정 요약

구분	역할	기능
수용성 호르몬 ⇩	일차전령 (first messenger)	화학전령(리간드)으로 불리는 외부의 신호전달자
		세포 외부에서 생성된 물질
		아드레날린, 인슐린, 가스트린, 성장호르몬, 칼시토닌 등
수용체(receptor) ⇩	일차전령이 결합하는 세포막 단백질	화학전령(리간드, 일차전령) 결합 부착부(binding site) 존재, 신호의 수용(reception)을 담당 어떤 물질과 연결되어 있는가의 유무에 따라 구분되어짐
		이온통로와 연결된 이온통로연결수용체(ion channel linked receptor)는 빠른 신호전달체계이며 화학전령의 결합 시 개폐됨
		G단백질과 연결된 G단백연결수용체(G protein linked receptor)는 G단백질 소단위의 활성으로 일차전령이 결합될 때 세포 속의 효소가 활성화되어 이차전령을 활성화시킴
		타이로신키나아제(tyrosine kinase)와 같은 효소연결수용체(enzyme linked receptor)는 일차전령이 수용체와 결합 시 수용체의 효소부위를 직접 활성화시킴
반응계의 활성화 (activation of respons system) ⇩	이차전령 (second messenger)	세포 속에 화학전령(리간드, 일차전령)을 대신하는 물질을 의미, 세포내 신호전달
		cAMP, cGMP, IP_3, DAG, Ca^{2+} 등이 있음
		세포의 다양한 기능을 조절하는 반응계를 활성화시켜 효소(protein kinase)와 효소에 의해 활성화되는 인산화(phosphorylation) 과정 발생
반응(response)	생리적 효과 발생	세포 내 분비작용이나 수축 등의 표적세포 활성화를 통한 생리적 효과를 발생시킴

14.3 호르몬의 작용기전

학습목표 호르몬의 작용에 대해 이해할 수 있다

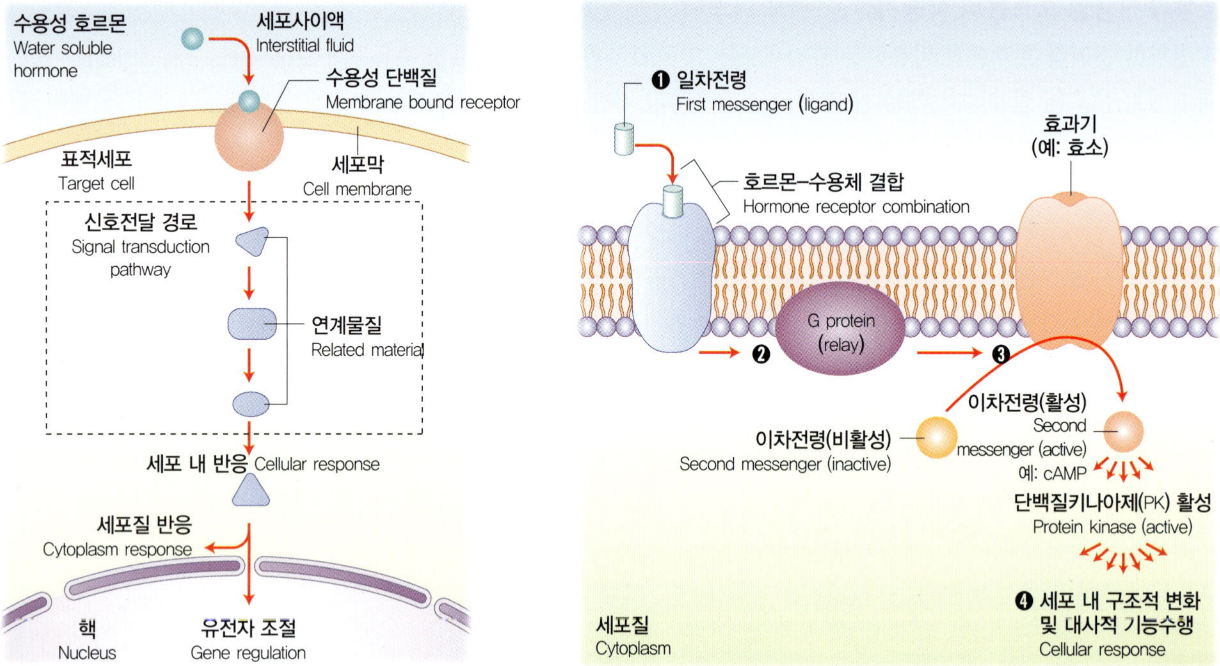

그림 14.5 **수용성 호르몬의 작용기전.** A: 표적세포 안으로 직접 들어가지 않고도 세포의 변화를 유발하는 과정을 거친다. 호르몬이 세포질막의 수용체단백질과 결합하면 여러 단계의 신호전달경로를 유발시켜 세포 내 순차적 반응으로 전환이 나타나고 마지막으로 세포질이나 핵 안에서 반응으로 나타난다. B: 수용성 호르몬은 일차전령의 역할을 한다. 분자량이 크고 수용성인 일차전령은 세포막의 수용체와 결합하면 그 역할을 끝낸다. 그 후 수용체의 자극을 전달하는 변환기의 역할을 하는 G단백질의 활성화가 나타나며, 세포막의 효소와 결합하면 일차전령의 기능을 대신하는 세포 내의 이차전령이 생성된다. 이로 인해 세포질 안에 활성화되는 단백질키나아제 효소에 의해 표적단백질이 인산화(phosphorylation)되는 과정으로 연결되며, 세포 내 구조적 및 대사적 기능이 변화된다.

이해상자

이차전령의 주요 작용은 무엇인가?

이차전령	표적단백질	작용
cAMP	cAMP–dependent protein kinase (PKA)	혈당 상승
cGMP	cGMP–dependent protein kinase (PKA)	Na^+과 물 배출 증가
IP_3	Ca^{2+} channel in ER	민무늬근육 수축
DAG	Protein kinase C (PKC)	민무늬근육 수축
Ca^{2+}	Ca^{2+} activated enzyme and protein	민무늬근육 수축
NO	Cytoplasmic guanylate cyclase	민무늬근육 이완

14.3 호르몬의 작용기전

학습목표 호르몬의 작용에 대해 이해할 수 있다

지용성 호르몬은 세포막을 쉽게 통과한다.

지용성 호르몬(lipid soluble hormone)은 이름처럼 물에 잘 녹지 않기 때문에 혈액 내부에서는 알부민 같은 혈장단백질과 결합한 채로 이동한 후, 세포막투과성이 높아 세포막을 자연스럽게 통과하여 핵 내부까지 확산이 일어난다. 이들에 대한 수용체도 대부분 세포막 안에 위치하여 빠른 효과를 나타내며, 어떤 경우 핵 안에 위치하는 경우도 있다. 지용성 호르몬의 활성화 순서는 다음과 같다(표 14-4, 그림 14-6).

표 14.4 지용성 호르몬의 신호전달과정

구분	역할	기능
지용성 호르몬 ⇩	일차전령	화학전령(리간드)으로 불리는 외부의 신호전달자
		세포 외부에서 생성된 물질
		스테로이드호르몬, 갑상샘호르몬 등
수용체 ⇩	일차전령이 결합하는 단백질	신호의 수용(reception)을 담당
		세포질이나 핵 속에 수용체가 존재, 세포막과 핵막을 통과하여 단백질 수용체와 직접 결합
호르몬-단백질 복합체 ⇩	세포 내 신호전달	핵속의 염색체조절단백질과 결합하여 RNA 중합효소(RNA polymerase)에 작용함 DNA로부터 RNA전사를 촉진함
반응	생리적 효과 발생	세포 내 특정효소단백질의 활성화가 유도되어 대사를 유발함

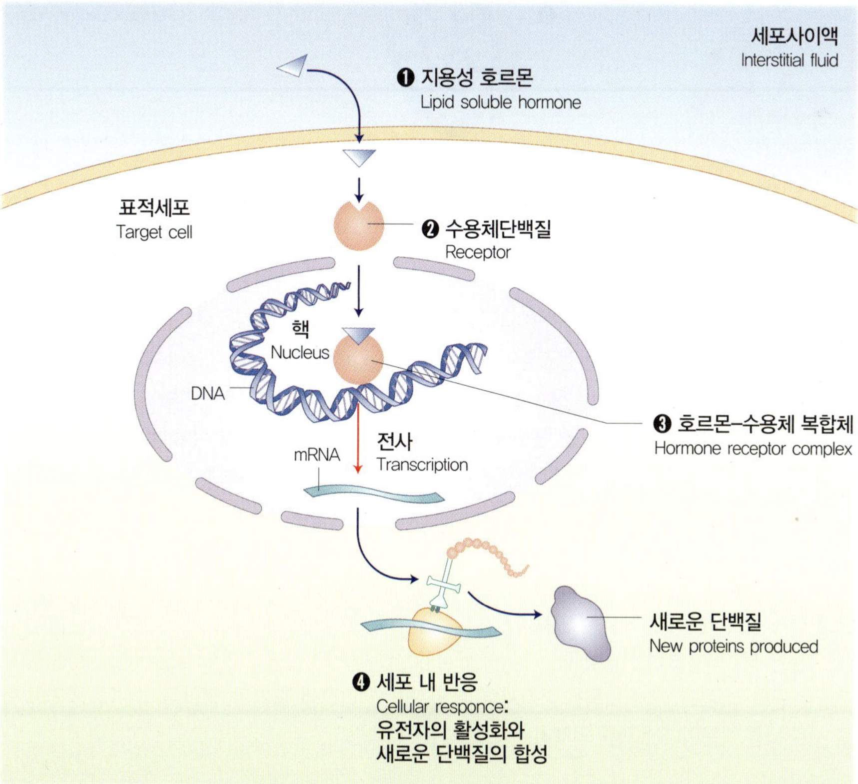

그림 14.6 **지용성 호르몬의 작용기전.** 스테로이드호르몬, 갑상샘호르몬 등은 세포막과 핵막을 통과하여 핵 속의 단백질수용체와 결합하는데, 이렇게 만들어진 호르몬- 단백질복합체는 유전자의 전사를 통해 단백질을 발현하는 작용을 유도한다.

14.4 호르몬의 분비조절

학습목표 호르몬의 분비조절에 대해 이해할 수 있다

크게 두 가지, 음성되먹임기전과 신경계통에 대한 조절로 구분된다.

음성되먹임기전(negative feedback mechanism)이란 혈액 중 호르몬의 농도가 낮거나 높을 때 호르몬의 분비가 촉진되거나 억제되는 현상인데, 대부분의 호르몬 분비와 관련이 있다. 반면에 신경계통에 의한 조절이란 주로 뇌하수체호르몬의 조절과 관련 있는데, 예를 들면 시상하부의 신경성 자극이 뇌하수체뒤엽 호르몬의 분비를 조절하거나, 부신수질호르몬이 교감신경섬유에 의해 조절되는 현상을 가리킨다(그림 14-7).

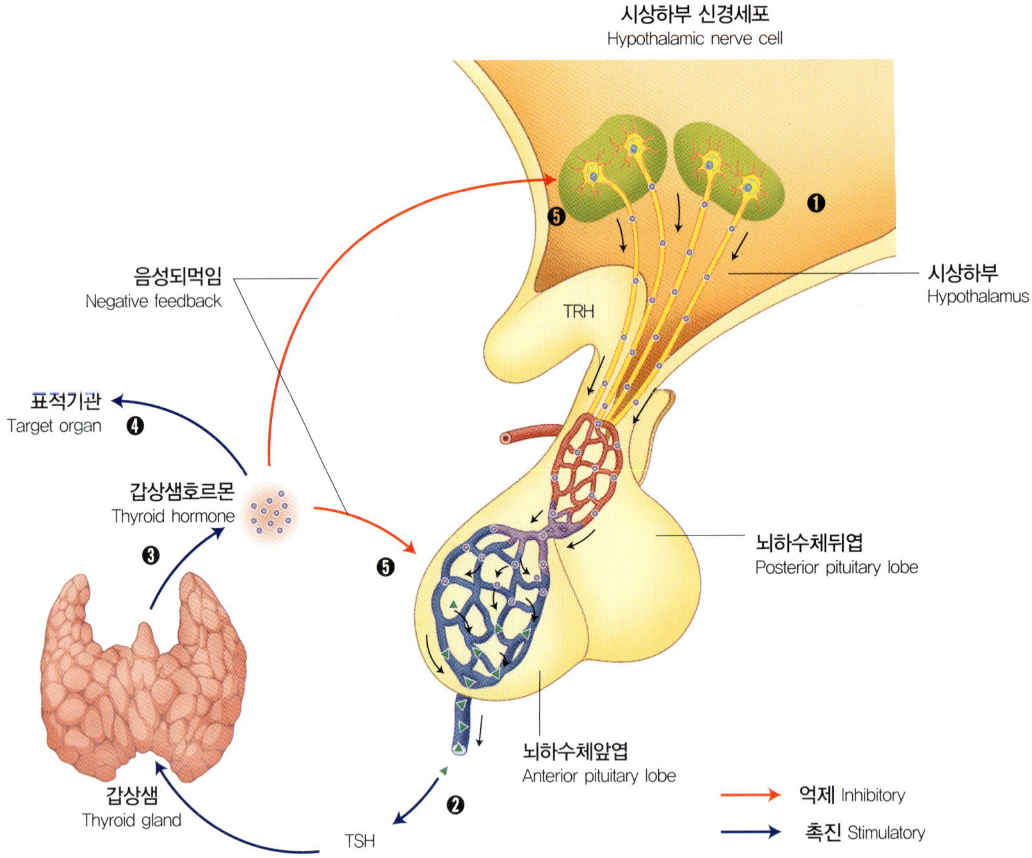

그림 14.7 **호르몬 분비조절.** 음성되먹임기전과 신경계통에 의한 조절에 의해 일어난다. 시상하부의 신경세포에서 갑상샘자극호르몬방출인자(TRH)가 분비되면 뇌하수체앞엽이 자극된다. 이때 갑상샘자극호르몬(TSH) 분비의 촉진을 통해 갑상샘이 자극되면 갑상샘호르몬이 촉진된다. 이는 갑상샘호르몬 분비를 유도하고 표적기관의 세포에 작용하여 체온조절 등의 대사작용이 유도된다. 갑상샘호르몬의 양이 많아지면 음성되먹임기전에 의해 시상하부 및 뇌하수체에 작용하여 TRH와 TSH의 분비가 억제된다.

이해상자

인체의 호르몬과 호르몬끼리 상호작용이 일어날 수 있는가?

2개 또는 그 이상의 호르몬은 상호작용하여 상승효과(synergistic effect)를 내거나 길항효과(antagonistic effect)를 낸다. 예를 들면, 에피네프린과 노르에피네프린은 단독 작용으로 심장박동을 증가시킬 수 있지만, 연합하면 훨씬 큰 영향을 미친다. 반면에 혈당을 낮추는 인슐린과 높이는 글루카곤처럼 서로 다른 작용이나 효과를 억제하는 대항효과도 나타난다.

14.5 뇌하수체호르몬

학습목표 뇌하수체호르몬의 종류와 기능을 이해할 수 있다

뇌하수체 앞엽과 뒤엽은 구조적·기능적·발생학적으로 다르다.

뇌하수체(hypophysis)는 입안외배엽에서 유래한 샘하수체와 신경외배엽에서 유래한 신경뇌하수체가 모여진 것으로 발생학적으로 다르게 기원한 것 외에도 구조적으로도 앞엽과 중(간)엽, 뒤엽으로, 기능적으로 샘하수체(adenohypophysis)와 신경뇌하수체(neurohypophysis)로 구분된다(그림 14-8).

- **샘하수체**

뇌하수체 앞엽의 혈액공급은 뇌하수체문맥계(hypophyseal portal system)를 통해 공급되는데, 위 뇌하수체동맥은 시상하부에서 일차 모세혈관그물을 형성 후 뇌하수체문맥을 이루고 깔때기부분을 내려온다. 앞엽에 이른 모세혈관은 혈액을 공급하게 되는데, 시상하부의 시상하부호르몬(뇌하수체앞엽 호르몬방출호르몬 또는 억제 호르몬)은 시상하부의 정중융기부분에서 뇌하수체문맥의 혈류를 통해 뇌하수체앞엽의 샘을 자극하는데, 이를 통해 앞엽의 샘은 호르몬을 직접 생산한다.

- **신경하수체**

뇌하수체 뒤엽의 혈액공급은 아래뇌하수체동맥에 의해 혈액공급을 받으며, 뒤엽은 시상하부의 세포들이 생산한 호르몬을 저장하였다가 필요시 분비하게 되는 신경분비(neurosecretion)가 일어난다. 시상하부의 시신경교차위핵(suprachiasmatic nucleus)은 항이뇨호르몬(ADH)을 생산하고, 뇌실결핵(paraventricular nucleus)은 옥시토신(oxytocin)을 생산한다.

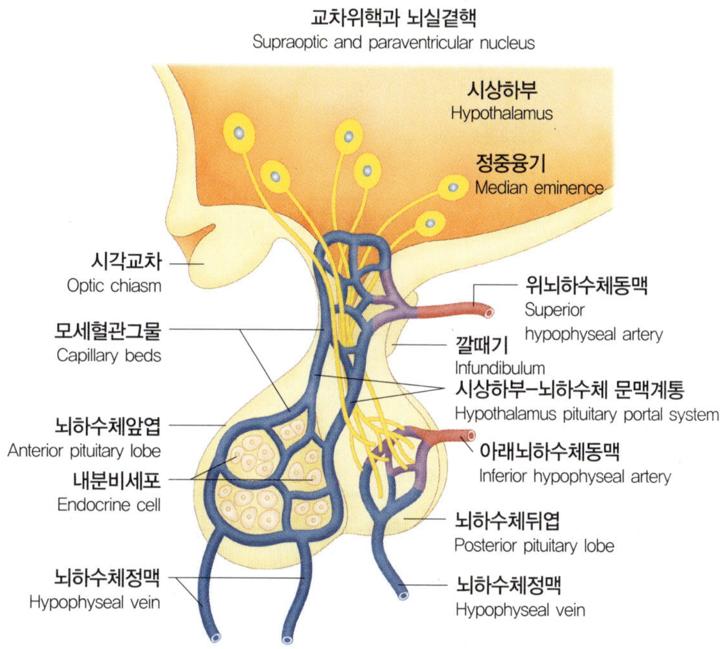

그림 14.8 **뇌하수체의 기능적 구분.** 앞엽은 샘하수체, 뒤엽은 신경뇌하수체로 구분된다.

뇌하수체호르몬의 종류와 기능

뇌하수체호르몬은 앞엽은 6개, 중(간)엽은 1개, 뒤엽은 2가지 중요한 호르몬이 분비된다(표 14-5, 그림 14-9).

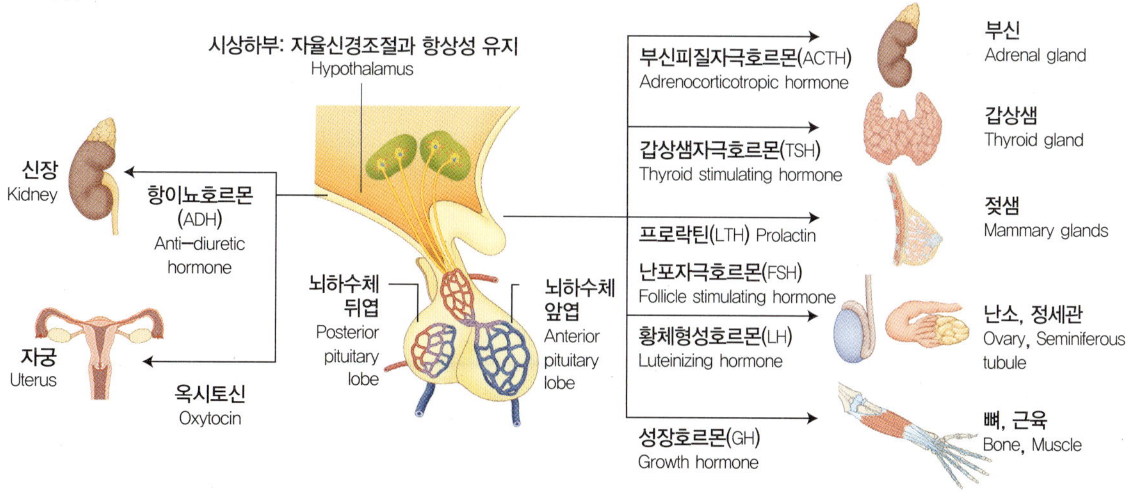

그림 14.9 **뇌하수체호르몬**

14.5 뇌하수체호르몬

학습목표 뇌하수체호르몬의 종류와 기능을 이해할 수 있다

뇌하수체호르몬의 분비이상

뇌하수체호르몬 중 성장호르몬(growth hormone)은 뼈의 성장에 관여하는 중요한 호르몬으로 성장기 때 과잉 분비되면 거인증(gigantism), 성인이 된 후에도 지속적으로 분비되면 이미 뼈끝판이 뼈형성이 되어 더 이상 키의 성장은 촉진되지 않고 대신 손끝과 발끝, 턱이 커지는 말단비대증(acromegaly)이 나타난다. 반면에 호르몬이 결핍되면 왜소증(dwarfism)을 일으킨다. 항이뇨호르몬(antidiuretic hormone, ADH)은 과잉 시 소변량 감소, 과소 시 요붕증(diabetes insipidus)이 나타나서 소변의 다량 배출, 갈증으로 고통 받게 되며, 탈수를 일으켜 생명의 위협을 초래한다.

표 14.5 뇌하수체호르몬 종류와 기능

구조	분비 호르몬		표적 세포	특징 및 주요 작용
앞엽	프로락틴(prolactin)		젖샘	젖 생산
	갑상샘자극호르몬(TSH)		갑상샘	갑상샘호르몬(타이록신) 분비
	부신피질자극호르몬(ACTH)		부신피질	부신피질호르몬 분비
	난포자극호르몬 (FSH)	남성	정세관	정자 성숙
		여성	난포	난포발육, 에스트로젠 분비
	황체호르몬(LH)	남성	사이질세포	테스토스테론 분비
		여성	황체	배란, 황체 형성, 프로제스테론 분비
	성장호르몬(GH)		모든 세포	성장, 발육, 단백질, 탄수화물, 지방 및 전해질대사 관여, 191개의 아미노산으로 구성, 과잉과소 현상 일으킴
중간엽	멜라닌세포자극호르몬(MSH)		멜라닌 세포	표피 멜라닌 합성
뒤엽	옥시토신(oxytocin)		자궁, 젖샘	분만 촉진, 젖 배출
	항이뇨호르몬(ADH)		신장의 먼쪽곱슬세관과 집합세관	수분 재흡수, 혈압 및 혈액량 증가 과잉과소 현상을 일으킴

이해상자

맥주를 마시면 왜 화장실에 자주 가게 되는가?

항이뇨호르몬은 9개의 아미노산으로 이루어진 펩티드호르몬인데, 8번째 아미노산이 아르기닌이기 때문에 다른 말로 아르기닌바소프레신이라고도 부른다. 맥주를 마시면 맥주의 에탄올 성분이 아르기닌바소프레신, 즉 ADH의 분비를 억제해서 이뇨작용을 일으켜, 잦은 요의를 느끼게 하고 소변량을 증가시켜 화장실을 자주 가게 만든다. 또한 탈수(dehydration)를 일으켜 목마름을 유발시키고, 수면에 영향을 주어 잠을 깊이 잘 수 없게 한다. 술과 물을 같이 마시더라도 알코올의 도수가 높다면 항이뇨호르몬의 분비는 더 많이 억제되어 술을 많이 마신 다음날까지 입이 마르고 갈증을 느끼는 현상이 지속된다. 이러한 이뇨현상을 막는 것은 나트륨 섭취이므로 술 마신 다음날, 해장국과 같은 나트륨이 많은 음식을 섭취하여 나트륨과 수분을 함께 보충하는 것이 좋다. 술과 마찬가지로 카페인이 많은 음료 역시 항이뇨호르몬을 억제하여 이뇨작용을 촉진하는 효과가 있다.

14.6 갑상샘과 부갑상샘호르몬

학습목표 갑상샘호르몬의 기능을 이해할 수 있다

갑상샘은 온몸의 발육, 발생, 기초대사를 조절하는 호르몬을 분비한다.

갑상샘(thyroid gland)은 후두 아래의 기관(trachea)의 양쪽을 싸는 나비 모양의 내분비샘으로 인체의 내분비샘 중 가장 크다. 단면을 잘라보면 일렬로 배열된 샘 조직에 싸인 다수의 둥근 모양의 소포(follicle)를 볼 수 있는데, 소포 속에는 글로불린(globulin)을 함유한 콜로이드(colloid)가 가득 차 있다. 이 타이록신을 생성하는 소포세포(follicular cell)외에도 갑상샘은 칼시토닌(calcitonin)호르몬을 분비하는 소포곁세포(parafollicular cell, C세포)가 존재한다(그림 14-10).

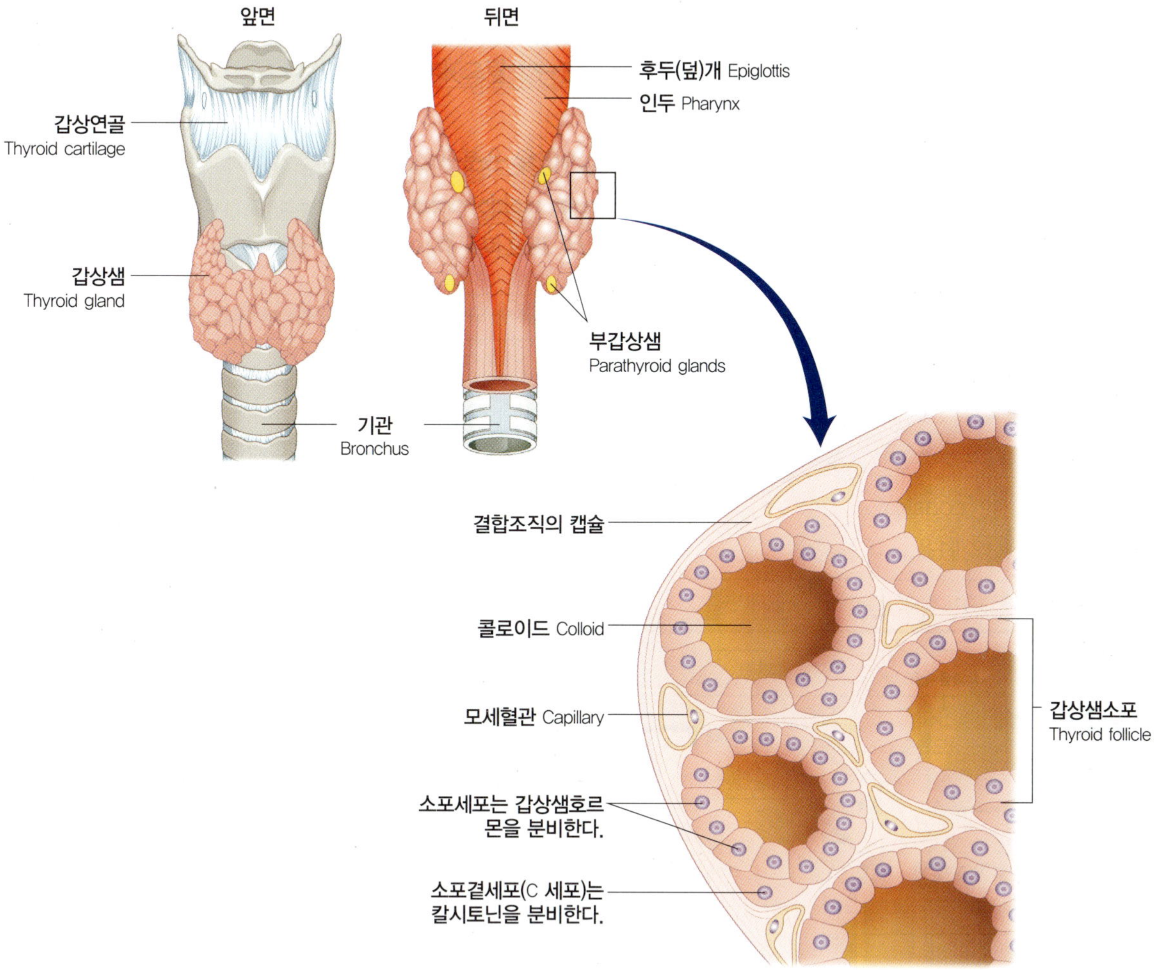

그림 14.10 갑상샘의 구조와 기능

이해상자

갑상샘과 요오드는 어떤 관련이 있을까?

요오드는 갑상샘호르몬의 주요성분이다. 요오드가 풍부히 함유된 음식으로는 해조류 해산물 등이 있는데, 섭취가 부족할 경우 갑상샘저하증이 발생할 수 있으며, 부족한 갑상샘호르몬을 더 생산하기 위해 갑상샘자극호르몬이 더 과잉 분비되기 때문에 점액부종(myxedema)이 발생된다. 그러나 바다로 둘러싸인 우리나라의 경우 필요 이상의 요오드를 섭취하는 요오드 과잉이 더 문제가 되는데, 만약 갑상샘저하증을 가지고 있는 환자라면 요오드를 과잉 섭취할 경우 갑상샘호르몬의 생산 및 분비를 억제하는 음성피드백에 의해 증상이 더 악화될 수 있다.

14.6 갑상샘과 부갑상샘호르몬

학습목표 갑상샘호르몬의 기능을 이해할 수 있다

갑상샘호르몬의 합성

시상하부는 갑상샘자극호르몬방출인자(thyrotropin releasing factor, TRF)를 통해 뇌하수체에 갑상샘자극호르몬(TSH)을 방출하도록 자극한다. 이때 뇌하수체가 TSH를 분비하면 갑상샘을 자극하는데, 갑상샘소포는 혈액으로부터 요오드를 축적하여 콜로이드로 분비하고, 요오드는 갑상샘의 글로불린 단백질 안의 타이로신(tyrosine) 아미노산에 결합하게 된다. 만약 요오드 하나가 결합하면 모노요오드타이로신(monoiodotyrosine, MIT)이 되고, 2개가 되면 디요오드타이로신(diiodotyrosine, DIT)이 된다. 이는 MIT와 DIT와 결합하면 트리요오드타이로닌(triiodothyronine, T_3)이 되고, DIT와 DIT가 결합하면 테트라요오드타이로닌(tetraiodothyronine, T_4)이 만들어진다. T_4는 타이록신(thyroxine)으로 불리는데 T_3, T_4는 갑상샘 글로불린에 결합한 후 음세포작용에 의해 소포 내로 흡수 후 방출된다(그림 14-11).

갑상샘호르몬의 생리작용

갑상샘호르몬의 주요작용은 대사를 촉진하는 것이다. 일명 산소와 에너지의 소비를 증가시켜 우리 몸의 열량 생산 작용을 담당하는데, 인체 대부분의 조직과 기관의 산화기능을 촉진한다. 갑상샘호르몬의 기능을 표 14-6에 정리하였다.

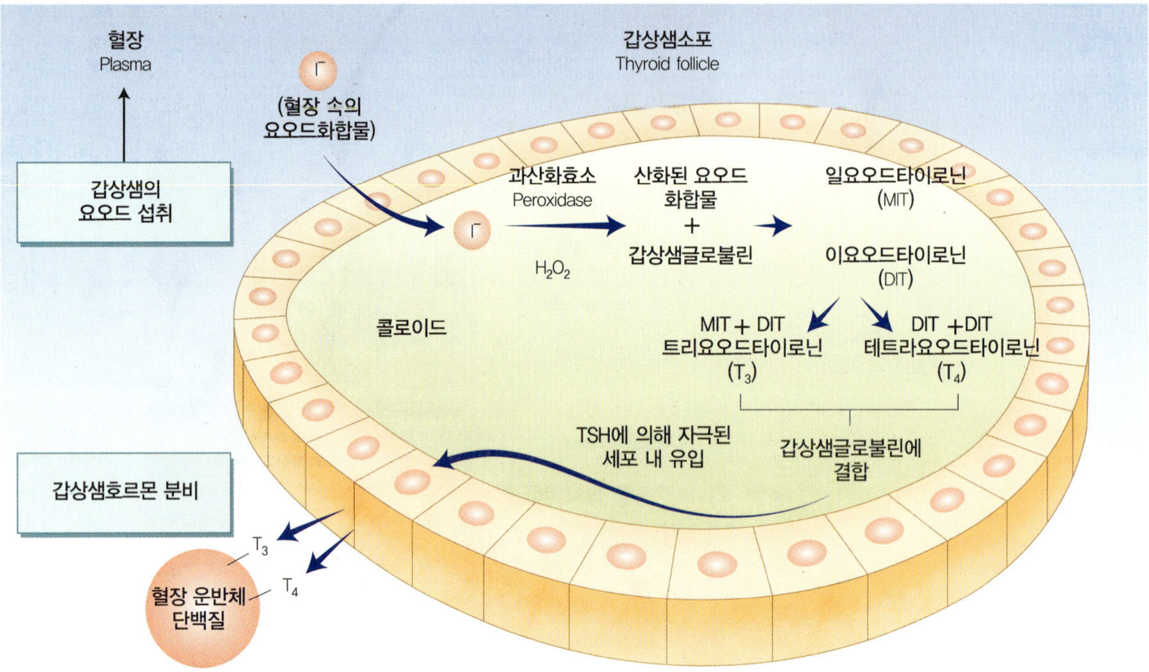

그림 14.11 갑상샘호르몬의 합성

표 14.6 갑상샘호르몬 종류와 기능

구조		분비호르몬	표적세포	특징 및 주요 작용
갑상샘	소포	타이록신(Thyroxine, T_4) 트리요오드타이로닌(T_3)	모든 조직, 기관	대사촉진, 산소 산화, 성장과 발육조절, 체온상승
	소포곁세포(C세포)	칼시토닌(Calcitonine)	뼈, 신장, 부갑상샘	혈중 Ca^{2+} 농도 낮춤

14.6 갑상샘과 부갑상샘호르몬

학습목표 갑상샘호르몬의 기능을 이해할 수 있다

칼시토닌의 생리작용

표 14-6에서 설명되었듯이 칼시토닌은 혈중 Ca^{2+}의 농도와 관련기능을 조절한다.

인체에서 Ca^{2+}은 다양한 조절작용에 관여하는데, 근육수축, 신호전달체계, 혈액응고보조인자 등 중요한 역할을 수행한다. 인체가 일정한 Ca^{2+}의 농도를 조절하기 위해 사용하는 몇 가지 기전 중에, 칼시토닌에 의 한 조절이 있다.

칼시토닌(calcitonine)은 32개의 아미노산으로 구성된 펩타이드호르몬으로 반감기가 아주 짧아서 거의 10분 안팎으로 유지된다. 혈중 Ca^{2+} 농도를 감지하여 10mg/100mL보다 높아지면 칼시토닌이 분비된다. 이는 뼈파괴세포의 활동을 급속히 저하시켜 뼈에서 Ca^{2+}의 유리를 억제하면서 뼈속에 침착을 높인다. 그러므로 혈중 Ca^{2+} 농도는 낮아지는 결과를 낳는다. 칼시토닌은 부갑상샘호르몬(parathormone, PTH)과 서로 대항작용을 한다(그림 14-12).

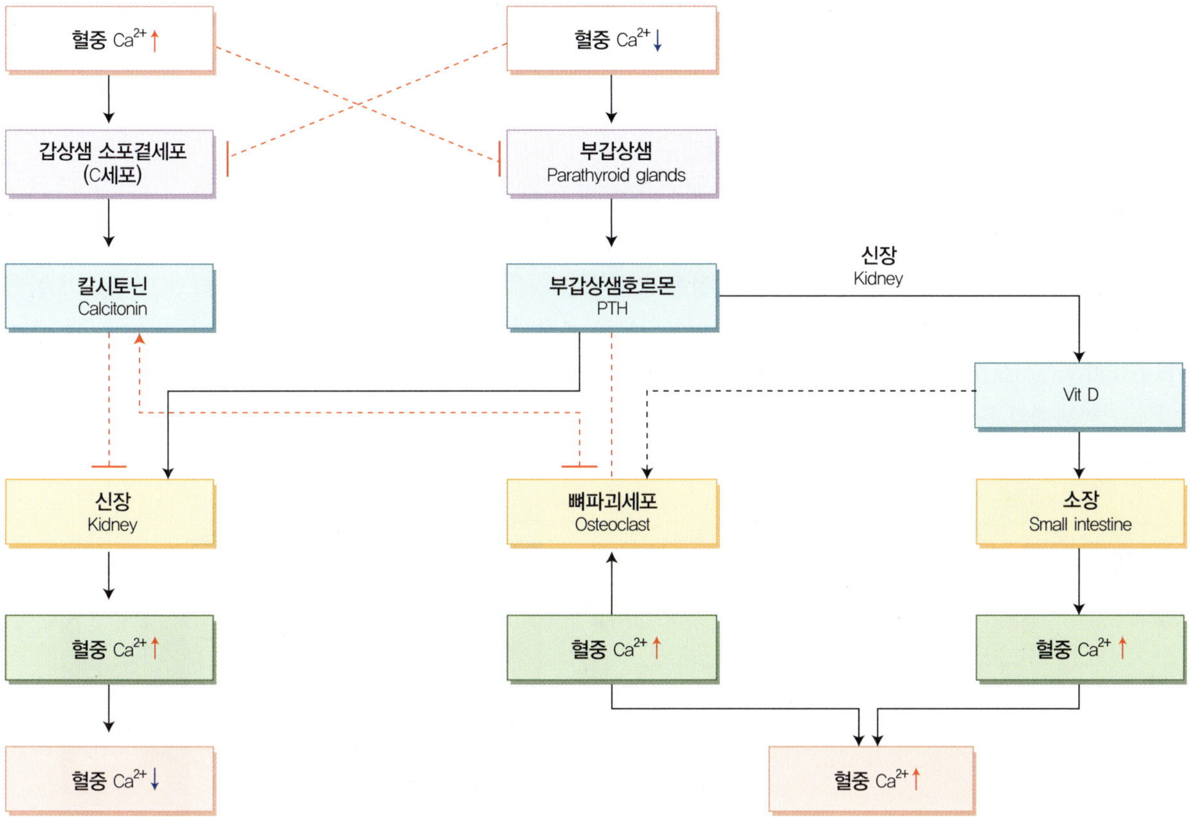

그림 14.12 칼시토닌과 부갑상샘호르몬의 조절

14.6 갑상샘과 부갑상샘호르몬

학습목표 부갑상샘호르몬의 기능을 이해할 수 있다

부갑상샘은 혈중 Ca^{2+}의 농도를 증가시킨다.

부갑상샘(parathyroid gland)은 갑상샘 뒤쪽의 대칭적으로 존재하는 내분비기관으로 보통 4개의 부갑상샘이 있다. 부갑상샘에서 분비되는 호르몬은 부갑상샘호르몬(parathyroid hormone, PTH)인데, 이는 칼시토닌과 더불어 인체의 혈중 Ca^{2+} 농도를 통제하는 가장 중요한 호르몬이다(그림 14-13).

부갑상샘호르몬의 특징

부갑상샘호르몬은 파라토로몬(parathormone)으로도 불리는 84개의 아미노산으로 이루어진 펩타이드호르몬으로 순환 시 단지 2~5분 정도의 짧은 반감기를 가진다. 인체 혈중의 정상수치는 0.4~4.0uU/mm정도인데, 조금이라도 낮아지면 부갑상샘에서 생성하여 보완한다. 주로 뼈와 신장, 창자에서 작용하며 비타민 D와 상호작용을 이룬다.

부갑상샘호르몬의 기능

부갑상샘호르몬은 뼈파괴세포(osteoclast)를 자극하여 무기질의 전환과 뼈로 Ca^{2+}의 유리를 가속화시켜 혈중 Ca^{2+} 농도를 증가시킨다. 창자에서 25-hydroxyVitamin D를 1,25-dihydroxyVitamin D3로 변화시켜 Ca^{2+} 흡수를 촉진시키는 역할을 한다. 또한 혈중 인(phosphorus)의 농도를 조절하는 역할을 하여 창자에서 인의 흡수를 증가시킨다. 신장에서는 칼시트리올(calcitriol)의 생성과 분비를 자극하는 역할을 한다.

만약 부갑상샘 자체에 암(cancer) 등의 이상이 발생하면 일차 부갑상샘항진증(primary hyperparathyroidism)이 발생하며, 외부에 그 원인이 있으면 이차 부갑상샘항진증(secondary hyperparathyroidism)이 발생하는데, 주로 만성신부전(chronic renal failure)이나 위장의 질병으로 흡수장애가 발생한 경우이다. 외부 원인인 경우, 비타민 D 감소와 함께 Ca^{2+} 흡수 장애가 동반되어 혈중 Ca^{2+} 농도가 낮아지면 이차적으로 부갑상샘호르몬이 증가되는 경우이다. 반대로 부갑상샘저하증(hypoparathyroidism)은 갑상샘의 문제로 갑상샘을 제거할 때 부갑상샘을 함께 제거하게 되는 경우에 발생할 수 있다. 그 외에도 면역체계의 문제가 발생한 경우, 부갑상샘 기능이 저하되기도 한다.

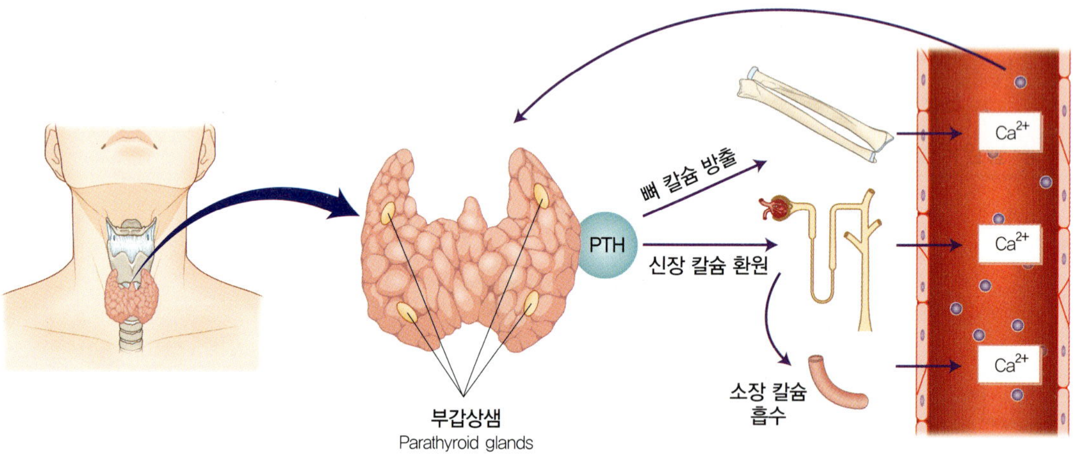

그림 14.13 부갑상샘의 구조와 기능

14.6 갑상샘과 부갑상샘호르몬

학습목표 갑상샘호르몬과 부갑상샘호르몬의 기능이상을 이해할 수 있다

갑상샘호르몬과 부갑상샘호르몬의 항진과 저하는 신체의 기능이상을 가져온다.

표 14.7 갑상샘호르몬의 이상

호르몬		기능이상	증상
갑상샘 호르몬 (타이록신)	항진	호르몬 과잉분비시 그레이브스병(Graves disease) 야기, 일명 바제도 병(Basedow disease) 기초대사량 증가, 체중감소, 땀분비 증가, 맥박 증가, 안구돌출, 손떨림, 설사 등의 증상 발현	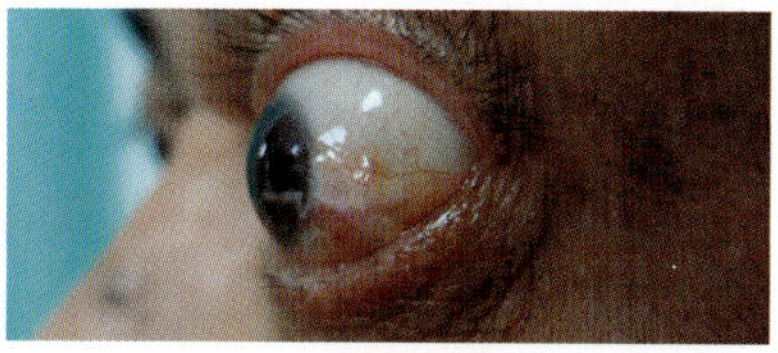
	저하	성인의 경우, 점액부종(myxedema)이 야기되고 체중증가, 기초대사량 감소, 피부 건조, 우울증, 기면증 등의 증상 발현 소아의 경우 선천적으로 갑상샘호르몬이 부족해지면 신경조직의 발달이 지연되어 심한 발달지체를 보이며, 성장지연, 정신지체가 나타나는 크레틴병(Cretinism) 발생	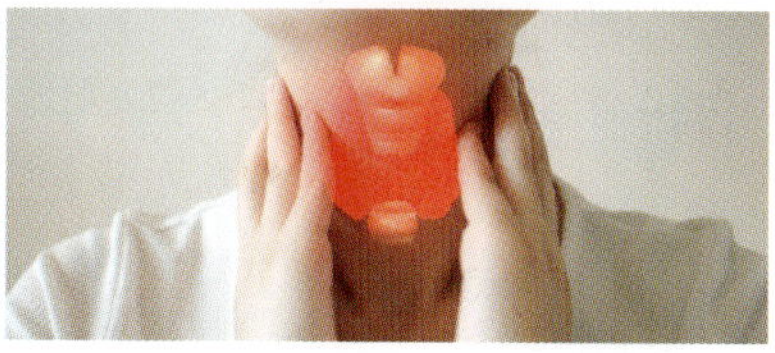 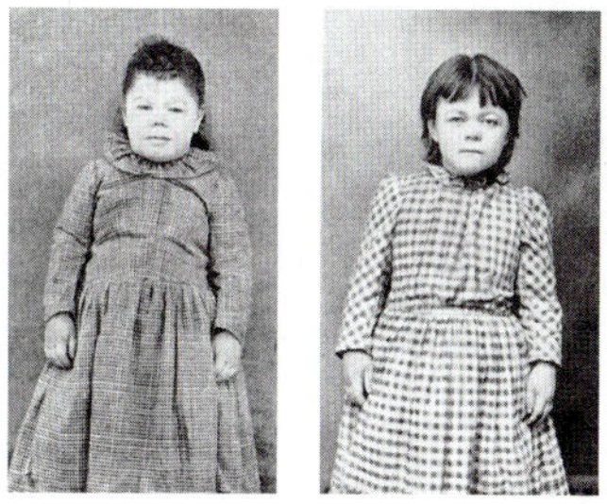

표 14.8 부갑상샘호르몬의 이상

호르몬		기능이상	증상
부갑상샘 호르몬 (PTH)	항진	고칼슘혈증, 골다공증, 신(장)결석(kidney stone)	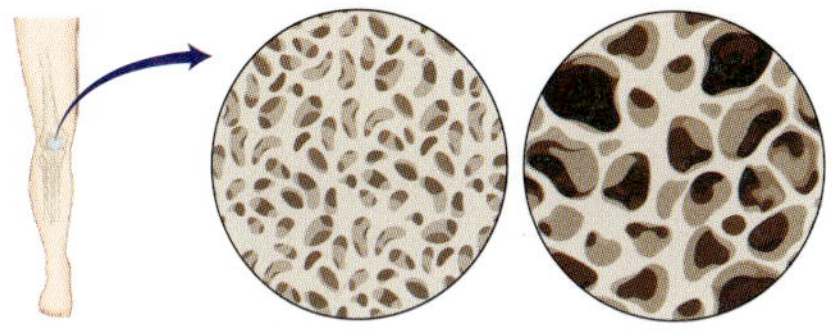
	저하	저칼슘혈증으로 인한 흐보스테크징후(Chvostek sign)가 나타나는데, 이는 환자의 입을 연상태로 귀 앞쪽을 톡톡 두드릴 때 얼굴신경의 비정상적 자극에 의해 입술과 코 근육의 비정상적인 반복수축이 발생 트루소징후(Trousseau sign)는 아래팔에 혈압계 커프를 감고 압력을 가하면 손의 마비증상이 잠시 후 나타남, 근육경련, 테타니(강축) 발생	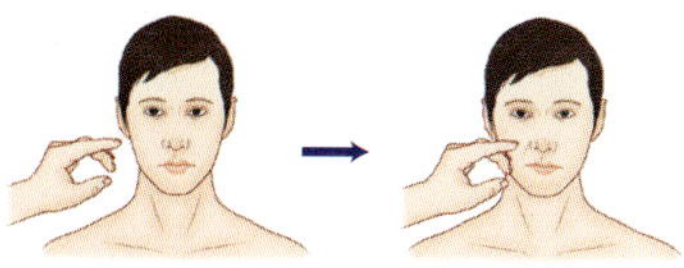 흐보스테크 Chvostek sign 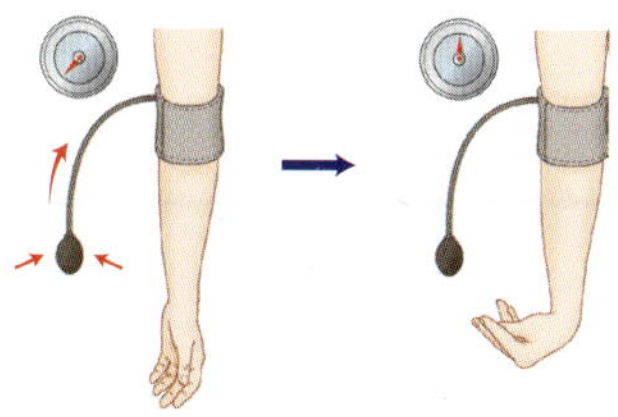 트루소징후 Trousseau sign

14.7 부신호르몬

학습목표 부신의 구조와 기능을 이해할 수 있다

부신은 구조적·기능적으로 서로 다른 호르몬을 분비한다.

부신(adrenal gland)은 위치에 따라 콩팥위샘(suprarenal gland)이라고 하는데, 왼·오른 신장의 위쪽에 위치하고 있다. 부신피질(adrenal cortex)과 부신수질(adrenal medulla)로 나뉜다. 부신피질은 콜레스테롤에서 유래한 스테로이드호르몬을 분비하여 전해질과 에너지의 균형을 조절하고, 부신수질은 아미노산으로 유래한 복합화학물질인 카테콜라민(catecholamine)을 분비하여 공격-도피 반응(fight or flight reaction)을 담당하는 교감신경계를 보완하는 역할을 한다(그림 14-14, 14-15).

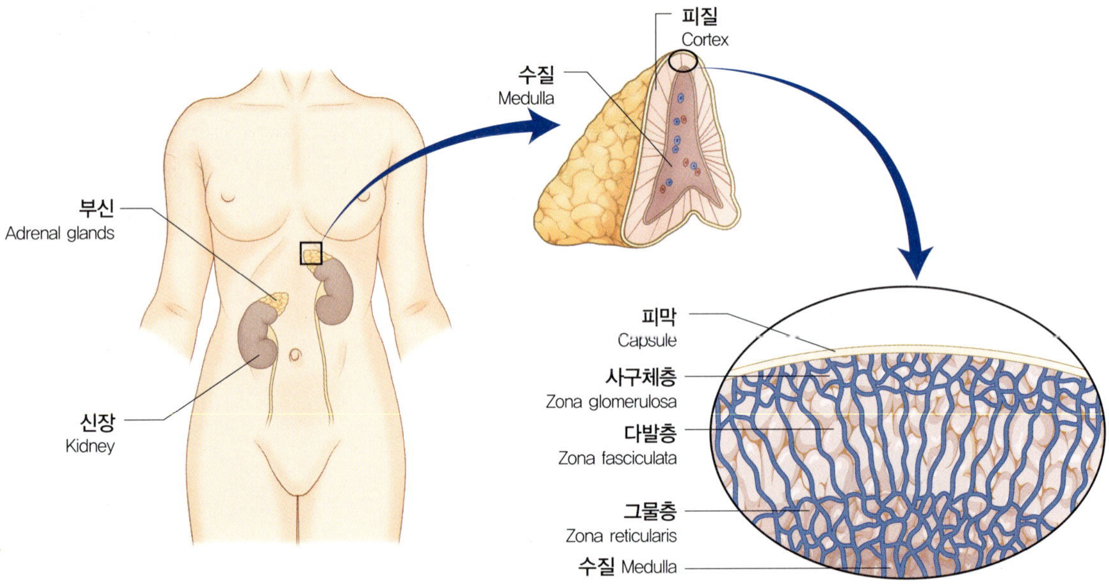

그림 14.14 부신의 구조

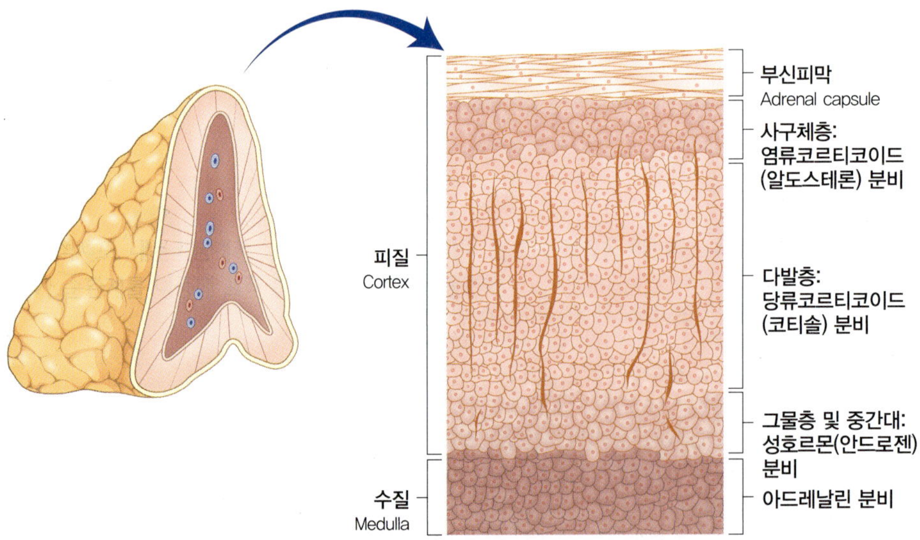

그림 14.15 부신의 기능

14.7 부신호르몬

학습목표 부신피질호르몬의 종류와 기능을 이해할 수 있다

부신피질은 코르티코이드라고 하는 스테로이드호르몬을 분비한다.

부신피질은 코르티코이드(corticoid) 또는 코르티코스테로이드(corticosteroid)라는 스테로이드호르몬을 분비하는데, 콜레스테롤을 주원료로 사용하여 유도체인 스테로이드를 합성한다. 피질의 맨 안쪽은 그물층으로 성호르몬(sex hormone)인 안드로젠(androgen)을 분비한다. 그 위층은 다발층으로 포도당과 유기분자의 대사를 조절하는 당류코르티코이드(glucocorticoid)를 분비하고, 맨 바깥층은 사구체층으로 Na^+, K^+의 평형을 조절하는 염류코르티코이드(mineralcorticoid)를 분비한다. 그 기능과 표적세포를 표 14-9에 정리하였다.

당류코르티코이드 분비조절

당류코르티코이드는 혈중농도에 의한 음성되먹임기전에 의해 조절되어진다. 특히 코티솔(cortisol)은 스트레스 등으로 시상하부에서 부신피질자극호르몬 방출호르몬(corticotropin releasing hormone, CRH)이 유리되어 뇌하수체앞엽으로 이동하면, 뇌하수체앞엽은 부신피질자극호르몬(adrenocorticotropic hormone, ACTH)의 분비를 촉진하게 되고, 이는 다시 혈류를 통해 부신피질의 다발층에 이르러 코티솔의 분비를 자극하여 표적기관에 혈당상승, 항염증작용, 스트레스 대항작용을 유도한다. 만약 코티솔의 혈중농도가 상승하면 반대로, 시상하부와 뇌하수체앞엽의 음성되먹임 통제가 나타난다(그림 14-16).

표 14.9 부신피질호르몬의 종류와 기능

구조		분비 호르몬	표적세포	특징 및 주요 작용
부신 피질	사구체층	염류코르티코이드 대표: 알도스테론	신장	• 전해질의 양과 평형을 조절함. 먼쪽곱슬세관과 집합세관에 작용하여 Na+의 재흡수 촉진, K^+의 배설을 촉진함 • 이차적으로 Cl^-의 재흡수도 촉진되며, K^+ 재흡수는 억제하여 항진 시 삼투압 증가로 혈압 상승, 전신부종을 유발시킬 수 있음
	다발층	당류코르티코이드 대표: 코티솔	대부분의 세포와 조직	• 포도당, 지방, 단백질 대사 조절, 지방과 단백질에서 당으로 전환하는 능력 촉진(포도당신생), 강력한 항염증 · 항알레르기 작용, 정신안정, 스트레스 완화 등
	그물층	안드로젠	남성호르몬, 성적 영향	• 기능 불명확, 성호르몬은 남녀 2차성징, 생식에 필수 작용, 여성의 성욕에 관여

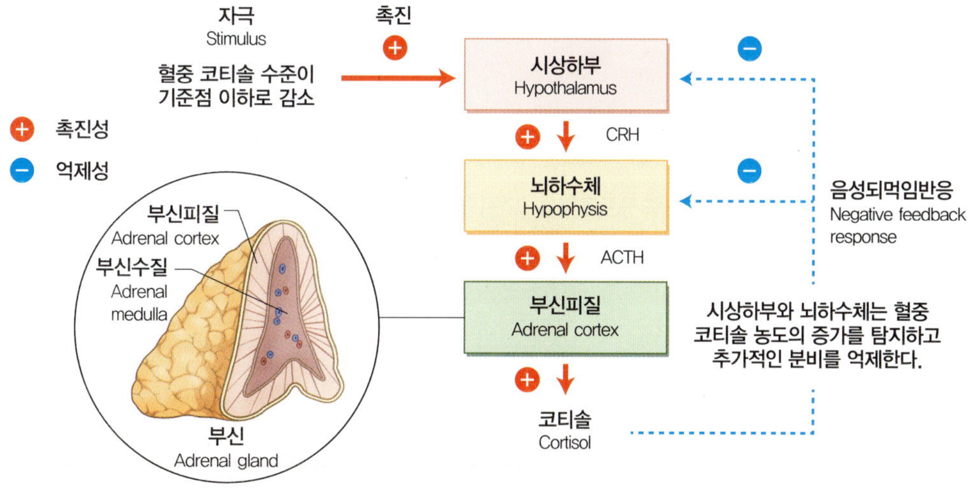

그림 14.16 음성되먹임에 의한 코티솔 조절기전

14.7 부신호르몬

학습목표 부신피질호르몬의 종류와 기능을 이해할 수 있다

염류코르티코이드 분비조절

염류코르티코이드는 인체가 실혈을 했을 때 콩팥소체의 들사구체세동맥의 혈압이 감소하게 되거나, 몸속의 Na^+의 농도저하 시 먼쪽곱슬세관 인근상피의 치밀반(macula densa)이 농도변화를 감지하게 되는데 인접한 사구체옆장치(JGA) 세포에 축적되어 있던 레닌(renin)을 혈중으로 분비하게 되면 레닌–안지오텐신–알도스테론계(renin–angiotensin–aldosterone system)를 작동시키게 된다(그림 14–17, 14–18).

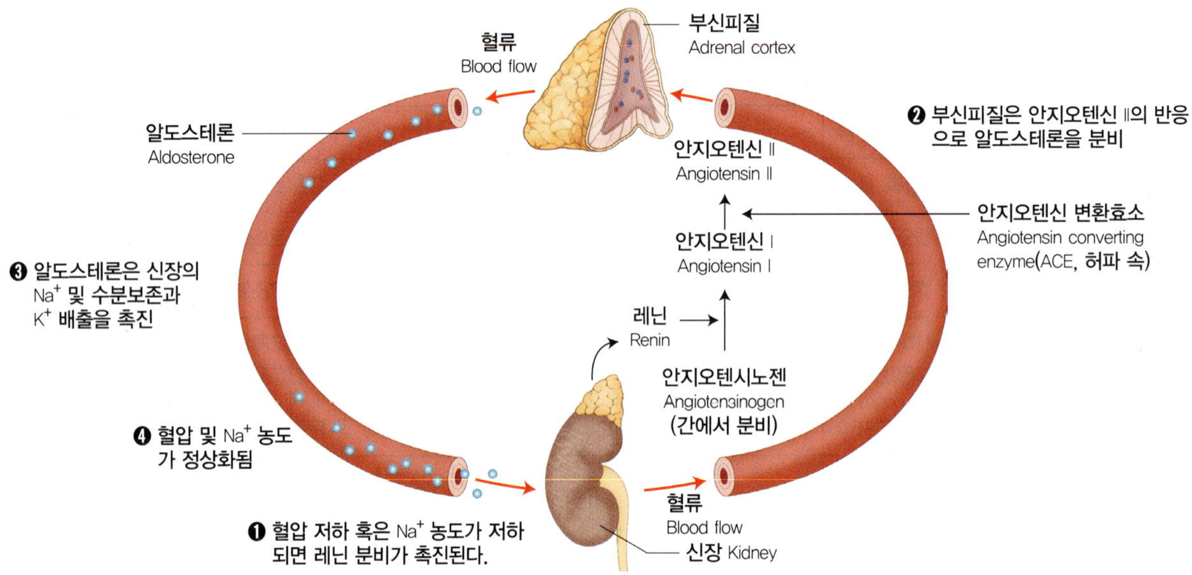

그림 14.17 알도스테론의 분비조절기전

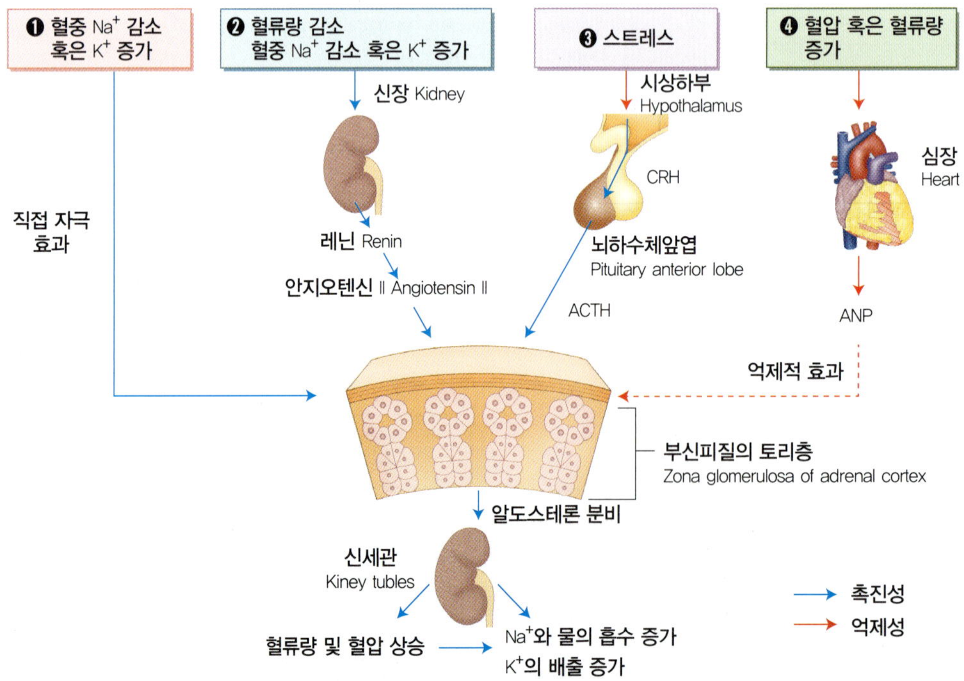

그림 14.18 알도스테론의 작용

14.7 부신호르몬

학습목표 부신수질호르몬의 종류와 기능을 이해할 수 있다

부신수질호르몬은 교감신경의 역할을 보완한다.

부신수질(adrenal medulla)은 발생학적으로 교감신경의 신경절후섬유와 관련이 있기 때문에 약 85%의 에피네프린(epinephrine)과 15%의 노르에피네프린(norepinephrine)을 분비한다. 둘 다 카테콜아민 계통의 분자로 아미노산 타이로신(tyrosine)에서 유래하였지만, 둘의 차이는 에피네프린이 메틸기(CH3)를 가지고 있다는 점이다. 그 외 교감신경계의 자극에서 보이는 효과와 신체반응은 매우 유사하다고 볼 수 있다.

부신수질호르몬의 분비조절

정신적 스트레스나 단기간 발생한 긴장 시 또는 강렬한 운동 시 자극은 시상하부의 신경세포를 활성화시킨다. 활성화된 신경세포는 척수를 통해 교감신경을 활성화시키게 되고, 이는 부신속질을 자극시켜 에피네프린과 노르에피네프린을 분비하게 한다(그림 14-19).

부신수질호르몬의 생리기능

부신수질호르몬 중 에피네프린은 주로 심장수축력 및 심장박동 강화, 혈압상승, 신장과 피부 등의 세동맥을 수축하는 효력을 낸다. 또한 간에서 당원(glycogen)을 분해해서 혈당을 높이고, 지방산을 유리하는 등의 다양한 대사항진을 가져와 체온상승, 기초대사량 증가 등의 변화를 일으킨다. 반면에 노르에피네프린은 말초의 세동맥을 수축시켜 저항을 증가시켜 혈압을 상승시키는 효과가 있다.

그러므로 단기 스트레스 시 부신속질은 공격-도피 반응(fight or flight reaction)을 유도하는 교감신경계의 보완역할을 담당한다고 할 수 있다.

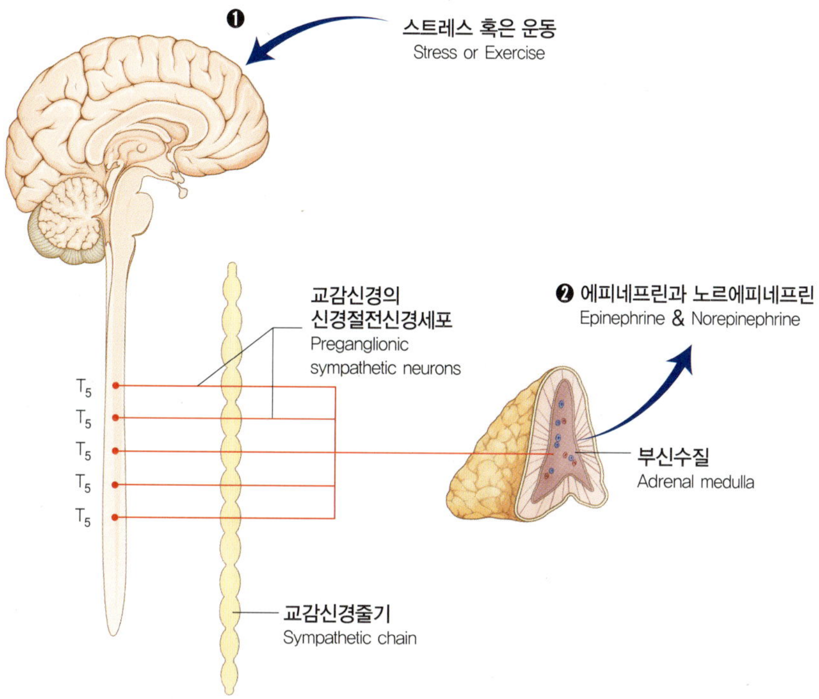

그림 14.19 **부신수질호르몬의 분비와 반응.** 스트레스의 조절은 주로 부신을 통해 이루어지는데, 단기 스트레스 시 자율신경의 반응을 유도하고, 부신수질호르몬에서 카테콜아민의 분비를 유도하게 된다.

14.7 부신호르몬

학습목표 부신호르몬의 기능이상을 이해할 수 있다

부신호르몬의 항진과 저하는 인체의 기능이상을 가져온다.

표 14.10 부신피질호르몬의 이상

호르몬		기능이상	증상
코티솔	항진	쿠싱증후군(Cushing syndrome) • 근육쇠약, 전신피로, 얼굴 및 복부에 지방 축적, 얼굴이 둥굴고 약한 고혈압과 당뇨 유발, 피부 및 피부밑조직이 얇아짐. 달덩이얼굴(moon face), 골다공증을 유발함	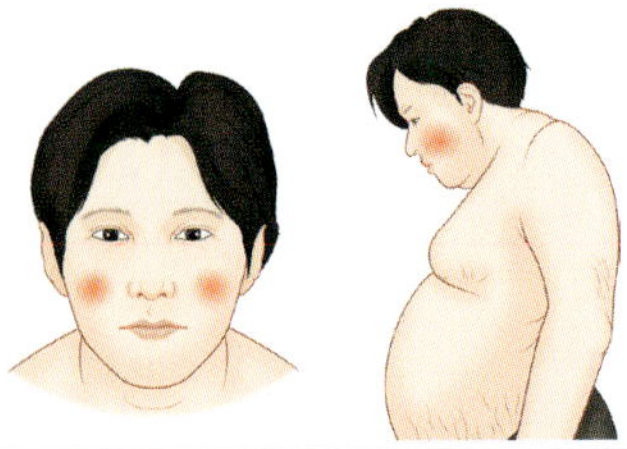
	저하	에디슨 병(Addison disease) • 체중감소, 식욕부진, 설사, 피로, 현기증, 암색 피부반점, 저혈압, 탈수, 만성피로증후군, 메스꺼움, 구토 등을 유발함	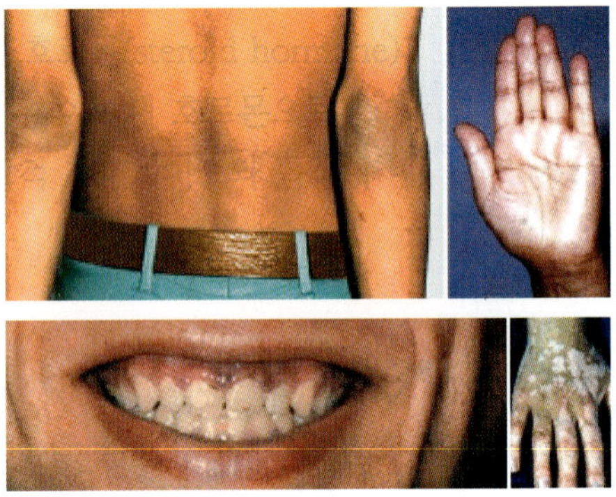
알도스테론	항진	콘증후군(Conn syndrome) • 혈액 내 Na^+ 증가로 수분이 증가하여 혈액량 증가, 혈압상승, 고혈압이 나타남 • 근력저하 및 다량의 소변배설, 두통, 만성 피로 증상 등을 유발함	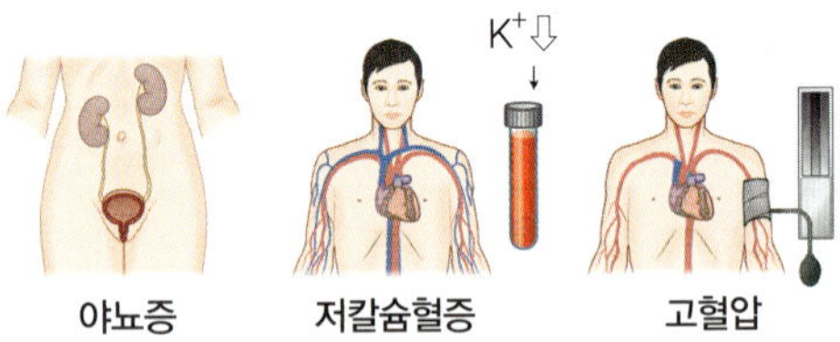

이해상자

에디슨병(Addison disease)의 발병원인은 무엇인가?

영국의 의사 토머스 에디슨(Thomas Addison)의 이름을 따서 지어진 이름인데, 부신이 충분한 양의 스테로이드호르몬을 생산하지 못해 발생한다. 부신에 매독이나 종양이 전이되었거나 원인불명의 위축이 발생했을 때 유전자 이상, 과거 스테로이드 제제의 장기복용, 부신을 제거한 경우 또는 면역계의 문제가 발생하는 경우, 부신에 손상을 주는 자가항체 등의 원인에 의해 부신피질호르몬이 부족해지는 질병이다. 만성피로 증후군과 무기력이 발생하고 식욕감소, 구토 등의 현상이 나타난다. 피부가 검게 변하고 입 점막 주변에 갈색점이 생기며 저혈압이 생길 수 있다. 부신피질호르몬의 보충을 통해 개선할 수 있으며 증상은 서서히 진행될 수 있기 때문에 어떤 환자들은 증상이 없을 수 있으며 초기 발병을 모르고 부신 위기(adrenal crisis)가 발생하는 경우가 있다. 식이요법이 중요한데, 칼륨의 과다섭취는 위험하며 바나나, 오렌지 등의 음식을 주의해야 한다.

14.8 췌장, 솔방울샘, 가슴샘호르몬

학습목표 췌장호르몬의 종류와 기능을 이해할 수 있다

췌장은 외분비 기능과 내분비 기능을 모두 가진다.

췌장(이자, pancreas)은 십이지장(샘창자, duodenum)에서 비장(지라, spleen)에 걸쳐 위치하는 옥수수 모양의 넓이 6~7cm, 15cm 길이의 장기이다. 췌장에는 소화액을 분비하는 외분비샘과 호르몬을 분비하는 내분비샘인 랑게르한스섬(island of Langerhans)이 존재하는데, 랑게르한스섬의 총 용적은 췌장 전체의 1~2%로 α세포, β세포, δ세포가 존재한다. α세포는 글루카곤(glucagon)을 분비하며, β세포는 혈당을 조절하는 중요한 인슐린(insulin)을 분비한다. δ세포는 소마토스타틴(somatostatin)을 분비하는데, 이들은 서로 대항작용으로 대사를 상호조절 한다(그림 14-20, 표 14-11).

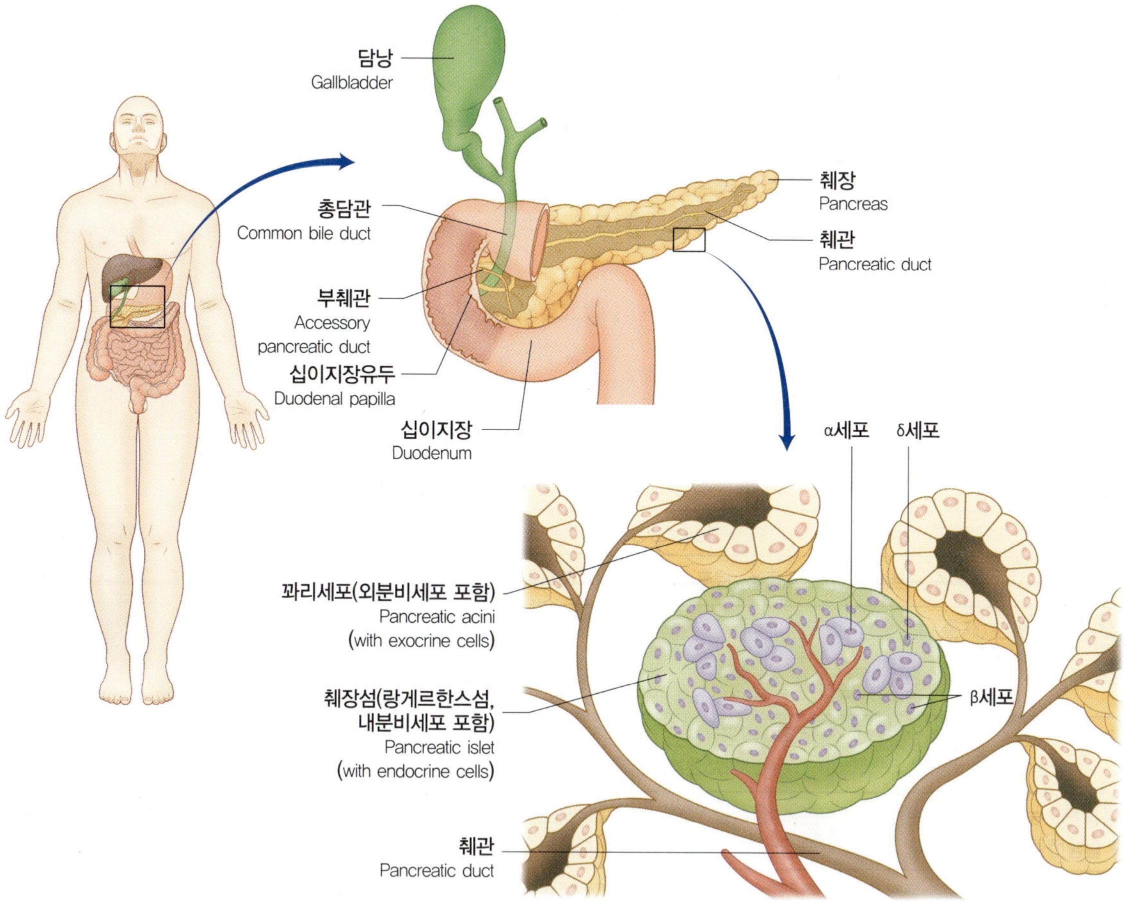

그림 14.20 **췌장과 랑게르한스섬.** β세포는 췌장 전체에 골고루 분포되며 60~80%를 차지하는데 혈당조절에 중요한 인슐린을 분비한다. α세포는 글루카곤을 분비하며 20~25%를 차지하는데, 몸통과 꼬리부분에 위치하고 있으며 혈당이 낮은 경우 분비되어 혈당을 높이는 작용을 한다. δ세포는 소마토스타틴을 분비하는데, 이는 약 5%를 차지하며 성장호르몬 방출억제호르몬을 분비한다. 췌장의 내분비세포를 포함한 췌장 섬 밖으로 췌장의 꽈리세포들이 둘러싸고 있으며, 꽈리세포에서 생산한 소화효소들은 췌장으로 이동하여 십이지장으로 분비된다.

14.8 췌장, 솔방울샘, 가슴샘호르몬

학습목표 췌장호르몬의 종류와 기능을 이해할 수 있다

인슐린과 글루카곤의 분비조절

혈액 안의 포도당 농도에 의해 분비가 조절된다. 즉, 포도당 농도가 높으면 랑게르한스섬의 β세포에서 인슐린(insulin)을 분비시키고 반대로 포도당의 농도가 낮으면 인슐린의 분비가 억제된다. 동시에 췌장의 α세포에서 분비되는 글루카곤(glucagon)이 촉진되어 혈당 농도를 상승시킨다. 또한 교감신경계통도 작용하는데, 혈액 속의 포도당 농도가 낮으면 시상하부가 교감신경을 거쳐 부신수질을 자극하여 에피네프린을 분비시키고, 이는 간에서 포도당의 유리를 촉진시켜 포도당 농도를 조절한다. 반대로 포도당의 농도가 높으면 시상하부의 자극이 췌장의 α세포에 작용하여 글루카곤의 생성을 촉진하거나 뇌하수체 성장호르몬이 글루카곤의 유리를 촉진시키기도 한다. 이처럼 둘은 혈당조절을 위해 상호작용하는데, 혈중 포도당의 농도를 증가시키는 호르몬은 매우 많으며, 반대로 혈당을 낮추어 전신의 대사를 조절하는 호르몬은 인슐린밖에 없기 때문에 인슐린의 분비조절이 실패하면 전신장애가 초래된다(그림 14-21).

표 14.11 췌장호르몬의 종류와 기능

구조		분비 호르몬	표적세포	특징 및 주요 작용
랑게르한스섬	α세포	글루카곤 (glucagon)	지방조직, 간	혈당상승, 간에서 당원을 분해촉진, 비축된 지방의 동원, 포도당의 합성을 촉진함
	β세포	인슐린(insulin)	모든 세포	혈당감소, 세포의 포도당 흡수 증가, 간의 당원 합성, 지방과 당원의 생성 및 저장을 촉진함
	δ세포	소마토스타틴 (somatostatin)	α와 β세포, 소화관	인슐린과 글루카곤 분비 억제, 성장호르몬 방출억제호르몬 분비함

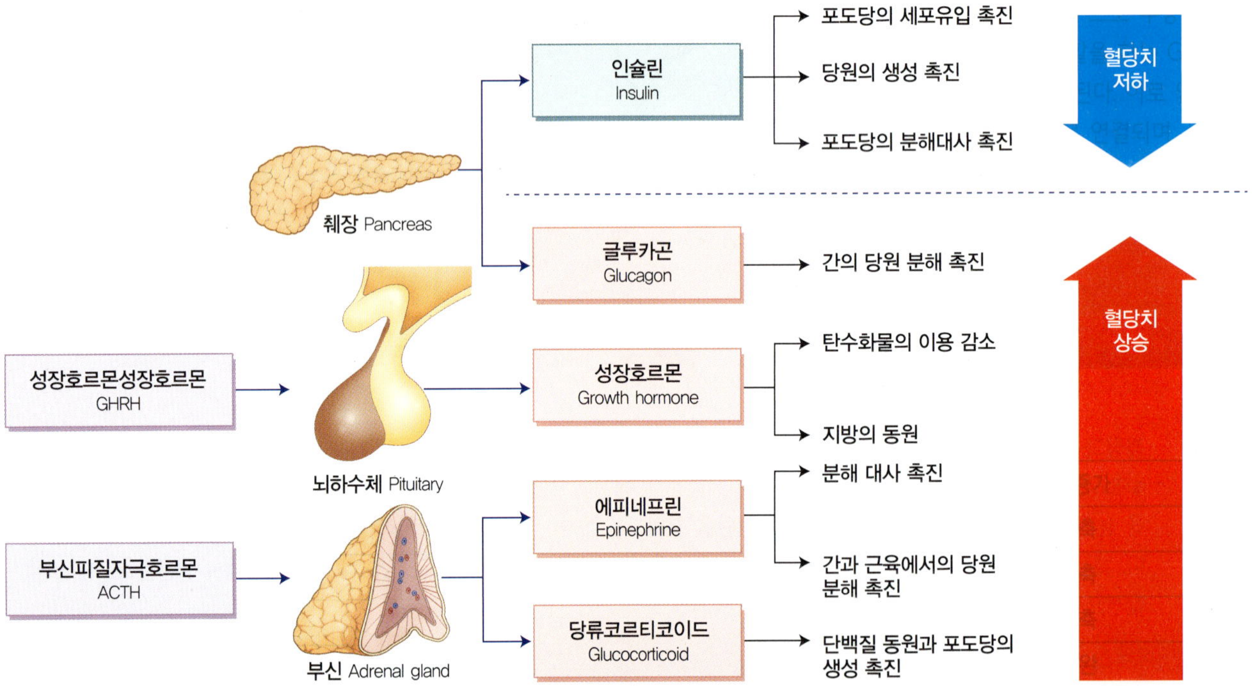

그림 14.21 **혈당분비조절.** 혈액의 포도당 농도에 의해 췌장에서 인슐린과 글루카곤이 서로 대항적으로 작용하지만, 부신피질호르몬, 갑상샘호르몬, 뇌하수체 성장호르몬 등도 혈당을 상승시키는 효과를 내며 체내의 혈당을 낮추는 호르몬은 췌장의 랑게르한스섬에서 분비되는 인슐린이 유일하다. 그러므로 혈당을 급격하게 높이는 음식을 지나치게 섭취하거나 인슐린이 부족해지는 기질적 문제가 발생하면 혈당의 일부가 소변으로 배설되는 당뇨병(diabetes mellitus)이 발생한다.

14.8 췌장, 솔방울샘, 가슴샘호르몬

학습목표 췌장호르몬의 종류와 기능을 이해할 수 있다

혈당조절 작용

식후 혈중 포도당 농도가 증가하기 전에 인슐린이 미리 분비되는데, 혈중 포도당을 100mg/dL로 유지하기 위한 내분비적 조절기전이 작동한다. 혈액 중의 포도당을 근육에 흡수시켜 혈당을 저하시키고 간의 당원합성을 촉진시킨다. 반면에 글루카곤은 인슐린의 작용과 정반대로 간세포의 활성화된 인산화효소(phosphorylase)를 증가시켜 당원의 분해를 촉진시킴으로써 혈액 내의 포도당 농도를 높이는 현상이 나타난다(그림 14-22).

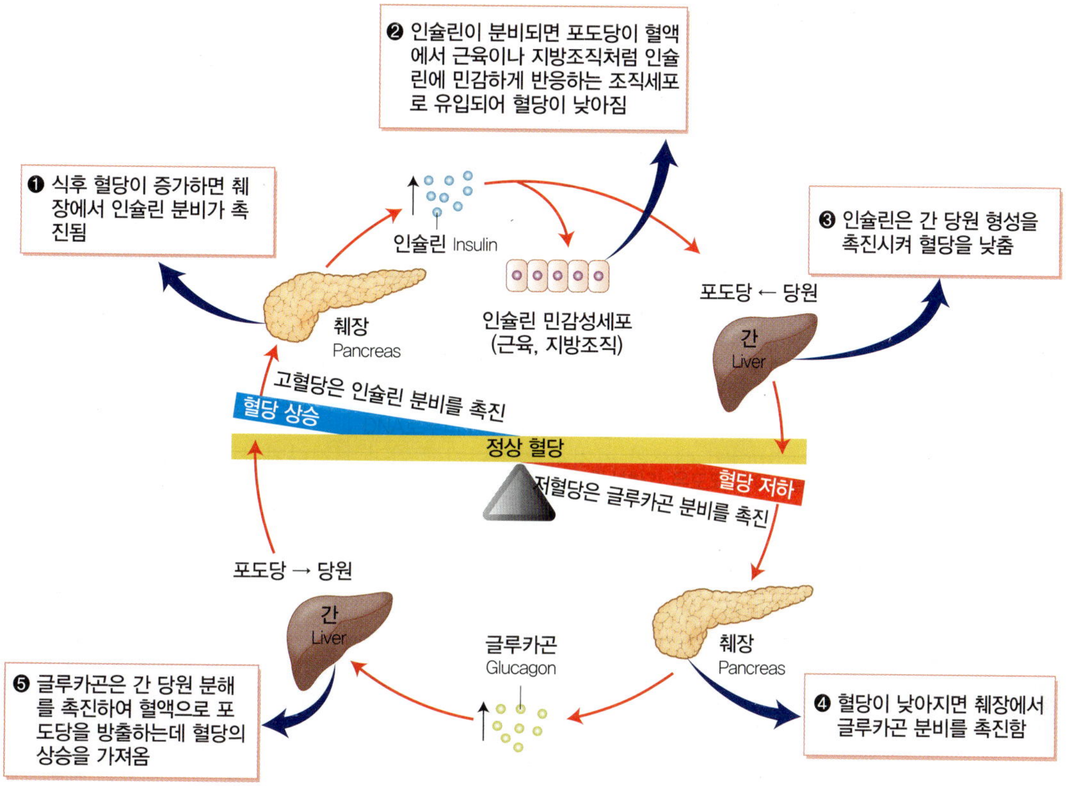

그림 14.22 **인슐린과 글루카곤의 혈당조절.** 혈당이 올라가면 인슐린이 분비되어 세포로 포도당의 유입을 촉진시키고, 간에서 당원의 형성을 촉진시켜 혈당을 감소시킨다. 반면에 혈당이 감소되면 글루카곤이 분비되어 혈당을 상승시키는 일련의 기전들이 발생한다.

이해상자

인슐린과 당뇨병은 어떤 관련성이 있을까?

인슐린은 모유를 먹기 시작하는 시점부터 혈액의 포도당 농도를 조절하기 위해 작동한다. 식후 혈당 상승을 막기 위해 분비되는 인슐린의 합성이나 분비작용의 손상 시 혈관 속에 당이 계속 남아있으면서 혈당이 올라가는 당뇨병이 나타난다. 인슐린을 발견한 캐나다의 프레데릭 밴팅(Trederick Banting)은 노벨생리학상을 수상하게 되었는데, 그 발견 덕분에 당뇨병 환자들은 인슐린 주사를 통해 혈당을 조절하게 되었다. 당뇨병은 제1형과 제2형으로 구분되는데, 제1형 당뇨병은 인슐린을 전혀 생산하지 못할 경우 발생하는 질환이고, 제2형 당뇨병은 운동부족 또는 스트레스가 원인이 되어 고혈당이 특징인 질병이다. 당뇨병을 진단하기 위해 8시간 금식 후 혈액검사를 통해 혈당이 126mg/dL 이상이거나 75g 경구 당부하 검사 2시간 후 혈당이 200mg/dL 이상인 경우 당뇨로 진단한다.

14.8 췌장, 솔방울샘, 가슴샘호르몬

학습목표 솔방울샘과 가슴샘호르몬의 기능을 이해할 수 있다

솔방울샘과 가슴샘은 각각 생체리듬을 조절하고 면역에 관여한다.

솔방울샘(pineal gland)은 셋째뇌실의 뒤쪽 천장에 융기되어 있는데, 약 7세 이후에는 점차 위축되어 사춘기 이후 결합조직으로 대체된다. 가슴샘(thymus)은 복장뼈의 뒤쪽, 앞세로칸에 위치하는데, 중요한 면역세포를 생산하는 림프기관으로 사춘기 이후 역시 위축된다(그림 14-23).

솔방울샘의 작용

세로토닌(serotonin)에 의해 신호를 받으면 솔방울샘은 멜라토닌(melatonine)이라는 호르몬을 생산하고 분비하는데, 인체의 생체시계(biological clock) 역할을 하여 생체리듬을 조정한다. 빛에 노출되면 분비가 억제되고 노르에피네프린은 증가되는데, 이는 우리가 낮이 되면 일어나고 밤에는 졸리게 하는 등의 하루주기리듬 조절과 관련이 있다. 빛주기에 따른 일조시간 변화를 감지하고 계절변화 등의 생체리듬을 조절한다. 또한 생식샘 발육을 촉진하는데, 설치류의 연구에서 솔방울샘이 난포자극호르몬, 황체형성호르몬과 같은 성호르몬의 분비에 영향을 미친다고 보고되었다. 최근 연구에서는 솔방울샘의 기능이상은 이차성징이 표준편차보다 빠르게 나타나는 성조숙(sexual prematurity)을 유발한다는 보고가 있다.

솔방울샘에서 분비되는 멜라토닌은 뇌에서 분비되는 생체호르몬으로 불면증 치료에 사용되는 약물이다. 생체리듬이 깨어진 환자나 멜라토닌 수치가 낮은 노인들의 불면증 치료에 사용된다.

가슴샘의 작용

가슴샘(Thymus)은 우리 몸의 중요한 림프기관으로 타이모신(thymosin)을 분비하여 중요한 면역세포인 T세포를 생성하고 세포면역 항체의 생산 등에 관여한다. 소아기 때부터 커져서 청소년기에 가장 커졌다가 성인이 되면 위축되고 지방으로 대체되어 흔적만 남는다. 그러므로 나이가 들수록 면역이 약해지며 질병 감염위험이 높아진다.

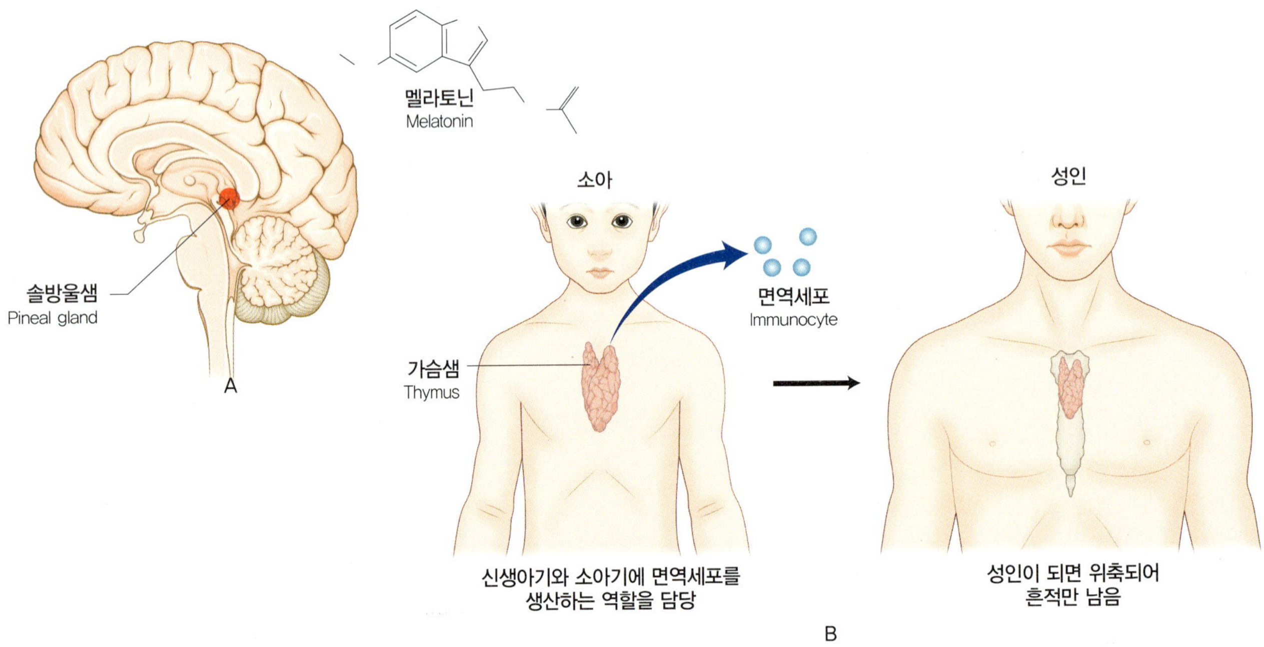

그림 14.23 **솔방울샘과 가슴샘.** A: 솔방울샘에서 분비되는 멜라토닌은 N-아세틸-5-메톡시트립타민으로 알려져 있으며, 빛주기를 감지하여 합성되고 사람의 수면-각성 리듬과 계절적 생체리듬을 조절하여 자연적인 수면을 조절하는 역할을 한다. 이외에 성호르몬, 면역 등의 작용에 효능이 있다. B: 가슴샘은 면역세포를 생성하는데, 성인이 되면 위축된다.

14.9 생식샘 호르몬

학습목표 생식샘 호르몬의 종류와 기능을 이해할 수 있다

생식샘 호르몬은 생식에 관련된 성적 특징과 기능을 발달시키고 종족을 번식하는 역할을 한다.

생식에 관련된 성적 특징과 기능을 발달시키고 생명체를 지속적으로 생산하는 생식의 기능을 담당한다. 또한 성호르몬은 남성과 여성의 생식기관에서 성장 · 발달을 촉진하여 성적반응을 유발한다. 생식샘은 남성과 여성의 경우 구별되며, 시상하부와 뇌하수체의 조절을 받고 있다.

여성 생식샘호르몬

여성의 생식기관은 난자를 생산하는 난소(ovary)와 난자를 이동시키는 자궁관(uterine tube), 난자를 착상시키고 태아를 발육시키는 자궁(uterus), 자궁과 연결된 질(vagina) 등으로 구성되는데, 여성 생식샘호르몬은 1차 생식기관인 난소에서 분비되는 에스트로젠과 프로제스테론이 있다. 여성의 배란(ovulation)을 전 · 후로 하여 난포기(follicular phase, 14일)와 황체기(luteal phase, 14일)로 구분되는데, 난포기에는 뇌하수체 앞옆의 난포자극호르몬(FSH)의 영향을 받아 난포가 성숙되면 에스트로젠의 분비가 증가한다. 배란이 일어난 후에는 황체형성호르몬(LH)의 영향을 받아 지방으로 채워진 난포막에서 프로제스테론이 분비된다(표 14-12, 그림 14-24).

표 14.12 여성 생식샘호르몬의 종류와 특징

종류	특징
에스트로젠 (estrogen)	• 난포에서 분비됨 • 난자의 성숙을 유도하고 성숙된 난자에서 배출됨 • 자궁 점막의 상피세포층을 증식시켜 자궁 크기 증대, 배란촉진, 2차 성장발현을 촉진하고 젖분비를 억제시킴
프로제스테론 (progesterone)	• 황체에서 분비됨 • 자궁점막의 점액분비를 촉진하여 난자를 자궁에 착상시킴 • 배란을 억제시키고 젖샘 발육을 촉진하여 프로락틴 분비를 촉진함

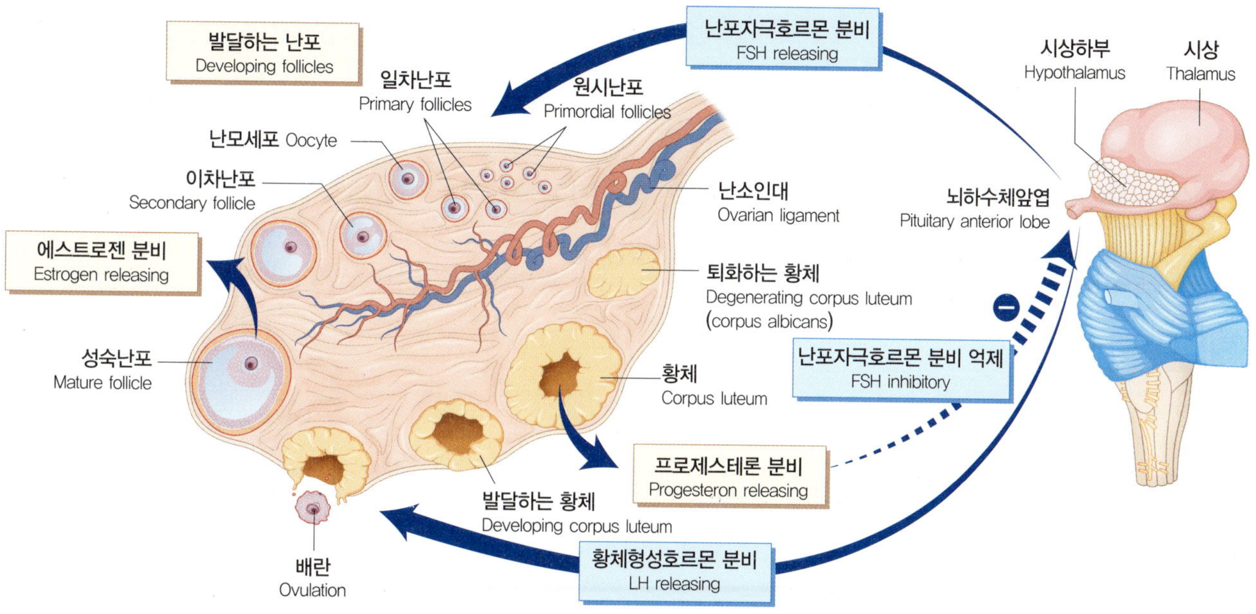

그림 14.24 여성 생식샘호르몬

14.9 생식샘 호르몬

학습목표 생식샘 호르몬의 종류와 기능을 이해할 수 있다

남성 생식샘호르몬

남성의 1차 생식기관은 고환(testis)인데, 정자를 생산하면서 남성호르몬을 분비하는 생식샘(sexual gland)이다. 고환의 정세관(seminiferous tuble) 바닥층의 사이질세포[interstitial cell, 라이디히세포(Leydig cell)]는 콜레스테롤에서 유래된 스테로이드(steroid)호르몬인 테스토스테론(testosterone)을 분비한다. 뇌하수체앞엽의 황체형성호르몬(LH)의 자극을 받아 촉진되는데, 분비된 테스토스테론은 남성의 생식기를 분화시키고, 이차성징을 유발하는 역할을 한다. 또한 뇌하수체앞엽의 난포자극호르몬(FSH)은 정세관의 버팀세포[sustentacular cell, 세르톨리세포(Sertoli cell)]를 자극하여 고환에 영양을 공급하여 정자 형성과 성숙을 촉진하는 역할을 한다. 동시에 여성호르몬인 에스트로젠을 분비한다(표 14-13).

태반호르몬

모체의 태반(placenta)은 태아와 모체 사이의 물질교환과 호르몬의 생산과 방출이라는 중요한 역할을 담당한다. 이는 임신을 유지하기 위한 모체의 생리학적 변화를 조절하고 태아의 발달과 모체의 출산대비를 위한 과정을 준비시킨다.
태반에서 생성되는 호르몬에는 스테로이드와 펩타이드호르몬이 있는데, 그 중에서 프로게스테론과 에스트로젠, 사람융모성생식샘자극호르몬(human chorionic gonadotropin, hCG)은 중요한 역할을 한다.

프로제스테론(progesterone)은 비 임신 여성의 경우에는 배란 후 남아있는 황체에서 생성된 후 황체의 퇴화 후 소멸되지만, 임산부인 경우 세포영양막에서 방출되는 hCG에 의해 황체가 유지됨으로 프로제스테론은 분비되고, 자궁의 내막이 탈락되지 않도록 막아 임신을 지속하는 역할을 담당한다. 또한 에스트로젠(estrogen)은 태반의 영양막에서 생산되는데, 진통 시 자궁의 수축과 태아의 분만에 적합한 환경을 준비시킨다.

여성이 임신한 초기 3개월 동안 최대치로 증가되었다가 그 후 감소된 후 유지되는 사람융모성생식샘자극호르몬(hCG)은 당단백질 호르몬이다. 이는 황체가 유지되고 에스트로젠과 프로제스테론을 분비시키는 역할을 하며 임신의 수립과 유지, 임신과정 전체에 핵심적인 역할을 담당하는 임신호르몬이다. 임신초기에는 황체퇴화를 예방하고 임신 6주 이후 프로제스테론이 생성되기 전에는 황체에서 프로제스테론 생산을 촉진하는 역할을 한다. 또한 태아의 면역계 및 태아의 성장에 관여한다는 보고가 있다. hCG는 여성의 소변으로 배출되기 때문에 초기 임신 여부 판정에 중요한 역할을 한다.

표 14.13 남성 생식샘호르몬의 종류와 특징

종류	특징
테스토스테론 (testosterone)	• 고환의 정세관에서 분비함 • 대부분의 세포에 작용하며 남성의 생식기 분화(태아기)에 관여함 • 정자 성숙, 남성의 2차 성징을 발현함 • 성욕 증진, 사춘기 때 가장 왕성하며 그 이후 감소됨

심화학습 Advanced Learning

스트레스는 호르몬대사에 어떠한 영향을 미칠까?

인체가 스트레스를 받으면 우리 몸의 시상하부는 몸을 비상사태로 인지한다. 그 후 시상하부의 신호를 뇌하수체가 받으면 가장 먼저 부신을 자극하는 호르몬을 보내 혈당을 높이도록 명령하게 되는데, 이때 우리 몸의 스트레스를 조절하는 핵심장치는 부신(adrenal gland)이다. 스트레스인자에 대항하기 위해 교감신경부신계(sympathoadrenal system)는 에피네프린과 노르에피네프린의 증가와 함께 활성화되어 몸의 경고반응(alarm reaction)을 일으킨다.

에피네프린은 위험을 느끼거나 놀랄 때 증가됨으로 공포호르몬이라고 하고, 노르에피네프린은 실제 싸워야 하는 공격상황일 때 증가하여 투쟁호르몬이라 한다.

그러나 인체가 장기적으로 지속되는 불쾌한 스트레스에 노출하면 스트레스의 심각성에 비해 부신겉질호르몬인 코티솔은 기본 수준의 6배가 넘는 용량으로 증가된다. 그러나 비 특이적 반응은 탈진단계(exhaustion stage)를 만들어 부신 피로현상을 유발하게 되는데, 이는 부신의 기능저하(hypoadrenia)를 의미하며, 부신의 피로로 만성피로, 기면, 알레르기, 관절염, 우울증, 집중력 감소, 체중감량, 자가면역질환 등의 광범위한 영역의 이상현상이 나타난다. 결국 스트레스 대처 능력상실과 에너지 생산능력, 자율신경계 이상 등의 기능장애가 나타나 삶의 질에 영향을 미치게 된다.

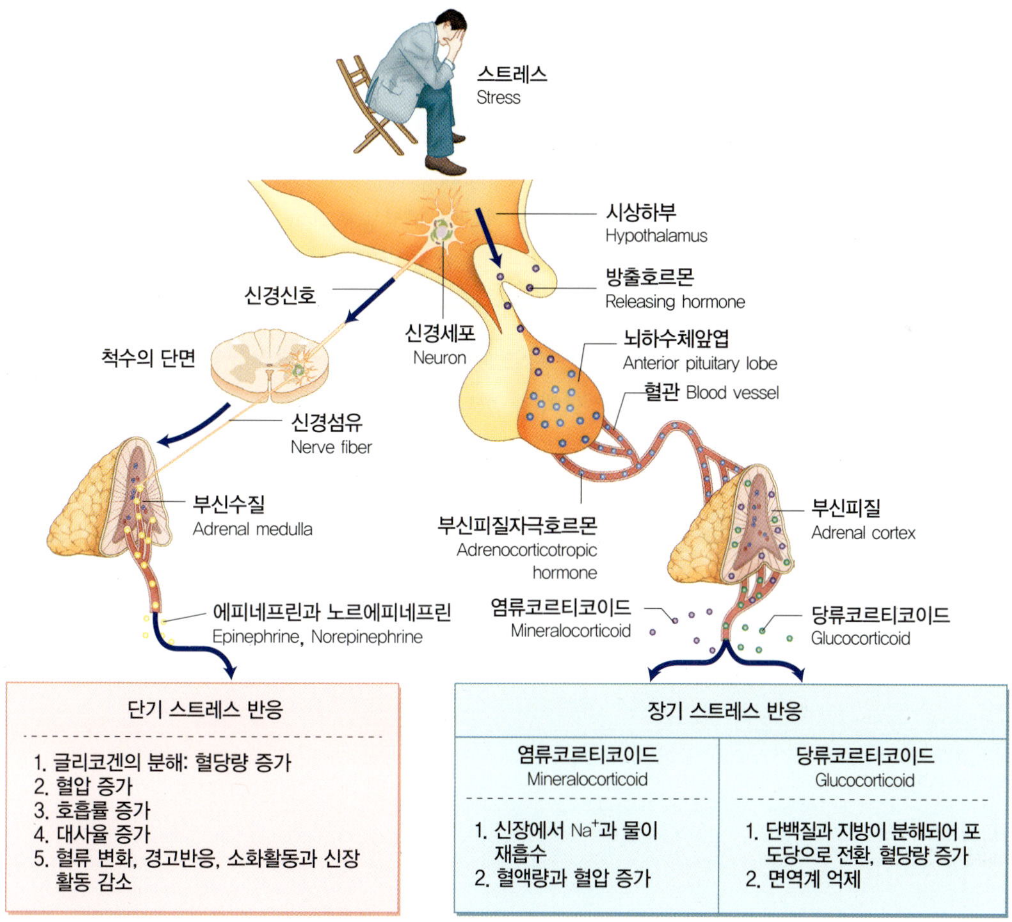

그림 14.25 **스트레스와 부신반응.** 단기 스트레스는 자율신경의 반응을 유도하고, 부신수질에서 카테콜아민의 분비를 유도하게 된다. 반면에 장기적 스트레스는 부신피질에서 염류코르티코이드, 당류코르티코이드의 분비를 유도하여 스트레스에 대응하게 한다.

요약정리 및 문제 Summing-up & Test

1. 내분비(endocrine)는 항상성을 조절하는 중요한 기관계로 화학전령인 호르몬(hormone)을 분비한다.
2. 내분비샘은 분비관이 없고 (　　　　)을 통해 표적기관으로 호르몬을 분비하고, 외분비샘은 긴 관을 통해 침, 땀, 점액 등을 외부로 분비한다.
3. 호르몬의 화학적 분류방법에 따라 아미노산에 기원한 호르몬과 콜레스테롤에서 유래한 스테로이드호르몬으로 구별된다. 스테로이드호르몬의 종류는 에스트로젠, 프로제스테론, 테스토스테론, 알도스테론, 코티솔, 안드로젠이 있다.
4. 수용성 호르몬은 세포막의 투과성이 낮아 세포막을 (　　　　　　), 지용성 호르몬은 세포막의 투과성이 높아 세포막을 (　　　　　　).
5. 호르몬의 분비조절은 두 가지 기전으로 요약할 수 있는데 첫째는 (　　　　　　)이고, 둘째는 신경계통에 의한 조절이다.
6. 뇌하수체호르몬은 구조적 · 기능적 · 발생학적으로 다른데 구조적으로 앞엽과 중(간)엽, 뒤엽, 기능적으로 샘하수체와 신경하수체로, 발생학적으로 입안외배엽에서 유래한 샘하수체와 신경외배엽에서 유래한 신경하수체로 구분된다.
7. 갑상샘은 온몸의 발육, 발생, 기초대사량을 조절하는 호르몬을 분비하며 시상하부의 갑상샘자극호르몬분비호르몬(TRH)에 의해 뇌하수체에서 갑상샘자극호르몬(TSH)이 방출되면 갑상샘이 자극되어 방출하게 된다. 갑상샘호르몬은 타이록신과 칼시토닌으로 크게 나뉜다.
8. 혈중 Ca^{2+}의 농도 조절과 관련되어 상호 대항하는 호르몬은 각 (　　　　), (　　　　　　)이다.
9. 부신은 구조적 · 기능적으로 서로 다른 호르몬을 분비하는데 피질과 수질로 나뉜다. 부신피질은 밖에서 안으로 각 층마다 서로 다른 스테로이드호르몬을 분비하는데, 알도스테론, (　　　　), 안드로젠을 분비하며 전해질과 에너지 균형을 조절한다. 부신수질은 두 가지 교감신경계를 보완하는 에피네프린, 노르에피네프린을 분비한다.
10. 코티솔이 항진되면 근육쇠약, 전신피로, 고혈압과 당뇨, 피부와 피부밑조직이 얇아지는 달덩이 얼굴(moon face)이 발생하는 증후군을 (　　　　)이라 한다. 저하 시 체중감소, 식욕부진, 설사, 탈수, 저혈압 등의 현상이 발생하는 에디슨병이 생긴다.
11. 췌장은 소화액을 분비하는 외분비샘과 호르몬을 분비하는 내분비샘인 랑게르한스섬을 모두 가진다.
12. 우리 몸의 혈당조절에 관여하는 호르몬은 많지만 혈액 내 혈당을 낮추는 호르몬은 췌장에서 분비되는 (　　　　)밖에 없어 기질적 문제가 생기면 혈당이 소변으로 배출되는 당뇨병이 발생할 수 있다.

해답

2. 혈액 4. 통과할 수 없고, 통과할 수 있다. 5. 음성되먹임기전 8. 칼시토닌, 부갑상샘호르몬 9. 코티솔 10. 쿠싱증후군 12. 인슐린

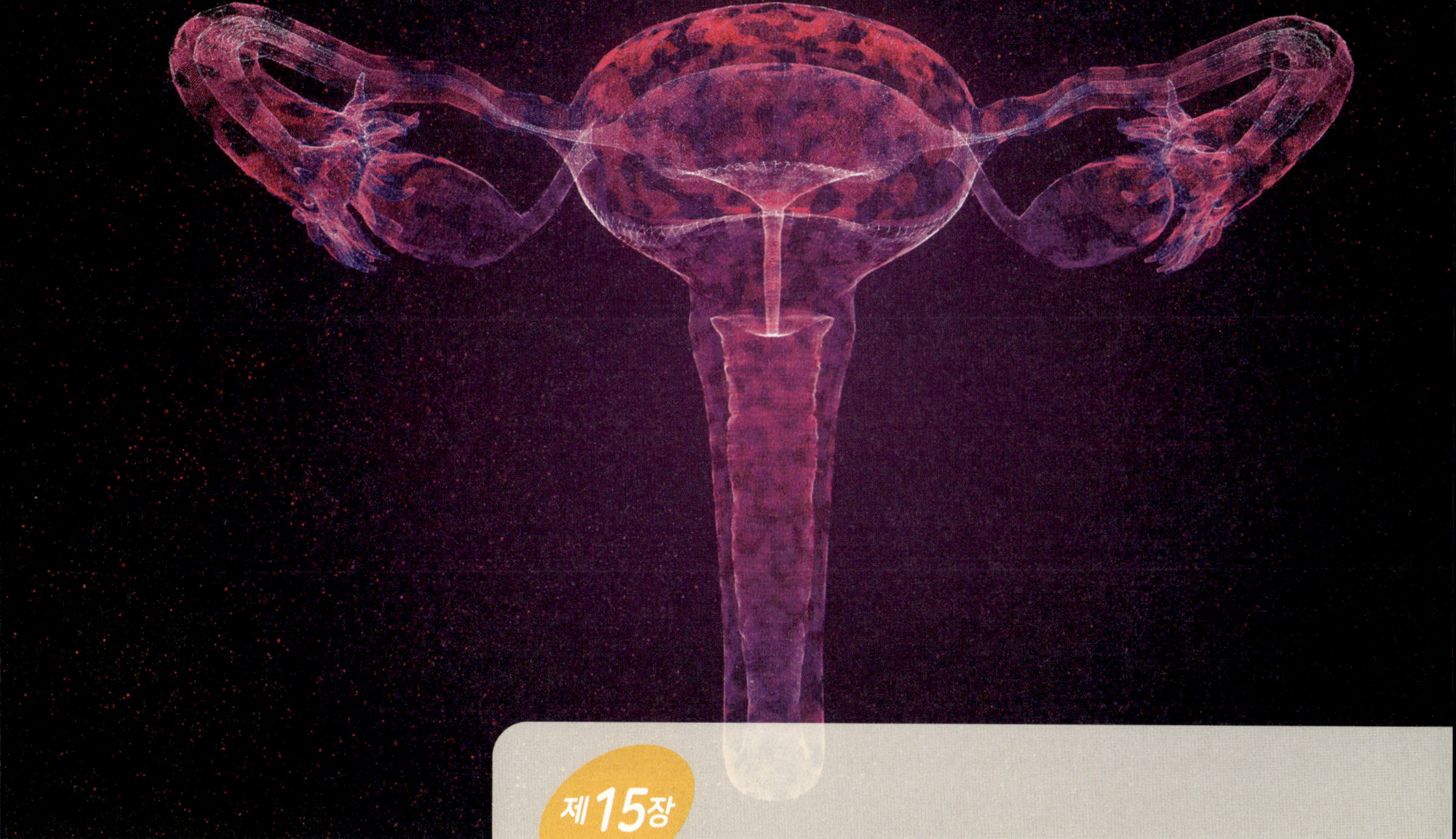

P H Y S I O L O G Y

제 15장

생식생리

15.1 생식의 개요와 남성생식기

학습목표 생식계통의 개요와 고환에 대해 알 수 있다

생식은 생물체가 종족의 유전 정보를 전달하여 종을 유지하려는 복잡한 과정이다.

생식(reproductive)은 생물이 자신의 종(species)을 유지하기 위해 자신을 복제하는 과정으로 성별에서 커다란 차이를 보인다. 남성생식기관은 정자를 생성하는 고환(testis)과 생성된 정자를 보존하고 이동하는 통로가 되는 부고환(epididymis) 및 정관(deferent duct), 사정관(ejaculatory), 음경(penis) 및 부속샘(정낭, 전립샘, 망울요도샘) 등이 있다. 여성생식기관은 난자를 생성하는 1차 생식기인 난소(ovary)와 난자를 보존하고 이동하는 자궁관(uterine tube)과 자궁(uterus)이 있다. 생식은 남성과 여성의 염색체 반이 합쳐지는 생식세포(germ cell)의 결합에 의해 새로운 개체를 형성하게 된다.

남성생식기는 고환을 중심으로 구성되어 있다.

남성생식기는 여성생식기와 다르게 소변과 정자가 배출되는 최종 통로가 동일하기 때문에 정자의 사출 시 요관에 남아 있는 노폐물을 제거하고, 성교 시 윤활작용을 위한 부속샘이 있다.

- **고환 Testis** 고환은 정자를 생산하여 정소라고도 하며, 길이는 약 4~5cm, 무게는 약 12g이다. 고환은 백(색)막(tunica albuginea)으로 덮여 있고, 250여 개의 방으로 된 고환소엽(testibular lobule)을 형성한다. 정삭(spermatic cord)에 의해 매달려 있고 배안에서 발생하여 출생 2개월 전부터 하강하여 음낭 내로 들어간다. 각각의 고환소엽에서의 정세관(seminiferous tubule)은 고환그물을 이루어 부고환(epididymis)으로 연결된다. 정세관의 속공간에 있는 상피세포는 정조세포(spermatogonium)가 정모세포(spermatocyte)로 분화되고, 감수분열을 통해 정자세포(spermatid)가 되어 정자(sperm)를 만든다. 또한 곱슬정세관 사이의 사이질세포에서 남성호르몬인 테스토스테론이 분비된다(그림 15-1).

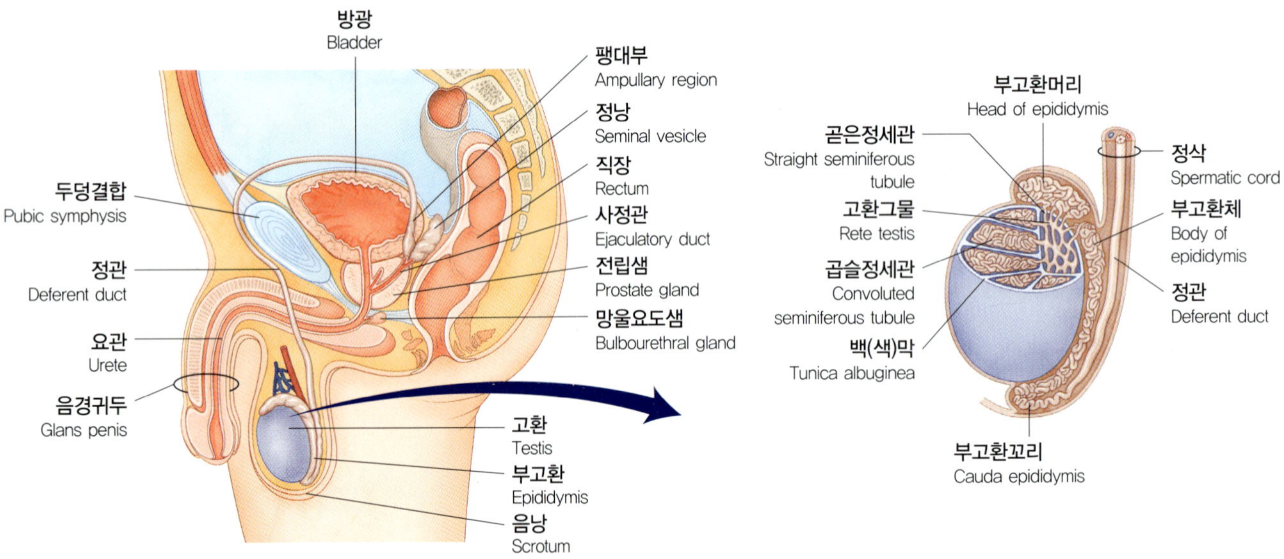

그림 15.1 남성생식기와 고환

15.2 남성생식기

학습목표 부고환, 정관, 정낭, 전립샘, 망울요도샘, 음경에 대해 알 수 있다

- **부고환** Epididymis 부고환은 고환 윗면과 뒷면을 감싸 듯 위치하고 있으며, 정관으로 이어지는 약 6cm의 관이다. 부고환은 정자를 일시적으로 보관하고 정액을 분비하여 정자를 성숙시키는 역할을 한다.
- **정관** Vas deferens 부고환을 거친 정자를 정낭으로 보내는 약 40~50cm의 1쌍의 민무늬 근육성의 긴 관이다. 부고환 아래 끝에서 시작하여 고샅굴(inguinal canal)을 지나 배안으로 들어가는데, 혈관 및 신경, 근육, 림프관과 함께 결합조직에 싸여 **정삭**(spermatic cord)을 형성하고 배안으로 들어가 방광 뒷면의 아래쪽에서 전립샘을 통과하면서 왼쪽과 오른쪽 정관이 합쳐지기 전 정낭의 분비관과 합쳐져서 사정관(ejaculatory duct)을 이룬다(그림 15-2).
- **정낭** Seminal vescicle 전립샘, 망울요도샘과 함께 남성생식기의 부속샘으로 방광 뒤쪽과 직장 사이에 위치하는 1쌍의 주름진 주머니 모양의 복잡하게 꼬여있는 길이 약 5cm의 관으로 정관에 붙어 있다. 정관과 합쳐 사정관을 이루며, 과당(fructose)을 함유하고 있어 정자의 운동을 활성화시키는 노란색의 고점도 분비물을 생산하고, 근육의 수축을 유도하는 프로스타글랜딘(prostaglandin)을 생산하여 사정관으로 보낸다.
- **전립샘** Prostate gland 방광 바로 밑에 요도가 시작되는 부위를 싸고 있는 구조물로 길이 약 3cm, 넓이 4cm의 작은 샘들이 모인 복합관상포상샘이다. 전립샘에서 정관과 정낭이 합쳐진 사정관이 개구하여 요도와 합쳐진다.
- **망울요도샘** Bulbourethral gland 망울요도샘(구요도샘)은 골반바닥의 전립샘 밑 요도 옆에 위치하며 근육 속에 묻혀 있는 1쌍의 콩알 만 한 크기이다. 여기에서 분비되는 점액과 같은 알칼리성 액체는 성교 시 음경귀두의 윤활을 유도하는 작용을 한다.
- **음경** Penis 소변과 정액의 배출구이며 성교 시 교접기 역할을 하는 발기조직(erectile tissue)이다. 위쪽 1쌍의 음경해면체(corpus cavernosum penis)와 아래쪽 1개의 요도해면체(corpus spongiosum penis)로 해면체 외부는 백(색)막으로 덮여 있고, 내부는 스펀지와 같은 기둥(소주, trabecula)으로 되어 있다. 신축성이 뛰어나며 성적 충동으로 부교감신경에 의해 혈액이 충만해지고 긴장상태가 유지될 때를 발기(erection)라고 한다.

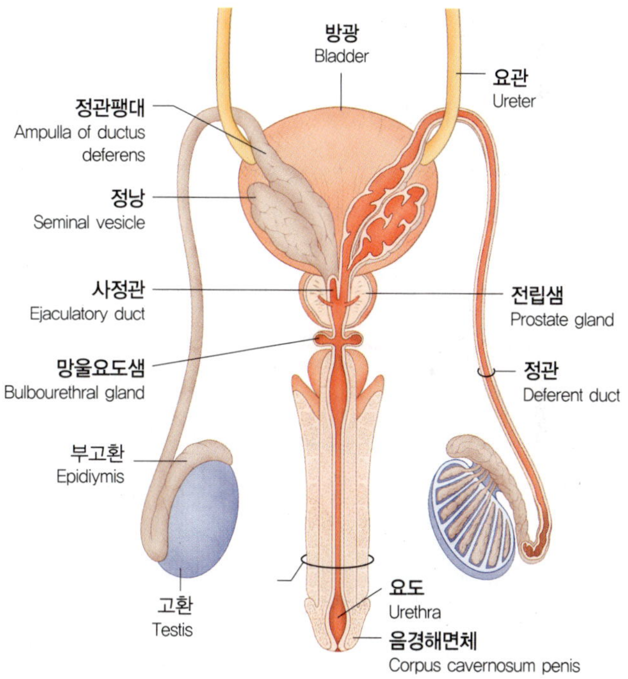

그림 15.2 남성생식기의 부속샘

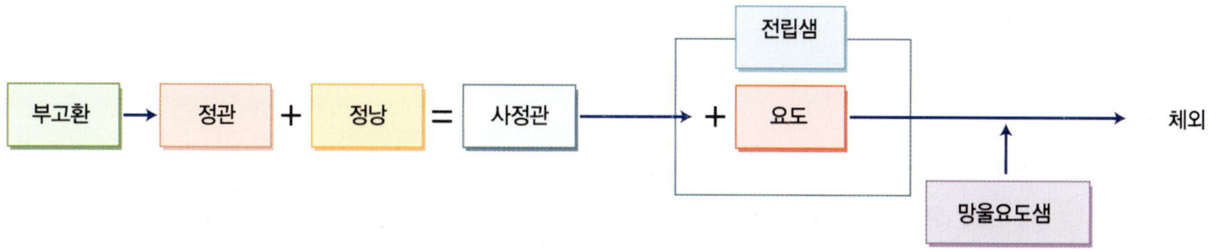

15.3 남성생식

학습목표 정자의 발생과 성숙에 대해 알 수 있다

정자는 버팀세포와 정자발생세포로 구성된 정세관 상피세포에서 발생한다.

발생학적으로 고환은 성샘융기에서 발생하여 2개월 직전부터 형성되기 시작한다. 태생 4개월경부터 천천히 내려오기 시작하여 고샅굴(inguinal canal)을 통해 배안을 빠져나와 임신 7개월경에는 음낭으로 완전히 들어가는데, 이러한 고환 하강의 문제가 발생할 경우를 잠복고환(증)(cryptorchidism)이라고 한다.

정자(spermatozoa)는 고환의 세르톨리세포(버팀세포, Sertoli cell)와 정자발생세포(spermatogenic cell)로 구성된 정세관 상피세포에서 발생한다. 정조세포(spermatogona)가 유사분열 및 분화에 의해 46개의 염색체를 지닌 일차정모세포(primary spermatocyte)로 되면서 일차감수분열 후 23개의 염색체를 지닌 이차 정모세포(secondary spermatocyte)로 성숙한다. 이차정모세포는 22개의 염색체와 1개의 성염색체를 갖는다. 이차정모세포는 다시 이차감수분열 후 정원세포에서 4개의 성숙정자세포(spermatid)가 발생한다(그림 15-3).

세르톨리세포는 정세관 바깥에서부터 속공간까지 존재하며, 정세관 속공간으로 액성 물질을 분비하여 정자가 부고환 쪽으로 이동할 수 있게 도와주고, 남성호르몬 단백(androgen-binding protein)을 분비하여 정자의 분화 과정에 필요한 테스토스테론을 정세관 속공간에 존재하도록 한다. 테스토스테론은 정세관과 정세관 사이의 결합조직 내에 위치하는 사이질세포(interstitial cell)에서 분비된다. 또한 난포자극호르몬(follicle stimulating hormone, FSH)과 안드로겐(androgen)은 세르톨리세포에 작용하여 정조세포의 분화 및 증식으로 정자 발생을 돕는다. 이와 같은 과정을 거쳐 부고환에 도달한 정자는 비로소 운동력을 가지게 된다.

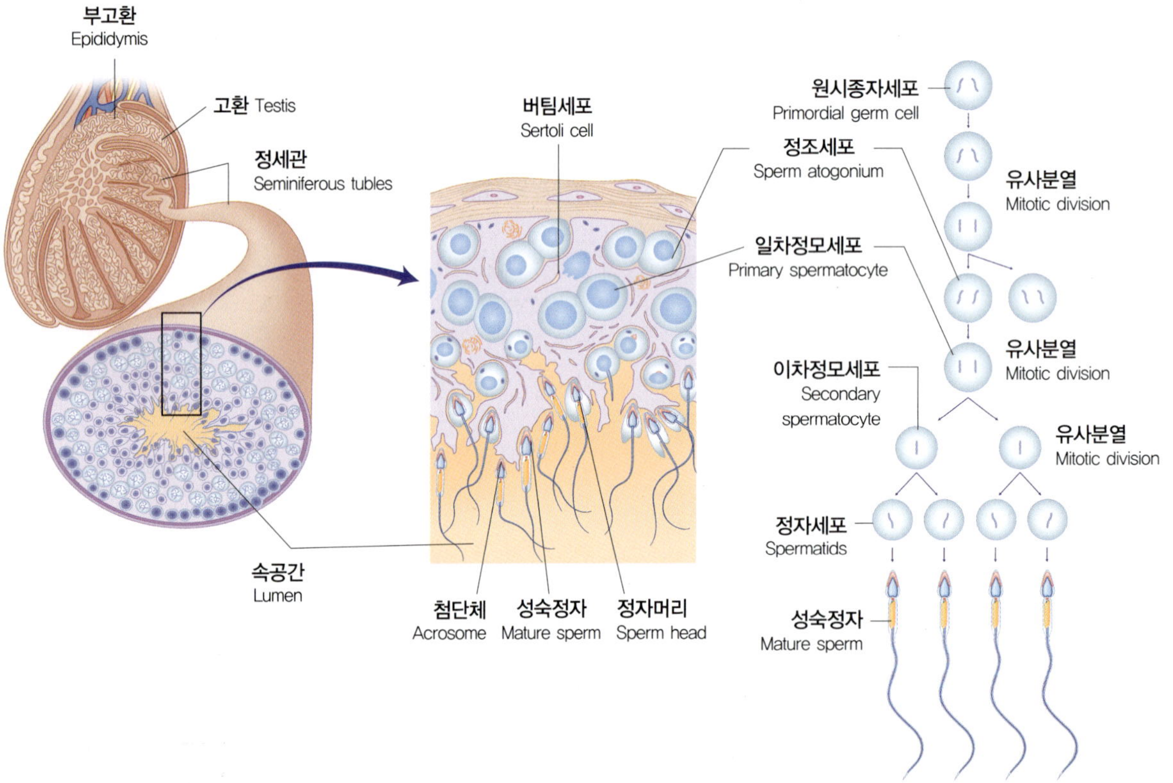

그림 15.3 **정자의 발생과 성숙.** 고환의 정세관에서 정원세포가 일차정모세포로 성숙한다.

15.3 남성생식

학습목표 정자와 정액에 대해 알 수 있다

정자는 세 부분으로 나눌 수 있다.

성숙한 정자(sperm)의 길이는 50~60㎛이며, 머리, 몸체, 꼬리로 구성된다(그림 15-4).

- **머리** Head 머리(head)는 난자의 막을 분해하는 효소를 가진 첨단체(acrosome)와 유전물질을 함유하고 있는 23개의 염색체를 가진 핵으로 되어 있다.
- **몸체** Body 정자의 편모운동에 필요한 에너지 합성에 관여하는 사립체(mitochondria)로 구성되어 있다.
- **꼬리** Tail 미세섬유로 여러 개의 염색체실(축미세관, axoneme)로 되어 있어 정자의 운동성을 담당하며, 정자의 편모운동은 3.6mm/분을 이동할 수 있다.

정액은 정자와 정낭, 전립샘, 망울요도샘에서 나온 분비액이다.

사정하는 동안에 부속 성 분비샘에서 점액을 분비하여 정자가 여성의 생식기에 생존할 수 있도록 한다. 이러한 물질을 정액(semen)이라고 한다. 정액의 pH는 7.5이며 약알칼리성이다.

정낭(seminal vesicle)은 과당을 분비하여 정자에 에너지원을 공급하고, 프로스타글랜딘(prostaglandin)을 분비하여 정자의 생존과 여성 생식기 속에서 운동성을 강하게 해준다.

전립샘(prostate gland)은 알칼리성 액체를 분비하여 정자의 생존과 섬유소(fibrin) 분해효소를 분비하고 정자의 운동성을 돕는다. 망울요도샘(bulbourethral gland)에서는 점액성 물질을 분비하여 성교 시 윤활작용을 한다.

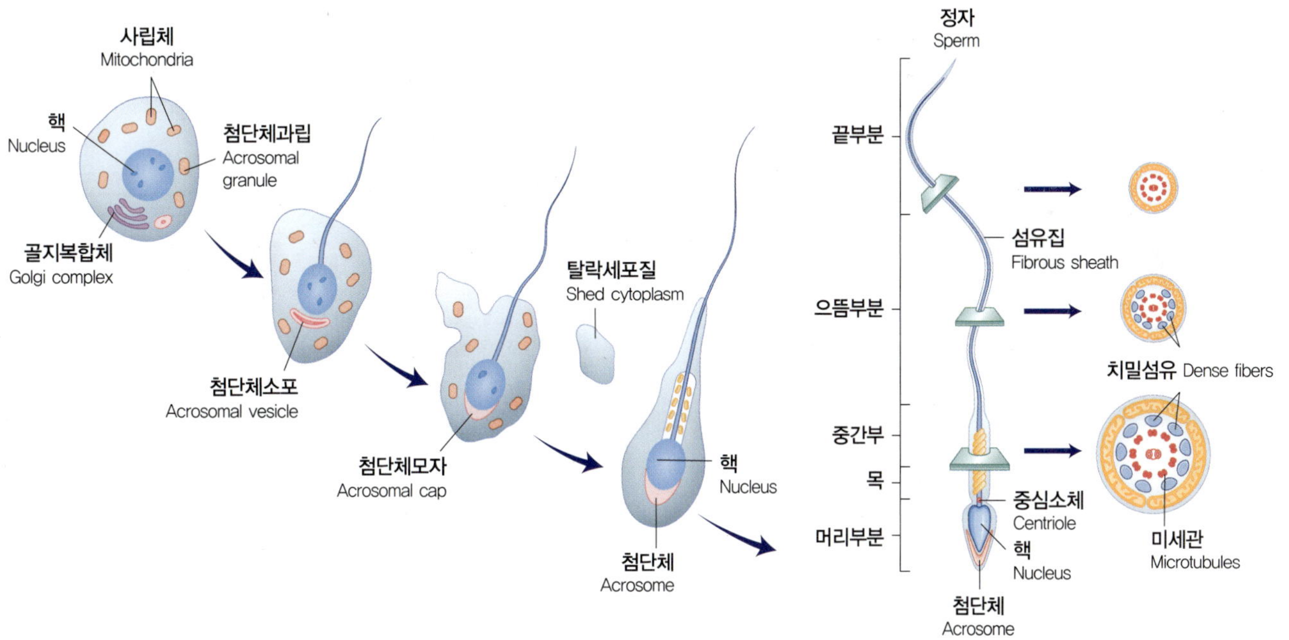

그림 15.4 정자의 발생과 구조

15.3 남성생식

학습목표 발기와 사정에 대해 알 수 있다

발기는 혈액이 발기조직에 축적됨으로써 음경이 팽창되는 것을 말한다.

발기(erection)는 발기 내 조직에 혈액이 충만하게 되면서 음경이 커지게 된다. 성적 흥분이 없는 상태에서는 발기조직에 혈액이 거의 없다. 성적 자극 시 민무늬근육이 이완되고, 음경(penis)으로 가는 세동맥의 반사적 이완으로 음경이 확대되는 동시에 정맥의 물리적 압박에 의해 혈액량이 급격히 줄어들면서 혈액이 발기조직에 축적되어 음경이 팽창되는 것을 말한다(그림 15-5).

발기반사는 부교감신경의 세동맥 확장에 의해 일어난다.

귀두의 기계적 자극에 의해 음경 세동맥에 부교감신경이 작용하여 흥분되고, 교감신경의 작용이 억제되면서 음경의 세동맥이 확장되고 혈액이 발기조직에 응혈되어 커지면서 정맥을 압박하여 발기가 이루어진다. 부교감신경은 세동맥에 작용할 뿐만 아니라 망울요도샘(bulbourethral gland)과 요도분비샘을 자극하여 점액을 분비한다.

사정은 사출과 배출을 포함한다.

사출(emission)은 교감신경계의 흥분이 민무늬근의 수축을 일으키고, 정자와 전립샘 및 정낭의 분비물이 요도로 운반하는 과정이다. 배출(expulsion)은 정액이 요도에 가득 채워지면 감각신경의 자극으로 척수의 엉치분절에 전달되고, 그 결과 운동신경이 음경의 바닥부에 있는 발기조직을 수축시킴으로써 음경 내 압력을 상승시켜 정액을 밖으로 배출시키는 과정이다. 사출과 배출을 합쳐 사정(ejaculation)이라고 한다.

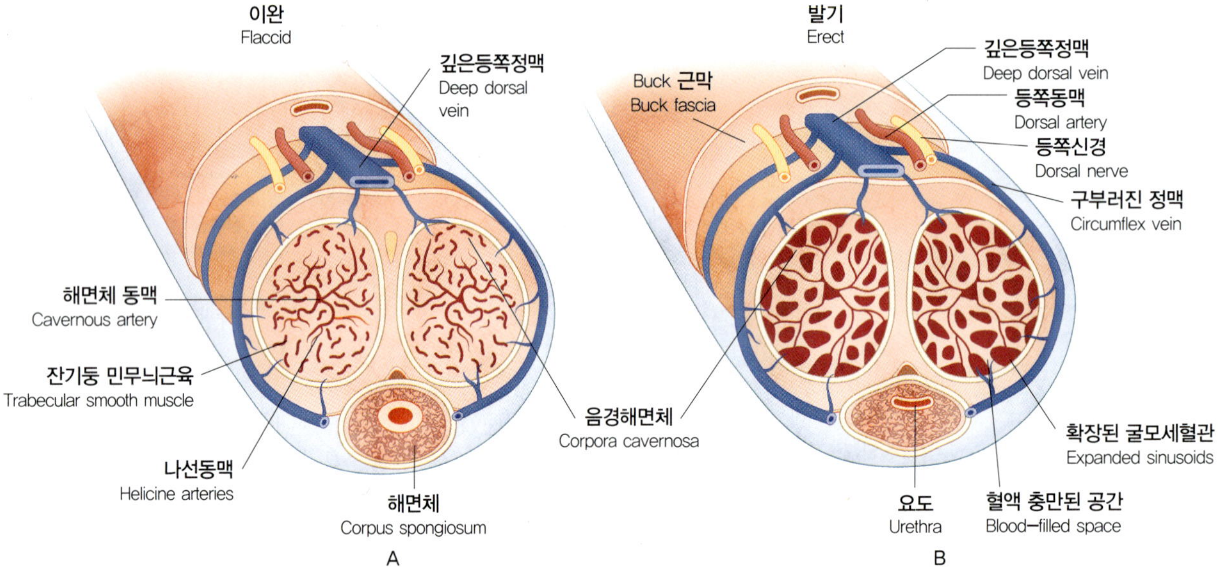

그림 15.5 **음경의 발기.** A: 성적 흥분이 없는 상태의 음경. B: 성적 흥분에 의해 발기된 음경

이해상자

남성의 성 반응 주기는 어떻게 될까?

1단계: 흥분기(excitement phase): 발기와 성감이 고조되는 시기
2단계: 고조기(plateau phase): 온몸의 생리 반응이 강화되는 시기로 심장박동수, 혈압, 호흡수, 근육긴장도의 변화를 일으킴
3단계: 극치기(orgasmic phase): 사정과 육체적인 안락함이 최고조에 이르는 시기
4단계: 해빙기(resolution): 성기와 신체반응 및 성욕구가 안정된 상태로 되돌아오는 시기

15.4 여성생식기

학습목표 난소에 대해 알 수 있다

여성생식기의 주요 기관은 난자와 성호르몬을 생산하는 난소이다.

여성생식기는 난자를 생산하고 성숙시키며 배란을 유도하는 난소(ovary), 배란된 난자를 운반하고 수정부위로 이용되는 자궁관(uterine tube), 수정된 난자를 성숙시키는 자궁(uterus), 교접과 분만부위인 질(vagina) 및 질 주위의 외음부(pudendum)와 점액을 분비하는 큰질어귀샘(대전정샘, greater vestibular gland)으로 구성된다(그림 15-6).

- **난소** Ovary 여성생식소(female gonad)인 난소는 남성의 고환과 마찬가지로 배안에서 발생하여 골반으로 내려오는 실질장기로 골반 양쪽에 있는 길이 3~4cm, 넓이 1~2cm, 무게 약 3g 정도로 고유난소인대에 의해 자궁과 연결되고 난소걸이인대(난소지지인대, suspensory ligament of ovary)에 의해 골반 벽에 부착되어 있다. 난소의 표면은 상피세포층과 혈관이 부족한 백(색)막으로 둘러싸여 있다.

난소는 피질(cortex)과 수질(medullar)로 구분할 수 있다. 피질은 난포(follicle), 황체(corpus luteum), 백(색)체(corpus albicans)로 차 있다. 수질은 민무늬근, 혈관, 신경, 림프관 등이 있다.
난소의 기능은 난포를 성숙시켜 난자를 생산하고 성숙시키며, 배란을 유도하고 에스트로젠(estrogen), 프로제스테론(progesterone)을 분비한다. 또한 여성의 이차성징 발달에 기여하므로 남성의 고환과 같은 역할을 한다. 난소에서 생성된 난자는 자궁관을 통해 자궁으로 이동하고 배란이 이루어진다. 배란된 난자가 수정되면 자궁벽에 착상하여 임신을 유지하게 되고, 수정되지 않으면 황체호르몬을 분비한 뒤, 황체로 변하여 월경이 일어나게 된다.

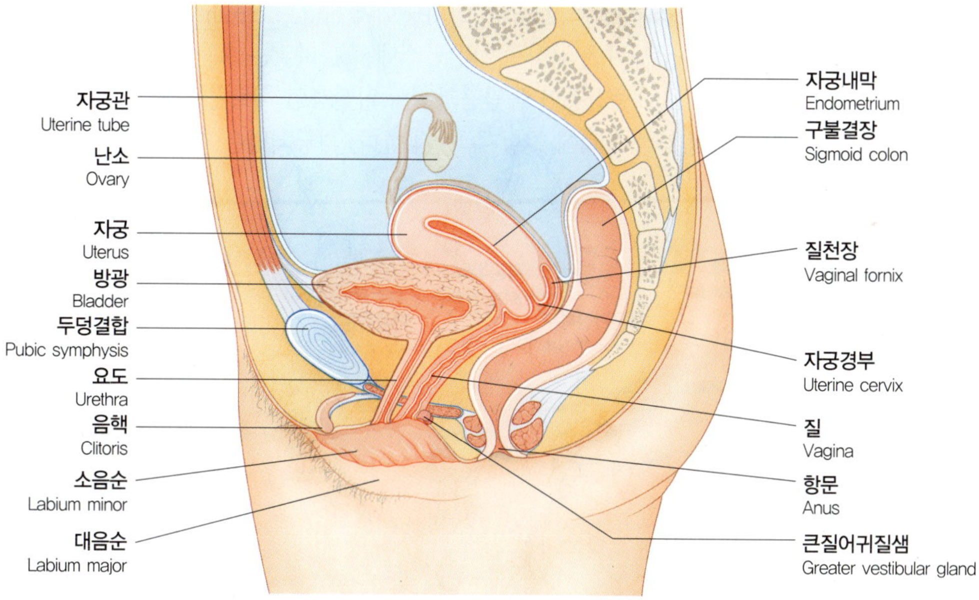

그림 15.6 여성생식기와 난소

15.4 여성생식기

학습목표 자궁에 대해 알 수 있다

자궁은 서양 배 모양의 근육조직으로 임신을 유지하고 출산을 가능하게 한다.

- **자궁** Uterus 전체적인 모양은 서양 배를 거꾸로 한 것처럼 생긴 근육성 기관으로, 방광과 직장 사이에 위치한다. 배아의 착상, 태반부착, 태아 성장의 장소 역할을 한다. 길이 약 7cm, 넓이 4~5cm, 두께 약 2.5cm이다. 자궁은 자궁바닥(자궁저, fundus of uteri), 자궁몸통(body of uteri), 자궁경부(자궁목, uterine cervix)로 나눌 수 있다. 자궁바닥은 위끝의 넓은 부분으로 자궁관과 자궁원인대가 있으며, 자궁몸통은 자궁바닥의 연속으로 중간부위를 가리키고, 자궁경부는 자궁몸통 아래쪽으로 가는 부위를 말한다. 자궁안(uterus cavity)은 질안(vagina cavity)으로 통해 있으며 자궁내막으로 싸여 있다. 자궁을 고정하는 인대는 자궁의 양쪽 끝에 위치하여 자궁이 앞방향경사앞굽이(전방경사전굴, anteversion anteflexion)를 유지하는 원인대(round ligament)와 자궁 옆면에 2층의 복막으로 구성되어 신경과 혈관을 싸고 골반안(pelvic cavity)을 가로질러 주름을 형성하는 자궁넓은인대(자궁광인대, broad ligament of uterus) 및 고유난소인대(proper ligament of ovary)가 있다.
- **자궁관** Uterine tube 자궁 양쪽의 뿔 부분에서 시작하여 자궁관술(fimbriae of uterine tube)을 끝으로 난소와 근접한 7~15cm의 긴관으로 나팔관이라고도 한다. 자궁관은 난소에 직접 연결되어 있지 않고 배안에 트여 있다. 자궁관의 기능은 수정란을 자궁으로 옮기는 역할을 하며 크게 깔때기(누두, infundibulum), 자궁관팽대(ampullar implantation), 자궁관잘록(난관협부, tubal isthmus) 등 세 부분으로 나눌 수 있다. 깔때기는 자궁관술로 난소와 연결되고, 자궁관팽대는 가쪽 2/3의 넓은 부위로 보통 수정이 이루어진다. 자궁관잘록은 안쪽 1/3로 좁아져 자궁과 연결된 부위이다.
- **자궁벽** Wall uterus 자궁을 구성하는 벽으로 두께는 약 2cm이며, 자궁내막(endometrium), 자궁근층(myometrium), 자궁외막(perimetrium)으로 구성되어 있다. 자궁내막은 뇌하수체와 난소에서 분비되는 호르몬에 의해 주기적으로 두께가 변한다. 자궁근층은 자궁벽의 대부분을 이루고, 중간층인 돌림근과 속 · 바깥층인 세로근의 3층 구조로 되어 있어 태아가 성장함에 따라 근섬유가 증가하여 태아의 강한 장력에 견딜 수 있게 한다. 자궁외막은 얇은 장막으로 이루어져 있어 마찰을 줄인다(그림 15-7).

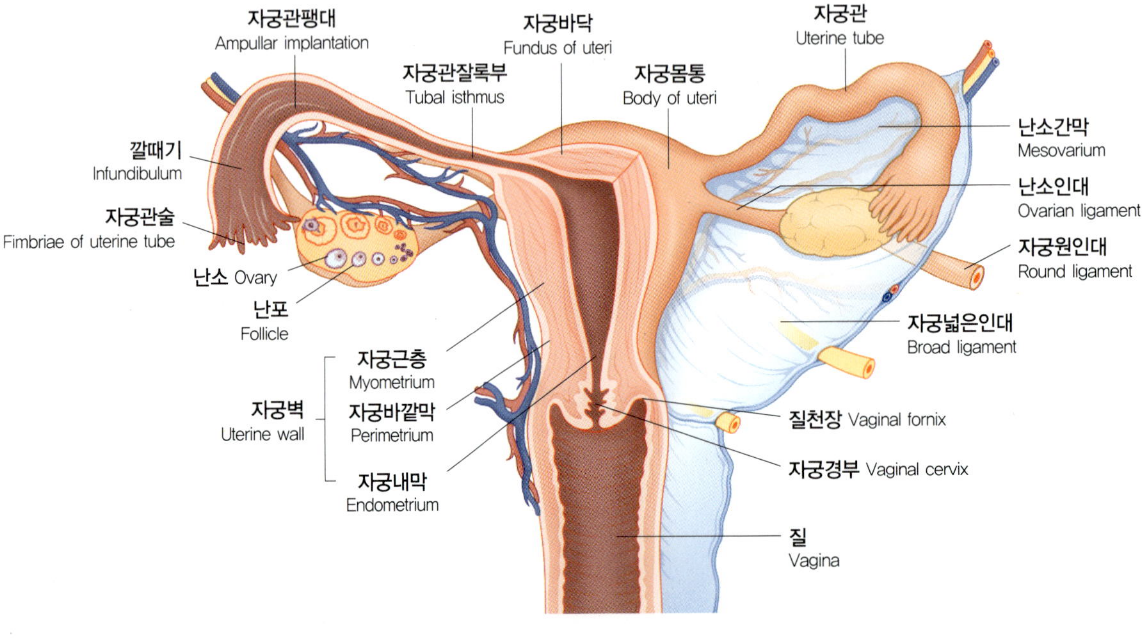

그림 15.7 자궁

15.4 여성생식기

학습목표 질, 외음부, 회음에 대해 알 수 있다

• **질** Vagina 질은 여성생식기관의 하나로 자궁과 외부를 연결하는 통로이며 교접기와 산도로 사용된다. 자궁 아래쪽에 위치하며 길이는 약 7cm이다. 산성을 유지하기 때문에 외부로부터 세균의 침입을 막아 질 내부기관을 보호한다. 질 윗부분의 주름 층을 질천장(질원개, vaginal fornix)이라 하고, 질의 아랫부분은 질구멍(vaginal orifice)에 있는 반달막인 처녀막(hymen)이 막고 있다. 질 구멍에 의해 바깥요도구멍과 질입구의 개구부인 질어귀에 개구한다.

• **외음부** Pudendum 외음부는 질어귀를 둘러싸고 있는 대음순(labium major), 소음순(labium minor), 음핵(clitoris), 질어귀(전정질, vestibulovagina), 큰질어귀샘(대전정샘, greater vestibular gland)으로 나뉜다. 대음순은 외음부의 오른쪽과 왼쪽 피부 융기로 음모(pubic hair)가 있는 자궁내막의 바깥주름이다. 소음순은 안쪽 피부 융기부로 자궁내막의 안쪽주름이며, 질어귀로 둘러싸여 음모가 없다. 음핵은 소음순의 상부 약 2cm에 위치하는 것으로 오른쪽과 왼쪽의 소음순이 앞쪽에서 합쳐진 곳이다. 질어귀 양쪽의 질어귀망울(vestibular bulb)은 발기 장치로 대음순 밑에 위치한 곤봉모양의 구조물이다. 큰질어귀샘은 질 구멍 뒤벽의 양쪽에 위치하며 질 구멍과 개구하는 완두콩 크기의 샘으로 질 입구의 점액을 분비하여 윤활작용을 하게 한다(그림 15-8).

• **회음** Perineum 회음(샅)은 음부와 항문 사이를 말한다. 여성의 회음은 질어귀의 뒤모서리와 항문 사이를 말하고, 남성은 음낭과 항문 사이를 가리켜 남 · 여 간의 차이가 크다. 고샅부위는 궁둥뼈결절(ischial tuberosity) 양쪽을 잇는 가상선을 중심으로 요도와 질을 포함하는 앞쪽의 비뇨생식삼각과 항문을 포함하는 뒤쪽의 항문삼각으로 구분할 수 있다.

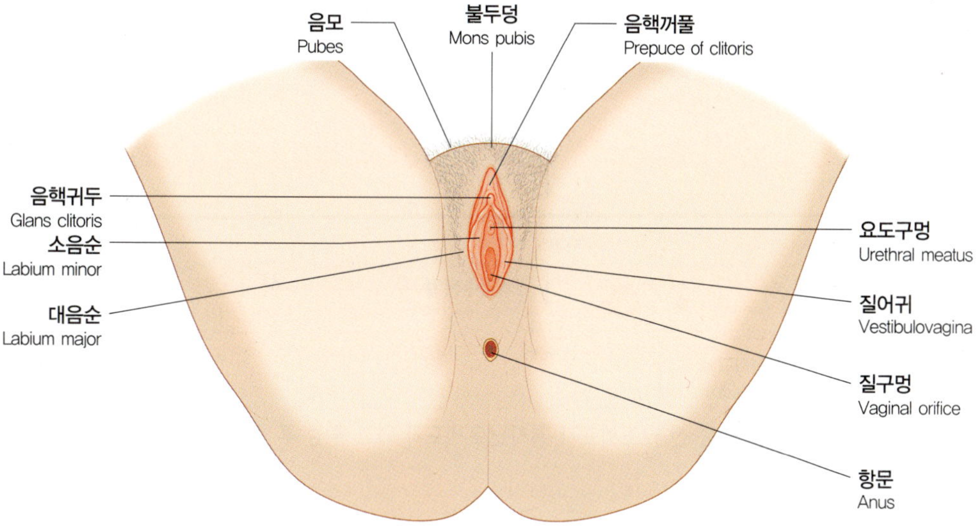

그림 15.8 여성의 외음부

15.5 여성생식

학습목표 난자의 발생에 대해 알 수 있다

난자발생은 여성생식세포에서 성숙난자가 형성될 때까지이다.

- **출생 전** 태생 4주경에 난황주머니 뒷벽의 원시생식세포가 분열을 통해 난조세포(oogonium)가 된다. 모든 난조세포는 유사분열 및 분화에 의해 미성숙 일차난모세포(primary oocyte)가 되며, 난모세포는 난포상피세포에 싸여 소체를 형성하게 되는데, 이 소체를 원시난포(primary follicle)라고 한다.
- **출생 후** 원시난포가 사춘기 이후 난자가 만들어지는 배란 시작 시기에 이르면, 일차난모세포는 난포자극호르몬(FSH)의 자극에 의해 성숙난포(삼차난포, mature or Graafian follicle)가 된다. 그 후 일차감수분열을 거쳐 1개의 이차난모세포(secondary oocyte)와 1개의 일차극체(primary polar body)가 된다. 이차난모세포는 모든 세포질을 포함하고 있으며, 일차극체에 비해 크기가 크고 정자세포에 의해 수정될 수 있다. 또한 계속해서 이차감수분열을 거쳐 1개의 극체와 1개의 난자(ovum)를 생산한다. 이때 일차감수분열 시 형성된 일차극체도 감수분열에 의해 2개의 이차극체(secondary polar body)가 만들어진다. 이렇게 난자가 형성되는 과정을 난자발생(oogenesis)이라고 한다(그림 15-9).

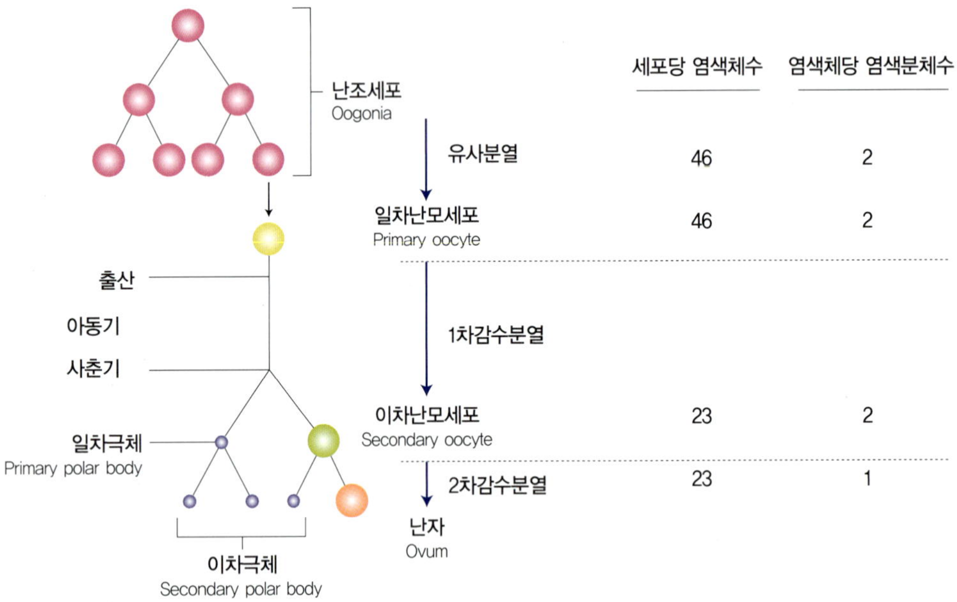

그림 15.9 **난자의 발생과정.** 출생 전 난조세포가 일차난모세포가 되고 출생 후 감수분열을 거쳐 난자를 형성한다.

이해상자

원시난포(primary follicle)의 생성과 운명은 무엇인가?

원시난포는 출생 전에 이미 형성되어 있으므로 새로운 원시난포는 다시 생기지 않고, 신생아 시 약 40만 개 중 차츰 감소하여 사춘기 이후 수만 개로 줄어들어 400~500개만 가임기 동안 배란되며, 폐경기 무렵에 거의 소실된다.

이해상자

극체(polar)의 생성과 운명은 무엇인가?

일차감수분열은 세포질이 균등하게 나누어지지 않아 세포의 크기가 다른 완전치 못한 세포, 즉 극체가 만들어진다. 일차난모세포의 일차감수분열로 생긴 일차극체(1개)와 이차난모세포가 만들어진다. 이차난모세포의 이차감수분열로 만들어진 난자와 이차극체(1개)와 일차극체의 감수분열로 만들어진 이차극체(2개)가 만들어진다. 따라서 총 3개의 극체와 1개의 난자가 일차와 이차감수분열을 통해 생성되며, 극체는 모두 퇴화되어 없어진다. 극체의 역할은 몇 차례의 세포분열을 통해 접합자로 이동되어야 할 정확한 염색체와 많은 양의 세포질과 풍부한 세포소기관들을 가진 난자를 생성하도록 돕는 역할을 한다.

15.5 여성생식

학습목표 난소의 주기에 대해 알 수 있다

난소주기는 난소에서 난포가 발달하고 배란되어 퇴화하는 과정이다.

난소주기는 난소가 뇌하수체앞엽으로부터 호르몬의 작용에 의해 원시난포가 발육하고 성장하여 → 발육난포 → 성숙난포가 되며, 배란과정을 거쳐 → 황체형성이라는 일련의 과정을 반복해서 일어난다. 여성에서 약 28일 주기로 나타나는데, 이를 **난소주기(ovulation cycles)**라고 한다.

난모세포의 둘레가 편평한 난포상피세포로 싸여진 지름 약 40㎛의 둥근 모양의 소체인 원시난포는 사춘기 이후 난포자극호르몬(FSH)에 의해 원시난포가 성숙하는 과정에서 난모세포와 과립세포가 분리되는 **일차난포(primary follicle)**로 성숙한다. 6~12개의 세포층이 형성되면 액체로 가득 찬 여러 개의 불규칙한 공간을 형성하게 되고, 이들이 하나의 난포방을 형성하는데, 이를 **이차난포(secondary follicle)**라고 한다. 난포는 10~14일 만에 난포액이 고여 난포가 확대되어 형성되는 직경 1~1.5cm의 반투명 낭상체를 형성하는데, 이를 **성숙난포(삼차난포, Graafian follicle)**라고 한다. 14일경에는 성숙난포가 파괴되면서 난소에서 난자가 배출되는데, 이를 **배란(ovulation)**이라 하고, 배란 후 난자는 섬모운동에 의해 자궁관팽대에서 정자와 수정이 이루어진 후 자궁관을 통해 자궁에서 착상이 이루어진다. 수정하지 못한 난자들은 퇴화되어 배출되며, 배출 후 난포에 남아있는 세포들이 황체(corpus luteum)를 이루고 황체는 월경 전후에 퇴화되어 백(색)체(corpus albicans)가 된다(그림 15-10).

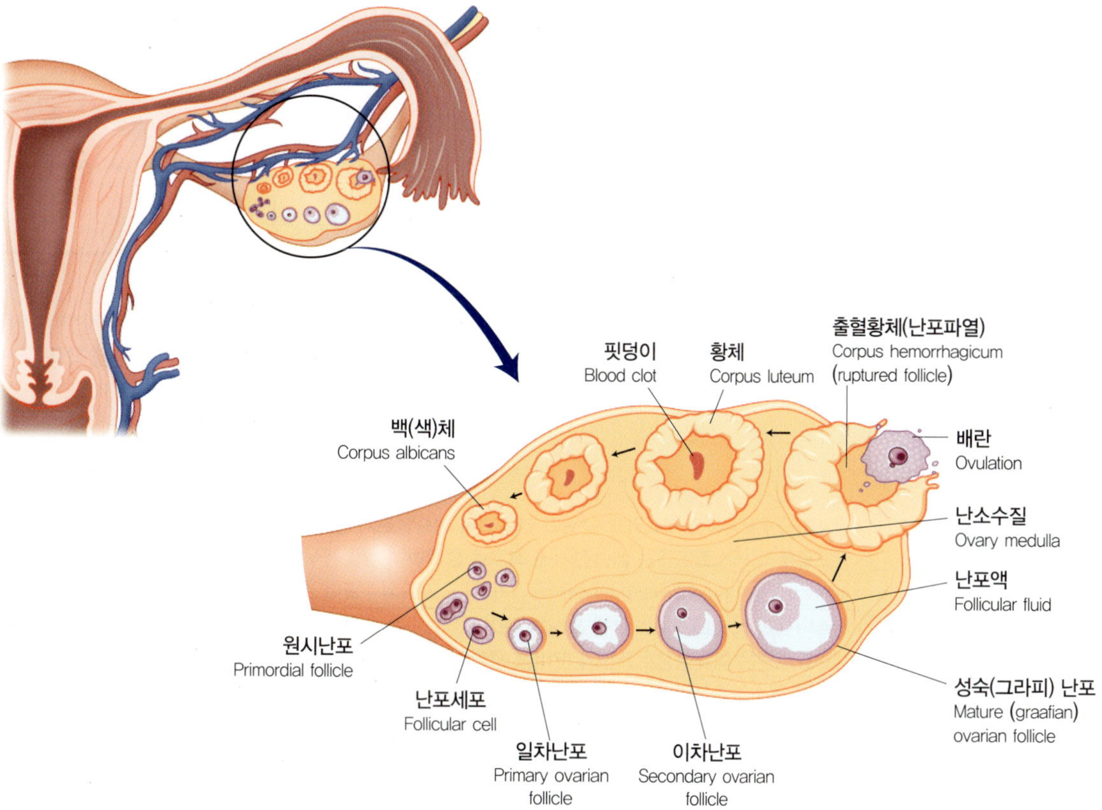

그림 15.10 **난자의 발생과정.** 난포는 원시난포, 일차난포, 이차난포, 성숙난포 등의 일련의 과정을 통해 성숙 배란된다.

용어설명

- 난포(ovarian): 난소의 난자(난세포)와 그것을 둘러싸고 있는 세포성 막으로 된 여포(난포상피세포)를 말한다.

15.5 여성생식

학습목표 난소의 주기의 변화와 호르몬에 대해 알 수 있다

사춘기 이후 여성의 생식주기는 약 28일로 생식기관에서 난자의 성숙, 배란, 월경(menstruation)이 일정한 간격으로 반복되는 것을 여성생식주기라고 한다. 이와 같은 여성생식기능의 주기적 변화를 생리주기 또는 **월경주기**(menstrual cycle)라고 한다. 이 주기는 보통 13세 전·후에 시작하여 중년 때까지 계속된다.

난소의 주기 중 호르몬의 상호작용

시상하부의 생식샘자극호르몬분비호르몬(GnRH)은 뇌하수체앞엽을 자극하여 난포자극호르몬(FSH)과 황체형성호르몬(LH)의 분비를 촉진하고, 난포자극호르몬은 에스트로젠과 프로제스테론을 생산한다. 에스트로젠은 시상하부의 호르몬 분비 억제 작용을 통해 황체형성호르몬의 분비를 억제한다. 그러나 배란기에는 생식샘자극호르몬분비호르몬은 뇌하수체앞엽을 자극하여 황체형성호르몬이 분비되고 난포 벽을 파열시켜 난소에서 난자와 난포액을 유출시킨다(그림 15-11).

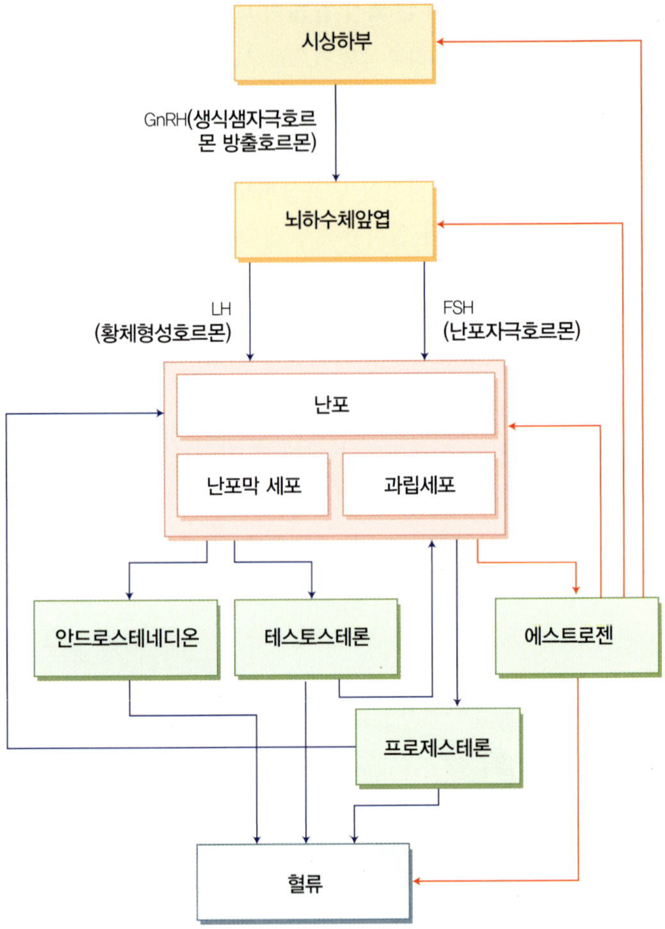

그림 15.11 호르몬의 상호작용

표 15.1 난소의 주기 변화

난소주기		특징
난포기	1~13일	• 난포자극호르몬(FSH)에 의해 난포가 발육되어 성숙난포가 됨 • 난포로부터 에스트로젠은 배란전기에 최고로 증가하여 월경개시까지 감소함. 생식샘자극호르몬방출호르몬(GnRH)과 황체형성호르몬(LH) 분비증가가 되는 양성되먹임이 됨
배란기	14일경	• 성숙난포의 성장과 에스트로젠 분비가 증가함 • 에스트로젠은 황체형성호르몬의 분비를 증가시켜 성숙난포벽이 파열되고 배란된 난모세포는 투명띠에 둘러싸임. 배란은 에스트로젠의 양성되먹임에 의해 LH의 분비와 FSH에 지속적 효과에 의해 일어남
황체기	배란 후 7일	• 배란 후 비어 있는 난포는 황체가 됨(배란 후 7일) • 에스트로젠과 최고 수준의 프로제스테론 분비가 증가함 • 프로제스테론은 FSH과 LH의 분비억제를 위한 음성되먹임이 되어 새로운 난포를 발생시켜 더 이상 배란을 일어나지 못하게 함 • 황체 퇴화로 인해 에스트로젠과 프로제스테론 수준이 감소하여 28일에는 최저수준이 됨

15.5 여성생식

학습목표 자궁내막의 주기변화와 호르몬에 대해 알 수 있다

여성생식 주기에 따른 자궁내막의 주기

혈관이 수축하여 세포괴사가 일어나고 자궁내막의 기능 층인 치밀층과 해면층이 탈락되어 출혈이 일어나는 것을 월경(menstruation)이라고 한다. 자궁내막은 월경기, 증식기, 분비기, 월경전기로 나눌 수 있으며 월경기에는 자궁내막이 점점 얇아졌다가 증식기에 점점 두터워져 분비기 시 최대에 이른다(그림 15-12).

표 15.2 자궁내막의 주기 변화

자궁내막주기		난소주기	특징
월경기	1~5일(배란 후 14일)	난포 발달기	• 치밀층과 해면층의 탈락에 의해 출혈이 일어남(월경) • 월경전증후군에 의해 흥분, 두통, 가슴통증, 부종을 수반함
증식기	5~14일	난포	• 바닥층에서 재생 및 증식이 일어남 • 에스트로젠 양이 최고 수준으로 되면서 자궁내막이 두터워짐 • 난소에서 새로운 난자 성숙
배란			
분비기	15~26일	황체기	• 프로제스테론과 에스트로젠의 협동작용에 의해 자궁내막이 임신에 대비하여 두터운 상태를 유지함
월경전기	27~28일	새로운 난포기	• 국소빈혈로 인해 혈관이 파열되고 출혈이 생김

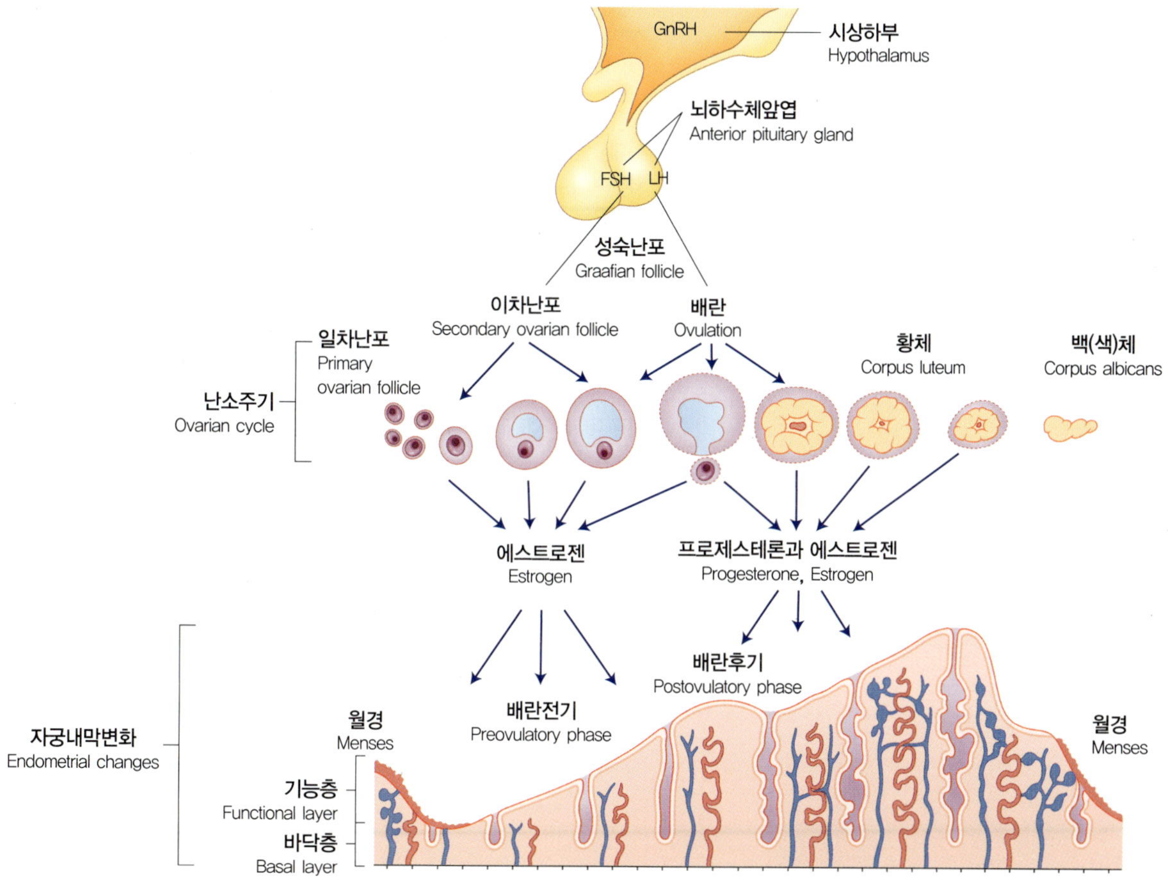

그림 15.12 **자궁내막의 주기변화.** 에스트로젠의 영향으로 자궁벽이 두터워진다.

15.5 여성생식

학습목표 임신과 호르몬에 대해 알 수 있다

임신은 수정과 착상에 의해 자궁 속에 태아가 있는 상태를 말한다.

난자의 섬모운동에 의해 자궁관으로 들어가고, 정자의 편모운동에 의해 자궁관에 들어가 수정이 일어나고, 착상에 의해 자궁 속에 태아가 있는 상태를 임신(pregnancy)이라고 한다.

- **수정** 정자의 사정 후 4~6시간 후에 난관에 도달하여 정자의 첨단체에서 효소를 분비하여 난자를 싸고 있는 막인 투명띠를 뚫고 들어가 자궁관팽대부(ampullary portion)에서 수정(fertilization)이 일어난다. 수정 24시간 후 난모세포의 이차감수분열이 완전히 이루어지고 23개의 염색체를 지닌 난세포는 정자로부터 23개의 염색체와 결합하여 접합자(zygocyte)를 형성하면서 수정란이 된다.
- **분할과 착상** 수정란이 된 접합자는 이분분열이라고 하는 분할(cleavage)세포로 분열하면서 자궁관을 따라 섬모운동과 연동운동으로 자궁으로 이동하는데 크기는 증가하지 않고 DNA합성과 함께 16~50 세포체로 분할되면서 약 7~10일 내 자궁에 도달한다. 접합자는 계속 분열하여 수정 후 3일이 되는 16세포기 분할구인 오디배(상실배, morula)를 형성한다. 분할이 계속되어 주머니배공간(blastocele)이 형성된다. 분할배가 58개가 되면 오디배 속세포덩이(inner cell mass) 주변에 공간이 형성되어 액체로 가득 차게 되는 주머니배(blastocyst)로 성숙하여 자궁내막에 착상한다. 주머니배의 바깥층벽인 영양막(trophoblast)은 태아의 영양과 산소공급에 관여하는 태반(placenta)이 되고 속세포덩이는 배아(embryo)가 된다.
- **임신 중 호르몬 변화** 임신 중에는 월경을 방지하고 자궁내막을 유지하기 위하여 착상된 배아를 성숙시키기 위한 여러 호르몬이 관여한다.

표 15.3 임신 중 호르몬

호르몬의 종류	특징
사람융모성생식샘자극호르몬 (human chorionic gonadotropin, hCG)	• 영양막 세포층에서 분비 • 황체를 유지하여 에스트로젠과 프로제스테론을 분비시켜 자궁벽 유지함 • 뇌하수체 앞엽의 FSH와 LH 분비를 억제하여 새로운 월경주기 억제함 • 소변으로 배출되어 임신여부를 알 수 있음
에스트로젠/프로제스테론	• 자궁벽 유지 • 생식기관 발달
젖샘자극호르몬(락토겐, lactogen)	• 태반에서 분비 • 유방의 발육촉진
릴랙신(relaxin)	• 태반과 황체에서 분비 • 자궁수축을 억제하여 출산과정에 작용

15.5 여성생식

학습목표 분만과 호르몬에 대해 알 수 있다

분만은 자궁내 태아와 태반 및 부속물이 모체 밖으로 배출되는 과정이다.

임신 37주 이후 분만하는 경우를 만삭분만이라고 하고 임신 37주 이전의 분만을 조산 또는 조기분만(preterm delivery)이라고 한다. 또한 임신 42주 이후에 분만을 만기후분만(postterm birth)이라고 한다.

분만 시 자궁근의 율동적 수축에 의해 자궁의 내용물이 빠져나오게 되는데, 분만 수축작용은 태아의 머리를 자궁경부(cervix) 쪽으로 가게 하여 자궁경부를 확장시키게 되며, 반사작용에 의해 최대 효과가 이루어질 때까지 자궁수축을 유발하는 양성되먹임(positive feedback)이 진행된다. 동시에 뇌하수체뒤엽의 옥시토신(oxytocin)의 분비를 촉진하여 자궁경부를 확장시켜 태아가 질을 통해 밖으로 나오는 것을 도와준다. 에스트로젠은 자궁근에 옥시토신 수용체를 증가시켜 낮은 농도의 옥시토신에 반응하여 자궁근을 수축하고 프로스타글랜딘(prostaglandin) 생성을 촉진하여 자궁경부가 부드러워지게 한다. 옥시토신 분비는 프로스타글랜딘 생성을 촉진하고, 자궁근을 수축하여 태아 배출에 영향을 준다(그림 15-13).

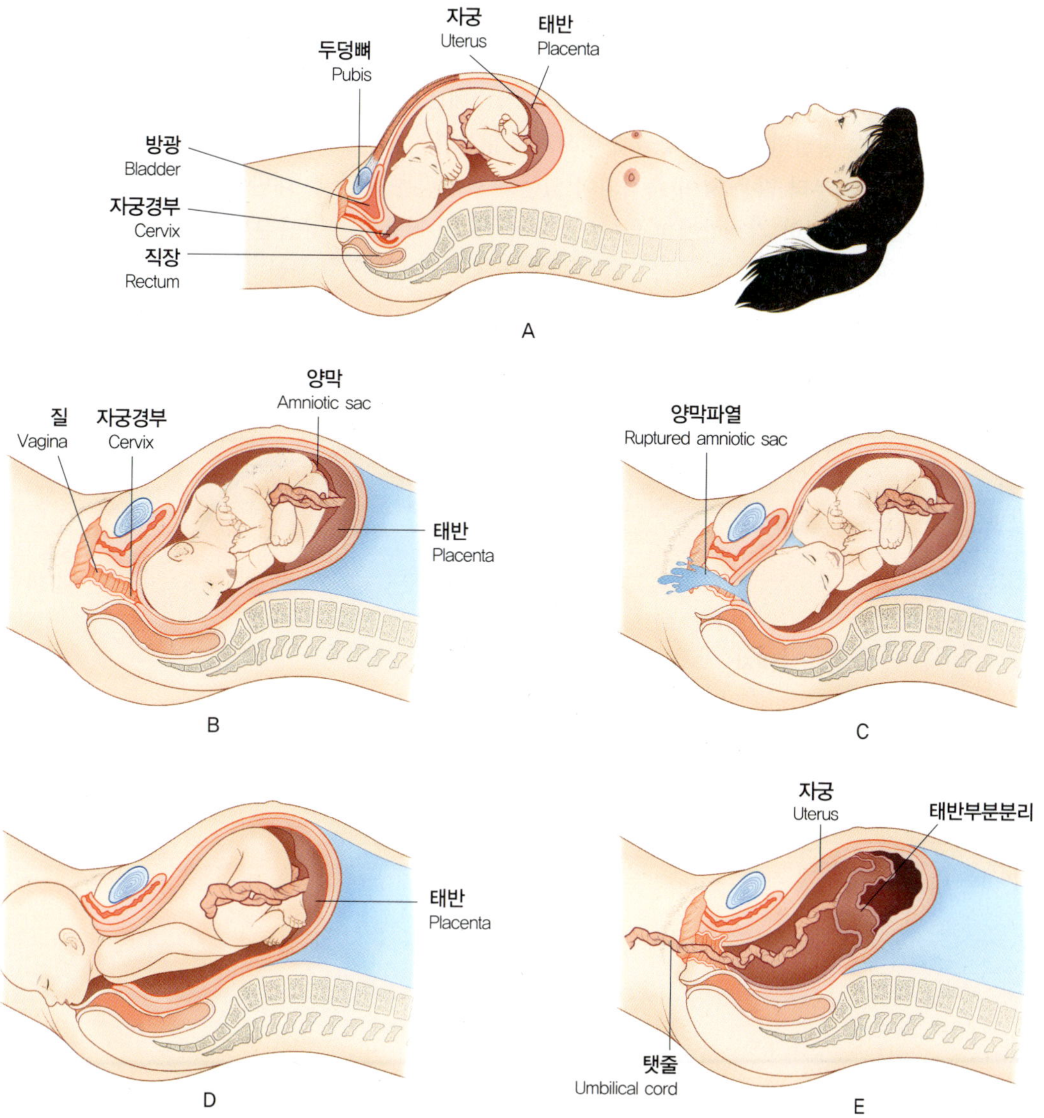

그림 15.13 **분만단계.** A: 분만시작 전, B: 자궁경부확대, C: 자궁경부의 완전확대, D: 태아가 질을 통해 나옴, E: 태반이 배출됨. 분만은 자궁근의 율동적수축에 의한 양성되먹임 기전에 의한다.

15.1 여성생식

학습목표 젖샘에 대해 알 수 있다

젖샘은 젖을 분비하는 여성생식기계의 부속기관이다.

비 임신 여성의 유방은 대부분 지방조직과 도관으로 구성되어 있다. 젖샘(mammary gland)은 변형된 땀샘으로 임신 후 젖을 분비하는 여성생식기계의 부속기관이다. 또한 젖꼭지를 중심으로 주위에 젖꽃판(유륜, areola)이 있고, 15~20개의 젖샘엽으로부터 젖샘관이 나와 젖꽃판 밑에서 젖이 고이는 젖샘관팽대(유관동, lactiferous sinus)를 이룬 후, 젖꼭지구멍으로 나온다.

기간에 따라 호르몬의 영향에 의한 유즙분비 양상은 다르다.

- **유즙생성 준비기** 젖꼭지에서 시작되는 도관은 유즙을 생성하는 상피세포로 둘러싸인 포낭이 집단으로 모인 소엽까지 연결되어 있다. 분비샘의 구조와 기능을 발달시키기 위해서는 고농도의 에스트로젠은 도관발달을 촉진시키고, 프로제스테론은 젖샘관의 끝부분에 있는 젖샘의 성장을 자극한다. 또한 에스트로젠은 뇌하수체앞엽이 프로락틴과 태반의 사람융모생식샘자극호르몬(human chorionic gonadotropin) 분비를 증가시켜 유즙생성에 필요한 효소 합성을 유도한다. 이런 변화들은 태반의 젖촉진제(젖샘자극호르몬, lactogen)에 의해 촉진된다.
- **임신기간 분비 억제기** 임신기 전반에 걸쳐 에스트로젠과 프로제스테론은 유즙 분비를 억제한다. 태반의 젖촉진제는 프로락틴 작용을 방해하여 젖샘을 발달만 시키며 젖을 분비시키지 않는다.
- **출산 후 분비 자극기** 임신 5주째부터 많은 양이 축적되어 있는 프로락틴은 분만 후 태반이 퇴화되어 젖의 생산을 억제했던 프로제스테론의 혈중농도가 급격히 감소함에 따라 포낭 상피세포에 작용하여 유즙분비를 촉진한다. 한편 뇌하수체뒤엽의 옥시토신은 근육상피세포가 수축하도록 자극하여 도관을 통해 유즙배출을 촉진한다.

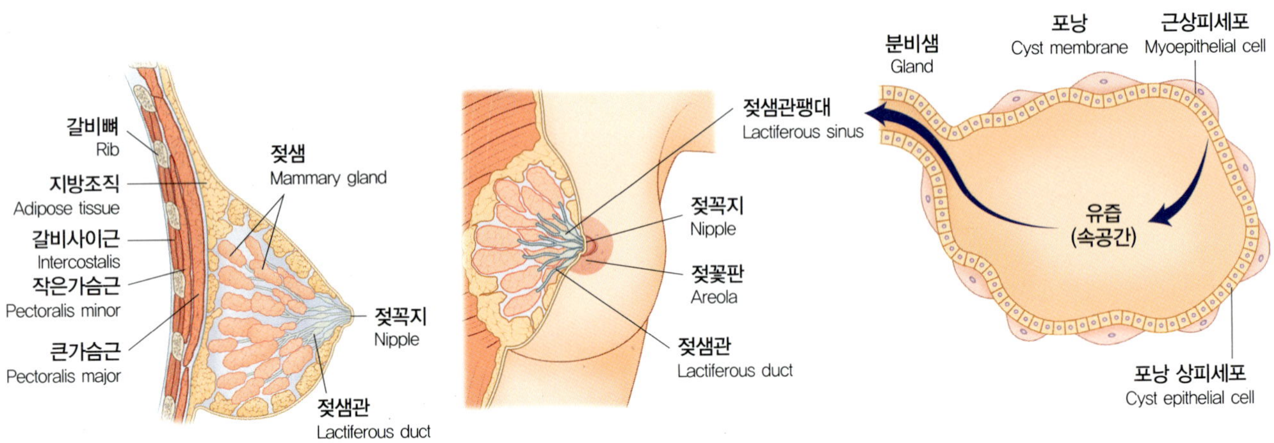

그림 15.14 젖샘의 구조와 포낭

심화학습 Advanced Learning

난소주기와 자궁내막의 변화에 따른 호르몬의 영향

난포가 발달함에 따라 에스트로젠의 농도가 서서히 증가하여 성샘호르몬인 난포자극호르몬 (FSH)의 분비를 억제하고, 황체형성호르몬(LH)의 분비를 불완전하게 억제하여 황체형성호르몬의 분비가 증가된다. 배란이 일어나 난포가 죽으면 난포에 있던 에스트로젠 농도가 급감하면서 억제적 영향에서 벗어난 황체형성호르몬의 농도는 최고조로 증가하고 일시적으로 난포자극호르몬의 농도도 증가한다. 난포가 황체로 전환되면서 프로제스테론과 에스트로젠을 분비하고 프로제스테론은 난포자극호르몬과 황체형성호르몬의 분비를 억제한다. 황체가 퇴화됨에 따라 프로제스테론의 억제적 영향에서 벗어난 난포자극호르몬과 황체형성호르몬은 뇌하수체앞엽에서 다시 분비되기 시작한다. 배란을 기준으로 전반부인 난포기에는 에스트로젠, 후반부인 황체기에는 프로제스테론이 난포자극호르몬과 황체형성호르몬의 농도를 조절한다고 할 수 있다.

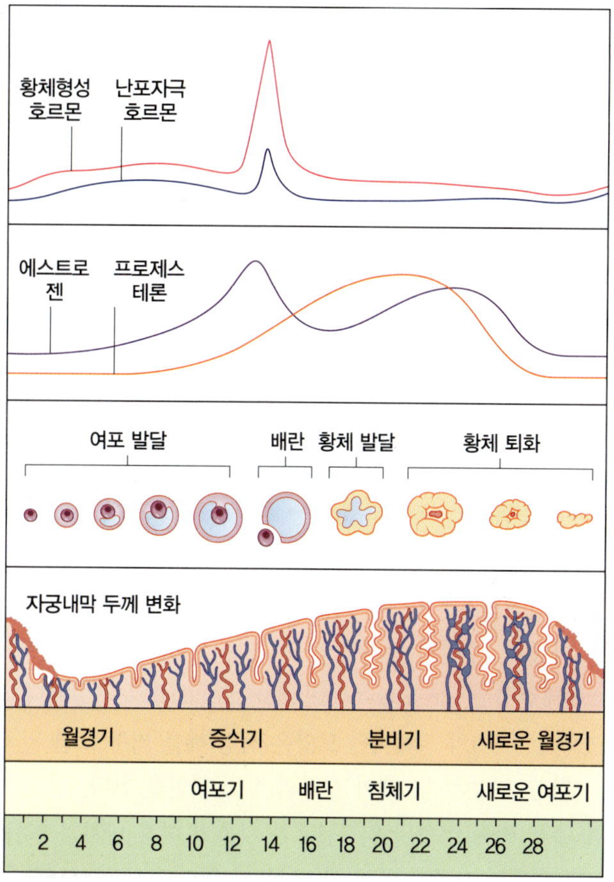

그림 15.15 난소주기와 자궁내막 변화에 따른 호르몬 농도 변화

표 15.4 난소주기와 자궁내막주기 변화에 따른 호르몬 변화

자궁주기	난소주기	일자	난소	성샘자극호르몬의 혈장농도	성샘호르몬의 혈장농도
월경기	난포발달기	1~5일	난포발달	에스트로젠 서서히 증가	FSH 분비 억제/LH 분비 증가
증식기	난포기	5~14일	난포발달	에스트로젠 최고조 증가	LH 분비 서서히 증가
배란		14일	배란	에스트로젠 농도 급감	LH 분비 최고조 증가 / FSH 분비 촉진
분비기	황체기	15~26일	황체 발달	프로제스테론 계속 증가/에스트로젠 농도 증가	FSH와 LH 분비 억제
월경전기	새로운 난포기	27~28일	황체 퇴화	프로제스테론 농도 급감/에스트로젠 농도 급감	FSH와 LH 분비 시작

요약정리 및 문제 Summing-up & Test

1. 남성과 여성의 생식기계 비교

구분	남성	여성
생식기관	정소(testis)	난소(ovary)
생식세포 생산	정자(spermatozoa)	난자(ova)
성호르몬	테스토스테론	에스트로젠, 프로제스테론
생식관	정관, 사정관, 음경	자궁관, 자궁, 질
부속샘	정낭, 전립샘, 망울요도샘	큰질어귀질샘

2. 고환상피세포에서는 정자를 만들고, 사이질세포에서는 남성 호르몬인 (   )을 생성한다.
3. 정낭은 전립샘, 망울요도샘과 함께 남성생식기의 부속샘으로 정관과 합쳐 사정관을 이루고 정자의 운동을 활성화한다.
4. 정자는 고환의 세르톨리세포(버팀세포, Sertoli cell)와 정자발생세포(spermatogenic cell)로 구성된 정세관 상피세포에서 정조세포 → 정모세포 → 정원세포 → 정자세포가 발생한다.
5. 발기는 부교감신경계의 세동맥 확장에 의해 일어나고, 사정과 사출은 교감신경계의 흥분에 의해 일어난다.
6. 여성생식기는 난자를 생산하고 성숙시키며 배란을 유도하는 (   ), 배란된 난자를 운반하고 수정부위로 이용되는 자궁관, 수정된 난자를 성숙시키는 자궁, 교접과 분만부위인 질 및 질 주위의 외음부와 점액을 분비하는 큰질어귀질샘(대전정샘, greater vestibular gland)으로 구성된다.
7. (   )의 전체적인 모양은 서양 배를 거꾸로 한 것처럼 생긴 근육성 기관으로, 방광과 직장 사이에 위치한다. 배아의 착상, 태반부착, 태아 성장의 장소 역할을 한다.
8. 출생 전에 형성된 원시난포가 사춘기 이후 난자가 만들어지는 배란 시작시기에 이르면 일차난모세포는 난포자극호르몬(FSH)의 자극에 의해 성숙난포가 된다. 그 후 일차감수분열을 거쳐 1개의 이차난모세포와 1개의 일차극체가 된다. 이차난모세포는 계속해서 이차감수분열을 거쳐 1개의 극체와 1개의 난자를 생산한다. 이때 일차감수분열시 형성된 일차극체도 감수분열에 의해 2개의 이차극체가 만들어진다. 이 과정을 난자발생이라고 한다.
9. 난소가 뇌하수체앞엽으로부터 호르몬의 작용에 의해 원시난포가 발육하고 성장하여 → 발육난포 → 성숙난포가 되며, 배란과정을 거쳐 → 황체형성이라는 일련의 과정을 (   )라고 한다.
10. 시상하부의 생식샘자극호르몬분비호르몬(GnRH)은 뇌하수체앞엽을 자극하여 난포자극호르몬(FSH)과 황체형성호르몬(LH)의 분비를 촉진하고, 난포자극호르몬은 에스트로젠과 프로제스테론을 생산한다. (   )은 시상하부의 호르몬 분비 억제 작용을 통해 황체형성호르몬의 분비를 억제하지만, 배란기에는 생식샘자극호르몬분비호르몬은 뇌하수체앞엽을 자극하여 황체형성호르몬이 분비되어 난포 벽을 파열시켜 난소에서 난자와 난포액을 유출시킨다.
11. 자궁내막은 월경기, 증식기, 분비기, 월경전기로 나눌 수 있으며, 월경기에는 자궁내막이 점점 얇아졌다가 증식기에 에스트로젠과 프로제스테론의 협동작용으로 점점 두터워져 분비기에 최대에 이른다.
12. 자궁관팽대에서 수정이 일어나서 난할이 일어나 주머니배로 성숙하여 자궁내막에 착상한다. 주머니배의 바깥층벽인 영양막(trophoblast)은 태아의 영양과 산소공급에 관여하는 (   )이 되고 속세포덩이는 (   )가 된다.

해답

2. 테스토스테론 6. 난소 7. 자궁 9. 난소주기 10. 에스트로젠 12. 태반, 배아

ㅅ

ㅊ

ㅋ

B

C

D

E

F

G

LECTURE BOOK

HUMAN PHYSIOLOGY
인체 생리학

| 발행일 2025년 3월 2일 초판 1쇄 발행

| 지은이 한종만 · 구현모 · 김현애 · 이효정

| 발행인 박 종 성

| 발행처 사이플러스 Science plus

| 주 소 (우) 07202 서울특별시 영등포구 양평로 30길 14
세종앤까뮤스퀘어 1106호

| 전 화 02-332-6171

| 팩 스 02-332-6185

| 등 록 2005.10.20. 제2022-000100호

| ISBN 979-11-88731-80-0 93510 값 50,000원